Die

Nebenwirkungen der Arzneimittel.

Pharmakologisch-klinisches Handbuch

von

Prof. Dr. L. Lewin.

Dritte, neu bearbeitete Auflage.

Mit 4 Textfiguren.

Springer-Verlag Berlin Heidelberg GmbH 1899

Verlag von **August Hirschwald** in Berlin.
(Durch alle Buchhandlungen zu beziehen.)

Albu, Dr. Albert, **Ueber die Autointoxicationen des Intestinaltractus.** gr. 8. 1895. 5 M.

Baginsky, Prof. Dr. Ad., **Die Serumtherapie der Diphtherie** nach den Beobachtungen im Kaiser Friedrich-Kinderkrankenhaus in Berlin. gr. 8. 1895. 10 M.

Behla, San.-Rath Dr. Rob., **Die Amöben**, insbesondere vom parasitären und culturellen Standpunkt. gr. 8. Mit 1 lithogr. Tafel. 1898. 2 M.

Beissel, Dr. J., Kgl. Bade-Inspector in Aachen, **Allgemeine Brunnendiätetik.** Anleitung zum Gebrauch von Trink- und Badecuren. 8. 1897. 2 M. 40.

v. Bergmann, Geh. Med.-Rath Prof. Dr. Ernst und Ober-Stabsarzt Dr. H. **Rochs, Anleitende Vorlesungen für den Operations-Cursus an der Leiche.** Dritte erweiterte Auflage. 8. Mit 60 Abbildungen. 1896. Gebunden 5 M.

Binz, Geh. Med.-Rath Prof. Dr. Carl, **Vorlesungen über Pharmakologie** für Aerzte und Studirende. Zweite gänzlich umgearbeitete Auflage. gr. 8. 1891. 16 M.

— — **Grundzüge der Arzneimittellehre.** Ein klinisches Lehrbuch. Zwölfte, gemäss den neuesten Zusätzen und Verbesserungen des Deutschen Arzneibuches bearbeitete und durch eine Verordnungslehre vermehrte Auflage. 8. 1894. 5 M.

Bornträger, Dr. J., **Ueber die strafrechtliche Verantwortlichkeit des Arztes** bei Anwendung des Chloroforms und anderer Inhalations-Anästhetica. Gekrönte Preisschrift. gr. 8. 1892. 2 M.

Busse, Privatdocent Dr. O., **Die Hefen als Krankheitserreger.** gr. 8. Mit 2 lithogr. Bunttafeln und 9 Fig. im Text. 1897. 3 M. 60.

Bussenius, Stabsarzt Dr. W. und Dr. H. **Cossmann, Das Tuberkulin TR.** Seine Wirkung und seine Stellung in der Therapie der inneren und äusseren Tuberculose. Aus der Klinik für Hals- und Nasenkranke. gr. 8. 1898. 4 M.

Encyklopaedie der Therapie. Herausgeben von Geh. Med.-Rath Prof. Dr. **O. Liebreich**, unter Mitwirkung von Privatdocent Dr. Martin Mendelsohn und San.-Rath Dr. Arthur Würzburg. gr. 8. In drei Bänden. (Im Erscheinen).

Engel, Dr. C. S., **Leitfaden zur klinischen Untersuchung des Blutes.** gr. 8. Mit 4 Textfiguren und 4 Buntdrucktafeln. 1898. 3 M. 60.

Ewald, Geh. Med.-Rath Prof. Dr. C. A., **Klinik der Verdauungskrankheiten.** I. Die Lehre von der Verdauung. Dritte neu bearbeitete Auflage. gr. 8. 1890. 7 M. — II. Die Krankheiten des Magens. Dritte neu bearbeitete Auflage. gr. 8. Mit 34 Holzschnitten. 1893. 14 M.

— — **Handbuch der allgemeinen und speciellen Arzneiverordnungslehre.** Auf Grundlage des Arzneibuchs für das Deutsche Reich (III. Ausgabe) und der fremden neuesten Pharmacopoeen bearbeitet. Dreizehnte vermehrte Auflage. gr. 8. 1898. 20 M.

Fraenkel, Prof. Dr. C. und Prof. Dr. Rich. **Pfeiffer, Mikrophotographischer Atlas der Bakterienkunde.** Zweite Auflage. gr. 8. 15 Lieferungen. 1895. à Lfg. 4 M.

Frankenhäuser, Dr. Fr., **Die Leitung der Electricität im lebenden Gewebe** auf Grund der heutigen physikalisch-chemischen Anschauungen für Mediciner dargestellt. 8. Mit 14 Fig. im Text. 1898. 1 M. 20.

Greeff, Prof. Dr. R., **Anleitung zur mikroskopischen Untersuchung des Auges.** gr. 8. Mit 5 Fig. im Text. 1898. 2 M. 40.

Grube, Dr. K., **Allgemeine und specielle Balneotherapie** mit Berücksichtigung der Klimatotherapie. gr. 8. 1897. 7 M.

Guttmann, Director Dr. Paul, **Lehrbuch der klinischen Untersuchungsmethoden** für die Brust- und Unterleibsorgane mit Einschluss der Laryngoskopie. Achte vielfach verbesserte und vermehrte Auflage. gr. 8. 1892. 10 M.

Die Nebenwirkungen der Arzneimittel.

Pharmakologisch-klinisches Handbuch

von

Prof. Dr. L. Lewin.

Dritte, neu bearbeitete Auflage.

Mit 4 Textfiguren.

Springer-Verlag Berlin Heidelberg GmbH 1899

ISBN 978-3-662-24028-1   ISBN 978-3-662-26140-8 (eBook)
DOI 10.1007/978-3-662-26140-8
Softcover reprint of the hardcover 3rd edition 1899

Alle Rechte vorbehalten.

Seinem Lehrer Carl v. Voit

in treuem Gedenken gewidmet.

Vorwort zur dritten Auflage.

Der Plan, der in diesem Werke zum Ausdruck kommt, die niemals zum Gegenstand zusammenhängender Betrachtung gemachten Angaben über arzneiliche Nebenwirkungen zu vereinigen und kritisch zu bearbeiten, hat Anerkennung gefunden. Sie war vernehmlich durch die Beurtheilung Berufener, durch Uebersetzung des Buches in fremde Sprachen, das Englische und Russische, durch Benutzung für gerichtliche Zwecke, wo es sich um bestimmte Anklagen gegen Aerzte handelte, die durch Hinweisung auf meine Auseinandersetzungen frei gesprochen wurden, und vor Allem durch Gebrauch für wissenschaftliche Zwecke. Nicht wenige experimentelle Untersuchungen und manche Compilationen sind unter Berufung auf dieses Werk und mehr noch ohne eine solche veröffentlicht worden.

So werthvoll an sich aber auch die Mittheilungen über Neben- und Nachwirkungen von Medikamenten sind, so sehr der Praktiker hieraus und aus der Belehrung über die Vermeidung und Beseitigung solcher Wirkungsäusserungen Nutzen zum Heile seiner Kranken ziehen kann, so liegt das wahre bildende Moment doch darin, den inneren Zusammenhang solcher Erscheinungen mit anderen biologischen Thatsachen zu zeigen, und wo rein chemische Vorgänge sie bedingen könnten, diese nach Möglichkeit klar zu legen. Diesem Streben wird man allenthalben auf den folgenden Seiten begegnen.

Die Seltsamkeit mancher Nebenwirkungen und die Seltenheit des Vorkommens einiger von ihnen kann nicht Veranlassung geben anzunehmen, dass nicht auch sie auf dem Boden biologischer Gesetze erwachsen. Und wenn wir auch vielleicht nie das Geheimniss solcher individueller Erkrankungsformen ganz zu ergründen vermögen werden, so kann doch, wie die vorhandenen Ergebnisse beweisen, durch beharrliches wissenschaftliches Beobachten und Forschen in manchem Winkel dieses Labyrinthes Licht werden, wo vorher tiefes Dunkel war.

Und noch eine Seite dieses Forschungsgebietes ist zu berücksichtigen! So wie der Chemiker durch künstliche Zerlegung zusammengesetzter Stoffe auf den inneren Bau derselben zu schliessen vermag, so weisen Nebenwirkungen von Arzneistoffen oftmals auf Angriffspunkte derselben im Körper hin, die auf den Wirkungsmechanismus solche Schlüsse zu ziehen gestatten, wie sie weder die normale Arzneiwirkung am Menschen noch der Thierversuch ahnen lassen.

Immer mehr ist diese Seite arzneilicher Beeinflussung gewürdigt, und da wo man sie beherrschte in richtiger Erkenntniss auch als Lehrgegenstand behandelt worden. Sache des Pharmakologen ist es, sie zu lehren, des Klinikers die Nutzanwendung davon zu machen. Wer aber glaubt, dem werdenden Arzte solche Dinge verschweigen zu müssen, aus Furcht Arzneifeinde zu machen, der kennt meiner Ansicht nach nicht die wahren Principien naturwissenschaftlicher Erziehung.

Da ein ähnliches Werk bisher nicht veröffentlicht wurde, so ist dieses Buch keines anderen Nebenbuhler, sondern die unumgängliche Ergänzung für alle Handbücher der Pharmakologie und Therapie. Leider habe ich nicht alle Quellen mit Rücksicht auf den Umfang des Buches drucken heissen können. Besondere Kapitel sind der modernen Proteintherapie und dem Missbrauche narkotischer Mittel gewidmet worden. Die Besprechung der letzteren halte ich, gerade im Zusammenhang mit den Nebenwirkungen der Medicamente resp. der Gewöhnung an solche für wichtig. Sowohl solche Geheimmittel und „Specialitäten", die trotz Verfolgung im Verborgenen gedeihen, als auch diejenigen, die von industriellen Aerzten, oder von Laien mit oder ohne ärztliche Begleitscheine zum Schaden des ärztlichen Standes auf den Markt geworfen werden, sind von der Besprechung ausgeschlossen oder nur kurz berührt worden, um darzuthun, dass die darüber veröffentlichten Angaben des Freiseins von Nebenwirkungen unwahr sind.

Die Kritik, die ich an vielen, wie Manche glauben könnten, schon beantworteten Fragen geübt habe, fordert wiederum die Kritik heraus. Ich werde mich immer freuen, wenn Berufene, d. h. Wissende, im Stande sein werden, durch zutreffende Beweisführung meine Anschauungen zu ändern.

So mag denn dieses Werk weiter das erfüllen, wozu es bestimmt ist: dem Forscher Probleme vorzulegen, dem Lehrer Stoff zum Lehren, dem Praktiker Richtwege für arzneiliche Eingriffe zu zeigen.

Berlin, im November 1898.

L. Lewin.

Inhalt.

	Seite
Vorwort	V
Einleitung	1
Die Angriffspunkte für die Arzneiwirkung	1
Ausbleiben typischer Arzneiwirkungen	2
Nebenwirkungen der Arzneimittel	3
Allgem. Ursachen der Nebenwirkungen. Einfluss des Alters. Grenzen der Erkenntniss individueller Verschiedenheiten. Temperamente. Isomerie	4
Constitutionelle Ursachen der Nebenwirkungen. Blutmenge und Blutvertheilung. Vererbung der Disposition zu Nebenwirkungen	8
Zeitliche Disposition. Körpersäfte. Organerkrankung, Ernährung, Ruhe, Bewegung und Ausscheidung in Bezug auf Arzneiwirkung	10
Die Abhängigkeit der Arzneiwirkung von der Resorption, sowie von bestehenden Krankheiten. Nachwirkungen	14
Gewöhnung an Arzneistoffe und deren Folgen	16
Einfluss von Jahres- und Tageszeit, Race, Klima, Wärme auf die Arzneimittelwirkung	19
Einfluss der Beschaffenheit des Arzneimittels auf dessen Wirkung. Verfälschung von Drogen. Antisepsis der Medicamente. Schlechte Anwendung derselben	21
Forensische Bedeutung der Nebenwirkungen. Verantwortlichkeit des Arztes für dieselben	25
Die Art des Zustandekommens der Nebenwirkungen. Formen derselben. Arzneiausschläge	26
I. Nervina narcotica	30
II. Nervina excitantia	235
III. Alterantia	266
IV. Antifebrilia	400
V. Diuretica. Cardiaca	557

		Seite
VI.	Diaphoretica	584
VII.	Expectorantia	589
VIII.	Emetica	598
IX.	Abortiva. Emmenagoga	608
X.	Anthelmintica	617
XI.	Cathartica	632
XII.	Stomachica. Alkalina	645
XIII.	Adstringentia	650
XIV.	Dermatica	668
XV.	Epispastica. Caustica	678
XVI.	Mechanica	689

Register 691

Berichtigungen und Zusätze 699

Einleitung.

Nil prodest quod non laedere possit idem.
Ovidius Tristium Lib. II 266.

§. 1.
Die Angriffspunkte für die Arzneiwirkung.

Die Arzneimittel beeinflussen je nach ihrer chemischen oder physikalischen Eigenart gewisse Klassen von Zellen oder zellenartigen Gebilden besonders oder ausschliesslich, können aber auch nur auf Blutserum, zellenlose Körpersäfte oder Krankheitsproducte wirken. So behindern z. B. Galle oder ein Aufguss von Radix Sarsaparillae energisch die Pepsinwirkung, während sie die Wirkung der meisten übrigen Fermente sich ungehindert abspielen lassen. Manche Farbstoffe suchen sich nur bestimmte Zellen zur Ablagerung auf. Dagegen entziehen Säuren allen alkalischen Körpersäften das Alkali. Die Beziehungen von Stoffen zu bestimmten Körpertheilen ist eine bereits von alten Aerzten ausgesprochene Fundamentalanschauung. Aus ihr ergiebt sich als Folgerung, dass gewisse Mittel ausser dem Heileffect noch Symptome veranlassen können, die von einer Einwirkung auf Zellgruppen oder sonstige Körperbestandtheile, welche therapeutisch nicht getroffen werden sollten, herrühren. So werden nach dem Darreichen von Opium gewisse centrale und peripherische Nervencentren oder Nerven beeinflusst, und es kommt demgemäss neben einer hypnotischen Wirkung eine Lähmung der Darmbewegung zu Stande. Giebt man innerlich Brechweinstein, so entsteht in Folge der Reizung der Magenschleimhaut Erbrechen. Ausserdem wird aber durch eine muskuläre Einwirkung die Thätigkeit des Herzens herabgesetzt. Während also beim Opium gleichartige Elemente nervöser Natur in verschiedenen Körperregionen Veränderungen erleiden, werden durch das Antimon verschiedenartige Elemente, nämlich Schleimhäute und Muskeln, beeinflusst. In analoger Weise können Substanzen, denen die Eigenschaft innewohnt, noch mehr Zellformen oder Gewebssäfte in das Bereich ihrer Einwirkung zu ziehen, einen pathologischen Symptomencomplex zu Wege bringen. Trotzdem bezeichnet man diese Wirkungen als physiologische, da sie in ihrer Gesammtheit dem Arzneimittel zukommen. Die einzelnen Symptome werden nur insofern von einander unterschieden, als je nach der therapeutischen Anforderung, die an das Mittel gestellt wird, eine Trennung zwischen typischer Wirkung und Nebenwirkung gemacht wird.

§. 2.
Ausbleiben typischer Arzneiwirkungen.

Während in der angedeuteten Weise fast alle differenten Mittel typisch die ihnen innewohnenden Eigenschaften an bestimmten Zellgruppen, resp. an Krankheitsheerden sich äussern lassen, und so wirken oder heilen, bleibt bisweilen die gewünschte Einwirkung bei manchen Personen aus. So kann die hypnotische Eigenschaft des Chloroforms selbst nach Zuführung von 200 g versagen und der Brechweinstein selbst in einer Menge von 1 g nicht Erbrechen erzeugen.

Wenn die Mittel gut und zweckmässig verabfolgt sind, so kann der Grund dieser Abnormität nur in der betreffenden Person liegen. Die Organisation derselben, die Beschaffenheit der Theile, auf die man einwirken will, müssen zeitliche oder dauernde Verschiedenheiten von den entsprechenden Theilen anderer Menschen zeigen. Das Gleiche wird man auch hinsichtlich derjenigen annehmen müssen, die auf Grund einer besonderen Veranlagung nie von contagiösen Krankheiten befallen werden. Hier wie dort braucht die Immunität nicht auf groben Bildungsanomalien zu beruhen, sondern kann ihren Grund in Saft-, Gewebs- oder Organverschiedenheiten haben, die noch in das Bereich des Physiologischen fallen.

Es leuchtet ein, dass, wenn bestimmte Organe einzelner kranker Individuen gegen gewisse Arzneimittel sich indifferent verhalten, bei solchen das therapeutische Experiment mit diesen Substanzen zu falschen Resultaten führen kann. Ich fasse Krankheit als Störung des normalen, chemischen Gleichgewichts in den verschiedenen, zelligen und zellenlosen Bestandtheilen des Körpers auf, wodurch schädliche Stoffwechselproducte geliefert werden. Arzneimittel können ausgleichend, nur entweder chemisch auf diese schädlichen Producte wirken, sie durch Bindung, Umsetzung u. s. w. unschädlich machen oder die Zelle selbst, chemisch also auch „dynamisch", d. h. erregend oder lähmend beeinflussen, oder das Ernährungsmaterial der Zelle verändern und dadurch Normalwerden der Zellthätigkeit und Ausstossen des Giftes veranlassen.

Soweit die Beeinflussung der schädlichen Producte am Krankheitsherd oder in den Blut- oder Lymphbahnen in Frage kommt, ist das Gelingen unzuverlässig, da die Zahl der von Krankheitsheerden gelieferten Stoffe nicht nur gross ist, sondern diese selbst wahrscheinlich täglich oder stündlich, je nach der Stärke und der Richtung mit und nach welcher die zerlegbaren Körperstoffe zerfallen, verschieden sind. Das Heilmittel kann aber nicht zu allen solchen Producten Wahlverwandschaft haben und mit ihnen in Wechselwirkung treten.

Es kommt noch hinzu, dass, was wir als Krankheit, z. B. als Typhus bezeichnen, ja nur eine Namensverleihung für gewisse Symptome und Befunde darstellt, die nach Stärke, Stadium und Dauer dieser Krankheit verschieden sind, also auch von sehr stark bis zu gar nicht, von chemischen Stoffen beeinflusst werden können. So erklären sich vielleicht die entgegengesetzten Resultate, die durch Anwendung ein und desselben Mittels bei verschiedenen Individuen beobachtet werden.

§. 3.
Nebenwirkungen der Arzneimittel.

Ungleich wichtiger als das Ausbleiben einer normalen Arzneiwirkung sind für den Arzt jene nicht selten zu beobachtenden Nebenwirkungen der Heilmittel, die entweder substituirend in die Stelle der normalen Wirkung oder gleichzeitig mit dieser eintreten. Viele von ihnen lassen sich als Analoga der in Krankheiten auftretenden Complicationen auffassen. So sieht man nach dem Gebrauche des Chinins ein polymorphes Exanthem, in seltenen Fällen sogar schwere Einwirkungen auf das Sehorgan, nach Leberthran vesiculäre Hautausschläge, und nach Jodkalium Hypersecretion der Augen- und Nasenschleimhaut entstehen und selbst Thiere eine solche Idiosynkrasie gelegentlich aufweisen. Dieses Werk hat schon viel dazu beigetragen, diese Seite des Arzneieinflusses mehr zum Allgemeingut der Aerzte werden zu lassen. Wie wenig dies früher der Fall war, mag daraus ersehen werden, dass ein „Specialist" die Mittheilung „nicht für ernst" nahm, dass $1/4 — 1/2$ mill. Homatropin in den Bindehautsack gebracht, Pulsveränderung hervorgerufen habe.

In der Literatur finden sich für abnorme Symptome nach Arzneigebrauch die verschiedenartigsten Bezeichnungen. Ich gebe in Folgendem ein Verzeichniss derselben, soweit sie mir in wissenschaftlichen Mittheilungen vorkamen. In Deutschland nannte und nennt man sie „Effectus inexspectatus", „Nebenwirkungen", „paradoxe oder conträre Arzneiwirkungen", „physiologische Nebenwirkungen", auch „Arzneisymptome", „Arzneikrankheit", ferner „besondere oder zufällige oder auch merkwürdige Wirkungen". Französische und belgische Autoren bezeichnen sie als „Inconvénients" oder „Inconvénients thérapeutiques", auch als „Accidents", „Incidents", „Manifestations rares" oder auch „Ataxie thérapeutique", „Phénomènes accessoires", „Action secondaire", „Phénomènes secondaires", „Effets secondaires", „Effets secondaires désagréables", „Actions latérales", „Effets latéraux, fâcheux ou désagréables", „Effets imprévus". In England und Amerika sind nach dem Erscheinen meines Werkes mehrere Namen für „Nebenwirkungen" ersonnen worden, wie „Untowards effects", „Anomalous effects", oder „Incidental effects", „By-effects", „Accompanying effects", „Unpleasant symptoms", „Evil effects", „Inusual effects" oder „Rarer accidental effects", oder „Occasional action", „Exceptional effects", „Ill effects", „Inconveniences", „Strange effects", „Concomitant effect".

Ich handle hier nur die Symptome ab, die sich bei Kranken einstellen. Ausgeschlossen sind die bei „Arzneiprüfungen" an Gesunden beobachteten. Diese seit ungefähr hundert Jahren angestellten Prüfungen sind in der Neuzeit wieder aufgenommen worden. Auch wenn ihnen ein Werth zukommt, so lässt er sich nicht mit demjenigen vergleichen, der sich durch Beobachtung der zahlreichen Reactionsformen kranker Menschen auf gewisse Arzneimittel ergiebt. Ein krankes Organ muss aus den erörterten Gründen anders auf einen chemischen, ihm zugeführten Stoff reagiren als ein gesundes. Auch der gesundeste Mensch, der eine Arznei in der Absicht genommen hat, um alles, was er danach in seinem Körper verändert fühlt, niederzuschreiben, wird allerlei auf Rechnung der Arznei schieben, was gar nicht davon ab-

1*

hängt. Richtet Jemand seine Aufmerksamkeit allein auf dasjenige, was in seinem Körper vorgeht — irgendwo wird er bald z. B. ein unangenehmes Gefühl wahrnehmen. Ausserdem mag den „Prüfern" nicht selten darum zu thun sein, ihren Auftraggebern möglichst viel „Symptome" einzuliefern[1]).

Die Nebenwirkungen erscheinen nicht mit der Gleichmässigkeit wie die Symptome von Giften im engsten Sinne. Viele von ihnen, z. B. die Arzneiexantheme, fallen sogar nicht mit denen zusammen, die durch eine giftige Dosis desselben Mittels hervorgerufen werden und können nicht nach Belieben jederzeit und an jedem Individuum, sondern nur bei dazu disponirten hervorgerufen werden.

Seit eine Therapie vorhanden ist, kennt man dieselben und suchte sie zu vermeiden: „Quam maxime optandum est, ut omnes, quibus medicamina facere et dispensare licitum est, eo omnes intendere nervos, ne improvida tam heroicorum quam illorum remediorum a quibus ex Idiosyncrasia quadam individua abhorrent applicatione miseris aegris morborum symptomata augeant."

Der Versuch, das Nichtauftreten gewisser Nebenwirkungen, z. B. des Jods bei Syphilitischen oder des Tuberkulins bei Tuberkulösen als diagnostisches Merkmal zu benutzen, ist fehlgeschlagen.

Es hat bis in unsere Zeit hinein nicht an Aerzten gefehlt, die dem Auftreten von manchen arzneilichen Nebenwirkungen eine gewisse teleologische Bedeutung vindicirten, in ähnlicher Weise wie sie früher z. B. den Hämorrhoidalblutungen zugesprochen wurde. Sie sahen die „Arzneisymptome", besonders die Hautausschläge, als Ausdruck des Kampfes des betreffenden Arzneimittels mit den „Krankheitsstoffen" speciell des Blutes an, in welchem diese als letzte Aeusserung ihres Schädigungsvermögens körperliche Störungen veranlassten und dadurch ihr Unterliegen oder ihre Auswanderung aus dem Körper anzeigten. Einige Beobachtungen z. B. beim Brom, Bromkalium, Arsenik sprechen dafür, dass nicht selten eine Art von substitutiver Wirkung zu Stande kommt. Wie sich diese bildet, lässt sich generell nicht entscheiden. Immer aber ist die Ursache solcher Nebenwirkungen **entweder eine individuelle oder von zeitlichen und örtlichen Einflüssen abhängige oder in der Beschaffenheit des Arzneimittels liegende.**

§. 4.

Allgemeine Ursachen der Nebenwirkungen. Anthropometrische Untersuchungen. Einfluss des Alters auf die Wirkung von Giften. Grenzen der Erkenntniss individueller Verschiedenheiten. Temperamente. Isomerie als Analogie der Verschiedenheiten scheinbar gleichartig gebauter und zusammengesetzter, aber doch verschiedenartig auf äussere Einflüsse reagirender Gewebe.

Die Eigenart eines Individuums in Rücksicht auf Andere kann dauernd oder zeitlich begrenzt sein. Sie macht sich wohl am bemerklichsten gegenüber den mannigfaltigen Gelegenheits-Ursachen, die zu Erkrankungen Veranlassung geben. Durch die gleiche äussere, den Körper treffende

---

1) Widemann, Journ. f. pr. Heilkunde, 1823, Bd. 57, p. 20.

Schädlichkeit können die Einen kaum merklich afficirt werden, Andere nur vorübergehende Nachtheile, noch Andere endlich dauernde functionelle Störungen davontragen. Es schwankt also hier die individuelle Empfänglichkeit für äussere Einflüsse in weiten Grenzen. Ja, dieselbe kann so bedeutend werden, dass Einflüsse, welche dem grössten Theil der Menschen gleichgültig oder angenehm sind, krankhafte Symptome zur Folge haben können. Der Duft von Pflanzen[1]) erzeugt bei manchen Menschen betäubende, narcotische oder örtlich reizende Wirkungen und nach alten Berichten sogar vereinzelt den Tod[2]). Der Genuss von Erdbeeren, Himbeeren, Krebsen, Zimmt, Pomeranzenschalen, Anis oder das Zubereiten roher Spargeln rufen bei gewissen Menschen nervöse Symptome und Ohnmachten, oder Uebelkeit, Erbrechen, Koliken, Durchfälle, Augenentzündungen, Niesen[3]) oder Schnupfen, Augenthränen, Husten, Dyspnoe und Asthma oder Hautausschläge (Schwellung des Gesichtes, Urticaria, Flecke, Knötchen oder grosse Blasen u. s. w.) und die Aufnahme von Gartenkresse (Lepidium sativum) Gesichtserysipel und von Brunnenkresse (Nasturtium officinale) nach einigen Stunden Ausfluss aus der Harnröhre hervor, der 24 Stunden lang besteht, ein Verhalten, das als gesteigerte individuelle Reizbarkeit oder Idiosynkrasie bezeichnet wird.

Analoge Erscheinungen spielen sich nach der äusseren oder inneren Anwendung von Arzneimitteln ab. Der peruvianische Balsam versetzt nur selten nach seiner Einreibung die Haut in Entzündung, das innerlich genommene Morphium erzeugt nur bei leicht erregbaren Individuen einen Accomodationskrampf am Auge, und das Pilocarpin lässt einige Personen wie in Schweiss gebadet erscheinen, während Andere nach derselben Dosis kaum in leichte Transpiration gerathen. Impft man bei Thieren Staphylococcus pyogenes aureus auf die Hornhaut, so gelingt es nicht bei anscheinend gleichem Infectionsmodus und Benutzung derselben Reincultur immer den gleichen Intensitätsgrad der Geschwürsbildung bei verschiedenen Thieren zu erzeugen[4]). Helle Rinder bekommen nach Buchweizen-Fütterung blasige Hautausschläge, die dunkel pigmentirten bleiben verschont. Wir sehen also hier, unter sonst für unser Erkenntnissvermögen gleichen Verhältnissen, Schwankungen in der Einwirkung äusserer Einflüsse entstehen, die sich nur durch besondere individuelle Verhältnisse erklären lassen. Welcher Art aber diese sind, lässt sich nicht befriedigend beantworten. Man hat damit begonnen[5]) vergleichend anatomische, „anthropometrische" Untersuchungen über das physikalische Verhalten gewisser Organe, wie des Herzens, der Gefässe, des Darmes u. s. w. bei Individuen verschiedenen Alters und Geschlechts vorzunehmen, um auf diesem Wege zur Erklärung der sogenannten constitutionellen Verschiedenheiten zu gelangen.

Eine eigenthümliche Erscheinung beobachtete man[6]) bei electrischen Vagusreizungen, die inspiratorischen Tetanus bis zu stark exspiratorischer Wirkung zur Folge hatte. Bei einer Zusammenstellung der Thierindividuen

---

1) Amat. Lusitanus, Centur. II., Cur. 36. — Ephem. Nat. cur., Dec. II., Obs. 22.
2) Plenck, Toxicologia, 1785, p. 327.
3) Rommel, Ephem. med. physic. Germ. Acad. Decur. II., Ann. IV., p. 61.
4) Bach, Würzburg. Berichte, 1894, No. 6, p. 89.
5) Beneke, Die anat. Grundlagen der Constitutionsanomalien, 1878.
6) Meltzer, Centralbl. f. medic. Wissenschaften, 15. Juli 1882, p. 497.

nach ihrem respiratorischen Character ergab sich als Unterscheidungsmerkmal beider Gruppen die Verschiedenheit ihrer Geschlechts; bei den weiblichen überwog in unzweideutiger Weise die exspiratorische Wirkung, bei den männlichen war die Wirkung eine exquisit inspiratorische.

Auch auf anderem experimentellem Wege suchte man Licht in dieses dunkle Gebiet zu bringen. Für die Beobachtung, dass Kinder von 15 Monaten bis 5 Jahren Belladonnatinctur ohne Schaden in Dosen vertragen, die bei Erwachsenen schon Störungen hervorrufen, fand man eine Analogie in der Einwirkung von Atropin auf junge Hunde[1]). Bei diesen bewirken 0,01—0,02 g Atropin keine Alteration der Intelligenz, sondern nur ein leichtes Unwohlsein und etwas Aufregung, während bei älteren Thieren die Intelligenz gestört ist. Der Grund dieser Verschiedenheiten kann mit Recht in dem verschiedenen Erregbarkeits- und Entwicklungsgrade des Nervensystems bei jungen und erwachsenen Individuen gesucht werden. Man fand ferner[2]), dass bei Hunden vor dem 10. Lebenstage die electrische Reizung der Hirnrinde keine Wirkung hervorbringt, und dass der nervöse Hemmungsapparat des Herzens bei neugeborenen Hunden gar nicht oder nur unvollkommen entwickelt ist, indem die electrische Reizung des Vagus keinen Stillstand des Herzens veranlasst.

Neugeborene Thiere sind gegen Strychnin sehr unempfindlich[3]). Die auf das Kilogramm bezogene krampferzeugende Dosis beträgt für ein neugeborenes Thier 0,419 mill. Strychninnitrat, für ein $2\frac{1}{2}$ tägiges 0,347 mill., $7\frac{1}{2}$ tägiges 0,218 mill., 10 tägiges 0,210 mill.

Es giebt ferner, wie ich später zeigen werde, physiologische Vorgänge und pathologische Zustände so geringfügiger Natur, dass sie während des Lebens kaum zur Kenntniss gelangen, die aber das Individuum zu einem in erhöhtem Masse reizempfänglichen machen können. Aber alle diese Momente reichen nicht aus, um das Geheimniss der Individualität zu erklären. Stehen wir doch trotz der Verwendung der besten naturwissenschaftlichen Methoden noch nicht einmal vor der Schwelle der Erkenntniss, soweit es das Wesen der Functionen des gesunden und kranken Körpers, Krankheitsheilung u. a. m. anlangt! Wenn wir nur einige der Einzelheiten, die hier in Betracht kommen können, erwägen, wenn wir z. B. an die gewiss vorhandene unendlich grosse Verschiedenheit der Gefässvertheilung in den Organismen, an die Mannigfaltigkeit in der Anordnungsweise der Drüsentheile zu einer Drüse, an die Abweichungen, die in der Innervation einzelner Organe, an die Differenzen, die sich in der Masse einzelner Nerven, in der Ausbreitung von Nervengeflechten zeigen, an die Verschiedenheiten der gröberen und feineren Zusammensetzung der gleichen Muskeln bei verschiedenen Individuen und an die unendliche Zahl von chemischen Producten des Zellstoffwechsels, die individuell und zeitlich wahrscheinlich sehr verschieden sind, erinnern, dann müssen wir zugeben, dass es ganz ungerechtfertigt wäre, die Bedeutung des Individualismus zu unterschätzen.

Keine exacte Forschung, sei sie anatomisch oder physiologisch, pathologisch oder therapeutisch unternommen, hat jemals den Schleier lüften können, der über die Bedingungen der individuellen Eigenthüm-

---

1) Albertoni, Archiv f. exper. Pathol. u. Pharmak., Bd. XV., p. 264.
2) Soltmann, Jahrb. f. Kinderheilk., Bd. IX., 1875 u. XI., 1877.
3) F. A. Falck, Arch. f. d. ges. Physiol., 1884, Bd. 34, p. 525.

lichkeiten ausgebreitet ist. Zu allen Zeiten ist es als das Vorrecht begünstigter Geister oder langer Erfahrung betrachtet worden, in den Besitz der feinen Combination zu kommen, welche es gestattet, den specifischen Character des Individuums annähernd zu erkennen[1]).

Dass seit dem Bestehen einer ausübenden und beschreibenden Medicin Unterschiede in der Constitution wahrgenommen und berücksichtigt wurden, bedarf kaum der Erwähnung. Die Lehre von den Temperamenten, die Aufstellung einer sanguinischen, cholerischen, phlegmatischen und melancholischen Constitution unter der Annahme, dass das Vorherrschen des Blutes, der Galle, des Schleimes und der schwarzen Galle diese individuellen Verhältnisse bedinge, blieb Jahrhunderte hindurch das feste Gerüst in der Flucht aller sonstigen medicinischen Anschauungen und deckt sich, wenngleich sie als die Quintessenz der Humoralpathologie höchst einseitig ist, doch vollkommen mit dem sehr zu empfehlenden Streben, die feineren individuellen Eigenthümlichkeiten zu berücksichtigen. Schon ehe die Solidarpathologie die modernen Formen annahm, haben aber nachdenkende Aerzte die Idiosynkrasie für Arzneistoffe nicht allein in einer besonderen Beschaffenheit der Säfte, sondern auch in dem Zustande der Organe bedingt gefunden, die dann eine individuelle Eigenthümlichkeit darstelle[2]).

Die Factoren, die hinsichtlich der letzteren in Fragen kommen, können nicht grober Natur sein. Es gilt dies besonders von den specifischen Eigenthümlichkeiten einzelner Organe. Die äussere Application der Jodtinctur auf die Haut ruft für gewöhnlich nur ein Erythem hervor, — und doch giebt es Personen, bei denen dasselbe Präparat Blasenbildung und Oedem erzeugt. Ja, eine ganz indifferente Salbe, aus irgend einem beliebigen frischen Fette bestehend, wirkt bei ihrer Einreibung auf die Haut mancher Personen entzündungserregend. Hier können nur chemisch und physikalisch unnachweisbare, geringfügige Abweichungen im Spiele sein, die eine so besondere Receptivität für eine äussere Einwirkung erklärlich machen. Man überwindet die Schwierigkeit, sich so grosse functionelle Differenzen als Folge kleiner Unterschiede in der Anordnung und Zusammensetzung des betreffenden Organes vorzustellen, wenn man an die Verschiedenheit des chemischen und physikalischen Verhaltens von isomeren, d. h. procentisch gleich zusammengesetzten, Körpern denkt. Hier wird nur durch die veränderte Lagerung gewisser Moleküle eine so bedeutende Differenzirung in den Eigenschaften der Körper erzeugt, dass sie als elementar verschieden erscheinen. Vielleicht ist es auch hierbei angezeigt, an das Verhalten allotroper Körper zu erinnern, die wahrscheinlich auf Grund molekularer Lagerungsdifferenzen bei gleicher chemischer Zusammensetzung weit auseinandergehende physikalische Eigenschaften zeigen, wie dies von dem Kohlenstoff in der Form des Diamants, des Graphits und der Kohle bekannt ist.

Man kann sich vorstellen, dass manche Körperorgane gewisser Personen so von Natur veranlagt sind, dass sie bei gleicher chemischer Zusammensetzung, ja sogar bei gleicher microscopischer Structur doch different sind, und auf minimale Reize durch eine Thätigkeit reagiren,

---

1) Virchow, Arch. f. path. Anat., Bd. LXXIV., Heft 1, p. 10.
2) Ettmülleri Opera, Tom. II., P. II., p. 117, 118, Edit. Francof. ad Moen.

oder beim Vorhandensein gewöhnlicher Reize eine abnorm intensive Reaction aufweisen. Der phlegmatische Körper, der zu jeder Lebensäusserung stärkerer Reize bedarf als der sanguinische oder cholerische, bedarf deshalb auch stärkerer und grösserer Gaben von Arzneimitteln in Krankheiten.

§. 5.

Individuelle, dauernde, in der Constitution belegene Ursachen der arzneilichen Nebenwirkungen. Einfluss der Blutmenge und Blutvertheilung. Vererbung der Disposition zu Nebenwirkungen.

Wir haben bisher nur die Menschen, resp. deren Organe in ihrem abweichenden Verhalten zu anderen gleicher Art in Betracht gezogen. Sind hier schon die Unterschiede gross, so werden sie doch noch durch diejenigen übertroffen, welche die gleichartigen und ungleichartigen Organe desselben Individuums hinsichtlich äusserer, speciell medicamentöser directer oder secundärer Einwirkungen aufweisen.

Schon die physiologische Leistungsfähigkeit einzelner gleichartiger Körperorgane ist eine verschiedene. Die Hubhöhe eines Gastrocnemius der einen Seite wird selten unter gleichen äusseren Bedingungen derjenigen der anderen Seite gleichkommen, und die Erregbarkeit eines Nerven mit der des correspondirenden identisch sein. Die Ursache kann in einer von der Veranlagung herrührenden, variablen Grösse der functionellen Elemente dieser Theile liegen, so dass also der eine Muskel mehr Muskelprimitivfasern wie der andere, und der eine Nerv mehr Nervenfasern als sein gleichnamiger der anderen Seite enthält — kann aber auch von einer grösseren oder geringeren functionellen Ausbildung dieser Theile herrühren.

Es ist ferner sicher, dass gleichartige, aber nicht correspondirende Körpertheile, wie z. B. verschiedene Muskelgruppen, aus den gleichen Gründen sich functionell verschieden verhalten. Es wird hiernach ein bestimmtes Volumen eines M. deltoideus hinsichtlich der mechanischen Leistungsfähigkeit ein gleiches Volumen der Mm. intercostales übertreffen.

Wir wissen, dass während die Rami cardiaci des N. vagus nur durch sehr starke Ströme zu erregen sind, die Rami pulmonales desselben Nerven mit einer leichten Erregbarkeit ausgestattet sind. Noch deutlicher giebt sich die Differenzirung bei Gebilden kund, zu deren Bau verschiedenartige Gewebe verwandt sind, wie z. B. bei den Gelenken. Man ist von vornherein geneigt anzunehmen, was aber nicht der Fall ist, dass hier eine Uebereinstimmung hinsichtlich der Anordnung der einzelnen Theile, und eine Gleichheit in Bezug auf die Reaction gegen äussere Einflüsse besteht. Gerade derartige, complicirt zusammengesetzte Vorrichtungen, zu denen also, wie in dem angeführten Falle, Muskeln, Bindegewebe, Knorpel, Knochen in den verschiedensten Massenverhältnissen gehören, die auch hinsichtlich der Grösse der Gefässvertheilung und der Innervation die weitgehendsten Verschiedenheiten zeigen, sind kaum in Parallele zu setzen und gewiss nicht als gleichwerthig zu betrachten.

Am klarsten tritt dies dann zu Tage, wenn bei Erkrankungen solcher Theile mit dem gleichen Arzneimittel eine therapeutische Einwirkung auf dieselben zu erzielen versucht wird. Selbst bei der directesten Application zeigen sich hier meist ungeahnte Unterschiede. So erscheint nach Injection der Carbolsäure in die Gelenke bei acutem Gelenkrheumatismus die günstige Wirkung in abnehmender Stärke an den Schulter-, Knie-, Hand-, Ellenbogen- und Hüftgelenken. Es sind die hier als Ursachen in Betracht kommenden Möglichkeiten so mannigfaltig, und wir sind soweit davon entfernt, den kleinsten Theil derselben zu erkennen, dass wir uns damit begnügen müssen, dieselben in möglichster Vollkommenheit zu kennen. Aber selbst wenn wir auch in einem concreten Falle, z. B. eine abnorme Gefässanordnung des rechten Schultergelenks im Vergleich zum linken, oder eine vollkommenere Innervation des Kniegelenks als des Ellenbogengelenks nachgewiesen hätten, so würden uns immer nur Vermuthungen dafür zu Gebote stehen, warum das gleiche Medicament an der einen Seite Heilkräfte äussert, an der anderen dagegen unerwünschte Wirkungen hervorruft.

Arterien, Capillaren und Venen sind nach Structur, Function und Inhalt verschieden. Enthält doch sogar das Blut der Vena mesenterica major weniger Blutfarbstoff und Trockenrückstand als das der Vena portae und Vena lienalis[1]). Deswegen reagiren jene Gefässe auf die gleichen Einflüsse, z. B. athmosphärischer oder arzneilicher Natur verschieden.

Es ist verschiedentlich versucht worden, die Blutmenge eines Individuums zur Erklärung einer grösseren oder geringeren Wirkungsenergie von Arzneistoffen heranzuziehen. Welcker erklärt z. B. die Resistenz der Fische gegen Curare aus ihrer geringen Blutmenge, da vom Hund bis zum Triton die Blutmenge von ca. 1 : 12 — 1 : 18, bei den Fischen von 1 : 53 — 1 : 93 schwankt. Es wird also bei gleicher Dosis der an Blut 1—5 mal ärmere Fisch viel langsamer das Gift zu den Nervenenden schaffen als ein Individuum der oberen Wirbelthierklassen. Der Erwähnung werth erscheint mir auch die Beobachtung[2]), dass bei einem durch einen Aderlass geschwächten Frosche, die Vergiftungserscheinungen nach Einführung von Strychnin langsamer und weniger heftig auftraten als bei gesunden Controlthieren, dass dagegen nach Anätzung einer Extremität des Frosches mit Salpetersäure oder nach Hervorrufen einer Congestion an einem Bein, dieses früher und stärker von Strychninkrämpfen ergriffen wird als das gesunde.

Die Vergiftung eines Nerven durch Curare lässt man abhängig sein[3]): Von der Schnelligkeit des Blutstroms und der Blutmenge, welche seinem Ausbreitungsgebiet zugeführt wird, sowie von der Grösse der Oberfläche, in welcher der Nerv frei von Neurilemm, Mark oder beiden ist.

Auch für das Auftreten mancher arzneilichen Nebenwirkung könnten diese Momente in Frage kommen, die nicht nur zeitlich und zufällig, sondern angeboren und dauernd vorhanden sein, und das Individuum für solche Einflüsse zu einem eigenartigen stempeln können.

Dehnt man diese Betrachtung weiter aus, so zeigt sich, dass bei besonders prädisponirten, nur selten vorkommenden Individuen, die gleichzeitig auftretenden, günstigen und ungünstigen Einwirkungen eines Arzneimittels auf verschiedene Körperorgane so dicht neben einander liegen, dass die bessere ohne die schlechtere nicht erzielt

---

1) Krüger, Zeitschr. f. Biologie, 1889, p. 452.
2) Delaunay, Compt. rend. de l'Acad. des Sciences, Tome XCIII., p. 452.
3) Steiner, Das Pfeilgift Curare, Leipzig 1877, p. 50.

werden kann. Wir kennen Fälle, in denen die Anwendung des Jodkaliums zur Verkleinerung hyperplastischer Drüsen, wie des Kropfes oder Cervicaldrüsen u. s. w. ein Schwinden derselben, gleichzeitig damit aber auch eine bedenkliche Atrophirung von bis dahin scheinbar gesunden Drüsen, wie der Brustdrüsen und des Hodens verursachte. Nur eine Abweichung der inneren Einrichtung kann jedoch diese Drüsen einem Einflusse unterliegen lassen, der für gewöhnlich derartige Veränderungen nicht hervorruft.

Bei vielen Personen ist ein solches abnormes Verhalten gegen ein oder mehrere Arzneimittel angeboren, unüberwindlich und constant. Analoges sah man an Menschen, die eine ererbte Neigung zur Blasenbildung haben[1]). Bei einem solchen wurde an der Haut durch Jodtinctur keine Blase, wohl aber durch Reiben hervorgerufen. Das Umgekehrte kommt auch vor. Es giebt jedoch auch Menschen, die ein solches Verhalten in Bezug auf gewisse Nahrungs-[2]) und Arzneimittel erst erwerben. Man beobachtete, dass Jodverbindungen fünf Jahre hindurch ohne Nebenwirkung genommen wurden und erst nach dieser Zeit dadurch schwere Hautveränderungen auftraten[3]). Für die Annahme, dass eine solche derartige Disposition im Laufe der Zeit verloren gehen kann, liegen vereinzelte Beobachtungen vor. Dagegen ist die Erblichkeit derselben z. B. für Chininausschläge nachgewiesen worden. So wird aus alter Zeit von einer kinderreichen Familie berichtet, in der ein Theil der Kinder, wie der Vater, auf die geringsten Mengen eines leichten Abführmittels, ein anderer, wie die Mutter, erst nach Gebrauch von Drasticis abführte.

§. 6.

Die zeitlich begrenzte Disposition. Zusammensetzung der Körpersäfte, Organerkrankungen, Ernährungszustand, Ruhe und Bewegung und Ausscheidungsverhältniss in ihrer Einwirkung auf Arzneimittelwirkung.

Die Differenzen in der Reaction bestimmter Individuen oder einzelner Gewebe desselben Organismus gegen gewisse arzneiliche Einflüsse, die wir in dem Vorangegangenen berücksichtigt haben, beruhten auf einer in der Organisation liegenden, entweder angeborenen oder erworbenen und unveränderlich gewordenen Disposition. Es giebt jedoch eine zeitlich begrenzte Disposition, die ihren Grund hat, entweder in dem reicheren Vorhandensein von chemischen Substanzen im Körper, welche die eingeführten Arzneimittel stärker wie gewöhnlich lösen, resp. mit ihnen Umsetzungen zu neuen schädlichen Verbindungen eingehen, oder in Erkrankungen regulatorischer Apparate des Organismus.

In ersterer Beziehung sind die Beobachtungen von Mialhe zu berücksichtigen. Er bezeichnet die aus „Mischungsverschiedenheit thierischer Säfte" hervorgehende abnorme Reaction auf Arzneimittel als „chemische Idiosynkrasie", gegenüber der „idiopathischen Idiosynkrasie", die als Ausdruck von Verschiedenheiten im Gewebsbau aufzufassen ist. Unter gewissen Umständen rufen z. B. unlösliche Medicamente, wie die Oxyde

---

1) Goldscheider, Monatshafte f. pr. Dermatologie, 1882, Bd. 1, p. 163.
2) Hagedorn, Ephem. med. phys. Germ. Acad. Decur. II., Ann. III., p. 98.
3) Hallopeau, Bull. et Mém. de la Soc. de Thérap., 1885, p. 83.

von Eisen, Zink und Kermes mineralis Wirkungen im Körper hervor, die verschieden von denen sind, die man gewöhnlich als Folge der Einverleibung dieser Substanzen sieht. Die Ursache kann in einem übermässigen Säuregehalt des Magens liegen, wodurch grössere Mengen der genannten Metalle zur Lösung kommen. Es unterscheidet sich also diese Säfteverschiedenheit wesentlich von der eigentlichen humoralpathologischen Dyskrasie, insofern sie zeitlich ist, und wir sie oft durch geeignete Mittel beseitigen können.

Die Beachtung solcher Verhältnisse im Magen macht es in einem bestimmten Falle leicht, gewisse Arzneiwirkungen zu verstehen. Lange waren z. B. die Ansichten darüber getheilt, weshalb Wismuthnitrat mitunter schon in kleinen Dosen heftige locale Reizerscheinungen seitens des Magens und Darms, Erbrechen, Diarrhoen etc., und als Folgesymptome auch entferntere hervorruft, während in anderen Fällen Dosen von 4 bis 6 g keinerlei abnorme Wirkungen äussern. Dieselben hängen zu einem nicht geringen Theil von der im Magen befindlichen, in ihrer Menge durch viele Umstände beeinflussten Säuremenge ab. Uebersteigt dieselbe die Norm, so kann das an und für sich unschädliche basische Salz in das corrodirend wirkende neutrale, resp. in das giftige saure Salz übergehen.

Die Rücksichtnahme auf solche Thatsachen wird oft das Auftreten von Nebenwirkungen verhindern können. Führt man fiebernden Menschen, bei denen der Säuregehalt des Magens vermindert ist, das in Wasser erst im Verhältnisse von 1 : 800 lösliche, neutrale Chininsulfat in Pulverform ein, so wird in Folge des Fehlens der die Löslichkeit dieses Salzes erhöhenden Magensäure eine Resorption nur sehr langsam stattfinden können und es werden in Folge des langen Verharrens dieses Mittels allerlei Magenbeschwerden auftreten.

Aehnliche Verhältnisse finden sich bei den Darmsäften. Die grössere oder geringere Alkalescenz derselben kommt für die Lösung vieler mineralischer und pflanzlicher Substanzen in Frage, und es kann bei sehr geringer alkalischer Reaction eine Arzneimittelwirkung ganz ausbleiben, resp. nur fragmentarisch eintreten, oder durch eine übermässige Alkalescenz der Darmsäfte eine so grosse Menge des betreffenden Mittels gelöst werden, dass dadurch eine Modificirung der gewöhnlich zu beobachtenden Heilwirkungen veranlasst wird. Das letztere wird z. B. ab und zu bei der Einführung des Sulfur auratum beobachtet. Während man meist danach nur eine expectorirende Wirkung beobachtet, zeigt sich in einigen Fällen der volle Antimoneinfluss durch Erbrechen, Durchfall und Schwäche der Herzaction. Derselbe kommt dann dadurch zu Stande, dass im Darm eine grössere Menge von Alkali zur Lösung des Goldschwefels verfügbar ist.

Einen ebenso grossen Einfluss wie Magensäure und Darmalkali äussert das im Körper vorhandene, und in seinen Mengenverhältnissen sehr wechselnde Chlornatrium. So beobachtet man z. B. auf Calomel eine verschiedene Reaction einzelner Organfunctionen, je nach der im Körper vorhandenen Kochsalzmenge. Bei Kranken, die lange auf möglichst kochsalzfreie Diät gesetzt sind, wirkt Calomel wenig ein, da durch Einführung von überwiegend flüssiger Nahrung ein grosser Theil des Chlornatriums aus dem Körper ausgewaschen wird. Dagegen können z. B. Seeleute, welche lange gesalzene Kost geniessen, dadurch Darmveränderungen, sowie anderweitige unangenehme Quecksilberwirkungen davontragen. Bei ihnen ist eben die

Möglichkeit der Bildung von Sublimat aus Calomel in erhöhtem Maasse vorhanden. Wenn in der Neuzeit versucht worden ist, die Sublimatbildung aus Calomel und Kochsalz im Magen und Darm zu leugnen, so werden die Versuche, die so ungleiche Resultate bewirkten, wohl an Fehlern gelitten haben.

Dieser Uebergang des Calomel in eine lösliche Quecksilberverbindung führt noch in anderer Weise, selbst bei örtlicher Anwendung dieses Mittels am Auge, zu unliebsamen Einwirkungen, wenn nämlich gleichzeitig dem Organismus Jodkalium einverleibt wird. Es kann dann, durch Bildung von Jodquecksilber, zu Entzündungen und selbst gangränösen Veränderungen am Auge kommen.

Aus den angeführten Verhältnissen ergeben sich schon zahlreiche Möglichkeiten für unerwünschte Arzneiwirkungen. Bei den meisten derselben bedarf es keiner besonderen constitutionellen Anlage. Veränderungen im Magen und Darm, sowie fieberhafte Zustände, die einen Einfluss auf die Zusammensetzung der Secrete dieser Organe haben, ja schon die Einführung einer ungeeigneten Nahrung, die mit bestimmten Arzneimitteln schädliche Verbindungen liefern, können unbeabsichtigte Nebenwirkungen erzeugen.

Während so überall da, wo sich die Bedingungen zur Bildung von nichtgewollten Umsetzungsproducten finden, Veränderungen an Körpertheilen erfolgen, können ferner bestimmte, auch nur leicht kranke Organe gelegentlich eine zeitliche Disposition dafür abgeben, entweder dass sich die bestehenden Veränderungen durch das Arzneimittel verschlimmern, oder sich neu an demselben Organ entwickeln. Jodkalium erzeugt z. B. ab und zu leichtere catarrhalische Zustände der Luftwege, die nach dem Aussetzen des Mittels wieder verschwinden. Sind jedoch solche oder andere Läsionen schon vor der Jodkaliumanwendung vorhanden, so kann es, wie dies verschiedentlich, besonders an Syphilitischen mit Kehlkopfgeschwüren, beobachtet wurde, zu Glottisödem kommen. So können ferner schon ganz kleine Mengen scharfstoffiger Abführmittel, wie Elaterium, Gutti etc., die in medicinalen Dosen nur vorübergehende, gewissermaassen physiologische Reizung im Darme verursachen, bei nicht normaler Darmschleimhaut entzündliche Zustände und deren Folgen hervorrufen. Ist der ursächliche Zusammenhang zwischen derartiger Arzneiwirkung und den bestehenden, leichten Organveränderungen nicht bekannt, so kann die erstere irrthümlich als eine spontane Erkrankung des betreffenden Körpertheiles aufgefasst werden.

Zustände, wie Menstruation, Schwangerschaft, geistige Aufregung und geistige Anstrengung, Schlaflosigkeit, ja selbst schon der Zustand der Nüchternheit oder der Verdauung sind gleichfalls im Stande, eine Arzneimittelwirkung in verschiedenem Sinne zu modificiren. So wie bei besonders hierzu veranlagten Individuen in Folge von heftiger Gemüthsbewegung eine von scorbutischen Zufällen des Zahnfleisches, Oedem an den Genitalien, Schmerzen im Epigastrium begleitete Purpura auftreten kann, vermag auch bei einer besonderen Individualität ein oder das andere, auf das Gehirn einwirkende Medicament ähnliche Symptome hervorzurufen[1]).

Schon der zeitweilige Ernährungszustand kann die Wirkung

---

1) Landowski, Gazette des hôpitaux, 11. Sept. 1880.

von Giften beeinflussen. Man fand[1]), dass von zwei Fröschen der besser genährte gegen das Gift empfindlicher ist als derjenige, der mehrere Wochen gefastet hatte. Chinin, Atropin, Nikotin verlieren an Wirksamkeit, wenn man sie in eine peripherische Vene eines fastenden Thieres einspritzt. Die toxische Dosis des Atropinsulfats steigt hier von 0,041 auf 0,052 g[2]). Bei Hunden, die sehr lange gefastet hatten, fand man jedoch das Gegentheil. Zwei dieser Thiere, denen am 44. resp. am 34. Hungertage 0,0004 resp. 0,00039 g Strychnin injicirt wurde, starben, während die gleiche Dosis in der Zeit, in der sie ernährt wurden, nur eine schwache Wirkung zeigte. Wird dieselbe Strychnindosis zwei Fröschen, von denen der eine dick und kräftig, der andere klein und schwach ist, eingespritzt, so treten die Vergiftungserscheinungen viel schneller und viel heftiger bei dem ersteren als bei dem letzteren ein. Wenn die Vergiftung überstanden wird, so erholt sich der kräftigere früher als der schwächliche. Die rechte Körperhälfte, welche auch bei Fröschen stärker entwickelt ist als die linke, erscheint stärker und früher vergiftet, aber die an ihr auftretende Convulsionen nehmen auch früher ein Ende als die linksseitigen.

Hinsichtlich des Einflusses von Ruhe und Bewegung constatirte man, dass wenn zwei gleichdicken Fröschen, von denen der eine eine halbe Stunde umhergehüpft war, der andere nicht, die gleiche Strychninmenge eingespritzt wurde, der erstere die Vergiftung früher und stärker zeigte als der letztere. Aehnliches ist für das Ticunagift angegeben worden, welches lebhafte Thiere schneller als träge, fette später als magere tödtet. Der Einfluss der Ermüdung auf die Einwirkung gewisser Mikroorganismen ist auch erwiesen. Nach forcirten Bewegungen stellte sich bei den Versuchsthieren eine 7—8 mal grössere Vulnerabilität und Empfänglichkeit für die Aufnahme von Bacterien ein als im normalen Zustande.

Die dritte Ursache einer vorübergehenden Disposition für das Auftreten abnormer Arzneiwirkungen besteht in einer gestörten Regulation. Trifft eine Krankheitsursache einen Körpertheil, so entsteht eine Störung, die wieder schwindet, wenn die Regulation auch in Bezug auf die Individualität des Kranken leicht ist. Wodurch ein solcher Ausgleich stattfindet, ist nicht immer erkennbar. Vielleicht trifft die Anschauung zu, dass gewisse arbeitende Zellen oder Gewebe nicht mit ihrer ganzen Kraft thätig sind, vielmehr die Reservekraft heranziehen, um durch erhöhte Leistung einen Schaden, der sie in Gestalt eines Reizes getroffen, auszugleichen[3]). Erst dann, wenn die Regulation erschwert oder gar nicht möglich ist, tritt Gefahr ein. Die günstige oder schädliche Einwirkung von Arzneisubstanzen kann gleichfalls von einer gut oder schlecht von Statten gehenden Regulation, in der auch die Elimination miteinbegriffen ist, abhängen. Für gewöhnlich bringt z. B. Calomel in geeigneter Dosis Abführwirkung hervor. Sobald die letztere eintritt, verlässt der grössere Theil des Mittels als Schwefelquecksilber mit dem Koth den Körper. Bleibt jedoch aus irgend welchen Gründen die abführende Wirkung aus, so kann das Calomel im

---

1) Delaunay, Compt. rend. de l'Acad. Tome. XCIII., 1881, II., p. 432.
2) Roger, Compt. rend. de la société de Biologie, 1887, p. 160.
3) Nothnagel, Zeitschr. f. klin. Medicin, 1890, Bd. 17, Supplementh. p. 1.

Darm liegen bleiben, hier durch Berührung mit vorhandenen Chlorverbindungen in Sublimat verwandelt werden und unangenehme Corrosionen und Geschwürsbildungen an umschriebenen Stellen der Schleimhaut veranlassen.

Wenn die gewöhnlichen Ausscheidungswege richtig arbeiten, können sogar giftige Substanzen lange Zeit ohne Belästigung in den Körper aufgenommen werden, — während es zu Vergiftungserscheinungen kommt, sobald die eine oder die andere Ausgangspforte für solche Stoffe nicht geöffnet ist. Es wurde diese Thatsache zur Erklärung der intermittirend auftretenden Bleisymptome verwerthet.

Für einige Arzneimittel ist bestimmt dargethan worden, dass sie zu unerwünschten Nebenwirkungen Veranlassung geben, wenn die Nieren erkrankt sind und deswegen nur unvollkommen functioniren. Chauvet[1]) räth daher, sich bei der Verordnung stark wirkender Substanzen zu überzeugen, ob die Nieren intact sind. Für das schwefelsaure Chinin stellte er fest, dass, während in der Norm ca. $1/2$—$3/4$ der eingeführten Menge in 3—4 Tagen zur Ausscheidung kommen, bei Nierenkranken die Ausscheidung 4—5 Tage anhält und die ausgeschiedene Menge nur $1/10$ bis $1/50$ der eingeführten beträgt. Bei solchen Menschen kann die Darreichung von Opiaten, Atropin und anderen ähnlich stark wirkenden Medicamenten ebenfalls unangenehme Wirkungen haben.

Einen weiteren Beweis für die Bedeutung der Integrität der Harnwege in Bezug auf Arzneimittelwirkung liefert der Versuch mit Curare[2]). Kleine Mengen von Curare sind vom Magen aus unwirksam, wegen der schnellen Ausscheidung der leicht diffundirenden Substanz durch die Nieren. Werden einem Thiere aber vor der Injection des Curare die Nierengefässe unterbunden, so tritt die Curarewirkung auf, weil der Giftgehalt des Blutes durch die gehinderte Elimination die genügende Höhe erreicht.

Es ist nicht nöthig, dass die Ausführungswege pathologisch verändert sind; denn es giebt schon in der physiologischen Breite Zustände, welche Functionsverminderung, z. B. der Nieren, veranlassen. Abhängig von der Aussentemperatur kommen hier Veränderungen in der Grösse der Harnsecretion mit vicariirender Vermehrung oder Verminderung der Hauttranspiration zu Stande. So erklärt sich vielleicht die Thatsache, dass der grösste Theil aller Bleikoliken erfahrungsgemäss in den heissen Sommermonaten auftritt, wo die Harnausscheidung auf Kosten der Hauttranspiration herabgesetzt ist und demgemäss eine Ausscheidung von Blei durch den Harn nicht genügend stattfinden kann.

§. 7.
Die Abhängigkeit der Arzneiwirkung von der Resorption sowie von bestehenden Krankheiten. Nachwirkungen.

Wie die Ausscheidung, so kann auch der Resorptionsort für Wirkung, abnorme Wirkung oder Nachwirkung bedeutungsvoll werden. So ist es bekannt, dass z. B. Opium- und Carbolsäureklystiere besonders

---

1) Chauvet, Du danger des médicam. act. dans les cas de lés. rén., Paris 1877.
2) Hermann, Archiv f. Anat. u. Physiol., 1867, p. 64.

heftig einwirken und oft zu unerwünschten Symptomen Anlass gegeben haben. Manche Stoffe wirken vom Darm aus gar nicht. Quillajasäure und Sapotoxin sind z. B. in 500facher Menge der tödtlichen Dosis vom Magen und Darm aus fast unwirksam. Der üblichen Annahme nach resorbirt jede Flächeneinheit der Schleimhaut bei derselben Eigenwärme gleich gut. Dies ist nicht ganz zutreffend. Wir wissen z. B., dass auch für die gleiche Flüssigkeit an verschiedenen Stellen des Darmrohres die Resorption verschieden stark ist, selbst wenn die sonstigen hierbei in Frage kommenden Factoren dieselben sind. Es handelt sich hier nicht nur um eine einfache Membrandiffusion, sondern wahrscheinlich um eine active Mitwirkung der Epithelzellen bei der Flüssigkeitsaufnahme[1]). Viele andere Einflüsse können die Resorption von Stoffen von Schleimhäuten aus modificiren, z. B. der Druck, dem die letzteren ausgesetzt sind, die Concentration der eingeführten Lösung und die chemische Zusammensetzung des Salzes. Es kommen ferner Erkrankungen der betreffenden Schleimhäute hierbei in Frage. So fand man, dass bei allen Magenkrankheiten eine Neigung zur Verzögerung der Resorption von Jod besteht, am stärksten bei Magendilatationen und Magenkrebs, am geringsten bei chronischem Magenkatarrh; nur wenig bei Magengeschwür. Dagegen scheint die Schnelligkeit der Aufnahme bei Magengeschwür mit ausgedehnter frischer Zerstörung der Magenschleimhaut bedeutend verlangsamt werden zu können. Das Fieber verlängert die Resorptionszeit, während seine Höhe angeblich keinen Einfluss auf die Resorptionsschnelligkeit hat[2]). Die letztere ist auch von dem Alter des Individuums abhängig. Sie ist um so grösser, je jünger das Individuum ist. Kennt man ungefähr die Schnelligkeit der Resorption und der Ausscheidung, dann kann man auch die Wirkungsdauer schätzen. Ist diese gross, dann werden die Dosen seltener gereicht werden müssen, um cumulative Wirkungen zu vermeiden.

Eine Aenderung einer typischen Arzneimittelwirkung wird, wie ich schon theilweise ausführte, durch manche krankhafte Zustände herbeigeführt. In zwiefacher Weise kann sich dieselbe hierbei bemerkbar machen. Trotz normaler Resorptions- und Ausscheidungsverhältnisse können entweder stark wirkende Substanzen in Dosen vertragen werden, die bei anderen Individuen Vergiftungsgefahr nahelegen würde, oder schon kleine Mengen eines Arzneistoffes Nebenwirkungen erzeugen, während die normale Arzneiwirkung vermisst wird. Schon die Abkühlung des Individuums kann, wie die Entstehung mancher Infectionskrankheiten, so auch unter Umständen das Entstehen von Nebenwirkungen begünstigen.

Als Beleg für eine sehr weitgehende Toleranz von Medicamenten führe ich an, dass während 0,05—0,1 g Brechweinstein gewöhnlich Erbrechen und bisweilen auch Durchfall zu Stande bringen, von Pneumonikern 0,6 g, und noch mehr genommen werden können, ohne den Intestinaltractus, die Empfindung und Bewegung zu behelligen. Ja, man giebt sogar an[3]), dass, je schwerer die Pneumonie sei, um so grössere Dosen erforderlich und vertragen werden. Ebenso ruft der

---

1) Gumilewski, Archiv f. d. ges. Physiol., Bd. 39, p. 556.
2) Zweifel, Deutsches Archiv f. klin. Med., Bd. 39.
3) Sée, Bullet. génér. de Thérap., T. CVII., 30. Nov. 1884, p. 433.

Alkohol bei Pneumonikern nicht so leicht Trunkenheit wie sonst hervor, und Opiate können im Delirium tremens in sehr grossen Dosen ohne nachtheilige Wirkung gegeben werden.

Die Disposition gewisser Kranken für Nebenwirkungen mag das Folgende erweisen: Wenn man Thieren, die durch den Brown-Séquard-schen oder Westphal'schen Versuch zu epileptischen Krampfanfällen disponirt sind, das Physostigmin verabfolgt, so sieht man ausnahmslos in den nächsten Stunden und Tagen nach der Verabfolgung eine oft enorme Anzahl dieser Anfälle auftreten. Während man sonst nach dem Westphal'schen Klopfversuch spontane Anfälle nur recht selten, im besten Falle wenige Male am Tage beobachtet, zeigten sich hier ausser vielen abortiven, in einem Tage bis über 40 vollständige epileptische Anfälle. Auch bei einem epileptischen Menschen wurde nach Physostigminbeibringung eine plötzliche Steigerung der Zahl der Anfälle, Prostration und eine acute Geistesstörung beobachtet[1]). Die bekannte Erfahrung kann hier auch herangezogen werden, dass Trinker auf Chloroform unangenehmer wie andere Menschen reagiren, weil ihr Gehirn sich in einem abnormen Zustande befindet, und dass die eigenthümliche Erkrankung, die wir mit dem Namen Hysterie bezeichnen, ebenfalls eine Disposition für abnorme Arzneiwirkungen liefert.

Manchen Arzneistoffen wohnt die Eigenschaft inne, die als **cumulative Wirkung** bezeichnet wird. Durch dieselbe können paradoxe Arzneiwirkungen in weitestem Umfange entstehen. Man reicht einem Kranken mehrere kleine Dosen eines Medicamentes, z. B. von Digitalispräparaten und beobachtet nach einiger Zeit Vergiftungssymptome oder gar plötzlichen Tod. Die Ursache einer solchen cumulativen Wirkung kann u. A. in einer sehr langsamen Resorption oder in einer sehr langsamen Ausscheidung des betreffenden Mittels liegen. Beide Umstände können veranlassen, dass jede neu hinzukommende Menge sich mit den noch im Körper befindlichen zur Entfaltung einer Wirkung verbindet, die von der erwarteten qualitativ und quantitativ verschieden ist. **Dass auch eine functionelle Cumulation möglich ist, d. h. eine Summirung der einzelnen, durch häufigere Einführung von Medicamenten erzeugten kleinen Wirkungen zu einer giftigen, ohne dass stoffliche Cumulation intritt, ist selbstverständlich.**

Nebenwirkungen werden nicht selten zu unangenehmen Nachwirkungen. Wenn die Regulation der einmal eingeleiteten Störung ausbleibt, so kann diese chronisch werden oder sich verschlimmern und selbst zu einem tödtlichen Ausgange führen. Auf diese Weise rufen bisweilen das Chloroform, das Jodoform, das Atropin und viele andere Medicamente Nachwirkungen hervor.

§. 8.

Gewöhnung an Arzneistoffe durch langen Gebrauch. Folgen eines solchen Zustandes.

Für das Verständniss gewisser abnormer Arzneiwirkungen ist ausser den genannten Umständen noch der eigentliche Vorgang der Gewöhnung

---

1) Harnack u. Witkowski, Arch. f. exper. Path. u. Pharmak., Bd. V., p. 414.

in Betracht zu ziehen. Wir wissen, dass psychische Eindrücke von grösster Lust bis zur stärksten Unlust, von höchster Freude bis zum tiefsten Schmerze, wenn sie andauerd auf den Menschen einwirken, immer mehr und mehr an Einfluss verlieren. Es tritt Gewöhnung an sie ein, und der Maassstab ihrer Einwirkung, die subjectiven Aeusserungen, mit denen jene Affecte gewöhnlich beantwortet werden, bleiben allmählich ganz aus. Wir können annehmen, dass hierbei die Centren der Empfindung durch den in häufiger Aufeinanderfolge auf sie ausgeübten Reiz allmählich energielos werden und nicht mehr die gewöhnlichen Reactionsäusserungen von sich geben. Eine fassbare Analogie hierzu liefert das Verhalten von Geweben, z. B. Muskeln, gegen den auf sie einwirkenden electrischen Strom. Lässt man den Muskel Arbeit leisten, dadurch, dass man den Nerven oft reizt, so nimmt die Arbeit anfänglich bis zur maximalen Grenze zu, um dann in ein Stadium der Ermüdung überzugehen. Dieses hält so lange an, als dem Muskel nicht Ruhe und Zeit gegeben wird, um die während der Arbeit erzeugten Zersetzungsproducte an das Blut abführen zu können.

Aehnliche Verhältnisse finden wahrscheinlich bei der Gewöhnung an manche Arzneimittel statt. Schon aus dem Alterthume sind uns Beispiele von Gewöhnung an solche überliefert. So sollte, was am bekanntesten ist, Mithridates zuletzt kein Gift mehr haben finden können, um sich zu tödten, da er sich aus Furcht vor Vergiftung nach und nach an die damals bekannten so gewöhnt hatte, dass er zuletzt auch grosse Dosen derselben ohne Schaden ertragen konnte.

Dieser hyperbolischen Ueberlieferung gegenüber ist auf den mehr specialisirten Gebrauch von Alkohol, Arsen, Opium, Morphium, Aether, Chloralhydrat, Chloroform und anderer Stoffe hinzuweisen, wie er heutzutage von vielen Individuen geübt wird.

Dass sich auch andere Lebewesen als der Mensch an Gifte gewöhnen können, beweist z. B. die Süsswasser-Amoebe, die stirbt, wenn man dem Wasser, in dem sie lebt, plötzlich so viel Kochsalz hinzufügt, dass es 2 pCt. enthält. Setzt man dagegen dem Süsswasser allmählich von Tag zu Tag $1/10$ pCt. Chlornatrium hinzu, so gelingt es, die Amoebe auf einer immer stärkeren Lösung zu züchten, so dass sie endlich auch in 2 pCt. Chlornatrium-Lösung bestehen kann. Bringt man sie nun in Süsswasser zurück, so stirbt sie.

Kaninchen können sich an Jequirity (Abrin) so gewöhnen, dass selbst das Vierfache der Menge eines Infuses, welche sonst den Tod herbeiführt, ohne Störungen des Allgemeinbefindens vertragen werden[1]. Hunde und Kaninchen, denen mehrfache Dosen von Curare beigebracht werden, zeigen diese Anpassung an das Gift ziemlich schnell. Man muss die Dosen bald erhöhen, um die nach den ersten Gaben beobachteten Vergiftungserscheinungen hervorzurufen[2]. Bei Thieren verschwinden nach mehrmaliger Darreichung des Atropins nicht nur die leichteren Atropinsymptome, sondern auch die schwereren nehmen an Intensität bedeutend ab[3].

Die Mengen der genannten Substanzen, welche durch allmähliches

---

[1] Cornil et Berlioz, Revue scientifique, 1883, No. 15.
[2] Steiner, l. c., p. 43.
[3] v. Anrep, Arch. f. d. ges. Physiol., Bd. XXI., 1880, p. 185.

Steigern scheinbar ohne Nachtheil genommen werden, stellen mitunter das Zehnfache einer, für einen normalen Menschen tödtlichen Dosis dar. Andererseits zeigen auch weniger differente Mittel, wie viele aus der Gruppe der Laxantien (Rhabarber, Mittelsalze) und der Diuretica (Scilla etc.), die Eigenschaft, häufig angewandt, ihre arzneiliche Wirkung zu verlieren. Anfangs erreicht man noch durch Steigerung der Dosen einen Effect, aber schliesslich bleibt dieser auch bei Vermehrung der Mengen aus.

Wie sind diese Verhältnisse zu erklären? Denkt man sich, es wirke ein reactionsfähiger Stoff auf gewisse Zellcomplexe im Körper ein, so wird meist eine normale Wirkung zu Stande kommen. Sowie aber der Nerv oder der Muskel unter dem dauernden Einflusse des electrischen Stromes dadurch, dass in ihnen materielle Veränderungen vor sich gehen, leistungsunfähig werden, so findet eine solche auch bei der Einwirkung von Arzneimitteln auf die Gewebe statt, mit dem Unterschiede, dass, während mit dem Aufhören des electrischen Stromes bald eine Restitution erfolgt, sei es durch Fortschaffung von Zerfallsproducten oder durch ergiebige Zufuhr von frischem Ernährungsmaterial, bei der Einwirkung von Arzneistoffen auf Organe nur dann ein Normalwerden eintritt, wenn ausser der Erholung der angegriffenen Gewebe die einwirkende Substanz von dem betreffenden Orte entfernt wird. Da nun die vollständige Ausscheidung der meisten Arzneistoffe aus dem Körper längere Zeit dauert, so findet jede neu eingeführte Dosis noch Reste der alten vor, d. h. die betreffenden Zellcomplexe stehen unter einem dauernd erregenden oder lähmenden Einflusse. Auf diese Weise wird ein Normalwerden derselben gehindert, ihre Leistungsfähigkeit nimmt ab, d. h. ein Reiz wird nicht mehr eine adäquate Reactionsfähigkeit vorfinden. Bei jeder weiteren Steigerung der Arzneimittelmenge erfolgt zwar wieder eine Reaction, die aber immer nur so lange anhält, als bis auch hier eine Abstumpfung der Gewebe eintritt. Eine solche Gewöhnung kann sogar seitens der Haut stattfinden. Manche Individuen, die z. B. nach Petroleumeinreibung einen blasigen Hautausschlag bekommen, lassen bei erneuter Anwendung dieses Mittels die erwartete Entzündung vermissen[2]).

Die geschilderten Vorgänge geben auch eine Anschauung über die Möglichkeit der Toleranz für bestimmte giftige Stoffe. Durch die allmählich erhöhte Zufuhr der letzteren werden Zellgruppen unthätig. Sie sind noch für die passiven, vegetativen Vorgänge, aber nicht mehr für bestimmte, selbständige functionelle Aeusserungen geeignet. Das Gift trifft auf inerte Gewebe, die sich erst zu einer gesteigerten Dosis etwa so verhalten, wie normales Gewebe zu einmaligen kleinen Giftmengen. Eine Bildung von „Antitoxinen" gegenüber Alkaloiden, Glycosiden, Stoffen aus der Fettreihe oder den aromatischen Körpern findet nicht statt. Eine Giftwirkung kann aber auch selbst noch bei Gewöhnung eintreten, wenn plötzlich mit den Dosen so hoch gegangen wird, dass die vegetative Sphäre der Gewebe ergriffen und diese in ihrer Existenz bedroht werden. So erzeugt bei Menschen und Thieren, denen z. B. Atropin bis zur Gewöhnung, d. h. bis zum Ausfall leichterer oder Abschwächung schwererer Symptome gereicht worden ist, eine viel höhere

---

1) Rossbach, Arch. f. d. ges. Physiol., Bd. XXI., 1880, p. 213.
2) Crucis, Action physiologique et morbide de la Térébinthine. Thèse. Paris 1874, p. 29.

Dosis wie die zuletzt gereichte, alle Vergiftungssymptome, auch diejenigen, die bei kleineren Dosen nicht mehr zur Beobachtung kamen.

Diese plötzliche Steigerung der Menge ist jedoch nicht die einzige Möglichkeit, wie abnorme Wirkungen im Verlaufe des chronischen, gewohnheitsmässigen Gebrauches von Arzneimitteln zu Stande kommen können. Es ist begreiflich, dass die Ausschaltung oder Thätigkeitsbehinderung gewisser Organe sich auch durch Störungen in der Thätigkeit von solchen bemerkbar machen wird, die mit den eigentlich betroffenen in functionellem Zusammenhange stehen. Es kann also auf diese Weise z. B. ein dauerndes Ergriffensein von Gehirn und Rückenmark auch Alterationen in den peripherischen Nerven, der Herzfunction u. s. w. im Gefolge haben. Deswegen beobachtet man bei Morphinisten, Chloralisten, Arsenessern, Chloroformriechern nicht nur functionelle, cerebrale Symptome, sondern auch Störungen in dem Bereiche der Verdauung, der Respiration u. s. w. Wird dem Körper die betreffende Arzneisubstanz entzogen, so treten Abstinenzsymptome auf, die sich als Störung des bisher künstlich herbeigeführten Gleichgewichtszustandes in den Functionen der einzelnen Organe darstellen. Am charakteristischsten ist das unausgesetzte Verlangen nach dem entzogenen Mittel. Dasselbe erinnert an den Salzhunger, den man bei längerer Enthaltung dieser Substanz hat. So wie diese als nothwendiger Bestandtheil des Körpers eingeführt werden muss, so ist auch das entzogene Narcoticum durch den langen, gewohnheitsmässigen Gebrauch für gewisse Organe ein integrirender Bestandtheil geworden, und sein Fehlen wird so wie der eines elementaren Körperbestandtheiles empfunden.

Aus den angeführten Momenten ergeben sich viele, für die Kenntniss abnormer Arzneiwirkungen nothwendige Thatsachen. Es leuchtet ein, dass, wenn z. B. das Centralnervensystem durch chronischen Genuss eines Narcoticums von dem normalen functionellen Verhalten abweicht, die Wirksamkeit einer anderen, jenes Gebiet gleichfalls speciell beeinflussenden Substanz eine abnorme sein wird. Entweder wird eine Einwirkung überhaupt ausbleiben oder eine solche sich in perverser Richtung kund geben.

§. 9.
Einfluss von Jahres- und Tageszeit, Race, Klima, Luftwärme, sowie Wärme des gebrauchten Arzneimittels auf dessen Wirkung.

Von einigen Substanzen hat eine sorgfältige, practische Beobachtung Wirkungsunterschiede, die auf zeitlichen und örtlichen Momenten beruhen, herausgefunden. Neuerdings wird angegeben, dass das Benzanilid die grösste Wirksamkeit in den frühen Morgenstunden besitze, und dass man am Nachmittage grösserer Dosen bedürfe, um das Gleiche damit zu erzeugen. So fand ferner Charvet[1]) die Wirkungen des Opiums verschieden, je nach der Menschenrace, der Tageszeit und dem Klima. In ersterer Beziehung ist zu erwähnen, dass z. B. Neger in Peru schwer, Indier leicht mercurialisirt werden. Durch Opium betäubte Neger und Malayen zeigen nicht selten Convulsionen und Delirien, während bei Kaukasiern, trotzdem auch bei ihnen von ihrer geistigen Entwickelung

---

1) Charvet, Die Wirkungen des Opiums auf die thier. Oeconomie. Leipzig 1827.

abhängige Verschiedenheiten in der Opiumwirkung zu constatiren sind, solche Zustände nur ausnahmsweise vorkommen. Diese Beobachtungen sind vielfach von Aerzten in englischen Colonien bestätigt worden.

Dass das Racenmoment auch bei Thieren in Frage kommen kann, beweist u. A. die Angabe[1]), dass Hunde verschiedener Race sich in Bezug auf die Giftwirkung von Harn verschieden widerstandsfähig erweisen.

Ein Einfluss des Klimas und der speciellen Oertlichkeit auf die Wirkung mancher Arzneimittel ist ebenfalls mit Recht behauptet und erwiesen worden. So soll das Chlorbarium in den südlichen Klimaten in grösseren Gaben und besser als in nördlichen vertragen werden. Der Alkohol verliert in bedeutenden Höhen, z. B. den Cordilleren von Peru, selbst im concentrirtesten Zustande an Kraft, so dass der Ungewohnte ohne erhebliche Wirkung grosse Mengen zu sich nehmen kann. Alter Madeira äussert im Cerro de Pasco selbst auf diejenigen keine besondere Wirkung, die vermöge ihrer Constitution sonst schon durch mässiges Trinken von Wein aufgeregt werden. Soll eine Wirkung dennoch häufiger erzwungen werden, so müssten so ausserordentliche Mengen genommen werden, dass, wie man dies in der Region der Puna constatirte, der Tod durch Alkoholismus bald eintritt. Ferner wurde nachgewiesen[2]), dass die Empfindlichkeit gegen Quecksilber individuell und örtlich verschieden ist. Die örtlich verschiedene Empfindlichkeit steigt und fällt mit einem grösseren oder geringeren Gehalt der Luft an Chlornatrium und verwandten Salzen, der am beträchtlichsten auf der See, auf Inseln und an der Meeresküste ist, um proportional dem Quadrat der Entfernung von der Küste abzunehmen.

Man behauptete ferner, dass man zur Heilung der Syphilis mit Chlorgoldnatrium in kalten und warmen Ländern mehr von dem Mittel anwenden müsse, wie z. B. im südlichen Frankreich, und dass die Jodmittel zu gewissen Zeiten sehr, zu anderen weniger oder gar nicht wirken, und dass Kranke dieselben bei heiterem und beständigem Wetter besser vertragen als bei schlechtem[3]).

Wie die äussere Temperatur die Wirkung mancher Gifte beeinflusst, erkennt man bei Fröschen, bei denen die Curarewirkung um so früher eintritt, je höher die Temperatur der Umgebung ist[4]). Thiere, die Alkohol oder Coniin oder Chloralhydrat u. A. m. erhalten haben, und stark erwärmt werden, sterben früher als die entsprechenden kalt gehaltenen, während eine mässige Erwärmung die längste Lebensdauer gestattet[5]). Dieser Temperatureinfluss auf den Verlauf der Vergiftung ist ein indirecter. Die gewärmten Gewebe sind nicht empfindlicher gegen die Giftwirkung, sondern das Gift wird schneller resorbirt, da die Folgen der Erwärmung verstärkte Herzthätigkeit und Beschleunigung des Blutkreislaufes sind.

Eine Uebereinstimmung besteht zwischen diesen Thatsachen und der alten empirischen Angabe, dass in den Tropen die Resorption von Medicamenten sehr viel schneller vor sich geht. Es ist dies aber noch directer

---

1) Lépine et Aubert, Compt. rend. de l'Acad. des Sciences. 6. Juillet 1885.
2) J. Dose, Zur Kenntn. der Gesundheitsverh. d. Marschlandes. Leipz. 1887, p. 9.
3) Moisisovitz, Oesterreichische med. Jahrbücher, N. F., Bd. 122, p. 51.
4) v. Bezold, Archiv f. Anat. u. Physiologie, 1860, p. 168 u. 387.
5) Hess u. Luchsinger, Archiv f. die ges. Physiol., Bd. XXXV., p. 174.

dadurch erwiesen worden, dass das an einer erwärmten Hautstelle injicirte Arzneimittel schneller im Harn erscheint als nach der Einspritzung an abgekühlter Hautstelle[1]). Auch nach Anwendung per os oder per rectum werden warme Arzneilösungen besser wie kalte aufgenommen. Daraus folgt für die praktische Arzneianwendung:

In allen Fällen, in denen mit Medicamenten entferntere Wirkungen möglichst schnell erzielt werden sollen, wird man sich erwärmter Lösungen von ca. 40° C. bedienen müssen. Die Medicamente kühl einzuführen, hat nur da Berechtigung, wo man locale Wirkungen möglichst lange erzielen oder überhaupt eine Arzneiwirkung so langsam wie möglich eintreten lassen will. Man bedenke aber auch, dass je schneller die Resorption stattfindet, um so mehr auch an Medicamentmasse rasch an ein entfernteres Organ hingelangt und sich dadurch die Wirkung energischer gestaltet, während bei allmählicher Aufnahme wohl auch die Verbreitung im Körper stattfindet, aber die Wirkung eines Medicamentantheils an einem Organ bereits abgelaufen sein kann, ehe ein zweiter herangelangt. Die stärkere und schnellere Ausscheidung erwärmt eingeführter Stoffe kann durch häufigere Dosirung leicht compensirt werden. Das Moment der Erwärmung sollte auch da berücksichtigt werden, wo nach Einspritzung von Flüssigkeiten in das Unterhautzellgewebe Knotenbildung eintritt. Substanzen, wie das Extr. Secalis cornuti, sollten nur temperirt eingeführt und die Injectionsstelle alsbald durch einen warmen Umschlag erwärmt werden, und andererseits würde man durch die gleiche Maassregel nach der subcutanen Injection von Excitantien bei Collaps die injicirte Flüssigkeit schneller als gewöhnlich eine Wirkung ausüben sehen[2]).

Die Therapie muss sich derartige Winke nutzbar machen. Es bleiben immerhin noch genug, eine Arzneiwirkung modificirende Umstände übrig, die zu beseitigen oft unmöglich ist.

§. 10.
Einfluss der Beschaffenheit des Arzneimittels auf dessen Wirkung. Verfälschung von Drogen. Antisepsis der Medicamente. Schlechte Anwendung derselben.

Die Beschaffenheit der Arzneimittel, d. h. nicht normale Drogen oder galenische Präparate derselben geben häufiger als es zur Kenntniss kommt oder auch nur vermuthet wird Anlass zum Ausbleiben einer gewünschten Heilwirkung, resp. zum Eintritt einer perversen. Entweder sind die Mittel — und dies gilt besonders von den pflanzlichen — bereits als Rohproducte zwar rein, aber nicht gut, oder sie waren gut und haben durch lange Aufbewahrung gelitten, oder es werden die Arzneistoffe mit fremden, zufälligen oder absichtlichen Beimengungen verkauft, oder endlich die Präparate erlangen durch verschiedene Methoden ihrer Darstellung von einander abweichende Wirkungsfähigkeiten. In speciellen Fällen ist die Unterscheidung zwischen

---
1) Sassetzky, Petersburg. med. Wochenschr., 1880, No. 15 u. 19.
2) L. Lewin, Berliner klin. Wochenschr., 1887, No. 30.

gut und schlecht äusserst schwierig, manchmal sogar unmöglich, und es bedarf besonders für pflanzliche und thierische Heilmittel eines ganz eingehenden Studiums, um hier ein Urtheil abzugeben.

Die variable Beschaffenheit von Drogen kann durch den Ort ihres Wachsthumes zu Stande kommen. Die verschiedenen Arten von Opium, Aloë, Coloquinthen etc. erhalten je nach ihrer Abstammung ihren Handelswerth. Dieser ist gewöhnlich das beste Kriterium der Güte oder Ungüte des Präparates. Die Differenzen in der Wirkungsweise können gross sein. Während z. B. durch 0,06 bis 0,12 g der Aloë von Socotra reichliche Darmentleerungen hervorgerufen werden, erreicht man den gleichen Zweck kaum durch die fünffache Dosis der Aloë aus Arabien oder von Maskat. Die in Gebirgsgegenden vorkommende Digitalis übertrifft die in Ebenen und cultivirt wachsende bedeutend an Wirksamkeit. Aus dem bei uns sich findenden Hanf lässt sich kein Haschisch bereiten, und der Schierling, der bei uns Coniin enthält, soll in Schottland dieses Alkaloides entbehren. Bereits in frühester medicinischer Zeit wurde auf derartige Differenzen aufmerksam gemacht. Matthiolus[1] nahm, um gewisse Wirkungsdifferenzen zu erklären, an, dass die italienische Cicuta weniger giftig sei als die anderwärts wachsende. Antiaris toxicaria auf dem malayischen Archipel liefert ein Herzgift, während die gleiche Pflanze auf der Halbinsel Malakka ungiftig ist. Beschaffenheit des Bodens, Lufttemperatur, Zeit der Einsammlung etc. tragen zum Zustandekommen derartiger Verschiedenheiten bei. Besonders der Werth des letzteren Momentes zeigt sich an vielen unserer stark wirkenden Substanzen. Die selbst aus Gebirgsgegenden bezogene Digitalis zeigt Abweichungen in ihrem pharmakologischen Verhalten je nach der Jahreszeit, in der die Blätter gepflückt werden. Sie ist am wirksamsten, wenn sie voll blüht. Dasselbe gilt von Colchicum, deren in der Blüthezeit gesammelte Wurzel oder Samen am wirksamsten sind[2].

Der im Juli gesammelte Saft von Elaterium enthält 4—5 pCt., der im August eingebrachte nur 0,69 pCt., und im September ergab die Untersuchung kein Elaterin. Es erklärt dieses Verhalten die Verschiedenheit in den Angaben über die Höhe der wirksamen Elateriumdosen, die je nach der Einsammlungszeit zwischen 0,2 g und 4 g schwanken[3].

Aehnliche, wenn auch nicht so weit gehende Verschiedenheiten zeigt der Atropingehalt der Belladonna, der während der Blüthe im Juni sein Maximum erreicht. Der Santoningehalt der Flores Cinae, die im Mai geerntet wurden, betrug 0,151 pCt., im Juli 0,47 pCt., Ende August 1,31 pCt. und im September 0 pCt.[4].

Den Einfluss der Bodenart, auf der die Pflanzen wachsen, beweist das Ergebniss, dass 100 Theile Belladonnawurzel der einjährigen, auf Kalkboden wild wachsenden Pflanze 0,21 g, degegen von der auf Waldboden gefundenen nur 0,09 g Atropin enthalten[5].

Sogar die Belichtung, die eine Pflanze erhalten hat, kann für die Menge des in ihr enthaltenen activen Prinzipes maassgebend sein. So

---

1) Matthiolus, Comm. in VI. Libros Dioscor., Venet. 1583, Lib. IV., Cap. 74.
2) Schroff, Zeitschr. d. Wiener Aerzte, Jahrg. 7, Bd. I., 1851.
3) Köhler, Archiv f. path. Anatom., Bd. XLIX., 3 und Bd. L., 2.
4) Flückiger, Archiv d. Pharmacie, 1886.
5) Gerrard, Pharmac. Journ. and Transact., 3. Ser., No. 636, p. 190.

wird vom Spartein angegeben, dass es sich besonders in den im Schatten gewachsenen Exemplaren des Besenginsters zu entwickeln scheine[1]), und von Chelidonium majus ist nachgewiesen[2]), dass sein Gehalt an Chelidonin und Chelerythrin bei heissem und trocknem Wetter zunimmt und bei regnerischem abnimmt.

Die lange Aufbewahrung führt bei vielen guten Arzneistoffen durch Austrocknung und Einfluss der Luft zu Gehaltsveränderungen, resp. zur Bildung neuer, nicht selten schädlicher Producte. Werden z. B. zur Bereitung des Extr. Hyoscyami nicht frische, sondern trockene Blätter genommen, so enthält dasselbe fast gar kein Hyoscyamin mehr, während die gleiche Blättermenge der frischen Pflanze hiervon eine nachweisbare Menge liefert. Das Secale cornutum verliert seine Wirkung, wenn es nicht gehörig getrocknet und fest verschlossen aufbewahrt wird. Während die frische Cortex Granati Bandwürmer zuverlässig abtreibt, zeigt die alte diese Eigenschaft nicht mehr, sondern wirkt meist nur brechenerregend. Aehnliches lässt sich von fast allen sonstigen Bandwurmmitteln sagen. Es ist unzweifelhaft, dass eine oft vermisste, sorgfältigere Behandlung und Aufbewahrung der Drogen manche vegetabilische Arzneimittel vor dem Schicksale, als obsolet verworfen zu werden, bewahrt hätte.

Dem verändernden Einflusse der Luft unterliegen viele pflanzliche, sowie anderweitige Producte. Es ist bekannt, dass sich dadurch im Chloroform gechlorte schädliche Producte bilden können, dass Morphium seine brechenerregende Wirkung durch partiellen Uebergang in Apomorphin erlangt, und die Fowler'sche Lösung im Laufe der Zeit, wahrscheinlich unter dem Einflusse hineingelangender pilzlicher Organismen an arseniger Säure verliert[3]). Dieselbe wird reducirt, und das beim Vorhandensein von Wasserstoff sich bildende Arsenwasserstoffgas entweicht.

Eine fernere Möglichkeit für das Zustandekommen einer nicht gewünschten Arzneiwirkung ist dadurch gegeben, dass die Drogen, mit fremden Bestandtheilen gemischt, verkauft und verarbeitet werden. So finden sich mitunter in indifferenten Kräutern differente Substanzen, wie Radix Belladonnae, Radix Hellebori u. s. w., wenn auch in geringfügiger Menge[4]).

Leider ist es aber nicht immer nur Zufall, sondern recht häufig auch Absicht, mit der nicht nur gute Waare mit schlechter gemischt, sondern auch nur schlechte verkauft wird. In weitem Umfange wird hierdurch Schaden gestiftet, da erwartete Arzneiwirkungen ausbleiben oder unerwartete eintreten. Minderwerthige Drogen finden sich in Fülle auf dem Markte. Sie gehen in die Leiber der Menschen, nicht nur zum Nachtheil der Kranken, sondern auch des Arztes, der dadurch in seinen Voraussetzungen getäuscht und in seinem Urtheil schwankend gemacht wird. Die folgenden Blätter enthalten Belege hierfür. Eine Besserung der Zustände ist — wie ich dies schon vor einigen Jahren an maassgebender Stelle auseinandersetzte —

---
1) Husemann u. Hilger, Pflanzenstoffe, 1882, p. 1025.
2) Masing, Archiv d. Pharmacie, 3. Reihe, Bd. VIII.
3) Bretet, Journal de Pharm. et Chimie, Octobre 1879, p. 355.
4) Mayer, Pharmaceutische Centralhalle, 29. Juli 1880.

nur durch Verstaatlichung der gesammten Drogen, soweit sie für Apotheken erforderlich sind, zu erzielen. Aus Staatslägern sollten die Apotheker ihre Waaren entnehmen, die vorher von Pharmakognosten, Drogisten und Chemikern geprüft wurden. Dann könnten die in der bisherigen Form unnützen Revisionen fortbestehen.

Wie schliesslich auch die Methode der Darstellung die arzneiliche Wirkung von Pflanzenalkaloiden, wie Aconitin, Digitalin u. s. w., sowie anderer chemischer Verbindungen beeinflusst, zeigen die zahlreich hierüber angestellten klinischen und experimentellen Versuche.

Nicht unerwähnt darf hier bleiben, dass über die Technik der Darstellung einzelner Arzneiformen keine gesetzlichen Vorschriften bestehen. Die von manchen Apothekern bei der Receptur von Pulvern, Suppositorien etc. angewandten Methoden fallen nicht immer mit den Wünschen zusammen, die der Arzt in Bezug auf die Möglichkeit der besten Wirkung und die Genauigkeit in der Dosirung hat.

Unangenehme Wirkungen äussern oft verdorbene Arzneilösungen in Folge Hineingerathens von niederen pflanzlichen Organismen, Schimmelpilzen, Algen, Bacillen, Bacterien. In Betracht kommen hierbei Lösungen für die subcutane Injection und für die Anwendung auf Schleimhäuten. Die Nebenwirkungen bestehen meist in örtlichen Entzündungen, die zu umfangreichen Gewebsstörungen führen können. Viele pflanzliche und mineralische Stoffe geben zur Entwicklung solcher Organismen Anlass, z. B. die Solutio Fowleri, Lösungen von Chininum und Atropinum sulfuricum, Physostigmin, Pilocarpinum muriaticum, Morphinsalzen, Tinct. Opii crocata, Strychninum nitricum, Extr. Secalis cornuti aquosum, Curare, Colchicin, Zincum sulfocarbolicum, Bromkalium und Kalium aceticum. Als Ursachen, die ein Gedeihen und Hineingelangen von niederen pflanzlichen Organismen in solche Lösungen ermöglichen, sind u. A. der Nitrit- und Amoniakgehalt des zur Lösung verwendeten Wassers[1]), die freie Schwefelsäure[2]), der organische in der Luft befindliche Staub, der Pilz- und Algenkeime enthält, angesprochen worden. In der Neuzeit wurde auch gewünscht, dass medicamentöse Substanzen, welche Verwendung am Auge oder im Unterhautgewebe finden, im sterilisirten Zustande vom Apotheker geliefert werden sollten, und weiter machte man sogar Vorschläge, um eine wirksame Antiseptik bei der Herstellung von Medicamenten überhaupt zu ermöglichen: man sollte die Arbeitsräume der Apotheken mit Sublimat desinficiren, die Arbeitstigel ausglühen und die Medicamente mit antiseptischen Stoffen (Campher, Amylnitrit, Benzaldehyd etc.) vermischen.

Ich halte solche Forderungen weder für durchführbar, noch zur Competenz des Apothekers gehörig. Abgesehen von der Vertheuerung, welche die Medicamente hierdurch erfahren, wird der dadurch vielleicht erreichte Zweck beim Gebrauche solcher, längere Zeit hindurch stehender, oder gar dem Kranken überlassener Lösungen schnell illusorisch, da trotz der Anwesenheit einer kleinen Menge eines Antisepticums — grössere hinzuzufügen, ist unmöglich — aus der Luft bei dem öfteren Gebrauch eines solchen Medicamentes Pilze eindringen und in demselben einen guten Nährboden finden. Da sterilisirte Lösungen oft nothwendig sind,

---

1) Hager, Pharmaceutische Zeitung, 1879, No. 86.
2) Binz, Wiener med. Presse, 1880, No. 27 u. 28.

so ist es zweckmässig, dass der Arzt die erforderliche Manipulation selbst vornimmt. Wo es zur Entwicklung solcher kryptogamischer Lebewesen gekommen ist, wird man dieselben durch Erwärmen und Filtriren der Lösung schnell entfernen können. Die geringe Wirkungsdifferenz, die dadurch entsteht, ist zu ertragen. Ich meine, dass man an den Apotheker ebensowenig die Forderung stellen kann, sterilisirte Lösungen zu liefern, wie an den Instrumentenmacher, nur keimfreie Scheeren, Messer, Katheter etc. zu verkaufen, zumal der erstere nicht die erforderliche bacteriologische Vorbildung geniesst. Gar nicht kann daran gedacht werden, innerlich zu verabfolgende Medicamente keimfrei darzustellen und dazu auch die Menschen zu desinficiren, die z. B. Pillen machen, da alles dieses nicht nur überflüssig ist, sondern auch die nothwendigen Consequenzen, die aus einem solchen Vorgehen in Bezug auf andere Verhältnisse, z. B. auf die Darstellung unserer Nahrungsmittel gezogen werden könnten, doch zu sehr an das Gebiet des Komischen streifen. Eine Filtration von schimmligen, für den innerlichen Gebrauch bestimmten Arzneilösungen, ist zur Vermeidung von Mycosen wünschenswerth.

Den angeführten, in der Beschaffenheit der Arzneistoffe und Arzneimischungen gelegenen Wirkungsdifferenzen stehen diejenigen Erscheinungen gegenüber, die **durch eine unzweckmässige Anwendungsform der Mittel entstehen** können. So zeigen sich mitunter nach Verabfolgung von pulverförmigen Substanzen, die reizend auf die Schleimhäute einwirken, in Folge von Adhäsion kleiner Partikel an die Schleimhaut, z. B. des Magens und Darms, Appetitverlust, Magendrücken, Durchfälle etc. Es treten derartige Erscheinungen nicht selten nach dem Gebrauche von pulverförmigem Tannin auf. In ähnlicher Weise kann die Verordnung von reizenden Medicamenten in Kapseln zu functionellen Störungen in Magen und Darm führen. An vielen Stellen dieses Werkes sind Unzuträglichkeiten erwähnt, die durch Mischen sich gegenseitig zersetzender, bindender oder gar explosible Producte liefernder Stoffe entstehen.

§. 11.

Forensische Bedeutung der Nebenwirkungen. Verantwortlichkeit des Arztes für Nachtheile, die durch Medicamente dem Kranken nachweisbar zugefügt werden.

Ueberblickt man die Momente, welche Veranlassung zu schädlichen Nebenwirkungen von Arzneimitteln geben können, so geht aus der Mannigfaltigkeit derselben hervor, wie häufig sie in Wirksamkeit treten können, und wie wichtig deshalb die Kenntniss derselben ist. Meistens erscheinen auf diese Weise keine bleibenden Functionsbenachtheiligungen. Es giebt jedoch solche Verhältnisse, in denen bleibende Störungen, ja selbst der Tod eintreten kann. Man erkennt, dass auf diese Weise den Nebenwirkungen auch nach der forensischen Seite hin keine geringe Bedeutung beizumessen ist, wie praktisch die Fälle beweisen, in denen der schlechte Ausgang eines lege artis vorgenommenen pharmakotherapeutischen Eingriffes den betreffenden Arzt vor die Richter brachte. Wenn z. B. nach der Injection einer Carbolsäurelösung in den Mastdarm bei Innehaltung der üblichen Grenzdosen aus individuellen Verhältnissen des Kranken ein tödtlicher Ausgang erfolgt, oder im Beginne der Chloroformirung trotz einer mässigen Menge und aufmerksamer Zufuhr des Narcoticum in gehöriger Mischung mit Luft seitens eines Erfahrenen der Tod eintritt, so ist Niemand für diese Zufälle verantwortlich zu machen. Das gleiche gilt für viele andere Medicamente, die bisweilen schädliche Wirkungen äussern. Der ausreichendste Schutz gegen die Möglichkeit von staatlichem Einschreiten bei solchen Unglücksfällen scheint mir die vollkommenste und weiteste Veröffentlichung derselben zu sein.

In den Fällen jedoch, in denen durch nachweisbare Unkenntniss oder Leichtfertigkeit des Arztes, vor allen Dingen durch zu grosse Dosen eines Medicamentes acute oder dauernde Benachtheiligungen eines Kranken herbeigeführt werden, ist eine gewisse Haftbarkeit am Platze. Wenn z. B. soviel Argentum nitricum verabfolgt wurde, dass eine violette Färbung der Haut auftritt, so fällt dies dem Arzte und nicht dem Medicamente zur Last, da es bekannt ist, dass diese Gefahr beim Ueberschreiten einer gewissen Gesammtmenge von Höllenstein eintreten kann. Die Klinik darf für das arzneiliche Handeln des Arztes nicht immer vorbildlich sein, da dort vieles der Forschung wegen geschehen kann, wofür der letztere eventuell angeklagt werden könnte, falls sich ein Denunciant findet.

§. 12.

Die Art des Zustandekommens der Nebenwirkungen. Formen derselben. Arzneiausschläge.

Es erübrigt nunmehr noch eine Uebersicht über die Art des Zustandekommens der hauptsächlichsten arzneilichen Nebenwirkungen zu geben. Die letzteren können zahlreich auch einem einzelnen Mittel zukommen. Wollte man hier, wie es in manchen specialistischen Disciplinen geschieht, „Symptomencomplexe" aufstellen, dann könnte man viele Blätter mit solchen füllen, die nur Variationen auf Grund individueller Verschiedenheiten darstellen. Die Nebenwirkungen können durch eine directe oder reflectorische Einwirkung entstehen. Es ist in den wenigsten Fällen möglich, eine ganz sichere Entscheidung darüber zu treffen, welches von den beiden Momenten in Wirksamkeit getreten ist. So ist es möglich, dass reizende Substanzen, die in den Magen eingeführt werden, in diesem resp. im Darme Catarrh und dessen Folgen erzeugen. Es kann aber auch (Antimonverbindungen) durch die localen Magenveränderungen reflectorisch die Herzthätigkeit beeinflusst werden. Dies schliesst nicht aus, dass die Herzthätigkeit nach der Resorption des Antimons ausserdem noch durch eine directe Einwirkung des Mittels Veränderungen erleidet.

Ebenso ist es denkbar, dass in Folge eines durch ein Medicament im Darme oder in den grösseren Gallengängen oder dem Uterus (Menstrualexantheme, Urticaria nach Blutegelanwendung am Muttermund[1]) gesetzten Reizes reflectorisch Hautausschläge entstehen können. Denn es ist bekannt[2]), dass auch andere fremde Reize wie Tänia-Proglottiden

---

1) Schramm, Berliner klin. Wochenschr., 1878, p. 626.
2) Litten, Charité-Annalen, Bd. IV., 1878, p. 194.

oder Gallensteine, auf dem Wege des Reflexes urticariaähnliche Veränderungen hervorrufen. In analoger Weise entstehen gelegentlich an anderen Applicationsstellen (Unterhautzellgewebe, Schleimhäute des Auges, Blase, Mastdarm) materielle Veränderungen, von diesen aus reflectorisch functionelle Störungen in anderen Organen, und schliesslich nach der Resorption des Medicamentes Nebenwirkungen, die von den primären örtlichen und reflectorischen verschieden sind. So vermag z. B. die Einträufelung von Atropin Conjunctivitis zu erzeugen, welche reflectorisch Lichtscheu verursacht. Wird das Mittel jedoch durch die Thränengänge resorbirt, so können Allgemeinstörungen hinzutreten. Manche Stoffe erzeugen Amblyopie und Amaurose, durch Einwirkung auf die brechenden Medien des Auges oder die Retina, andere dadurch, dass sie das Gehirn treffen.

Der Ausscheidungsort der Heilmittel kann in verschiedenem, von der individuellen Empfindlichkeit abhängigem Masse, für das Entstehen von Nebenwirkungen bedeutungsvoll werden. Wir kennen Arzneimittel, die niemals, andere Ausscheidungswege aufsuchen als Darm und Nieren, wenn sie innerlich, resp. subcutan verabfolgt werden. Es giebt jedoch auch solche, wie z. B. das Antimon und das Quecksilber, die bei äusserer Anwendung zuerst in den Magen, resp. den Darm ausgeschieden werden und hier Veränderungen setzen. Schliesslich sind jene Mittel (Jodkalium, Bromkalium, Arsen) zu erwähnen, die nach ihrer innerlichen Anwendung die Haut als Ausscheidungsort wählen, während andere, wie das Jod, nach ihrer Injection in seröse Höhlen auch in den Magen ausgeschieden werden. Sind es differente Mittel, so vermögen sie an den Ausscheidungsorten reizende oder lähmende Wirkungen zu entfalten.

Am häufigsten haben die durch gewisse Stoffe hervorgerufenen krankhaften Zustände der Haut, die Arzneiexantheme (Toxidermie), zu Erklärungsversuchen über die Art ihres Zustandekommens Veranlassung gegeben. Es ist sicher, dass dieselben auf verschiedene Weise sich bilden können, und weder ausschliesslich durch eine directe Reizung der drüsigen Hautorgane oder deren bindegewebiger Theile, noch allein reflectorisch durch Gefässveränderung oder einen Einfluss auf Hautnerven entstehen.

Verfehlt und ohne jede thatsächliche Basis ist der Versuch, schematisch die durch Arzneimittel hervorgerufenen Hautausschläge in Kategorien zu bringen. Hierzu fehlen exacte chemische Untersuchungen. Es würde sich, wenn solche angestellt würden, zeigen, dass z. B. ausser Jod, Brom und Arsen noch viele andere anorganische und organische Substanzen durch die Haut zur Ausscheidung kommen, und dass besonders reizempfängliche Menschen auf diese Weise Hautveränderungen erleiden.

In allen Fällen ist es aber das Mittel als solches, seltener dessen erkennbare Umwandlungsproducte, welche die Causa efficiens für die betreffenden Veränderungen an der Haut darstellen. Denn das ist eben das Characteristische der Individualität und der dadurch bedingten specifischen Disposition, dass Einflüsse, die sonst wirkungslos sind, sich unter diesen Umständen durch Veränderungen an einzelnen Organen bemerkbar machen können. Deswegen ist auch die bereits von Piorry ausgesprochene Annahme[1]), wonach in einigen Fällen — nämlich bei den Eruptionen,

---

1) Behrend, Berliner klin. Wochenschr., 1879, No. 43.

die durch „dynamische Wirkung der Arzneistoffe" bedingt sind — nicht das eingeführte Mittel selbst, sondern neue, durch dasselbe in und aus dem Blute gebildete, hypothetische Substanzen die pathologischen Hauterscheinungen hervorrufen, von der Hand zu weisen.

Denn ich wüsste z. B. nicht, welche Stoffe das Quecksilber oder die Salicylsäure im Blute zu bilden helfen sollten, die mit activeren Eigenschaften wie sie selbst begabt sind. Welche Vorstellung, dass Arnica und Kalkwasser, Leberthran und Sarsaparille sämmtlich den gleichen Stoff im Blute erzeugten! Fragt man weiter, weshalb dieser mystische Stoff nicht immer Hautausschläge erzeugt, so lautet die Antwort: weil dazu eine besondere individuelle Reizempfänglichkeit nothwendig ist. Mit dieser Annahme bedarf man aber nicht mehr jenes Wunderstoffes; denn auf Grundlage einer absonderlichen Individualität sind die verschiedenartigsten Symptome möglich. Ich meine, dass das Herbeiziehen von Hypothesen, die unseren heutigen Anschauungen nach unverständlich sind, die Erkenntniss nicht fördert, sondern hemmt. Die natürlichste Erklärung ist aber die, dass die eingeführten Stoffe resp. deren Additions- oder Zersetzungsproducte entweder direct oder, was seltener ist, auf reflectorischem Wege, durch directe Reizung der Haut oder Beeinflussung trophischer Nerven Exantheme veranlassen. Eine Bestätigung bieten nicht nur die Fälle, in denen das schuldige Medicament in den Hauteruptionen gefunden wurde, sondern auch jene, in denen der Arzneistoff, bei äusserer Application auf die Haut, die gleichen Veränderungen hervorrief wie nach der Einverleibung durch den Mund. Bedingung ist aber eine individuelle Disposition, die man als besondere vasomotorische, neuropathische oder cutane Reizbarkeit bezeichnen kann. In manchen solchen Fällen giebt sich dies durch ein ganz eigenthümliches Verhalten der Haut auf reflectorische oder directe Beeinflussung kund[1]).

Beim Anreden und Ausfragen überziehen sich ganze Körpertheile mit einer, zum Theil fleckigen Röthe. Streicht man über die Haut, so röthet sie sich alsbald und bisweilen kann man Zeichen, die man auf sie mit dem Finger schreibt, roth hervortreten sehen. Diese Röthe nach mechanischer Reizung erfolgt im Laufe von 5—10 Sekunden und schwindet wieder nach Minuten. An Stellen, wo die Haut etwas stärker gekniffen wird, kann auch nach kurzer Zeit Quaddelbildung auftreten.

Die Arzneiausschläge kommen nach innerlichem und äusserlichem, kurzem oder langem Gebrauche, nach kleinen oder grossen Dosen gewisser löslicher und unlöslicher Stoffe vor. Fieber kann sie einleiten oder begleiten. Viele Substanzen, die bei kürzerer oder längerer Berührung mit der Haut Entzündung hervorrufen, können auch nach innerlicher Anwendung dieses Organ oder auch Schleimhäute verändern. Ja, bei einer besonderen Disposition können selbst solche Stoffe, die nicht zur Gruppe der Epispastica zählen, mit der äusseren Haut in directe Berührung gebracht, Entzündung und Ausschläge erzeugen.

Es giebt Menschen, die auf mehrere Mittel, aber auch solche, die nur auf eins immer mit Hautausschlägen reagiren. Wenn Jemand auf Benzoësäuregebrauch Hautausschläge bekommt, so erscheinen diese auch nach Einnahme von Tinctura Benzoës oder Natrium benzoicum. Aende-

---

[1] Erb, Berliner klin. Wochenschr., No. 29, 1884.

rungen in diesem Verhalten können in weiteren Lebensjahren vorkommen. Die Empfindlichkeit kann sich abstumpfen, ganz verschwinden, aber auch wachsen und sich bilden, wenn sie für den gleichen Einfluss vorher nicht vorhanden war.

Die Formen der Arzneiausschläge fallen mit denen der Hautkrankheiten zusammen, die aus innerlichen Ursachen entstehen. Das Aussehen derselben wechselt auch nach Einnahme des gleichen Stoffes bei dafür disponirten Menschen. Häufig sind sie polymorph. Man hat es als „absolut constant" bezeichnet, dass sie sich bei dem wiederholten Gebrauch des gleichen Mittels bei einem und demselben Individuum stets in der gleichen Form wiederholen. Dieses Werk lehrt Vorkommnisse gegentheiliger Natur kennen. Nicht einmal die Beobachtung trifft immer zu, dass solche Ausschläge bei Fortgebrauch des Arzneimittels oder einer Erhöhung der Dosis stärker werden. Es ist sicher erwiesen, dass, so paradox dies klingt, auch das Gegentheil gelegentlich eintritt.

Manche dieser, durch örtliche Anwendung von Medicamenten entstandenen Hautausschläge zeigen die Neigung von dem ursprünglichen Orte ihres Entstehens, selbst wenn das Mittel entfernt wurde, sich regellos, symmetrisch oder unsymmetrisch, auch sprungweise, über den ganzen Körper oder einzelne Theile zu verbreiten. Bisweilen mag eine Uebertragung des Arzneimittels von dem Anwendungsorte durch die Finger auf andere Körpergebiete zu Stande kommen. Für sehr viele andere Fälle lässt sich dies sicher ausschliessen. Die Möglichkeit des Transportes durch die oberflächlichen Lymphgefässe hebe ich besonders hervor. Es können aber auch nervöse Einflüsse eine Rolle spielen.

Wenn man einen, meist zutreffenden Unterschied zwischen Hautkrankheiten aus inneren Ursachen und Arzneiexanthemen aufstellen will, so ist es der, dass die letzteren nach Fortlassen der Schädlichkeit schwinden, die ersteren aber eine nicht bestimmbare Dauer haben. Gleichgültig sind die Arzneiexantheme dann nicht, wenn ihre Ursache nicht erkannt wird, und es braucht nur daran erinnert zu werden, dass einmal ein „berühmter" Chirurg ein Bein amputiren wollte, an dem ein tuberöser Bromausschlag mit Eiterung aufgetreten war. Nur die Intervention eines Sachverständigen rettete den Kranken.

I. Nervina narcotica.

Die Inhalations-Anaesthetica.

Der Traum früherer Menschen, jeden künstlich zu setzenden schmerzhaften Eingriff schmerzlos vornehmen zu können, das Bewusstsein aufzuheben und nur den empfindungslosen Leib zur Behandlung zu haben, ist in unserem Jahrhundert in Erfüllung gegangen. Viel Gutes ist von dem Augenblick an, wo der Aether als Schmerzstiller und Schmerzverhüter in die Hände der Aerzte gelangte, der Menschheit dadurch zu Theil geworden. Aber noch war kaum der Jubel über die Auffindung eines solchen Stoffes verklungen, als schon das Genügen daran aufhörte. Das Chloroform erschien, und auch ihm versucht man jetzt seinen festgefügten Platz zu nehmen. Damals, jetzt und in aller Zukunft werden die Ursachen für die Unzufriedenheit mit der Wirkung solcher Stoffe die gleichen sein: sie sind entweder eine zu geringe oder eine zu heftige Einwirkung — es sterben dadurch Menschen.

Alle Inhalationsanästhetica wirken direct auf Nervengebilde ein, zu denen sie wenige Secunden nach ihrer Anwendung hingelangen, und an denen sie bei genügender Dauer der Einwirkung schwere, und selbst todtbringende Veränderungen in kürzester Zeit hervorrufen können. Die breiteste Grundlage für die Beurtheilung der nützlichen wie schädlichen Wirkungen ist die chemische Affinität zu den vorgenannten Körperbestandtheilen. Solche Beziehungen müssen alle Inhalationsanästhetica äussern. Unterschiede, welche zwischen den einzelnen von ihnen in der Wirkung bestehen, sowie die unerwunschten Nebenwirkungen, welche alle hervorrufen können, lassen folgende Umständen als Erklärung zu:

1. **Die Verschiedenartigkeit des Siedepunktes**[1]. Dadurch werden Unterschiede im Hingelangen und Durchdringen der Organe, deren Function herabgesetzt werden soll, bedingt. Je niedriger der Siedepunkt liegt, um so schneller und reichlicher wird das Mittel aufgenommen und fortgeführt, um so schneller tritt die Narcose ein, um so schneller erfolgt die Rückkehr zur Norm und um so weniger gefährlich ist die Narcose.

---

[1] Dieser von mir seit vielen Jahren zum Ausdrucke gebrachte wichtige Gesichtspunkt ist, wie manches andere in diesem Werke, von dem literarischen Freibeuterthum ohne Quellenangabe usurpirt worden.

2. Aus diesem physikalischen Verhalten lassen sich nicht alle Wirkungsverschiedenheiten der narkotischen Stoffe erklären. Vielmehr muss eine grössere oder geringere **chemische Wahlverwandtschaft derselben zu einzelnen Gewebs-, vorzugsweise Gehirnbestandtheilen**, den Mark- oder Myelinstoffen u. s. w. bestehen und als erklärender Factor herangezogen werden. Hierdurch würde sich z. B. die verschieden starke Excitation nach einzelnen Anästheticis erklären.

3. **Der Uebergang der erwünschten zur unerwünschten Wirkung liesse sich nach dieser Auffassung in Vergleich bringen mit dem Ablaufe mancher chemischer Reactionen.** Wie sich hier bisweilen Zwischenproducte bilden, ehe das Endglied entsteht, so erzeugen manche dieser Anästhetica anfangs gewünschte Functionsstörungen, z. B. zeitweilige Lähmung der Gehirncentren für die Bewegung der Glieder, der bewussten Empfindung u. s. w., nach weiterer chemischer Einwirkung auf das gleiche Substrat aber solche, die schwere Neben- und Nachwirkungen darstellen. Bei dem functionellen Zusammenhang centraler Nervengebilde ist es wohl möglich, dass Abhängigkeitsleiden an Theilen auftreten, die nicht direct durch das Mittel angegriffen worden sind. Diese Ausdehnung der Wirkung erheischt Vorsicht, weil ihre Folgen, durch weitergehende chemische Umsetzung, schwerer zu beseitigen sind als die einfache Narcose, und meist lebenswichtige Organe betreffen. Nicht immer wird bei solchen Narcosen mit der Aufmerksamkeit verfahren, welche die Umstände erheischen. Ein wichtiger Apparat bei diesem Vorgange wäre ein Schirm, der zwischen dem Operationsfeld und dem Narcotisirenden aufgestellt würde, damit der letztere seine Aufmerksamkeit ausschliesslich seiner Aufgabe widmete. Andererseits ist es eine wichtige Forderung, dass die Lernenden Narcosen entstehen sehen und dadurch, oder auch selbstständig im Gebrauche der Anästhetica unterrichtet werden. **Es ist Unrecht, die Kranken narcotisirt in die Operationssäle zu bringen.** Die Narcose ist, wie Billroth ausführt, ein so wichtiges Moment bei jeder Operation, dass es inhuman gegen alle zukünftigen Kranken der Studirenden wäre, wollte man den letzteren die Beobachtung aller der tausend Zufälligkeiten und Gefahren entziehen, welche mit der Narcose verbunden sind.

4. Bedeutungsvoll sind bei der Narcose die **angewandten Mengen.** Die rein arzneiliche Functionsstörung am Gehirn lässt sich bei dem grössten Theile der Menschen durch gewisse mittlere Mengen erzielen. Steigen dieselben, so ist damit auch die Möglichkeit von stärkeren chemischen und Abhängigkeitswirkungen gegeben. Die Dosen, die von den einzelnen Stoffen Schlaf oder Tod erzeugen, folgen nach Paul Bert einer Gesetzmässigkeit: die tödtliche Menge ist die zweifache der narcotischen. Ich bin überzeugt, dass bei einer viel weiteren Entwickelung unserer und der chemischen Wissenschaften diese Gesetzmässigkeit sich stöchiometrisch wird begründen lassen. Die „Zone maniable", d. h. die Grenzschwelle zwischen Schlaf und Tod ist bei einigen Anästhetica, wie z. B. dem Chloroform, schmal, und dadurch werden sie besonders gefährlich, bei anderen, wie dem Aether, ist sie breit und gestattet ein minder sorgfältiges Abwägen der verwandten Substanz.

5. Wie bei anderen chemischen Wechselwirkungen kommt auch für die Einwirkung von **Inhalations-Anästheticis** auf das Gehirn nicht nur ihre absolute Menge, sondern in noch höherem Grade ihre

Concentration in Frage. Mit der Steigerung der letzteren wächst die Gefahr des Entstehens unerwünschter Zufälle, d. h. schnellerer und umfangreicherer chemischer Veränderung der Organe, zu denen das Mittel Affinität besitzt. Daher ist die übliche Methode, Narcotica zu reichen, unvollkommener als sie sein könnte, und zu verwerfen, da eine bessere vorhanden ist. Bei dem Gebrauche eines Tuches oder Korbes ist die Concentration des eingeathmeten Dampfes bald nach dem Aufgiessen des Anästheticums unzulässig gross; obschon sie mit jeder weiteren Secunde abnimmt, ist es oft zu spät, um die sofort entstandene Functionsbehinderung oder Lähmung lebenswichtiger Organe noch aufhalten zu können. Es sollten daher nur fertige Gemische von Luft mit dem Anästheticum in wissenschaftlich festgestellten Verhältnissen eingeathmet werden. Die Erfüllung dieser Forderung muss kommen. Fast keiner der bisherigen Einathmungsapparate entspricht den Anforderungen und deshalb sind trotz ihres Gebrauches Unglücksfälle vorgekommen.

Aus diesem Grunde muss die bei dem Gebrauche des Aethers hier und da befolgte „Erstickungsmethode", als Kunstfehler angesehen werden. Die Frage, warum nicht häufiger unangenehme Folgen zu Stande kommen, ist dahin zu beantworten, dass selbst ein schlechtes Verfahren bei exacter Aufmerksamkeit Erfolge liefern kann, ganz ebenso wie ein dünnwandiger oder gar defecter Dampfkessel, wenn man ihn sorgfältig überwacht, noch Dienste leistet. Ein guter Behelf ist die tropfenweise Zufuhr des in einiger Entfernung von Nase und Mund gehaltenen Inhalationsanästheticums.

Der experimentell erwiesenen Möglichkeit einer tödtlichen Reflexwirkung durch zu concentrirten Chloroformdampf lege ich für Menschen nur wenig Bedeutung bei, denn sie müsste sonst, z. B. nach Einathmung von irrespiralen Gasen häufiger erscheinen als es der Fall ist.

6. Berücksichtigung verdient auch die Condensation des Dampfes des angewandten Anästheticums an den feuchten Flächen des Athmungsapparates, insbesondere der Lungen. Ein Theil muss sich in flüssiger Form in tiefen Lungenabschnitten ansammeln, und kann hier örtlich reizen oder Erstickungssymptome durch erneutes, mässiges Uebergehen in Dampfform um so leichter hervorrufen, je niedriger der Verdampfungspunkt des Anästheticums liegt und je concentrirter dasselbe eingeathmet wurde. Bei einem durch Bromäthyl Gestorbenen fand man nach 24 Stunden Bromäthyl in den Lungen.

7. Manche der Inhalations-Anästhetica besitzen auch eine chemische Beziehung zu Eiweiss, die durch Gewebsveränderung bei Berührung erkannt wird. Die Einwirkung auf die rothen Blutkörperchen scheint nur die Stoffe zu treffen, die in dem betreffenden Anästheticum löslich sind, z. B. Cholesterin und Lecithin. Lungenembolien als Folge solcher chemischer Beziehungen halte ich für ausgeschlossen.

8. Aus den Vordersätzen lassen sich Schlussfolgerungen ableiten, die für das abweichende individuelle Verhalten mancher zu Narkotisirender verwerthbar sind. So stellen z. B. Affecte Zustände dar, die sich in letzter Instanz auf chemische Veränderungen des Gehirns zurückführen lassen. Auf so veränderter chemischer Grundlage muss aber die Wechselwirkung des eingeführten Anästheticums eine andere als bei normalem Gehirn sein. Greifbarer liegen die Verhältnisse bei Trinkern, bei denen die verschiedensten Stadien chemischer Gehirnveränderung gefunden werden, und bei denen abnorme Narkosen gewöhnlich sind. Auch Mor-

phiumsüchtige laufen bei der Chloroformirung Gefahr, ebenso wie Lungenkranke, bei denen abnorme Uebergangsverhältnisse des Anästheticums in das Blut vorhanden sind, ev. das Durchdringungsvermögen desselben durch das Lungengewebe oder die Gefässwände nicht normal vor sich geht. Erst in zweiter Reihe stehen Erkrankungen des Herzens, soweit sie eine Ursache für eine zu geringe oder übermässige Thätigkeit dieses Organs unter dem Einflusse der Inhalations-Anästhetica abgeben.

9. Aus denselben Gründen wie bei Affecten oder dem Alkoholismus des Gehirns lässt sich auch eine Narkose als gefährlich ableiten, die an einem, kurz zuvor mit einem anderen Mittel betäubten Gehirn von Neuem vorgenommen oder fortgesetzt, oder die durch das gleichzeitige Einwirkenlassen des Dampfes zweier gemischter Anästhetica mit verschiedenem Siedepunkt, also auch mit ungleicher Wirkungsschnelligkeit bewerkstelligt wird, — das erstere, weil eine gefährliche Addition von Wirkungen eintreten kann, das letztere, weil es ungereimt ist, prophylactisch eine Correction unangenehmer Wirkungen mit Stoffen bewirken zu wollen, die im Wesentlichen die gleichen Bedingungen für ihre Wirkung wie die zu corrigirenden haben. Die herzbeschleunigende Einwirkung des Aethers z. B. ist bei gleichzeitigem Gebrauche des Chloroforms nur selten ausgeprägt. Es sollten solche Mischungen ebenso gemieden werden, wie z. B. Chloroform, das anderweitige gechlorte Producte der aliphatischen Reihe enthält. Ich lege auf diesen Punkt trotz seines Bestreitens von mancher Seite besonderen Werth, weil ich dafür verschiedene Analoga aus anderen narkotischen Gruppen anführen kann. So reagiren z. B. Morphinisten durchschnittlich schlechter auf Sulfonal als andere Menschen und Opium und Sulfonal gleichzeitig gereicht, rufen wahrscheinlich wegen verschieden schneller Resorption schwere motorische Störungen häufiger als sonst hervor. Meine Anschauungen werden überdies jetzt auch durch Beobachtungen von Cathoire aus dem Hôtel Dieu bestätigt, in denen postanästhetische Syncope auch mit tödtlichem Ausgange zustande kam, wenn Atropin und Morphin vor der Chloroformirung oder Aetherisirung verwandt wurden.

10. Die Ursache von Todesfällen in der Narkose wird meistens in dem Gebiet der Idiosynkrasieen gesucht. Ich habe demgegenüber die Ueberzeugung, dass ganz viele so erklärte Unglücksfälle auf eine schlechte Narkotisirung zurückgeführt werden können. Trotzdem ist an dem Bestehen einer individuellen, besonderen Empfänglichkeit für die abnorme Wirkung einzelner hierher gehöriger Stoffe ebensowenig zu zweifeln, wie es Menschen giebt, die auf einzelne Narcotica nicht mit einer Narkose reagiren. Versucht man bei solchem refractären Verhalten, d. h. bei der Unmöglichkeit in der gewöhnlichen Zeit und durch die gebräuchlichen Dosen Narkose zu erzwingen, so entstehen leicht unangenehme Folgen.

11. Von den Nebenwirkungen der hierher gehörigen Stoffe sind besonders zu nennen: Beeinflussung der Herz- und Athemthätigkeit, sowie der Centren für die Bewegung der Glieder. An Häufigkeit überwiegen weit die Gefahren seitens der Athmung; gelegentlich kommt es auch zu primärer Herzstörung, an die sich erst später Athemlähmung anschliessen kann. Die Kunsthülfe kann mehr bei primärem Athemstillstande als dem Herzstillstande leisten. Das Erbrechen ist meistens,

aber nicht immer auf Magenreizung durch das in Dampfform verschluckte Anästheticum zurückzuführen, da auch gasförmige, von örtlichen Reizwirkungen freie Anästhetica, wie das Stickoxydulgas und selbst Mischungen von Stickoxydul mit Sauerstoff derartiges gelegentlich durch Reizung des Brechcentrums veranlassen.

12. Die obigen Auseinandersetzungen über das Entstehen von Wirkungen und Nebenwirkungen lassen auch die Möglichkeit der so häufig vorkommenden Nachwirkungen verstehen. Die Dauer der Narkose, d. h. die absolute Menge des aufgenommenen Mittels, hat eine Beziehung zu ihrer Schwere. Aber auch die specifische chemische Beziehung des angewandten Stoffes zu den beeinflussten Geweben kommt hierbei in Frage. Dass eine solche besteht, beweisen gerade diese Nachwirkungen. Denn manche Inhalations-Anästhetica der Methan- und Aethanreihe, die selbst einen, der Körperwärme naheliegenden Siedepunkt haben, werden noch einen bis drei Tage lang nach der Einathmung meist unverändert ausgeschieden. Dies kann nur durch eine vorhergegangene Bindung möglich werden. Die Zellenenergie ist aber bei den verschiedenen Menschen ungleich stark, und deswegen verläuft bei dem Einen die Regulation der durch das Verweilen solcher Stoffe gesetzten Störungen in kurzer Zeit und wenig auffällig, bei dem Anderen bleibt sie aus, und es folgen schwerere selbst tödtliche Nachwirkungen. Solche leugnen wollen, heisst, Arzneiwirkungen nicht verstehen.

Als Nachwirkung von Narkosen kann auch eine zeitweilige geistige Störung auftreten. Statistische Erhebungen über solche Fälle wären sehr erwünscht.

Der auch experimentell zu erzeugende Befund der Verfettung von Organen ist wesentlich als Fettinfiltration zu deuten. Er muss nach Gebrauch eines jeden Inhalations-Anästheticums, wie ich glaube, nach Maassgabe der fettlösenden Fähigkeit desselben auftreten. Dieses gelöste Fett, ebenso wie Mark- und Myelinstoffe (Lecithin, Cholesterin etc.), werden durch den Blutstrom schnell fortgeführt und in Organen abgelagert. Vergleichende Untersuchungen über den Fettgehalt des Blutes und der Lymphe vor und nach protrahirten Narkosen geben über die Richtigkeit dieser Meinung Aufschluss. Eine Fettdegeneration der Gewebe durch Stoffwechselstörung kann in dem Umfange, wie sie bei der Narkose des Menschen möglich ist, keine sonderlich grosse symptomatologische Bedeutung haben.

13. Vorbeugende oder heilende Maassregeln gegen die Nebenwirkungen durch Inhalations-Anästhetica sind reichlich empfohlen worden und sollen noch eingehendere Erwähnung finden. Anwendung der narkotisirenden Dämpfe in richtiger Verdünnung mit Luft, zweckmässige Auswahl des Anästheticums je nach der Dauer der Operation auch unter Berücksichtigung des Zustandes des Kranken stellen die beste Prophylaxe dar. Insoweit Athmungs- und Herzstörungen bekämpft werden sollen, kommen die Hülfsmittel der künstlichen Athmung und der Herzreizung in Verwendung: Tractionen der Zunge, die modificirten Schulze'schen Schwingungen, die Inversion, für die der Operationstisch um seine Querachse um 90° beweglich sein müsste, ev. die Einblasung von Luft nach der Tracheotomie. Dagegen halte ich die Acupunctur oder Electropunctur für überflüssig und so gefährlich, dass sie ganz proscribirt werden sollten. Im günstigsten Falle könnten dadurch einige Herzschläge mehr

veranlasst werden, die fast immer bei Asphyxie und sehr häufig auch bei Syncope noch vorhanden sind, sich aber meist an einem leergehenden Herzen vollziehen. Die Acupunctur kann leicht diesen letzten Rest von Herzerregbarkeit beseitigen, wenn die Nadel jene Stelle trifft, deren Verletzung augenblicklichen Herzstillstand veranlasst.

14. Weitere Aufklärungen über die Art des Zustandekommens der Nebenwirkungen in dieser Gruppe von Heilmitteln sind am ehesten noch zu erwarten, wenn die rücksichtsloseste und wahrheitsvolle Veröffentlichung eines jeden derartigen Falles stattfände. Daraus würde das Experiment weitere Stützpunkte gewinnen. Leider geschieht dies nicht in wünschenswerthem Masse. Sämmtliche statistischen Erhebungen lassen nicht einmal eine Vorstellung von dem Umfange solcher Unfälle aufkommen. Bei dem Studium derartiger Aufstellungen ist mir z. B. aufgefallen, dass Deutschland etwa nur den fünfundzwanzigsten Theil der aus England berichteten Fälle mittheilt. In Deutschland ereignen sich mindestens ebensoviele. Viele der in Kliniken vorkommenden werden nicht mitgetheilt. Den privatim narkotisirenden Arzt könnte eine gewisse Scheu seiner Klientel gegenüber davon zurückhalten — diese Rücksicht fällt aber in einer öffentlichen Anstalt fort.

Eine Verantwortlichkeit des Arztes für einen solchen Todesfall ist selbstverständlich nur bei Ausserachtlassung der gewöhnlichsten Maassregeln vorhanden. „Vom Standpunkte der Wissenschaft aus" wird sonst niemals die Schuld eines Narkotisirenden vor Gericht construirt werden können, weil die entgegengesetztesten Gebrauchsmethoden der Inhalations-Anästhetica verwendet werden, und es auch eine Idiosynkrasie giebt. Weder auf eng begrenzte Dosen, noch auf bestimmte Apparate kann ein Arzt hierbei festgenagelt werden. Wer zu einer Narkose schreitet, soll die gute Kenntniss einer solchen besitzen und sie nach irgend einer ihm geläufigen Methode, unter Berücksichtigung der äusseren und individuellen Verhältnisse vornehmen. Ereignet sich trotzdem ein Unglück, so wird das Bewusstsein richtig gehandelt zu haben, den vielleicht bald wegen fahrlässiger Tödtung Angeklagten leicht auch die geeignete Rechtfertigung finden lassen. Wenn es irgendwie angängig ist, so soll die Narkose in Gegenwart von zwei Aerzten vorgenommen werden. Dadurch wird einer Anklage von vornherein die Basis entzogen. Selbst von Landärzten sollte der Versuch, einen benachbarten Arzt holen zu lassen, stets unternommen werden.

Chloroform.

Sehr bald nach der arzneilichen Einführung des Chloroforms[1] wurden Fälle bekannt, in denen chloroformirte Menschen nicht mehr aus ihrer Narkose erwachten oder der Tod vor vollendeter Narkose erfolgte[2]. Die ansteigende Zahl solcher Zufälle legte die Wahrscheinlichkeit nahe, dass es bestimmte Umstände geben müsse, die als Ursache

---

1) Glover, Edinb. med. and surg. Journ. 1842. Oct. — Bell, Pharmac. Journ. 1847. Feb. p. 357. — Simpson, Lond. med. Gaz. New Ser. T. V. Dec. 1847. p. 934.
2) London medic. Gazette 1847—49.

des Chloroformtodes anzusehen seien. Dieselben sind jedenfalls vielfältig, wechseln von Fall zu Fall und sind bis heute trotz einer grossen Zahl sorgfältigster klinischer und experimenteller Beobachtungen noch nicht ganz gekannt, während die symptomatischen Erscheinungen des Chloroformtodes genau beschrieben worden sind.

Die aus den vorhandenen statistischen, ganz unvollkommenen Erhebungen gezogenen Schlussfolgerungen sind irrig. Der eine Berichterstatter zählt 101, der andere 241, der dritte 232[1]) Todesfälle. In einem einzigen Jahre 1866 sollen aber in England 52, nach einer anderen Angabe[2]) von 1870—1880 120, und allein in Melbourne von 1888—1892 16 Todesfälle vorgekommen sein. Ob deswegen das Verhältniss der Todesfälle zu den vorgenommenen Narkosen 1:3000, oder 1:1250 beträgt, ist nicht festzustellen, und auch tödtliche Nachwirkungen sind bisher nicht gebührend beachtet worden. Die Zahl schwererer Nebenwirkungen nach Chloroform ist grösser, aber noch weniger zu schätzen. Unter 3224 Chloroformirungen fanden sich 45, in denen die Kranken cyanotisch wurden, unregelmässig und stertorös athmeten und Störungen in der Herzthätigkeit aufwiesen.

Die Forschung nach den Ursachen der Nebenwirkungen.

Es kommen hierbei folgende Gesichtspunkte in Frage:

1. Die Individualität der Kranken.

a) Kein Alter ist von den Nebenwirkungen ausgenommen. Kinder sollen im Vergleiche zu Erwachsenen eine relative Immunität besitzen[3]), und besonders die Altersstufen bis zur zweiten Zahnung Chloroform besser als Erwachsene vertragen[4]). Indessen zählte man unter 232 Todesfällen 5 von Kindern von 1—6 Jahren und 16 bei solchen von 6 bis 12 Jahren. Das Erregungsstadium ist bei Kindern kürzer als bei Erwachsenen, kann jedoch bei älteren, reizbaren, nervös aufgeregten selbst 5—10 Minuten überdauern. Säuglinge, sowie der ersten Kindheit angehörende, mehr apathische Individuen werden nicht selten durch wenige Chloroformeinathmungen nach einer kaum merkbaren, nur einige Secunden durch leichtes Erzittern des Körpers, oder eine etwas stärkere Spannung der Muskeln gekennzeichneten Periode der Aufregung oder auch ohne derartiges Zeichen sofort in das zweite Stadium der Chloroformnarkose übergeführt. Fette, wohlgenährte Kinder neigen leichter zur Syncope als andere. Die Altersstufen zwischen 24 und 36 Jahren scheinen die grösste Disposition für solche Todesfälle abzugeben, während alte Leute selten von dem Chloroform schwer getroffen werden. Bei ihnen soll die Gefahr einer Hirnblutung durch Berstung eines arteriosklerotischen Hirngefässes bestehen[5]).

b) Das Geschlecht scheint keinen Einfluss auf das Entstehen der

---

1) Kappeler, Anästhetica. 1880. p. 101. — Duret, Indic. et contre-indic. de l'anesthésie. 1880. — Comte, De l'emploi de l'Éther. 1882. p.131.
2) British med. Journ. 1880. Vol. II. p. 998.
3) Nagel, Wiener med. Wochenschr. 1868. p. 1287.
4) Demme, Jahrb. f. Kinderheilk. 1871. Bd. 4. p. 153 u. 1872. Bd. 5. p. 72.
5) Senger, Deutsche med. Wochenschr. 1894. No. 37.

Chloroformtodesfälle zu haben. Dagegen kommt Erbrechen bei Frauen häufiger als bei Männern vor.

c) Einige wenige Menschen besitzen eine angeborene Idiosynkrasie gegen Chloroform. Man kann aber nicht behaupten, dass alle jene, welche schnell nach einigen Inhalationen des Chloroforms, auch bevor die volle Narkose eingetreten ist[1]), sterben, hierher zu rechnen sind, da dies auch eine schlechte Anwendung hervorrufen kann. Zutreffender ist die Charakteristik solcher Menschen durch das Verhalten kurz nach der Einathmung. Sie springen, bald nachdem die ersten Chloroformmengen in ihre Lungen gekommen sind, auf, weigern sich weiter einzuathmen und überstehen die Operation lieber ohne Narkose.

Dass es eine besondere Empfindlichkeit mancher Menschen für Chloroform giebt, geht auch daraus hervor, dass vereinzelt tiefe Narkose nach Einathmung einiger Tropfen Chloroformdampf entsteht. In diese Gruppe gehören nicht jene Menschen, die schon eine oder mehrere Chloroformnarkosen gut überstanden haben, und bei einer erneuten Chloroformirung plötzlich sterben.

Trinker, besonders Schnapstrinker, bedürfen nicht nur viel grösserer Chloroformmengen, um narkotisirt zu werden, als andere Menschen, sondern es tritt bei ihnen auch eine starke Excitation auf, die sich in übermässiger Muskelthätigkeit, in Lärmen und Toben und in dem unbewussten Streben kund giebt, den Operationstisch zu verlassen. In dem hierauf folgenden Zustande der Erschlaffung kommt es nicht selten zu einem, mit stertorösem Athmen einhergehenden leicht tödtenden Collaps. Weintrinker verlieren nicht immer ganz das Bewusstsein in der Narkose. Da das Chloroform an und für sich Herabsetzung der Wärmeproduction und Verlangsamung der biochemischen Vorgänge im Körper, wie der Alkohol erzeugt, so nahm man bei Potatoren eine Addition dieser beiden Wirkungen als Ursache der Nebenerscheinungen an[2]). Die Vorstellung ist schwierig, dass derartige Vorgänge in einem so kurzen Zeitraume von Beginn der Narkose bis zum Eintreten des Schlafes zu Stande kommen und schädigen können.

Die Anschauung liegt näher, dass die, durch den chronischen Alkoholismus im Centralnervensystem gesetzten materiellen, d. h. chemischen Veränderungen die Gehirncentren in einen von dem physiologischen so abweichenden Zustand gebracht haben, dass jeder neu hinzukommende chemische, reizende oder lähmende Einfluss durch Addition entweder übermässige Excitation oder bald darauf Lähmung lebenswichtiger Organe bedingen kann. Schon Aenderungen in der Grösse der gewohnten Reize rufen bisweilen bei Trinkern jene schweren Erregungs- oder Lähmungszustände hervor, die Gegenstand der Behandlung werden müssen. Selbst eine methodische Vorbereitung, auch von 14tägiger Dauer[3]) von Trinkern mit gesundem Herzen kann unter Umständen den schlechten Ausgang einer Chloroformnarkose nicht verhindern. Eine Statistik ergab, dass die Zahl der Chloroformtodesfälle bei Trinkern etwa 10—13 pCt. beträgt.

d) Eine zeitliche allgemeine Körperschwäche der zu Chloroformirenden, langwierige Leiden, Blutverluste und selbst Excesse in venere

---

1) British medical Journal. 1889. II. 778.
2) Scheinesson, Archiv der Heilkunde. Bd. X. 1869.
3) British med. Journal. 1889. II. p. 88.

sollen die Disposition zu Unglücksfällen liefern, und selbst durch künstliche Blutverluste geschwächte Thiere, sowie solche, die vor der Chloroformirung unmässig geschlechtlich thätig waren, dem Chloroform schneller und nach kleineren Dosen unterliegen als normale Thiere[1]). Als absolute These ist für Menschen die grössere Gefahr, die in Körperschwäche oder Anämie, wie sie mit amyloider Entartung innerer Organe bei Knochen- oder Gelenkleiden vorkommt, liegt, nicht aufrecht zu erhalten. Der nach den ersten Chloroforminhalationen eintretende Tod eines Mädchens wurde auf deren, durch ein lottriges Leben zerrütteten Körperzustand zurückgeführt[2]), und ein Knabe, der wegen eines kranken Kniegelenks ohne Nachtheil chloroformirt worden war, erlag einer erneuten Chloroformirung, nachdem Eiterung an dem Knie bestanden hatte. Demgegenüber steht fest, dass die kräftigen und allgemein gesunden unter vielen durch Chloroform getödteten Menschen 23,3 pCt. und die schwachen nur ca. 9 pCt. ausmachten. Es scheint, als wenn der Diabetes durch die Narkose ungünstig beeinflusst werden könne.

e) Gewisse Erkrankungen des Herzens, der Luftwege und des Centralnervensystems sollen eine schlechte Narkose bedingen. Die statistischen Angaben über das Vorkommen von Herzverfettung bei Chloroformtodten schwanken zwischen 11 und 36 pCt. Trotzdem wird dieser Erkrankung nur eine relative Gefährlichkeit beigemessen, da einerseits von den mit ihr behafteten Individuen einige schon früher ohne Nachtheil chloroformirt wurden, und weil man andererseits ohne beunruhigende Symptome bei Gangräna senilis, bei der ja Atrophie und fettige Degeneration des Herzens häufig sind, chloroformirte. Ich bin überzeugt, dass eine länger dauernde Narkose Fett oder fettartige Stoffe in den Herzmuskel schwemmen, und dass in geringem Umfange auch eine Fettdegeneration zu Stande kommen kann, so dass der entsprechende Leichenbefund nicht immer auf eine vorher bestandene Herzverfettung bezogen werden darf.

Als Disposition für schlechte Chloroformnarkosen gelten: Herzfehler, rigide Arterien, Emphysem (Gefahr der Apoplexie im Stadium der Erregung), atelectatische Zustände der Säuglings-Lunge, sowie alle tieferen Erkrankungen der Respirationsorgane, welche mit hochgradiger Hyperämie der Schleimhäute und bedeutender Beschränkung des Respirationsfeldes verbunden sind, pleuropulmonale Erkrankungen, sowie Schwächung der Athmung bei Erwachsenen. Die Chloroformirung von Herzkranken hat bei Anwendung von Vorsicht keine besonderen Gefahren[3]). Eclampsie complicirt die Narkose; bei Epileptikern entstehen unter Chloroform bisweilen Anfälle, bei Morphinisten entweder sehr starke Erregung oder Syncope, bei Ataktischen in der Excitation Erhöhung der Sehnenreflexe, und die Narkose bei einem Menschen mit Gliosarkom der Vierhügel führte trotz Vorsicht zum Tode[4]), wie auch in anderen Fällen von Erkrankungen innerhalb des Schädels.

f) Eine schlechte Disposition für Chloroform besitzen Menschen,

---

1) Bert, Gaz. des hôp. 1883. No. 42. — Clemens, Arch. f. Heilk. 1854. p. 54.
2) Paget, The Lancet. 1853. Vol. II. Oct.
3) Brit. med. Journ. 1869. II. p. 590. — Clarke, New York med. Rec. 1894. p. 457.
4) Passow, Deutsche med. Wochenschr. 1895. p. 733.

die unter dem Einflusse irgend eines Affectes vor der Operation stehen oder durch eine plötzliche Gewalt umfangreiche Verletzungen erlitten haben und dadurch apathisch, bewusstlos, blass und pulsschwach geworden sind. Diese shockartigen Zustände sollen deswegen vom Chloroform ungünstig beeinflusst werden, weil bei ihnen der die Schwerkraft compensirende Gefässmechanismus geschwächt ist, und das Chloroform im gleichen Sinne wirkt. Auch nervös Belastete und Kinder, die zu eclamptischen Anfällen neigen, reagiren leicht schlecht auf Chloroform. Ferner sind jene Kranke gut zu überwachen, bei denen durch Chloroform erst spät oder gar nicht das obere Augenlid ohne Muskelspannung sich heben lässt.

2. Die Beschaffenheit des Chloroforms soll tadellos sein. Lange sah man in der **Erfüllung** dieser Forderung den besten Schutz gegen Chloroform**unfälle**, und alle Pharmakopöen haben, was gerecht**fertigt** ist, die Reinheitsgrenze des Chloroforms festgelegt. Ein noch mehr gereinigtes Chloroform, wie z. B. das „Chloroform Pictet" schützt ebensowenig vor schweren Nebenwirkungen und Todesfällen wie das Salicylidchloroform[1]). Das Vorkommen von Chlor und Salzsäure im Chloroform zeigt an, dass Zersetzung in dem Chloroform vor sich gegangen ist. Ich habe die Ueberzeugung, dass manche der so durch den Einfluss von Sonnenlicht und Luft oder durch eine unvollkommene Darstellung als Verunreinigung entstandenen Stoffe energischer wirken als Chloroform, dass sie aber an sich in den Mengen, in denen sie vorhanden sind, keinen sonderlichen Schaden stiften könnten. Ich schliesse hierin auch sogar das Phosgengas ein, das nach meinen Versuchen erst in sehr grossen Dosen bei Thieren lebensgefährlich wird. Nur in der gleichzeitigen Einwirkung mit Chloroform sehe ich einen Nachtheil[2]). Eine viel kleinere Unvorsichtigkeit in dem Gebrauche eines solchen als eines reinen Chloroforms kann die Grenzschwelle zwischen Narkose und Tod verschmälern und zu schweren Symptomen event. dem Tode Anlass geben. Ausserdem ist aber die Narkose mit einem verunreinigten Chloroform bei gleicher Anwendungsart unregelmässiger und unzuverlässiger als mit einem reinen. Es schliesst dies nicht aus, dass durch schlechte Anwendung auch ein ganz reines Chloroform schädlich wirken kann; aber es wäre leichtfertig, wenn man die Bedeutung von Verunreinigungen als nebensächlich beurtheilen wollte[3]).

In einem schlechten Chloroform mit abnormem spec. Gewicht und Siedepunkt kann man finden: Amylalkohol oder dessen gechlorte Verbindungen, Acetal, Aethylenchlorid, Methylenchlorid, Aethylchlorid, Aethylidenchlorid, Aldehyd, Chlorverbindungen des Propyl- und Butylalkohols, Chlorallyl u. A. m. Abweichungen von dem normalen Siedepunkte sind bisher nur in wenigen, schlechten Chloroformnarkosen constatirt worden, weil meistens eine Untersuchung unterlassen wurde, und man sich mit der Bemerkung begnügte, dass das Chloroform zuverlässig gewesen sei, oder dass es sich um englisches Chloroform gehandelt habe. Manches dieser Präparate entstammt aber nicht dem Chloral und selbst wirkliches Chloralchloroform, das übrigens keinerlei Vorzüge vor dem officinellen

---

1) Streng, Zeitschrift f. pr. Aerzte. 1896. p. 608.
2) Vide No. 9 der allgemeinen Bemerkungen über Inhalations-Anästhetica.
3) Dastre, La Semaine médicale. 1889. p. 317.

Chloroform besitzt, zersetzt sich (Chlor, Phosgen), wenn ihm nicht 0,5—1 pCt. Alkohol zugesetzt wird — wodurch jedes Chloroform mehrere Monate vor der Selbstentmischung bewahrt wird[1]). Zusatz von reinem Schwefel zu $1/1000$ seines Gewichtes soll Chloroform sehr lange vollkommen unzersetzt erhalten.

Nach Versuchen am Menschen erzeugte frisches Chloroform leichte Narkosen, ein solches, das mehrere Wochen gestanden hatte, üble Zufälle sowohl während der Narkose als auch im Laufe der nächsten 24 Stunden[2]). Chlorallyl enthielt ein Chloroform, nach dessen Anwendung der Tod bei unvollkommener Narkose erfogt war, und von einem anderen, das einen Menschen in voller Narkose tödtete, siedeten zwei Drittheile statt bei 61° zwischen 70° und 80° C.[3]). Methylverbindungen im Chloroform riefen bei einem Kinde Uebelsein, Erbrechen, Kopfschmerz, Benommenheit und Prostration bei dem Erwachen aus der Narkose hervor[4]).

3. Die Anwendungsart des Chloroform. Der Satz von Sédillot: „Le chloroforme pur et bien employé ne tue jamais" sollte, obschon er in seiner absoluten Fassung nicht zulässig ist, als erster Grundsatz in der Chloroformfrage anerkannt werden. Die Einwendungen gegen diesen Ausspruch kämpfen gegen die Folgen, welche durch seine Anerkennung in strafrechtlicher Beziehung heraufbeschworen werden könnten, und bezeichnen fälschlich die Individualität des zu Chloroformirenden als das bedeutendste Moment. Dies ist unrichtig, und geeignet, einen unpassenden Fatalismus da einzuführen, wo sorgfältigstes Abwägen und eine, leider oft vermisste, Kenntniss des Mittels am Platze ist. Für die Chloroformanwendung kommen in Frage:

a) Die Tension der Dämpfe des Narcoticums[5]). Schon das „englische Chloroform-Comité" sprach die Ansicht aus, dass diejenigen Todesfälle, die vor Eintritt der Anästhesie erfolgen, sowie diejenigen, in welchen vor dem Beginne des Excitationsstadiums der Tod durch Syncope eintritt, durch zu concentrirte Chloroformdämpfe veranlasst werden. Spätere Untersuchungen haben die Nothwendigkeit erwiesen, Narkosen nur mit verdünnten Chloroformdämpfen vorzunehmen, und dargethan, dass die jetzt üblichen Methoden entweder eine ungleichmässige, oder eine von vornherein gefährliche Narkose hervorrufen, da bei ihnen keine zuverlässige Regulirung der Chloroformmengen (5—8 g : 100 Lit. Luft) erhältlich ist, mit denen Narkose erzielt werden kann. So lange kein vollkommener und für die Praxis verwendbarer Inhalationsapparat bekannt ist, soll daher der mit Chloroform befeuchtete Stoff so weit von Mund und Nase entfernt gehalten werden, dass von allen Seiten die athmosphärische Luft zuströmen kann.

b) Die Dosen des Chloroforms sind für die Nebenwirkungen nicht so bedeutungsvoll wie die Concentration, in der das Mittel eingeathmet wird. Unter 232 Chloroform-Todesfällen waren 3 nach Ver-

---

1) Die Reinheitsproben des Chloroforms finden sich im Deutschen Arzneibuch.
2) Bartscher, Berliner klin. Wochenschr. 1866. p. 325.
3) Hüter, Berliner klin. Wochenschr. 1866. No. 30. p. 303.
4) Demme, Die Anästhetica. 1887. p. 39.
5) Vergl. Kapit. Inhalations-Anästhetica. p. 31 u. 32 No. 5 u. 6.

brauch von weniger als 1 g, 37 nach Verbrauch von 1—4 g und 44 nach 5—10 g erfolgt, während in einem Falle noch 200 g vertragen wurden[1]). Die zur Narkose nothwendige Menge wird auf 1 g : 2 Liter Blut geschätzt, beträgt aber wahrscheinlich weniger. Das Blut narkotisirter Thiere enthält weniger Chloroform als seinem Lösungsvermögen, sowie jenem des Blutwassers entspricht, kann also leicht noch so viel aufnehmen, dass Vergiftung entsteht[2]). Die Maximaldosen des Chloroforms im deutschen Arzneibuch (0,5 g und 1,0 g), die für den inneren Gebrauch gelten, hätten fortbleiben sollen mit Rücksicht auf die verhältnissmässig grossen Dosen, die für Narkosen verwandt werden, und auf die Thatsache, dass die Aufnahme von der Lunge aus mindestens ebenso gefährlich ist als die Magenresorption.

c) **Die Haltung des Kranken.** Die Rückenlage wird als ein Erforderniss einer guten Narkose angesprochen. Wird während der Operation die horizontale Rückenlage nicht beibehalten, so müssen die Chloroformdosen und die Athmung besonders überwacht und bei Störungen der letzteren die Rückenlage wieder hergestellt werden.

d) **Die Temperatur und die Beleuchtung des Operationsraumes.** In kalten Räumen erwachen narkotisirte Kinder langsam und schwierig aus der Narkose[3]). Sehr heisse Witterung soll Kranke empfindlicher für Chloroform machen. Streicht Chloroformdampf durch Gaslicht, so entstehen Chlorkohlenoxyd (Phosgen), Salzsäure und Chlor, die Husten veranlassen. Bei Kranken, deren Wundzustand durch Husten verschlechtert wird (Laparotomirte etc.), kann dies unangenehme Folgen haben, zumal auch Bronchitis und catarrhalische Pneumonie dadurch entstehen können. Auch bei dem Operateur kann nach Einathmen von Phosgen und Salzsäure Erbrechen entstehen und Unwohlsein, Uebelkeit und Kopfweh noch bis zum 4. Tage anhalten[4]). Durch Entwickeln von Wasserdämpfen[5]) oder durch Aufhängen von Tüchern, die mit Sodalösung oder Kalkmilch getränkt sind, soll sich dieser Uebelstand beseitigen lassen[6]). Aufsetzen eines photographischen, lichtdichten Cylinderdeckels auf die Lampe kann, wie ich weiss, prophylaktisch gut wirken.

Bisweilen beobachtet man ein Versagen des Chloroforms. Bei Einigen ist nicht dauernde Muskelruhe und bei Anderen nicht Schlaf zu erzeugen, selbst wenn, wie dies einmal gesehen wurde, ausser Morphiuminjectionen noch Chloroform bis zu 200 g verwandt wurde[7]).

Der Tod nach Chloroform trat unter 224 Fällen 112 Mal vor der Anästhesie und 101 Mal in der Narkose ein, darunter 11 Mal nach einigen Inhalationen, 17 Mal nach 2—5 Minuten, 22 Mal im Excitationsstadium, 76 Mal während der Operation und 29 Mal nach derselben.

---

1) Sexton, New Orleans med. Journ. 1884. T. XI. p. 850.
2) Pohl, Archiv f. experim. Path. u. Pharmak. Bd. 28. 1891. p. 246.
3) Demme, Jahrb. f. Kinderheilk. 1871. N. F. Bd. 4. p. 153.
4) Müller, Die Anästhetica. Berlin 1898. p. 71.
5) Zweifel, Berl. Wochenschr. 1889. p.317. — Hartmann, ibid. 1889. No. 13. — Stobwasser, ibid. 1889. p. 760. — Everbusch, Münch. med. Wochenschr. 1889. No. 13. — Iterson, Lancet. 1889. II. p. 184. — Kyll, D. med. Wochenschr. 1893. No. 47.
6) Kunkel, Münchener med. Wochenschr. 1890. p. 175.
7) Link, Wiener med. Wochenschr. 1888. p. 1701.

Nebenwirkungen seitens des Herzens und der Athmung.

Dieselben kommen in jedem Zeitpunkt der Narkose vor. Der Chloroformtod durch primären Herzstillstand oder durch Athemlähmung ist bei Menschen gesehen worden. Es ist zweifellos, dass bei Thieren meistens die Athmung vor dem Herzen stillsteht. So sah ich einmal in einem Vorlesungsversuche nach der Eröffnung des Brustraums das Herz noch $1^3/_4$ Stunden, davon in den ersten $^3/_4$ Stunden rhythmisch schlagen. Es kommt aber auch das Gegentheil vor.

Diese Verschiedenheit erscheint aber bei Menschen in viel erhöhtem Maasse, so dass eine schematische Festlegung der Todesursache unmöglich ist. Die besonderen Verhältnisse können primäre respiratorische oder respiratorische bulbäre Syncope oder toxische Apnoë[1]) entstehen lassen. Die letztere ist bei Thieren häufig und ist ein durch Reflex von der Nase bedingter Respirationsstillstand in Exspirationsstellung des Zwerchfelles.

Neuerdings wird angegeben, dass das Chloroform den Gefässmechanismus, der die Schwerkraft compensirt, durch Aufheben des vasomotorischen Tonus der vom Splanchnicus versorgten Gefässe lähmt und die Saugpumpenkraft der Respirationsorgane schwächt. Die Blutcirculation wird dann unmöglich, wenn das Individuum mit der unteren Körperhälfte tiefer gelagert ist. Im Beginne der Einathmung hält der Narkotisirte den Athem an, die Venen füllen sich strotzend, das Herz wird blutarm; dann macht er einige tiefe Inspirationen, wobei die Lungen mit Chloroform überladen werden; das Herz nimmt jetzt chloroformreiches Blut aus den Lungen auf, das auch in die Coronararterien dringt und eine paralytische Dilatation des Herzens bedingt, wodurch Herz- und Athemstillstand entstehen. Bei prolongirter Narkose kann Athmungsstillstand durch Anämie des Athmungscentrums erfolgen[2]).

Nur bei wenigen Chloroformnarkosen gehen dem Eintritte des Todes keine warnenden Prodromalsymptome voran[3]). Der Puls verschwindet hier plötzlich, entweder in voller oder unvollkommener Narkose, und 1—2 Minuten später die Athmung. Das Gesicht wird bleich, das Auge glanzlos, gebrochen, die Cornea trübe, die Pupillen erweitern sich und es erfolgt der Tod. Meistens kündigt sich jedoch der schlechte Ausgang einer Narkose durch warnende Erscheinungen an, wie: hartnäckiges Erbrechen, Gesichtsblässe oder Cyanose, mühsame, mitunter stertoröse, auch aussetzende Athmung, Pupillenerweiterung, Fehlen des Cornealreflexes, Muskelkrämpfe, kalte, klebrige Schweisse und Lähmung der Gesichtsmuskeln. Der Unterkiefer sinkt herab, die Züge verfallen und werden leichenhaft; es erscheinen ferner eine gewisse Muskelrigidität, oder plötzliche Erschlaffung in einem frühen Stadium der Chloroformwirkung, sowie Aufhören von Blutungen. Ein kleiner oder unregelmässiger Puls, der bisweilen trotz Fortbestehens der Herzbewegung aufhört, leiten in manchen Fällen die Gefahr ein. Der Kranke seufzt tief auf, oder athmet schnarchend. Die Athmung endet vor dem Aussetzen des Pulses (Asphyxie) oder überdauert den letzteren (Herzsyncope). In

---

1) Dastre, La Semaine médicale. 1889. p. 317.
2) Hill, Brit. med. Journ. 1897. 17. April.
3) Thomas, Americ. med. News. 1892. p. 353.

einem Falle wurde der Puls erst eine Stunde nach dem Aussetzen der Athmung schlechter. In manchen Fällen erfolgt Wiederaufleben beider Functionen und beim Weiterchloroformiren Stillstand für immer.

Es kommt auch vor, dass bis zum Ende der Operation das Mittel gut vertragen wird, und der Tod eintritt, wenn man beim Wiederkehren der Empfindung, vielleicht um noch einige Nähte zu legen, wieder Chloroform einathmen lässt[1]). Manchesmal war es nicht zu entscheiden, ob der Puls oder die Athmung früher aussetzten, weil beide plötzlich stillstanden und nur ein convulsivisches Zittern vom vorhandenen Leben Kunde gab. Diese blitzähnliche Syncope enscheint meistens im Excitationsstadium. Bei Kindern trifft sie eher die wohlgenährten, und wird, wie auch bei Erwachsenen, durch plötzliche Congestionirung des Gesichts und Augenstarre eingeleitet[2]). Pulsbeschleunigung im Aufregungs- oder Depressionsstadium und Pulsabnahme im letzteren, sowie Unregelmässigkeit der Herzthätigkeit kommen auch ohne weitere Folgesymptome vor.

Eine sehr häufige, vom Alter und Geschlecht unabhängige Nebenwirkung ist der Venenpuls, den man an der Vena jugularis interna, oder externa[3]), seltener und schwieriger an anderen Venenstämmen des Gesichtes und Halses sieht. In einigen Fällen beginnt er mit den ersten Inhalationen, wird in der Narkose ausgesprochener, erlangt seine grösste Stärke, die 10—15 Minuten anhält, beim Erwachen, oder erscheint erst um diese Zeit. Er kann dann mit seinen doppelten Vibrationen bis in die Subclavia und die Facialvenen verfolgt werden. Die Acme der Woge geht dem Radialpulse unmittelbar voran. Centrale Compression der Venen verhindert die Pulsation, die distale ist ohne Wirkung. Nach $1/2$ Stunde ist sie geschwunden.

Während des Excitationsstadiums treten nicht selten Contractionen der Kaumuskeln, sowie der hinteren Zungenmuskeln ein. Die Zunge wird durch die Mm. stylo-glossi und glosso-pharyngei nach hinten gezogen und drückt die Epiglottis nieder; dadurch kommt es zu einem Verschluss des Kehlkopfeinganges, und event. zu spastischer Asphyxie unter Blaufärbung der Lippen, Exophthalmus, bretthartter Spannung des Abdomen u. s. w. Auch durch Zungenlähmung kann die Zunge zurücksinken und paralytische Asphyxie erzeugt werden. Zu concentrirter Chloroformdampf kann ebenfalls gelegentlich Kehlkopfverschluss und Asphyxie erzeugen[4]).

Bei Kranken mit schmaler, spitzer Nase, dünnen Nasenflügelknorpeln und einer breiten, dünnen Ausfüllungsmembran zwischen dem Nasenflügel und dem dreieckigen Nasenknorpel können, sobald Trismus eintritt, die Seitenwände der Nase oder nur die Plica vestibuli an das Septum gedrückt und so die Nasenhöhlen verschlossen werden[5]). Auch nur durch ausgiebige Athemzüge entsteht bisweilen, unter den angegebenen

---

1) British med. Journ. 1889. 21. Dec. p. 1408.
2) British med. Journ. 1889. 19. Oct. p. 891.
3) Noël, Bullet. de l'Académ. Royal de Médecine de Belgique. Tom. X. No. 8.
4) Hochstetter, Wiener klin. Wochenschr. 1891. No. 9. p. 169.
5) Linhart, Compendium d. Operationslehre. 1863. p. 14. — Lieven, Münch. med. Wochenschr. 1893. p. 411.

Bedingungen bei den veränderten Luft- und Blutdruckverhältnissen und vielleicht einer Schwäche der Mm. dilatatores et levatores alae nasi Athmungsbehinderung. Die leichteren Unregelmässigkeiten der Athmung während der Excitation gleichen sich meist bei zweckmässiger Anwendung des Mittels im Stadium der Depression wieder aus. Bei Säuglingen und Erwachsenen findet sich zuweilen im Erregungsstadium Singultus[1]). Auch rasselnde Trachea- und Athmungsgeräusche erscheinen bei Kindern, wenn reichlich abgesonderter Speichel rückwärts fliesst. Bei einem Menschen, der sich vielleicht durch Chloroformeinathmungen zu tödten beabsichtigte, fanden sich Laryngitis, Tracheitis, Bronchitis mit einer eigenthümlichen Pneumonie[2]). Vereinzelt beobachtete man Niesanfälle bei der Chloroformnarkose.

Störungen in den Sinnesorganen, dem Centralnervensystem und den Stoffwechselvorgängen.

Die Weite der Pupillen scheint von individuellen Verhältnissen beeinflusst zu werden. Gewöhnlich sind sie während der Excitation verengt, in der Depression erweitert. Jeder Hautreiz kann reflectorisch die Verengerung in das Gegentheil verwandeln. Bei manchen Menschen, besonders kräftigen Männern, sollen die Pupillen von Anfang an erweitert und erst beim Nachlassen der Narkose verengt sein, und auch Frauen im Verlaufe kurzer Narkosen anfangs Mydriasis, während des Toleranzstadiums Myosis und vor dem Erwachen wieder Mydriasis zeigen. Bei Säuglingen und Kindern bis zum 4. Lebensjahre entsteht während der Narkose leichte Verengerung. Bei Kindern von 5 bis 10 Jahren kommt anfangs Mydriasis, im Beginn der Narkose hochgradigste Myosis, im weiteren Verlaufe jedoch normale Pupillenweite mit absoluter Unbeweglichkeit der Pupille zu Stande[3]). Bei längerer Dauer der Narkose entsteht unregelmässiger Astigmatismus, der mit dem Erwachen verschwindet[4]). Constant bei allen Menschen ist die Pupillenerweiterung bei eingetretener Asphyxie.

Die Chloroformnarkose kann bestehende Gehörleiden verschlimmern, und auch ein normales Gehör vorübergehend oder dauernd schädigen. Bei anämischen, nervösen und plethorischen Menschen entsteht eine „Hyperaesthesia acustica", die entweder wieder bald schwindet oder nach Hinzutreten von subjectiven Ohrgeräuschen in dauernde, doppelseitige, nervöse Schwerhörigkeit übergeht. Ebenso kann Doppelhören, Paracusis und allmähliger Uebergang in dauernde Verstimmung des Corti'schen Organs nach der Narkose sich ausbilden[5]). Ein Soldat, der vielleicht an einem Aortenaneurysma gelitten hatte, wurde, nachdem nach der Narkose Sausen in den Ohren und Schwindel aufge-

---

1) Demme, Die Anästhetica. l. c. p. 22, 26, 28, 30 u. Jahrb. f. Kinderhlk. IV. p. 154.
2) Bahrdt u. Wohlfahrt, Archiv f. Heilkunde. 1874. Bd. 15. p. 430.
3) Demme, Die Anästhetica. l. c. p. 22, 26, 28, 30.
4) Dubois, Le Progrès médical. 1884. p. 70.
5) Hackler, Zeitschr. f. Ohrenheilk. Bd. XI. p. 3. — Moos, Klin. der Ohrenkrankh. 1866. p. 321. — Haug, Krankheit. des Ohres. — Rohrer, Klin. Vortr. aus der Otologie etc. Bd. I. H. 3. p. 86.

treten war, vielleicht durch eine Hirnembolie bewusstlos, links ganz taub, rechts schwerhörig[1]).

Die Körperwärme erfährt oft bei Kindern und Erwachsenen im Excitationsstadium eine Steigerung, aber regelmässig ein Sinken im weiteren Verlaufe der Narkose — bei Kindern bis zu 36,0° C. Das Erwachen erfolgt dadurch langsamer. Der niedrigste Temperaturstand entspricht nicht dem Culminationspunkte der Chloroformnarkose, sondern stellt sich am häufigsten erst nach dem Aufhören der Chloroformdarreichung ein. Bei einigen Menschen entsteht dadurch Frösteln von kurzer Dauer, bei Anderen steigert sich der Zustand zu starkem Frost und selbst bis zu tödtlicher Abkühlung.

Dass erhebliche Stoffwechselstörungen nach länger dauernder Narkose erscheinen, ist durch Experimente und Harnuntersuchungen zur Genüge festgestellt worden.

Als Functionsstörungen seitens des Centralnervensystems zeigen sich vereinzelt Delirien neben incoordinirten Muskelbewegungen. Krampfartige Bewegungen deuten jedesmal an, dass die Narkose eine bedrohliche Tiefe erreicht hat. Bei Säuglingen und vereinzelt bei Erwachsenen[2]) kommt Trismus und Opisthotonus vor. Hysterische Weiber sollen die höchsten Grade von Muskelkrämpfen tonischer und klonischer Natur aufweisen. Zuckungen der Gesichts- und Gliedermuskulatur, die ev. unter mehrfachem Nachlassen schliesslich für $1/3$ Stunde und länger in tonische Contractionen übergehen können, sind bei Kindern in jedem Stadium der Chloroformwirkung häufig. Kurz vor dem Chloroformtode zeigen sich in einzelnen Fällen krampfhafte Drehungen des Kopfes und Oberkörpers nach einer Seite.

Seltener sind lethargische resp. kataleptische Zustände. Bei einem Mädchen bestand bei langsamem Pulse und unregelmässiger Athmung volle Bewusstlosigkeit. Endlich öffnete sie mit Bewusstsein die Augen weit, stierte auf einen Punkt, während ihr Körper rigid war und ihre Arme wie bei einer Cataleptischen in bestimmten Stellungen verharrten. Dieser Zustand hielt $1/4$ Stunde an.

Nebenwirkungen in den ersten Wegen und im Urogenitalapparat.

Zuweilen findet sich bei Kindern und Erwachsenen reichlicher Speichelfluss. Die Zunge und die Umgebung ihrer Wurzel können anschwellen. Uebelkeit beobachtete man neben leichten Kopfschmerzen und Somnolenz bei Menschen, die Chloroform innerlich gegen Bandwurm nahmen. Brechbewegungen und Erbrechen ist während aller Stadien, besonders aber im Beginne der Chloroformnarkose und bei allen Altersstufen häufig. Durchschnittlich werden 30—40pCt. aller Chloroformirten, nach einer vereinzelten Statistik (11000 Fälle) nur 10pCt., davon betroffen. Unter 33 chloroformirten Säuglingen sah man dagegen nur einmal Erbrechen, dreimal nur Brechbewegungen auftreten[3]). Der örtliche Reiz des im Beginn der Chloroformanwendung verschluckten Dampfes

---

[1] Boehr, Deutsche militärärztl. Zeitschr. 1897. p. 49.
[2] v. Jaksch, Wiener med. Wochenschr. 1889. No. 10 u. 11. p. 359 u. 391.
[3] Demme, Die Anästhetica. l. c. p. 22, 26, 28, 30.

veranlasst meiner Ansicht nach meistens das Erbrechen. Schon die geringen Mengen, die sich im Mundsecret lösen, würden genügen, um den Brechreiz im Magen zu liefern. Das Erbrechen kann subconjunctivale und palpebrale Blutaustritte erzeugen. Uebelkeit, Erbrechen, Aufstossen und Blähungen sah man auch nach Einspritzung von Chloroform in die Höhle der Scheidenhaut auftreten[1]). Wahrscheinlich gelangen hierbei kleine Chloroformmengen secundär in den Magen. Bei ganz jungen Kindern kann der verschluckte Chloroformdampf sogar Gastroënteritis erzeugen, und schwere Magenreizung, ja, angeblich auch Peritonitis entstehen, wenn Chloroform leichtfertig auf die Maske gegossen und verschluckt wurde.

Selten dringt Mageninhalt in die Luftwege, da die Kranken bei Beginn des Erbrechens meist aufwachen. Unter 101 Todesfällen nach Chloroform wurde nur zweimal auf diese Weise der Erstickungstod herbeigeführt. Unwillkürlicher Abgang von Koth kommt bei Kindern und Erwachsenen, am häufigsten bei Säuglingen im Excitationsstadium oder in dem Augenblicke, wo die Empfindung erlischt, und ganz vereinzelt Auftreibung des Leibes vor.

Häufiger als berichtet wird, tritt Icterus ein. Er erschien bei einem Kranken nach zweistündiger Chloroformnarkose und hielt acht Tage mit Ausscheidung von Gallenfarbstoff durch den Harn an. Ich halte ihn für einen Stauungsicterus durch Duodenalreizung. Wäre er hämatogen[2]), so würden sich noch andere Symptome der Blutdissolution zeigen. Unwillkürlicher Harnabgang vergesellschaftet sich nicht selten mit Insufficienz des Sphincter ani.

Der vor der Narkose normale Harn kann durch diese pathologisch verändert werden, insofern Eiweiss, Cylindroide, Cylinder (hyaline und gekörnte, seltener Epithel- und Wachs-Cylinder), bisweilen freie Nierenepithelien, Leucocyten, Erythrocyten, Zucker oder anderweitige reducirende Substanzen auftreten. Wenn die klinischen und pathologisch-anatomischen Beobachtungen erst einheitlichere Ergebnisse geliefert haben werden, wird man bessere Schlüsse auf die Ursache dieser Veränderungen machen können, als es bisher möglich war. Soweit die Albuminurie in Frage kommt, muss man an eine Nierenreizung durch Chloroform denken, zumal bereits bestehende Nierenkrankheiten durch die Narkose manchmal verschlimmert werden, und die Nierenepithelien am Menschen erkrankt gefunden wurden. Es ist aber entgegen früheren Angaben[3]) festzuhalten, dass mit einer Chloroformprobe, die 0,0000001 g nachzuweisen gestattet, nicht jedesmal nach der Narkose Chloroform im Harne gefunden wurde, und wenn man es fand, es sich um ungemein kleine Mengen handelte (Vitali). Nach subcutaner Beibringung von Chloroform findet

---

1) Langenbeck, Deutsche Klinik. 1854. Separatabdr. p. 5.
2) Nothnagel, Berliner klin. Wochenschr. 1866. p. 31.
3) Demme, l. c. p. 30. — Terrier, L'Union méd. 1884. p. 1055. — Sironi e Alessandri, La Riforma med. 1893. 5. giun. — Gazz. med. di Roma. 1894. p. 73. — Friedlaender, Vierteljahrschr. für ger. Md. VIII. Suppl. p. 94. — Rindskopf, D. med. Wochenschr. 1893. p. 961. — Eisendraht, D. Zeitschr. f. Chir. Bd. XL. p. 466. — Babacci and Bebi, Brit. med. Journ. 1896. No. 1855. p. 12. — Kouwer, Nederl. Tijdschr. voor Geneesk. 1894. No. 4. — Piretti, Centralbl. f. Gynäk. 1897. No. 30.

man bei Thieren Albuminurie, hyperämische Nieren und Blutextravasate in den Harnkanälchen, und bei chloroformirten Thieren parenchymatöse Nephritis, welche die Neigung hat, chronisch zu werden und die Epithelien degeneriren zu lassen.

Bei Menschen jeden Alters ist in der Narkose vor Beginn der Operation und nach dieser eine, wie es scheint, in ihrer Schwere von der aufgenommenen Chloroformmenge abhängige Albuminurie oder eine Albuminurie mit Cylindrurie, oder eine Cylindrurie ohne Albuminurie gefunden worden[1]). Die Häufigkeit der Albuminurie wird von 5—68 pCt. angegeben. Unter 31 von 93 Fällen, in denen der Harn verändert war, fand man 6 mal Eiweiss allein, 6 mal Eiweiss und Cylinder, 19 mal Cylinder allein, 4 mal Cylindroide, 21 mal erhebliche Leucocytose, 19 mal Epithelien verschiedenen Ursprungs, 6 mal Erythrocythen. Die Albuminurie schwindet nach 3—5 Tagen. Bestand sie schon vor der Narkose, so kann sie durch diese verschlimmert werden, z. B. von 2 p.M. auf 10 p.M. steigen, aber auch gleich bleiben, verringert werden oder sogar verschwinden. Das Eiweiss wird als Serum- und Nucleoalbumin bezeichnet; das letztere soll besonders auftreten, wenn renale Elemente vorhanden sind.

Mehrfach enthielt der Harn von chloroformirten Menschen und Thieren[2]) eine linksdrehende, mit Eiweiss nicht identische Substanz, deren Natur unbekannt ist. Die Forschungen nach der unter denselben Bedingungen vorkommenden reducirenden Substanz ergaben, dass es sich hierbei nicht um Zucker handle. In den Harn übergegangenes Chloroform ist hieran wohl nicht betheiligt, vielmehr ein, nach länger dauernder Chloroformnarkose im Harn erscheinender, chlorhaltiger, organischer, aber nicht näher gekannter Stoff[3]). Um einen Paarling des Trichlormethylalkohols mit Glycuronsäure[4]) oder um Trichloräthylglycuronsäure handelt es sich nicht.

Ist auch in diesen Versuchen Zucker im Harn ausgeschlossen worden, so kommt aber dennoch ein wirklicher Chloroformdiabetes vor. Einige Tage nach der galvanokaustischen Operation einer Harnröhrenverengerung erschien, während Polyurie bestand, im Harne Zucker[5]). Exacte Untersuchungen an vielen Chloroformirten werden diese Nebenwirkung häufiger erkennen lassen.

Ein Einfluss des Chloroforms auf die Schwangerschaft, den Fötus und den Geburtsact fehlt niemals, zumal der Uebergang von Chloroform aus der Mutter auf den Fötus erwiesen ist[6]). In den meisten Fällen findet aber der Ausgleich so schnell statt, dass eine Schädigung von Mutter und Kind nicht bemerkbar ist. Der Blutdruck im mütterlichen Gefässsystem sinkt nach langdauernder Chloroformirung[7]). Der

---

1) Hegar u. Kaltenbach, Virchow's Arch. Bd. 49. p. 437. — Zweifel, Berl. Wochenschr. 1874. p. 245. — Fubini, Moleschott's Untersuch. 1882. Bd. 13. p. 5.
2) Zeller, Zeitschr. f. physiol. Chemie. Bd. VIII. p. 70.
3) Kast, Berliner klin. Wochenschr. 1888. p. 377.
4) Zeller, l. c. Bd. VIII. p. 70.
5) Fort, Gaz. des hôpit. 1883. No. 148. p. 1178.
6) Zweifel, Arch. f. Gynäk. Bd. XII. p. 235. — Fehling, ibid. XI. p. 554.
7) Runge, Archiv f. exper. Pathol. Bd. X. p. 324.

Fötus wird anfangs erregt, dann betäubt[1]). Wird während der Geburt eine längere und tiefe Narkose eingeleitet, so kann das Kind somnolent geboren werden. Tiefe Narkosen verunregelmässigen, verlangsamen oder sistiren nicht selten den Geburtsact[2]). Der Uebergang von Chloroform in das fötale Blut während der Geburt kann dem Neugeborenen Schaden bringen. Harnsäure und Harnstoff werden reichlicher ausgeschieden, und die Gewichtszunahme geht nicht normal vor sich. Die Narkose der Mutter soll das Auftreten von Icterus bei dem Neugeborenen begünstigen. Es wäre wünschenswerth festzustellen, inwieweit in acutem Ansturm oder als Nachwirkung Chloroform als Schädiger von Mutter und Kind auftritt. Da dasselbe in die Milch übergeht, kann der Säugling dadurch vielleicht narkotisirt werden.

Abgang von Samen kommt bei der Chloroformasphyxie kurz vor dem Tode vor.

Nebenwirkungen des Chloroforms an der Haut und den Schleimhäuten.

Chloroform erzeugt an der Haut Prickeln, Brennen, auch leichte Schmerzen und Röthung, proportional der Behinderung der Verdunstung des Chloroforms. Bei Anwendung des Mittels an empfindlicheren Hauttheilen, z. B. am Hodensack, ist der dadurch verursachte Schmerz meistens so überwältigend und anhaltend, dass die Kranken eine weitere Anwendung gewöhnlich verweigern. Hat das Chloroform länger eingewirkt, wie z. B. nach schlechtem Umgehen mit demselben bei Chloroformirungen, so sieht man am Naseneingang, den Lippen, Mundwinkeln, auch wohl an den Lidrändern noch mehrere Tage lang ein Erythem; auf dieser Basis kann ein Eczem entstehen. Es bildet sich später ein dünner, brauner Schorf, welcher erst mit der eingetretenen Abblätterung der Epidermis abgestossen wird. Bei stärkerer Einwirkung entstehen dickere, trockne Schorfe, die nach 6—8 Tagen abfallen und keine Narben zurücklassen. Die letzteren kommen, wenn das Chloroform längere Zeit bei Abschluss der atmosphärischen Luft eingewirkt und Blasen und Eiterung erzeugt hat. Man sah sie bei einer Dame, die in $^3/_4$ stündiger Chloroformnarkose entbunden war, noch nach 9 Monaten im Gesicht bestehen. Manche Menschen bekommen danach eine Urticaria.

Auf Wunden und Schleimhäuten ist die Schmerzempfindung bedeutender. Nach der Injection von 4—6 g Chloroform in die Höhle der Scheidenhaut bei Hydrocele treten schnell brennende Schmerzen im Scrotum und im Samenstrang ein, die bis in die Kreuzgegend ausstrahlen, und noch $^1/_4$ Stunde nach der Entleerung des Chloroforms anhalten. Eine Empfindlichkeit des Scrotums bleibt noch 2—3 Tage lang zurück. Die Scheidenhaut und die Tunica albuginea schwellen in den ersten Stunden an.

Die subcutane Einspritzung von Chloroform als Ersatz für Morphium wurde wegen der Schmerzhaftigkeit, die sie hervorruft, wieder verlassen. Bisweilen fehlt der Schmerz, wenn die Nadel zuerst in das

---

1) Kubassow, Centralbl. f. Gynäk. 1879. p. 591 u. 1880. p. 545.
2) Lee, Lancet. 1853. II. p. 609. — Dönhoff, Arch. f. Gynäk. Bd. 32. 1892. p. 305.

Gewebe eingestochen und dann die Injection gemacht wird[1]). Gewöhnlich verbindet er sich entweder mit Entzündung oder oberflächlichem Hautbrand oder starker, schwer schwindender Induration[2]). In der Umgebung der Einstichstelle kann dabei ein wahrscheinlich von Chloroformdampf herrührendes, crepitirendes Gefühl wahrgenommen werden. In manchen Fällen steht der Brandschorf mehr als 6 Wochen[3]). Nach subgingivaler Einspritzung von 5—6 Tropfen Chloroform entstand schon während der Injection ein unerträglicher Schmerz, und alsbald schwollen die Oberlippe und eine Gesichtshälfte an; auf Stirn, Wange, unterem Augenlid u. s. w. erhoben sich rothe Plaques, und unter Zunahme der halbseitigen Gesichtsschwellung, aber Fehlen des Schmerzes, Phlyctänen. Am nächsten Tage konnte das Auge in Folge der harten Schwellung nicht geöffnet werden; die Phlyctänen ergossen einen gelblichen Inhalt; Schlucken und Sprechen waren behindert. Das Zahnfleisch wies an der Einstichstelle einen grauen Aetzschorf auf, während die Lippenschleimhaut eine breite Phlyctäne darstellte. Gesichtsschwellung und Schorfe schwanden, nachdem noch übelriechender Eiter abgesondert worden war. Noch nach $3^{1}/_{2}$ Monaten fand sich an der Injectionsstelle die Alveolarwand entblösst und mit einem Sequester versehen. Wahrscheinlich handelte es sich hier auch um Verletzungen trophischer Nerven.

Von Arzneiexanthemen entsteht bisweilen nach der Chloroformeinathmung bei einer besonderen Disposition eine der Purpura haemorrhagica ähnliche Affection, dunkelrothe Flecke, die jedoch unter dem Fingerdruck verschwinden. Man sah sie mehrfach im Beginne der Chloroforminhalation an der Vorderfläche des Thorax, unter der Inguinalbeuge und am Rücken als haemorrhagische 3—4 cm im Durchmesser haltende aus lebhaft rothen sich im Laufe einiger Secunden vergrössernden Punkten entstehen. Bei einigen dieser Flecke hob sich die Epidermis ab, und es entstand eine Blutblase. Nach 1—2 Minuten bildeten sich keine neuen Flecken mehr, und die bereits vorhandenen vergrösserten sich nicht.[4]). Auch andere Ausschlagsformen dürften vorkommen.

Nachwirkungen des Chloroform

Schon bald nach der Einführung des Chloroforms wurden in Deutschland und später in Frankreich leichtere sowie lebensgefährliche Nachwirkungen desselben berichtet. Dieselben enden bisweilen auch tödtlich und können nicht nur in directer Fortsetzung des allgemeinen Uebelbefindens nach der Narkose, sondern auch nach einem selbst Tage lang anhaltenden Intervall subjectiven Wohlseins entstehen. Im Wesentlichen kann es sich hier nur um eine, in Folge individueller Verhältnisse besonders langsam verlaufende chemische Beeinflussung der hierbei in Frage kommenden Gewebe durch Chloroform handeln, wie sie, nachdem der

---

1) Besnier, Journ. de Thér. 1877. p. 949. — Féréol, ibid. 1878. p. 112. — Beaun, ibid. p. 113.
2) Dujardin-Beaumetz, Journ. de Thérap. 1878. p. 75. — Moutard-Martin, ibid.
3) Jochheim, Allgem. med. Centralzeitung. 1878. 12 Stück.
4) Morel-Lavallée, L'Union médicale. 1884. T. XXXVIII. p. 161.

gleiche Vorgang beim Aether experimentell erwiesen war[1]), auch vom Chloroform seit lange vermuthet wird[2]). Diese Beziehung konnte auch durch ein ganz besonders langes und ergiebiges Festhalten des Chloroforms im Gehirn dargethan werden[3]). Seit Jahren kenne ich aus meinen eigenen Versuchen dieses Verhalten. Meist findet kurze Zeit nach der Narkose eine Beendigung des chemischen Processes, der sich bei der Einwirkung von Chloroform auf das Centralnervensystem abspielt, und eine Regulation der dadurch gesetzten functionellen Störungen statt. Liegen jedoch Bedingungen für ein Fortgehen des ersteren vor, so können dadurch lebenswichtige Organe leistungsunfähig gemacht werden. Das Chlor des Chloroforms ist an solchen Vorgängen absolut unbetheiligt, weil es keines der Symptome der Chloroformwirkung oder Nachwirkung hervorrufen kann.

Man beobachtete als Nachwirkung bisweilen einen eigenthümlichen Chloroformgeschmack. Uebelkeit und Erbrechen sind häufig. Unter 11,047 Narkosen fand man das letztere in 23 pCt. als Nachwirkung[4]), wie es scheint unabhängig von der Art der Chloroformanwendung aber beeinflusst durch die Individualität des Kranken und besonders die Dauer der Operation. Es ist um so hartnäckiger, je mehr Chloroform aufgenommen ist. Diejenigen, die schon einmal chloroformirt worden sind, leiden gewöhnlich weniger als Neulinge. Appetitverlust für Stunden oder Tage und Wochen folgt dem Erbrechen oder kommt auch ohne dieses neben Ekel vor Speisen vor[5]). Icterus kam unter 11,047 Fällen in 0,08 pCt. der Fälle zur Beobachtung. Eine melancholische Frau, die wegen einer Zahnextraction chloroformirt war, starb am 3. Tage, nachdem Erbrechen, Icterus, Albuminurie, Cylindrurie bei fortschreitender Urinverminderung bestanden hatte, unter zunehmender Herzschwäche[6]).

Auch acute gelbe Leberatrophie scheint sich dadurch ausbilden zu können. Wenigstens wies eine solche bei der Section ein mit 80 g Chloroform Herniotomirter auf, nachdem Icterus, Albuminurie, Schmerzhaftigkeit der Leber und am 4. Tage Sopor, Coma, agonales Fieber und Petechien aufgetreten waren[7]). Aphonie und Aphasie von 5 Wochen Dauer stellten sich bei einer Frau nach einer leichten Narkose ein[8]). Nach der Chloroformirung im Geburtsacte sah man mehrfach Störungen der Athmung auftreten, z. B. $1/2$ Stunde später, nachdem in der Zwischenzeit Wohlbefinden bestanden hatte: Dyspnoe, gefolgt von Convulsionen und Tod[9]). Bestehende Brustbeschwerden können durch die Chloroformirung von Gebärenden sich verschlimmern. Lungenkrankheiten erschienen in 0,19 pCt. unter 11,047 Narkosen. Herzlähmung kann angeblich noch 14 Tage

---

1) v. Bibra-Harless, Die Wirkung des Schwefeläthers. 1847. p. 148 ff.
2) Hermann, Archiv für Anat. u. Physiol. 1866. p. 27. — Lacassagne, Mém. de l'Acad. de méd. 1869/70. T. XXIX. p. 68.
3) Pohl, Archiv f. exp. Pathol. u. Pharmakol. 1891. Bd. 28. p. 253.
4) Lindh, II. Nord. Chir.-Congress. D. Med. Zeitg. 1896. p. 790.
5) Dumont, Correspondenzblatt f. schweiz. Aerzte. 1888. p. 715.
6) Marthen, Berl. klin. Wochenschr. 1896. No. 10.
7) Bandler, Mitth. aus den Grenzgeb. der Medicin. 1896. Bd. I.
8) Dumreicher, Allgem. med. Centralzeitg. 1869. No. 23.
9) Ramsbotham, Obstetric med. and surgery. p. 169.

nach überstandener Narkose zum Tode führen[1]). Kopfschmerzen, Mattigkeit und allgemeines Angegriffensein und bei Kindern weinerliches Wesen sind gewöhnliche Vorkommnisse. Bei manchen Individuen bildet sich ein „anästhetischer Stupor", d. h. es findet keine vollkommene Erholung aus dem Chloroformschlafe statt. Der Kranke liegt mit theilweisem Bewusstsein da und kann noch nach vielen Stunden in den Tod hinüberschlummern[2]), nachdem schlechter Puls, Gesichtsblässe und andere Symptome schweren Collapses aufgetreten sind[3]). Meist endet dieser Schlafzustand in 5—36 Stunden nach der Narkose. In anderen Fällen entstehen, und bleiben mehrere Tage lang: Aufregungszustände, Tobsuchtsanfälle mit Schreien, Umsichschlagen, Lachen, Weinen, Verzerrtsein des Gesichtes, sowie auch hysterische Anfälle mit tetanischer Streckung des Körpers, Verdrehung der Glieder, lautem Schreien und heftigen Weinkrämpfen nach dem Erwachen[4]).

In einem solchen Falle verbrauchte man freilich zur Narkose in 70 Minuten 150 g Chloroform (!). Der Kranke, der danach in den Nächten delirirte, starb am 4. Tage, nachdem ihm wegen Pulslosigkeit eine Infusion von 1 Liter Kochsalzlösung gemacht worden war, unter Athmungsstörungen. Auch progressive geistige Schwäche mit Abnahme der körperlichen Kräfte soll besonders bei Frauen, die während der Entbindung lange Chloroform erhalten haben, vorkommen, ja selbst hierdurch ein Leiden entstehen, das in seinem Verlaufe und Ende sich von der allgemeinen Paralyse der Irren nicht unterscheidet[5]). Es ist ein dringendes Erforderniss, mit Bezug auf solche Angaben statistische Erhebungen in Irrenanstalten vorzunehmen. Die Möglichkeit des Vorkommens solcher Zustände ist von vornherein zuzugeben. Der Zweifel hätte hierbei nur insoweit Berechtigung, als die Zeit der Einwirkung des Chloroforms im Vergleiche zu ähnlichen Einwirkungen anderer Stoffe, z. B. des Schwefelkohlenstoffs im Gewerbebetriebe, sehr kurz ist.

Indirect hängt mit der Chloroform- oder anderen Narkosen die „Narkosenlähmung" zusammen, die durch Ziehen der Arme nach hinten und oben, d. h. durch Quetschung des Plexus brachialis zwischen Clavicula und erster Rippe (combinirte Arm-Schulterlähmung) oder durch Druck auf einzelne Stämme zu Stande kommt (peripherische Narkosenlähmung). Die centrale Narkosenlähmung entsteht durch centrale Blutungen, Embolien, Degenerationsherde etc.

Die Chloroformsucht.

Kaum ein Jahr nach der ersten Anwendung des Chloroforms benutzten dasselbe schon Menschen als Genussmittel. Schon damals wurden Warnungen laut, die darauf hinwiesen, dass acute und chronische Geistesstörung durch einen solchen Missbrauch entstehen können[6]). Die Zahl

---

1) Lindh, Nikolaysen, Ugeskr. for Läger. Bd. 28. 4 u. 5.
2) Chassaignac, Rech. clin. sur le Chloroforme. 1853.—Demme, l. c. p. 24.
3) Nagel, Wiener med. Wochenschr. 1868. p. 1303.
4) Kappeler, l. c. p. 62. — Guthrie, Lancet. 1894. p. 193 u. 257.
5) Lee, l. c. — Johns, Dubl. quart. Journ. 1863. May. p. 353.
6) Pleischl, Wiener med. Jahrbücher. 1847.

dieser Chloroformriecher hat im Laufe der Zeit zugenommen. Aerzte, Apotheker, Heilgehülfen, Drogisten fröhnen am häufigsten dieser Leidenschaft. Manche nehmen die Einathmungen vielmals täglich, Andere seltener an einem Tage oder auch nur in Intervallen von 1—3 Tagen vor. Hier und da wird auch Chloroform innerlich genommen. Durch die Gewöhnung wird eine Toleranz geschaffen, die jedoch nicht weite Grenzen hat. Das freie Intervall ist fast immer kürzer als bei Morphiumsüchtigen. Eine Frau, die Chloroform öfter zu Inhalationen verwendet hatte, wurde reizbar, begann bald dringend weiter nach Chloroform zu verlangen, erhielt aber nichts und bekam nun eine typische Psychose mit Hallucinationen, Verfolgungsideen etc. Acute Excesse der Chloroformisten in Chloroform schaffen so schwere Folgen, als wenn ein Nichtgewöhnter die gleichen Mengen aufgenommen hätte. Als ein junger Chloroformriecher an einem Tage, wahrscheinlich noch unter dem Einflusse einer Berauschung, eine erneute Einathmung mit etwa 12—15 g Chloroform, die er auf ein Handtuch goss, vornahm, fiel er mit dem Gesicht auf das Handtuch und wurde nach etwa 10 Minuten pulslos gefunden; eine Rettung gelang nicht. Die Beweggründe für den Chloroformgebrauch sind die gleichen wie beim Morphium. Manche Morphiophagen fröhnen auch noch dem Chloroform. Die Tagesmengen schwanken zwischen 10 und 360 g[1]); wahrscheinlich wird vereinzelt noch mehr aufgenommen. In relativ kurzer Zeit verbrauchte ein Apotheker in dieser Weise ca. 8 Lit. Ein Morphinist, der nach Morphin nicht mehr schlief, brachte den grösseren Theil des Tages im Bette zu und chloroformirte sich, so oft er erwachte. Ein Anderer athmete anfangs tagsüber nur so viel ein, dass ein Verblassen der Sinneseindrücke eintrat, nahm des Nachts reichlicher, verlangte aber später das Narcoticum so ungestüm, dass er fast den ganzen Tag das Chloroform athmete, jede Rücksicht auf Beruf, Stellung, Flehen der Angehörigen fallen liess, und wiederholt eine Weinflasche voll in 24 Stunden, in der Nacht allein 500 g verbrauchte[2]).

Als Folgen der Chloroformsucht erscheinen körperliche und geistige Störungen. Die Verdauung leidet[3]), epigastrische Schmerzen und Erbrechen entstehen, und das Erbrochene kann Blut enthalten. Körperliche Schwäche und Abmagerung treten bei einigen Kranken besonders sichtbar in den Vordergrund. Icterus wurde mehrfach, z. B. bei einem Arzte, beobachtet, der nur alle 2—3 Tage Chloroform einathmete[4]). Er kann mit Schwellung und Schmerzhaftigkeit der Leber auf Druck und Oedemen einhergehen. Das Herz kann Leistungsstörungen aufweisen. Andere Chloroformisten klagen über Frostgefühl und Neigung zu kalten Händen und Füssen, Fehlen des Geschlechtstriebes, Gliederzittern, Kurzathmigkeit und accomodative Asthenopie. Für die Diagnose verwerthbar halte ich die Reizerscheinungen an der Nase, die den Kranken zu fortwährendem Schnüffeln veranlasst. Das Leiden kann durch allgemeinen Marasmus enden.

Functionelle, periodische oder dauernde Störungen im Centralnervensystem überwiegen. Die Individuen zeigen gewöhnlich eine Verschlech-

---

1) Barnes, British med. Journ. 1883. p. 1143.
2) Rehm, Berl. klin. Wochenschr. 1885. p. 319.
3) L. Lewin, Lehrbuch der Toxikologie. 2. Aufl. 1897. p. 151.
4) Leudet, Le Progrès médical. 1874. p. 516.

terung des allgemein sittlichen Verhaltens, sie sind verlogen, misstrauisch, reizbar, launisch, in Extremen sich bewegend; ihr Gedächtniss leidet, alle geistigen Functionen sind verlangsamt; der Schlaf ist schlecht oder fehlt. Bei Einigen erscheinen neuralgische Beschwerden und in vorgeschrittenen Stadien auch trophische Störungen[1]), sowie Hallucinationen, an die sich ein dem Delirium tremens ähnlicher Zustand anschliessen kann[2]). Andere bekommen nach 1—2 Jahren Manie mit Verfolgungswahn[3]). Ein solcher Mensch kann den Eindruck eines Quartalsäufers machen. Während er gewöhnlich normal erscheint, wird er mit dem periodischen Eintritt einer gewissen Erregung ein anderer, verlangt leidenschaftlich nach Chloroform und verfällt geistig und körperlich. Einige dieser Chloroformsüchtigen müssen bald ihren dauernden Aufenthalt im Irrenhause nehmen, einzelne, wie jene Frau, die 40 Jahre lang dem Chloroform, Aether und Alkohol fröhnte, halten auf Grund einer besonderen Individualität trotz ihrer Wesensänderung und zeitweiliger Delirien doch sehr lange körperlich und psychisch Stand. Eine chloroformsüchtige Arztfrau, die für eine Operation Chloroform athmete, und in der halben Narkose Rigor mortis bekam, wurde von dem Tage dieses Vorfalles an geistig nicht wieder normal, bekam eine schmutzige Hautfarbe, magerte ab und starb 2 Jahre später, vielleicht weil der Missbrauch des Mittels heimlich weiter getrieben wurde.

Nach der Entziehung des Chloroforms nimmt die Erregung einen ungewöhnlichen Umfang an. Unter dem Einflusse von Angstvorstellungen und Sinneshallucinationen toben die Kranken, werfen sich ruhelos umher, und schreien so lange, bis die Erschöpfung ihnen das Rasen nicht mehr gestattet. Erbrechen, Durchfall und Herzschwäche gesellen sich dazu. Nur wenn der Gebrauch des Narcoticums sehr kurze Zeit angehalten hat, ist die Möglichkeit der Wiederherstellung gegeben.

Pathologisch-Anatomisches der Chloroformnebenwirkungen.

Die objectiven Befunde an der Leiche haben sich bisher als so unbeständig erwiesen, dass daraus Schlüsse nicht gezogen werden können. Sieht man von bedeutungslosen stärkeren Blutfüllungen des Herzens ab, so bleiben nur zwei erwähnenswerthe Befunde übrig. In den Venen und im Herzen von Thieren und Menschen, die durch Chloroform gestorben waren, fand man, ohne dass Fäulniss eingetreten war, Gasblasen, und glaubte deswegen den Chloroformtod auf eine Embolie der Lungencapillaren durch die in den Venen entwickelten Chloroformdämpfe zurückführen zu können. Das Gas erwies sich später als Stickstoff. Wie bei jeder Erstickung gehen auch bei der Chloroformasphyxie Gase in das Blut über. Dieser Vorgang hat wohl keine Beziehung zum Chloroformtod.

Als fernerer Leichenbefund ist das Auftreten von pathologischem Fett in Organen hervorzuheben. Ich glaube (vid. p. 34), dass es sich hierbei zum geringsten Theile um eine fettige Entartung von Organen,

---

1) Regnault, Dubois, British med. Journ. 1885. II. 10. Oct. p. 719.
2) Watkins, Ther. Gaz. 1884. p. 263. — Svetlin, Wien. med. Presse. 1882. p. 1481, 1517.
3) Schüle, Handbuch der Geisteskrankheiten. p. 350.

oder um eine primäre Verfettung von Epithelien und Hereingeschwemmtwerden des Fettes in parenchymatöse Organe handelt, sondern dass eine Fettinfiltration durch extrahirtes Fett, Mark- und Myelinstoffe vorliegt. Vorzugsweise sollten die Muskelfasern des Herzens fettig entarten, oder Fragmentation des Herzmuskels entstehen, die ja meistens eine agonale Veränderung darstellt. Indessen fand man bei durch Chloroform zu Grunde gegangenen Menschen und im Experiment nur die Herzganglien[1]) an den Rändern vielfach eingebuchtet und mit einer feinkörnigen Masse umgeben, und das Protoplasma stark gekörnt, mit schwarzen, als Fettkörnchen gedeuteten Punkten untermischt. Die Kerne waren auffallend gross, gebläht, die Muskulatur normal[2]). Es kann bezweifelt werden, ob in der kurzen Zeit zwischen Chloroformaufnahme und Tod so wesentliche cellulare Veränderungen entstehen können. Lässt man meine Erklärung gelten, so wird der Befund leichter verständlich, ohne dass freilich dadurch der Zusammenhang dieser Veränderungen mit dem Chloroformtod erwiesen wird. Denn eine Reihe von krankhaften Zuständen am Herzen, besonders aber an den Nieren können auch ohne Chloroformnarkose vorhanden sein und ohne sich durch grobe Functionsstörungen im Leben bemerkbar zu machen.

Therapie der Chloroformnebenwirkungen.

Zahlreich sind die Vorschläge, um prophylactisch oder curativ Chloroformwirkungen in günstigen Bahnen zu erhalten oder in solche zu leiten. Manche sind an vielen Kranken versucht worden und haben dabei ihre Unzulänglichkeit erkennen lassen, andere haben nur vereinzelt Verwendung gefunden und gestatten deshalb keine sichere Beurtheilung.

1. Prophylaktische Maassnahmen:
a) Chemischer Natur. Dieselben zielen darauf hin, gewisse Organe für eine spätere Einwirkung des Chloroforms unzugänglich zu machen. Das Erbrechen soll oft durch Einathmen von Essig aus einer damit getränkten Compresse verhindert werden.[3]) Bei vorhandener Herzschwäche, und bei Individuen, die von Affecten beherrscht sind, soll vorher Alkohol gereicht werden.[4]) Kinder erhalten 15 Minuten vor Beginn der Anästhesirung je nach der Altersstufe 15—60 Tropfen oder bei Herzschwäche noch grössere Mengen von Cognak in Wasser.[5]) Auch subcutan wurde verdünnter Cognak zu 40 ccm. und mehr lauwarm bei Schwächezuständen, z. B. bei einer Laparotomie injicirt.[6])

Von prophylaktischen Digitalisdosen (innerlich oder subcutan)[7]) ist wenig zu erwarten, da, wenn sie vielleicht auch in der gewünschten Zeit das Herz tonisiren, sie doch das Athmungscentrum unbeeinflusst lassen. Das Gleiche gilt vom Spartein.

---

1) Winogradow, Wratsch. 1884. p. 669 ff.
2) Otto, Prager med. Wochenschr. 1890. No. 19.
3) Warholm, Brit. med. Journ. 1894. II. 24. Die Angabe (Revue de Chir. 1895. No. 9), dass sich aus dem Chlor des Chloroforms und der Essigsäure Trichloressigsäure bilde, ist falsch.
4) Richardson, Asclepiad. 1884. I. p. 159.
5) Demme, l. c. p. 49, 54.
6) Louge, Gaz. des hôpit. 1894. p. 927.
7) Schilling, Münch. med. Wochenschr. 1893. 3. Oct.

Das Pikrotoxin kann in der gewünschten Richtung keinen Nutzen leisten, ebensowenig das Strychnin, oder das Chloralhydrat.[1]) Man wollte das letztere Erwachsenen zu 3—4 g, Kindern mit 0,15 g beginnend, eine Stunde vor der Narkose reichen. Ich halte diese Methode aus den bereits erörterten Gründen für gefährlich. Sollte man schon Chloralhydrat selbst nicht gebrauchen, weil es insidiös wirkt, so ist eine Addition seiner Wirkungen auf die Medulla oblongata zu der des Chloroforms in jedem Augenblicke drohend. Die Kranken bleiben nach der Narkose in einer beträchtlichen Prostration.[2]) Im Stadium der Narkose sah man bei der Hälfte aller so behandelten Kinder wiederholtes Erbrechen, stertoröses Athmen, livide Färbung der Schleimhäute und der Wangen, und unregelmässige, durch die Schwäche und Unvollständigkeit der Contractionen beunruhigende Herzthätigkeit.

Häufiger benutzt man, besonders bei Säufern, das Verfahren, der Chloroformeinathmung eine Morphiuminjection vorangehen zu lassen. Für Kinder sollte dasselbe einmal mit Rücksicht auf deren besondere Empfindlichkeit für Opium und Opiumbestandtheile vermieden werden, und sodann weil thatsächlich dadurch bedenklicher Collaps, Herabsetzung der Herzthätigkeit und Sinken der Körperwärme bis auf 36,0° C. zu Stande kamen. Auch bei Erwachsenen ist, wenngleich vielleicht die Excitation dadurch abgekürzt wird, die Möglichkeit von Additionswirkung des Morphins und des Chloroforms vorhanden. Die Herzsyncope wird hierbei drohender, in Stupor befindliche Menschen können in ihm durch Morphin bis zum Tode festgehalten werden,[3]) und das Erbrechen wird durch Morphin gesteigert. Man kennt auch Todesfälle, die in und nach einer solchen Narkose durch Herz- und Athmungsstörungen zu Stande kamen.[4])

Der Chloroformirung schickte man auch subcutane Atropininjectionen voran, um die durch Chloroform bedingte hohe Erregbarkeit der herzhemmenden Vagusfasern herabzusetzen. Diese Methode ist theoretisch nur theilweise gerechtfertigt, und praktisch hat sie bedenkliche Schwierigkeiten, die in den Nebenwirkungen des nur in grossen Dosen die gewünschte Wirkung hervorrufenden Atropins liegen. So treten z. B. dadurch leicht Nachblutungen durch Atonie des Uterus auf.

Dies führte dazu, 20—30 Minuten vor der Chloroformnarkose Morphin (0,01 g) und Atropin (0,0005 g) zusammen zu injiciren, um dadurch die Gefahren des Chloroforms und seine erforderliche Menge zu verkleinern und die Narkose ruhig zu gestalten.[5]) Ob diese Ziele erreicht werden, ist sehr zu bezweifeln. Damit nicht genug, werden jetzt combinirte Morphium-Atropin-Chloral-Chloroform-Narkosen empfohlen. Diese Methode ist ganz unzulässig, selbst wenn die Kranken nicht sofort dadurch zu Grunde gehen.

Auch in den „gemischten Narkosen" kann ich keine Vortheile erblicken. Die combinirte Chloroform-Aethernarkose in irgend einer ihrer Anordnungen (beide Stoffe gemischt, oder einer vor dem anderen) bietet die gleichen, ja sogar grössere Gefahren als jede einzelne dar. Da der Aether wegen seines niedrigen Siedepunktes schneller in das Gehirn eintritt, so trifft das Chloroform dort mit seiner ganzen potentiellen Energie auf eine bereits abnorme Basis und schafft gemeinsam mit dem Aether eine Summe lebendiger Kraft in Gestalt chemischer resp. toxischer Wirkung, welcher das Gehirn unterliegen kann. Todesfälle ereigneten sich dadurch reichlich, z. B. nach Verbrauch von nur

---

1) Perrin, Bulletin de l'Académie de Médecine. 1889. 16. Juillet.
2) Trélat, Bulletin de l'Académie de Médecine. 1889. 16. Juillet.
3) Poncet, Compt. rend. de la société de Biologie. 1883. p. 287.
4) Bartscher, b. Eulenburg, Die hypoderm. Inject. der Arzneimitt. 1875. p.163.
5) Aubert, Compt. rend. de la Soc. de Biologie. 1883. 21. Avril. — Gayet et Tripier, ibid. p. 628. — Dastre, l. c. — Jennings, Centralbl. f. Chirurgie. 1884. p. 709 u. A.

4 g (4 Th. Aether, 1 Th. Chloroform),[1]) oder einer Mischung von 60 Th. Aether und 40 Chloroform in unvollständiger Narkose unter Krämpfen,[2]) oder durch eine Morphin-Chloroform-Aether-Narkose.[3]) Noch weniger wünschenswerth sind die Narkosen mit Chloroform und Methylalkohol oder Chloroform und Amylnitrit (500:7,5) (Chloramyl), oder Chloroform und Terpentinöl (5:1).[4]) Ob das Verbinden von Sauerstoff mit Chloroform Vorzüge vor dem reinen Chloroform bietet, hat sich bisher nicht entscheiden lassen.

Ganz werthlos ist die Cocaïnisirung der Nase, um die Vagusbeeinflussung durch Chloroform zu verhindern, weil der Vagus noch von anderen Stellen aus vom Chloroform getroffen werden kann, und der Chloroformtod meist ein asphyctischer ist, also mit dem Vagus nichts zu thun hat. Auch die Praxis urtheilt über die Methode abfällig.[5])

b) Allgemeiner Natur. Starke Geräusche im Operationszimmer sollen vermieden werden, da diese selbst bei vollkommener Unempfindlichkeit durch Reizung von Gehörnerven die Operation störende Reflexe hervorrufen können. Um das Erbrechen zu verringern, soll der zu Chloroformirende wenigstens 2 Stunden vor der Narkose keine feste Nahrung zu sich nehmen. Während der Narkotisirung soll die Rückenlage mit gering erhöhtem oder niedrig gelagertem Kopfe eingenommen werden. Hals, Brust und Leib sollen nicht einem beengenden Druck durch Gewandung oder fremde Hände ausgesetzt sein. Um das Zurücksinken der Zunge zu verhindern, kann man den Unterkiefer leicht gegen den Oberkiefer andrücken. Für einen reichlichen Zutritt von Luft neben dem Chloroformdampf ist zu sorgen, eventuell die Chloroformquelle zeitweilig vom Gesicht fernzuhalten. Komisch wirkt der Rath, die Chloroformcompresse mit wenig Chloroform fest gegen Mund und Nase zu pressen! Besondere Inhalatorien sind überflüssig und ebenso gefährlich wenn sie nicht genügend Luft zu den Lungen lassen, als wenn der Chloroform-Drahtkorb oder das Tuch wie eine undurchgängige Maske über Nase und Mund des Kranken bis zur Asphyxie gestülpt wird. Die Narkose tritt bei gleichzeitiger Zufuhr von genügenden Luftmengen langsam ein. Man muss eben in Kliniken Zeit haben, sonst werden jene Unglücksfälle nie enden! Die Haut des Gesichtes kann vor der Reizwirkung des Chloroforms etwas durch Einfetten, am besten durch Vorsicht beim Aufträufeln auf den Drahtkorb geschützt werden. An zwei aufeinander folgenden Tagen soll der Kranke nicht chloroformirt werden.

2. Curative Maassnahmen.

a) Chemischer Natur. Gegen das bereits vorhandene Erbrechen sollen Trinken von heissem Wasser, Eisstückchen, kohlensäurehaltige Getränke, kleine Mengen von Opium, kalte Compressen oder Senfteige auf die Magengegend u. A. m. wirksam sein. Radix Colombo in Pulverform mit viel Wasser ist zu versuchen. Drückt man das Nagelglied des linken Daumes kräftig über dem sternalen Ende der linken Clavicula ein, so comprimirt man den Phrenicus und Vagus und soll Erbrechen und Singultus dadurch aufhören lassen.[7])

Gegen die Asphyxie durch Angesogenwerden der Nasenflügel sind die letzteren zu lüften, oder besser ist ein Hemdenknopf so einzulegen, dass die

---

1) Crockett, Americ. Journ. of medic. scienc. 1857. II. Vol. 34. p. 284.
2) Bigelow, Brit. med. Journ. 1873. II. 13. Dec. p. 692.
3) Reeve, New York med. Journ. 1892. 4. June. p. 635.
4) Frank, Wien. med. Presse. 1879. No. 1. — Wachsmuth, Vierteljahrschr. f. ger. Med. Bd. 28. p. 393.
5) Zoege v. Manteuffel, Münch. med. Wochenschr. 1896. No. 12.
6) Phocas, Le Nord médical, 1896. No. 30.
7) Joos, Correspondenzbl. f. schweiz. Aerzte. 1893. 1. Febr.

untere Platte am Septum ruht und das Knöpfchen gegen den erschlafften Nasenflügel drückt. Bei dem **Chloroformscheintod** soll durch Inhalation von **Amylnitrit** die Reflexerregbarkeit der Centren schnell wiederhergestellt werden. Auch subcutane **Strychnininjectionen** wurden zur Erregung vasomotorischer Centren als dienlich angepriesen. Ich glaube, dass man hier, wo jede Secunde über Leben oder Tod entscheiden kann, nicht unsichere Versuche anstellen darf, sondern zu den versprechendsten Hülfsmitteln greifen muss. Dies schliesst nicht aus, dass man Aether auf den Leib des Kranken giesst, oder kaltes Wasser in die Nackengegend aus grösserer Höhe herabströmen lässt[1]) um eine Inspiration auszulösen. Von der venösen ca. 0.6% Kochsalzinfusion, ist wohl nicht viel zu erwarten.

b) **Mechanische Hülfsmittel.** Den mechanischen Verschluss des Kehlkopfeinganges durch Zurücksinken der Zunge oder durch den krampfhaften Zug, den die hinteren Zungenmuskeln ausüben, beseitigt man durch Aufsperren des Mundes, wenn nöthig mittelst **Heister'schen Speculums** und durch Hervorziehen der Zunge mittelst Zungenzange oder Fadenschlinge oder schnelles Nachvorndrücken auf den Zungenrücken sowie Reinigung des Mundes von Schleim. In vielen Fällen kommt man mit der einfacheren Manipulation des Lüftens des Unterkiefers[2]) aus.

Entstehen trotz freien Lufteintritts Herz- oder Athmungsstörungen so ist das Chloroform sofort zu entfernen, für frische Luft zu sorgen und die künstliche Athmung einzuleiten.

α) Nicht viel ist zu erwarten von dem Einblasen der Luft von Mund zu Mund oder mittelst eines Blasebalges, dessen Rohr in ein Nasenloch oder bis zur Zungenwurzel eingeführt wird, wobei die Exspiration durch Compression des unteren Thorax resp. des Unterleibes unterstützt und die Nase entsprechend verschlossen werden muss.

Besser ist die Lufteinblasung mittelst Larynxkatheter. Lässt sich dieser nicht einführen, so muss tracheotomirt und Luft durch die Kanüle eingeführt werden.

β) Die rhythmischen Tractionen der mit Zange oder Tuch gefassten Zunge leisten viel, versagen aber gelegentlich auch, selbst bei einer Dauer von 40 Minuten. Die Methode von **Marshall-Hall** und ähnliche, die eine rhythmische Erweiterung und Verengerung des Thorax durch Lagerungswechsel in Seiten- und Rückenlage erstreben, haben mehrfach Nutzen gestiftet, erfordern aber einen sehr grossen Kräfteaufwand.

γ) Das Herabhängenlassen des Kopfes durch Lagerung oder die Inversion durch Aufhängen an den Füssen[4]) resp. durch Heben und Senken des Körpers um seine Längsaxe auf einem entsprechend beweglichen Operationstisch sind zu empfehlen, besonders aber das rhythmische Hochheben der Beine und des Rumpfes während der Kopf liegen bleibt, oder zwischen den Knieen des Operateurs fixirt ist.

ε) Die Galvanisirung des Phrenicus (positive Elektrode auf den N. phrenicus am Halse, entsprechend dem M. scalenus, die negative, auf das Präcordium) kann eine Athmung anregen, setzt aber Apparate voraus und ist nicht die zuverlässigste Methode, ausserdem beeinflusst der faradische Strom die Herzthätigkeit unangenehm[5]).

ζ) Die Herzmassage (Herzboxen), d. h. Druckstösse mit dem Handballen

---

1) **Michon**, Bullet. de l'Académie de Médecine. 1889. Séance du 30. Juillet.
2) **Heiberg**, Berl. klin. Wochenschr. 1874. p. 499.
3) **Briquet**, Lyon médic. 1894. p. 426.
4) **Spörer**, Petersb. m. Wochenschr. 1879. p. 280. — **Schuppert**, Zeitschr. f. Chir. Bd. III. p. 569.
5) **Braatz**, Berliner Klinik. H. 8.

auf die Gegend der Herzspitze, wenn das Herz seine Arbeit einzustellen droht. Da das Herz dies aber sicher nicht primär bei den am häufigsten vorkommenden Asphyxieen thut, so ist der Werth dieser, wie irgend ein anderer roher Reflexreiz wirkenden Methode sehr eingeschränkt.

η) Die Acupunctur resp. Elektropunctur des Herzens (vid. pag. 34) wurde bei eingetretenem Herzstillstande als letztes Zufluchtsmittel versucht, indem man eine Nadel am linken Sternalrande im 4. Intercostalraume $3/4 - 1''$ tief einstiess und eine zweite weiter gegen die Brustwarzen hin und etwas weiter nach unten. Abgesehen von dem mehr als zweifelhaften Nutzen dieser Procedur kommen mehrere gefährliche Umstände hinzu, welche direct Schaden stiften können. Es ist bekannt, dass die Verletzung einer Stelle im Septum ventriculorum durch einen Nadelstich Herzstillstand zur Folge hat. Auch bei geschickter Hand ist eine solche Verletzung aber möglich. Ausserdem können starke Ströme dem Herzen den noch vorhandenen Rest von Erregbarkeit rauben[1] während schwache den Herzmuskel nicht oder ungenügend erregen.

Aether.

Im Jahre 1818 wurde von einem Menschen berichtet, der in Folge von Aethereinathmungen sich mehr als 30 Stunden in Lethargie und Todesgefahr befunden habe, aber erst 1846 durchhallte allgemeine Begeisterung die Welt, als dieser Schmerzstiller arzneilich verwerthet wurde. Trotz des sehr bald auftretenden und siegreichen Nebenbuhlers, des Chloroforms, gebrauchte man in Neu-England, Südfrankreich und anderen Ländern den Aether weiter fort aus Gründen, die im Wesentlichen auch heute noch gelten, wo der Aether ernstlich und mit Erfolg das Chloroform zu verdrängen versucht. Dieselben decken sich mit den Auseinandersetzungen, die ich in der allgemeinen Besprechung über Inhalations-Anästhetica machte und den Ergebnissen der Abhandlung über Chloroform. Obschon, auch Todesfälle durch Aether bald nach seiner Einführung[2] und noch später, manchmal an einem Orte in eigenthümlicher Häufung[3], vorkamen, so ist er doch zweifellos weniger gefährlich als Chloroform. Ja, man ist der Meinung, dass das Mittel an sich so gut zu handhaben sei, dass ein Arzt, dem damit ein Todesfall zustiesse, anders wie beim Chloroform, für denselben verantwortlich gemacht werden könnte[4]. Diese grössere Sicherheit in der Anwendung des Aethers wird jetzt auch von vielen, bisher eifrigen Chloroformvertheidigern betont. Schon aus diesem Grunde ist die Meinung, dass die allgemeine Einführung des Aethers als Inhalationsanaestheticum einen Rückschritt bedeute, irrthümlich.

Die geringere Gefahr, die der Aethergebrauch in sich schliesst, beruht wesentlich darauf, dass die Grenzschwelle zwischen Schlaf und Tod beim Aether relativ gross ist. Vom Chloroform genügen beim Thier ca. 8 g mehr als die Schlafdosis beträgt, um zu tödten, beim Aether gehören dazu ca. 40 g. Freilich die beim Aether verwandte und ganz unzulässige „Erstickungsmethode", die eine schnelle Zufuhr von grösseren

---

[1] Lesser, Die chirurg. Hülfeleistungen. Leipzig 1880. p. 137.
[2] Robs, Lond. med. Gaz. Vol. IV. 1847. p. 585. — Eastment, ibid. p. 631. u. A.
[3] Gazette hebdomadaire de Médecine. 1867. p. 753.
[4] Schiff, cit. bei Conte, De l'emploi de l'Éther. Genève 1882. p. 98.

Mengen des Narcoticums bei Abschluss von Luft dadurch herbeiführt, dass eine luftdicht schliessende Maske auf Mund und Nase gelegt wird, ist so gefährlich, dass durch sie reichlich die geringere, dem Aether gegenüber dem Chloroform innewohnende Gefahrlosigkeit aufgewogen wird. Hierbei berücksichtige ich noch nicht die Möglichkeit der Kohlensäurevergiftung. Man kann auch gut narkotisiren, ohne die Maske auf das Gesicht zu legen.

Die Aether-Excitation ist bei Erwachsenen meist gering. Bei Kindern dauert sie länger an als bei Erwachsenen. Die starke Erregung der Alkoholiker, die oft mit Zittern beginnt und dann in eine eigenthümliche Starre übergeht, soll durch vorgängige Zufuhr von Alkohol verhütet werden.

Die für die Narkose erforderlichen Aethermengen schwanken nach dem Alter, in diesem aber auch nach der Individualität und nach der Anwendungsmethode. Mit der „Erstickungsmethode" sollen Kinder ca. 25 g, Erwachsene 50 g bedürfen. Bei 180 Narkosen von durchschnittlich 29,7 Minuten wurde für jede 167,8 ccm Aether verbraucht[1]). In England erachtet man als nothwendig für Erwachsene: 15 g für Herbeiführung der Anästhesie und 28 g für jede 15 Minuten um dieselbe zu erhalten[2]). Lässt man rationell den Aether als Dampf mit Luft in bestimmten Verhältnissen gemischt aufnehmen, so reichen bereits 3,7 pCt. von ihm aus, um Menschen zu narkotisiren[3]). Entsprechend seinem niedrigen Siedepunkt beginnt die Ausscheidung des Aethers durch die Lungen, vielleicht auch durch den Harn und die Haut, bald nach seiner Aufnahme, aber hört eigenthümlicherweise meist erst geraume Zeit nach beendeter Narkose auf. Danach können auch die Nebenwirkungen bis zu 60 und noch mehr Stunden anhalten.

Die Ursachen der Nebenwirkungen, die unter 180 Narkosen 45mal (25 pCt.) entstanden, sind sehr verschiedenartig. Meistens führt die chemische Beschaffenheit des Aethers nicht zu solchen. Selbst absolut reiner Aether besitzt Untugenden. Aus Aetherdampf bildet sich an der Gasflamme Acetylen. Einen Nachtheil kann ich demselben ebensowenig wie dem im Aether vorkommenden Aldehyd zuschreiben, da der als solcher angesprochene Hustenreiz sehr gering ist. Die leichte Entzündlichkeit des Aethers erheischt, zumal seine Dämpfe sich auch an ziemlich entfernten Flammen entzünden, die grösste Vorsicht. Man hat auch, mit Unrecht[4]), geglaubt, die Aethernarkose wegen der Gefahr der Verbrennung vermeiden zu müssen, wenn man mit dem Thermocauter oder galvanokaustischen Apparaten, Gesichts- oder Halsoperationen vornehmen muss.

Der Aether scheint manche Krankheiten z. B. den Kropf, und Leiden der oberen und tieferen Luftwege durch örtliche Reizung unangenehm zu beeinflussen, und die erzeugten Veränderungen veranlassen auch umgekehrt eine Störung der Narkose. Bei einem kropfkranken Mädchen entstanden nach den ersten Inhalationen Speichelfluss, Räuspern, Husten

---

1) Mertens, Münch. med. Wochenschr. 1895. p. 1054.
2) Robson, Brit. med. Ass. Leeds. 1889. 13—16. Aug. — Sem. méd. 1889. p. 307.
3) Dreser, Chirurgen-Congress 1895.
4) Fueter, Deutsche Zeitschr. f. Chir. Bd. XXIX. p. 1. — Ormsby, Brit. m. Journ. 1889. II. p. 951.

mit Cyanose und Erbrechen[1]). Nierenkrankheiten werden vielfach als eine Contraindication für die Aethernarkose angesehen. Indessen behalten Thiere trotz wochenlang wiederholter Aether-Narkose gesunde Nieren und bei Menschen entsteht nicht Verschlimmerung bestehender Nierenerkrankungen[2]). Nichtsdestoweniger ist bei den letzteren Vorsicht am Platze, da der Thierversuch für diesen Fall nicht alles beweist und bei Menschen nur selten eine eingetretene Verschlimmerung bald nachweisbar ist. Herzklappenfehler werden jetzt nicht als Contraindication angesehen, und man controlirt auch bei der „asphyxirenden Methode" nicht einmal den Puls. Doch ist darauf hinzuweisen, dass eine bei Herzkranken im Stadium der Compensation entstehende Bronchitis unangenehme Folgen hat. Epileptiker und nervös Veranlagte sind für gewisse Nebenerkrankungen seitens des Centralnervensystems besonders disponirt.

Die Statistiken über Aether-Todesfälle sind ebenso unzuverlässig als die vom Chloroform mitgetheilten. Trotzdem ist die geringere Gefährlichkeit des Aethers zweifellos, die sich in einer niedrigeren Mortalitätsziffer, nämlich 1 : 23204 oder 1 : 14646 Narkosen widerspiegelt. Auch das Eintreten von Scheintod oder gefährlicher Respirationsstockung ist viel seltener als bei der Chloroformanwendung. Die Todesursache scheint in den meisten Fällen Athemlähmung zu sein[3]), wenngleich auch gelegentlich das Herz seine Thätigkeit gleichzeitig mit der Athmung einstellt. Eine besondere individuelle Empfindlichkeit scheint auch hier auf einen solchen Ausgang Einfluss zu haben. So starb z. B. ein Mensch, nachdem etwas über 30 g Aether verbraucht waren, trotz häufigen Fortnehmens des Inhalationsapparates vom Gesicht und bei nicht tiefer Narkose. Brechbewegungen und Erbrechen leiteten das Ergebniss ein, einige tiefe Inspirationen beendeten es[4]). In anderen Fällen stand das Herz still, wurde aber wieder in Gang gebracht und einige Zeit später erfolgte ein Rückfall durch Herz- und Athemstillstand. Solche Rückfälle von Scheintod in Scheintod oder Tod wurden mehrfach beobachtet. Aus dem Kreise solcher Zufälle müssen jene ausgeschieden werden, in denen z. B. nicht nur zuerst Bromäthyl, sondern nachher der Aether mit der „Erstickungsmethode" zu 250 g gegeben wurde[5]). Dies sind Fälle für den Strafrichter. Durch Hineingelangen von Blut oder Mageninhalt in die Lungen z. B. bei aufeinandergepressten Kiefern kann Erstickung erfolgen. Der Aethertod erfolgt während der Narkose oder einige Zeit darauf. An den Nachwirkungen sind oft schwere Lungenerkrankungen betheiligt.

Sehr nervöse, jüngere Kinder sind zuweilen selbst durch reichliche und fortgesetzte Zuleitung von Aetherdämpfen nicht über die Periode der Aufregung hinaus in den Zustand vollkommener Anästhesie und Muskelerschlaffung überzuführen[6]). Auch nach Anwendung der rectalen

---

1) Kappeler, Anästhetica. 1880. p. 171.
2) Dumont, Correspondenzbl. f. schweiz. Aerzte. 1888. p. 713.
3) Flourens, Compt. rend. de l'Académ. Vol. XXIV. 1847.
4) Hartley, The Lancet. 1880. II. 4. Sept. p. 376.
5) Chirurgen-Congress Berlin 1893.
6) Demme, Die Anästhetica. Handb. der Kinderkrankheiten. p. 61, 56.

Aetherisirung sind Fehlerfolge beobachtet worden, z. B. von einem Beobachter 7 mal unter 22 Fällen[1]).

Oertliche Nebenwirkungen des Aethers.

An den Körperstellen, an denen der Aether oder sein Dampf einwirken können (Gesicht, Hals, Brust, Schulter) entsteht ein brennendes, gross- oder kleinfleckiges, seltener masernartiges Erythem, bei jugendlichen Individuen mit zarter Haut schon bald nach dem Auflegen der Maske. Während es an den von der Maske unbedeckten Theilen schnell verblasst, hält es, namentlich am ganzen Unterkieferrand in hochrothen, unregelmässig contourirten Flecken oft bis zum Entfernen der Maske an. Auf einen örtlichen starken Hautreiz und dadurch bedingte Lähmung der Vasomotoren und Blutstase in den Capillaren ist wohl auch die cyanotische Röthung des Gesichtes zurückzuführen.

Ein practisch grösseres Interesse besitzen die nach subcutaner Beibringung entstehenden Aetherlähmungen, die sich am häufigsten an dem Vorderarm, der leider, trotz vielen Ermahnens immer noch mit Aether- und anderen medicamentösen Injectionen be- und misshandelt wird, finden. Gerade das Entstehen dieser Lähmung illustrirt die Erklärung, die ich von dem Wirkungsmechanismus der Inhalations-Anästhetica gegeben habe. Es handelt sich um eine chemische Einwirkung auf die Nervenfasern, die mit dem Mittel oder dessen Dampf in Berührung kommen. Es entsteht eine degenerative Neuritis, die sich als Functionsstörung, in der Schnelligkeit proportional der an den Nerven gelangten Aethermenge, nach wenigen Minuten[2]), nach 24 Stunden[3]) und selbst erst nach 19 Tagen[2]) bemerkbar macht. Je schwerer der erste Angriff ist, um so leichter dehnt sich die anfangs örtliche Erkrankung auf weitere Gebiete der Nerven aus. Das leichte Durchdringungsvermögen des Aethers bedingt, dass auch bei oberflächlicher Einspritzung eine Beeinflussung von Nerven zu Stande kommen muss, und macht erklärlich, dass die Einspritzung in die Nähe grosser Nerven, oder in die Tiefe der Musculatur erhebliche Lähmungen zur Folge hat[4]).

Der Thierversuch unterstützt die klinische Erfahrung. Legt man 1 cm eines N. ischiadicus frei und beträufelt ihn längere Zeit mit Aether, so werden die sensiblen und motorischen Fasern gelähmt. Eine parenchymatöse Entzündung ist nachweisbar. Bei Menschen entsteht bald nach der Einspritzung Brennen, das bis zu mehreren Stunden dauern kann, und mehrtägige Schmerzen. Daran schliesst sich die Entwickelung der Lähmung. Trifft dieselbe den Vorderarm, so werden der Nerv. radialis resp. sein Ramus profundus getroffen. Gelähmt sind die Mm. extensores digit. communes, extensor indicis und digiti quinti propr., auch der abductor und extensor pollicis longus und brevis, oder die vom Ramus profundus versorgten Muskeln mit Ausnahme des Extens. digiti minimi propr.[5]). Die faradische Erregbarkeit fehlt ganz, oder ist auf ein, bei

---

1) Wanscher, Hospitalstidende. 1884. Bd. II. p. 555.
2) Arnozan, Arch. de Méd. 1882. p. 617. — Gaz. hebd. de Méd. 1885. p. 22, 38, 150.
3) Wallace, Edinburgh med. Journ. 1890. Vol. 36. p. 244.
4) Arnozan et Salvat, Gaz. hebdom. de Médic. 1885. p. 38.
5) Kron, Verhandl. der Berl. med. Gesellsch. 1885. p. 150.

sehr starken Strömen gerade erkennbares Minimum gesunken. Mitunter reagiren die Muskeln auch bei Reizung des Radialisstammes nicht. Für die directe galvanische Reizung erwies sich manchmal die Zuckung träge und im Vergleiche zur anderen Seite gesteigert. Die Entartungsreaction[1]) kann auch fehlen. Atrophie kommt im Verlaufe der Lähmung vor. Eine Lähmung ad sensum im Bereiche des Ramus cutaneus poster. inferior N. radialis wurde auch beobachtet[2]). Am Oberschenkel verläuft die Lähmung in ähnlicher Weise. So war 5 Monate nach der Injection ein Bein violett verfärbt, die Muskeln gelähmt und atrophisch, die Haut kalt und anästhetisch, der Sehnenreflex erloschen, die faradocutane Sensibilität erhalten und die Erregbarkeit des Ischiadicus für beide Stromarten aufgehoben[3]). An einem solchen atrophisch gewordenen Bein beobachtete man sogar ein „Mal perforant"[4]).

Bei einer Lähmung im Bereiche des Ramus profundus N. radialis fand man den Nervenstamm und den oberflächlichen Ast normal, den tiefen dagegen in seinem unteren Verlaufe ebenso wie seine Aeste grau verfärbt. Die centralen Fasern des dickeren, noch nicht aufgelösten Nerven waren intact, degenerirt nur die in den äusseren Schichten gelegenen; die Zweige aber waren atrophirt.

Die Wiederherstellung von der Lähmung kann Wochen und Monate auf sich warten lassen oder gar nicht eintreten[5]). Nach einer Aethereinspritzung kann auch ein ganzer Vorderarm schmerzhaft werden und anschwellen[6]). An der Injectionsstelle wird die Haut dunkelblauroth und nach Tagen entsteht hier Eiterung oder Knotenbildung. Bald nach der Anschwellung können sich Contracturen bilden. So sah man eine Beugecontractur des Mittelfingers nach Aethereinspritzung in die Beugeseite des Vorderarmes auftreten. Massage und Faradisation der Antagonisten besserte den Zustand[7]).

Nach der energischen epidermalen Anwendung des Aethers mit dem Richardson'schen Zerstäuber ist die Erfrierung bisweilen so stark, dass Mortification des Gewebes mit Hinterlassung einer unschönen Narbe die Folge ist.

Die Aethernarkose soll an Wunden die Neigung zu Nachblutungen durch eine grössere Verflüssigung des Blutes veranlassen[8]).

Nebenwirkungen seitens des Herzens und der Athmung.

Vereinzelt kommen bei der Aethereinathmung Venenpuls am Halse, oft Gefässerweiterung vor. Die Pulszahl kann bis zu 180 in der Minute steigen und bei Kindern mit Zunahme der Pulsstärke verbunden sein. Gegen Ende der Narkose erfolgt meistens Pulsverlangsamung. Als Abweichung hiervon erscheinen: Schwäche des Pulses bei erhöhter Frequenz,

---

1) Remak, Verhandl. der Berl. med. Gesellsch. 1885. p. 46.
2) Falkenheim, Mitth. aus der med. Klin. zu Königsberg. 1888. p. 114.
3) Charpentier, L'Union médicale. 1884. T. XXXVII. p. 381.
4) Barbier, L'Union médicale. 1884. T. XXXVII. p. 791.
5) Poelchen, Deutsche med. Wochenschr. 1886. p. 570.
6) Neumann, Neurol. Ctrlbl. 1885. No. 4. — Krimke, D. Med.-Ztg. 1886. p. 712.
7) Seeligmüller, Münch. med. Wochenschr. 1891. No. 44.
8) Dieffenbach, Der Aether gegen den Schmerz. Berlin 1847. p. 66.

oder Unregelmässigkeit desselben, sowie Sinken des Blutdrucks. Collaps kommt bei Kindern und Erwachsenen etwa in $^1/_2$—1 pCt. der Fälle vor. Das Herz kann seine Arbeit plötzlich[1]) oder allmählich einstellen[2]). Trotz Wiederherstellung erfolgt vereinzelt durch Nachwirkung in einigen Tagen der Tod. Es kommt auch vor, dass die Herzthätigkeit vor der Operation während bedeutender Muskelcontractionen aussetzt, oder während derselben der Tod durch Puls- und Athemstillstand erfolgt[3]). Gelegentlich steht die Athmung primär still, und einige Zeit nach Beseitigung dieser Störung das Herz[4]).

Anfallsweises oder vereinzeltes Husten erscheint in 15—20 pCt. der Aethernarkosen besonders im Beginne, und zumeist bei Kropfkranken oder mit Catarrh der Luftwege Behafteten. Nur wenn dasselbe heftig und mit Cyanose des Gesichtes verbunden ist, muss die Aetherisation unterbrochen und frische Luft zugeführt werden. Meistens schwindet es bald, zumal wenn volle Anästhesie eingetreten ist[5]). Bei Kindern und Erwachsenen bewirkt oder begünstigt selbst ein vorsichtiges Einathmenlassen von Aether nicht selten eine catarrhalische Reizung der Respirationsschleimhaut, ev. mit Trachealrasseln und Stechen in den Schultern oder an verschiedenen Stellen der Brust, Bronchitis, Bronchopneumonie und lobulär pneumonische Herde in beiden Lungenlappen, die man als eine Autoinfection durch die mit dem Speichel und Mundschleim in die Luftwege gelangten pathogenen Pilze der Mundhöhle anspricht, und aus dem gleichen Grunde wohl auch ein acut entzündliches Lungenödem[6]). Bei dazu disponirten Individuen kann Blutspeien entstehen.

Die Athmung kann leiden: im Beginn der Aethereinathmung durch vorübergehenden Glottisschluss, während der Excitation auch in Folge tetanischer Contraction der Schlingmuskeln, sehr vereinzelt durch Ansaugen der Nasenflügel an das Septum, häufiger durch Kehlkopfmuskellähmung[7]). Sie wird verlangsamt, aussetzend, stöhnend, oberflächlich, auch wohl laryngeal, selbst stertorös, während die Augen sich röthen und Schaum vor dem Munde steht; Singultus kommt ebenfalls vor, kann aber schnell wieder schwinden. Störend wirkt auch das Pressen. Subjectives Erstickungsgefühl begleitet solche Zustände oder ist für sich allein vorhanden. Eine dunklere Blutfärbung verräth Störungen der Athmung. Nachdem die Athmung bereits wieder in Gang gesetzt ist, kann doch Tod durch Herzlähmung entstehen. In schweren Fällen hört sie plötzlich auf, die Pupillen erweitern sich maximal, das Gesicht wird bleich und der Kranke stirbt trotz künstlicher Athmung, die vielleicht vorübergehend noch einige Athemzüge hat entstehen lassen.

Die Körperwärme sinkt fast immer einige Minuten nach Beginn der Einathmung um durchschnittlich 0,5—0,7° C. Bei einem Kinde fiel sie 2 Stunden nach der durch Erbrechen gestörten Narkose um über 2° C. Ganz vereinzelt steigt sie im Beginne der Aetherisirung.

---

1) Anthony, Boston med. and surg. Journ. Vol. CXXVII. p. 595.
2) Chilcott, Brit. med. Journ. 1893. 29. April.
3) Bigelow, Boston medical and surg. Journ. 1873. Vol. XXI. p. 497.
4) Duncan, New York med. Journ. 1889. No. 22. — Lancet. 1893. II. p. 817.
5) Comte, De l'emploi de l'Éther sulfurique. Genève 1882. p. 23.
6) Nauwerk, D. med. Wochenschr. 1895. No. 8. — Poppert, ibid. 1894. No. 37.
7) Shreve, The Practitioner. 1877. Aug. 2. p. 81.

Störungen im Centralnervensystem und den Sinnesorganen.

Die Erregung während der Aetherwirkung kann sich ausnahmsweise darstellen als kurzdauerndes hysterisches Lachen und Weinen[1]) oder als heftige tobsüchtige Zufälle, in denen Verbände ab- und Wunden aufgerissen werden[2]). An Stelle der psychischen Erregung, oder auch mit dieser, zeigt sich nicht selten ein Zittern des ganzen Körpers neben Kopfschmerz und Schwindel nach dem Erwachen, gesteigerte Sehnenreflexe, klonische Muskelzuckungen, besonders an den unteren Extremitäten[3]), oder auch allgemeine Schüttelkrämpfe. Trismus entsteht sehr selten bei Cyanose und Fortbleiben des Pulses, während tetanische Zufälle mit Steifwerden der Hals- und Nackenmuskeln, oder Opisthotonus, oder seitliches Verzogenwerden des Kopfes häufiger beschrieben werden. Der Zustand kann einige Zeit anhalten. Er wurde bei einem hysterischen Mädchen beobachtet, das eine frühere Narkose ohne einen solchen Zufall überstanden hatte. Allgemeine klonische Muskelkrämpfe können mit Tetanus, mit spastischen Zuständen der Gesichtsmuskeln und Opisthotonus abwechseln[4]).

Vermehrte Thränenabsonderung bewirkt der Aetherdampf häufig. Bei Thieren entwickelt sich zu Anfang der Narkose mit oder ohne Nystagmus verticalis eine Deviatio inferior lateralis cum rotatione laterali und endet mit Beginn des Erwachens[5]).

Das Verhalten der Pupillen ist noch weniger constant als bei der Chloroformirung. Bei jüngeren Kindern erscheint zu Beginn der Aetherisation Myosis, mit dem Erscheinen der vollständigen Narkose Mydriasis und im weiteren Verlaufe der Narkose wieder leichte Myosis mit meist vollkommener Unbeweglichkeit der Pupille. Nur selten beobachtete man sowohl während der Excitation als der Narkose Mydriasis. Bei 150 Erwachsenen fand sich dagegen fast ausnahmslos Erweiterung schon nach den ersten Athemzügen, und noch andere Kranke bekamen Myosis und behielten sie noch nach der Narkose. Entsteht Asphyxie, so erweitern sich die Pupillen immer[6]).

Die Hörschärfe nimmt bisweilen durch die Aethernarkose ab. Mehrfach wurde das Trommelfell während der Aethereinathmung hyperämisch gesehen[7]). Auch Ohrensausen kommt vor.

Nebenwirkungen seitens des Magens, Darms, der Nieren und des Geschlechtsapparates.

Im Beginne und während der Aethernarkose erscheint in 20—30 pCt. der Fälle Speichelfluss, der vielleicht auf eine Reizung des N. lingualis zurückzuführen ist. Mitunter erreicht derselbe eine übermässige Höhe; es tritt dann aus Mund und Nase ein dicker, durch die Exspirationsluft

---

1) Spencer Wells, London medical Gazette. 1847. New Ser. T. V. p. 547.
2) Hill, Brit. med. Journ. 1873. II. p. 11. — Jessop, Lancet. II. 1875.
3) Gerster, New York medical Record. 1887. 23. April.
4) Richardson, London medic. Gaz. 1847. New Ser. Vol. IV. p. 613.
5) Kovács, u. Kertesz, Arch. f. exp. Pathol. u. Pharmak. 1881. Bd. 16.
6) Kappeler, Die Anästhetica. p. 170.
7) Roosa, Zeitschr. f. Ohrenheilkunde. 1882. p. 4.

fein aufgeblasener, geschlagenem Eiweiss ähnlicher Schaum aus, wodurch die Athmung leiden kann. Später erscheint meist Trockenheit im Munde. Das Zurückfliessen des Speichels nach der Trachea bedingt zuweilen vollständige Unterbrechung der Aetherisation, und Hustenstösse werden dadurch reflectorisch ausgelöst.

Die Häufigkeit des Erbrechens schwankt zwischen 6,6 und 75 pCt.[1]). Die letztere Zahl bezieht sich auf ganz kleine Kinder. Das Erbrechen erscheint hier meistens zu Beginn der Aethereinathmung und am Schlusse der Narkose und kann lange anhalten. Auch nach Aetherisirung vom Rectum aus kommt es vor, weil dann der Aetherdampf auch in den Magen kommt und ihn reizt. Die Narkose wird dadurch gestört und Mageninhalt kann ev. in die Luftwege gerathen.

Bei jüngeren Kindern entsteht, vielleicht durch Hineingelangen von verschlucktem Aetherdampf aus dem Magen in den Darm, Diarrhoe. Dass die örtliche Reizwirkung des Aethers die Ursache darstellt, geht aus den Darmsymptomen hervor, die der direct in den Mastdarm eingeführte Aetherdampf veranlasst. Mindestens in einem Drittel der Fälle entsteht hierbei Durchfall, der nicht selten blutig ist[2]), mit Meteorismus. Bei dieser Methode ist nicht nur die Dosirung des Aethers schwierig, sondern auch die Beseitigung überschüssigen Aethers aus dem Darm bei Eintritt von Gefahr fast unmöglich. Wahrscheinlich tritt Blutung dann ein, wenn kleine Gefässe durch die übermässige Auftreibung des Leibes reissen. Dass auch gelegentlich Athmungsstörungen, Cyanose und Tod eintreten können, ist begreiflich.

Eigenthümlicher Weise beobachtet man nach der üblichen Aetherisirung bei Erwachsenen Stuhlverstopfung, die erst 2—3 Tage nach der Aetherisirung weicht.

Die stündliche Harnmenge ist ganz vereinzelt vermehrt, gewöhnlich bedeutend verringert, doch nicht in gleichem Verhältniss zur Dauer der Narkose. Wahrscheinlicher als dass die Nieren unter diesem Einflusse weniger arbeiten ist es, dass nur der Verlust an Körperflüssigkeit durch das Erbrechen und die geringe Zufuhr von Wasser die Harnverringerung bedingen; im ersteren Falle müsste sonst eine Vermehrung der Harnmenge vorangehen. Ausnahmsweise sah man Gallenfarbstoff im Harn erscheinen, der wohl von einem catarrhalischen Icterus abzuleiten ist. Eiweiss wurde unter 150 Fällen ein Mal[3]), in anderen Fällen aber in 29 pCt. gefunden, mit oder ohne Nierenepithelien und Cylinder. Bei ätherisirten Thieren fand man eine diffuse, hämorrhagische Nephritis mit Glomerulitis u. s. w. Lange und häufig wiederholte Aethernarkosen können Glycosurie erzeugen.

Zahl und Dauer der Wehen sollen auch durch grosse Dosen nicht beeinflusst werden. Dagegen halten die blutigen Lochien länger an, und 10 Kinder von 34 ätherisirten Müttern wurden icterisch[4]); für mich steht der causale Zusammenhang zwischen Aetherisirung und Gelbsucht fest.

---

1) Beaumont, The Lancet. 1888. 28. July. — Ridgen, ibid. 1874. II. 620. — Demme, Fueter, Comte u. A. l. c.
2) Bull, New York medical Record. 1884. p. 508.
3) Barensfeld, Münch. med. Wochenschr. 1894. p. 800.
4) Bukojemski, Wratsch. 1894. No. 47.

Die Nachwirkungen des Aethers.

Die Nebenwirkungen setzen sich entweder noch für Stunden und Tage lang fort, oder sie entstehen erst nach der Narkose. Manche derselben sind hartnäckiger und quälender als die durch Chloroform geschaffenen. Nur die grössere chemische Affinität des Aethers zu bestimmten Geweben kann es veranlassen und erklären, dass er, der wegen seines niedrigen Siedepunktes schnell den Körper verlassen sollte, noch nach Tagen in der Exspirationsluft wahrnehmbar ist. Ich habe jedesmal noch 6—10 Stunden nach der Operation von Thieren unter Aether diesen durch meine Lungen ausgeschieden.

Das Erwachen aus der Narkose lässt gelegentlich lange auf sich warten. Statt desselben erscheint ganz vereinzelt Collaps[1], und unter allmählicher Minderung von Herz- und Athemthätigkeit kann der Tod eintreten. Kopfweh kann lange anhalten, ebenso Betäubung, sowie das Gefühl grosser Mattigkeit und Erschöpfung. Viele solcher Kranken haben abnorme Stimmungen, Schwermuth und Niedergeschlagenheit, Verdriesslichkeit, Gereiztsein, Rührung, Schwerbesinnlichkeit, Weinerlichkeit oder krankhafte Heiterkeit, die entweder nach einem guten Schlafe schwinden oder bis 48 Stunden anhalten. Lach- und Weinkrämpfe, oder hysterische Paroxysmen sieht man bei Frauen häufig. Delirien können bis zu 3 Tagen anhalten. Trinker und Hysterische scheinen am häufigsten von solchen Erregungen betroffen zu werden. Bei disponirten Individuen soll sich, was glaublich erscheint, eine Psychose herausbilden können, die in eine Reihe mit anderen Intoxikations-Psychosen zu stellen wäre.

Gehörsstörungen, Schwindel und Zittern, tetanische und klonische Zuckungen, sowie Narkoapoplexieen, denen der Kranke in 5—40 Stunden erliegt, kommen als Nachwirkung vor. Benommensein und Bewusstlosigkeit schliessen sich bisweilen an das Erwachen aus der Narkose an, und daran eine halbseitige Lähmung. An der gelähmten Hälfte können zeitweilig Zuckungen auftreten und der Harn unwillkürlich entleert werden[2].

Speichelfluss, Appetitverlust, Störungen der Verdauung, Uebelkeit und Erbrechen sind häufige Nachwirkungen, das letztere vielleicht in 32 pCt. der Fälle. Die Bedeutung desselben ist nicht zu unterschätzen, zumal es 24—60 Stunden anhalten und bei schwächlichen Individuen zum Kräfteverfall führen kann. Es scheint bei kleineren Operationen leichter als bei grossen aufzutreten, ist schwer zu bekämpfen und geht meistens mit Hirncongestionen einher. Mehr als die Hälfte aller Aetherisirten hat an diesem Uebel zu leiden.

Diarrhöische, stark nach Aether riechende Stuhlgänge kommen vereinzelt, gewöhnlich Stuhlverstopfung vor. Einzelne Menschen leiden noch kurze Zeit nachher an Dysurie. Der Harn kann ebenso wie der Koth nach Aether riechen. Nierenkranke können noch einige Tage nach der Narkose, nach einem Stadium von Somnolenz zu Grunde gehen.

Nach der Narkose treten manchmal Schweisse auf, die jetzt als erschöpfend, früher als wohlthuend bezeichnet wurden. Der Schweiss

---

1) Rossa, Wiener med. Wochenschr. 1896. No. 4. p. 129.
2) Hutchinson, Brit. med. Journ. 1873. I. p. 247. — Quervain, Centralbl. f. Chirurgie. 1895. XXII. p. 410.

und die Oberfläche des Körpers können Stunden und Tage lang nach Aether riechen.

Niesen schwindet bald, ebenso eine vereinzelt beobachtete Heiserkeit. Die nicht ungewöhnliche Bronchialreizung kann dagegen einen sehr bedenklichen Umfang annehmen. Unter 100 Fällen erschienen 9 Bronchitiden und 6 catarrhalische Pneumonieen; von den letzteren führten 2 zum Tode. Auch tödtliches Lungenödem scheint vorzukommen[1]). Bei einem 3jährigen Kinde stellte sich z. B. am Abend des Operationstages, nachdem Husten aufgetreten war, eine Bronchitis bei 39,5° C. Körperwärme ein. Am folgenden Tage bestand Bronchopneumonie beider Lungen. Der Tod erfolgte 52 Stunden nach der Aetherisation. Es fand sich die Schleimhautauskleidung des Kehlkopfes, der Trachea und des gesammten Bronchialbaumes hochgeröthet, mit blutig gefärbtem Schaum bedeckt und lobulärpneumonische Herde in beiden Lungen. Blutspeien wurde als Folge der Aethereinathmung schon im Jahre 1847 bezeichnet. Die Reizung der Athmungswege hält besonders lange an, weil die Ausscheidung des Aethers 1—4 Tage lang in der Exspirationsluft wahrgenommen wird[2]). Dass während einer Narkose Collaps, Aussetzen von Puls und Athmung und trotz scheinbarer Wiederherstellung der Tod noch nach 3 Tagen eintritt, nachdem 500 ccm Aether verbraucht worden waren, ist durchaus natürlich. Dasselbe erzielte man schon in 2 Tagen nach der Narkose nach Verbrauch von 270 ccm Aether; die robuste Kranke klagte bald nach der Myomektomie über Athemnoth, nach 2 Tagen über Erbrechen, Unruhe und Schwindel und starb unter dem Bilde eines acuten Deliriums![3])

Die Aethersucht.

Was ich über den gewohnheitsmässigen Gebrauch von narkotischen Stoffen in der Einleitung zu diesem Werke und bei dem Chloroform angegeben habe, trifft auch für die Aetheromanie zu. Bereits ca. 50 Jahre bevor der Aether arzneilich wurde, hatte er als Berauschungsmittel gedient. Von England wanderte dieses Laster nach anderen Ländern, breitete sich aber nicht sehr aus, weil der Morphinismus kam, der insofern einen Vorzug hat, als man ihm fröhnen kann, ohne sich sofort dadurch zu verrathen. Es giebt aber noch Menschen, die den Aether einathmen oder innerlich in immer steigenden Quantitäten nehmen. Nachahmung, Verleitung durch die Schilderung angenehmer Wirkungen, Stillung körperlicher und psychischer Schmerzen stellen Gründe hierfür dar. Die Individualität schafft Verschiedenheiten in der Wirkung. Illusionen des Gesichts und Gehörs, das Träumen eines glücklichen Zustandes, der sich nach den Wünschen des Betreffenden gestaltet, das Hören schöner Musik, das Sehen lasciver Situationen und Anderes mehr können in der Aetherwirkung eine Zeit lang bestehen und die Erinnerung an einen köstlichen Traum hinterlassen. Die Gewöhnung bedingt schliesslich eine Toleranz auch für grosse Dosen, schützt aber nicht vor dem Tode, falls die Einathmung zu lange fortgesetzt wird. Aether-

---

1) Hansen, Hospitals-Tidende. III. 4. 1896. — Heusler, ibid. 1894. p. 742.
2) Beluze, Annales d'hygiène publique. 1886. 3. Sér. T. XVI. p. 539.
3) Mertens, l. c. p. 1057.

trinker können ebenfalls acut durch zu starke Berauschung zu Grunde gehen, zumal bei nicht regelmässiger Nahrungsaufnahme. Die körperlichen und geistigen Störungen, besonders der moralische Defect stellen sich bald früher bald später ein.

Ein frühreifer, gesunder Knabe schrieb selbst seine Erfolge in der Schule dem Genusse von Aether zu, von dem er anfangs am Tage 20—100 g innerlich und ebensoviel Nachts in Dampfform durch Riechen aufnahm. Er stahl seinen Eltern Geld und schlich sich des Nachts in die Apotheken, um sich das Mittel zu verschaffen. Im Laufe von 9 Jahren stieg der tägliche Verbrauch auf einen Liter, dem er im letzten Jahre auch noch subcutane Morphiuminjectionen hinzufügte. Er starb an einer Insufficienz der Mitralklappe.[1]

Manche nehmen den Aether nur als Dampf auf, verfallen nach einiger Zeit körperlich, kommen in ihrer sozialen Stellung herunter, werden schwach, leiden an Appetitmangel und Muskelzittern und verbreiten einen unangenehmen Geruch.[2] Ein solcher Aetherriecher fröhnte dieser Leidenschaft, um sie zu verheimlichen, während des Spazierenfahrens im Wagen, und während der Excitation stritt und schlug er sich mit seinem Kutscher und machte das Dazwischentreten der Polizei erforderlich.[3] Eine hereditär belastete Frau der besten Stände, die Aether arzneilich 4 Monate lang gebraucht hatte, begann 20 Jahre später wieder damit, und consumirte schliesslich davon in jeder Nacht über 200 g. Sie wurde mager, bleich, klagte über Magenschmerzen, war reizbar, misstrauisch, hatte Selbstmordideen, irrte allein auch Nachts auf den Strassen umher, schlief im Aetherrausche Nachts auf einer öffentlichen Ruhebank ein und bettelte schliesslich auf den Strassen, um ihre Sucht befriedigen zu können.[4]

Da, wo starke Temperenzbestrebungen einen äusseren Erfolg erzielen, werden vielfach Aether oder Hoffmannstropfen als harmlose Ersatzmittel des Alkohols angesehen. Das weibliche Geschlecht stellt ein reichliches Contingent zu diesen Aethertrinkern. Ein Aetherfläschchen als Vademecum ist bei solchen Frauen eine Nothwendigkeit. Manche Aethertrinker verbrauchen täglich $1/2$ bis 1 Liter.

Störungen der Magenfunctionen: Dyspepsie, Magenschmerzen, Erbrechen stellen sich zuerst ein, seltener Zittern, Muskelschwäche, sowie Glycosurie. Nach Verbrauch von ca. 180 g Aether in $2^{1}/_{2}$ Monaten entstanden bei einer Frau: Schwäche und Zittern der Hände, später auch der Beine, krampfhafte Contraction von Beinmuskeln beim Gehen, Schmerzen in der Brust und zwischen den Schulterblättern, Ohrensausen, Kopfweh, Herzklopfen, Wadenkrämpfe, Appetitosigkeit und morgendliches Erbrechen.[5] An der Haut bestand eine geringe Hyperästhesie.[6]

Der Character solcher Menschen ändert sich ebenfalls bald. Reizbarkeit, Stimmungswechsel, Launenhaftigkeit neben Verlust der Willens-

---

1) Sédan, Gazette des hôpitaux. 1883. p. 844.
2) Ewald, Berl. klin. Wochenschr. 1875. p. 133.
3) Legrand du Saulle, Annales d'hygiène publ. 1882. 3. Sér. T. VII. p. 416.
4) Ritti, Annales médico-psychologiques. 1888. T. VII. No. 1. p. 55.
5) Rouelle, Annales médico-psychologiques. 1872. T. VII. p. 318.
6) Martin, Gazette des hôpitaux. 1870. No. 54.

kraft, Nachlässigkeit und Faulheit lassen sich meist erkennen. Ein Delirium wie bei Alkoholikern und eine Cachexie wie bei Morphinisten soll fehlen. Unter den gleich zu erwähnenden irländischen Aethertrinkern soll es aber auch solche geben, deren Körper gesund bleibt und bei denen nur psychische Veränderungen auftreten. Man bezeichnet es sogar als eine Wohlthat, (!) die den Irländern durch den katholischen Klerus erwiesen sei, dass sie dem Alkohol abwendig gemacht und dem harmloseren Aether zugeführt seien.

In Nord-Irland ist das Aethertrinken seit 1840 verbreitet, und es herrscht jetzt auch bei der lithauischen Landbevölkerung an Stelle des Branntweins. Der Ursprung dieses Missbrauches in Irland ist nicht festzustellen. Die Einen behaupten, die irländischen Bauern hätten das Aethertrinken im Jahre 1840, zur Zeit der Predigten des Pater Mattheu gegen den Alkohol begonnen; die Anderen beschuldigen die Aerzte, den Aether zu freigebig verordnet zu haben, noch Andere führen diesen Unfug auf die Einschränkung der Branntweinbrennereien zurück. Männer, Weiber und Kinder trinken den in England fabricirten billigen Aether mit Alkohol gemischt. In Draperstown und Cookstown ist an Markttagen die Luft mit Aetherdämpfen geschwängert und derselbe Geruch herrscht auch in den Waggons der dortigen Eisenbahnen. Meist werden Dosen von 8—15 g mehrmals nach einander aufgenommen. Um das brennende Gefühl, das der Aether erzeugt, abzuschwächen, aber auch um den Verlust an Aether durch Aufstossen zu verringern, trinken die Anfänger Wasser nach. Manche dieser Menschen können 150—500 g Aether in mehreren Portionen vertragen. Die Trunkenheit tritt rasch auf und schwindet ebenso rasch. Als Symptome erscheinen: Aufregung, Salivation und Aufstossen, zuweilen auch epileptiforme Krämpfe, nach grossen Dosen Stupor. Aethertrinker sind zänkisch, lügnerisch, leiden an Magenstörungen und nervöser Prostration.[1]) Der Kleinverkauf des Aethers ist dort jetzt eingeschränkt: Das Mittel wird nur in Apotheken auf einen Giftschein verkauft.

Ich zweifle nicht daran, dass bei solchen Aethertrinkern sich anatomische Veränderungen finden lassen, die denen des Alkoholismus ähnlich sind.

Eine Heilung von dieser Leidenschaft ist fast ausgeschlossen. Die Entziehung kann unter Auftreten von Abstinenzsymptomen (Schlaflosigkeit, Delirium, Krämpfe) mit Erfolg bewerkstelligt werden, indessen bleibt selten der Rückfall aus.

Die Therapie der Aether-Nebenwirkungen.

Im Wesentlichen gelten die therapeutischen Maassnahmen, die beim Chloroform gegen den Scheintod angegeben wurden, auch für den Aether. Ungewöhnlich lange Betäubung weicht der frischen Luft, sowie kalten Umschlägen auf den Kopf. Gegen bedrohliche Congestionen nach dem Kopfe, die auch nach Fortlassen des Aethers nicht bald weichen, ist der

---

1) Richardson, Lancet, 1878. T. I. p. 660. — Montalte, Journ. des connaiss. méd. prat. 1879. 3. Sér. p. 92. — Lancet. 1879. T. I. p. 870. — Med. Times. 1871. T. I. p. 301. — E. Hart, Wien. med. Presse. 1890. p. 1838.

Aderlass anzuwenden. Die Unannehmlichkeiten der Narkose sollen durch gleichzeitiges Einathmenlassen von Sauerstoff vermieden werden,[1]) und das Gas auch bei bedrohlichen Zuständen nach der Narkose, besonders bei zu tiefer Betäubung sich hülfreich erweisen. Sehr eigenthümlich ist der Vorschlag, subcutane Aethereinspritzungen vorzunehmen wenn Puls und Athmung gelitten haben.

Gegen die als Nachwirkung auftretende Nausea ist Bromkalium zu ca. 1—2 g alle $\frac{1}{2}$—1 Stunde gerühmt worden. Das beim Chloroform Angeführte würde sich vielleicht besser hierbei eignen. Gemischte Dämpfe von Chloroform und Aether vergrössern die Gefahr der Narkose, ebenso kann die gerühmte[2]) Morphium-Aethernarkose bezüglich der Neben- und Nachwirkungen unangenehmer als die reine Aethernarkose sein. (Vid. pag. 55) Zu verbieten ist eine **Chloralhydrat-Aethernarkose**, da das Chloralhydrat ein vorzügliches Herzgift ist.

Bromäthyl.

Als Inhalations-Anästheticum ist das durch Luft und Licht zersetzbare, bromabspaltende Aethylbromid (Aether bromatus) schon 1849 gebraucht worden und fand seit dann nicht geringe Verwendung. Um dasselbe für zahnärztliche Zwecke an Stelle des Stickoxydulgases treten zu lassen, habe ich in Berlin zuerst Narkosen damit demonstrirt, weil ich seine Wirkung für relativ ungefährlicher als die ähnlicher Stoffe halte. Sehr langdauernde Operationen, Repositionen von Knochenverrenkungen, Brüchen, contraindiciren seinen Gebrauch, Herz- und Lungenkrankheiten erheischen Vorsicht in seiner Verwendung. Der erste Todesfall durch das Mittel ereignete sich bei einem an käsiger und eitriger Pneumonie Leidenden.[3])

Bromäthyl wird, entsprechend seinem niedrigen Siedepunkt, schnell aufgenommen und zum grössten Theil durch die Lungen[4]), unzersetzt, ein Theil wohl auch mit dem Harn, wie ich annahm als Bromkalium, oder in irgend einer anderen Form nicht schnell und ganz ausgeschieden. Das Zurückgehaltenwerden des Bromäthers, das ich beim Aether durch eine chemische Bindung erklärte, soll seine Umwandlung in eine besonders „giftige Form" bedingen.[5]) Meiner Ansicht nach kann es sich hier nur um Bromsubstitutions-Producte des Lecithins oder verwandter Körper handeln. Jedenfalls findet man auch beim Menschen noch 24 Stunden nach dem Tode Bromäthyl überall in der Lunge, und sogar im Duodenum und oberen Jejunum wurde der Geruch desselben (verschluckter Dampf) wahrgenommen. Auf den Fötus geht Bromäthyl über, da die Exhalationsluft des Neugeborenen danach riecht. Gefühllosigkeit tritt meistens bald nach der Einathmung ohne merkliche Excitation ein. Sie kommt bei Potatoren und Nervösen vor. Der Corneal-, Pharyngo-Laryngeal- und Patellarreflex bleiben bei kurzen Narkosen relativ lange

---

1) Carter S. Cole, Medic. Record. 1895. 12. Octob. p. 505.
2) Riedel, Berl. klin. Wochenschr. 1896. No. 39.
3) Roberts, Philad. med. Times. 1880. p. 521.
4) Rabuteau, Compt. rend. de l'Académ. T. LXXXII. 1876. p. 1294.
5) Dreser, Arch. f. exper. Pathol. u. Pharmak. Bd. 36. 1895. p. 285.

erhalten, und der Muskeltonus erlischt nicht vollkommen. Die kleinste Menge, nach der ein operationsgeeigneter Zustand hervorgerufen wurde, betrug 3,75 g, die Durchschnittsmenge 10—15 g. Dosen von 80—200 g würden, wenn während oder nach der Narkose ein tödtlicher Ausgang einträte, mit Recht die Grundlage für ein strafrechtliches Einschreiten bilden. Die Einathmung nicht genügend mit Luft gemischten Bromäthyldampfes bedingt die Gefahr der Asphyxie. Hermetisch schliessende Masken sollten auch hier streng verpönt sein. Die bisher durch Bromäthyl entstandenen Todesfälle lassen bis auf 2 oder 3, entweder eine zu hohe Dosis[1] oder unreine Präparate, resp. eine Verwechselung mit Bromäthylen oder die „gemischte Narkose[2]" als Ursache erkennen. In einem von mir begutachteten Falle war nach ca. 22 g Bromäthyl noch Chloroform verabfolgt worden, und der zu Lernzwecken Narkotisirte nach 30 Stunden gestorben.

Es giebt sicherlich relativ viele Menschen, die sich dem Bromäthyl gegenüber refractär verhalten. So erschien z. B. die gewünschte Wirkung in einer Beobachtungsreihe nur bei der Hälfte aller Kreissenden[3]). Das Erzwingenwollen einer Narkose bei solchen Menschen hat oft schwere Nebenwirkungen oder den Tod im Gefolge.

Unter 465 Narkosen beobachtete man nur 28 Mal Nebenwirkungen. Als vorübergehende erschienen: leichte Röthung oder mässige Cyanose[4]), aber auch starke Congestionen mit bläulicher Verfärbung des Gesichtes[5]), Injection der Bindehaut des Auges, leichter Thränenfluss und Mydriasis. Unter 22 Fällen trat die letztere 8 Mal ein. Bisweilen zeigen sich auf Gesicht, Hals und Rumpf Schweisse.

Bei Epileptikern, die täglichen Narkotisirungen von 10—20 Minuten Dauer unterworfen wurden, trat Dyspepsie neben Unfähigkeit zu geistiger Thätigkeit ein[6]). Uebelkeit und Erbrechen sind im Ganzen seltener als nach Chloroform; unter 100 Narkosen entstanden sie 15 Mal[7]), in anderen Beobachtungsreihen nur 2 Mal. Ein Kind erbrach schon nach Verbrauch von 2,5 g wiederholt und heftig, obschon es seit 3 Stunden nichts gegessen hatte. Gelegentlich erscheinen ferner: Harndrang, unwillkürlicher Harnabgang, nach eigener Beobachtung leichte Albuminurie, bei Frauen sexuelle Erregung[8]), die es erforderlich macht, während der ganzen Narkose Assistenz zu haben, um eventuellen Anklagen vorzubeugen, und bei Gebärenden Wehenschwäche.

Die Athmung wird durch Bromäthyl bei Thieren primär beschleunigt und abgeflacht und darauf verlangsamt und vertieft. Mit der ersten Athmungsveränderung wächst die Pulszahl, später wird die Herzthätigkeit nach grossen Dosen arhythmisch[9]). Die Propulsivkraft des

---

1) Sims, New York med. Record. 1880. p. 176.
2) Dubrowin, Centralbl. f. Chir. 1895. p. 1011. — Reich, Ther. Monatsh. 1893. p. 755.
3) Müller, Berl. klin. Wochenschr. 1883, p. 673.
4) Sternfeld, Münch. med. Wochenschr. 1890. p. 251 u. 267.
5) Térillon, L'Union médicale. 1880. No. 92.
6) Berger, Breslauer ärztl. Zeitschr. 1883. No. 8.
7) Engelsen, Ugeskr. for Laeger. Bd. 24.
8) Witzel, Deutsche Monatsschr. f. Zahnheilk. Heft X. 1891. p. 421.
9) Löhers, Einfluss des Bromäthyls auf Athmung und Kreislauf. 1890.

Herzens wird schwächer und der Blutdruck sinkt. Bei Menschen nehmen die Pulsschläge etwas an Zahl zu, um sich später wieder zu vermindern, der Blutdruck steigt, wodurch stärkere Blutungen an Wunden auftreten können, und eine ähnliche Curve durchläuft die Athmung. Von dieser Regel kommen Ausnahmen vor. So können anfangs eine Beschleunigung von Puls und Athmung neben Unregelmässigkeit entstehen und sobald die Pupillen sich erweitert haben, beide Functionen ruhiger und regelmässiger und auf der Höhe der Narkose verlangsamt sein. Beunruhigende asphyktische Erscheinungen mit cyanotischem Aussehen, Erweiterung der Pupillen und Schwarzfärbung des aus der Wunde fliessenden Blutes kommen vereinzelt vor[1]), gelegentlich auch cyanotische Färbung ohne Asphyxie, Apnoe, Spasmus glottidis nebst Cyanose, Zurückfallen der Zunge, an allen Körpertheilen Steifigkeit der Muskulatur, allein oder begleitet von Zittern besonders der oberen Extremitäten, Zuckungen einzelner Gliedmassen[2]) oder der Augenlider, und nach übermässigen Dosen Stupor. Erregungszustände mit Umsichschlagen und Schreien mit oder ohne starke Schweisssecretion weisen einzelne Kranke auf.

Bei einem heruntergekommenen icterischen, carbunculösen Manne traten nach der Operation Excitation und als der Verband angelegt werden sollte, plötzlich Cyanose und nach 3 Minuten der Tod durch Herz- und Athemstillstand ein, nachdem die künstliche Athmung noch zwei spontane Athemzüge hatte entstehen lassen. Unter 400 solcher Narkosen war dies der erste Fall[3]).

Ein anderer Todesfall erfolgte ca. 10 Sec. nach Auflegen eines mit 8 g Bromäthyl versehenen Tuches auf das Gesicht, nachdem die Kranke drei Inspirationen gemacht und gerufen hatte: „Sie ersticken mich." Noch zwei stertoröse Inspirationen folgten, darauf eine blitzschnelle Zuckung des ganzen Körpers und die Athmung stand still.

Das Herz kann auch primär stillstehen und die Athmung noch 4—5 Minuten fortgehen[4]). Fett im Herzen wurde auch hierbei gefunden. (Vide p. 34).

Als unangenehme Nachwirkung ist der, ev. mehrere Tage anhaltende knoblauchartige Geruch der Ausathmungsluft zu bezeichnen, der aber bei manchen Kranken fehlt. Erbrechen nach dem Erwachen aus der Narkose kommt gelegentlich, seltener Durchfall oder mehrtägige blutige Stuhlgänge vor. Um letztere, sowie blutigen Auswurf aus den Luftwegen zu erzeugen, muss man schon Dosen von 80—100 g geben oder so ungeschickt das Mittel aufgiessen, dass es in die Luftwege fliesst.

Nach solchen Gaben entstanden bei einer Wöchnerin, der das Mittel während des Gebärens gegeben worden war, Husten ohne Auswurf, Athemnoth und Kopfschmerzen. Bei normaler Temperatur und Puls und bei regelmässigem Verhalten der Bauchorgane hörte man auf beiden Lungen grossblasige Rasselgeräusche. Die Expectoration war leicht. Nach 10 Tagen waren die Lungenerscheinungen geschwunden. Ein anderes Mal waren 100 g mit negativem Erfolge gereicht worden, der Puls stieg am

---

1) Berger, Gaz. des hôp. 1880. p. 332. — Meyer, Therap. Gaz. 1891. p. 123.
2) Salzer, Pest. med.-chir. Presse. 1893. p. 519.
3) Gleich, Wiener klin. Wochenschr. 1892. No. 11. p. 167.
4) Köhler, Chirurgen-Congress 1893.

3. und 4. Tage des Wochenbettes auf 100, die Eigenwärme auf 39° C., während sich auf beiden Lungen gross- und kleinblasiges Rasseln ohne Consonanzerscheinung und ohne Dämpfung nachweisen liess. Nach 14 Tagen waren diese Symptome verschwunden. Ich glaube, dass es sich hierbei um örtliche Wirkungen des Bromäthyls in den Lungen durch die übermässig grossen Dosen gehandelt hat, wobei vielleicht eine individuelle grössere Reizempfindlichkeit begünstigend wirkte.

Mattigkeit und Erschöpfung, Schwindel, Ohnmacht, Appetitlosigkeit, Nausea, Erbrechen, Herzklopfen, sowie Schläfrigkeit kommen in einzelnen Fällen als Nachwirkung vor und gehen meist schnell, sehr selten erst nach 3—7 Tagen, über. Kopfschmerzen können 1—2 Tage anhalten. Kinder werden seltener davon befallen. Bei einem Kinde beobachtete man eine Nasenblutung, die schnell wieder schwand, deren Zusammenhang mit der Narkose mir aber nicht sicher erwiesen zu sein scheint. Mehrere Tage lang anhaltende lethargische Zustände entstehen, wenn man 70—100 g Bromäthyl giebt. Nach Verabfolgung von 100 g erfolgte der Tod nach 21 Stunden.

Dass eine solche Dosirung zu vermeiden ist, bedarf keiner Erörterung. Was man von diesem Stoff an Wirkung verlangt, leistet er in viel geringerer Menge. Glaubt man ein Mehr von Leistung durch Steigerung der Mengen erzwingen zu müssen, so fallen die Folgen auf den zurück, der eine ungenügende Kenntniss der Wirkungsbreite eines solchen Stoffes dadurch verräth.

Welches Unheil ferner die „gemischten Narkosen" mit Bromäthyl und Aether oder Bromäthyl und Chloroform erzeugt haben, kann nur der wissen, der die bezügliche Literatur kennt. Dadurch, dass Viele diese „Methode" anwenden, oder irgend eine begutachtende Kommission nichts gegen sie einzuwenden hat, wird sie des Charakters einer unzulässigen nicht entkleidet. Schwerbesinnlichkeit, Icterus, Anurie, unstillbares Erbrechen, Muskelzuckungen und nach 7 Tagen der Tod erschienen bei einem Menschen, dem Bromäthyl und Chloroform gegeben waren, obschon er gebeten hatte, nicht mit Chloroform narkotisirt zu werden.

Bromäthylen.

Die Verwechselung mit Aethylbromid gab zu seiner Verwendung als Inhalations-Anästheticum Anlass. Die Luftwege werden dadurch heftiger als durch Bromäthyl gereizt. Die Conjunctivae röthen sich. Erbrechen, allgemeine Mattigkeit, Kopfschmerzen machen sich als Nachwirkung besonders bemerkbar.

In einem Falle[1]) war nach 40 g Bromäthylen, das keine Narkose erzeugt hatte, die Chloroformnarkose eingeleitet und beendet werden. Nach 2 Tagen erfolgte der Tod. Auch hier war ein Zusammenwirken von Chloroform und Bromäthylen Schuld an dem Ausgange.

Die subcutane Injection (0,1 in Olivenöl) lässt gelegentlich Abscesse und Erbrechen erscheinen[2]), ein Beweis, dass das Mittel in den Magen ausgeschieden wird.

---

1) Aerztliche Mittheilungen aus und für Baden. 1889. p. 92.
2) Epstein, Ungar. Arch. Bd. I. p. 329.

Methylenbichlorid.

Gegenüber der Annahme, dass das Methylenbichlorid ($CH_2 Cl_2$) dem Chloroform in seiner Zuverlässigkeit, dem Mangel an Nebenwirkungen[1]), der schwachen oder fehlenden Excitation u. s. w. überlegen sei, haben mehrfach Untersuchungen dargethan, dass fast alle Präparate, die früher und theilweise auch noch jetzt gebraucht werden, mit dem Methylenbichlorid nur den Namen gemeinsam haben. Die Untersuchung eines englischen „Bichloride of Methylene" lehrte, dass man es mit Chloroform zu thun habe, welches durch Zusatz von Alkohol auf ein dem Methylenchlorid nahekommendes, specifisches Gewicht gebracht wurde[2]), und spätere Präparate derselben Herkunft[3]), die nur die Bezeichnung „Methylen" trugen, erwiesen sich als ein Gemenge von 1 Theil Methylalkohol und 3,5 Theilen Chloroform, während einige deutsche Präparate, die als Methylenbichlorid verkauft wurden, aus einem alkoholhaltigen Gemisch von 1 Theil Methylenchlorid und 4 Theilen Chloroform[4]) bestanden. Danach sind die früheren klinischen Narkosen mit diesem Stoffe kritisch zu beurtheilen.

Thierversuche, die mit dem durch Licht und Luft unveränderlichen[5]) Methylenchlorid angestellt wurden, ergaben, dass dadurch neben einer nicht sehr nachhaltigen Anästhesie krampfartige Bewegungen, wie Nystagmus, Kiefercontractur, Schwimmbewegungen hervorgerufen werden, dass aber Circulation und Respiration nicht so wie durch Chloroform, nach meinen eigenen Versuchen jedoch ebenso leiden können.

Ich sah häufig danach die bekannte Chloroform-Athmungscurve, ebenso Aufhören der Athmung unter plötzlicher starrer Streckung oder ganz kurzen Zuckungen des Thieres auftreten. Das Herz bewegt sich noch lange. Bei Tauben lassen sich die Krampfsymptome besonders am Kopfe verfolgen.

Die in dem Folgenden mitgetheilten Nebenwirkungen sind bis auf wenige Ausnahmen nicht dem reinen Methylenbichlorid, sondern den oben erwähnten Mischungen zur Last zu legen. Ich reihe sie hier ein, weil sie in der Literatur unter dieser Bezeichnung geführt werden, und weil sie gleichzeitig als Beleg für die Nebenwirkungen der auch gerühmten Chloroform-Methylalkohol-Narkose gelten können.

Die Narkose tritt nach Einathmung des Gemisches ebenso schnell wie nach Chloroform oder Methylenbichlorid ein. Bei Kindern beobachtete man eine langsamere Wirkung als durch Chloroform, eine schnellere als nach Aether[6]). Von reinem Methylenbichlorid genügen 10—15 ccm, von dem „Bichloride of Methylene" 3 bis 30 g. Hierbei spielt die Individualität die gleiche Rolle wie bei dem reinen Chloroform. Schlecht genährte, anämi-

---

1) Spencer Wells, Brit. med. Journ. 1888. I. 9. June.
2) Traub, Pharmaceut. Centralhalle. 1882. p. 401. — Breisky, Prager med. Wochenschr. 1883. p. 209.
3) von Robins & Co., London, Oxford Street.
4) Eichholz u. Geuther, Deutsche Medicinalzeitung. 1887. p. 749.
5) Regnauld et Villejean, La Semaine médicale. 1889. p. 132.
6) Demme, Die Anästhetica im Handb. der Kinderkrankh. Sep.-Abdr. p. 67.

sche Kranke werden mit geringeren Mengen und mit vollerem Erfolge narkotisirt wie kräftige. Aeltere Individuen wurden relativ leicht narkotisirt, dagegen benöthigten solche mit ausgesprochener Endarteritis chronica und Trinker immer viel grössere Dosen[1]). Nach Einathmung von reinem Methylenbichlorid fehlt die Excitation bisweilen ganz, nach Einathmung des Gemisches fand man sie, entsprechend dem Ueberwiegen des Chloroforms, oft recht heftig.

Methylenchlorid ruft bei örtlicher Berührung Excoriationen auf Lippen und Wangen hervor[2]). Auf Schleimhäuten entsteht Brennen, das sich bis zu heftigem Schmerz steigert; dieser wurde auch neben einem Eczem beobachtet, als bei einem Kranken etwas von dem Stoffe die Analfalte herunterfliessend in den Anus kam[3]).

Die Häufigkeit von Uebelsein und Erbrechen scheint selbst bei Gebrauch des gleichen Präparates zu schwanken, und grösser noch als in der Narkose zu sein. In der Narkose wurde Uebelkeit in 6 pCt., Erbrechen in 6—44 pCt. der Fälle beobachtet[4]).

Einige Male zeigten sich auf Stirn und Händen klebriger Schweiss[5]), seltener ein Turgor[6]) des Gesichtes, diffuse oder fleckenförmige Röthung desselben und des Halses, oder auffällige Blässe.

Im Beginn der Einathmung entsteht nicht selten Husten. Die Pupillen erweitern sich mit wenigen Ausnahmen, in denen Verengerung eintritt, während der Narkose — in manchen Fällen plötzlich. Vereinzelt zeigt sich doppelseitiger Strabismus. Die Pulszahl war unter 100 Kranken 9 Mal vermehrt, 23 Mal vermindert, der Puls bisweilen schwach undulirend und kaum fühlbar. Die Respiration ist immer vermehrt; Asphyxie und Syncope erschienen unter 28 Fällen 3 Mal nach der Einathmung. Auch nach Beendigung der Operation sah man plötzlich Puls und Athmung unter Seufzen schwinden und das Gesicht blass werden[7]). Nach dem Erwachen aus einer Narkose, in der Asphyxie eingetreten war, fand sich der Kranke stimmlos und blieb es 14 Tage. Der durch den Junker'schen Apparat streichende Luftstrom hatte etwas von dem flüssigen Anästheticum mitgerissen und auf die Stimmritze gebracht.

Tödtliche Ausgänge kamen mehrfach z. B. nach Verbrauch von 12 g des Mittels vor[8]). Derselbe erfolgt entweder plötzlich ohne oder mit geringen Veränderungen der Gesichtsfarbe durch Aufhören von Puls und Athmung[9]), oder die Athmung wird, auch nach Entfernen des Anästheticums laut, stertorös oder unregelmässig, schnappend oder schnell, convulsivisch, der Radialpuls flattrig und kaum fühlbar, die Gesichtsfarbe

---

1) Drozda, Deutsches Arch. f. klin. Medicin. Bd. 27. p. 339.
2) Hegar u. Kaltenbach, Operative Gynäkologie. 1874. p. 25.
3) Windscheid, Deutsch. Arch. f. klin. Med. 1889. Bd. 44. p. 342.
4) Miall, Brit. med. Journ. 1870. I. p. 6. — Drozda, l. c. — Le Fort, Bull. de l'Acad. de méd. Séance du 16. juill. 1889.
5) Hollaender, Berl. klin. Wochenschr. 1867. p. 250 u. 1868. p. 124.
6) Marshall, Medical Times and Gaz. 1868. 25. July. p. 109.
7) Taylor, The Lancet. 1876. 30. Sept.
8) Chamberlayne, The Lancet. 1891. 29. Aug.
9) Marshall, Brit. med. Journ. 1869. II. p. 436. — Lancet. 1869. 23. Oct.
— ibid. 1871. 29. April. — ibid. 1869. 4. Sept.

livid, selten Wangen und Lippen roth, die Mundwinkel oder die Nasenflügel bläulich, und der Kranke stirbt mit dem gänzlichen Verschwinden des Pulses unter einigen schnappenden Inspirationen meist ohne jeglichen Krampf[1]). Die Athmung kann die Herzthätigkeit noch um ein Kurzes überdauern. In 11 Jahren starben in England 10 Menschen daran; die Mortalität ist jedenfalls höher als 2:10 000. Die Ursache der Nebenwirkungen oder des Todes ist bei Menschen nicht in einer Bildung von Methämoglobin zu suchen, wie sie bei Thieren vorkommt[2]). Bei der Section eines durch Methylenchlorid gestorbenen Menschen fand man einen Congestionszustand des Gehirns und der Lungen, und Ecchymosen der Schleimhaut der Trachea und der Bronchien, in einem anderen Falle ein auffallend weites und brüchiges Herz.

Nach dem Gebrauche des englischen oder des reinen Präparates wurden Krampfsymptome als fibrilläre Zuckungen nur in einzelnen Muskeln, wie z. B. im Platysma myoides, oder als allgemeine beobachtet. Klonische Zuckungen oder Trismus mit Schaum vor dem Munde oder Starre des Körpers mit Opisthotonus erschienen mehrfach im Excitationsstadium neben sehr starker Unruhe und Blässe des Gesichtes.

Als Nachwirkungen entstehen fast bei allen Narkotisirten Brechreiz oder Erbrechen, nach dem englischen Präparat in 18 pCt. der Fälle. Kopfweh und Eingenommensein des Kopfes[3]) kommen häufig vor und das Bewusstsein kehrt erst spät zurück. Die empfohlene häufigere Unterbrechung der Inhalationen wird die Gefahren seitens der Athmung und des Herzens nicht vermeiden lassen.

Methylchloroform.

Eine Mischung von 1 Vol. Methylalkohol und 4 Vol. Chloroform ist den Bestandtheilen nach identisch mit dem englischen „Methylen" oder „Methylenbichlorid". Es ist danach von ihr auch kaum etwas Anderes an Wirkung zu erwarten als von dem letzteren Präparat. Man beobachtete in manchen Fällen ein volles Versagen obschon die Narkotisirungsversuche bis zu einer halben Stunde fortgesetzt wurden, ferner Erbrechen, das in einem Falle während der Narkose Prolaps der Eingeweide nach der Laparotomie bewirkte, und so schwere Asphyxie, dass die Tracheotomie nothwendig wurde.[4])

Stickstoffoxydul.

Das Lachgas erzeugt primär keine Veränderungen des Blutes, sondern wird in demselben nach physikalischen Gesetzen gelöst und wieder ausgeschieden, ohne dass hierbei nennenswerthe Zersetzung stattfindet. Die Anästhesie entsteht wesentlich durch Erstickung; vielleicht lähmt das Gas auch in geringer Weise das Gehirn. Die Stickoxydulnarkose soll

---

1) Burroughs, Brit. med. Journ. 1870. I. p. 460. — ibid. 1871. Sept. p. 332. — ibid. 1872. 31. Aug. — ibid. 1872. 12. Oct. — ibid. 1875. 24. July. — Breisky, Prag. med. Wochenschr. 1883. p. 209. — The Lancet. 1874. II. Dec. — Hughes, The Lancet. 1890. 11. Oct. p. 768.
2) Panhoff, Archiv f. Anat. u. Physiol. 1881. p. 419.
3) Nussbaum, Bayer. ärztliches Intelligenzbl. 1867. p. 690.
4) Polaillon, La Pratique médicale. 1889. 2. juillet.

nach der Zahl der berichteten Todesfälle 250 Mal sicherer als jedes andere Anästheticum und 1650 Mal sicherer als Chloroform sein.

Bald nach dem Beginne der Einathmung entsteht Sausen in den Ohren, manchmal auch Funkensehen, die Lider fallen zu, die Muskeln werden schlaff und gewollte Bewegungen müssen unterbleiben. Die dann folgende Anästhesie ist vielfach nicht so vollständig, dass z. B. das Entfernen des Zahnes aus der Alveole nicht als schmerzhafter Ruck oder Druck empfunden wird.

Es giebt auch Menschen, die sich gegen das Gas refractär verhalten, so dass selbst 18 Liter Gas bei gut schliessendem Mundstück und tiefen Athemzügen nach 5 Minuten noch keine Narkose erzeugten.[1]

Den wesentlichsten Antheil an dem Zustandekommen von Nebenwirkungen liefert die individuelle Disposition. Hereditär belastete Menschen oder solche, die früher schon einmal geisteskrank gewesen sind, Nervöse und Trinker, weisen besonders leicht Störungen seitens des Gehirns auf, und sollten, ebenso wie zu Hirncongestionen disponirte, und an den Kreislaufs- und Athmungsorganen Leidende von dieser Narkose ausgeschlossen werden. Häufiger als die Neben- sind die bisher nicht genügend gewürdigten Nachwirkungen, die von dem Ende der Narkose selbst noch bis zu 2 Tagen später sich einstellen oder anhalten, und vorzugsweise das Allgemeinbefinden stören können.

Eine unzweckmässige Vornahme der Narkose, Narkotisirung im Sitzen etc., kann selbstverständlich ebenfalls Nebenwirkungen oder Unglücksfälle herbeiführen. Bei gleichzeitiger Zufuhr sowie bei völligem Abschluss von atmosphärischer Luft können Nebenwirkungen auftreten. Die Gefahr ist jedoch im letzteren Falle sehr viel grösser.

Anfänglich scheinbar leichtere Athmungsstörungen können schnell in den Tod überführen. In einem Falle narkotisirte man weiter, obschon die Athmung oberflächlich geworden war, zog zwei Zähne und eröffnete das Antrum. Die Kranke wurde livid, die Athmung hörte sofort auf, das Herz stand still und künstliche Athmung konnte an diesem Ausgange nichts ändern.[2]

Die Athmung leidet bei Vielen im Anfange der Gasaufnahme. Ein Gefühl von Erstickenmüssen und Beengung der Brust machen sich bemerkbar. Dazu kommt die beängstigend aussehende Cyanose des Gesichts bei strotzend gefüllten Venen. Unter 112 Kranken war sie 27 Mal leicht, 16 Mal stark. Kurz nach dem Beginn der Lividität kann der Tod erfolgen[3]. Bei einem Kranken wurden Gesicht und Hals livid, die Augen starr, gross, die Pupillen maximal erweitert und in diesem Zustande starb er.[4] Neben den geschilderten Symptomen sah man die Athmung beschwerlich und auch stertorös sein und dann plötzlich für immer aussetzen[5]; das Herz überdauert sie meistens[6]. Lungenödem und leichtes Glottisödem wurde einmal bei der Section gefunden.

---

1) Blumm, Aerztl. Intelligenzbl. 1878. No. 31 u. 32. p. 324.
2) Watson, Brit. med. Journ. 1889. 19. Oct. p. 888.
3) Nussbaum, Sitzungsber. d. Gesellsch. f. Chirurgie. Bd. II. p. 92.
4) Johnson, Brit. med. Journ. 1877. I. April.
5) Braine, Brit. med. Journ. 1873. I. p. 153. — Thornbury, Medic. News. T. 63. 1893. p. 267.
6) Adams, Lancet. 1894. I. p. 738. — Hewitt, ibid. p. 902.

Die Pupillen bleiben bei einem Theile der Narkotisirten normal, bei einem anderen tritt Erweiterung um ca. 1,8 mm ein. Vor Eintritt der Narkose erfolgt bei Einigen ein krampfhaftes Strecken und Dehnen des Körpers, an das sich Cyanose anschliessen kann. Eine allgemeine Starre oder rhythmische Bewegung der Glieder, convulsivische Zuckungen einzelner Glieder wurden ebenso wie epileptische Anfälle bei Epileptikern mehrfach beschrieben.[1]) Hauptsächlich scheint es sich für die ersteren Nebenwirkungen um Individuen zu handeln, deren Centralnervensystem früher einmal krank war.

Während der Narkose beobachtet man bisweilen heftiges Weinen oder Schreien, heitere Delirien, aber auch Hallucinationen und Wuth; bei einer hysterischen Alkoholistin erschien eine noch lange nachher anhaltende Tobsucht.[2])

Würgen entsteht bei mehrmaliger Narkose häufig, ebenso unwillkürliche Harn- und Kothentleerung, seltener Erbrechen.

In 6 pCt. von vielen Kranken zeigte sich erotische Erregung, die ich als Erstickungssymptom auffasse. Das Leben des Fötus soll durch die Stickoxydulnarkose der Mutter nicht gefährdet werden. Ich glaube, dass man auf diese Angabe nicht zu fest bauen darf.

Als Nachwirkungen erscheinen: Kopfweh in 15 pCt. der Fälle, Weinen oder Sopor und Röthung des Gesichts, angeblich vereinzelt auch Abort, oder Cyanose, Erregung oder Krämpfe, oder mehrstündiges Coma oder krampfartige Steifigkeit der Gelenke bei kalter Haut und gestörtem Bewusstsein.[3]) Zucker wies man im Harn nach, und zwar nach 2 Stunden 0,16 pCt., nach 6 Stunden 1,84 und am 3. Tage 0,395 pCt. Am 4. Tage war er geschwunden.[4]) Bei Diabetikern nimmt die Zuckermenge zu. Eine cerebrale Narkosenlähmung, die nach dem Erwachen mit Taubheitsgefühl in der rechten Hand begann, sich schnell über die entsprechende Körperhälfte verbreitete und von Bewusstlosigkeit gefolgt war, endete nach 12 Stunden tödtlich.[5])

Die Narkose mit Schlafgas (88 pCt. Stickoxydul und 12 pCt. Sauerstoff) ist keineswegs frei von unangenehmen Nebenwirkungen. Bisweilen wird nur ein leichter Brechreiz wahrgenommen,[6]) bisweilen auch unangenehme Symptome: Erbrechen, Vermehrung der Pulsfrequenz bis zu 140 Schlägen in der Minute, Vermehrung der Athemzüge, Sinken des Blutdrucks, Cyanose der ganzen Körperoberfläche,[7]) stärkere Blutungen während der Operation, beängstigende Asphyxie, keuchende Athmung mit Schaum vor dem Munde, Pupillenerweiterung und Athmungsstillstand, der nach Zufuhr von frischer Luft wich, im Anfang der Narkose etwas Rigidität der Muskeln, und bei Frauen bald nach der Einathmung eine Exaltation, die einem Tobsuchtsanfalle glich.[8])

---

1) Silk, Correspondenzbl. f. Zahnärzte. 1890. Oct. p. 352.
2) Savage, Brit. med. Journ. 1887. II. 3. Dec.
3) Baudry, Correspondenzbl. f. Zahnärzte. 1892. p. 72.
4) Laffont, Compt. rend. de l'Acad. des Sciences. T. CII. p. 176.
5) Hare, Therap. Gazette. 1896. p. 801.
6) Hillischer, Wiener med. Wochenschr. 1887. p. 765.
7) Gersuny, Wiener klin. Wochenschr. 1889. No. 32. p. 633.
8) Cohn, Centralbl. f. Gynäkologie. 1886. No. 11. p. 175.

Bromoform.

Das Bromoform besitzt u. a. allgemein-anästhetische Eigenschaften, die aber bei gewissen Menschen nach seiner Einathmung nicht entstehen.[1] Die Schleimhäute werden auch durch seinen Dampf intensiv gereizt. Die Augenbindehaut röthet sich, die Thränen fliessen, Speichelfluss und Kratzen und Brennen im Rachen und Kehlkopf machen sich bemerklich. Nach dem Einathmen entstehen anfangs einzelne Hustenstösse, oder anhaltender Husten. Dazu gesellt sich Röthung des Gesichts, bisweilen auch Cyanose, Kopfschmerzen, Streckbewegungen und Zittern.[2]

Bei einigen Kindern, die das Mittel gegen Keuchhusten einnahmen, entstand jedesmal Müdigkeit und Schläfrigkeit. In einem Falle zeigten sich, als in 3 Tagen davon 5 g verbraucht waren, stockende Athmung, kaum fühlbarer Puls und fast unhörbare Herztöne, verengte, starre Pupillen, Reactionslosigkeit der Cornea, Lähmung der Glieder, und bei genauerer Untersuchung eine beginnende Pneumonie im rechten Unterlappen. Dieselbe schwand nach 5 Tagen.[3] Derartige Veränderungen in der Lunge sind wegen der Reizwirkung des durch die Lungen ausgeschiedenen Bromoforms gerade bei Kindern drohend. Auch nach Verbrauch von weniger Bromoform, in Alkohol gelöst, kommen gelegentlich unangenehme Nebenwirkungen mit oder ohne Bewusstlosigkeit vor. Bei einem Kinde stellten sich vor dem Tode ein: Stupor, Blässe und Kälte, vollständige Muskelerschlaffung, tracheales Rasseln, Schwäche der Athmung und der Circulation, Contraction und Unbeweglichkeit der Pupille und Insensibilität der Cornea.[4] Bisweilen entsteht neben anderen Symptomen Krampf der Masseteren. Von leichteren Symptomen kamen vor: Diarrhoen und vereinzelt Brom-Hautausschläge. Einige Tage nach dem Beginn des Bromoform-Gebrauchs können Acnepusteln, und bei Fortgebrauch des Mittels bei demselben Individuum rosettenförmige Geschwüre und papillomatöse, framboesieartige weiche Tumoren entstehen, an deren epidermisloser Oberfläche Eiterpunkte zu erkennen sind.[5] Langsam erfolgt die Rückbildung, ev. mit neuen Nachschüben, wenn viel verabfolgt wurde, z. B. 23 g in 25 Tagen.

Künstliche Athmung, subcutane Aetherinjectionen, kalte Berieselung des Kopfes im warmen Bade und subcutane Injectionen von Tctr. Strychni (zu 0,1 g) erwiesen sich in einzelnen Fällen gegen die bedrohlichen Symptome hülfreich.

Aethylidenchlorid.

Aethylidenchlorid, ($C_2H_4Cl_2$), sollte als Inhalations-Anästheticum zu gebrauchen sein. Zwei Todesfälle kamen dadurch zu Stande[6]. Dies stellt

---

[1] Bonome u. Mazza, Centralbl. f. Chirurgie. 1884. p. 593.
[2] Horoch, Jahrbücher d. Gesellsch. Wiener Aerzte. 1883. p. 497.
[3] Loewenthal, Berl. klin. Wochenschr. 1890. p. 508. — v. Bömmel, D. med. Wochenschr. 1896. p. 46. — Czygan, ibid. 1896. p. 843. — Börger, Münch. med. Wochenschr. 1896. p. 469.
[4] Nauwelaers, Revue mens. des maladies de l'enfance. 1891. Février.
[5] Müller, Monatsh. f. pr. Dermatol. 1895. XX. 8.
[6] Clover, Brit. med. Journ. 1880. II. p. 797. — Steiner, Archiv f. Chir. Bd. XII. p. 789. — Ein Todesfall ereignete sich in der v. Langenbeck'schen Klinik.

mit Rücksicht auf die geringe Zahl der überhaupt damit ausgeführten Narkosen einen so hohen Procentsatz dar, dass das vollkommene Verlassen dieses Stoffes aus diesem Grunde nothwendig erschien.

Man beobachtete ferner trotz anhaltender Einathmung während 12 Minuten bei einem Kinde keine Unempfindlichkeit. Dafür entstand Stirnkopfschmerz für mehr als 3 Stunden. Erbrechen mit Eingenommenheit des Kopfes, und rasch und stürmisch eintretende Asphyxie wurden mehrfach schon nach Einathmung von 0,5—1 g beobachtet.

Aethylenchlorid.

Der Liquor Hollandicus, ($C_2H_4Cl_2$) erzeugt bei Menschen während der Einathmung Brennen in den Luftwegen, Hustenreiz und später häufig Erbrechen.

Bei Thieren werden mehrere Stunden nach dem Erwachen aus der Narkose, die mit Erhöhung der Pulszahl und Blutdrucksenkung einhergeht, die Hornhäute porcellanartig opalescent. Diese Opalescenz ist aber nicht von Cornea-Nekrose gefolgt. Nach mehreren Monaten klärt sie sich von der Umrandung nach dem Mittelpunkt zu auf. Es handelt sich hierbei nicht um einen entzündlichen Vorgang, sondern um eine Verdickung der Hornhautlamellen in Folge eines Oedems,[1]) das von der Zerstörung des Endothels der Cornea abhängt, wodurch die Hornhaut vor der Durchfeuchtung mit Kammerwasser nicht mehr geschützt ist.

Chlorkohlenstoff.

Der Vierfach-Chlorkohlenstoff, (CCl_4) eignet sich nicht für längere Narkosen, besonders weil die Breite zwischen anästhetischer und tödtlicher Dosis sehr klein ist.

Thiere bekommen nach Einathmung desselben Krämpfe, der Blutdruck sinkt, die Athmung leidet, überdauert jedoch meist etwas die schwache und unregelmässige Herzthätigkeit.[2])

Bei Menschen entstanden manchmal Nausea und Erbrechen,[3]) Hustenreiz, Kleinheit und Unregelmässigkeit des Pulses, Cyanose und Erweiterung der Pupillen.

Nach dem Erwachen halten unangenehme Empfindungen, wie das schon bald nach der Einathmung eintretende Gefühl von Hitze noch an und Müdigkeit, Störungen in der Herzthätigkeit, Schlaflosigkeit sowie Kopfschmerzen treten dazu. Das Erwachen aus der Narkose kann über $1^1/_2$ Stunden auf sich warten lassen.[4])

Dimethylacetal zu 2 Vol. mit 1 Vol. Chloroform gemischt, erzeugte eingeathmet Erbrechen.[5])

Methylenäther.

Dieses Präparat stellt eine Mischung von Aethyläther und Methylenchlorid dar. Es ruft, eingeathmet Bewusstlosigkeit hervor, wenn 8—16 g auf die Maske gegossen sind. Man beobachtete: Uebelkeit, und unter

---

1) Dubois, Bull. de l'Acad. des Sciences. Séance du 3. Sept. 1888, et du 28. Janv. 1889.
2) Sanson, Brit. med. Journ. 1867. 7. Sept. p. 207.
3) Protheroe Smith, The Lancet. 1867. I. p. 658 ff.
4) Simpson, Medical Times and Gaz. 16. Dec. 1865.
5) Fischer, Deutsche Zeitschr. f. Chirurgie. 1885. Bd. 21. H. 5.

10 Narkosen 5 Mal Erbrechen,[1]) ferner beträchtliche Abnahme und Unregelmässigkeit des Pulses bei meist geröthetem, selten bleichem Gesicht. Als Nachwirkung zeigt sich fast immer Uebelkeit.

Das **Methyljodid** (CH_3J) veranlasst an der Haut, wenn seine Verdampfung behindert ist, schon nach 2 Minuten Jucken und Brennen, und einige Stunden später Hautröthung und nach Verlauf von 12 Stunden Blasenbildung. Die Blase trocknet nach einigen Tagen unter Jucken ein. Durch Zusatz einiger Tropfen Sodalösung zu der Flüssigkeit kann der Schmerz vermindert werden.

Aehnliche Wirkungen neben einer allgemein anästhesirenden, anfangs mit motorischer Erregung, später mit Lähmung einhergehenden besitzt das **Methylenjodid**.

Aldehyd. Die Inhalation des Dampfes von Aldehyd (C_2H_4O), von dem fälschlich angegeben wurde, dass er rascher, energischer und doch angenehmer als Chloroform und Aether narkotisire, erzeugt beim Menschen Constrictionsgefühl auf der Brust, Husten, Dyspnoe, sowie Erstickungszufälle.[2]) Der Geruch desselben ist für die meisten Kranken so unangenehm, dass sie die Einathmung kaum 3—4 Minuten lang ertragen.

Die subcutane Anwendung hinterlässt an der Stelle der Einspritzung eine Verhärtung.

Aethylnitrit.

Der Dampf dieser sehr flüchtigen, bei 16^0 siedenden Flüssigkeit, ($C_2H_5O.NO$), erzeugt, eingeathmet, Braunfärbung des Blutes durch Methämoglobinbildung.

Das **Aethylnitrat,** ($C_2H_5O.NO_2$), der bei 86^0 siedende Salpetersäure-Aethyläther ruft, wenn der Dampf von 50—60 Tropfen eingeathmet wird, allgemeine Anästhesie hervor, welcher heftige Kopfschmerzen und Benommensein vorangehen. Mit der Unempfindlichkeit entsteht auch meistens Muskelspannung oder Muskelstarre. Erschlaffung der Muskeln tritt nicht ein. Erbrechen ist eine häufige Folge der Einathmung.

Aceton, ($CH_3.CO.CH_3$) schmeckt beissend und campherartig brennend. Ein Mensch kann über 10 g davon an einem Tage vertragen. Die Einathmung verursacht Dyspnoe und Bronchialreizung.

Amylen.

Diese, bei 35^0 C. siedende Flüssigkeit, (C_5H_{10}), ist als Ersatz des Chloroforms zu 20—30 g. vereinzelt auch bis 100 g angewandt worden, bis 2 Todesfälle dadurch erfolgten.[3]) Bei Kindern liess sich bisweilen auch durch 20 resp. 28 g des Mittels kein vollständiger Schlaf erzielen. Excitation kann fehlen.

Uebelkeit trat in 110 Fällen 7 Mal ein. Aufregung und Unruhe, Röthung des Gesichtes,[5]) sehr beschleunigter, aussetzender Puls, sowie unregelmässige Athmung wurden bei Kindern beobachtet. Puls und Athmung leiden, während auch das Gegentheil vorkommt,[6]) in einzelnen Fällen sehr. So verschwand,

---

1) Eastes, Brit. med. Journ. 1873. I. p. 321. — Brookhouse, ibid. p. 343.

2) Simpson, Monthly Journ. of medic. Sciences. 1848. April. — Nunnely, Edinb. med. Journ. 1847. Oct.

3) Snow, Med. Times and Gaz. Vol. XIV. p. 60, 333, 381 u. Vol. XV. 133.

4) Demme, Jahrb. f. Kinderheilkunde. N. F. Bd. 4. 1871. p. 145.

5) Skey, Medical Times and Gaz. 1857. Vol. XIV. p. 124.

6) Billroth, Deutsche Klinik. 1857. No. 16.

bei einem Kranken in vollkommener Narkose plötzlich der Puls, während die Athmung noch normal blieb und das Gesicht livid geworden war. Nach einigen Minuten erschienen Dyspnoe, Cyanose und der Tod. In einem anderen Falle trat nach 2 Minuten Bewusstlosigkeit, dann vorübergehende, mit lautem Lachen verbundene Excitation ein, die Glieder wurden plötzlich schlaff, die Athmung stertorös, japsend, und der Puls schwand. Trotzdem hier die Athmung durch künstliche Respiration vorübergehend wiederkehrte, erfolgte der Tod. Trismus und Opisthotonus sowie leichte Delirien, kurzdauernde Lach- und Schreiparoxysmen mit Convulsionen, und als leichtere Nebenwirkungen: Brennen im Pharynx, Trockenheit im Munde, sowie Erbrechen können ebenfalls entstehen.

Als Nachwirkung kommt noch eine Stunde nach dem Aufhören der Narkose Uebelkeit und Erbrechen vor.

Pental.

Trimethyläthylen, β-Isoamylen, (C_5H_{10}), wurde als ungefährliches Inhalations-Anästheticum gerühmt. Das Mittel lähmt in giftiger Dosis das Athmungscentrum, das nach wiederholter Einathmung des Dampfes bei Thieren eine gewisse Toleranz dafür gewinnt,[1] während das vasomotorische Centrum empfindlicher wird; der Blutdruck sinkt jäh.[2] Die Ausscheidung erfolgt durch die Lungen. Bisher stellte sich die Mortalität bei Menschen zu 1 : 199.

Bei Menschen werden die Schleimhäute gereizt; die Conjunctiva bulbi röthet sich; durch den Reiz kann Glottiskrampf[3] und Verschlimmerung von Bronchialcatarrhen entstehen. Excitation ist sehr häufig, kann heftig sein und sich über die ganze Narkose erstrecken. Bei fast allen Kranken tritt Röthung des Gesichtes mit Heisswerden ein. Einzelne Individuen verhalten sich refraktär gegen Pental, bei vielen Anderen schwindet der Cornealreflex gar nicht oder sehr spät. Uebelkeit und Erbrechen sind selten, dagegen häufig die als Aequivalent der Excitation oder später auftretenden leichten oder schweren, klonischen oder tetanischen Krämpfe, Opisthotonus, Trismus und krampfhafte Spannung einzelner Muskelgruppen, besonders bei Alkoholisten und Nervösen.

Auch Athmungsstörungen, Dyspnoe mit Cyanose, Asphyxie bis zur definitiven Lähmung des Athmungscentrums können entstehen. Mehrfache Todesfälle spielten sich in dieser Weise schnell oder nach etwa 2 Stunden ab.[4]

Als Nachwirkungen können sich bemerkbar machen: Mehrstündiger Geruch des Mittels in der Exhalationsluft, Uebelkeit oder Erbrechen, Schläfrigkeit, Ohnmacht, Schwindel, Zittern, Haemoglobinurie, Cylindrurie und Albuminurie. Die letzteren sind selten. Einige von den berichteten Fällen[5] beweisen nichts, da Jodoform, Jodquecksilber oder Chlorzink für den Wundverband benutzt wurden, die ihrerseits Albuminurie erzeugen können.

Das **Isobutylchlorid** erzeugte eingeathmet bei Menschen eine nur unbedeutende Anästhesie aber eine beträchtliche Erregung.

Kerosolen, ein nicht genau gekanntes Gemisch von Kohlenwasserstoffen (Amyl-Capryl-Oenanthylwasserstoff) veranlasste nach seiner Einathmung bei

---

1) Rieth, Beitr. zur Chirurgie. 1893. Bd. X. p. 189.
2) Reysschoot, Étude expér. du Pental. Gand 1892. — Sackur, Virchow's Arch. Bd. 130. p. 31. — Cerna, Amer. med. surg. Bull. 1893. p. 918.
3) Hollaender, Journ. f. Zahnheilkunde. 1892. No. 7.
4) Sick, Deutsche med. Wochenschr. 1893. 30. März.
5) Kleindienst, Ueber Pental. Inaug.-Dissert. Bern. 1892. p. 17.

Kranken Husten, Pulsunterbrechung, Lividität des Gesichtes und Muskelstarre.

Benzol.

Steinkohlenbenzin (C_6H_6), nicht zu verwechseln mit dem aus den Kohlenwasserstoffen Hexan und Heptan bestehenden Petroleumbenzin, wird langsam im Thierkörper oxydirt. Im Harn findet sich danach eine Vermehrung der Phenolschwefelsäure, Hydrochinon und Brenzcatechin. Ein Theil desselben wird durch die Lungen unverändert noch nach einigen Tagen ausgeschieden, ein anderer entgeht der Resorption dadurch, dass er gasförmig vom Magen aus entweicht. Vom Beginn der Benzolaufnahme bis acht Stunden später entstehen Ructus mit dem Geruch und Geschmack von Steinkohlentheer.

Vom Magen aus werden angeblich 2—3 g pro dosi und selbst 8 g pro die vertragen. Doch rufen kleine Mengen gewöhnlich einen brennenden Geschmack im Munde und Uebelkeit hervor und grössere: Erbrechen, Pupillenerweiterung, unregelmässige auch stertoröse Athmung, Kälte der Glieder, Benommensein, Schwere im Kopf, schwankenden Gang und Delirien bei beschleunigter Herzthätigkeit.

Bei der äusseren Anwendung dieses Mittels zur Vertreibung von Ungeziefer an den Geschlechtstheilen ist darauf zu achten, dass dasselbe nicht zwischen Oberschenkel und Hodensack gelangt. Es bewirkt an solchen empfindlichen Stellen einen anhaltenden, heftigen Schmerz, der von einem mehr oder minder ausgedehnten Erythem gefolgt ist.

Die Einathmung des Benzols als Anästheticum verursachte unerträgliches Brausen im Kopfe und Convulsionen.[1])

Opium.

Seitdem es eine medicinische Literatur giebt, kennt man auch Nebenwirkungen des Opiums. Freilich sind dieselben, soweit sie acut erscheinen, im Vergleiche zu denen, welche manche modernen Mittel erzeugen, nicht sonderlich schlimm, vorausgesetzt, dass die grosse Summe jahrhundertalter Erfahrungen nicht vernachlässigt wird. Das Alterthum wusste, dass Opium unter Umständen ein gefährliches Mittel sei, und deswegen riethen damals hervorragende Aerzte, wie Diagoras und Erisistratus, Opium zu meiden. Aber der Nutzen des Mittels war doch so gross, dass es weiter verwandt wurde. Je länger, und auch räumlich ausgedehnter dasselbe im Gebrauch war, um so besser lernte man es kennen und unentbehrlich finden. Aber auch heute erkennen wir noch den alten Ausspruch als richtig an, dass die Opiate „Mittel seien, die vorn leckten, hinten kratzten".

Das Verhalten des Opiums im Körper, seine Resorption und seine Ausscheidung decken sich wesentlich mit dem seines qualitativ und quantitativ hervorragendsten Bestandtheils Morphin. Dennoch gestattet das Verhalten dieses Alkaloids weder einen Schluss auf das des Opiums noch der übrigen basischen und nichtbasischen Producte.

Während Dosen bis zu 0,015 g bei Erwachsenen nur leichte Obstipation oder schnell vorübergehende Schläfrigkeit mit geringfügiger Pulsveränderung zu Wege bringen, treten nach 0,03—0,1 g und mehr Einwirkungen auf das centrale Nervensystem in voller Intensität auf, sobald

---

1) Simpson, Monthly Journ. of med. Science. 1848. April.

keine besondere individuelle Disposition Aenderungen in dem Verhalten hervorruft. Es durchströmt den Körper eine angenehme Wärmeempfindung, die bald einem wohligen Gefühle von Schwere in den Extremitäten Platz macht. Die Augen werden glänzend, die Perceptionsfähigkeit der Sinnesorgane für äussere Eindrücke ist vorübergehend gesteigert, später vermindert. Es tritt ein Druckgefühl in der Schläfen- und Stirngegend ein, und hierzu können sich Farben- und Ringesehen gesellen. Die Lider schliessen sich unwillkürlich und das Ohr, das anfangs eine gesteigerte Empfänglichkeit für die zu ihm gelangenden Schallwellen erkennen liess, vernimmt diese in späteren Stadien nur schwach. Die Bewegungen werden schon kurze Zeit nach dem Einnehmen träge, es tritt Verlangen nach Ruhe sowie Neigung zum Schlafe ein. Die Kranken verfallen anfangs in einen soporösen Zustand, in dem das Bewusstsein noch in gewissen Grenzen thätig ist und Reflexbewegungen noch auf leichte äussere Reize antworten. Erst wenn die Opiumwirkung weiter fortgeschritten ist, tritt fester Schlaf ein, meist durchwoben von lebhaften, die extremsten Empfindungen der Lust oder Unlust umschliessenden Träumen.

Von diesem Wirkungsbilde kommen bei einigen Menschen Abweichungen vor, oder dasselbe wird überhaupt trotz grosser Dosen vermisst. Jedes Opiumpräparat: Opiumpflaster wie Syrupus diacodii, Opiumtincturen wie Mohnköpfe können dieselben veranlassen. Statt Schlaf erscheint z. B. ein rauschähnlicher Zustand. Je erregter das Nervensystem, je grösser der Schmerz, je ausgesprochener der Krampf, um so grössere Schwierigkeit hat man, Beruhigung und Schlaf herbeizuführen. Nach 0,25 g und mehr Opium kann ein alkoholisches Delirium noch zunehmen, und bei Tetanus gab man 30 g Laudanum, ohne Beruhigung zu erzeugen. Die Menschenrace soll ebenso wie Krankheiten Verschiedenheiten in der Opiumwirkung schaffen können, z. B. durch Opium betäubte Neger und Malayen häufig Convulsionen, Delirien etc. zeigen, und auch niedere Thiere darauf mit Convulsionen reagiren. Dieses Symptom nimmt an Intensität ab, je höher man in der Entwicklungsreihe der Thiere hinaufsteigt, während die hypnotisirende Wirkung abnimmt, je weiter man vom Menschen abwärts in der Thierreihe das Mittel versucht, so dass man bisweilen bei Hunden nach 0,3 g und mehr keine Narkose erzeugen kann.

Für die Entstehung von Nebenwirkungen kommen die meisten der Umstände in Frage, welche die Heilwirkung auch anderer Arzneistoffe begleiten. Nur zum kleinsten Theile kann die chemische Beschaffenheit der genommenen Mittel angeschuldigt werden. Freilich setzt sich die Wirkung des Opiums aus den Einzelwirkungen seiner Bestandtheile zusammen und es müssen daher je nach der Beschaffenheit des Präparates, d. h. je nach den Mengenverhältnissen des einen oder anderen Alkaloids Abweichungen von der Norm stattfinden. Aber obschon es im Handel minderwerthige, wenig Morphin und dafür andere Stoffe um so reichlicher enthaltende Opiumsorten giebt, so steht dieses Verhalten als Ursache von Nebenwirkungen weit zurück gegen den Einfluss der Individualität. Erwähnenswerth ist jedoch, dass beim Stehen von Tinctura Opii crocata ein morphinreicher Niederschlag sich bildet. Dadurch wird die überstehende Flüssigkeit wirkungsärmer, und wenn durch Umschütteln der Niederschlag beim Abgiessen aufgerührt wird, kann leicht die beabsichtigte Wirkung unangenehm gesteigert werden.

Eine Disposition für unangenehme Opiumwirkungen kann von Vater oder Mutter vererbt sein.[1]) Bei Kindern entstehen häufig auch tödtliche Nebenwirkungen. Von jeher galt es deswegen gewissermassen als Axiom, bei ihnen mit Opiaten zurückhaltend zu sein. In neuerer Zeit betrachtete man die angeblichen Gefahren für übertrieben, wenn nicht gar als überhaupt grundlos. Nichtsdestoweniger beweist die grosse Zahl der bekannt gegebenen Unglücksfälle, die trotz kleinster Opiumdosen, oder kleineren Mengen von Syr. Papaveris zu Stande kamen, dass diese Warnung gut begründet und eine vorsichtige Handhabung des Mittels angezeigt ist. So trat der Tod ein nach Verabreichung einiger Esslöffel einer Mixtur von 3 Tropfen Opiumtinctur, 15 g Mohnsyrup und 180 g Wasser, und andere Male nach 0,0006 resp. 0,0003 g Opiumtinctur.[2]) Nach einem Tropfen Laudanum sah man ein Kind 20 Stunden lang in soporösem Zustande liegen. Convulsionen, die in den Tod überführen können,[3]) sowie Cyanose, mangelhafte Herzthätigkeit und damit zusammenhängende Symptome,[4]) lassen die früher traditionell geübte Zurückhaltung in solchen Fällen als berechtigt erscheinen. Die Zeit der Dentition ist besonders zu fürchten. Wiederholte Dosen schaffen auf Grund von Gewöhnung Zustände, wie sie bei Besprechung der Opiophagie geschildert werden sollen. Wo von Toleranz berichtet wird, da handelt es sich auch immer um Angewöhnung, die ihre besonderen Nachtheile im Gefolge hat.

Bei Greisen begünstigen auch kleine Dosen cerebrale Congestionen. So verfiel ein 79 Jahre alter Mann nach Verbrauch von 30 g Syr. diacodii sehr bald in Narkose und starb in dieser. Daher soll es als Regel gelten bei solchen Individuen Opium, wenn überhaupt, in sehr kleinen Mengen zu verabfolgen. Auch bei Frauen kommt es im Allgemeinen leichter zu Nebenwirkungen als bei Männern. Nach Einführung einer mit Laudanum getränkten Wattekugel in einen hohlen Zahn erschien z. B. bei einer Frau eine Somnolenz, die 24 Stunden anhielt.

Begünstigend für das Erscheinen von Opium-Nebenwirkungen wirken gewisse Krankheiten, wie gastrische Zustände, Hyperämie des Gehirns, Scorbut, Purpura haemorrhagica, und Nierenkrankheiten — letztere wegen der dadurch bedingten mangelhaften Ausscheidung von Opiumbestandtheilen im Körper. Hysterische bekommen durch Opium häufig Störungen im Magen und Centralnervensystem.

Ist man im Allgemeinen in der Verabfolgung von Opium bei Krankheiten der Kinder vorsichtig, so scheint man bei seiner Anwendung an Schwangeren in Bezug auf eine Beeinflussung des Foetus weniger besorgt zu sein. Die geringe Zahl von Todesfällen bei den letzteren trotz Abgabe von viel Opium an die Mutter wurde dadurch zu erklären versucht, dass das Opium durch Athemlähmung, selten durch Herzlähmung tödtet, und der Foetus nicht respirirt. Darin läge sein Schutz gegen Opiumwirkung. Weder Voraussetzung noch Schlussfolgerung treffen zu, weil die Opiumwirkung auf das Herz oder andere Gehirncentren stark genug ist, um schwere Erkrankung resp. den Tod herbeizuführen. Negative Thierversuche sind in dieser Frage ohne Bedeutung.

---

1) Polisius, Ephemerides nat. cur. Dec. II. Ann. 4. Observ. XLVI. p. 108.
2) Smith, Med. Times and Gaz. 1854. p. 386 u. Taylor, Gifte. Bd. III. p.31.
3) Roth, Deutsche med. Wochenschr. 1888. p. 648.
4) Rautenfeld, Petersburger med. Wochenschr. 1888. No. 14. p. 122.

Man beobachtete einwandsfrei: Arhythmie des Foetalpulses,[1]) häufiger krampfhafte Bewegungen des Foetus,[2]), fast unerträgliche Kindsbewegungen, Betäubung des Neugeborenen mit nachfolgenden Krämpfen, Todtgeburt sowie einen eigenthümlichen schwächlichen Zustand der Kinder. Diese Vorkommnisse schliessen selbstverständlich nicht aus, dass auch ein gesundes Kind geboren wird, wenn die Mutter längere Zeit hindurch Opium genommen hat.

Opium resp. seine Bestandtheile gehen in die Milch von nährenden Frauen über. Ist die Brustdrüse entzündet, so wird sich der Uebergang schneller und reichlicher vollziehen. Dass auch eine Cumulation sehr kleiner, aus der Muttermilch aufgenommener Dosen von Opiumbestandtheilen im Kinde, zumal bei verlangsamter Defäcation zu Stande kommen kann, halte ich für möglich. Eine Mehrgebärende nahm wegen schmerzhafter Nachwehen 3 Tage lang Opiumtinctur. Nach Aussetzen des Mittels wurde das Kind Morgens angelegt, dann 3 Stunden später und starb um Mitternacht unter schweren Opiumsymptomen[3]). Es kann also, was man seit ca. 60 Jahren weiss, das Kind in Narkose verfallen und die Mutter nichts derartiges aufweisen.

Aeussere Einflüsse, von Tageszeit und Klima, sollten die Opiumwirkung abändern können. Bei Thieren ist der Abfall der Körperwärme bedeutender, wenn sie in einen kalten Raum gebracht werden[4]).

Nach Aufnahme des Mittels vom Mastdarm aus scheinen Nebenwirkungen besonders leicht zu Stande zu kommen, da nach zahlreichen Beobachtungen Klystiere mit sehr geringen Mengen Opium bedrohliche Erscheinungen und selbst den Tod veranlassten. Ob vielleicht die Resorption vom Darm aus schneller und vollständiger als von anderen Anwendungsstellen aus vor sich geht, kann vermuthet werden, ist aber nicht experimentell erwiesen worden. Auch die entzündete oder hyperämische Haut und Wundflächen resorbiren genügend Opium, um Nebenwirkungen entstehen zu lassen. So sah man z. B. bei einem 18 Monate alten Kinde, dem eine mit heissem Wasser und 15 Tropfen Laudanum getränkte Compresse auf den Leib gelegt war, Betäubung, und noch schwerere Symptome bei einem Kinde eintreten, dem eine Wachs-Opiumsalbe auf die Haut gestrichen worden war.

Nebenwirkungen seitens der Haut.

Mit der Röthung und Turgescenz des Gesichtes sowie der erhöhten Wärme der übrigen Körperdecke entstehen nach Opium oft Schweisse, wenngleich nicht so constant wie Tralles[5]) angab. Die diaphoretische Wirkung zeigt sich bei manchen Personen besonders am Kopfe auch schon nach kleinen Dosen, und kann von einem Ausbruche von Sudamina

---

1) Kubassow, Centralbl. f. Gynäkologie. 1879. p. 591 u. 1880. p. 545.
2) Ruth, Brit. med. Journ. 1888. 5. Mai. p. 972.
3) Evans, Brit. med. Journ. 1885. II. 19. Dec. p. 1159.
4) Brunton u. Cash, Beitr. z. Physiologie, C. Ludwig gewidm. 1887. p. 149.
5) Tralles, Usus Opii salubris et noxius Vratislav. 1774. I. p. 132. — Ettmülleri Opera. Genevae. 1736. IV. p. 611 ff.

oder quälendem, schon von alten Aerzten[1]) erwähntem Hautjucken, Pruritus opii, begleitet sein. Die Schweisssecretion ist vielleicht eine Folge der erregenden Einwirkung des Opiums auf die spinalen Schweisscentren, wahrscheinlicher einer peripherischen Reizung der Schweissfasern. In seltenen Fällen entsteht nach Opium ein Ausschlag, der mit oder ohne Pruritus einhergehen kann. Das Vorhandensein des Schweisses ist keine Bedingung für sein Zustandekommen, da er ohne jegliche Steigerung der Hautsecretion entstehen kann[2]). Wie er sich bildet, warum nur bei gewissen Personen und bei diesen an bestimmten Körperstellen, ist selbstverständlich unbekannt. Nicht unwahrscheinlich ist eine directe Einwirkung des Mittels auf die ergriffenen Hautstellen resp. deren trophische Nerven. Die Meinung[3]), dass die Erscheinung des Opiumexanthems in Folge einer Ausscheidung des Mittels durch die Haut oder selbst durch Anwesenheit in den Hautgefässen „mit absoluter Sicherheit" auszuschliessen ist, ist nur dreist, und die dafür gesetzte Annahme einer durch Opium erzeugten „dyskrasischen" Blutveränderung unverständlich.

Der unter Brennen, Jucken, Kopfweh und Fieber entstehende und damit verlaufende Opium-Ausschlag kann sich über den ganzen Körper verbreiten oder auch localisirt z. B. am Halse, den Armen und der Brust, oder dem Stamm und den Beugeseiten[4]) entstehen oder sich an der Brust, an der Innenseite der Oberarme, den Beugeflächen der Vorderarme, an den Handgelenken, am Oberschenkel von der Gegend der Adductoren bis zu den Kniekehlen, der Hinterfläche und Innenseite der Unterschenkel und am Fussgelenk finden[5]). Er stellt hell- oder dunkelrothe, isolirte Flecken dar, welche in ihrer Gesammtheit als pseudomorbillärer oder scharlachartiger[8]), auch frieselähnlicher[6]) Ausschlag bezeichnet wurden. Sogar die Mund- und Rachenschleimhaut soll von dieser „erythematösen Entzündung" ergriffen werden können. Der Resorptionsort des Opiums (Magen, Haut, Augen) ist für das Entstehen des Ausschlages gleichgültig, der meistens bald kommt und mehrere Stunden[7]) oder länger bleibt. Bis zu 10 Tagen hält nach seinem Verschwinden eine feinkleiige oder in grösseren Fetzen vor sich gehende Abschuppung an. Von Frauen wird berichtet, die schon nach 0,06 g Opium oder 0,3 g Dower'schen Pulvers, ja sogar nach 5 Tropfen Opiumtinctur am ganzen Körper häuteten. Vereinzelt kommt auch eine juckende Urticaria vor, die 14 Tage bestehen und trotz Aussetzen des Opiums noch Nachschübe erfahren kann[8]).

Hin und wieder kommt es zu Schwellung des Gesichtes neben Röthung desselben. In einem Falle entstand ein scharlachartiger Ausschlach nach Verabfolgung von Belladonnaextract mit Opium. Es liess

---

1) Dioscorides, De noxiis venenis. Cap. XXIII. Venetiis 1516. p. 124. — Paulus Aegineta, Opera. Lugduni. 1551. Lib. V. Cap. XLIII. p. 355.
2) Duclos, Journ. de Médecine. 1846.—Schmidt's Jahrb. 1849. Bd. 64. p. 74.
3) Behrend, Berl. klin. Wochenschr. 1879. p. 626.
4) Brand, Berl. klin. Wochenschr. 1879. p. 718.
5) Rieken, Schmidt's Jahrb. Bd. CVII. p. 22.
6) Weyand, Arch. f. exper. Pathologie u. Pharmakol. Bd. VI. p. 391.
7) Berenguier, Eruptions provoq. par l'ingest. des médicam. Paris. 1874. p. 59.
8) Möbius, Berl. klin. Wochenschr. 1882. p. 707.

sich erweisen, dass es das Opium war, wogegen der Kranke eine Idiosynkrasie hatte, und mithin wirkte die Belladonna hier nicht antagonistisch.

Störungen seitens des Nahrungsschlauches, der Nieren und des Geschlechtsapparates.

Aeltere Beobachter glaubten, Opium könne, wenn man es ein Weilchen im Munde halte, Zunge und Gaumen geschwürig verändern. Eine solche örtliche Wirkung halte ich wohl auf Grund einer Idiosynkrasie für möglich. Nach der Wiederherstellung eines durch ein Mohnkopfklystier schwer erkrankten Kindes zeigten sich Aphthen an der Wangenschleimhaut, dem Zahnfleische und der Zungenspitze. Es kann sich hier um eine indirecte Ernährungsstörung gehandelt haben, wahrscheinlicher aber war es eine Schleimhautulceration, die direct durch individuelle Prädisposition entstand. Dafür spricht auch ein beim Morphin zu erwähnender Fall.

Der Mund und Schlund werden nach Opium trocken; es treten Magendrücken, Uebelkeit und Erbrechen auf, und der Appetit verliert sich, meistens erst nach mehrmaliger Anwendung des Mittels, angeblich wegen einer Verringerung der Salzsäure des Magens. „Opiata stomachi aciem retundunt" sagte man vor 200 Jahren. Deswegen wären die Opiate bei schwacher Verdauung und spärlicher Absonderung von Salzsäure 2—3 Stunden nach, und bei Hyperacidität des Magens während der Mahlzeit zu verordnen. Neuerdings wird die Minderung der Magensäure bestritten, und nur für subcutan beigebrachtes Morphin zugegeben[1]). Uebelkeit und Erbrechen können auch zu Stande kommen, wenn Opiumklystiere oder Abkochungen von Mohnköpfen[2]) von dem Rectum aus gebraucht werden. Die übliche Hemmung der Darmperistaltik und die dadurch bedingte Verstopfung bleibt z. B. im Delirium tremens selbst durch sehr grosse Dosen aus. Gelegentlich erzeugt sogar Opium Diarrhoe[3]) mit Tenesmus, oder Koliken[4]).

Die Harnmenge ist häufiger vermindert als vermehrt. Durch einmalige oder nur kurze Zeit lang gereichte mittlere Opiummengen soll die Geschlechtslust oder die Geschlechtsthätigkeit erhöht werden. Aeltere Aerzte ertheilen dem Mittel nicht nur die Fähigkeit Erectionen hervorzurufen, sondern auch die Samenmenge zu vermehren und Samenergiessungen zu veranlassen. Vereinzelt sprechen Neuere von Pollutionen, aber auch von einer Abstumpfung der Geschlechtserregbarkeit. Dagegen ist aus allen Zeiten bekannt, dass Opiophagen eine erhebliche Steigerung der geschlechtlichen Functionen in der ersten Zeit des Opiumgebrauches erfahren. Während des Opiumrauchens tauchen wollüstige Bilder in der abnorm erregten, ungeordneten und wirren Sinnesthätigkeit auf und damit sind schnell vorübergehende Erectionen verbunden. Längerer Gebrauch von Opiaten veranlasst ein Schwinden der geschlechtlichen Potenz.

Die menstruelle Thätigkeit scheint bei nicht gewohnheitsmässigem Gebrauche von Opium oft vermehrt zu sein, häufig auch früher einzutreten

---
1) Leubuscher u. Schäfer, Deutsche med. Wochenschr. 1892. p. 1038.
2) Mélier, Archives génér. de Médecine. 1827. T. XIV. p. 407.
3) Neumann, Medic. Zeitung d. Vereins f. Heilk. 1834. No. 27. p. 128.
4) Adam, Brit. med. Journ. 1896. I. p. 1089.

als sie sollte oder wiederzukehren, da wo sie bereits ihr natürliches Ende gefunden hat. Doch kommt auch das Gegentheil bisweilen nach einmaligem, häufig nach chronischem Gebrauch vor.

Nebenwirkungen seitens des Centralnervensystems, der Sinnesorgane, des Herzens und der Athmung.

Nicht selten treten bei Kranken schon nach 0,015—0,05 g Opium Eingenommensein des Kopfes, mehrere Stunden, ja selbst einige Tage anhaltende Kopfschmerzen, die bald in der Stirn, bald im Hinterhaupte ihren Sitz haben, Aufgeregtsein sowie Schwindel auf. Diese Symptome waren bereits den alten Aerzten bekannt. Tralles sagt von einem Kranken: „Per multos dies ponderosissimum caput circumgestasse." Auch Angstzustände können sich schnell herausbilden, und mit entsprechenden Symptomen der Erregung einhergehen. Sehr selten erscheinen tiefere Störungen der geistigen Thätigkeit, und nach mässigen Opiummengen Lähmung der Centren für die bewusste Empfindung. Die motorische Sphäre kann ebenfalls abnorm beeinträchtigt werden. In einigen Fällen beobachtete man Sehnenhüpfen vorzugsweise in der Gruppe der Muskelstrecker, Zittern der Hände, klonische Zuckungen in einzelnen Muskelgruppen[1]), auch allgemeine Convulsionen, Trismus, Opisthotonus nach medicinalen Opiumdosen, besonders bei Kindern. Mehrfach wurde von einer lähmungsartigen Schwäche der unteren Gliedmassen oder von deren Lähmung berichtet.

Nach grossen Mengen des Mittels wird, jedoch nicht constant, Pupillenverengerung, vereinzelt auch Mydriasis beobachtet. In ältester medicinischer Zeit wurden Störungen des Sehvermögens als Nebenwirkung des Opiums oft angegeben. Dieselben sind aber ausserordentlich selten. Nur wenige Fälle sind bisher mitgetheilt worden, in denen Trübung oder fast vollständiger Verlust des Sehvermögens eintrat. Ein an Bleikolik erkrankter Mann[2]) bekam nach dem Einnehmen von 1,5 g Opium in 12 Stunden Benommensein, Erbrechen und stecknadelkopfgrosse, fast reactionslose Pupillen, sowie allmählich zunehmende Verdunkelung des Gesichtes. Diese Amaurose halte ich aber für eine Folge der Bleiwirkung.

Ohrensausen sowie leichtere Gehörsstörungen kommen vor.

Die Herzpulsationen erleiden durchschnittlich nach 20 Minuten eine von der individuellen Empfänglichkeit der betreffenden Person und der Menge des Mittels abhängige Vermehrung, die bald einer Verminderung Platz macht. Bei Kindern ist der Puls klein, unzählbar und im Collaps, der bisweilen nach Opium erfolgt, unfühlbar, die Körperoberfläche kühl, mit kaltem Schweisse bedeckt, und auch wohl cyanotisch, wenn die Athmung sehr in Mitleidenschaft gezogen wird. Die letztere kann auch aussetzen. Puls und Athmung sollen besonders dann abnorm werden, wenn dem durch Opium bedingten Hange nach Ruhe nicht Folge gegeben wird. Die erhöhte Herzthätigkeit macht dann nicht einer verminderten in der üblichen Zeit Platz.

Als Nachwirkung kommen bisweilen nach Rückkehr des Bewusst-

---

1) Albers, Arch. f. pathol. Anatomie. Bd. 26. p. 225.
2) Hammerle, Deutsche med. Wochenschr. 1888. p. 838.

seins Kopfschmerzen und Eingenommensein des Kopfes, Appetitlosigkeit, länger dauernde Verstopfung, sowie Schmerzen oder Mattigkeit in den Gliedern und auffällige Schwäche der Bewegungsorgane vor, die in einem Falle nach Art einer Hemiplegie nur die rechte Seite ergriffen hatte, und wahrscheinlich eine centrale Narkosenlähmung darstellte.

Die Heilung der Nebenwirkungen vollzieht sich gewöhnlich spontan nach dem Aussetzen des Mittels. Sind bedrohliche Symptome (Sopor etc.) entstanden, so sind Magenausspülungen vorzunehmen und äussere oder innere Reizmittel anzuwenden. Bei Collaps mit Athmungsstörungen sah man durch Einleiten der künstlichen Athmung und Einführen einer ätherischen Campherlösung Besserung eintreten. Ob die subcutane ev. mehrmalige Einspritzung von 0,03—0,1 g gelösten Kaliumpermanganats, oder die Einbringung von 0,1—0,3 g in den Magen nutzbringend ist, muss noch besser als bisher erwiesen werden. Von der prophylaktischen Bromkaliumanwendung ist kein Nutzen zu erwarten.

Morphin.

Die Vorzüge der bequemeren Anwendungsart und der stärkeren Wirkung des Morphins werden leider oft durch die Leichtfertigkeit aufgewogen, mit der das Mittel arzneilich gehandhabt wird. Um es immer richtig zu verordnen, muss man mehr davon kennen als nur seine schmerzstillende und schlafmachende Wirkung und es wäre gut, wenn jeder, der dasselbe verschreiben will, sich klar macht, ob der erwartete Erfolg nicht in minder eingreifender Art erzielt werden kann.

Manche Nebenwirkungen von Morphinsalzen, besonders die brechenerregende sind auf ihre durch Licht und Luft oder durch pilzige Wesen vor sich gehende Zersetzung zurückgeführt worden. Apomorphin sollte sich unter solchen Umständen bilden. Die hierüber bestehenden Ansichten lassen sich nicht vereinen; denn während die Einen[1] in ca. 2 Monate alten wässerigen Morphiumsalzlösungen, selbst wenn durch antiseptische Zusätze Pilzbildung verhindert wurde, Apomorphin fanden, vermissten es Andere selbst in einer 5 Jahre alten Lösung[2]. Dass Pilze Veränderungen in Morphinsalzen hervorrufen, ist zweifellos. Angeblich sollen sich Lösungen von Morphinsulfat viel länger gut halten und weniger zur Zersetzung oder Bildung von Mycelien disponiren als salzsaure Morphinlösungen. Leider wird hier und da einmal ein Posten schimmligen Morphins verkauft und verarbeitet. Mit Jodkalium und Bromkalium bildet Morphin Morphinhydrojodat resp. -hydrobromat. Die Verbindung mit den beiden ersteren Stoffen sollte deshalb vermieden oder die entstehende Fällung, die ja eine exacte Einzeldosirung ganz unmöglich macht, durch Alkoholzusatz verhindert werden. Morphinlösungen wollte man auch nicht mit Aqua amygdalarum amararum wegen der Bildung von Morphiumcyanid verordnet haben, da, wenn die Lösung concentrirter wird, Giftwirkungen entstehen könnten. Ich halte diese Gefahr für sehr gering. Dagegen soll die Verordnung von Morphin mit käuflicher, magnesiahaltiger Aqua Laurocerasi vermieden werden, da sich hierbei unlösliches und daher

---

1) Jennings and Bedson, The Lancet. 1884. I. p. 562.
2) Dott, Pharmaceut. Zeitung. 1885. 10. Oct.

kaum in der Flüssigkeit noch richtig zu dosirendes Morphinhydrat bildet[1]). Lösungen von Morphin in Bittermandelwasser halten sich im Dunkeln, trüben sich aber bei Lichteinfluss.

Die Resorption wässeriger Morphinlösungen unterliegt den gleichen Gesetzen wie die anderer löslicher Stoffe. Morphin wird nach subcut. Einspritzung durch die Speicheldrüsen und auf die Magenschleimhaut ausgeschieden, gelangt von hier in den Darm und verlässt mit dem Kothe den Körper[2]). Ein kleiner Theil geht auch direct auf die Darmschleimhaut, und ein anderer wird durch die Nieren ausgeschieden. Eine nennenswerthe Zersetzung scheint im Körper nicht zu Stande zu kommen. Durchleitungsversuche von morphinhaltigem Blute durch die Schweinsleber und Niere lieferten 91 resp. 89 pCt. Morphin[3]). Hiermit ist die behauptete Aufspeicherung von Morphin in der Leber als irrthümlich erwiesen. Die Ausscheidung von Morphin durch die Milch kommt um so schneller und reichlicher zu Stande, je entzündeter die Brustdrüse ist. Mehrfach ist hierdurch Schädigung von Säuglingen erzeugt worden. Mehr als zweifelhaft ist es jedoch, trotz entsprechender Versuche[4]), ob als Umwandlungsproduct des Morphins Apomorphin in der Milch erscheinen kann.

Von der normalen Wirkung des Morphins kommen Abweichungen vor. Gewöhnlich beobachtet man, dass ohne deutliche, aber doch vorhandene, primäre Erregung allmählich eine Lähmung der einzelnen Gehirncentren, vom Grosshirn beginnend und mit der Medulla oblongata abschliessend, oder auch bisweilen in anderer Reihenfolge entsteht. Am meisten tritt die Lähmung der Gehirncentren für die bewusste Empfindung und willkürliche Bewegung in den Vordergrund. Mengen von 0,01 bis 0,03 g erzeugen Schlaf, der je nach der Individualität des Kranken leichter oder tiefer ist und kürzere oder längere Zeit, bis zu 10 Stunden, andauert. Die Abnahme der Pulsschläge und Athemzüge ist meist nicht bedeutend. Die Ursachen der Abweichungen liegen wesentlich in angeborenen oder erworbenen Eigenthümlichkeiten des betreffenden Menschen. Meist erscheinen bei einem solchen die Nebenwirkungen, die er einmal aufwies, z. B. Hautausschläge, auch nach Jahren wiederum, wenn das Mittel zur Resorption gebracht wird. Kinder reagiren leichter auf Morphin mit Nebenwirkungen als Erwachsene. Bei Männern sieht man verhältnissmässig häufiger Ischurie auftreten als bei Frauen. Bei phlegmatischen Personen soll sich nach schlafmachenden Dosen der Verlust der Perceptionsfähigkeit für äussere Eindrücke allmählich und ruhig einleiten, während derselbe bei sanguinischen oder cholerischen Individuen unter Erregung abläuft.

Aber selbst bei solcher Anlage und auch mancherlei Krankheitszuständen, die in dem Rufe stehen, Morphinwirkungen abzuändern, kommen noch Schwankungen von normalem Ertragen bis zu tödtlicher Wirkung vor. Herzschwäche und Myocarditis setzen grosse Vorsicht bezüglich der Morphiumanwendung voraus. Plötzlichen Tod sah man bei

---

1) Kottmayer, Pharmaceutische Post. 1888. p. 597.
2) Leineweber, Elimin. subc. applic. Arzneim. auf d. Magenschleimhaut. 1883. p. 7. — Rosenthal, Centralbl. f. klin. Med. 1893. No. 1.
3) Tauber, Archiv f. exper. Pathol. u. Pharmakol. Bd. 27. Heft 4 u. 5.
4) Pinzanni, Journ. de Médecine de Paris. 1890. 9. mars.

einem Gichtkranken eintreten, der an Aorteninsufficienz und Arteriosclerose litt, und dem wegen Dyspnoë 0,005 g Morphium eingespritzt wurden. Im stenocardischen Anfall wirkt das Mittel gut, während es bei fadenförmigem Puls contraindicirt ist[1]). Es wird besser sein, bei diesen Zuständen eine ausgiebige Morphintherapie zu unterlassen. Bei alten Emphysematikern und Lungenschwindsüchtigen kann Morphin sehr leicht das Ende beschleunigen. Die letzteren erhielten es bisweilen gegen ihre Dyspnoë und schliefen ein, um nicht wieder zu erwachen[2]). Bei spastischer Spinalparalyse sah man danach Steigerung der Spasmen[3]) und mancherlei Schaden auch bei Hysterischen entstehen.

Der Einfluss des Morphin auf den Fötus deckt sich im Wesentlichen mit dem des Opiums. Man hat die oft als vorhanden erwiesene, und z. B. als Arhythmie des Fötalpulses erkennbare Gefahr verkleinern oder bezweifeln wollen, weil es Frauen giebt, die eine mehrfache Schwangerschaft trotz Morphingebrauches gut überstanden und gesunde Kinder gebaren. Negative Beobachtungen beweisen hier viel weniger als die berichteten positiven. Dass grosse Dosen, besonders durch Erniedrigung des Blutdruckes dem Fötus schaden können, wird wohl allgemein zugegeben. Unter bestimmten individuellen Verhältnissen thun dies aber auch mittlere Morphinmengen. Während der Geburt sind sie gefährlicher als zu einer früheren Zeit der Schwangerschaft und zwar insbesondere bei einer verzögerten Geburt, bei welcher die Frucht noch geraume Zeit nach der Anwendung des Mittels, den durch die Wehenthätigkeit gesetzten Kreislaufsstörungen ausgesetzt bleibt. Aus diesem Grunde ist Morphin vorzugsweise bei solchen Geburten zu meiden, deren baldige Vollendung nicht in Aussicht steht.

Inwieweit die Gewöhnung die Morphinwirkung abzuändern im Stande ist, wird in dem Kapitel über Morphinismus auseinandergesetzt werden. Die Höhe der Dosen spielt für das Zustandekommen von Nebenwirkungen nur eine bedingte Rolle. Man sah $1/2$ mg Morphinsalz Erregtsein, Störungen des Allgemeinbefindens, Krämpfe u. s. w., $2^{1}/_{2}$ mg Athmungsstörungen, 15 mg den Tod[4]) veranlassen. Gewöhnliche Dosen rufen bisweilen Hautexantheme hervor, während manche Menschen, auch ohne dass sie an das Mittel gewöhnt sind, grosse Dosen ohne Nachtheil vertragen. Der Resorptionsort und die Anwendungsform besitzen nur geringere Bedeutung. Sobald nur Resorption eintreten kann, ist die Möglichkeit von Nebenwirkungen bei besonderer Disposition gegeben.

Gelangt die Nadel der Injectionsspritze in ein Gefäss[5]) und wird die Injection ausgeführt, so wird das Gesicht für Minuten und selbst 1 Stunde todtenblass, der Kranke bekommt Ohnmachtsanwandlungen oder wird ohnmächtig, blass und kalt, kann aber auch ein ungetrübtes Bewusstsein haben; der anfangs kaum fühlbare Puls wird schnell (160—180) oder auch unzählbar, und die vermehrte Herzthätigkeit lässt den Kranken das Gefühl haben, als ob das Herz zerspringt, die Brustkorbwand durch-

---

1) Leyden, Zeitschr. f. klin. Med. 1884. Bd. VII. p. 459 u. 539.
2) Chaber, Rév. gén. de Clin. et de Thérap. 1889. No. 25. — Balland, ibid. No. 27.
3) v. d. Velden, Berl. klin. Wochenschr. 1878. p. 565.
4) Lancet. 1884. II. p. 1071. — Reamy, Philad. med. Tim. 1884. p. 259.
5) Nussbaum, Aerztl. Intelligenzbl. 1865. No. 36. — Feith, Berlin. klin. Wochenschr. 1867. p. 194 u. A.

rannt, das Trommelfell durchstossen, der Augapfel aus seiner Höhle bei jedem Pulsschlage herausgeschleudert wird. Das Gesicht röthet sich, Brennen und Jucken werden an der Haut, und im Munde ein saurer Geschmack wahrgenommen, Kopfschmerzen und Angstgefühl quälen, und ein leichtes convulsivisches Zittern der Hände gesellt sich zu diesem, meist schnell schwindenden Symptomencomplex. Man kann das Ereigniss vermeiden, wenn man die Canüle nach dem Einstechen wieder ein wenig zurückzieht. Die Einwände, die früher gegen die Möglichkeit seines Entstehens erhoben wurden, waren überflüssig. Ich selbst beobachtete ein solches Hineingerathen der Canüle in eine Vene und die Füllung der leeren Spritze mit Blut, als ich in einer Vorlesung an einem Zuhörer die Technik der Injection zeigen wollte.

Ein Versagen der hypnotischen Morphinwirkung sah man unter 367 Kranken in 12,9 pCt., und eine theilweise Wirkung in 34,3 pCt. eintreten[1]). Vereinzelt zeigt sich auch ein Uebermass von Wirkung. Nach einer Injection dauerte z. B. bei einem Kranken der Schlaf 54 Stunden.

Nebenwirkungen an der Haut.

In Verbindung mit Hautausschlägen, die man seit ca. 60 Jahren kennt, kommen bisweilen eigenthümliche Schwellungen am Gesicht, den Augenlidern, seltener an den Gliedmassen nach Morphin vor.[2]) Nach Einbringung eines Morphinsuppositoriums entstand in einem Falle neben anderen Symptomen Oedem, Röthe und Hitze der Geschlechtstheile, und in einem anderen nach jedesmaliger Morphinanwendung ein Arzneiexanthem. Als man das Mittel in Salbenform auf ein wegen Ischias schmerzendes Bein brachte, zeigten sich zuerst örtlich Bläschen und Pusteln, dann Furunkel an der entsprechenden Hinterbacke, Röthung des ganzen Rückens und schliesslich ein grosser Carbunkel.[3])

Nach der subcutanen Einspritzung von Morphin entstehen nicht selten örtliche Entzündung, Indurationen, Abscesse, die in Eiterungen übergehen können und erst in Monaten heilen.[4]) Besonders bei Morphinisten, die mit wenig Sorgfalt und Sauberkeit die Injectionen auch in die Cutis hinein ausführen, sie auch an Stellen, wie an der vorderen Fläche der Oberschenkel, vornehmen, die zur Entstehung von abnormen örtlichen Veränderungen disponiren, beobachtet man frische und alte Knoten, eiternde Stellen, Narben etc. Antheil an solchen hat auch die Unreinheit der Injectionsspritze und der mit Spaltpilzen versehenen Lösung. In einem Falle entwickelten sich nach Einspritzung des trüben Bodensatzes einer Morphinlösung ein phlegmonöses Erysipel der Bauchdecken, an der Einstichstelle ein harter Knoten, der sich bald zu einer rothen, fast den vierten Theil der Bauchwand einnehmenden Geschwulst ausbildete, aus der sich durch Einschnitt eine jauchige Flüssigkeit entleerte, ferner Brand des Unterhautzellgewebes und lappenweise Abstossung des-

---

1) Fronmüller, Studien üb. die Wirk. der narkot. Arzneim. 1869. p. 23.
2) Apolant, Berliner klin. Wochenschrift. 1877. p. 361. — Möbius, ibid. 1882. p. 708.
3) Comanos, Berl. klin. Wochenschr. 1882. No. 42. p. 631.
4) Morrow, Drug eruptions. 1887. p. 158.

selben unter heftigen Allgemeinerscheinungen. Allmählich erst erfolgte die Wiederherstellung.[1])

Angeblich soll das Tastvermögen der Haut an der Injectionsstelle zu einer Zeit herabgesetzt werden, wo die entsprechende symmetrische Hautstelle der anderen Körperhälfte keine oder nur eine geringe Veränderung des Tastsinnes erlitten hat. Erfolgt die Einspritzung an einer Stelle, wo ein sensibler Nervenstamm oberflächlich unter der Haut verläuft, so wird — was auch bestritten wird — die Tastempfindung im Hautbezirk des betreffenden Nerven herabgesetzt, in höherem Grade jedoch an der Injectionsstelle. Die Schweissabsonderung fand man in $2/3$ der Fälle herabgesetzt. Kleine Dosen rufen bisweilen das Gegentheil hervor. Ohne oder mit Schweiss, ev. bei Schwellungen der Haut und Ausschlägen, entsteht bei manchen Menschen unerträgliches Jucken am ganzen Körper, oder localisirt im Gesicht, am Hals, der Hohlhand, den Fusssohlen, am Stamm, den Lenden, den Genitalien, besonders dem Introitus vaginae,[2]) seltener an den zugänglichen Schleimhäuten.

Die Veränderungen an der Haut können mit Schüttelfrost, allgemeiner Erregung, Unbehagen, Völle des Unterleibes beginnen, von Fieber begleitet sein, und nach jeder Anwendungsweise sich über einzelne Theile oder die ganze Körperoberfläche erstrecken. Man beobachtete bisher:

1. Erythem. Nach jeder Art der Verabfolgung von Morphin sah man ein solches unter Jucken und Fieber fast über den ganzen Körper sich verbreiten. In einem Falle blieben nur die unteren Drittheile der Oberschenkel und die Unterschenkel vom Erythem frei. Dasselbe kann den Eindruck eines Scharlachausschlages machen, einige Tage bestehen bleiben und unter Abschilferung schwinden. War auch Schwellung eingetreten, so beginnt die Häutung an den geschwollenen Theilen, z. B. am Gesäss und Scrotum und endigt, aufwärts schreitend, an den Fingern und den Nasenflügeln.

2. Urticaria. Diese häufigste Form kann mit einem Erythem, Schwellung, sowie Brennen, Uebelsein, Kopfschmerzen und belegter Zunge[3]) verbunden sein. Ein Mann, der nach mehrmaligem Einnehmen von gelöstem Morphin. hydrochloricum einen solchen Ausschlag bekam, bezog ihn, ohne das Recept zu kennen, sofort auf Morphin, da er seine Empfänglichkeit für diese Nebenwirkung schon früher an sich beobachtet hatte. Seine Augenlider waren geschwollen, das Gesicht ödematös, und rothe quaddelähnliche Erhebungen fanden sich an den Händen und anderen Körpertheilen. Vorzugsweise scheinen Gesicht und Arme, seltener der Rumpf und die Brust befallen zu werden. Entweder schwinden die Quaddeln schon nach einigen Stunden, oder es stellt sich nach ca. 5 Tagen Abschuppung der Haut in grossen zusammenhängenden Stücken ein, oder die Affection hält unter Auftreten von Nachschüben noch länger an.

3. Eczem. Ich fasse unter dieser Rubrik die Ausschläge zusammen, die als Eczem oder vesiculärer und pustulöser[4]) Ausschlag bezeichnet, und mehrfach bei auch sonst für Eczem disponirten Menschen

---

1) Dumas, Bullet. génér. de Thérap. 1881. 30. Juin.
2) Hermann, Wiener med. Wochenschr. 1884. p. 342.
3) Scheby-Buch, Berl. klin. Wochenschr. 1877. p. 547.
4) Bally, Mémoires de l'Académie royale de Médecine. 1824. p. 356.

beobachtet wurden. Bläschen bildeten sich neben Schwellung und Erythem nach Einbringung von Morphin in das Rectum, und Pusteln beobachtete man neben Hautjucken. Herpesbläschen an den Lippen mit hochgradiger Schwellung der Lider eines Auges entstanden jedesmal nach Einnehmen eines Morphiumpulvers bei einer Frau. Auch eine Acne soll, besonders bei Epileptikern, nach Morphineinspritzung vorkommen. Vielleicht ist sie mit einer der vorgenannten Formen identisch. Von einer Acne rosacea wird ebenfalls berichtet.

4. Petechien. Gelegentlich entsteht auch nach kleinen Dosen von Morphin. hydrochl. ein fleckiger Ausschlag mit Blutaustritt.

5. Multiple Schleimhautulcerationen entstanden bei einer Frau, nachdem sie 5—25 cg Morphin eingenommen hatte. Es erschienen Durst, Trockenheit des Schlundes, Schluckbeschwerden, Appetitverlust, Ekel vor Speisen, Verstopfung und alsdann oberflächliche und tiefe, mit scharfen Rändern versehene Ulcerationen an der Buccalschleimhaut und dem Schlunde. Wahrscheinlich setzten sich dieselben auch tiefer in den Nahrungsschlauch hinein fort. Sie heilten schnell nach dem Aussetzen und kamen bei erneuter Verabfolgung um so stärker wieder. Es ist dieses mit der entsprechenden, beim Opium gemachten Angabe in Verbindung zu bringen, wonach ältere Aerzte ulceröse Veränderungen nach Opiumgebrauch entstehen sahen.

Unter den Nachwirkungen führe ich auch einen Fall von Decubitus auf.

Nebenwirkungen am Intestinal- und Urogenitalapparat.

Eine Parästhesie des Geschmacks kann bei jeder Art von Kranken auftreten. Die Betreffenden klagen kurz nach der subcutanen Injection über einen bitteren oder sauren Geschmack, der meist gleichzeitig mit dem Aufhören der Morphinwirkung endet.[1]) Ich sehe darin eine, auf besonderer zeitlicher Disposition beruhende Ausscheidungswirkung des Morphins. Manche andere schmeckende Stoffe veranlassen nach ihrer Ausscheidung in den Mund das gleiche Symptom. Vereinzelt erscheint vermehrte Speichelsecretion. Die Magen- und Darmdrüsen secerniren unter dem Morphineinflusse weniger,[2]) die Menge der Salzsäure ist vermindert. Es leidet aber auch unabhängig hiervon die Verdauung schon nach wenigen Tagen durch die eintretende motorische Magenlähmung. Uebelkeit und Erbrechen treten auch bei noch erhaltenem Appetit, nach jeder Anwendungsform und schon nach kleinen Dosen des Morphins, besonders bei Frauen ein. Wäre die Ursache derselben eine Apomorphinwirkung, so wäre der Mechanismus des Erbrechens klar. Aber die Umwandlung des Morphins in Apomorphin im menschlichen Körper unter gewöhnlichen Verhältnissen ist zweifelhaft, keinesfalls sicher erwiesen. Somit erübrigt nur, das auf die Magenschleimhaut ausgeschiedene Morphin dafür verantwortlich zu machen, das auf reflectorischem Wege das Erbrechen veranlasst. Für eine solche Wirkung wäre aber noch eine individuelle Veranlagung nothwendig, da örtliche Morphinwirkung unter normalen Verhältnissen nicht entsteht. Die Magensymptome,

---

1) Wernich, Archiv f. Psychiatrie. Bd. II. p. 174.
2) Claude Bernard, Leçons sur les Anésthésiques. Paris 1875. p. 217 u. 281.

zu denen sich noch Schmerzen gesellen können, sind am Morgen nach dem Einnehmen stärker als in der Nacht.

Häufig entsteht Verstopfung, auf die Durchfall folgt, seltener kolikartige, besonders in der Nabelgegend localisirte Schmerzen.

Aeltere Beobachter lassen Dysurie oder selbst Harnverhaltung nur, oder am häufigsten bei Männern eintreten. Die Ischurie kann auch Schmerzen verursachen, und der Blasentenesmus Tage lang andauern. Dysurie vereint sich meistens mit Harnverminderung; in seltenen Fällen entsteht Harnvermehrung. Harndrang sah man bei einem Kinde nach einem Morphinklystier neben Delirien sich einstellen.[1]) Albuminurie kommt vor, und Glycosurie nach giftigen Dosen oder langem Morphingebrauch.

Nach mehrwöchentlichem Gebrauch von 0,03 bis 0,06 g pro die beobachtete man eine erhöhte geschlechtliche Erregbarkeit. Störungen in der Menstruation können auftreten, wenn Morphin während derselben genommen wird; bei geisteskranken Frauen hörte sie mehrfach unter diesem Einfluss ganz auf.[2])

Störungen seitens des Herzens, der Athmung und im Centralnervensystem.

Kleine Morphinmengen beschleunigen Anfangs den Puls, um ihn bald darauf zu verlangsamen, grössere rufen die Verlangsamung schneller und in beträchtlicherem Grade, bis zur Hälfte der ursprünglichen Zahl und darunter hervor. Mit derselben kann Schwäche und Unregelmässigkeit in der Herzthätigkeit einhergehen. Der Blutdruck nimmt schon nach mittelgrossen Dosen ab. Die bisherigen Forschungsergebnisse über die Ursachen solcher Wirkungen (Fortfall der reflectorischen Impulse für die regulatorischen Organe der Gefässweite resp. Herzthätigkeit durch Gehirnlähmung, oder vasomotorische Störungen, oder Einwirkungen auf den Vagus und die intracardialen Centren) sind unbefriedigend, da sie alle Möglichkeiten umfassen. Bei besonderer Disposition, besonders aber bei Erkrankungen des Herzens, Angina pectoris, Myocarditis etc., überschreiten die erwähnten Veränderungen, zu denen Herzklopfen hinzutreten kann, leicht die gewöhnlichen Grenzen, und es kommt zu vorübergehendem[3]) oder definitivem Herzstillstand.

Eine Dame verfiel nach Einspritzung von 0,005 g Morphinsalz in Schlaf und schwere Narkose, war nach 4 Stunden blass, athmete mühsam und hatte einen kleinen aussetzenden Puls, der erst nach 24 Stunden unter Atropinanwendung besser wurde.[4]) Ein Kranker, der wegen Schmerzen in der Herzgegend eine Morphineinspritzung (0,015 g) erhalten hatte, bekam nach 3—4 Minuten Uebelkeit, dann zuckte er zusammen, die Pupillen erweiterten sich und der Tod trat durch Herzlähmung ein. Die Section ergab so ausgebreitete Sclerose der Coronararterien des Herzens, dass ein Theil derselben undurchgängig war; die Muskulatur war an einer Stelle ganz geschwunden und durch schwielige Bindemassen

---

1) Woltering, Allgemeine medicin. Centralzeitung. 1884. p. 973.
2) Roller, Berl. klin. Wochenschr. 1888. No. 48. p. 966.
3) Brochin, Gazette des hôpitaux. 1877. p. 226.
4) Burr, Medic. and surgic. Reporter. 1887. Vol. 57. 13. Aug. p. 206.

ersetzt. Auch die übrige Herzmuskulatur war pathologisch verändert, mit Bindegewebsschwielen durchsetzt.¹)

Nach kleinen Dosen ist mehrfach eine Steigerung, nach grossen entweder eine primäre Steigerung und dann Sinken oder alsbald Sinken der Körperwärme wahrgenommen worden. Dass Morphium Erhöhung, Opium Erniedrigung der Körperwärme erzeuge ist behauptet, aber nicht sicher erwiesen. Nach Morphiumeinspritzung kommt sehr selten ein Niesekrampf vor.²) Ziemlich constant ist eine mässige Verminderung der Schleimausscheidung in der Trachea. Störungen in der Athmung können unter Anderem durch eine eigenthümliche Idiosynkrasie bedingt werden. Es beweist dies jener Fall, in dem eine Frau nach Einspritzung von 0,0025 g unregelmässige Athmung neben augenblicklichem Herzstillstand bekam. Auch mühsame, stertoröse und unterbrochene Athmung sah man bisweilen nach Eintritt einer ungewöhnlich schnellen, tiefen, der angewandten Dosis nicht entsprechenden Narkose.

Mannigfache Aenderungen erleiden die Functionen des Centralnervensystems über die normalen Morphinwirkungen hinaus bei zarten, nervösen oder für Narcotica besonders empfindlichen Menschen. Als Störung des Allgemeingefühls ist die Empfindung des Geschwollenseins oder des in die Länge Wachsens anzusehen, welche Morphiumnehmende nicht selten haben. Die primäre Erregung stellt sich oft dar als: auffällige Heiterkeit oder Gesprächigkeit, allgemeine Unruhe, Kopfschmerzen, Schwindelgefühl, Angstzustände,³) Gesichtshallucinationen, Flimmern vor den Augen und Delirien, Ziehen in der Nackengegend, auffälliger Bewegungstrieb, Erhöhung des Patellarreflexes und Zittern der Glieder. Vereinzelt beobachtete man auch Paramyoclonus,⁴) oder, wie bei einem an Neuralgie des linken ersten Trigeminusastes erkrankten Arbeiter, nach 0,01 g Morphin: ruckweise Contractionen der rechtsseitigen Halsmuskeln, beider Sternocleidomastoidei und dann Trismus. Der Kranke sank mit entstelltem Angesicht um, erholte sich jedoch wieder. Nach grösserer Dosis kommt es auch wohl zu Muskelzuckungen, allgemeinen Convulsionen, Opisthotonus mit Schaum vor dem Munde⁵) und kataleptischer Flexibilitas cerea.⁶) Auf die mehr oder minder lange anhaltende Erregung folgt manchmal keine oder eine nur wenig ausgesprochene Betäubung. Indessen kann auch tiefer Stupor oder Ohnmacht eintreten, das Gesicht bleich werden und der Kranke ausser Stande sein, sich aufrecht zu erhalten.

Relativ selten leiden Gesicht und Gehör. Die Pupillenverengerung ist nach kleinen Mengen von Morphin inconstant. Wo sie erscheint, hält sie von 15 Minuten bis zu mehreren Stunden an. Bei reizbaren Menschen und relativ hoher Dosis erscheint bisweilen unmittelbar nach der Injection oder erst nach ca. ³/₄ Stunden, also später wie die Myosis, immer für nur kurze Zeit ein Accommodationskrampf, der durch eine erregende Wirkung des Morphins auf den Tensor chorioideae zu Stande kommt. Der Fern-

---

1) Runeberg, Centralblatt für Nervenheilkunde. 1883. No. 13. — Klamann, Deutsche Medicinalzeitung. 1884. I. p. 432.
2) Hermann. Wiener med. Wochenschr. 1868. p. 383.
3) Billroth, Wiener med. Wochenschr. 1868. p. 763.
4) Spitzka, Journ. of nerv. and ment. dis. 1887. No. 9 u. 10.
5) Eleazarian, New York med. Journ. 1894. p. 368.
6) Eulenburg, Die hypoderm. Injection der Arzneimittel. 1875. p. 101.

punkt rückt so weit heran, dass der Accommodationsspielraum äusserst gering wird. Dementsprechend treten die Beschwerden der Myopie ein.[1] Das Vorkommen von amblyopischen oder amaurotischen Zuständen und Scotomen ist sichergestellt. Selten erscheint auch Ohrensausen.

Nachwirkungen des Morphins.

Leider ist die Aufmerksamkeit auf die Nachwirkungen bisher nicht so gerichtet gewesen, um den ganzen Umfang derselben zu erkennen. In einzelnen Fällen findet sich noch am Tage nach dem Einnehmen Benommenheit oder auch allgemeine Müdigkeit. Einmal eingeleitete Störungen in der Herzthätigkeit bei Herzkranken können fortdauern. Bei einer Kranken, die wegen einer Cruralneuralgie 0,05 g Morphin im Laufe einer Viertelstunde bekommen hatte, trat 48 Stunden lang Bewusstlosigkeit ein. Als sie am 3. Tage zu sich kam, bestanden Sprachlosigkeit, Alexie und Agraphie. Am 6. Tage entstand am Steissbein Decubitus, dessen Heilung 4 Monate in Anspruch nahm. Ausserdem stellte sich eine Psychose ein, welche dem Bilde der Paranoia hallucinatoria entsprach.[2]

Opiophagie und Morphinismus.

Viele Jahrhunderte zurück liegt der Beginn der Leidenschaft der Menschen für Opium, einige Jahrzehnte zurück die Sucht, das bequemere und voller wirkende Morphin zu nehmen. Wesentlich Neues haben die zahlreichen, neueren Schilderungen des Morphiummissbrauches nicht ergeben. Es sind für den Kenner des älteren Zustandes der Opiumleidenschaft nur Transscriptionen. Selbst der Name „Morphiumsucht" hat seinen Vorgänger in der „Opiumsucht" der älteren Autoren. Die Gründe, welche Millionen von Bewohnern Afrikas und Asiens zu Opiumgeniessenden gemacht haben, schufen in anderen Welttheilen die gleiche Leidenschaft oder die modificirte des Morphingebrauchs. Schon die Grossmoguls von Hindostan fröhnten dem Opiumgenusse, den sie wahrscheinlich von Persien her kennen lernten. Um die Mitte des 16. Jahrhunderts konnte Garcia ab Horto[3] sagen: „Plurimus hujus usus est per universam Mauritaniam et Asiam", und aus Aegypten wird nicht viel später das Gleiche berichtet.[4] Der gewohnheitsmässige Opiumgebrauch hat wahrscheinlich eine mehr als sechzehnhundertjährige Geschichte. Die Billigkeit und das leichte Erlangen eines solchen Genussmittels sind Bedingungen für seine Verbreitung. Eine Zeit lang ist der Preis solcher Genussmittel hoch, so dass ihn sich die Vermögenden leicht, die Unvermögenden nur unter Opfern verschaffen können — heute kauft sich auch der ärmste Chinese Opium. Wenn es einmal gelingen sollte, das Morphin durch Synthese billig herzustellen, dann werden leider viele Millionen Menschen mehr

---

1) v. Graefe, Archiv f. Ophthalmologie. Bd. IX. 2. p. 62.
2) Scheiber, Pest. medic. chirurg. Presse. 1888. No. 6.
3) Garcia ab Horto, Aromat. et simpl. aliquot medicam. ... 1574. p. 23.
4) Prosperi Alpini Medicina Aegyptorum etc. Lugduni Batav. 1745. p. 255.

Sclaven desselben sein, als jetzt dem Opium huldigen![1]) Auch in Europa wurde früher viel mehr als jetzt Opium von Gelehrten und Ungelehrten, Hoch- und Niedergestellten gewohnheitsmässig genommen, und mancher Name ist mit dieser Leidenschaft verknüpft. In Paris gab es Opiumraucher die eine Société des Opiophiles bildeten, und jetzt sollen in New York etwa 10000 Opiumraucher leben.

Nicht lange Zeit besteht der gewohnheitsmässige Morphiumgebrauch, von dem einzelne Fälle vor ca. 50 Jahren mitgetheilt wurden. Mit der weiten Verbreitung der subcutanen Injectionsmethode und Ueberlassung der Injectionsspritze an die Willkür des Kranken oder seiner Umgebung, wuchs der Missbrauch des Mittels in erschreckender Progression an. Seitdem die ersten Fälle dieses Leidens mitgetheilt wurden,[2]) haben sich die Zahl solcher Kranken und die Berichte darüber kaum übersehbar vermehrt. Charcot[3]) trennt Morphinismus von Morphiomanie. Das erstere sei der Zustand einer Person, welche am Morphium Geschmack gefunden habe, die letztere stellte einen Zustand geistiger Entartung solcher Menschen dar, die ein absolutes Bedürfniss nach Morphin (Morphiumhunger) haben. Diese würden in die Hölle steigen, um sich Morphin zu verschaffen; Körper und Seele wird bei ihnen zerstört, und, wenn sie auch mit Morphin geladen, ihren Zustand beklagen, so haben sie doch nie den wirklichen Wunsch geheilt zu werden. Sie werden immer rückfällig und müssen wie Geisteskranke behandelt werden. Der Morphinist dagegen wünsche geheilt zu werden und betreibe den Plan seiner Heilung selbst mit. Solche Unterscheidungen entsprechen meinen Beobachtungen nach nicht den wirklichen Verhältnissen. Die Begierde und die Unerlässlichkeit des Gebrauches dieser Substanz wachsen bei Jedem, der sie einige Zeit benutzt. Bis zu einer gewissen Grenze ist die Möglichkeit des freiwilligen Entsagens vorhanden, darüber hinaus entsteht der Morphinismus resp. die Morphiomanie, d. h. die Sucht und die Leidenschaft des Geniessens dieses Narcoticums. Die vorhandenen Unterschiede sind nicht essentiell sondern nur graduell, und hängen von der Höhe der gebrauchten Dosis, der Lebensführung und der körperlichen resp. geistigen Widerstandfähigkeit ab. Jeder Morphinist ist ein Morphiomane.

In jedem Alter kann ein Mensch Opiophag oder Morphinist werden. Ein dreijähriger Knabe bekam wegen Koliken und Unruhe seit seinem ersten Lebensmonate täglich einen Aufguss von Mohnköpfen, anfangs $1/2$ Theelöffel, später in Folge der Gewöhnung bis 4 Tassen voll aufsteigend und wies die körperlichen und geistigen Mängel auf, die bei entsprechendem Opiumgenusse auch Erwachsene zeigen.[4]) Ein anderes wohlgenährtes, gesundes Kind hatte wegen anhaltenden Schreiens und Anziehens der Beine an den Bauch bald nach der Geburt Opium bekommen. Als es 4 Monate alt war, erhielt es täglich 22,5—30 g Tinctura Opii crocata theelöffelweise, weil es zu schreien und die Ober-

---

1) L. Lewin, Areca Catechu, Chavica Betle u. das Betelkauen. 1889. p. 12.
2) Mattison, Jahrb. f. d. ges. Medic. 1875. p.21. — Lähr, Zeitschr. f.Psych. 1872. Heft 3. — Fiedler, Deutsche Zeitschr. f. prakt. Medicin. 1874. No. 27. — L. Lewin, ibid. No. 28.
3) Charcot, Brit. med. Journ. 1889. 30. Nov. p. 1221.
4) Semtschenko, Medic. Obosrenije. 1881. Juli. p. 117.

schenkel an den Leib zu ziehen begann, wenn die Wirkung des Narcoticums aufhörte. Ernährungsstörungen machten sich hier besonders als Folgen bemerkbar.[1] In vielen Ländern besteht in Folge schlechter socialer Verhältnisse bei der arbeitenden Bevölkerung die strafbare Unsitte, Kinder durch Opiate so lange im Schlafe zu erhalten, bis die Mutter ihre Arbeit verrichtet hat. In einem District von Manchester verkauften drei Apotheker wöchentlich ca. 41 Liter Tinct. Opii crocata an fast alle ärmeren Familien.[2] Morphinismus wurde sogar bei einem Kinde beobachtet, das zu 7 Monaten wegen Reizbarkeit in Folge von Hydrocephalus Morphin zu ca. 2 mg täglich erhielt. Bald mussten die Dosen höher gegriffen werden, so dass schliesslich täglich 0,6 g verabfolgt wurden, und der Tod zu $8\frac{1}{2}$ Monaten erfolgte.[3] Ist glücklicherweise die Zahl der jugendlichen Opfer gering, so erhebt sie sich bei Jünglingen und Männern zu betrübender Höhe. Selbst familienweis findet man diese Leidenschaft, wie dies von einer Familie von 18 Köpfen berichtet wurde, in der das Opium bisweilen das tägliche Brot ersetzte.[4] Die wohlhabendsten Stände bergen die grösste Zahl von solchen Opfern: Studenten, Staatsmänner und Officiere, Ländererforscher und Richter, Beamte, u. A. m. gehen in dem Siegeszuge des Morphins als Sclaven. Wie viele Universitätslehrer sind daran zu Grunde gegangen, von wie vielen, die auch im öffentlichen Leben eine Rolle spielen, kennt man ihre Knechtschaft und wie viele tragen ihre Fessel tief verborgen vor jedem forschenden Blick! Die Aerzte sind hierbei mit 30—40 pCt. betheiligt und bei ihnen werden am häufigsten Rückfälle beobachtet. Ganz vereinzelt finden sich in dieser Schaar Handwerker, oft Barbiere, Krankenwärter u. A. m., denen die Gelegenheit geboten ist, Morphin in seinen Wirkungen zu beobachten und es sich zu verschaffen. Es giebt auch Morphinistinnen; das Betheiligtsein von Mann und Frau sah ein Beobachter unter 144 Kranken 8 Mal.[5] Die Zahl der in Paris lebenden Morphinisten kann auf mindestens 50000 veranschlagt werden, wovon etwa die Hälfte auf das weibliche Geschlecht kommt.

Unheilbare schmerzhafte Krankheiten geben häufig zum Morphinismus Anlass. Ist dieser auch ein Plage, so haben solche Kranken doch so lange vom Morphin Wohlthaten, dass man ihnen dasselbe nicht zu entziehen, sondern vielmehr massvoll zu geben versuchen soll. Es ist dies die einzige Gruppe von Morphinisten, denen dieser Zustand nicht einen Makel anheftet, während alle übrigen von einem solchen nicht zu befreien sind, selbst wenn eine neuropathische Anlage die Disposition zu einer solchen Leidenschaft abgegeben hat. Als „gepaarte Leidenschaft" bezeichnete ich den Zustand, in dem das Individuum neben Morphin noch Chloroform oder Chloralhydrat oder Alkohol, Cocaïn oder selbst Bromkalium und Chloralhydrat gebrauchte — meist moralische Schwächlinge, denen jede Widerstandsfähigkeit fehlt.

Was von jeher ein Räthsel war, nämlich wie es möglich ist, dass der Körper sich an grosse Mengen einer Giftsubstanz so gewöhnen kann,

---

[1] Mackenzie Booth, Brit. med. Journ. 1880. p. 1011.
[2] British and For. Review. 1844. April.
[3] Laurey, New York med. Journ. 1888. 21. July.
[4] Quarterly Journ. of Inebrity. 1888. X. p. 398.
[5] Burkart, Deutsche med. Wochenschr. 1883. No. 3. p. 35.

dass sie schliesslich zu seinem Fortleben unentbehrlich erscheint, das ist auch heute noch dunkel und nur durch Adaption von Nervenzellen (pag. 18) aber nicht durch ein sicher nicht vorhandenes Antitoxin zu erklären. Langsames Ansteigen der Dosen schafft Toleranz für alle Gifte und die infectiösesten Stoffe.

Immer beruht die Begierde nach dem Betäubungsmittel auf dem eigenthümlichen Zustande, der dadurch hervorgerufen wird. Selbst Thiere scheinen denselben zu empfinden und unterliegen ihm schliesslich. In Ländern, in denen Opium geraucht wird, athmen Katzen, Hunde, Affen, sobald ihr Herr die Opiumpfeife anzündet, eifrig die Dämpfe mit ein, ja die letzteren sollen selbst das nicht verbrauchte, in das Bambusrohr durchsickernde Opium begierig verzehren. Ich selbst habe morphiumsüchtig gemachte Tauben zu der Zeit, wenn die Injection gemacht werden sollte, mir unruhig entgegenflattern sehen.

Als Ursachen des ersten Gebrauches, aus dem sich der weitere zwingend ergiebt sind anzuführen: Nachahmung, Neugierde, Verleitung durch Schilderung der angenehmen Wirkung und Gebrauch zur Schmerzstillung. Für jene vielen Millionen Opiumgeniesender ist die treibende Kraft für den Gebrauch: der rauschartige Zustand, in welchem manche seelischen Functionen gesteigert sind, und Beschwerden nicht zum Bewusstsein kommen, bei vielen chinesischen Opiumrauchern auch der Wunsch, eine Steigerung der geschlechtlichen Functionen herbeizuführen, eine Wirkung, die behauptet und geleugnet wurde. Vielleicht ist es der anfängliche Gebrauch, der Derartiges schafft. Sicher ist nur, das unter den glühenden, glänzenden Bildern der excessiv im Opiumrausche gesteigerten Phantasie auch wollüstige vorkommen, dass die Folgen langen Gebrauches aber in einer vollen Vernichtung der Geschlechtsthätigkeit bestehen. Wesentlich ist es der angenehme Betäubungszustand, der erstrebt wird. Der Kranke, der die schmerzstillende und jene eigenthümliche, eine Nirwana erzeugende Wirkung des Morphins kennen gelernt hat, greift, wenn sich ihm hierzu Gelegenheit bietet, auch bei leichterem körperlichem Unwohlsein zu diesem Mittel, um sich über Zustände hinwegzuhelfen, für die ein Anderer kaum Hülfe in Anspruch nehmen würde. Fehlen unangenehme körperliche Zustände, dann treten Anfangs Affecte, wie Kummer, Sorgen, später auch leichtere, gemüthliche Erregungen, Verdruss, Aerger u. s. w. substituirend an deren Stelle; denn die Opiate und Morphin rufen ja in geeigneter Dosis stundenlanges, seeliges Vergessen und eine angenehme Alienation des Bewusstseins hervor. Losgelöst von allem, was den Menschen an die Erde fesselt, selbst frei von dem Gefühl einen Körper zu besitzen, zufrieden, ohne Wunsch, lebt das Individuum eine oder mehrere Stunden in einer Traumwelt, ohne dass doch sein Bewusstsein zu fehlen braucht. Ja, ein nicht zu eingefleischter Morphinist kann nach Zuführung der für sein zeitliches Bedürfniss ausreichenden Menge des Alkaloids für ganz kurze Zeit arbeitsfähiger wie ehedem werden. Ist er Chirurg, so festigt sich zusehends die zuvor zittrige, durch Morphin geschwächte Hand, der trübe Blick schwindet, und in höchster Eile wird, ehe das aufflackernde Feuer des Könnens erlischt, die Operation beendet. Und ebenso mag manchen waghalsigen, aber siegreichen Ritt in der Rennbahn das Morphin gewonnen haben!

Aber immer kürzer wird die Sklavenkette, immer häufiger und höher müssen die Dosen genommen werden, um das alte Vergnügen am Genusse hervorzurufen. Bald erscheint ein Stadium, in welchem der sich nach dem Mittel sehnende Körper wohl noch darauf die alte Reaction aufweist, in der Zwischenzeit zwischen zwei Dosen aber Beschwerden empfindet. Immer mehr von dem Alkaloid wird gebraucht, um die Störungen im Gefühlsleben sowie der Körperfunctionen und den Verlust der Schaffenskraft zu paralysiren; denn Arbeitsunfähigkeit ist die sichere Folge der Unterbrechung im Genusse, und nur eine neue Dosis schafft die Möglichkeit wieder arbeiten zu können. Das Ende ist Siechthum und Tod.

Auch morphinistisch gemachte Katzen enden nach Wochen unter Abmagerung marastisch. Viele Umstände beschleunigen oder verzögern das Erscheinen dieses letzten Stadiums. Das Mass der Widerstandsfähigkeit und die Höhe der Dosis sind hauptsächlich entscheidend. Man hat Menschen in 3 Monaten bis zu einem täglichen Verbrauche von 1 g und mehr Morphin aufsteigen sehen, während sich andere viele Jahre auf einer niedrigen Dosis halten. Die höchste Menge, die nach gedruckten Mittheilungen bisher in 24 Stunden genommen wurde, betrug 5,5 g Morphinsalz, die eine Frau vertrug. Opiumesser und Opiumraucher können bis zu ungeheuren Mengen täglich, z. B. 40—250 g, gelangen. de Quincey verbrauchte ca. 18 g täglich. Eine junge Dame nahm jahrelang täglich zwischen 30 und 36 g Opium und dann 1 g Morphinsulfat[1]) und eine Frau wöchentlich ca. 2 Liter Opiumtinctur. Im Laufe mehrerer Jahre soll ein Mann 100 kg Opium verzehrt haben. Opiumesser beginnen gewöhnlich mit 0,05 g und bringen es im Laufe der Jahre auf eine Tagesdosis von 8—10 g und darüber. Ein mässiger Opiumraucher in China verbraucht täglich ca. 6 g Opium. Eigenthümlich ist die Angabe, dass wenn sich bei Opiumessern die Empfänglichkeit für diesen Stoff erschöpft, sie Sublimat, anfangs zu 0,06 g, dann steigend bis angeblich zu ca. 4 g täglich, mit Opium vermischt, gebrauchen. Sie behaupten, dass Sublimat allein schon ein Gefühl von Wohlbehagen errege, besonders aber die narkotische Wirkung des Opiums festhalte. Es lässt sich nicht bestimmen, wie lange ein Mensch arbeits-, denk- und lebensfähig unter solchen Einflüssen bleibt. Die Fristung des trostlosen Daseins kann lange währen. und auch manches Jahr lang der Verlust an Arbeitsfähigkeit verdeckt werden. Nach 3—6 Jahren schon ist bei Vielen die Kluft zwischen Arbeitspflicht und Können schwer zu überbrücken. Viele halten sich länger aufrecht. Ihre unverkennbare Wesensänderung wird meist dann auf irgend eine andere Ursache zurückgeführt.

Die Symptomatologie der Opiophagie und des Morphinismus.

Unter den Störungen des Allgemeinbefindens, die nach dem ersten Stadium eintreten, sind in erster Reihe die Ernährungsstörungen zu erwähnen: Verdorbener Geschmack, belegte Zunge, Störungen oder Verlust des Appetits, Widerwillen gegen manche Nahrung, besonders Fleisch, und Abmagerung. Einzelne bekommen chronischen Speichelfluss oder haben bald nach der Morphiuminjection Durstgefühl, selten Heisshunger. Die Gesichtsfarbe ist strohgelb oder grünlichgelb, fahl; bei

---

1) Whalley, The Lancet. 1866. II. July. p. 35.

Manchen fallen die Haare aus, oder entstehen Hautausschläge wie Urticaria. Klebrige Schweisse werden besonders Nachts am ganzen Körper oder nur am Kopf abgesondert. Die matten Augen liegen tief in den Höhlen, die Haltung wird nachlässig. Allgemeine Atrophie, sehr späte Zahnung, Geh- und Sprechunvermögen sah man bei opiumnehmenden Kindern. In einigen Fällen erscheinen mehrstündige Fieberanfälle mit meist tertianem Typus: Frost, Kopfweh, Beklemmung, Hitze und Schweiss bei einer Körperwärme von 38,5—40° C. Die Milz kann vergrössert sein. Bei einer Frau, die täglich 5,5 g Morphinsalz verbrauchte, bestand auffällige Erniedrigung der Körperwärme.

Die Veränderungen an der Haut sind entweder örtliche Folgen der Einspritzung, oder resorptive, entfernt vom Orte der Injection erscheinende.

Die überall am Körper zu finden Stichwunden heben sich vielfach als stark geröthete, oft von Blutergüssen durchsetzte, mehr oder minder derbe, manchmal knollige oder breite und brettharte Verdickungen hervor. Auch Abscesse mit Verbindungswegen unter einander und schwere, auch tödtliche[1]) phlegmonöse Zerstörungen[2]) kommen vor. Man nimmt an, dass bei Morphinisten eine besondere Tendenz zur Eiterung vorherrsche. Diese Veränderungen heilen unter Narbenbildung, und die Haut solcher Individuen stellt meist eine Musterkarte entstehender, blühender, sich zurückbildender und abgelaufener Processe dar. Die Einspritzungen in die narbig oder entzündlich veränderten Hautstellen sind schmerzhaft. Morphio-Cocaïnisten entstanden dadurch, dass sie dem Morphin noch Cocaïn behufs Schmerzstillung hinzufügten. Von entfernteren Veränderungen ist die, mit Jucken einhergehende[3]) Acne rosacea anzuführen. Aenderungen in ihrer Stärke konnte man beobachten, je nachdem Morphin gebraucht oder fortgelassen wurde. Nicht genügend begründet halte ich die Meinung, dass dieses Jucken bei Acne rosacea Verdacht auf Morphinismus erwecken darf. Nachdem Jucken an den Handgelenken und der Innenfläche der Knie vorangegangen war, entstand in einem Falle nach 4—6 Minuten eine gleichmässige Röthe der Haut, auf der sich Blasen erhoben. Auch ein zosterartiger Ausschlag soll entstehen können. Es ist auch möglich, dass nicht nur am Orte der Einspritzung, sondern auch an anderen Phlegmone entsteht[4]).

Weitere Bestätigung hat bisher eine Angabe nicht gefunden, nach welcher durch Morphiummissbrauch ohne Periostitis das Zahnbein angegriffen wird. Die Kaufläche der grossen Backzähne solle zuerst hohl werden und dieser Process sich auch auf die übrigen Backzähne, Schneidezähne und zuletzt auf die Augenzähne, deren konisches Ende sich becherförmig aushöhlt, verbreiten.

Häufig wird über nagende Schmerzen in der Magengegend, Koliken[5]), Stuhldrang, sowie schmerzhafte, auch blutige schwächende Diarrhöen geklagt. Nach der Entleerung bleibt noch Brennen am After

---

1) Dujardin-Beaumetz, Gazette hebdom. de Médecine. 1879. No. 3, p. 41.
2) Trélat, Gazette des hôpitaux. 1881. p. 237.
3) Jackson, Medic. and surgical Register. Philadelphia 1888. p. 264.
4) Trélat, Gazette hebdom. de Médecin. 1879. p. 41.
5) Lange, Berliner klin. Wochenschr. 1870. p. 116.

zurück[1]). Vereinzelt zeigen sich hartnäckige Obstipation, sowie **Harnträufeln und Dysurie**. Die Erregbarkeit der Blasenmuskulatur leidet bisweilen. Albuminurie kommt in verschiedener Stärke und in verschiedener Dauer häufiger als in 2,5 pCt. der Fälle vor. Sie bleibt manchmal in gleichmässiger Höhe und kann mit Urämie enden[2]). Wahrscheinlich ist die Ursache die gleiche wie bei Alkoholisten im und nach dem Delirium, also central. Pentaglycosurie, die auch bei Thieren acut erzeugbar ist, konnte mehrfach bei Morphinisten nachgewiesen werden. Sie schwindet bei der Entziehung[3]). Bei **Männern** entsteht ganz im Anfange des Morphingebrauches Erhöhung der **geschlechtlichen Erregbarkeit**, später Abnahme des Geschlechtstriebes, zuletzt Impotenz. Untersuchungen des Samens von einem Morphinisten, der seit mehreren Monaten 0,3—0,5 g Morphin täglich einspritzte, ergab dünnflüssiges Sperma mit kurzen, unbeweglichen Samenfäden, die auch auf Zusatz verdünnter Kalilösung regungslos blieben. In einem anderen Falle (0,6 bis 0,8 g Morphin täglich) bestand Parese des Detrusors und in der mit den letzten Harntropfen ausgepressten weisslichen Flüssigkeit waren glashelle rhombische Samenkrystalle, doch keine Spermatozoen mikroskopisch erweislich. Diese Azoospermie besserte sich ebenso wie die Parese des Detrusors nach der Entziehung[4]). Vereinzelt wird von einer Hodenatrophie bei Morphinisten gesprochen, ohne dass genauere Angaben darüber vorliegen. Bei **Frauen** entstehen Störungen in der Menstruation, die unregelmässig und beschwerlich mit den auch sonst vorkommenden dysmenorrhoischen Beschwerden wird und schliesslich ausbleibt. Findet vorher noch Conception statt, so kann die Frucht normal ausgetragen werden, oder Abort erfolgen. Die geborenen Kinder können durch eine Art von Lebensschwäche früh sterben. Eine Frau, die lange täglich 0,5 g Morphium nahm, verlor hintereinander 4 Kinder 2—4 Tage nach der Geburt im Collaps. Solche Vorkommnisse sind jedoch nicht als Regel anzusehen. Frauen, die im Laufe der Schwangerschaft täglich kleine Dosen, z. B. 0,02—0,03 g oder etwas mehr nehmen, können auch gesunde und gesund bleibende Kinder gebären[5]), die aber nicht selten nach der Geburt Symptome der Morphinentziehung zeigen.

Bei vielen Morphinisten besteht ein ununterbrochener **Schnupfen**. Die Nasenschleimhaut sondert ein dünnflüssiges Secret ab und häufiges Niesen fällt auf. Ebenso gähnen die Kranken sehr viel am Tage. Der **Puls** ist nach Einspritzung von Morphin bei Morphinisten normal, bei eintretendem Morphinhunger dagegen ist der dem systolischen Antrieb entsprechende Theil der Pulscurve abgestumpft, was auf eine Schwächung des Herzstosses hinweist. Nach dem Ueberstehen des Fiebers in der Entziehung wird die Weite der Systole wieder normal.

Die **Lidränder** sowie die **Conjunctiva** können geröthet und geschwollen sein, und Thränenträufeln bestehen. Die Pupillen sind meistens verengt, seltener erweitert oder ungleich. Doppeltsehen und

---

[1]) Wallé, Deutsche Medicinalzeitung. 1885. p. 469.
[2]) Huchard, Soc. méd. des hôp. 1890. 9. May. — Haig, Lancet. 1890. I. p. 1273.
[3]) Salkowski u. Jastrowitz, Centralbl. f. med. Wissensch. 1892. p. 337.
— Caporalli, Rivista clinic. e terapeut. 1896. I.
[4]) Rosenthal, Wiener med. Presse. 1889. p. 1442.
[5]) Kormann, Deutsche med. Wochenschr. 1877. No. 30 u. 31.

Accommodationsstörungen kommen vor, sehr selten Amblyopie und Amaurose. Ein Morphinist gebrauchte wegen periodischen Erbrechens in 5 Tagen 1,9 g Morphinum acet. und wurde danach blind. Je mehr er somnolent wurde, um so mehr nahm das Sehvermögen bis zum vollen Verluste ab. Die Pupillen waren sehr eng und starr, die Papillen leicht getrübt, wie verschleiert. Die Retinalarterien fanden sich in allen ihren Verzweigungen gleichmässig und ausserordentlich verengt. Nach 2 Tagen war noch keine Besserung erfolgt. Ueber den weiteren Verlauf ist nichts bekannt geworden.[1])

Ein Kranker, der wegen Diarrhoe in 15 Monaten gegen 1000 g Opium genommen hatte, klagte über Trübsehen in der Ferne. Die Gegenstände, die er fixirt, erscheinen ihm verunstaltet, sie tanzen und springen vor seinen Augen. Er liest zwar noch No. 3, aber nach dem Lesen einiger Worte umnebeln sich die Buchstaben, tanzen und verwirren sich, so dass er die Augen schliessen muss. Carmin und Gelb wird nicht unterschieden. Das Gesichtsfeld ist frei, der Augenspiegelbefund negativ. Aehnlich waren die Klagen einer zweiten Kranken, die schon 40 Jahre lang, wegen eines Gesichtsschmerzes täglich bis zu 20 g Opium aufnahm.[2])

Auf eine erhöhte Erregbarkeit der Functionen des Centralnervensystems folgt eine verminderte. Der Kranke ist verstimmt und apathisch, Energie, Selbstvertrauen, Schaffenskraft und Gedächtniss leiden bis zum Verluste. Das Urtheil ist getrübt und die moralischen Fähigkeiten weisen Defecte auf. Die Pflichten, welche die Stellung in der Familie, der Gesellschaft und im öffentlichen Leben auferlegen, werden anfangs nicht mit der Strenge aufgefasst und erfüllt, wie es erforderlich wäre, später vernachlässigt. In Bezug auf den Gebrauch von Morphin sind wahre Angaben fast nie zu erlangen, da alles darauf bezügliche selbst vor den nächsten Angehörigen streng verheimlicht wird. Manche dieser Kranken werden leichtsinnig, auch wohl rauflustig, vergeuden grosse Summen nicht nur im Ankaufe von übermässigen Mengen des Morphinsalzes, sondern kaufen überflüssige Dinge ohne Berücksichtigung ihrer bescheidenen Mittel.[3]) Die Nächte werden ruhelos ohne erquickenden Schlaf verbracht. Angstanfälle, die auch unter dem Bilde einer Angina pectoris verlaufen, quälen am Tage. Bisweilen veranlassen die Angstzustände Accommodations- und Sensibilitätsstörungen, sowie Hallucinationen. Die Möglichkeit des Entstehens von Psychosen bei so veränderten Individuen ist erwiesen worden. Nach der Entwöhnung werden dieselben, anstatt zu schwinden, stärker. Gewöhnlich handelt es sich um Depressionszustände mit Selbstmordideen, gelegentlich um heftige Erregtheit mit Hallucinationen. So beobachtete man z. B. ein morphinistisches Ehepaar, von dem die Frau Erregtheit mit Selbstmordgedanken besass, der Mann dagegen die Leidenschaft bethätigte, Klaviere zusammenzukaufen, und ihre Bestandtheile so lange mit einander zu vertauschen, bis die Instrumente unbrauchbar wurden[4]).

Die Sensibilitätsveränderungen bestehen in: Jucken, Ameisenlaufen

---

1) Wagner, Klinische Monatsblätter f. Augenheilk. 1872. Bd. X. p. 335.
2) Galezowski bei Bergmeister, Wiener med. Blätter. 1886. p. 201.
3) Smidt, Archiv f. Psychiatrie. 1886. Bd. 17. p. 257.
4) Obersteiner, Brain. 1882. Vol. V. p. 324.

Schmerzen in verschiedenen Nervenbahnen, besonders Magenschmerzen und bei Frauen auch in Schmerzen der Brustdrüse. Die cutane Reflexerregbarkeit ist oft erhöht, dagegen die Sehnenphänomene, besonders das Kniephänomen häufig vermindert, oder aufgehoben. Schlaffheit und Mattigkeit können sich bis zur Incoordination der Bewegungen der unteren und anderer Glieder steigern. Ich berichtete über einen Kranken, der nur mit Hülfe eines Stockes gehen konnte, weil er ataktisch wie ein Tabiker geworden war. Nicht unwahrscheinlich ist es, dass in solchen Fällen eine erkennbare Rückenmarkserkrankung vorliegt. Nach acuter Morphinvergiftung fand man eine solche bei Thieren, deren Ganglienzellen u. A. trübe Schwellung mit Verdünnung oder völligem Schwund der Fortsätze, Vacuolisation und feinkörnige Degeneration des Protoplasmas erkennen liessen. In der Nähe der Gefässe der grauen Substanz fand sich häufig homogenes plasmatisches Exsudat, welches das Nervengewebe theilweise oder völlig zerstört hatte.[1] Auch Zittern der Hände sowie Störungen in den Sprachmuskeln kommen vor.

Die Heilung des Morphinismus.

Nur bei einem verschwindend kleinen Theile dieser Kranken kommt es zu einer dauernden Entwöhnung von Morphin. Die meisten fallen kürzere oder längere Zeit nach der Entziehung wieder in das alte Laster zurück. In den zahlreichen Entziehungs-Anstalten für Morphinisten werden mannigfache Combinationen und kleine Aenderungen innerhalb der beiden vorhandenen „Heilungs" Methoden, nämlich dem Ersatz des Morphins durch andere Narcotica oder der Entziehung als Specialitäten betrieben.

1. Von allen Ersatzmitteln des Morphins gilt das, was ich zuerst ausgesprochen und formulirt habe: Der Morphinismus ist eine Leidenschaft, die als Grundlage specifische, durch Morphin erregte, Empfindungen hat. Daher weiss der Morphinist sehr wohl die Morphinleistung von der durch andere Stoffe erzeugten Euphorie zu unterscheiden. Er zieht die erstere immer vor, macht sich aber die zweite gern zu Nutze und hat dann eine „gepaarte Leidenschaft", d. h. statt einer Krankheit zwei bekommen. Von Amerika aus war seit langer Zeit gegen die Opiophagie das Cocablatt gereicht worden.[2] Man übertrug bald dem Cocaïn auf Grund enthusiastischer Schilderungen die gleiche Rolle gegen den Morphinismus, pries es als Antagonisten und meinte, es besässe nicht den Stachel wie Morphin. Ich wies darauf hin,[3] und nach mir haben es Andere bestätigt, dass Cocaïn kein Ersatzmittel für Morphin ist, ja, dass der durch eine solche Therapie gross gezogene Morphio-Cocaïnismus viel schlimmer ist.

Bezüglich der seit Jahrhunderten bekannten Alkoholbehandlung ergaben die neueren Erfahrungen nur einen symptomatischen Nutzen während der Entziehung. Codein[4] (0,02—0,05) allein oder in Verbindung mit Bromnatrium oder mit Camphora monobromata (0,5 g) leistet nichts. Ja es scheint, als ob bei vollständigem Ersatz des Morphin durch Codein leichter Herzschwäche eintritt als bei einfacher Entziehung.[5] Der Werth des Extr. cannabis indica, (mit Extr. Colocynth. und Tctr. Strophanti in Pillen), das den Morphiumhunger stillen, Schlaf und Appetit schaffen, und das Herz

---

1) v. Tschisch, Archiv f. pathol. Anatomie. Bd. C. p. 147.
2) The Therap. Gaz. 1880. p. 163, 214, 215. 1881. p. 79, 118, 119 u. folg.
3) L. Lewin, Berliner klin. Wochenschr. 1885. p. 321.
4) Schmidt, Versammlung deutscher Naturf. u. Aerzte in Heidelberg. 1889.
5) Gittermann, Deutsche Medicinalzeitung. 1891. p. 121.

normal arbeiten lassen sollte, ist, selbst wenn das Präparat gut wäre, sehr gering.

Chloralhydrat ist auch am Schlusse der Entwöhnung, zur Bekämpfung der Schlaflosigkeit contraindicirt. Ein grosser Theil der beunruhigenden Symptome während der Entziehung, wie Druck im Kopf und den Schläfen, periodische Gedächtnissschwäche ist u. A. dem Choralhydrat zuzuschreiben. Selbst grosse Gaben rufen oft die heftigsten Erregungszustände hervor.[1]) Von den Bromiden sollten anfangs 4 g und aufsteigend bis 16 g täglich gegeben[2]), das Opiat allmählig verringert und am 8.—10. Tage ausgesetzt werden. Aber weder hierdurch noch durch die Electricität wird der Morphiumhunger beseitigt. Verabfolgt wurden ferner:

Belladonna und Chinin, oder verdünnte Lösungen von Tinctura Capsici mit Chloroformspiritus, Tinctura Cannabis und Bromammon resp. Extract. Belladonnae in Suppositorien, und Scopolamin. In neuerer Zeit hat man geglaubt, durch Herztonica bei der Entziehung mehr als durch Narcotica leisten zu können, und empfahl schwefelsaures Spartein (0,02—0,05 g), je nach Erforderniss ein oder mehrmals zu injiciren, wenn die Herzthätigkeit leidet. Aehnlich, nur flüchtiger, wirkt das Nitroglycerin. Die gute Wirkung dieser Behandlung in der Periode, wo der seines Gewohnheitsgiftes beraubte Morphinist eine Zeit der Qual durchlebt, die oft den entschlossensten Muth ins Wanken bringt, wird gerühmt.[3]) Ich halte die Wirkung für unzureichend, da die subjectiv unangenehmsten Störungen nicht vom Herzen, sondern vom Centralnervensystem ausgehen.

Für sehr wichtig halte ich die 1—2 Mal täglich in der Abstinenz vorzunehmende Ausspülung des Magens, um das zweifelsohne in ihn ausgeschiedene Gift herauszuschaffen.

2. Die Entziehung des Genussmittels ohne Ersatz kann plötzlich oder allmählig vorgenommen werden. Christison führte im Jahre 1850 zuerst die plötzliche Entziehung des Narcoticums durch. Die körperlichen und geistigen Leiden des Kranken nehmen hierbei beträchtlich zu. Aber die plötzliche Entziehung stellt die physischen und moralischen Kräfte weniger lange auf die Probe, als eine stufenweise auf 2-3 Wochen oder selbst bis zu 3 Monaten ausgedehnte Verminderung, bei der jedesmal, auch wenn die Dosis noch so klein ist, unangenehme Reactionen eintreten. Mannigfache Variationen: die allmählige Entziehung mit intercurrenter Steigerung des gewohnten Quantums, Umwandlung des Morphiumspritzers in einen Morphintrinker oder Opiumesser, Ersatz eines Theils der bisherigen Morphindose durch eines der oben angeführten Mittel etc. werden gewählt. Durch die Suggestion soll eine alte Morphinistin, nachdem sie Abstinenzsymptome überstanden hatte, über 3½ Jahre kein Morphin aufgenommen haben.[4]) In jedem Falle kann man, wie die Erfahrung lehrte, dahin gelangen, die Entwöhnung zu erreichen. Aber eine solche ist für kurze Zeit ganz bedeutungslos. Die Kranken verfallen, wenn sie die mit der Entziehung verbundenen Qualen überstehen, doch gewöhnlich wieder ihrer Leidenschaft.

Die Symptome, die nach der Opium- resp. Morphinentziehung auftreten, stimmen, vorausgesetzt, dass der Kranke keine Gelegenheit hat, sich Morphin zu verschaffen, bei den verschiedensten Individuen hinsichtlich ihres Charakters überein und zeigen nur in ihrer Stärke Schwankungen. Sie treten schon auf, wenn nicht zeitig die gewohnten Mengen genommen werden,

---

1) Berl. klin. Wochenschr. 1887. p. 103.— Burkart, Deutsche med. Wochenschr. 1884. p. 631.

2) Mattison, Therap. Gaz. 1890. p. 599 u. N. Orleans med. Journ. 1894. p. 531.

3) Ball et Jennings, Le Progrès médical. 1887. p. 274.

4) Marot, Nice médic. 1893. No. 2. — Forel, Sem. méd.. 1888. No. 25. — Wetterstrand, Hygiea. LI. April 1896.

und sind sehr lange bekannt: „Eo abstinentes periculum vitae incurrunt."
Das Neuere darüber ist nur Wiederholung. Ueber die Ursache dieser Abstinenzsymptome liegt nur eine Hypothese vor, nach welcher sie durch das aus dem Morphin im Körper entstehende Oxydimorphin verursacht werden. Es wäre denkbar, dass sich auch bei Morphinisten Oxydimorphin bilde, aber nicht zur Wirkung komme, weil immer wieder Morphin eingeführt wird. Würde dieses ausgesetzt, so könnte Oxydimorphin seine Wirkungen entfalten.

In den ersten Tagen nach der Entziehung beobachtete man psychische Erregung, Unruhe, Unmöglichkeit einen bestimmten Gedanken zu fixiren, Verlangen nach Opium resp. Morphin, das sich in Jammern oder in Wuthausbrüchen, bisweilen von einem energischen Zerstörungstrieb begleitet, kundgiebt. Delirien erscheinen nur bei sehr schwerer Entziehung oder erheblicher psychischer, angeborener oder durch Krankheiten oder andere Momente erworbener Prädisposition. Die Angst fehlt bei keiner derartigen Kur, und giebt das Leitmotiv für die Delirien ab. Sie geht mit vasomotorischen und anderen Störungen einher. Sexuelle Delirien entstehen dadurch, dass sich während der Morphinenthaltung der erloschene Geschlechtstrieb wieder regt. Hallucinationen und Illusionen kommen häufig vor, ebenso Benommenheit. In den Erregungszuständen werden oft Selbstmordversuche vorgenommen. Deshalb müssen die Kranken unter steter Beaufsichtigung sein und ihnen auch sachlich jede Gelegenheit für einen solchen Versuch genommen werden. Neuralgische Beschwerden, aufzuckende Schmerzen in den Gelenken, abnorme Hautsensationen, kneipende Gefühle, Ameisenkriechen, die Empfindung, als bissen Thiere oder wirke die Electricität, und Aehnliches bietet Stoff zu Delirien. Schlaf fehlt meistens. Frostanfälle mit Erhöhung der Körperwärme auf 40° C. und darüber, Schweisse, Hautröthe, Erbrechen nach Nahrungsaufnahme, Durst, auch wohl Speichelfluss, Appetitlosigkeit, Verstopfung oder Diarrhoe sind Begleiter der Abstinenz. Collaps kann auch während des Schlafes eintreten und nach plötzlicher oder langsamer Entziehung zum Tode führen. Präcordialangst geht der Herzschwäche voran, Dyspnoe kann sie begleiten. Athmungsstörungen, Herzklopfen sowie Husten können auch für sich auftreten. Von motorischen Störungen werden Zitterbewegungen, und unwillkürliche Bewegungen der Gliedmaassen beobachtet. Albuminurie kommt vor. Das Wiedererwachen der Geschlechtserregbarkeit zeitigt Erectionen, Pollutionen, und auch beim Weibe Verlangen nach Befriedigung der Geschlechtslust. Schwangere, denen das Morphin plötzlich oder langsam entzogen wird, bekommen Uterus-Coliken und gesteigerte Fruchtbewegungen. In einem Falle blieb das neugeborene Kind 24 Stunden nach der Geburt schlaflos. Die Uteruscontractionen können, wenn die Entziehung langsam vorgenommen wird, und sich in das Wochenbett hineinerstreckt, den Abfluss der Lochien hindern.

Besonders bei rascher Entwöhnung gehören Accomodationsstörungen zur Regel. Die verengte Morphinpupille von minimaler Excursionsbreite verwandelt sich in 24 Stunden in eine sehr erweiterte. Die Schwierigkeit, das Auge rasch auf wechselnde Entfernung einzustellen, beruht wohl auf einer Parese des Tensor chorioideae. Die Gegenstände erscheinen verschwommen, Entfernungen werden falsch geschätzt, das Convergiren macht häufig Schwierigkeiten und über Doppeltsehen wird geklagt. Ein Theil der Gesichtstäuschungen bei Morphinisten in dieser Zeit ist somit als Illusion aufzufassen. Drei Opiumraucher, welche genöthigt waren, ganz oder theilweise ihrer Leidenschaft zu entsagen, bekamen diffuse Trübung beider Hornhäute, und in deren Mitte ein, trotz der Behandlung fortschreitendes Geschwür. Nach 6—8 Tagen war ein Defect bis Linsengrösse mit Irisvorfall etc. zu Stande gekommen, während der übrige Theil der Hornhaut diffus infiltrirt war. Während des ganzen Processes bestand eine minimale Conjunctivalhyperämie. Die Kranken erlagen ihrem Opiummarasmus. In einem anderen Falle fand sich die rechte Cornea im Centrum linsengross zerstört, die Iris vorgefallen, während linkerseits die Hornhaut in den beiden unteren Quadranten zwei Geschwüre zeigte. Innerliche Anwendung von Opium und Instillationen von Tinctura Opii crocata reinigten die Geschwüre und hellten die Hornhauttrübungen etwas auf.[1] Auch Illusionen des Gehörs sowie Taubheit kommen vor.

Bisweilen entstehen Hautausschläge z. B. ein zosterähnliches Intercostalexanthem. Vereinzelt erscheinen nach der vollendeten Entziehung als Nachwirkung Gedächtnissschwäche, amnestische und aphasische Schreib- und Sprachstörungen, Renommirsucht wie bei allgemeiner Paralyse. Andere fühlen sich, obschon sie körperlich gekräftigt aussehen, nicht wohl. Appetit und Schlaf verschlechtern sich und Abmagerung und Siechthum stellen sich ein. Erneute Morphinverabfolgung kann dem letzteren Einhalt thun.

Prophylaxe des Morphinismus.

Ein guter Theil der Prophylaxe des Morphinismus liegt bei den Aerzten. Denken sie selbst an die dämonische Gewalt von Opium und Morphium und an die Vernichtung ihrer Existenz, falls sie diesen Stoffen anheimfallen, so wird das grosse Contingent, das gerade Aerzte zu dieser Krankheit stellt, sich bald verringern. Sind sie human, dann werden sie nur im äussersten Bedürfnissfall Morphin und die Spritze an Kranke resp. deren Umgebung überlassen. Sind sie erfahren, so werden sie suchen, Morphin in beschränktester Weise zu verschreiben und lieber Surrogate als Schmerzstiller oder Schlafbringer verabfolgen, bei denen die Gefahr der Gewöhnung nicht so gross ist. Ein staatliches Eingreifen hat sich bisher nicht in anderer Weise bewerkstelligen lassen, als durch Einschärfung des Verbotes, Morphin-Recepte nicht ohne „Reiteretur" eines Arztes anzufertigen und Morphin roh nicht abzugeben. Thut aber das letztere der Apotheker nicht, so verkauft der Drogist das Präparat en gros an den Morphinisten. Für genügend aufgewendetes Geld kann sich jeder Laie Morphin verschaffen! Auch eine noch rigorösere Handhabung der bestehenden Bestimmungen wird gegenüber dem Eigennutze des Händlers ohnmächtig bleiben. Im Staate Georgien verbietet ein Gesetz den Drogisten und Pharmaceuten, „Opium und Derivate, in welcher Quantität es auch immer sei, ohne ärztliche Verordnung an einen Menschen zu verkaufen, dessen Verwandte ihn als Opiophagen oder Morphinisten schriftlich angezeigt haben"[2]. In einem solchen Falle wird sich der Morphinist das Mittel wohl ausserhalb Georgiens besorgen und damit die Bestimmung illusorisch machen.

Die Verantwortlichkeit des Morphinisten.

Man erreichte prophylaktisch vielleicht mehr durch ein Veröffentlichen der Namen solcher Individuen. Vor allen Dingen sollte aber der Staat eine Purification seiner Beamten in dieser Beziehung vornehmen. Ein Morphinist ist ein geistig Kranker, vielleicht in höherem Grade wie der Säufer. Einen solchen darf man aber nicht als Examinator, Richter, kurz nicht in Stellungen belassen, in denen er auf das Wohl und Wehe

---

1) Paster, Münchener med. Wochenschr. 1886. p. 97.
2) Journal de Pharmacie et de Chimie. 1888. T. XVII. p. 639.

seiner Mitmenschen einen Einfluss auszuüben vermag. Die Gesetzgebung, die sich mit dem Alkoholismus befasst, kann den Morphinismus, den Chloralismus und ähnliche Zustände nicht vernachlässigen[1]). Freilich hat man im Gegensatz zu der eben geäusserten Ansicht besonders hervorgehoben, dass der Morphinist logisch denkt, dass alle Veränderungen im psychischen Verhalten mehr die ethische und moralische Seite treffen und dass ihm die Dispositions- und Zurechnungsfähigkeit nicht abgesprochen werden kann[2]). Man könnte das letztere anerkennen und doch meine Forderung zugeben. Aber in einem gewissen, vorgerückten Stadium des Morphinismus ist auch nicht einmal die Dispositionsfähigkeit aufrecht zu erhalten. Depressive Zustände treten auf, in denen der Morphinist, jedem äusseren Einflusse zugänglich, ohne an sich oder seine nächsten Angehörigen zu denken, über sein Vermögen zu Gunsten Fremder verfügen könnte. Es ist z. B. nicht unwahrscheinlich, dass ein solcher Mensch, wenn sich ihm die Quellen für weiteren Morphinbezug verschlossen haben, denjenigen, die es ihm reichlich verschaffen, Belohnungen giebt, die mit seinen Vermögensverhältnissen nicht im Einklang stehen. Das logische Denkvermögen kann im Grossen und Ganzen erhalten sein, und doch der, der Moral insanity ähnliche Zustand, Unheil schaffen. Ein Richter kommt mit Morphium gesättigt, zu einer Gerichtsverhandlung. Dauert dieselbe länger als seine Morphin-Euphorie, so wird er unruhig, es zeigen sich leichte Abstinenzsymptome und in diesem Zustande ist ein ruhiges Urtheil ausgeschlossen. Es werden von Morphinisten und Opiophagen Diebstähle begangen, um sich das Geld zur Beschaffung des Genussmittels zu besorgen. Frauen, die dieser Leidenschaft fröhnen, haben auch Diebstähle ausgeführt, ohne dass der Nutzen dieser zur Anschaffung von Morphium verwandt wurde. Inwieweit hier eine strafrechtliche Verfolgung einzutreten hat, wird sich aus der Schwere des Falles und den begleitenden Umständen erschliessen lassen müssen. Mehrfach wurden solchen Diebinnen mildernde Umstände vor Gericht zugebilligt, aber auch wohl von einem Staatsanwalt eine lange Gefängnissstrafe deshalb schon empfohlen, weil die Angeklagte dadurch ausser Stande gesetzt werde, dem Morphiumgenusse zu fröhnen[3]). Freisprechung erfolgte in keinem Falle, selbst da nicht, wo psychische Folgen des Morphinismus sowie Schwindelanfälle u. A. m. zweifellos vorhanden waren. Ich kann mir solche Zustände vorstellen, die auch eine Freisprechung erforderlich machten.

Der Morphinismus kann auch einen Grund zur Ehescheidung abgeben. Er ist der „beharrlichen Trunkenheit" gleich zu setzen. Besteht auch die Impotenz meist nur so lange, als der Kranke Morphin nimmt, so kann die eheliche Pflicht thatsächlich während des Leidens nicht erfüllt werden.

Peronin. Das bitter schmeckende chlorwasserstoffsaure Benzylmorphin ($C_{17}H_{18}NO_2$), das zu 0,01—0,04 g schwächer als Morphin wirkt, erzeugte bisher bei einem Kinde Schlafsucht, bei Lungentuberkulösen: eine Art von Brennen in der Gegend der Luftröhre, und copiösere Schweisse wie vorher,

---

1) L. Lewin, Berliner klin. Wochenschr. 1891. Dec.
2) Schmidbauer, Friedreich's Blätter f. gerichtl. Medicin. 1886. Heft V.
3) Garnier, Annales médico-psychologiques. 1886. T. III. p. 351.

bei anderen Kranken Obstipation. Es werden fernerhin noch mehr Nebenwirkungen bekannt werden. Als Contraindicationen sollen angesehen werden u. A.: Kopfschmerzen, Uebelbefinden und Kehlkopf- und Lungenleiden.

Codein.

Ein Theil der Kranken gewöhnt sich an Codein derart, dass, selbst wenn es anfangs besser wie Morphin wirkte, später ein volles Versagen eintreten kann. Codein geht in die Milch und kann, wenn es Säugenden in grösseren Mengen gereicht wird, den Säugling schädigen. Wahrscheinlich wird dasselbe unter Anderem auch in den Magen ausgeschieden. Nach grossen Dosen ist der Schlaf nicht erquickend, ähnelt vielmehr einem Zustande von Trunkenheit mit Ruhelosigkeit, Reizbarkeit und Muskelzuckungen und als Nachwirkung bleibt noch Betäubung zurück. Häufig entsteht nach medicinalen Mengen ohne Schlaf nur Schwere im Kopf und Muskelschwäche[1]), ferner Kopfschmerzen oder Druck in der Stirn- und Schläfengegend, Sehstörungen und Schwindel, mehrstündiges Zittern am ganzen Körper, Jucken und Kriebeln in der Haut, besonders an den Händen, sowie ein eigenthümliches Gefühl am Unterleib[2]), vereinzelt auch ein leicht juckendes, hellrothes, diffuses, nach 2—4 Tagen schwindendes Erythem am ganzen Körper oder Flecke an einzelnen Gliedmassen, Salivation, Magenschmerzen, Ekel, Erbrechen und Störungen in der Verdauung, vielleicht bedingt durch Minderung der Magensäure. Als Nachwirkung kann noch Schläfrigkeit und Trägheit der Ideenassociation bestehen.

Es kann auch ein chronischer Codeinismus entstehen, angeblich besonders dann, wenn das Alkaloid subcutan gegeben wurde. Die Entziehung ist nicht leicht[3]).

Narcotin. Das Narcotin (Opian, Derosne'sches Salz) hat wegen der Verschiedenartigkeit der gebrauchten Präparate keine gleichmässige Wirkung. Ein narkotisches Stadium ist inconstant und gering, dagegen die krampferregende Wirkung hervorstechend. Die Pulzfrequenz wird herabgesetzt. Als Nebenwirkungen beobachtete man: Aufregung, Kopfweh, Schwindelgefühl und, wenn Schlaf eingetreten war, nach dem Erwachen auch Betäubung, sowie abnorme Empfindungen an der Haut. Nach grossen Dosen, 3—7 g in 24 Stunden, entstand neben Schwindelgefühl geschlechtliche Erregung.

Narceïn. Als Nebenwirkungen fand man nach Dosen von 0,03—0,1 g Trockenheit im Munde, Erbrechen zumal bei Frauen, Verlangsamung der Herzthätigkeit, Dysurie,[4]) Hautjucken sowie vermehrte Schweisssecretion. Bei einer ausgedehnteren Anwendung würden sich sicherlich, ebenso wie bei den anderen Alkaloiden des Opiums, weitere Nebenwirkungen leicht herausstellen. Das Gleiche gilt wohl auch von dem in Frankreich empfolenen Meco-Narceïn, das von Morphin und den krampferzeugenden Opiumalkaloiden frei ist.

Antispasmin. (Narceïnnatrium + Natrium salicylicum) kann die Nebenwirkungen seiner beiden Componenten äussern.

---

1) Bardet, Etude phys. et clin. sur l'action phys. et tox. de la Codéine. Paris 1877.
2) Gittermann, Deutsche Medicinalzeitung. 1891. p. 121.
3) Emmerich, Die Heilung des chron. Morphinismus. 1897. p. 484.
4) Béhier, Bulletin de Thérap. 1864. T. LXVII. p. 152.

Paraldehyd.

Es giebt schlechte Präparate von Paraldehyd ($C_2 H_4 O)_3$, die mit Acetaldehyd verunreinigt sind. Anfangs gute, werden durch Aufbewahren bei Tageslicht oder in schlecht schliessenden Flaschen leicht sauer. Auch bei Individuen mit ausgesprochener Neigung zur Vasoparese, bei vorgeschrittenem atheromatösem Processe und schlechter Function des Herzmuskels kann es ohne Bedenken angewendet werden. Entzündliche Vorgänge im Magen erheischen Vorsicht. Man meinte, dass Kranke, welche an andere Schlafmittel gewohnt sind, dieses nicht nehmen wollen, und dass das Paraldehyd schon wegen seines Geruches und Geschmackes sich nicht für die Privatpraxis eigne. Diese Anschauung wird nicht allgemein getheilt, vielmehr hervorgehoben, dass es von vielen Kranken gern, in der Mehrzahl der Fälle nicht ungern genommen wird[1]). Die Ausscheidung erfolgt durch die Lungen, den Harn und die Haut.

Mit anderen Schlafmitteln theilt es das Hervorrufen eines stärkeren Zerfalls von Eiweiss. Man hat dem Paraldehyd auch eine Reduction des Blutes zugeschrieben. Dass Paraldehyd in directer Berührung mit Blut die rothen Blutkörperchen angreift, kann nicht Wunder nehmen. Es giebt wohl wenige Stoffe der aliphatischen oder aromatischen Reihe, die nicht das Gleiche hervorrufen. Da Pferde nach 200 g Paraldehyd angeblich Methämoglobin im Harn, und einige Hunde nach sehr grossen Dosen von Paraldehyd eine Gestaltsveränderung der rothen Blutkörperchen aufwiesen, so meinte man, dass auch beim Menschen durch einmalige grosse oder fortgesetzte kleine Gaben ein der perniciösen Anämie ähnlicher Zustand entstehen könne. Da Menschen jedoch weder 200 g Paraldehyd, wie ein Pferd, noch entsprechend den Hundeversuchen, bei einem Körpergewichte von durchschnittlich 60 Kilo 100 g Paraldehyd erhalten, so kann diese Warnung ausser Acht gelassen werden.

Grössere Dosen Paraldehyd können einen unangenehmen Zustand von Ueberreizung schaffen. Meistens findet schnell Gewöhnung an das Mittel statt, so dass eine Vergrösserung der Gaben nothwendig wird[2]), und nur vereinzelte Individuen lassen diese Gewöhnung vermissen. Hypochondrie sowie krankhafte Geisteszustände mit Angst sind dem Mittel weniger zugänglich. Auch sehr schmerzhafte Zustände vereiteln bisweilen den Schlaf. Die Erfolge schwanken zwischen 41,6 und 100 pCt., die Theilerfolge zwischen 11 und 18 pCt., die Misserfolge zwischen 2,5 und 9,4 pCt.

Bisher ist ein Todesfall in Folge der Paraldehydanwendung vorgekommen. Angeblich gab eine Aushülfswärterin einer Typhuskranken 6—7 Theelöffel der verordneten Menge. Nach 5 Minuten wurde dieselbe bewusstlos und verblieb in diesem Zustande bis zum Tode.

Nebenwirkungen entstehen, theils auf Grundlage individueller Empfänglichkeit, theils durch unpassende Anwendungsweise oder sind in den Eigenschaften des Mittels selbst begründet. Schwere Magenleiden und Ulcerationen der Kehlkopfschleimhaut sollten als Contraindication

---

1) Sommer, Neurologisches Centralbl. 1884. p. 268.
2) Peretti, Berl. klin. Wochenschr. 1883. p. 609. — Rehm, Arch. f. Psych. 1886. p. 55.

für Paraldehyd angesehen werden,[1]) da die locale Reizwirkung sowohl im Magen als bei der Ausscheidung durch die Luftwege Verschlimmerung erzeugen könnte. Bei Cyanose, Depression des respiratorischen Centrums und vorgeschrittenem Emphysem ist dieses, wie ähnliche Mittel, aus begreiflichen Gründen mit Vorsicht anzuwenden.

Die subcutane Injection von Paraldehyd ist — merkwürdig genug — bei Kranken ausgeführt worden. Man nahm aber bald wieder davon Abstand, weil dadurch heftige Schmerzen erzeugt werden und die Injectionsstelle noch lange, sicherlich in Folge von Gewebsveränderungen empfindlich bleibt. An der Haut entstehen nach Paraldehyd-Resorption häufig Schweisse,[2]) oder es macht sich die Neigung zu anhaltender Gesichtsröthe,[3]) Kopfcongestionen und Vasoparese der peripherischen Gefässe[4]) nach grösseren Dosen bemerkbar. Ein verwirrter, erregter und schlafloser Kranker erhielt 6 Tage lang je 4 g Paraldehyd. Am 7. Tage, bald nach dem Genusse einer Flasche Bier entstand eine $1/2$ Stunde anhaltende, scharlachrothe Injection der Haut fast des ganzen Kopfes, mit Ausnahme der Nasenflügel und der Mundwinkel, ferner des Halses, Rückens und der hinteren Fläche der unteren Gliedmassen. Handgrosse, zackige Flecke waren unregelmässig über die Brust und den Unterleib, ziemlich symmetrisch über die oberen Glieder verbreitet. Jedesmal wenn alkoholische Getränke nach Paraldehyd genommen wurden, konnte diese Nebenwirkung wieder hervorgerufen werden.[5]) Bei schmächtigen Individuen beobachtete man Papeln, die an einer Körperhälfte zum Ausbruch kamen. Längerer Gebrauch schaffte bei einem Kranken Blasen, deren Inhalt angeblich nach Paraldehyd roch.

Der Geschmack des Mittels ist manchen Kranken unangenehm. Er kann durch Eigelb mit etwas Cognak oder Salep u. A. m. verdeckt werden. Langer Gebrauch des Medicamentes kann die Magenverdauung schädigen. Ausser Trockenheit des Schlundes, Durst, Brennen im Halse und Magen,[6]) schlechtem Geschmack, entstehen bisweilen unmittelbar nach dem Einnehmen, Ekelgefühl, Magenkrampf, Uebelkeit und in ca. 1% der Fälle Erbrechen.[7])

Leibschmerzen kamen unter 210 Fällen 2 Mal vor, ebenso selten Diarrhoeen. Nach mehrtägiger Anwendung per clysma entstehen Durchfälle und Tenesmen. Monatelanger Gebrauch kann unangenehme Ernährungsstörungen durch zu starken Eiweisszerfall veranlassen, die aber wieder schnell nach dem Aussetzen schwinden. Man beobachtete: allmähliches Sinken des Appetites, graufahles Colorit des Gesichtes, Welksein und Trockenheit der Haut und Sinken des Körpergewichtes. Störungen der Psyche fehlen immer.[8])

Vereinzelt wird von einer vorübergehenden Verminderung und Unregelmässigkeit des Pulses neben Dikrotismus berichtet. Herzklopfen

---

1) v. Noorden, Centralbl. f. klin. Medicin. 1884. p. 185.
2) Desnos, Bullet. génér. de Thérap. 1885. Tom CIX. p. 58.
3) Gordon, British medic. Journ. 1889. 9. March. p. 515.
4) Eickholt, Deutsche med. Wochenschr. 1883. No. 49. p. 716.
5) Sommer, Neurologisches Centralbl. 1886. No. 3. p. 51.
6) Fronmüller, Memorabilien. 1884. Bd. 29. p. 385.
7) Konrad, Münchener med. Wochenschr. 1887. p. 180.
8) Dehio, Petersb. med. Wochenschr. 1890. No. 33.

erschien in der Nacht zugleich mit Uebelkeit 1 Mal unter 336 Einzelversuchen. Einmal war die Nase geschwürig verändert. Die Exspirationsluft riecht nach Paraldehyd auch nach Anwendung als Klystier bis 24, oder angeblich 36 Stunden. Einzelne Kranke fühlen sich dadurch belästigt. Bei Tuberculose der Lungen und chronischer Pneumonie sowie gelegentlich auch bei Frauen beobachtete man Hustenanfälle, besonders gegen Morgen, und Beklemmung[1]. Bei einem Verrückten hörte nach Paraldehyd-Gebrauch die Stimme auf[2]. Bei einer an Emphysem, Bronchitis und Dilatation des rechten Herzens leidenden Frau, die 4 g Paraldehyd bekommen hatte, stellten sich nach 2 Stunden plötzlich Dyspnoe und Collaps ein. Die Respiration wurde flach, der Puls vermehrt, 156 in der Minute. Durch Reizmittel, Aether etc. entstand Besserung, durch Wiederholung der Therapie der gleiche Anfall.[3] Drang zum Harnlassen und Enuresis[4] erscheinen bei Geisteskranken häufiger. Nach Einnehmen von 2—4 g erlangt der Harn, frühestens nach 4 Stunden, den Geruch nach Paraldehyd, das darin nachweisbar ist. Excessiver Gebrauch desselben schafft Albuminurie. Nach längerer Anwendung sah man eine Conjunctivitis palpebrarum auftreten.

Nicht selten geht dem Schlafe ein leichtes Rauschgefühl voran. Kopfschmerzen sind eine nicht gewöhnliche Nebenwirkung. Auf Grund besonderer Empfindlichkeit können sie $1/2$—1 Stunde nach dem Einnehmen eintreten, bis zum anderen Morgen anhalten und in Verbindung mit Benommenheit, Schwindel und Unruhe einen hässlichen Katzenjammer hervorrufen. Erregung bald nach dem Einnehmen oder in der Nacht sah man gelegentlich bei Phthisikern und anderen Kranken. 2 Mal unter 210 Versuchen stellte sich diese Erregung als leichte Delirien dar. Langer Gebrauch soll auch Tremor der Hände entstehen lassen.[5]

Als Nachwirkung stellten sich vereinzelt heftige Kopfschmerzen, Schwindel, Unruhe und Uebelkeit ein.

Dass auch mit diesem Mittel Missbrauch getrieben wird, kann bei der Neigung vieler Menschen, narkotische Genussmittel zu sich zu nehmen, nicht befremden. Es sind Kranke beobachtet worden, die 35 resp. ca. 40 g, und einige, die beträchtlich mehr Paraldehyd täglich, einer von ihnen länger als ein Jahr schliesslich sogar unverdünnt zu sich nahmen. Nach Verlauf von 26 Monaten hatte ein Mann es zu einem wöchentlichen Verbrauch von 480 g gebracht. Die Symptome, die dadurch entstanden, waren dem chronischen Alkoholismus ähnlich: Abmagerung und Anämie, abendliches Fieber, Verstopfung und Flatulenz neben Heisshunger, irreguläre Herzaction mit Palpitationen, Albuminurie[6], Gehörs- und Gesichtshallucinationen, sowie Illusionen, oder ein Delirium tremens, Abnahme des Gedächtnisses und der Intelligenz, Sprachstörungen, andauerndes Benommensein oder Angstgefühle und Aufregung, Muskelschwäche, Tremor der Zunge, des Gesichts und der Hände, unsicherer Gang, Ruhelosigkeit und Parästhesieen. Trotz vorsichtiger Entziehung

---

1) Benda, Neurologisches Centralbl. 1884. No. 12. p. 268.
2) Stark, Neurologisches Centralbl. 1884. p. 526.
3) Rolleston, The Practitioner. 1880. Vol. XLVI. p. 339.
4) Peretti, Berliner klin. Wochenschr. 1883. p. 609.
5) Flint, New York medic. Assoc. 1890. Vol. VI. p. 233.
6) Goodmann, The American Practitioner and News. 1890. No. 10. p. 289.

können Delirien mit epileptiformen Anfällen entstehen[1]). Eine Dame, die nach Morphin und Chloralhydrat sich dem Paraldehyd ergeben hatte, und nur unter dem Einflusse dieser Substanz schlafen konnte, wurde, falls die Entziehung des Mittels auch nur einige Stunden andauerte, ruhelos, deprimirt, bekam neuralgische Beschwerden und collabirte. Die Menstruation hatte aufgehört.[2]) Die Entwöhnung davon war unmöglich. Ein Kranker, dem während der mit Aufregungszuständen einhergehenden allmählichen Entziehung Sulfonal gereicht wurde, soll nach drei Monaten geheilt worden sein.[3])

Sulfonal.

Die Angriffspunkte für das Diäthylsulfondimethylmethan $(CH_3)_2 . C . (SO_2C_2H_5)_2$ sind die Hirnrinde und die motorischen Centren des Rückenmarks. Eine Verminderung der Blutalkalescenz durch dasselbe kommt nicht zu Stande, vielleicht aber eine Auflösung von rothen Blutkörperchen. Seine frühere maximale Dosirung im deutschen Arzneibuch hat mancherlei Unheil verschuldet und ist jetzt, nachdem ich diese Forderung hier stellte, um die Hälfte verkleinert worden. Aber wozu bei einem solchen Mittel eine maximale Tagesdosis? Der Sulfonalschlaf ist z. B. bei Typhösen von Aechzen und Stöhnen unterbrochen. Die geringe Machtfülle des Präparates ist mehrfach getadelt worden. Selbst bei rein nervöser Schlaflosigkeit wirke es erst dann gut oder überhaupt, wenn das Schlafbedürfniss vorhanden ist, d. h. zu einer Zeit, wo die graue Hirnrinde schon an sich durch einen Erschöpfungszustand zum Ausruhen disponirt.

Die Angaben über die damit erzielten hypnotischen Erfolge schwanken, je nach dem Krankenmaterial der Beobachter, zwischen 22 und 91 pCt. In einer Versuchsreihe an 166 Kranken mit 1313 Versuchen fand man 910 Mal = 69,3 pCt. Schlaf von 6—9 Stunden, 206 Mal = 15,6 pCt. Schlaf von 3 bis 5 Stunden, 197 Mal = 15,1 pCt. gar keinen Erfolg.

Ein Versagen oder eine Beeinträchtigung in der Wirkung trat ein bei: perniciöser Anämie, starkem Hustenreiz mit oder ohne Lungentuberkulose, Typhus auf der Höhe des Fiebers, Schlaflosigkeit, durch Schmerzen oder überhaupt bei bestehender starker peripherischer, sensibler Reizung, bei Asthma cardiale, Emphysem, Herzleiden, bei Geisteskranken mit Hallucinationen, Delirium tremens, chronischer Manie mit continuirlicher Excitation u. A. m. Im Allgemeinen scheinen depressive Geisteszustände dem Mittel zugänglicher als Erregungen zu sein. Bisweilen ist nach ausreichenden Dosen der Schlaf nur kurz, hält z. B. nur 2 Stunden an[4]), oder es entsteht auch wohl ein deliriöser Halbschlaf oder guter Schlaf erst nach mehreren Dosen. Ein auch nicht durch Verabfolgung des Mittels in heissen Getränken zu beseitigender Uebelstand ist die häufige Verspätung in der Wirkung. In der Nacht herrscht Schlaflosigkeit, am nächsten Tage aber vielstündiger Schlaf. Die Ursache

---
1) Krafft-Ebing, Zeitschr. f. Therapie. 1887. No. 7.
2) Brit. med. Journ. 1889. 1. June. p. 1265.
3) Elkins, Edinburgh med. Journ. 1893. July.
4) Salgo, Wiener medic. Wochenschr. 1888. p. 748.

liegt in der Solidität des Sulfonalmoleküls und der geringen Löslichkeit des Narcoticums. Statt der Beruhigung kommt gelegentlich auch Erregung mit Nausea, Schwindel und anderen Nebenwirkungen vor[1]). Durch Gewöhnung scheint bei manchen Menschen schliesslich ein Versagen einzutreten.

Die Meinung, dass Sulfonal ein unschädliches Medicament sei, ist irrig. Ungefähr 22 Todesfälle sind bisher mitgetheilt, und mancher Sulfonaltod als solcher nicht erkannt und deswegen nicht veröffentlicht worden. Unter diesen Fällen finden sich solche mit kurzem und langem Gebrauch des Mittels. Oft handelte es sich um Geisteskranke, aber fast immer um Frauen.

In einem solchen Falle waren 1,8 g in zwei Dosen von je 0,9 g in Zwischenräumen von $1^{1}/_{4}$ Stunden gereicht worden. Nach 18 Stunden waren die Pupillen eng, die Körpertemperatur ca. 39° C.; nach 23 Stunden war die Frau cyanotisch, anscheinend sterbend, athmete kaum sichtbar und starb trotz Hülfsmaassregeln unter diesen Symptomen nach 40 Stunden[2]). Ein anderer Arzt hatte den Tod von 5 Kranken zu beklagen[3]). Das Mittel war bei 44 Männern und 33 Frauen angewandt worden. Eine davon gebrauchte bis zum Tode abendlich 1—1,5 g 75 Mal und insgesammt 86 g. Eine zweite Geisteskranke erhielt ca. 9 Monate lang täglich 1,5 g und nur einige Tage noch 1 g. Sie starb im 10. Monat der Anwendung des Präparates. Eine andere, an Paranoia Leidende unterlag, nachdem sie 1,5—2 g täglich ca. $2^{1}/_{2}$ Monate lang und dann ca. 4 Monate lang 3 g genommen hatte, im Beginn des 9. Monats, seitdem sie das Sulfonal kennen gelernt hatte. Eine Verrückte starb, nachdem sie ungefähr 1 Jahr lang täglich 1,5—2 g gebraucht hatte. Die letzte aus dieser Gruppe verbrauchte in Tagesdosen von 1,5—2 g in ungefähr 3 Monaten 172 g Sulfonal und starb. Auch nach Verbrauch von ca. 16 g in 1 Monat in Dosen von je 1 g erfolgte der Tod[4]). Dass 50 g Sulfonal, die auf einmal genommen werden, tödten können, befremdet nicht[5]).

In allen Fällen, auch in denen das Mittel nicht so häufig gebraucht wurde, waren die Erkrankungssymptome, die dem Tode vorangingen, die gleichen: Apathie, tiefste Ohnmacht, Herzschwäche, Fieber, lähmungsartige Zustände an den Gliedmassen, ataktische Bewegungen, Schmerzen in den Gliedern oder im Leibe u. A. m. Der Tod erfolgte durch Herzlähmung oder den Zeichen des Lungenödems oder einer Schluckpneumonie, durch Infection der Lunge mit Mund- und Racheninhalt in Folge von Erlöschen der Reflexe und Anästhesie der Schleimhäute. An dem ursächlichen Zusammenhang zwischen Tod und Aufnahme des Medicamentes ist bis auf einen einzigen, einen Typhuskranken betreffenden Fall[6]), nicht zu zweifeln. Eine auffällige Toleranz auch für grosse Gaben ist selten. So erhielt eine geisteskranke Dame über eine Woche lang täglich 4,5 g Sulfonal, schlief nie danach, bekam aber auch keine Neben-

---

1) Crozer Griffith, The Therapeutic Gazette. 1889. p. 323.
2) Petitt, Medical News. 1889. 10. Aug. p. 165.
3) Bresslauer. Wiener med. Blätter. 1891. p. 3 u. 19.
4) Schulz, Neurol. Centralbl. 1896. No. 19.
5) Hoppe-Seyler u. Ritter, München. med. Wochenschr. 1897. No. 14 u. 15.
6) Knox Bond, The Lancet. 1889. 23. Nov. p. 1054.

wirkungen[1]). Wiederherstellung erfolgte in einem Falle trotz Einnehmens von 100 g Sulfonal. Es trat danach 90stündiger Schlaf auf. Am 5. Tage schlug der Kranke die Augen auf. Am 7. Tage war er bei Bewusstsein, aber ataktisch und mit einem papulösen Ausschlag versehen[2]).

Häufiger sind Nebenwirkungen. Im Laufe der Zeit werden sich zu den folgenden noch manche andere hinzugesellen. Nicht mit Unrecht kann man von ihnen sagen, sie seien immer unangenehm, oft ernst und manchmal gefährlich[3]). Sie wurden in 10—56 pCt. der Fälle beobachtet. Sie erscheinen meistens erst nach langem Gebrauche des Mittels. Es gehört zu den Seltenheiten, dass nach einer erneuten, gleich umfangreichen Anwendung Nebenwirkungen ausbleiben, die nach dem ersten Gebrauche aufgetreten waren. Die Dauer derselben schwankt sehr. Im Allgemeinen sind sie hartnäckiger als es sonst wohl bei Schlafmitteln vorkommt. Die Dosen stehen nicht immer im Verhältniss zu den Nebenwirkungen. Die Individualität der Kranken bedingt es meistens, dass 5 g bei dem einen keine, bei dem anderen schwere Störungen hervorrufen. Relativ kleine Mengen, z. B. 0,9 g resp. 1,2 haben auf Grundlage einer besonderen Empfindlichkeit Schwindel und Delirium und gelegentlich Cyanose und Coma veranlasst[4]). Was als insidiös bei diesem Stoffe ins Gewicht fällt, ist die Verleitung, ihn dann, wenn er nach mehrmaligem Gebrauche nur Gutes geleistet hat, weiterzugebrauchen. Gerade dann können sich gehäufte und schwere Nebenwirkungen auf Grund einer Cumulation einstellen. Sulfonal wird langsam aufgenommen und langsam ausgeschieden, so dass es unräthlich erscheint, lange hintereinander ohne mehrtägige Pausen dasselbe gebrauchen zu lassen. Alkoholische Getränke steigerten in einzelnen Fällen die erschienenen Nebenwirkungen[5]). Nimmt eine Schwangere bis zur Geburt des Kindes Sulfonal, so kann die erstere von Nebenwirkungen freibleiben, das Kind, das an der Mutterbrust gesäugt wird, aber schon am ersten Tage psychische Symptome erhöhter Reizbarkeit aufweisen[6]). Gewisse Krankheiten geben eine Disposition für das Entstehen von Nebenwirkungen ab. Hierherzurechnen ist Anämie, wie sie z. B. auch schon die Menstruation schafft, Körperschwäche, Influenza, Herzfehler, Asthma cardiale, Angina pectoris, dyspnoëtische Zustände, Lungenemphysem, congestives Irresein wegen des Schwindels und der Gleichgewichtsstörungen, die das Mittel hervorruft, acute Melancholie und der Morphinismus[7]). Namentlich dem letzteren ergebene Kranke weisen häufig Bewegungsstörungen auf und sind, wenn sie einmal dieselben an sich erfahren haben, oft schwer zum Einnehmen des Mittels zu bewegen[8]). Vorsicht scheint auch bei Herzkranken trotz

---

1) Hay, Americ. Journ. of Medic. Scienc. 1889. Vol. XCVII. p. 34.
2) Neisser, Deutsche med. Wochenschr. 1891. p. 702.
3) Marandon de Montyel, Annales médico-psycholog. 1889. T. IX. p. 485.
4) Burnett, New York medic. Journ. 1889. 2. March.
5) Ullmann, Correspondenzblatt f. schweiz. Aerzte. 1889. No. 20. p. 632.
6) Hammond, British med. Journ. 1890. 25. Jan. p. 179.
7) Fischer, Neurol. Centralblatt. 1889. p. 196. — Ziehen, Arch. f. Psych. Bd. XX. p. 587. — Bornemann, Deutsche Medicinalzeitung. 1888. p. 1131.
8) Jastrowitz, Verhandl. d. Vereins f. inn. Medic. Berlin 1890. IX. p. 52.

der gegentheiligen Behauptung geboten zu sein. Sobald eine auf Hämatoporphyrin deutende Färbung im Harn erscheint, ist das Mittel auszusetzen.

Die Nebenwirkungen an der Haut.

Ausser allgemeinem Schweisse und Oedemen, besonders an den Augenlidern[1]) sah man bisher folgende Ausschlagsformen entstehen:
1. Erythem. Dasselbe nimmt meistens ein scharlach- oder masernähnliches Aussehen an. Die bisweilen juckenden oder brennenden Flecke können leicht erhaben, punktförmig, erbsen- bis handgross, zerstreut sein, oder sich als grössere, rothbraune Flächen darstellen. Die erkrankte Haut ist scharf von der gesunden abgegrenzt. Mitunter besitzen die grösseren Flecke zungenförmige Ausläufer. Die Basis, auf der sie sitzen, kann ödematös geschwollen sein. Die Erkrankung geht unter Jucken, an den Gliedern bisweilen in symmetrischer Reihenfolge vor sich. Die Farbe nimmt nach dem Entstehen noch an Intensität zu und bekommt später einen mehr bläulich-rothen Ton. Diese, ins Livide spielende Verfärbung ist ein Zeichen beginnender Rückbildung. Leichte kleienförmige Abschuppung kann den Zustand in einigen Tagen beendigen. In einigen Fällen war der Ausschlag von Fieber, Mattigkeit und Appetitverlust begleitet. Die Ausbreitung dieses Exanthems zeigt von Fall zu Fall Verschiedenheiten. So erschien es bei einer an Metritis leidenden Frau, die nach 2 g Sulfonal nicht Schlaf bekommen hatte, gegen Morgen an den äusseren Seiten der beiden Brustdrüsen. Am Abend waren die Innenseiten der Oberarme auch gegen das Brustbein hin ergriffen. Dann folgten die inneren Flächen der Brustdrüse und die Magengegend, wo sich der Ausschlag der rechten mit dem der linken Seite traf[2]). Bei einem an Cerebrospinalmeningitis leidenden Manne erschien das kleinfleckige Exanthem um die Achselhöhlen und Inguinalfalten und dehnte sich auf Schultern, Oberarm und Oberschenkel aus, wo es zu grossen Flächen zusammenfloss[3]). Noch enger begrenzt war es in einem dritten Falle, in dem es an einem Sprunggelenk erschien.
2. Ein papulöses Exanthem kann sich mit dem erythematösen verbinden. So schwoll bei einer melancholischen Frau, nach Verbrauch von 3 Mal je 1,8 g in 3 Tagen, der linke Fuss an, wurde roth und ödematös. Bald entstand in schneller Ausbreitung über Oberschenkel, Arme und vordere Fläche des Rumpfes ein Erythem. Am letztgenannten Körpertheil befanden sich Papeln auf erythematöser Basis.
3. Auch eine Urticaria wurde beobachtet.

Störungen im Magen-Darmkanal und Urogenitalapparat.

Der Nachgeschmack des Mittels ist schwach bitter. Mund, Zunge und Schlund werden bisweilen trocken. Besonders nach längerem Gebrauche und mit dem Eintritt von Obstipation macht sich ein quälender Durst bemerkbar. Mehrfach fand man bei Geisteskranken Schlingbeschwerden auch nach kleinen Mengen, z. B. 1,8 g in 2 Tagen. Obschon

---

1) Hearder, The Lancet. 1896. II. p. 1372.
2) Engelmann, Münchener med. Wochenschr. 1888. p. 709.
3) Merkel, Münchener med. Wochenschr. 1889. p. 449.

das Experiment ergab, dass der Verdauungsprocess im Magen nicht gestört wird, so erscheinen doch oft Nebenwirkungen seitens dieses Organs. So fand man z. B. nach häufigerem Gebrauch elendes, verfallenes Aussehen[1]) Appetitlosigkeit, Acetongeruch und Abnahme des Körpergewichts[2]). Manche Kranken klagen nach längerem Einnehmen über Aufstossen, Durst, Magenschmerzen. Uebelkeit und Erbrechen kommen ebenfalls, das letztere in 5—7 pCt. der Fälle vor[3]). Das 6 Stunden nach dem Essen erfolgende Erbrechen förderte bei einem Kranken wenig verdauten Mageninhalt hervor. In einzelnen Fällen ist es sehr hartnäckig und es gelingt dann viele Stunden hindurch nicht, den Magen zum Behalten von Nahrung zu zwingen. Neben Magenschmerzen und Druckempfindlichkeit der Magen- und Lebergegend[4]) können auch noch Schmerzen in der Lumbargegend und im Leibe bestehen. Durchfall erscheint bei nicht sehr langem Gebrauche bei 17,7—26 pCt. der Kranken[5]). In den meisten Fällen, in denen das Mittel mehrere Monate hindurch gebraucht wurde, entstand bei hartem und gespanntem Leib Verstopfung, die erst mit Schwierigkeit hohen Darmeingiessungen wich. Nicht wenige der berichteten Todesfälle wiesen gerade dieses Symptom auf und deswegen ist auf dasselbe prophylaktisch zu achten. Vereinzelt sah man Durchfall mit Verstopfung abwechseln. Die Harnabsonderung wird zuweilen gesteigert, gewöhnlich aber nach monatelangem und ausnahmsweise auch schon nach kurzem Sulfonalgebrauch vermindert. Harnverhaltung oder häufiger Drang zum Harnlassen oder Schmerzen beim Harnlassen und selbst Blasenlähmung wurden beobachtet. Der die Wäsche färbende Harn ist dunkelrothbraun oder portweinfarbig, hat auch gelegentlich einen Stich ins Grünliche und enthält bisweilen geringe Mengen von Eiweiss, Pepton, reichliche hyaline oder andere Harncylinder, Aceton, Acetessigsäure, Gallenfarbstoff, geschrumpfte oder ausgelaugte rothe und weisse Blutkörperchen und Blut als Methämoglobin. Die directe Berührung von Blut mit Sulfonal schafft ebenfalls das letztere. Bisweilen erscheint nach Sulfonalgebrauch auch Hämatoporphyrin, jenes weiteste Zersetzungsproduct des Blutfarbstoffs im Harn, und damit entsteht schwere Schädigung der Gesundheit. Die Entstehungsweise des Hämatoporphyrins ist dunkel[6]). Dass ein bisher unbekannter Farbstoff die Färbung des Harns hervorrufen solle ist behauptet, aber noch nicht erwiesen worden. Nach Aufnahme grosser Mengen von Sulfonal kann sich dasselbe neben anderweitigen löslichen Schwefelverbindungen im Harn finden. Auch in der Leber, dem Darminhalt und dem Blutserum ist es nach einmaliger Aufnahme von 50 g nachgewiesen worden. Hierbei und nach chronischem Gebrauch fanden sich auch gelegentlich Verfettung und Entzündung der Nieren, Epithelialnekrose der Harnkanälchen[7]),

---

1) Schedtler, Allgem. Zeitschr. f. Psychiatr. 1894. p. 465.
2) Ruyschwey, Neurologisches Centralbl. 1888. p. 593.
3) Otto, Zeitschr. f. Psychiatrie. 1888. Bd. 45. p. 399.
4) Schäffer, Therap. Monatshefte. 1893. p. 59.
5) Schwalbe, Deutsche med. Wochenschr. 1888. p. 499 u. 726. — Rabbas, Berliner klin. Wochenschr. 1888. p. 332.
6) Kast u. Weiss, Berliner klin. Wochenschr. 1896. No. 28.
7) Stern, Deutsche med. Wochenschr. 1894. p. 221. — Oswald, Glasgow medic. Journ. 1895. 1.

reichliche Gallenabsonderung und Nekrosen und Blutungen der Darmschleimhaut. Ein Einfluss auf den Geschlechtsapparat und den Fötus hat sich bisher noch nicht feststellen lassen, ist aber sehr wahrscheinlich.

Herz, Athmungsapparat und Sinnesorgane.

Bei seltener Anwendung des Mittels scheint die Herzthätigkeit wenig oder gar nicht gestört zu werden. Doch weisen manche Kranke solche Störungen, z. B. Herzklopfen auf. Der Puls kann klein, schwach und unregelmässig werden und an Zahl zunehmen. Es kann ferner als Thatsache angesehen werden, dass kürzerer oder längerer, ununterbrochener Gebrauch von Sulfonal den Herzmuskel schwächt. Der Blutdruck nimmt ab, wie dies sich schon am Pulse fühlen lässt, und dies leitet Collaps ein. Ohnmacht mit oder ohne Cyanose kann bald wieder vorübergehen oder auch in den Tod führen. Die Cyanose war in einem tödtlich endenden Falle auch durch eine mehrstündige, künstliche Athmung nicht zu beseitigen. Festzustellen ist noch, ob und inwieweit entstehende Blutveränderungen an sich Schaden stiften können. Störungen in der Sprache sind gewöhnlich mit Bewegungsstörungen der Extremitäten verbunden, und stellen sich dar als: Incohärenz, Lallen und Stottern. Ein Morphio-Cocaïnist konnte nur mit grosser Anstrengung in manchen Momenten die Worte richtig aussprechen. Es kann auch zu einer Aphasie kommen. Nach langem Gebrauche fand man bei einigen Kranken Hustenreiz. Grosse, aber noch zulässige Dosen machen die Athmung langsam und bisweilen auch unregelmässig. Vorhandene, auch durch Herzleiden bedingte Athmungsstörungen werden bisweilen verschlimmert. Gelegentlich sollen auch heftige Lungencongestionen entstehen. In dem Sulfonal-Coma fand man die Athmung schneller und den Puls schwächer, als wenn Bewusstsein vorhanden war.

Am Auge stellte man mehrfach Erweiterung der Pupillen und träge Reaction derselben auf Licht oder Ungleichheit in der Weite fest. In Begleitung von schweren cerebralen Symptomen fanden sich die Pupillen verengt. Dabei bestand, was häufiger vorzukommen scheint, Doppeltsehen. Auch Flimmern vor den Augen sowie Trübung des Gesichtes kann sich einstellen. Mehrfach beobachtete man, auch bei einem Kinde, Ptosis bei anderweitigen Lähmungssymptomen oder ohne diese, Congestion der Bindehäute und Oedem der Lider mit oder ohne Ptosis. Manche Kranke lassen eine Abnahme der Hörfähigkeit erkennen, einzelne klagen über Ohrenklingen. Schmerzempfindungen können an inneren Organen, z. B. im Kopfe und Leibe, sowie an den Gliedmaassen auftreten. Vereinzelt wurde bei einer tödtlich vergifteten hysterischen Frau Anästhesie am Leib und den Beinen festgestellt. Das Doppeltsehen kann von Störungen des Allgemeingefühls begleitet sein. So behauptete ein solcher Kranker 2 Köpfe und 2 rechte Arme und ein anderer 4 Beine zu haben. Diese Störungen sind wohl als reflectorische Illusionen anzusehen.

Die Körperwärme stieg in einem tödtlich verlaufenden Falle, nachdem Krämpfe und andere Nebenwirkungen vorangegangen waren, auf $40{,}5^\circ$ C.

Nebenwirkungen seitens des Centralnervensystems.

Die Gruppe dieser Störungen enthält auch diejenigen, welche der chronische Gebrauch des Mittels zeitigen kann, und gehört zu den unangenehmsten der überhaupt vorkommenden. Sulfonal schädigt die Psyche. Häufig erscheinen Schwere und Eingenommensein des Kopfes und nervöse Unruhe, besonders bei Hysterischen. Das Bewusstsein kann in verschieden grossem Umfange leiden, so dass die Kranken über Abnormitäten ihres Handelns und ihren eigenen Zustand nichts wissen. Ein mit Sulfonal behandelter Morphio-Cocaïnist bekam u. A. Ataxie und Stammeln. Als man ihn auf diese Störungen aufmerksam machte, stellte er sie in Abrede, während er auf andere Fragen meist richtige Antworten gab. Das Benommensein kann zu Stupor anwachsen und dieser hohe Grade erreichen. Eine epileptische Frau wurde nach 6 Dosen von 1,2 g schwindlig und benommen, ihr Gesicht nahm ein blödes Aussehen an, sie war in einem traumhaften Zustande, dabei ängstlich in unbestimmter Furcht vor drohender Gefahr, hatte einen kleinen, schnellen Puls, fiel 9 Stunden später plötzlich bewusstlos nieder, und blieb es 15 Stunden lang; dann folgten abwechselnd comatöse Zustände mit solchen von vorhandenem Bewusstsein. Am 4. Tage war noch Geistesverwirrung mit Delirien vorhanden und erst am 7. Tage war sie wiederhergestellt. Zwei Kranke mit progressiver Paralyse im ersten Stadium wurden, nachdem sie 10 Tage lang je 1,5 g Sulfonal erhalten hatten, nach dieser Zeit blödsinnig[1]).

Wie nach einigen anderen Schlafmitteln entsteht auch bei manchen Menschen nach Sulfonal entweder vor dem Schlaf oder ohne diesen geistige Erregung verschiedenen Grades, Angst, Illusionen und Hallucinationen. Bestehende Hallucinationen können sich verschlimmern[2]). Mancher wird geschwätzig, unruhig, andere deliriren und verfallen dann in Stupor oder einen lethargischen Zustand von einigen bis zu 24 Stunden Dauer, bisweilen bei blasser Haut, blassen Lippen und anderen Zeichen eines Collapses.

Neben oder statt der genannten geistigen Störungen zeigen sich nach einmaligem oder chronischem Sulfonalgebrauch häufig mehrtägige Störungen in der Bewegung. Allgemeine Abgeschlagenheit, Mattigkeit und Schwindel, den man bei Epileptikern anfallsweise auftreten sah[3]), leiten dieselben bisweilen ein oder begleiten sie. Die Höhe der Dosis hat oft auf die Stärke derselben einen Einfluss, aber auch kleine Mengen können sie hervorrufen. Nur selten sah man sie trotz Fortgebrauch des Mittels zurücktreten. Manche Kranke haben einen stieren Blick, taumeln beim Gehen, und müssen sich wie Betrunkene an den Wänden festhalten, um weiterzukommen[4]). Auch in ruhiger Bettlage glaubte ein Kranker in beständig schwankender Bewegung zu sein und gelangte deshalb zu der Illusion auf einem Schiffe zu sein oder ein anderes Mal in der Eisenbahn zu fahren. Die oberen und unteren Glieder selbst können dabei ataktische Bewegungen ausführen. Die Schriftzüge

---

1) Dehio, Petersburg. med. Wochenschr. 1890. No. 33.
2) Knoblauch, Versamml. deutscher Naturf. u. Aerzte zu Heidelberg. 1889.
3) Vorster, Allgem. Zeitschr. f. Psychiatrie. 1891. Bd. 47. p. 45.
4) Zerner, Wiener med. Wochenschr. 1888. No. 45. p. 1546.

verrathen die Ataxie der Hände; der Versuch, einen Gegenstand zu fassen, führt nur zu einem Vorbeifassen, das Ergreifenwollen eines Trinkgefässes, zum Umwerfen desselben. Die Beine werden von Manchen selbst im Bett schleudernd gehoben, wie man es wohl bei Tabikern sieht. Diese coordinatorische, centrale Ataxie, die zuerst die unteren, später die oberen Gliedmaassen erfassen kann, ist bei geschlossenen und offenen Augen in gleicher Weise bemerkbar. Selten kommen Zittern einzelner Muskelgruppen[1]) z. B. des Gesichts oder gröbere Muskelzuckungen vor. Doch sah man auch tonische und klonische Zuckungen meistens bei Bewusstlosigkeit entstehen. Dagegen sind Lähmungszustände, die ihren Ursprung in Aufhebung motorischer Rindenfunction haben, nicht ungewöhnlich. Meistens gehen an den Extremitäten Coordinationsstörungen voran. So kann ein- oder doppelseitige Lähmung des oberen Augenlides erfolgen. Eine lähmungsartige Schwäche macht sich anfangs meist in den unteren, später in den oberen Gliedmaassen und der Zunge, gelegentlich auch an den Kehlkopfmuskeln bemerkbar und kann in Lähmung übergehen. So sah man z. B. eine Lähmung der Vorderarmextensoren. Unfreiwilliger Harn- und Kothabgang durch Sphincterenlähmung ist prognostisch unangenehm. Gehen ist in manchen Fällen selbst mit Unterstützung von zwei Personen unmöglich.

Ausser der motorischen, entsteht gelegentlich auch noch eine sensible Lähmung. Die Empfindlichkeit der Körperdecke und selbst die Empfindung der Conjunctiva kann abnehmen oder verloren gehen. Ebenso vermisste man bei einigen Kranken Sehnen- und Muskelreflexe.

Die mikroskopische Untersuchung des Rückenmarks einer Frau, die drei Monate lang abendlich je 1 g Sulfonal bekommen hatte, ergab, besonders im untersten Theil des Rückenmarkes eine Degeneration und Verminderung aller Nervenzellen in den Vorder- und Hinterhörnern wie bei acuter Myelitis[2]).

Die Nachwirkungen des Sulfonals.

Im Wesentlichen decken sich die, zumeist nach häufig hintereinander verabfolgten Dosen sich einstellenden Nachwirkungen mit den bisher als Nebenwirkungen des Sulfonals angegebenen. Bald nach dem Erwachen zeigen sie sich und halten einen oder viele Tage an. Man beobachtet: Ohrensausen, sehr starken Kopfschmerz[3]), Benommensein und Schwindel, eine besorgnisserregende Mattigkeit und Abgeschlagenheit der Glieder[4]) und Unfähigkeit zu jeder geistigen oder körperlichen Arbeit. Die bisweilen wochenlang anhaltende Mattigkeit wird manchmal so gross, dass der Kranke kaum die Hände vom Bett erheben, und nur unter Beihülfe eines Anderen Nahrung aufnehmen kann. Somnolenz, Stupor oder tiefe Schlafsucht schliessen sich häufig an. Es kommen ferner vor: Taumeln von eventl. mehrwöchentlicher Dauer[5]), mehrtägige

---

1) Reinfuss, Wiener med. Blätter. 1892. p. 6.
2) Helweg, Hospitals Tidende. 1892. Bd. X. p. 973.
3) Loebl, Wiener med. Presse. 1889. p. 99. — Sutherland, Lancet. 1889. II. p. 1053.
4) Fraenkel, Berliner klin. Wochenschr. 1888. p. 611.
5) Rehm, Berliner klin. Wochenschr. 1889. No. 16.

Ptosis mit oder ohne Lidödem, halbseitige Gesichtslähmung, Lähmung der Sphincteren der Blase und des Mastdarms[1]), Frösteln und Hitzegefühl bei kühler Haut, Kopfweh, und Hautausschläge, die bisweilen auch erst nach dem Aussetzen entstehen. Die Sprache wird schwerfällig, die Zungenbewegung erschwert. Collapsähnliche Zustände verrathen sich durch Störungen im Allgemeinbefinden und Verminderung der Pulszahl. Bei manchen Kranken fand man am nächsten Tage Cyanose[2]), Uebelkeit und Erbrechen. Ganz besonders bedenklich erscheint mir die Abnahme des Appetits und des Körpergewichts bei etwas längerem Gebrauche des Mittels.

Es giebt auch einen Sulfonalismus, d. h. einen, dem Morphinismus analogen Zustand. Die Behauptung, dass das Mittel monate- oder wochenlang ungestraft gebraucht werden könne, ist an sich falsch und wird schon dadurch widerlegt, dass nach dem Aussetzen schwere Symptome auftreten: Schwindel, Bewegungsstörungen, allgemeine Schwäche, Störungen der Verdauung, Erbrechen, Unterleibskrämpfe, Cylindrurie, Hämatoporphyrinurie, Collaps und der Tod. Angeblich soll volle Wiederherstellung erfolgt sein.

Die Therapie bei schwereren mit Hämatoporphyrinurie einhergehenden Nebenwirkungen hat zu bestehen, abgesehen von rein symptomatischem Eingreifen in 1. einem Aderlass, 2. Gebrauch von Diureticis (Tartarus boraxatus) 3. in hohen Darmeingiessungen.

Trional.

Das dem Sulfonal chemisch verwandte Trional (C_2H_5) (CH_3) C. $(SO_2C_2H_5)_2$ hat trotz aller versuchten Beschönigungen zum Theil von pecuniär interessirter Seite bisher genügend seine Verwandtschaft mit dem Sulfonal auch durch seine Nebenwirkungen bethätigt. Es wird relativ schnell resorbirt und scheint in arzneilichen Dosen im Körper zerlegt zu werden. Ein Versagen der schlafmachenden Wirkung oder Unvollkommenheit derselben kommt vor. In 1043 Malen (Frauen) war sie z. B. 68 Mal unvollkommen, 63 Mal nicht vorhanden. In anderen Beobachtungsreihen schwankten die Erfolge von 70—98 %. Die Wirkungslosigkeit kann abhängig sein von: Schmerzen, Hustenreiz, Luftmangel, höheren Graden psychischer Erregung mit Bewegungsdrang, Chorea u. a. m. Bei Herzkrankheiten, Emphysem, Bronchitis sind bisweilen unangenehme Symptome zu Tage getreten. Cumulative Wirkungen sind mehrfach, ebenso Gewöhnung und reichlich Nebenwirkungen[3]) trotz bewusst vorgenommener Cautelen

---

1) Dillingham, Medical Record. N. York 1890. p. 664.
2) Lovegrove, British med. Journ. 1888. 26. Mai. p. 1430.
3) Berger, Münchener med. Wochenschr. 1895. 1. Oct. — Brie, Neurolog. Centralbl. 1892. No. 24. — Collatz, Berl. klin. Wochenschr. 1893. No. 40. — Gierlich, Neurol. Centralbl. 1896. No. 17. — Hecker, Wiener med. Presse. 1894. No. 26. — Kaempffer, Therap. Monatsh. 1897. Febr. — Koppers, Internat. klin. Rundschau. 1893. p. 1081. — Randa, ibid. 1893. No. 18. — Reinicke, Deutsche med. Wochenschr. 1895. No. 13. — Roemert, Klin. Beiträge zur Würdig. der Trion. 1894. p. 27 u. 28. — Schaefer, Berl. klin. Wochenschr. 1892. No. 29. — Schultze, Deutsche med. Wochenschr. 1894. No. 7. — Weber, Niederrhein. Ges. f. Natur- u. Heilkunde. 11. Febr. 1895. — Geill, Therap. Monatsh. 1897. Juli.

(Unterbrechungen im Gebrauch etc.) beobachtet worden. Den Tod veranlassten 24 g resp. 31 g, die in 4 Wochen verbraucht worden waren. Dagegen sah man Wiederherstellung nach 12 g, die in 3 Tagen, und 8 resp. 16 g, die auf einmal genommen wurden. An Nebenwirkungen und Todesfällen sind besonders Frauen betheiligt.

Der Geschmack des Mittels ist Manchem unerträglich. Oft stellen sich Verdauungsstörungen leichteren Grades, Appetitlosigkeit, Schmerzen im Magen, Brechneigung, Uebelkeit und Erbrechen ein. Meistens vor Eintritt schwererer Nebenwirkungen entsteht wie bei Sulfonal Verstopfung. Nach mässigen Mengen können auch Durchfälle event. mit fleischwasserähnlichen Stühlen eintreten. Diphtherieartige Veränderungen der Darmschleimhaut, die einmal beobachtet wurden, liessen sich nicht mit Sicherheit ursächlich mit Trional zusammenbringen. Unfreiwilliger Urin- und Stuhlabgang kam bei einem Morphinisten vor, der 84 g Trional in 56 Tagen verbraucht hatte.

Nach Verschlucken von 8 g erschien Harndrang bei Harnverhaltung, so dass katheterisirt werden musste. Oefter wurde, sobald psychische und motorische Störungen eingetreten waren, auch unwillkürlicher Harnabgang beobachtet.

Der Harn erwies sich als stark sauer, und in manchen Fällen hämatoporphyrinhaltig. Auch ein acetonartiger Geruch wurde daran wahrgenommen. Die Hämatoporphyrinurie deckt sich durchaus mit der durch Sulfonal erzeugten. Ein solcher Harn ist burgunderroth; nimmt durch Salzsäure einen violetten Ton an, wird durch Ammoniak gelbroth, blasst beim Kochen mit Salpetersäure ab, und zeigt das characteristische Spectrum des vorhandenen Blutderivates. Hämatoporphyrin in saurer Lösung zeigt einen schmalen Absorptionsstreifen im Orange und einen breiteren im Grün, in alkalischer Lösung 4 Streifen, und zwar im Roth, Gelb, Hellgrün, und an der Grenze von Grün und Blau. Angeblich soll auch eine burgunderrothe Harnfärbung ohne nachweisbares Hämatoporphyrin vorkommen. Nach Verbrauch von 40 g in 107 Tagen erschien der Harn fast schwarz, mit einem Eiweissgehalt von 2 $^0/_0$, weissen und rothen Blutkörperchen, und hyalinen und granulirten Cylindern. Unter solchen Verhältnissen muss natürlich auch Oligurie vorkommen können.

Den Blutdruck fand man herabgesetzt und den Puls etwas vermindert, mehr bei Herzfehlern mit oder ohne Compensation. Häufiger freilich war der Puls jagend, die Athemzahl erhöht, die Athmung auch stertorös, hin und wieder mit Cheyne-Stokes'schem Typus, bei psychischer Excitation, oder in Begleitung von Kälte der Gliedmaassen, Cyanose der Fingernägel, oder in Collaps übergehend.

Im Collaps können die Pupillen erweitert sein. Neben oder ohne centrale Symptome kamen Flimmern vor den Augen, Ohrensausen oder Ohrenklingen vor. Seitens des Centralnervensystems können entstehen: Kopfdruck oder Kopfschmerzen, schwere Benommenheit und Cyanose, psychische Depression, Apathie, oder ein der Dementia paralytica symptomatologisch ähnelnder Zustand mit Unmöglichkeit der örtlichen Orientirung und paralytischer Veränderung der Handschrift und der Sprache, Lallen, Silbenstottern, Somnolenz, Hallucinationen u. a. m. Statt des Schlafes befällt manche Individuen eine Erregung, die eine ganze Nacht hindurch anhalten und mit Angst, Herzklopfen und Phantasien einhergehen kann, oder es entsteht eine solche Erregung mit lautem Schreien in halbwachem Zustande. Die Motilität wird wie vom Sulfonal beeinflusst. Abgesehen von den Sprachstörungen erscheinen nicht selten: Schwindel, Tremor der Hände, Füsse und der Zunge, Unsicherheit in den Beinen, Schwanken beim Gehen, das Romberg'sche Phänomen, oder ausgesprochene Ataxie an oberen und unteren Gliedmassen. Ein Kranker bekam nach Verbrauch von 31 g in 4 Wochen einen epileptoiden Anfall als Vorläufer anderer, zum Tode führender Symptome, z. B. dem Aufgehobensein der Reflexe, allgemeiner Parese und totaler Anästhesie.

Als Nachwirkungen macht sich am anderen Tage bemerkbar: Müdigkeit, Gefühl von Zerschlagenheit, leichte Benommenheit und Schläfrigkeit, ein drückendes Gefühl meist im Vorderkopf, Hyperästhesie der Haut und Schwindel.

Tetronal $(C_2H_5)_2.C.(SO_2C_2H_5)_2$ verhält sich bezüglich der Nebenwirkungen annähernd wie das vorige. Appetitlosigkeit, Erbrechen, Hämatoporphyrinurie, Ataxie, Schwindel u. a. m. können danach auftreten.

Aethylidendiäthylsulfon, $(CH_3)H_3C.(SO_2C_2H_5)_2$. Versuche, die damit an Menschen (2 g) angestellt wurden, ergaben als Nebenwirkungen: Oppressionsgefühl, Herzpalpitationen und ein rasch über den Körper sich ausbreitendes, urticariaähnliches Erythem mit Hautjucken.

Chloralhydrat.

Von dem anfänglichen, enthusiastischen Glauben an den hohen therapeutischen Werth des Chloralhydrats $(C_2H_4Cl_3O + H_2O)$ ist kaum etwas mehr zurückgeblieben. Es ist das gefährlichste aller Hypnotica, und sollte nie verordnet werden, ohne alle anderen versucht zu haben[1]). Schon im Jahre 1872 wurde ausgesprochen, dass die Hoffnungen, die man auf das Mittel setzte, zu hoch gespannt waren, und andrerseits eine zu optimistische Auffassung über die Gefahren, die mit demselben verknüpft seien, herrschte[2]). Die Zeiten des „verdienstvollen" Choralsyrups und des Chloralpunsches sind nun glücklicherweise vorbei, dafür werden aber in amerikanischen Apotheken noch immer „Knock out drops" an Laien verkauft. Das Chloralhydrat wird, obschon es als Schlafmittel in den letzten Jahren entschieden in den Hintergrund gedrängt worden ist[3]), aber immer noch dargestellt und der Preis von den Fabrikanten sogar zeitweilig durch Conventionen geschützt.

Wo Chloralhydrat Schlaf oder Beruhigung motorischer Erregung erzeugt, da können diese Wirkungen gefahrloser durch andere Mittel erzielt worden. Besonders der häufigere Gebrauch ist zu verwerfen[4]). Bei Geisteskranken schafft ein solcher oft so grossen Schaden, dass es besser ist, solche Kranke unruhig und schlaflos zu lassen, als durch Chloralhydrat zu beruhigen[5]), und deswegen wird jetzt schon auf manchen

---

1) Weiss, Centralbl. f. die ges. Therap. 1883. Bd. I. p. 119. — Breslauer u. Joachim, ibid. 1895. p. 513.
2) Jolly, Aerztl. Intelligenzblatt. 1872. p. 159.
3) Jastrowitz, Verhandl. des Vereins f. inn. Medicin. 1890. Jahrg. 9. p. 46.
4) Lauder Brunton, The Practitioner. 1888. I. p. 28.
5) Savage, Journal of Mental Science. 1879. April. p. 5.

Kliniken Chloralhydrat principiell nicht mehr gegeben[1]). Auch die Wirkung als „Zwangs- oder Beschränkungsmittel" für Geisteskranke kommt ihm nur bei einer gewissen Gebrauchsdauer zu. Wird diese überschritten, dann wird es zu einem Schlaflosigkeit erzeugenden Schlafmittel. Durch häufigen Gebrauch findet Abschwächung in der Wirkung und Gewöhnung auch an grosse Dosen statt. Aber selbst bei daran Gewöhnten entstehen, wie bei ähnlichen Mitteln unangenehme Wirkungen oder Tod[2]), sobald die letzte Enddosis weit überschritten wird. Was aber beim Chloralhydrat besonders schwer ins Gewicht fällt, ist das geringe Maass von Vertrauen, das man auch bei gleichbleibenden Dosen in dasselbe setzen kann. Denn eine, eine Zeit lang unschädliche Dosis kann plötzlich Collaps oder den Tod herbeiführen. Diese heimtückische Wirkung wird durch die Veränderungen erklärt, welche der häufigere Chloralhydratgebrauch vorzugsweise im Circulationsapparat veranlasst. Dazu kommt das Versagen bei gewissen Personen und unter gewissen Umständen. Bei einfacher Schlaflosigkeit versagt das Präparat nach längerem Gebrauche, die Kranken werden deprimirt und apathisch[3]), und der Schlaf ist, selbst wenn er noch erzwungen wird, nicht erquickend. Dem Chloralhydrat mangeln auch nicht paradoxe Wirkungen, da in manchen Fällen statt Depression Excitation, statt Schlaf Schlaflosigkeit entsteht[4]). Hysterische und Neurastheniker werden oft dadurch noch unruhiger und erregter, es treten Angstzustände ein, die sich bis zu Benommensein und zu Delirien mit Hallucinationen steigern können. Es kann sich der Verlauf auch so gestalten, dass unmittelbar nach dem Einnehmen Erregung einsetzt, nach einer Stunde Schlaf eintritt, und dann Respirationsstörungen und Tod folgen.

Todesfälle nach Chloralhydrat erfolgen meist unmittelbar resp. kurze Zeit nach dem Einnehmen und gewöhnlich in einem Angstanfalle. Der Tod erschien z. B. nach Verbrauch von 1,8 g bei einer Hysterischen. Ein Mann von 45 Jahren reagirte auf 0,9 g mit dem Tode[5]). Zwei Männer gingen unter Athmungsstörungen zu Grunde, nachdem 3,75 g in 2 Tagen, resp. 2,5 g in zwei kurz aufeinander folgenden Dosen verabfolgt waren[6]). Ein Mädchen starb nach 2 g, und eine Frau, die Abends 3 g nahm, am nächsten Morgen[7]). Vier Personen, meist Potatoren, endeten durch Einnehmen von ca. 3 g Chloralhydrat[8]), und zwei kräftige Weiber, nachdem sie es 3 Monate resp. 7 Tage zu 2 g eingenommen hatten, 20—30 Minuten nach dem Einnehmen der letzten Dosis. Ein Mann, der 10 Monate lang Abends 1,8 g erhielt, starb plötzlich unter convulsivischen Respirationsbewegungen. Ebenso erging es mehreren Frauen. Eine Frau die wegen Angstanfällen wiederholt Chloralhydrat genommen hatte, erhielt Abends 4 g, schlief ein, wurde nach einigen Stunden unruhig,

---

1) Dehio, Petersburger med. Wochenschr. 1890. No. 33.
2) Lancet. 1884. I. p. 231. — Brit. med. Journ. 1887. I. p. 86 u. A.
3) Rehm, Archiv f. Psychiatrie. 1886. Bd. 17. p. 50.
4) Moutard-Martin, Bullet. de la Soc. de Thérap. 1868—69. p. 149 ff.
5) Kane, Med. Record. New York. 1880. p. 702.
6) Frank, Berl. klin. Wochenschr. 1876. No. 37. p. 530.
7) Fürstner, Archiv f. Psychiatrie. Bd. VI. p. 314. — Bernhardt, ibid. Bd. III. p. 496.
8) Marsh, Jahresber. f. d. ges. Medicin. 1875. I. p. 479.

sprang aus dem Bett, stürzte zu Boden und starb.[1]). Mehrfach erfolgte der Tod nach Anwendung des Mittels bei Delirium tremens[2]).

Diese kleine Auswahl von Todesfällen charakterisirt diesen Stoff zur Genüge und lässt den Zweifel begründet erscheinen, ob es dienlich sei, denselben als Medicament beizubehalten[3]).

Vielgestaltig sind die, auch nach einmaligen Dosen auftretenden Nebenwirkungen, die vorübergehenden oder dauernden Schaden stiften, und während deren auch der Tod erfolgen kann. Sie erscheinen bald nach dem Einnehmen oder nach dem Erwachen aus dem Schlaf. Eine Frau erwachte aus einem 6stündigen Chloralschlaf, stand auf, taumelte, fiel hin, wurde blass und starr, während Puls und Athmung nicht wahrnehmbar waren. Nach einiger Zeit erfolgte Wiederherstellung[4]). Die Ursachen der Nebenwirkungen liegen wesentlich in den dem Mittel eingeborenen schlechten Wirkungen auf einzelne Organfunctionen, und nicht in seinem Reinheitsgrade, da auch das reinste Chloralhydrat verwunden oder tödten kann. Wo Nebenwirkungen sichtbarlich fehlen, da können trotzdem leichte Störungen am Herzen, Gehirn, Magen u. s. w. veranlasst sein, die bei wiederholtem Gebrauche, falls bis dahin nicht voller Ausgleich stattgefunden hat, acut in die Erscheinung treten. Unzweckmässige Verordnungen des Chloralhydrats können durch Ungenauwerden der Dosirung Anlass zu stärkeren Nebenwirkungen geben. So bildet sich in Mischungen des Mittels mit alkoholischen Flüssigkeiten, zumal wenn Kaliumbromid und Zucker zugegen sind und wenn nicht gerade ein grosser Ueberschuss von Alkohol vorherrscht, Chloralalkoholat, das auf der Oberfläche schwimmt und leicht beim Abmessen in einem Esslöffel in zu grosser Dose genommen werden kann[5]). Antipyrin und Chloralhydrat sollen wegen der Bildung von Trichloraldehydphenyldimethylpyrazol nicht zusammen verordnet werden. Die paralysirende Wirkung des Chloralhydrats auf das Herz, sowie seine Einwirkung auf das Gehirn können sich durch gleichzeitige Einführung mit Morphin oder Alkohol und Bromkalium bis zu lebenbedrohendem Collaps steigern[6]). Dass auch innerhalb der zulässigen Grenzen der Gaben Todesfälle und reichlich Nebenwirkungen vorkommen, geht aus dem bereits mitgetheilten und dem noch folgenden hervor. Nach Mengen von 0,9, 1,2, 1,8 g sah man Herzschwäche, schweren Collaps, Coma entstehen.

In engen Grenzen besteht vielleicht eine angeborene, individuelle Disposition für das Zustandekommen von unangenehmen Wirkungen. Auch der Ernährungszustand, die Blutmenge, die Gemüthslage, der Zustand der resorbirenden Organe können derartiges begünstigen. Ganz besonders gilt dies aber von einigen Gehirnerkrankungen. Bei dem Delirium alcoholicum findet auf kleine Dosen von Chloralhydrat stärkere Erregung statt, während grosse Dosen Gefahr bringen. Dafür sprechen

---

1) Nötel, Allgem. Zeitschr. f. Psychiatrie. 1872. p. 369.
2) Girgensohn u. Treymann, Petersb. med. Wochenschr. 1890. No. 33.
3) Harnack, Lehrbuch d. Arzneimittellehre. 1883. p. 586.
4) Schroeter, Allgem. Zeitschr. f. Psychiatrie. 1870. Bd. 27. p. 217.
5) Markoe, Pharmac. Journ. and Transact. 1886. Vol. XVII. p. 10.
6) De la Motte, Lancet. 1880. I. p. 389. — Reimer, Allgem. Zeitschr. f. Psychiatrie. 1871. Bd. 28. p. 316.

mehrere Todesfälle. In Fällen von depressiver Aufregung ist fast ganz vom Chloralhydrat zu abstrahiren. Nur ausnahmsweise greift man bei Schlaflosigkeit auf depressiver Grundlage, bei Angstzuständen und Tobsucht im Verlaufe melancholischer Krankheitszustände zu demselben. Gewöhnlich steht es dem Morphin hierbei an Verlässlichkeit und dauernder und heilsamer Nachwirkung nach, während jede Einzelgabe von üblen Empfindungen, wie Schwere und dumpfem Druck im Kopfe, Benommensein und rauschähnlichem Betäubtsein, nervösen Schmerzen im ganzen Körper und Verschlimmerung des geistigen Zustandes gefolgt ist. Die fortgesetzte Verabfolgung desselben in solchen Depressionszuständen schafft in vielen Fällen zunehmende Apathie, Stupor, Unreinlichkeit und rasche Verblödung. Auch bei maniakalischer Aufregung soll man sich nicht durch beruhigende Wirkung, die man mit diesem Stoff erzielt, verleiten lassen, ihn häufiger zu gebrauchen. Denn die Folgen eines solchen chronischen Gebrauches sind schwer und nicht wieder gut zu machen. Zwecklos und durch die lange Dauer des Leidens contraindicirt, ist die Anwendung des Chloralhydrats in den acuten hallucinatorischen Störungen mit protrahirtem Verlaufe. Vor Allem muss aber gegen den Gebrauch desselben in der paralytischen Geistesstörung gewarnt werden. Nicht nur ist es hier als zweischneidiges Schwert anzusehen, sondern eine gute Beobachtung lehrte auch, dass sich die vorübergehenden Erfolge des Mittels in der Mehrzahl der Fälle als Täuschung, im Ganzen als überflüssig, immer aber als äusserst schädlich erwiesen. Seine Wirkung gegen die Unruhe und Schlaflosigkeit der paralytischen Geistesstörung bleibt in der überwiegenden Mehrzahl der Fälle aus, oder äussert sich nur in einer unerwünschten Beruhigung — des Wartepersonals! Bei Paralytikern fand man nach Chloralhydratgebrauch Blutungen in seröse Häute[1]).

Bei Epileptikern sah man unter Chloralhydrat Vermehrung der epileptischen Anfälle. Bei einem Hemiplegischen kam es zu unregelmässiger Herzthätigkeit, Coma u. s. w.[2]). Gichtkranke reagiren häufig auf Chloralhydrat mit hochgradiger Erregung. Fieberhafte Zustände lassen den Gebrauch des Mittels aus naheliegenden Gründen nicht rathsam erscheinen. Bei Typhuskranken tritt zuweilen die schwächende Wirkung auf das Herz sehr in den Vordergrund. Magenkranke, Leberkranke, Icterische erfahren meist dadurch eine Verschlimmerung ihres Leidens. Kranke mit ulcerösen Schleimhautleiden und solche, bei denen die Energie der Athmungsorgane vermindert ist, sollen von dem Gebrauche des Mittels ausgeschlossen sein. Im Gegensatz zu Morphin wird Chloralhydrat von der Mehrzahl der Herzkranken schlecht vertragen und darf daher nicht als Ersatz betrachtet werden. Nach 1,2 g sah man Schwäche und Unregelmässigkeit des Pulses, Kälte, Schwindel, Collaps auftreten. Bei Verwachsungen der Lungen mit der Brustwand entsteht beängstigende Dyspnoë. Sobald die Diagnose gestellt werden kann, ist Chloralhydrat hierbei contraindicirt. Auch Asthmatiker zeigen öfter danach bedrohliche Symptome.

---

1) Pelmann, Der Irrenfreund. 1871. Jahrg. XII. No. 2.
2) Shaw, Philadelphia medic. and surg. Rep. 1871. 8. July. p. 46.

Nebenwirkungen an der äusseren Haut.

Bringt man Chloralhydrat in Substanz oder concentrirter Lösung auf die Haut, so entstehen Schmerzen, Aetzung, Blasenbildung. Aber auch als Vesicans scheint es sich kaum zu eignen, denn wenn man ein damit bereitetes Pflaster länger als 15 Minuten auf der Haut liegen lässt, entsteht Ulceration und bei stundenlangem Liegen tiefe, schwer heilende Geschwüre. Die Einspritzung in das Unterhautzellgewebe ruft Phlegmone, Abscesse, Ulcerationen hervor. Als man früher der Abneigung vieler Kranken gegenüber dem häufigeren Gebrauch des Mittels durch Einführung durch die Nase begegnen wollte, entstand starker Schnupfen und in einem Falle auch Eiterbildung in den Choanen.

Häufig kommen nach dem Einnehmen des Mittels Ausschläge vor. In einem Theil der Fälle sind dieselben von Hautjucken oder von umfangreichen Oedemen an den Augenlidern, auch am ganzen Gesicht, den Unterschenkeln und Füssen begleitet. Die Dosengrösse, sowie die Anwendungsart üben keinen Einfluss auf die Stärke und Ausbreitung der Hautveränderungen aus. Eine gewisse individuelle Anlage ist zum Erscheinen derselben nöthig. Kinder mit Chorea, Hysterie etc., schwache, cachectische, mit Myelitis behaftete Individuen sollen besonders dazu neigen. Die Zeit des Eintritts schwankt. Fünf Minuten nach dem Einnehmen sah man schon Gesichtserythem, in anderen Fällen auch schwere Ausschläge nach $1/2$ oder 1 Stunde, nach 4 Tagen oder selbst erst nach dreiwöchentlichem Gebrauche entstehen. Der Athem soll beim Ausbruch des Exanthems eigenthümlich reinettenartig riechen[1]. Als weitere Begleitsymptome entstehen bisweilen: allgemeines Unwohlsein, Kopfweh, Herzklopfen, Dyspnoe[2]. Es ist damit wenig erklärt, wenn man dieses Leiden als eine Angioneurose bezeichnet. Veränderungen in der Innervation der Hautgefässe, eine wirkliche vasoparalytische Störung, bestehen sicherlich. Der lähmende Einfluss auf das vasomotorische Centrum, der sich durch continuirliches Sinken des Blutdrucks zu erkennen giebt, beweist dies. Aber diese Erklärung reicht nicht für jene Fälle aus, wo exsudative Vorgänge und Blutungen in die Haut stattfinden.

1. Erythem. Dasselbe kann mit oder ohne Fieber auftreten oder verlaufen, und bis zu vielen Stunden anhalten. Die leichteste, bisweilen schon nach 5 Minuten, nach einer oder erst nach mehreren Dosen erscheinende Form ist eine flüchtige Röthe (Chloral-Rash), die sich als fliegende Hitze im Gesicht, und Kopfcongestionen mit Injection der Conjunctiva bemerkbar macht und unter 40 Fällen 19 Mal vorkam. Der Genuss alkoholischer Getränke oder von Thee, Kaffee etc. lässt ihn sicherer entstehen. Es ist aber falsch, dieses als Bedingung für sein Erscheinen aufzustellen. Angeblich soll auch der Rash selbst nach dem Aussetzen des Mittels eine Zeit lang nach der Mahlzeit kommen. Hierher zu rechnen ist auch wohl die Beobachtung, dass bleiche und anämische Individuen unter dem Einflusse dieses Medicamentes an gewissen Tageszeiten eine brennende, rothe Gesichtsfarbe aufweisen, durch welche sie sehr gesund aussehen. Das Erythem kann aber auch ein röthel- oder scharlachähnliches Aussehen annehmen. Man sah es in

---

[1] Barbillion, Arch. de phys. norm. et pathol. 1887. III. Sér. T. IX. p. 67.
[2] Bouju, Des érupt. cutan. prov. par l'hydrate de Chloral. 1889. p. 34.

einigen Fällen an begrenzten Körperstellen erscheinen, z. B. an den Wangen oder an der Flexionsseite der Handwurzel jederseits in Gestalt eines Fleckes. Als inflammatorische Röthe dehnt es sich bisweilen über den ganzen Körper aus. Auch die obere Körperhälfte allein kann ergriffen sein, und zwar derart, dass von der Kopfhaargrenze bis zu dem Unterkiefer eine fortlaufende, gleichmässige Röthung mit der stärksten Färbung auf dem Nasenrücken besteht und dann nur noch am Hals und der Brust bis zur Mitte des Brustbeines fleckenweise auftritt. Bei anderen Kranken erstreckt sich der Ausschlag auch auf die Gliedmaassen, besonders die Streckseite der Knice, Handgelenke und Ellenbeuge, ja selbst auf die Handteller und Fusssohlen. Es trifft die Angabe nicht zu, dass das Exanthem besonders da ausbreche, wo Reibung stattfindet. Es kommt auch an Schleimhäuten vor, z. B. an den Gaumenbögen und der Conjunctiva. Die Flecke sind meist lebhaft roth, auch weinroth, etwas in das Violette spielend, haben unregelmässige Contouren, und heben sich auch, wie man bei genauer Prüfung erkennt, sehr wenig über die Oberfläche der Haut empor. Zwischen ihnen steht mehr oder weniger gesunde Haut.

Ihr Auftreten und Bestehen kann von Jucken und Fieber begleitet sein. Bei einer Kranken, die 8 Tage lang je 2 Dosen von 1,3 g und 5 Tage lang je 2 Dosen zu 2 g Chloralhydrat genommen hatte, entwickelte sich ein unter heftigem Fieber und erhöhter Hautempfindlichkeit eintretendes scharlachartiges Exanthem, nach dessen Verblassen sich eine reichliche Abschuppung einstellte. Die letztere kann auch sehr geringfügig sein.

2. Erythema exsudativum. Dasselbe kann über den ganzen Körper verbreitet sein, und scharlachähnlich aussehen, nur dass die Haut mehr geschwollen und infiltrirt ist. Der Ausschlag brennt und juckt und endet, wenn das Chloralhydrat lange fortgebraucht wird, erst nach 4—5 Wochen unter Abschuppung[1]).

3. Urticaria. Vielleicht deckt sich die vorgenannte Ausschlagsform mit der verhältnissmässig häufig vorkommenden Urticaria. Die Art des Entstehens wechselt. So kommt es vor, dass z. B. nach 14tägigem Gebrauch von Chloralhydrat ein Erythem entsteht, das mit dem Aussetzen des Mittels wieder schwindet, und wenn das Mittel wieder gereicht wird, an der Haut des ganzen Körpers Quaddeln hervorbrechen lässt. Solche Uebergänge vom Erythem zur Urticaria können noch unmittelbarer auftreten.

Ein 30jähriger Mann bekam 1 Stunde nach dem Einnehmen von Chloralhydrat eine lebhafte, entzündliche Gesichtsröthe, und war auch am Körper so geröthet, dass man den Zustand für Scharlach hielt und den Kranken isolirte. Der Irrthum schwand als nunmehr bald zahlreiche, blasse Erhebungen, besonders auf den Beinen, den Schultern und am mittleren Rumpfstück entstanden und von brennendem und stechendem Schmerz, einem Gefühl von Spannung und Härte am ganzen Körper sowie Allgemeinstörungen: Schmerzen in den Augen, Kopfschmerzen, Mattigkeit etc. begleitet waren. Zwischen den rothen Flecken können serös infiltrirte Stellen bestehen. Es kommt vor, dass der Ausschlag trotz Fortgebrauches des Mittels nicht wieder erscheint. In anderen

---

[1]) Stiller, Berlin. klin. Wochenschr. 1877. p. 327.

Fällen kehrt er auch nach Einnehmen einer kleineren Dose als derjenigen, die ihn zuerst hervorrief, zurück.

4. **Papulöser Ausschlag.** Derselbe erscheint meist unter Jucken, Fieber, sogar bis 40° C., und allgemeinem Unwohlsein, Mattigkeit, Appetitlosigkeit etc., entweder an einer einzigen Körperstelle, wie z. B. am Arm, oder an den oberen und unteren Gliedmassen, oder im Gesicht, der Brust und zwischen den Fingern, oder er rückt schrittweis vor, indem er z. B. zuerst die Streckseiten der Hände und Unterarme, dann den Hals, das Gesicht, die Füsse, die Unterschenkel und schliesslich den ganzen übrigen Körper befällt. Die Knötchen stehen meist auf geröthetcr Basis, sind konisch oder rund, linsen- bis bohnengross und vereinigen sich an einigen Stellen zu Plaques. Stellenweis zeigten sie bei einem Kranken Blutaustritt an ihrem Rande. Bei einigen Geisteskranken sah man diesen Ausschlag am Morgen entstehen, nachdem sie Abends Chloralhydrat genommen hatten. Eine Ungleichmässigkeit kann hierbei insofern eintreten, als diese Veränderung nur an einzelnen Tagen erscheint, während das Mittel weitergegeben wird. Andere Geisteskranke behielten dieselbe so lange als das Mittel gegeben wurde, und wurden erst nach dem Aussetzen davon befreit. Die Knötchen kommen bisweilen gleichzeitig mit Flecken vor, sitzen auch wohl in manchen Fällen auf geschwollener Basis, schwinden meist nach ca. 8 tägigem Bestehen unter Abschilferung[1]) und können noch von Oedemen und Anämie gefolgt sein.

5. **Vesiculöser Ausschlag.** Bei dem Fortgebrauche des Chloralhydrats können aus den Knötchen Bläschen mit serösem oder eitrigem Inhalte werden und diese, wenn sie platzen, ein eczematöses Aussehen darbieten. Dieser Fall ist jedoch sehr selten. Eine entsprechende Beobachtung ist insofern nicht ganz zweifellos, als während des Bestehens des Exanthems Chinin subcutan gereicht wurde, das seinerseits ebenfalls zu mannigfaltigen Dermatosen Veranlassung geben kann.

Bei einer an Puerperalmanie leidenden Person trat am 9. Tage der Chloralhydrat-Darreichung unter Fieber ein Ausschlag mit gleichzeitiger Schwellung des Gesichtes, der Wangen, Augenlider und Ohren auf. Nach einiger Zeit verblasste er, erschien mit erneutem Chloralgebrauch wieder und die Haut stellte nun in mannigfach wechselnder Weise bald das Bild des impetiginösen, bald des nässenden, bald des squamösen Eczems und der Ichthyosis dar, indem der Process der Abschuppung nicht nur wie bei acuten Exanthemen sich auf eine kurze Zeit beschränkte, sondern viele Wochen lang grosse Epidermoidalschuppen von allen Theilen des Körpers abgestossen wurden. In einer späteren Krankheitsperiode stellten sich die Störungen an der Haut durch einen bedeutenden **Ausfall der Kopfhaare und durch allmähliche Abstossung** sämmtlicher Nägel der oberen und unteren Extremitäten dar.

Variolaähnliche Veränderungen zugleich mit Purpura wurden ebenfalls beobachtet.

6. **Purpura.** Die petechiale, nach verschieden langem Gebrauche des Chloralhydrats auftretende Ausschlagsform besteht für sich oder vereint sich mit einem Erythem oder bläschenartigen Veränderungen der Haut. Bei einer maniakalischen Frau zeigte sich nach fünftägigem Gebrauche des Medicamentes ein auf Fingerdruck bestehen bleibendes,

---

[1]) Winkel, Tageblatt der Naturforscherversammlung zu Rostock. p. 44.

und auf Schultern und Brust verbreitetes Erythem. Am sechsten Tage waren Stamm und Glieder wie marmorirt, mit lividen, petechialen und dunkelrothen Flecken besetzt. Dabei war die Mundschleimhaut verändert. Die Verbreitung kann auch schubweise vor sich gehen. Eine linksseitig hemiplegische Frau bekam nach 3wöchentlichem Chloralhydratgebrauch auf der linken Schulter Purpuraflecke. Am andern Morgen erschien das Gleiche am linken Vorderarm, nach zwei Tagen im Gesicht. Der linke Arm war geschwollen, hart, und zeigte auf geröteter Basis zahlreiche, kleine, nicht wegdrückbare Stigmata. Einen Tag später waren auch Beine, Leib und Rücken ergriffen. An letzterem standen sie in einem breiten Streifen jederseits von der Wirbelsäule. In noch anderen Fällen finden sich Petechien besonders am äusseren Orbitalrande, über dem Jochbogen und nach der Schläfengegend hin, an der Nase und dem Halse. An den Lippen sah man, auch bei sonstiger Verbreitung über den Körper, Blutkrusten auftreten. Es handelt sich meist um kleine, scharf umschriebene runde Flecke, oder auch grössere, unregelmässig runde Ecchymosen. Die Rückbildung geht gewöhnlich langsam vor sich. Allmählich hellt sich die Haut etwas auf, indem hier und da Lücken in der Purpurafläche entstehen. Die Desquamation setzt in weiter Ausdehnung ein und schafft Loslösung grosser Epidermisstücke wie von Vesicatorblasen, aber auch von kleinen Schuppen.

7. **Ulceröse und brandige Hautveränderungen.** Geschwürige Veränderungen an den Gliedmassen wurden mehrfach beobachtet. Davon befallen wurde z. B. eine Kranke am 16. Tage nach dem Auftreten einer Purpura und nachdem schon die Abschuppung begonnen hatte. In der Sacralgegend zeigten sich eine breite Ulceration und einige Risse und Schrunden in der Nähe der Gelenke. Solche Veränderungen kommen auch an den Phalangen vor. An den Nägeln kann Eiterung auftreten[1]). Der Chloral-Decubitus unterscheidet sich von dem durch längeren Druck hervorgerufenen dadurch, dass er sich schon bei geringfügigem äusserem Druck und bei noch ganz intacter Epidermis und Cutis in der Tiefe des Unterhautzellgewebes entwickelt und ausbreitet. Meist erschien er, wenn nach einer einmaligen starken Dose des Mittels eine sehr tiefe Narkose erfolgt war, während welcher der Kranke anhaltend eine bestimmte Lage beibehielt. Es bildet sich Röthung und Schwellung theils am Gesäss, theils an den Trochanteren, Knieen, Ellenbogen, Knöcheln, Fingerspitzen, Gesicht, Ohr, denen in einzelnen Fällen Blasenbildung und Abscedirung folgt. Durch grosse Ausdehnung eines solchen Decubitus z. B. über Trochanteren und Kreuzbein kann zunehmender Marasmus und Tod eintreten. Es sind auch robuste und gut genährte Menschen, an denen diese Veränderungen ablaufen können. In einer Irrenanstalt ist dieser Einfluss des Medicamentes genauer verfolgt worden. Während unter dem Chloralgebrauch allgemeine Oedeme und verbreitete Decubituswunden bei den Paralytikern so regelmässige Erscheinungen waren, dass man sie als zur Symptomengruppe der Paralyse gehörig hätte betrachten können, gehörten diese verderblichen Ernährungsstörungen nach der Einschränkung des Chloralgebrauches zu den ausnahmsweisen Vorkommnissen. Mit dem Wegfalle des gefässlähmenden Einflusses fortgesetzten Chloralgebrauches war auch das früher häufige Auftreten von tiefgehen-

---

1) Transact. of the clin. Society of London. 1880. Vol. XIII. p. **117.**

den Substanzverlusten fast vollkommen verschwunden und eine Besserung des Ernährungszustandes dieser Kranken sowie eine Reinigung der Luft in den Krankenräumen, die trotz ausgiebiger Desinfection früher nicht zu erreichen war, ohne Weiteres geschaffen[1]).

Störungen im Allgemeinbefinden, Magen-Darmkanal und Urogenitalapparat.

Viele Kranke fühlen sich nach mehrmaliger Aufnahme von Chloralhydrat schwach und magern bisweilen trotz grosser Gefrässigkeit ab. Vereinzelt beobachtete man Frostgefühl und Fieber. Die Milchabsonderung nimmt unter diesem Mittel ab. Die Milch selbst ist für Säuglinge unbrauchbar. Mehrfach fand man Veränderungen an der Mundschleimhaut. Die Lippen- und Wangenschleimhaut waren roth, das Zahnfleisch schwammig und die Zunge oberflächlich excoriirt, und stellenweise ulcerirt. Dabei bestand ein foetider Athem. Auch Verschwärung, eiterige und brandige Entzündung der Mund- und Rachenschleimhaut, sowie Schwellung der Speicheldrüsen und Parotis kommen, wenn auch sehr selten, vor. Subjectiv wird häufig Kratzen und Brennen im Schlunde wahrgenommen. Bald nach dem Einnehmen erscheinen, besonders wenn das Mittel nicht genügend eingehüllt oder in concentrirter Form gereicht worden ist, lebhaftes Brennen und auch wohl Schmerzen in der Magengegend. Dazu gesellen sich Brechneigung und Erbrechen. Das letztere beobachtete man auch nach sechsstündigem Schlafe im plötzlich auftretenden Collaps. Appetitverminderung bis zum Verluste ist häufig. An einem mit einer Magenfistel behafteten Manne konnte man nachweisen, dass die Anwesenheit von 1—3 g Chloralhydrat im Magen vor oder beim Beginne der Verdauung diese verlangsame. Die Magenschleimhaut wird gereizt, dadurch die Absonderung von Schleim veranlasst, welcher den Magensaft dicker und fadenziehender macht. Diese Einwirkung hängt in ihrer Stärke von der Höhe der Dosis ab, und vollzieht sich besonders stark bei nüchternem Magen, ist aber auch während der Mahlzeit erkennbar. Die Säuremenge des Magens vermindert sich. Nach dem Tode eines Kranken fand man die Magenschleimhaut gelockert, leicht zerreisslich, vielfach erodirt, die grösseren Gefässe sehr erweitert, die kleineren theilweise geborsten, so dass ausgedehnte Ecchymosen bestanden. Die letzteren liessen den Fundus fast gleichmässig dunkel rothschwarz, die Cardia- und Pylorusgegend aber ähnlich gesprenkelt erscheinen. An der hinteren Magenwand fand sich ein thalergrosses Loch, dahinter eine fibröse Schwarte. Als der Kranke während des Lebens über Magenschmerzen klagte, wird wohl die Geschwürsbildung, und als der Collaps erschien, die Perforation in die Bursa omentalis und die Peritonitis zu Stande gekommen sein. Ein Theil dieser Veränderungen ist sicherlich der örtlich reizenden und ätzenden Einwirkung des Chloralhydrates zuzuschreiben, der grössere vielleicht den durch Chloralhydrat veranlassten Gehirnveränderungen, die für sich solche Magenverletzungen secundär erzeugen können.

Seitens des Darms beobachtete man bisweilen Empfindlichkeit des Leibes, sowie Diarrhoe, selten Verstopfung. Leichte Entzündung

---

[1] Weiss, l. c. p. 126.

fand sich in dem eben berichteten Falle, in einem anderen Schwellung der Dünndarmplaques. Der mehrfach beobachtete Icterus ist ein catarrhalischer und nicht hämatogen; das Chloralhydrat reizt den Darm und veranlasst den Verschluss des Gallenausführungsganges. Die angenommene Blutdissolution ist nicht nachgewiesen worden, und die einmal aufgefundenen Ecchymosen an serösen Häuten und die hämorrhagische Pachymeningitis lassen noch eine andere Deutung zu. Ein bestehender Icterus kann sich durch Chloralhydratgebrauch verschlimmern. Der ursächliche Zusammenhang des letzteren mit der Gelbsucht liess sich bei einem Paralytiker dadurch beweisen, dass die Krankheit nach dem Aussetzen des Mittels schwand und bei erneutem Gebrauche wieder erschien. Sie kann von Oedemen des Gesichtes, der Füsse und der Schienbeine begleitet sein[1]. Leberaffectionen atrophischer Natur und von eigenartigem Charakter[2], sowie Fettleber sah man in einigen wenigen Fällen entstehen.

Auch die Harnwege können Functionsstörungen erleiden. Am häufigsten kommt Harnverhaltung vor, die in einigen Fällen so hohe Grade erreichte, dass der Harn jedesmal mit Katheter entleert werden musste[3]. Die Ursache ist in einer Trägheit oder Erlahmung des M. detrusor vesicae zu suchen. Für einen Krampf des Blasenhalses sind die Gründe nicht recht ersichtlich. Vereinzelt wurde auch von einer Vermehrung der Harnabsonderung und von Enuresis berichtet. Der Harn reducirt fast constant alkalische Kupferlösung. In manchen Fällen besteht auch echte Glycosurie, Urobilinurie wenn Icterus vorhanden ist, Albuminurie und Cylindrurie. Die Nieren wurden einmal congestionirt befunden.

Chloralhydrat verzögert die Theilung der Eizelle, was auch für die spätere Entwickelung noch zutrifft. Auf den Foetus wirkt es zuerst erregend, dann betäubend. Die Herzschläge desselben werden nach vorübergehender Beschleunigung seltener[4]. Man hat es bei Kreissenden bis 4 g pro dosi ohne Nachtheil gegeben, doch liegen auch Berichte vor, nach denen nicht nur die Wehenpausen verlängert werden, sondern auch der Tod durch Anwendung desselben in der Geburt veranlasst worden ist[5].

Nebenwirkungen seitens der Athmungs- und Kreislaufsorgane.

Reizung der Nasenschleimhaut und Schwellung der Epiglottis und der falschen Stimmbänder[6] wurden in Begleitung von anderen Nebenwirkungen beobachtet. Sprach- neben Bewegungslosigkeit kam bei einer Frau nach Einnehmen von 1,8 g Chloralhydrat zu Stande. Es ist nicht unwahrscheinlich, dass die erstere Störung eine Folge von örtlicher Veränderung im Kehlkopfe darstellte. Anderweitig fand man auch eine heftige acute Bronchitis nach einer gewöhnlichen Dosis des Mittels. Störungen in der Athmung stellen sich dar als: Verlangsamung, sowie

---

1) Salan, Jahrbücher der ges. Medicin. 1880. Bd. 188. p. 243.
2) Gellhorn, Zeitschr. f. Psychiatrie. Bd. 28. p. 625.
3) Snell, Allgem. Zeitschr. f. Psychiatrie. Bd. 28. p. 228. u. A.
4) Kubassow, Centralbl. f. Gynäkologie. 1880. p. 545. 1879. p. 591.
5) Ludlow, Philadelphia med. and surgic. Reporter. 1888. Bd. LVIII. p. 596.
6) Curschmann, Deutsches Archiv f. klin. Med. Bd. VIII. p. 151.

seltener als dyspnoische Anfälle, die mit einem Gefühl von Bangigkeit, Angst und Kurzathmigkeit einhergehen. Bei gewissen Individuen sind sie mit Störungen in der Herzthätigkeit verbunden und können sich selbst nach einem längeren Schlaf noch bemerkbar machen. Die Athmung wird beschwerlich, **krampfhaft, auch pfeifend, stöhnend**, kann bis zu $1/2$ Minute aussetzen und auch ganz den Cheyne-Stokes'schen Typus annehmen. Bei Thieren lässt dieser sich auch experimentell durch Chloralhydrat erzeugen. Unter krampfhafter Athmung endete in einem Falle plötzlich das Leben eines Kranken, der eine mittlere Dosis des Narcoticums eingenommen hatte. Haben so schwere Athmungsstörungen einige Zeit bestanden, so können sich auch die objectiven Zeichen von Lungenödem einstellen.

Die muskulomotorischen Apparate des Herzens und das Gefässnervencentrum werden gelähmt und der arterielle Blutdruck erniedrigt. Bei Menschen, die das Mittel einnehmen, zeigt sich sehr häufig eine Steigerung der Zahl der Pulse bisweilen neben Schwäche, Kleinheit und Unregelmässigkeit derselben. Bei Typhuskranken verband sich die letztere mit einer sehr geringen Pulszahl. Auch Dicrotie und Härte des Pulses kommen vor.

Einen schlimmen Ausdruck gewinnen diese Störungen der Herzthätigkeit durch den Collaps. Nach 1—2 g kann derselbe bei Herzkranken und Herzgesunden bald nach dem Einnehmen oder auch nach einem mehrstündigen Schlaf, bei Erwachsenen und Kindern und auch solchen, die schon mehrfach das Mittel ohne Nachtheil genommen haben, eintreten. Man beobachtet: anhaltendes Ohnmachtsgefühl, Schwindel, sehr schnellen unregelmässigen Puls, Kälte der Gliedmaassen, Taubheit in Händen und Füssen[1]), Blässe, Cyanose und wohl auch eine gewisse Starre des Körpers bei gesunkener Körperwärme[2]), und häufig damit vereint schwere Respirationsstörungen. Bemerkenswerth ist, dass selbst nachdem durch geeignete Hülfsmittel der Collaps bekämpft worden ist, doch nach einiger Zeit ein toddrohender Rückfall eintreten kann.

Das Blut sah man unter dem Einflusse des Chloralhydrats lackfarben werden und erst nach mehrtägigem Stehen mangelhaft gerinnen.

Störungen in den Sinnesorganen und im Nervensystem. Nachwirkungen.

Die Augenlider schwellen bisweilen nach Chloralhydratgebrauch ödematös an. Die geschwollene Conjunctiva röthet sich und weist auch wohl an den Augenwinkeln Ecchymosen auf. Es bestehen reichliches Thränen und in manchen Fällen lebhafte Augenschmerzen. Dieser Zustand schwindet gewöhnlich bald nach dem Aussetzen, kann aber auch noch mehrere Wochen bestehen bleiben. Gelegentlich entsteht nach medicinalen Dosen Doppeltsehen. In Verbindung mit schweren Respirationsstörungen erweitern sich gewöhnlich die Pupillen. Auch Amblyopie und Amaurose kommen vor. Bei einer an Asthma nervosum leidenden, aber herzgesunden Dame zeigte sich nach einer abendlichen Dosis beim

---

[1]) Watson, Philadelphia med. and surgic. Report. 1872. 27. Jan. p. 77.
[2]) Fürstner, Arch. f. Psych. Bd. VI. p. 344. — Chouppe, Gaz. hebd. de Méd. 1875. p. 76.

Erwachen am Morgen eine Verdunkelung ihres Gesichtes. Alles erschien ihr wie durch einen dichten Flor stark getrübt, und es wurde ihr schwer, selbstständig zu gehen und sich zu orientiren. Die Trübung schwand im Laufe des Tages bis zur vollständigen Aufklärung. Nachdem später wieder eine Dosis Chloralhydrat genommen war, entstanden bei einer Pulszahl von 140 in der Minute, Augenröthe, ziehende Schmerzen in Stirn und Schläfe, und vollständige Erblindung bis auf quantitative Lichtempfindung unter dem klinischen Bilde einer Iridochorioiditis mit Exsudation in das Papillargebiet, Trübung des Humor aqueus und hochgradiger Trübung des Glaskörpers. Die Iridectomie hob die 5 Tage lang bestehenden Erscheinungen im Gebiete des Chorioidealtractus in kurzer Zeit bis zu einer fast vollständigen Klärung aller Medien. Als zum dritten Mal wieder Chloral genommen war, entstand wieder anhaltende Verdunkelung[1]. Es ist zweifellos, dass das Mittel die Ursache der Erkrankung darstellt, zumal auch noch ein anderer Fall mitgetheilt wird, in dem sechsmonatlicher Gebrauch von ca. 2,5 g täglich Amblyopie erzeugte. Neben einem Rash beobachtete man auch Hyperämie am Augenhintergrunde. Vor und während der Entwickelung des Congestionszustandes der Haut erweiterten sich die Netzhautgefässe und die Pupille nahm eine Rosafärbung an.

Die arzneiliche Einbringung von Lösungen des Chloralhydrats (1 bis 3 pCt.) ins Ohr bedingt augenblicklichen Schmerz und Trommelfellröthe[2].

Bei einem Menschen, dessen Schädelverletzung die Beobachtung des Gehirns ermöglichte, fand man nach Chloralhydrat anfangs eine Hirnanämie, später eine Periode, in der die Gehirngefässe paralysirt wurden und das Gehirnvolumen zunahm. Diese Veränderungen lassen sich nicht mit den Nebenwirkungen, die seitens des Gehirns so oft zu Stande kommen, in einen Zusammenhang bringen. Centrale Erregungs- und Lähmungszustände beherrschen in mannigfach wechselnder Gestaltung bei vielen Menschen das Wirkungsbild dieses Stoffes. Kopfweh und Schwindelgefühl leiten dieselben ein oder bestehen für sich, ebenso wie Gliederschmerzen, Sensibilitätsstörungen mit lähmungsartigem Charakter und Parästhesien. Druck im Kopf und den Schläfen neben Gedächtnissschwäche und underen Symptomen fand ein morphiumsüchtiger Arzt an sich, als er während der Entziehung Chloralhydrat als Schlafmittel erhalten hatte. Die Erregung tritt nicht nur nach kleinen Dosen, sondern auch nach 2—3 g Chloralhydrat auf. Sie trifft gelegentlich in gleicher Weise schwächliche, hysterische und neurasthenische, kräftige und geistig gesunde Menschen. Der Schlaf bleibt ganz aus oder ist durch einen halbbewussten Zustand ersetzt. Unmittelbar nach dem Einnehmen kann die Erregung beginnen, und sich als Schreck- und Angstanfall darstellen. Die Kranken springen aus dem Bett, blicken ängstlich um sich, schreien, deliriren wie im alkoholischen Delirium, sind geistig ganz benommen und äussern Hallucinationen. Manchmal hält sich dieser Zustand in seinen Anfangsstadien und ist in 5—10 Minuten beendet[3], in anderen Fällen dauert er lange, geht auch wohl in Collaps

---

[1] Steinhein, Berliner klin. Wochenschr. 1875. p. 76.
[2] Schwartze, Die chirurg. Krankheiten des Ohres. 1885. p. 168.
[3] Diver, The Lancet. 1872. II. p. 68.

oder in Schlaf und von diesem direct in den Tod über. Als Nachwirkung fand man bei einer an Hyperästhesie leidenden Frau, welche die Chloralhydratdosen zu schnell aufeinander folgen liess und in einen maniakalischen Zustand verfallen war, Verlust des Gedächtnisses[1]. Bei Geisteskranken bessert sich oft nach dem Aussetzen des Chloralhydrats der Schlaf, und die Zwangsvorstellungen mildern sich. Tobsüchtige schlafen nach Einführung der gehörigen Dosis. Allein man beobachtete auch, dass sie durch langen Gebrauch von Chloralhydrat in wachem Zustande mit jedem Tage mehr tobsüchtig, zerstörungssüchtiger, schmutziger werden. Der depressive Zustand giebt sich durch eine gewisse Indolenz und Trägheit, durch anhaltendes Ohnmachtsgefühl und in höheren Graden durch eine, bisweilen lang dauernde Somnolenz oder einen comatösen Zustand zu erkennen. Mehrfach wurde der Uebergang aus letzterem in den Tod beobachtet. Auch nach mässig langem Gebrauch bildet sich eine gewisse geistige Abstumpfung und Schwäche neben ähnlich depressiver Betheiligung des Gemüthslebens. Solche Menschen sind im Schlaf halbwach und im Wachen halb im Schlaf. Auch die Motilität kann leiden. So beobachtet man nach längerem Gebrauch des Mittels Schwere und Schwerfälligkeit der Gliedmaassen, Unsicherheit im Gehen, Schwanken wie bei Trunkenen und ataktische Erscheinungen. Klonische Krämpfe in einer Anzahl symmetrischer Muskeln und Paramyoclonus kommen ebenfalls vor[2].

Die Sectionsbefunde an Gehirnen von Menschen, die durch Chloralhydrat zu Grunde gingen, sind sehr wenig ergiebig gewesen. Man fand das Gehirn in der Nähe des Balkens und der Hirnschenkel hochgradig ödematös und anämisch und führte dies auf die vasoparalytische Eigenschaft des Mittels zurück.

Am Tage nach dem Einnehmen des Chloralhydrats, ja selbst in der folgenden zweiten Nacht kann sich noch die Wirkung des Mittels bemerkbar machen. Es kommt auch vor, dass in der Nacht nach dem Einnehmen Erregung und an dem darauf folgenden Tage Schlaf eintritt[3]. Aber auch ohne diese postponirende Wirkung zeigt sich bei manchen Menschen nach dem Chloralschlafe am anderen Morgen Unlust zur Arbeit, eine mangelhafte Function der Sinnesorgane und Umflorung des Geistes. Dazu gesellt sich ein schlechter Geschmack im Munde und auch wohl Anorexie.

Der gewohnheitsmässige Gebrauch des Chloralhydrats.

Viele der Ursachen, die den Morphiummissbrauch schaffen, rufen auch die Chloralsucht hervor. Glücklicherweise ist diese nicht so häufig wie der erstere, weil das Chloralhydrat unangenehmer zu nehmen ist und Viele gleich beim Beginn des Gebrauches dadurch zurückgeschreckt werden. Die Gewinnsucht von Händlern hat besonders bald nach der Einführung des Mittels nicht wenige Chloralisten geschaffen. Manche rühmen die Unschädlichkeit des Mittels auch bei längerem Gebrauche, thun also dasselbe was der Säufer thut, wenn er den ihm lieb gewordenen

---

1) Atkinson, Philadelphia medic. Times. 1875. 24. July. p. 673.
2) Bechterew, Arch. f. Psychiatrie. 1887. Bd. XIX. p. 88.
3) Leech, Brit. medic. Journ. 1889. 2. Nov. p. 970.

Branntwein als eine Quelle von Freuden lobt. Die Tendenz, sich an das Mittel zu gewöhnen, liegt hier so wie bei jedem anderen narkotischen Genussmittel vor. Bei manchen Menschen finden Gewöhnung und Steigen mit den Dosen nicht so schnell wie bei dem Morphin statt. Aber dafür, dass solche Individuen einen Chloralhunger besitzen, d. h. **das Mittel bis zu dem Range eines normalen Reizes bei ihnen anwächst**, liegen genügende Beweise vor. Es ist zweifellos, dass das Mittel weit gefährlicher als Morphin in dieser Beziehung ist, nicht nur weil es schwerere Störungen im Centralorgan hervorrufen kann[1]), sondern weil die Möglichkeit plötzlicher Todesfälle durch Herzlähmung gegeben ist. Mancher, bei dem die ursächliche Diagnose nicht gestellt worden ist, ging auf diese Weise zu Grunde. Die Dosen, welche einige Menschen täglich davon einführen, betragen 15—20—30 g. Auch die Combination von Morphin und Chloralhydrat kommt vor. Die folgende Schilderung der Symptome hebt nur das Wichtigere hervor, und manche der bereits mitgetheilten Nebenwirkungen können ergänzend hier eingefügt werden.

Bei einem Chloralisten nahm man schon auf weitere Entfernung hin einen eigenthümlichen Geruch wahr. Das Gesicht ist bei Manchen bald nach dem Einnehmen hoch geröthet, fast bläulich. Andere weisen ein anämisches, fahles, missfarbiges Aussehen auf. Icterische Farbe der Augäpfel, mannigfache, mit den bereits geschilderten übereinstimmende Hauterkrankungen, Veränderungen an den Nägeln, kühle, cyanotisch aussehende Gliedmaassen, sowie Störungen des Allgemeinbefindens, Frösteln, Mattigkeit, stetes Gefühl von Zerschlagensein und Schwäche findet man häufig bei derartigen Menschen. Seitens des **Digestionskanals** zeigten sich in einem Falle Schluckkrämpfe, Globus, anhaltendes Rülpsen, Belegtsein und Rissigsein der Zunge und Durstgefühl. Unregelmässige, zeitweilig sehr gesteigerte Esslust, Verdauungsstörungen, schnelle und belangreiche Abmagerung, sowie Neigung zu Diarrhöen sind gewöhnliche Folgen dieses Leidens. Der dauernde Gebrauch soll auch partielle Lähmung des Oesophagus neben Imbecillität[2]), Blasenkrampf und anderartige Beschwerden in der Harnabsonderung, Schwäche der Herzthätigkeit und Herzklopfen erzeugen. Bei tödtlicher Einwirkung des Mittels fand man, vielleicht als secundäre Reaction: blutigen Auswurf, pneumonische Herde, Pleuraergüsse u. a. m. neben Decubitus. Uebermässige Dosen rufen auch Athmungsstörungen hervor. Der Geschlechtstrieb fehlt meistens, und die Menstruation wird gestört.

Schmerzen in den Gliedern, dem Rücken, den Gelenken[3]), Hyperästhesie, Ameisenlaufen, Steigerung der Reflexerregbarkeit in den unteren Extremitäten werden häufig beobachtet. Ein Kranker klagte nur über grosse Muskelschwäche in den Beinen, wies aber keine eigentliche Paralyse oder Parese auf. Eine solche soll aber auch vorkommen. Einmal stellte man in einem Falle eine rechtsseitige Facialislähmung mit Schwerhörigkeit fest, deren Aetiologie indess nicht ganz klar ist. Chloralisten sind wie Morphinisten moralisch schwach und unfähig, ihrer Leidenschaft zu entsagen. Ihre Schlaflosigkeit wird oft durch den Gebrauch des Narcoticums grösser. Die Geisteskräfte werden ge-

---

1) Berliner klin. Wochenschr. 1887. p. 103.
2) Kirkpatrik-Murphy, The Lancet. 1873. Aug. 6, 2 u. 9.
3) Kirn, Berliner klin. Wochenschr. 1883. No. 47. p. 721.

schwächt, so dass das Benehmen mancher dieser Individuen kindisch und dumm wird. Ihr Gedächtniss leidet und in vorgeschrittenen Stadien werden sie körperlich und geistig leistungsunfähig. Vielfach drängt sich eine hochgradige Nervosität in den Vordergrund. Der Kranke befindet sich in fortwährender Hast und Unruhe, die ihn keine Minute auf derselben Stelle lässt. Zu einer ausgebildeten Geisteskrankheit ist bei solchen Menschen nur ein kleiner Schritt. So sah man bei manchem Chloralisten Tobsuchtszustände, Delirien und Hallucinationen. Aber auch melancholische Erkrankungsformen kommen vor, die sich mit Prostration, Kräfteverfall, cachektischem Aussehen, Nahrungsverweigerung und Selbstmordideen vergesellschaften. Die Stimmung solcher Menschen wird immer trüber und sie werden menschenscheu. Die Selbstmordideen treiben zum Versuch. Ein solcher kommt vielleicht häufiger vor, als er der Ursache nach erkannt war. Er ist direct dem Chloralhydrat als Schuld zuzuschreiben, das die verkehrte Geistesrichtung schafft. Ein Chloralist suchte sich durch eine übermässige Chloraldosis zu tödten. Er wurde von den acuten Symptomen wiederhergestellt, wurde aber dann schwachsinnig. Von motorischen Störungen kommen vor: Zittern der Hände und des Kopfes, ataktisches Gehen und epileptoide Krämpfe mit oder ohne geistige Zerrüttung. Krämpfe mit Bewusstlosigkeit entstanden auch mehrfach bei Morphio-Chloralisten. Ein solcher lag zwischen den Anfällen im Sopor, aus dem er erweckt werden konnte. Fortlassen des Chloralhydrats schaffte die Bewusstlosigkeit fort, während Gedächtnissschwäche und zeitweiliges Verwirrtsein fortbestanden. Ein anderer bekam oft Hallucinationen und war stets in niedergedrückter Stimmung. Eines Tages fiel er um und hatte einen epileptischen Anfall[1]).

Die Heilung von dem Chloralismus wird in derselben Weise wie die des Morphinismus versucht, macht die gleichen Beschwerden und ist mit Bezug auf den Erfolg ebenso aussichtslos wie dieser. Als Ersatzmittel ist der indische Hanf in guten Präparaten gerühmt worden. Appetit und Schlaf sowie die Herzthätigkeit sollten dadurch gebessert und der Chloralhunger beseitigt werden[2]). Die plötzliche oder langsame Entziehung mit oder ohne kleine Morphinmengen lässt stets die Schwere des dadurch in die Oekonomie des Körpers, besonders des Gehirns, gemachten Eingriffes erkennen. Es erscheinen meist Erregungszustände, hochgradige Unruhe, Poltern, Lärmen und hallucinatorische Verrücktheit mit depressiver Grundstimmung. Es waren in einer Beobachtung fast ausschliesslich Hallucinationen des Gehörs, von denen die Kranken gequält wurden. Bei einem anderen Kranken entstanden trotz Weitergabe von Morphin und Alkohol 4 Tage nach der Entziehung, erhöhter Bewegungs- und Zerstörungstrieb, und Delirien mit Hallucinationen des Gesichts, die 48 Stunden anhielten. Zittern blieb noch nach dem Verschwinden der Hallucinationen zurück[3]). Die Rückbildung dieser Erregungszustände kann in einigen Tagen, aber auch erst in Wochen beendet sein. Schmerzen und Ziehen in den Beinen, besonders den Schenkeln und Waden, Kleinheit und wechselnde Frequenz des Pulses, Anfälle

---

1) Bruselius, Jahrbücher f. die ges. Medicin. 1880. Bd. 188. p. 244.
2) Rosenthal, Wien. med. Presse. 1889. p. 1444. — Birch, Semaine méd. 1889. 10. Avril.
3) Erlenmeyer, Correspondenzbl. d. Ges. f. Psychiatrie. 1877. p. 47.

von Syncope, starke Diarrhoe, Harndrang, Zucken der Gesichtsmuskeln, Zittern der Zunge, lallende Sprache sind häufige Symptome. Als einem Kranken nach vollendeter Entziehung wieder einmal Chloralhydrat gegeben wurde, entstanden Ohnmachtsanfälle. Während der Entziehung oder langsamen Verringerung der Dosen soll der Gebrauch von Arsen, warmen Bädern, Elektrizität dienlich sein.

Die Nebenwirkungen, die nach nicht gewohnheitsmässigem Gebrauche des Chloralhydrats erscheinen, bedürfen keiner besonderen Therapie. Fortlassen des Medicamentes schafft allein Hülfe. Auch gegen das, die Chloral-Ausschläge meist begleitende Fieber ist ein Einschreiten nicht erforderlich, da Chinin keinen und kalte Bäder nur einen unwesentlichen Erfolg hierbei haben. Hierzu kommt, dass bei Menschen, die eine gewisse Disposition zu Arzneiausschlägen haben, Chinin oder ähnlich wirkende Stoffe leicht Verschlimmerung dieses Zustandes veranlassen. Da, wo Chloralhydrat allgemeine Prostration und Herzschwäche erzeugt, sollte es mit soviel Tropfen einer Tinctura Digitalis gemischt werden, als Grane davon gereicht wurden[1]).

Hypnal. Das Chloralantipyrin versagt seine schlafmachende Wirkung in etwa 21 pCt. ganz und fast so oft ist die Wirkung unzulänglich. Die Nebenwirkungen sind, besonders soweit das Herz in Frage kommt, diejenigen des Chloralhydrats. Auch Erbrechen kommt vor.

Chloralformamid.

Die Nebenwirkungen und der Charakter dieses Stoffes (CCl_3 - CH. OH . CO . $(NH)_2$) als Patentmedicin sollten es nahelegen, denselben möglichst unberücksichtigt zu lassen. Er wirkt nur durch das in ihm enthaltene Chloral. Die Einwirkungsart und die Gefahren sind bei beiden Präparaten die gleichen, nur dass Chloralformamid weniger schnell und weniger sicher wirkt. Den bisherigen Beobachtungen nach scheint nicht leicht Gewöhnung an dieses Mittel stattzufinden. In verschiedenen Fällen sah man auch nach Abschwächung der Dosis die gleiche Wirkung wie zuvor auftreten.

Die Erfolge sind meistens schlechter, als beim Paraldehyd. Selbst in Dosen von 4 g lässt es sehr oft im Stich[2]). Giebt man, wie es geschehen ist, Dosen von 6—12 g, so stellt man sich dadurch zur Verfügung des Strafrichters.

Die Ergebnisse an körperlich und geistig Kranken schwanken zwischen 26 und 68 pCt. Erfolgen, 18—46 pCt. Theilerfolgen und 13—46 pCt. Fehlerfolgen. Durch Schmerz veranlasste Schlaflosigkeit wird nicht, oder selten davon günstig beeinflusst. Das Gleiche gilt von stärkeren Erregungszuständen, z. B. der progressiven Paralyse, wo 3—5 g[3]), und der hallucinatorischen Verwirrtheit mit Erregung und tiefer Bewusstseinsstörung, wo 4 g vergeblich gereicht wurden. Bei Delirium tremens lässt es vollkommen im Stich. Bei denjenigen Krankheitszuständen, bei denen

---

1) Atkinson, Bulletin général de Thérap. 1884. 15. Déc.
2) Wefers, Zeitschr. f. Psychiatrie. 1891. Bd. 47. H. 1. p. 65.
3) Schaffer, Centralbl. f. Nervenheilk. 1889. No. 12. p. 674.

der Gebrauch des Chloralhydrats contraindicirt ist, z. B. Herzkrankheiten, ist auch Chloralformamid nur mit Vorsicht zu reichen.

In seiner bisherigen Anwendung erkannte man bereits mehrfach seine Fähigkeit, gelegentlich Hautausschläge hervorzurufen. Ein an Aneurysma leidender Mann erhielt 2 Dosen von je 2,5 g. Bald nach dem Eingeben entstand eine acute Entzündung des Gesichtes mit Coryza, Stomatitis und erhöhter Körperwärme. Die Dermatitis breitete sich über den ganzen Körper aus und heilte endlich unter Desquamation[1]. Häufig entstehen Conjunctivitis und Blepharitis. Auch ein Erythem, sowie eine Urticaria wurden danach beobachtet. Diese Ausschläge sind zweifellos Chloralwirkungen. Ich bin überzeugt, dass bei weiterem Gebrauch des Mittels sich auch die Zahl der Ausschlagsformen bis zu der beim Chloralhydrat angegebenen aufhöhen wird.

Das Mittel schmeckt schlecht. Trockenheit im Munde, sowie Stomatitis fand man bei der soeben erwähnten Dermatitis. Gelegentlich entsteht auch Brechreiz, Uebelkeit[2], Erbrechen[3], öfter auch Störungen im Darmkanal, Durchfälle mit oder ohne psychische Erregung, leichte Albuminurie und nach unzulässig grossen Dosen (6—12 g) wie nach Chloralhydrat Mellituric in 25,2 pCt. der Fälle. Dieselbe hält 1 bis 3 Tage oder mehrere Wochen an und kann 0,2—5,6 pCt. Zucker ausscheiden lassen[4]. Die Angaben über das Verhalten des Herzens gehen auseinander. Das Mittel ist bei Herzkranken verabfolgt worden, ohne dass sich unangenehme Herzsymptome bemerkbar machten[5]. Demgegenüber stehen aber auch Erfahrungen, die eine solche nicht unbedenkliche Einwirkung erkennen liessen. Das Sinkenlassen des Blutdrucks theilt dieses Präparat mit dem Chloralhydrat. Geschieht dies auch nicht in der brutalen Weise der letzteren Substanz, so ist die Wirkung selbst doch durch die chemische Zusammensetzung des Chloralformamids bedingt. Die Individualität verhindert nicht selten ein derartiges Ereigniss, während weniger widerstandsfähige Menschen collabiren. Wiederholt beobachtete man leichte Congestionssymptome und Pulsbeschleunigung nach Dosen von 2,5—4 g. Diese Nebenwirkungen hielten 40—50 Minuten, in einzelnen Fällen 1—1¼ Stunden an. Vereinzelt sah man Coryza entstehen. In einem Falle von chronischer Nierenentzündung mit Herzdilatation bei einem Greise erschienen jedesmal nach dem Einnehmen von 2 g Chloralformamid am Morgen Nasenbluten mit Congestion des Gesichtes und Halses[6]. Bei ausgedehnterer Anwendung würden sich auch noch Störungen in der Athmung einstellen. Häufigere Nebenwirkungen sind: Im Hinterkopf localisirte oder allgemeine Kopfschmerzen und Schwindel[7], auch Mattigkeit und Abgeschlagenheit, sowie häufig das Gefühl des Zerschlagenseins, Incohärenz der Sprache und Erregungszustände, die sich bis zu lebhaften Delirien mit Hallucinationen steigern

---

1) Pye-Smith, Brit. med. Journ. 1890. 8. March. p. 546.
2) Paterson, The Lancet. 1889. 26. Oct.
3) Peiper, Deutsche med. Wochenschr. 1889. No. 32.
4) Manchot, Virchow's Archiv. Bd. CXXXI. Heft 2.
5) Strahan, Lancet. 1890. I. p. 339. — Halász, Wiener med. Wochenschr. 1889. p. 1406 u. A.
6) Main, British med. Journ. 1891. I. 23. May.
7) Hagemann u. Strauss, Berliner klin. Wochenschr. 1889. No. 33.

können. Der Gang wird für $1/_2$—$2^1/_2$ Stunden unsicher und taumelnd. Gelegentlich stellen sich auch Krämpfe ein. Fünf Minuten nach dem Einnehmen von 2 g beobachtete man bei einem Mädchen 4 Stunden lang anhaltende tetaniforme Krämpfe mit Opisthotonus bei voller Bewusstlosigkeit. In einem anderen Falle erschienen 3 Stunden dauernde Krämpfe $1/_2$ Stunde nach dem Einnehmen[1]).

Als Nachwirkungen fand man bisher Abgespanntheit, Kopfdruck oder Kopfschmerz neben Eingenommensein. In einer Beobachtungsreihe zeigten dies 8 von 28 Kranken. Der Kopfschmerz, sowie Schwindelgefühl können noch den folgenden Tag anhalten. Solche Kranke fühlen sich so, als hätten sie die Nachwehen eines schweren Rausches. Andere sind den ganzen nächstfolgenden Tag hindurch schlafsüchtig oder befinden sich im Stupor, aus dem sie nur für Augenblicke aufgerüttelt werden können ohne dabei das Bewusstsein zu erlangen. Die Pulszahl kann hierbei sehr gesunken und der Puls schwach sein. Auch Brechreiz, Erbrechen und Appetitlosigkeit stellen sich bisweilen ein.

Chloralose.

Das Anhydroglucochloral ($C_8H_{11}Cl_3O_6$) wurde als Schlafmittel empfohlen, obschon eine einfache Ueberlegung zeigen musste, dass jede Chloralverbindung durch Abspalten von Chloral gefährlich sei. Das Mittel besitzt beruhigende und excitirende Wirkungen. Die letzteren treten im Bereiche des Gehirns und Rückenmarks häufig und auch da unerwartet ein, wo eine Reihe von Dosen ohne Nebenwirkungen vertragen wurden. Die schlafmachende Wirkung bleibt bisweilen aus, besonders bei nervösen, hysterischen Frauen, Alkoholikern und Epileptikern. Die Reflexerregbarkeit ist während des Schlafes erhalten oder sogar verstärkt. Bei Geisteskranken wurden die Hallucinationen stärker und Grössenideen, die bisher nicht vorhanden waren, stellten sich ein. Für Paralytiker ist das Mittel contraindicirt. An die sedative Wirkung tritt schnell Gewöhnung ein, die auch durch eine Erhöhung der Dosis nicht zu beseitigen ist, während die erregende Wirkung stetig wächst.

Von einzelnen Nebenwirkungen wurden nach Dosen von 0,1—1,0 g beobachtet: Schweisse, Uebelkeit und Erbrechen, Schluckbeschwerden oder Schluckunvermögen, Trockenheit der Zunge, Harnverhaltung wegen eines Krampfes der Urethra, bisweilen Drang zum Harnlassen oder unwillkürliche Harn- und Kothentleerung, Schwäche und Verlangsamung, seltener eine Beschleunigung des Pulses und Collaps, in dem das Bewusstsein theilweise oder ganz geschwunden, und der Körper kalt und klammig ist, oder Cyanose und Congestion des Gesichts bei normaler Hautwärme besteht. Die Körperwärme kann sinken. Athemstörungen bis zur Dyspnoe kamen zugleich mit Delirien vor. Die Pupillen können erweitert sein.

Beunruhigend sind die Nebenwirkungen seitens des Centralnervensystems: Kopfweh, Schwachsichtigkeit, Seelenblindheit, Angstgefühle, anfallsweise erscheinende psychische Erregungszustände, Ruhelosigkeit, maniakalische Delirien, in denen das Erkennungsvermögen verloren gegangen ist und das Auge stier blickt und, damit verbunden oder allein auftretend motorische Erregungen. Diese stellen sich dar als Zähneknirschen, Herumwerfen der Glieder, Zittern, fibrilläre Muskelzuckungen, klonische Zuckungen in einzelnen Muskeln oder ganzen Muskelgruppen, oder als anfallsweise auftretende tetanische Contractionen, die vereinzelt Contracturen zurücklassen, oder schliesslich als

---

1) Hagen u. Hüfler, Münchener med. Wochenschr. 1889. p. 513. — Näcke, Allgem. Zeitschr. f. Psychiatrie. 1891. Bd. 17. p. 70.

allgemeine convulsivische Anfälle. Gelegentlich kommt es auch zu Katalepsie mit Amnesie und intellectuellen Störungen. Bei einzelnen Kranken entsteht auch Lähmung der Gliedmaassen mit brennenden Schmerzen[1]).

Als Nachwirkung kann Erbrechen, Abnahme der Pulszahl, allgemeine Schwäche und ein eigenthümliches Taubheitsgefühl auftreten.

Urethan.

Der Aethylester der Carbaminsäure, $(CO.NH_2.OC_2H_5)$, der bisweilen schlecht riecht durch Chlorameisensäure-Aethyläther, wirkt wesentlich da, wo Schlaflosigkeit auf krankhaft gesteigerter Empfindlichkeit des Grosshirns für äussere und innere Reize beruht. Individuelle Schwankungen in der Empfänglichkeit für diesen Stoff kommen sicherlich auch innerhalb dieses Rahmens vor. Brauchen doch sogar leicht erregbare, nervöse Hunde eine bedeutend grössere Gabe zum Schlafe als phlegmatische[2])! Gewöhnung findet schnell an dasselbe statt. Einige Beobachter nannten das Mittel unsicher und unzuverlässig[3]). Bei paralytischen Weibern mit Erregungszuständen erzielte man nur in der Hälfte der Fälle (2—4 g) eine befriedigende Wirkung, und selbst nach Erhöhung der Dosen auf 6—8 g blieb das Verhältniss dasselbe, während dazu Nebenwirkungen auftraten. Bei paralytischen Männern war der Erfolg um so besser, je geringer der Erregungszustand war. Durch 3—4 g konnten bei leichten Erregungszuständen 75 pCt. Erfolge, in schwereren Erregungszuständen selbst nach Dosen von 10—12$^1/_2$ g (!) nur 42 pCt. Erfolge erzielt werden. Bei epileptischen Weibern mit Angstzuständen wurden nach 2 g 58 pCt., nach 5 g 83 pCt. Erfolge erzielt. Bei idiotischen Kindern mit Erregungszuständen wirkte das Mittel (0,5—3g) in 91 pCt. befriedigend ohne Nebenwirkungen. In Fällen von seniler Demenz und Paranoia hallucinatoria mit Erregungs- und Angstzuständen war noch nicht in der Hälfte der Fälle eine Wirkung zu beobachten[4]). Bei Schlaflosigkeit durch Schmerzen oder Husten ist eine Wirkung nicht zu erwarten.

Als Nebenwirkungen fand man gastrische Störungen unter 34 geisteskranken Männern 9 Mal. Kürzere oder längere Zeit nach dem Einnehmen, mitunter erst nach mehrtägigem Gebrauche grösserer Mengen klagen viele Kranke, meistens nach grösseren Dosen, über Uebelkeit und Erbrechen. Die Kranken äussern bald Abneigung gegen das Mittel, obschon sie den Geschmack desselben nicht zu bemängeln haben. Längerer Gebrauch kann auch den Appetit schwächen[5]). Bei einem Viertheil der mit Urethan behandelten Kranken beobachtete man in einer Versuchsreihe mehrmals bei demselben Individuum Vermehrung der Harnmenge, derart, dass sie in den nächsten 12 Stunden unter nahezu entsprechender Abnahme des specifischen Gewichtes bis um das Doppelte des an den vorhergehenden und nachfolgenden Tagen gemessenen Harnquantums stieg, trotzdem die Flüssigkeitszufuhr nicht gesteigert war[6]). Einmal kam auch Albuminurie vor.

Die Pulszahl nimmt bei vermehrter Pulsspannung langsam und stetig innerhalb mehrerer Stunden ab, um mit dem Nachlassen der hypnotischen Wirkung

---

1) Marandon de Montyel, Bullet. génér. de Thérap. T. CXXVII. 1894. p. 49, 111, 225. — La France méd. 1894. No. 34. p. 529. — Touvenaint, Bullet. gén. de Thérap. 1894. 8. juin. p. 149. — Bardet, Soc. de Thérap. 1894. 14. févr. — Lang, Brit. med. Journ. 1893. II. p. 233. — Williams, Practition. 1894. Febr. p. 98.
2) v. Anrep, Petersb. medic. Wochenschr. 1886. No. 36. p. 324.
3) Crozer Griffith and Kirby, Brit. med. Journ. 1889. 2. March. p. 504.
4) Otto u. Koenig, Centralbl. f. Nervenheilk. 1886. No. 10. p. 289.
5) Gordon, Brit. med. Journ. 1889. 2. Nov. — Otto u. Koenig, l. c.
6) Sticker, Deutsche med. Wochenschr. 1885. p. 824.

des Urethans allmählich zur Norm zurückzukehren. Bei denselben Gaben hatte eine merkliche Beschleunigung und Vertiefung der Athmung statt. Während des Schlafes fand man mehrfach eine vermehrte Schweissabsonderung.

Als Nachwirkung kommt vereinzelt leichtes Benommensein, Kopfschmerz und Schwindel, Flimmern vor den Augen, sowie intensives Hitzegefühl im Körper vor. Bei einer maniakalischen Frau fand man beim Erwachen aus dem Urethanschlafe eine grosse Geschwätzigkeit und Zügellosigkeit wie nie zuvor[1]). Der chronische Gebrauch des Mittels (3—4 Wochen von 5—12,5 g) rief bei einigen Paralytikern einen auffälligen Stupor hervor.

Methylal.

Der Methylendimethyläther, [$CH_2(OCH_3)_2$], erwies sich bei acuten Psychosen als unwirksam. Er versagt fast immer, wo kein Schlafbedürfniss vorhanden ist. In einer Versuchsreihe erzielte man nach innerer Einführung nur 28 pCt. Erfolge[2]). Die subcutane Einspritzung von 0,3—1 g bei verschiedenen Psychosen lieferte 18 Mal einen guten, 7 Mal einen weniger guten und 4 Mal keinen Erfolg. Das Delirium tremens wurde nicht so gut beeinflusst, wie man behauptete[3]). An das Mittel findet schnell Gewöhnung statt. Mehrtägiges Aussetzen soll die Empfänglichkeit wieder eintreten lassen[4]).

Die örtlichen Wirkungen sind meist so unangenehm, dass die subcutane Einspritzung als unzulässig angesehen werden muss. Die Einspritzung wird von allen Kranken, deren Reactionsfähigkeit nicht erheblich reducirt ist, als sehr schmerzhaft empfunden. Die Angabe, dass entzündliche Reactionserscheinungen fehlen, ist unzutreffend, da man bei 6 Kranken mehr oder minder erhebliche und zahlreiche Abscesse beobachtete. Bei einem Kranken entstand 3 Wochen nach der letzten Einspritzung am Arme eine Schwellung, aus der durch Aspiration seröse Flüssigkeit entleert wurde. Dass auch das Herz leiden kann, geht daraus hervor, dass arterielle Spannung nach dem Gebrauche dieses Mittels ab- und die Pulsfrequenz zunimmt. Auch Herabsetzung der letzteren, sowie der Zahl der Athmungen und der Körperwärme wurde beobachtet[5]). Häufig tritt Polyurie und bei Geisteskranken zugleich damit Incontinentia urinae auf.

Butylchloralhydrat, ($C_5H_5Cl_3O + H_2O$), ist in Wasser sehr schwer, etwas in Glycerin löslich. Werden Schüttelmixturen davon gegeben, so kann die Unlöslichkeit gefährliche Dosirung veranlassen. Die schlafmachenden Wirkungen desselben sind nicht gleichmässig. Bei Menschen wurden danach beobachtet: Uebelkeit und Erbrechen, Sinken der Athemfrequenz, Pulsarhythmie, Hustenanfälle, Kopfschmerzen, Tremor, Frost und krampfhafte Contractur der Kiefer- Brust- und Bauchmuskeln.

Amylenhydrat.

Das Dimethyläthylcarbinol ($[CH_3]_2C_2H_5 \cdot C \cdot OH$), schmeckt schlecht, und selbst Kranke, die an Paraldehyd gewöhnt sind, klagen darüber. Auch nach Einspritzung in den Mastdarm findet sich schon nach 3 Minuten der Geschmack im Munde.

---

1) Adam, Annales médico-psychologiques. 1888. II. p. 218.
2) Petrazzani, Revista spezim. de freniatr. 1887. T. XIII. p. 206.
3) Kallfelz, Ueber subcut. Inject. v. Methylal als Schlafmittel. Strassburg 1888.
4) Mairet et Combemale, Progrès médical. 1887. No. 27. p. 206.
5) Marandon de Montyel, La France médicale. 1891. No. 9.

Bei vielen Kranken tritt leicht Gewöhnung ein, so dass man dann gezwungen ist, grössere Dosen zu reichen[1]).

Nicht immer zeigt sich die schlafmachende Wirkung. Unter 149 Einzelversuchen an 26 Personen war sie z. B. 20 Mal mangelhaft und fehlte 5 Mal ganz[2]). Die Art der Krankheit hat auf Erfolg oder Nichterfolg Einfluss. So ist eine bessere Wirkung bei hallucinatorischen und Tobsuchtszuständen zu erwarten als bei senilen und paralytischen Formen, wo es bisweilen ganz versagt. Bei 11 Frauen mit maniakalischer Aufregung trat nach 51 Dosen 49 Mal Schlaf ein, seltner bei Mechancholischen mit hochgradiger Agitation. Unwirksam erwies sich das Mittel bei Schlaflosigkeit durch Schmerzen, Husten und bei dyspnoëtischen Zuständen.

Bei manchen Kranken fällt die schlafmachende Wirkung ganz aus und dafür tritt eine rauschartige Erregung ein. Die antepileptische Wirkung des Mittels lässt in vielen Fällen nach 6—8 Wochen nach. Einer Erhöhung der Dosen setzen die heftigen Nebenwirkungen dann eine Schranke. Nebenwirkungen sind bisher nicht häufig und, wegen der seltenen Anwendung des Mittels nicht mannigfaltig gewesen. Eine beachtenswerthe Ursache für dieselben kann darin liegen, dass das Amylenhydrat leichter wie Wasser und Syrup, mit denen es verabfolgt wird, ist, deswegen auch nach dem Durchschütteln sich wieder leicht an der Oberfläche der Flüssigkeit sammelt, und beim Abgiessen in einen Esslöffel in zu grosser Menge in diesen hineingelangt[3]).

Das Mittel reizt die Schleimhäute, mit denen es in Berührung kommt. Es erzeugt nicht selten Brennen im Halse, Brechneigung, Appetitlosigkeit und Verdauungsstörungen. Man soll es, wenn diese Nebenwirkungen eintreten, als Klystier verabfolgen, ebenso wenn es sich um Magenkranke oder an ulcerösen Processen im Pharynx Leidende handelt. Sehr wesentlich kann diese Abhülfe nicht sein, da Amylenhydrat, wie ich weiss, auch in den Magen hinein ausgeschieden wird. Bei Epileptischen beobachtete man nach seinem Gebrauch Verstopfung[4]). Einige Kranke bekamen bei dieser Behandlung Schwellung an Gesicht und Händen.

Die Herzthätigkeit soll durch Amylenhydrat „so gut wie gar nicht" leiden. Doch ist auch nachgewiesen, dass es lähmend auf die herzhemmenden Apparate und reizend auf die beschleunigenden Ganglien wirkt. Grössere Dosen rufen, wenngleich nicht immer, eine Beeinflussung des Herzens hervor. Der Puls kann klein und langsam werden. Ebenso sah man bei einigen Geisteskranken, die etwas mehr als 3,5 resp. 5 g erhalten hatten, die Athmung sehr oberflächlich und unregelmässig werden. Diese Veränderungen bestanden in tiefster Narkose noch am Tage nach dem Einnehmen. Mit ihnen ging eine bedenkliche Abnahme der Körperwärme einher, die um 6 Uhr Morgens 35,1°C. (Puls 60), um 2 Uhr Nachmitags 34,6 (Puls 64) und um 6 Uhr Nachmittags noch 35,2° C. betrug. Erst 2 Tage später war die Körperwärme wieder normal. Dem Schlafe geht bisweilen, nicht nur nach ungenügenden, sondern auch nach ausreichenden Dosen ein rauschartiger Zustand voran, in welchem der

---

1) Jastrowitz, Verhandl. d. Vereins für innere Medicin. Berlin 1890. p. 50.
2) Lehmann, Neurologisches Centralblatt. 1887. No. 20.
3) Dietz, Deutsche Medicinalzeitung. 1888. p. 211.
4) Wildermuth, Neurologisches Centralblatt. 1889. No. 15. p. 415.

Kranke sehr gesprächig ist, oder lacht und weint oder auch einen erhöhten Bewegungstrieb zeigt. Der Puls ist dann gewöhnlich beschleunigt, die Haut des Gesichtes geröthet. Erst nach 2—4 Stunden kann dann der Schlaf eintreten, oder die Erregung ohne Schlaf allmählich ausklingen. Vereinzelt wird über Schwindelgefühl geklagt.

Als **Nachwirkung** ist bei längerem oder einmaligem Gebrauche stärkerer Gaben eine anhaltende Schlafsucht zu erwähnen. Dieselbe kann bei den verschiedenartigsten Kranken auftreten und scheint von der Individualität abhängig zu sein. Bei einigen Epileptikern sah man dieselbe auch schon nach kleinen Gaben lästig fallen. Oft hörte sie bei diesen Kranken auf, nachdem Gewöhnung an das Mittel eingetreten war[1]. Bei Geisteskranken kann sie ca. 24—36 Stunden anhalten. Anstatt am Morgen zu erwachen, befinden sie sich in tiefster Narkose, die Extremitäten sind paralytisch, Reflexe, einschliesslich des Cornealreflexes, aufgehoben, und die Pupillen weit, träge auf Licht reagirend. Andere Kranke erwachen am Morgen mit Kopfschmerzen und sind schwindlig und benommen. Auch Uebelsein und Magendrücken kommen vor, die einen halben Tag anhalten können. Bei Epileptikern sah man danach die Krämpfe an Häufigkeit zunehmen[2].

Acetal.

Das Diäthylacetal, $(CH_4.(OC_2H_5)_2)$, wirkt nur halb so stark wie Paraldehyd.

Von 118 Abendversuchen hatten 92 Erfolg, 6 Halberfolg und 20 Misserfolg. Von 49 Tagesversuchen hatten 33 Erfolg, 10 Halberfolg und 6 Misserfolg[3]. Das Mittel vermindert nach vorübergehender Erregung die Herzthätigkeit und den arteriellen Blutdruck.

An der **Haut** sah man bei einem an Chorea erkrankten Mädchen von 10 Jahren, nachdem 2 Dosen von je 5 g ohne Wirkung genommen waren, nach Verabfolgung von 7,5 g im Gesicht eine streifige, fleckweise, dann sich mehr und mehr diffus ausbreitende Röthe. Dieselbe wurde immer intensiver und allmählich, aber erst nach 10—15 Minuten zeigten sich ähnliche rothe Flecke an den Schultern, der Brust, den Extremitäten, hier namentlich in der Gegend der Gelenke. Die getheilten Theile fühlten sich heisser als die Umgebung an, waren nicht über das Niveau der übrigen Haut erhaben und auf Druck nicht schmerzhaft. Die Röthe verschwand erst nach 4—5 Stunden. In der Folgezeit konnte bei derselben Patientin diese Erscheinung jedesmal, aber in allmählich sich abschwächender Weise beobachtet werden. Ein anderes, an derselben Krankheit leidendes Kind bekam nur 1 Mal 10 Minuten nach dem Einnehmen von 5 g Acetal im Gesicht eine fleckige Röthe[4]. Starke Congestionen nach dem Kopfe mit auffallender Röthe des Gesichtes erscheinen bisweilen.

Im **Munde** ruft das Mittel eine brennend scharfe Empfindung hervor. Auch Speichelfluss, Aufstossen und Erbrechen kommen vor. Die **Herzthätigkeit** kann sehr aufgeregt, die Pulszahl vermehrt und der Puls vorübergehend unregelmässig sein[5]. Nach Verbrauch von erst 5 und dann noch 10 g

---

1) Wildermuth, Neurologisches Centralblatt. 1889. No. 15. p. 415.
2) Naecke, Allgem. Zeitschr. f. Psychiatrie. Bd. 47. 1.
3) Langreuter, Archiv f. Psychiatrie. 1884. Bd. XV. p. 11.
4) Leubuscher, Correspondenzbl. des ärztl. Ver. von Thüringen. 1884. No. 10.
5) Stoltenhoff, Centralbl. f. Nervenheilk. 1873. No. 6.

Acetal schlief eine Kranke 1—2 Stunden, musste aber dann gewaltsam aufgerüttelt werden, weil unangenehme, bedrohliche Symptome seitens der Medulla oblongata etc. auftraten[1]). Die Exspirationsluft riecht selbst noch 48 Stunden lang nach dem Mittel. Rauschähnliche Betäubung mit Eingenommensein des Kopfes in Verbindung mit schwankendem Gang fand man bei 2 von 13 Geisteskranken, die das Mittel genommen hatten, und kam auch mehrfach als Nachwirkung am anderen Morgen noch vor. Hinzugesellen können sich noch: Schwere in den Gliedern, Uebelkeit und Brechneigung sowie Schmerzen beim Uriniren.

Thymacetin.

Dieses als Analgeticum und Hypnoticum gebrauchte Thymolderivat rief unter 20 Kranken nicht einmal Schlaf zu einer Zeit hervor, wo nicht das natürliche Bedürfniss zu solchem vorhanden war. Aber als Nebenwirkungen beobachtete man[2]): vorübergehende Pupillenerweiterung, Betäubung, begleitet von leichtem Trunkenheitsgefühl, mehrstündigen Kopfschmerz, leichtes Fieber, und meistens eine lang anhaltende Müdigkeit.

Bei allen Kranken machte sich ein unangenehmer Einfluss auf die Harnentleerung bemerkbar. Entweder trat häufige Nöthigung zum Harnlassen oder Harnverhaltung oder Dysurie durch einen Urethral-Blasenkrampf ein, oder es erschien nach dem Harnlassen Schringen, das bisweilen bis zu Brennen anwuchs. Alle drei Symptome zeigten sich vereinzelt oder gemeinsam. Auch Stiche in der Urethra kamen vor.

Es entsteht ein bitterer oder schlechter Geschmack und eine pappige Zunge, epigastrische Wärme oder Schmerz der bisweilen auch den Oesophagus aufsteigt, Durst, Uebelkeit, Erbrechen und Appetitverlust.

Zum Theil kann Gewöhnung an das Mittel, z. B. seitens der Blase, eintreten. Nur der Magen wird immer empfindlicher für dasselbe.

Hypnon.

Das Phenylmethylaceton, ($C_6H_5 . CO . CH_3$), sollte Schlaf erzeugen. Es giebt sehr wenige Beobachter, die dies bestätigen konnten. In 22 Fällen und 61 Einzelversuchen[3]), sowie bei Geisteskranken (Manie, Epilepsie, Paralyse, Verrücktheit etc.)[4]), war der Erfolg absolut negativ. Selbst da, wo man einmal einen Nutzen davon sah, verliess das Mittel ein zweites Mal. Es ist schwer anzunehmen, dass der Grund nur in der Individualität der Kranken liegt, da z. B. auch Affen keinerlei hypnotische Wirkung dadurch verspüren. Hypnon setzt die Erregbarkeit des Vagus stark herab, vermindert den Blutdruck und verändert den Respirationstypus. Es sind dies keine wünschenswerthen Eigenschaften. Hierzu kommt, dass an das Mittel Gewöhnung stattfindet, so dass z. B. schon am nächsten Abend die zwei- bis dreifache Dosis vollkommen wirkungslos ist[5]). Schleimhäute die mit demselben in directe Berührung kommen, werden gereizt. Brennen und Schmerzen entstehen nach Einführung in das Unterhautzellgewebe. Nach Hypnonaufnahme in den Magen klagen manche Kranke über ein Gefühl von Brennen in der Kehle und dem Epigastrium. Aufstossen ist häufig. Auch Uebelkeit, Stechen in der Nasenhöhle, sowie leichte Hustenanfälle kommen vor. Wo das Mittel versucht wurde, zwangen schon allein die Störungen im Magen zum Aussetzen. Da

---

1) Brieger, Verhandl. d. Vereins f. innere Medicin. Jahrg. 2. 1882—83. p. 191.
2) Marandon de Montyel, Bullet. gén. de Thérap. T. CXXII. p. 50.
3) Hirt, Breslauer ärztl. Zeitschr. 1886. No. 6.
4) Savage, The Practitioner. 1887. I. p. 35.
5) Seiffert, Münchener med. Wochenschr. 1887. p. 349.

die Ausscheidung des Mittels grösstentheils durch die Lungen vor sich geht, so riecht die Exhalationsluft für den Kranken belästigend lange danach. Manche Kranke können den Geruch überhaupt nicht vertragen. Als Nachwirkung fand man in den wenigen Fällen, in denen Schlaf eintrat, Kopfschmerzen, Schweisse, Pulsverminderung und auch leichtes Erbrechen.

Triäthylcarbinol. Diese kampferartig riechende Flüssigkeit, [$(C_2H_5)_3COH$], lieferte als Schlafmittel (1—2 g) eine gute Wirkung bei 68,18 pCt., eine mässige bei 27,28 pCt. und keine Wirkung bei 4,54 pCt. von Geisteskranken. Schmerzen werden mit kleinen Dosen nicht gestillt. Das Mittel wird ungern genommen, da es einen unangenehmen, kratzenden Geschmack besitzt. Personen „mit einiger Willenskraft" sollen sich sehr leicht darüber hinwegsetzen können. Einige Kranke klagten am anderen Morgen über „etwas benommenen Kopf." Anderweitige Nebenwirkungen stehen noch aus.

Das **Somnal**, ein Patentpräparat, ist eine Mischung von Alkohol, Urethan und Chloralhydrat, wirkt abgeschwächt und unsicherer wie Chloralhydrat, besitzt aber dessen gefährliche Eigenschaften, ist 20 Mal so theuer und ist schlechter einzunehmen.

Carboneum sulfuratum.

Der Schwefelkohlenstoff kommt vielfach verunreinigt in den Handel; denn er enthält ausser höheren organischen Schwefelverbindungen stets Spuren von Schwefel und schwefliger Säure. Solche Beimengungen bedingen auch den unangenehmen, einen nicht unwesentlichen Behinderungsgrund für die therapeutische Anwendung darstellenden Geruch des Präparates. Der frisch destillirte Schwefelkohlenstoff besitzt einen schwachen angenehmen Geruch. Die Einathmung des Dampfes ruft eine Reizwirkung auf der Bronchialschleimhaut hervor. Viel intensiver ist dieselbe jedoch, wenn reiner Schwefelkohlenstoff mit thierischen Geweben, z. B. der Haut, in Berührung kommt. Fast augenblicklich macht sich die Entzündungserregung bemerkbar. Es entsteht eine Hyperämie mit brennendem und beissendem Schmerz, der auf Anblasen von Luft an Intensität nachlässt[1], und wenn die Einwirkung des Mittels bei gehinderter Verdunstung weiter geht, selbst Blasenbildung. Die subcutane Injection macht mehr oder minder tief greifenden Brand.

Innerlich erzeugt der Schwefelkohlenstoff relativ heftige, locale Reizerscheinungen, etwas weniger, wenn man ihn mit Milch mischt. Die Ausscheidung desselben geht zum Theil durch die Lungen vor sich[2]. Die zweckmässigste Form der Darreichung scheint die der wässrigen Lösung zu sein. Einige Zeit nach dem Einnehmen einer solchen Lösung erscheint eigenartiges Prickeln in der Nase und lebhaftes Wärmegefühl im Magen. Bei dem Gebrauche des reinen Schwefelkohlenstoffs gegen gichtische und rheumatische Beschwerden in Dosen von 2—4 Tropfen traten starker Schweiss, vermehrte Diurese und Congestionen nach dem Kopfe ein. Nach 6 Tropfen erschienen sehr heftiges Kopfweh mit Schwindel.

Ob bei einer ausgedehnteren Anwendung dieses Mittels nicht auch einzelne jener schweren sensorischen und sensoriellen Störungen, wie Sehstörungen, Anästhesien etc. auftreten werden, die nach der Einwirkung desselben auf Arbeiter im Gewerbebetriebe beobachtet wurden, lässt sich jetzt nicht bestimmt beantworten, ist aber wahrscheinlich. Als er früher mehrfach zur Herbeiführung von Inhalationsanästhesieen benutzt wurde, bewirkte

---

1) Ckiandi-Bey, Compt. rend. de l'Acad. des Scienc. T. CXCIX. 1884. p. 509.
2) L. Lewin, Archiv f. pathol. Anatomie. Bd. 78. 1879.

er Uebelkeit und Erbrechen, grosse Unruhe, vermehrte Pulzfrequenz Kopfschmerzen und Benommensein.

Die Schwefelkohlenstoff-Amblyopie ist eine centrale. Das peripherische Gesichtsfeld ist unverändert. In einem Falle fand sich eine concentrische Gesichtsfeldbeschränkung mässigen Grades. Trotz der centralen Lage des Scotoms ist die laterale Hälfte desselben überall unverkennbar grösser als die mediale. Die Störung des Farbensinns ist nach Ausdehnung und Intensität hochgradig, nur ausnahmsweise normal, während der Raumsinn relativ weit weniger gelitten hat, worin ein gewisser Gegensatz zur Tabakamblyopie liegt. Die rothgrün empfindenden Elemente leiden mehr als die blaugelb empfindenden. Um die Scotome für Blau und Gelb findet sich eine Ringzone von wechselnder Breite, in welcher nur Rothgrünblindheit besteht, Blau und Gelb aber erkannt werden. In einem Falle nahm man im aufrechten Bilde im gelben Fleck eine Gruppe zarter, das Licht zurückstrahlender, weisser Stippchen von etwa maulbeerartiger Anordnung wahr. Erfolglosigkeit der Behandlung, sowie Besserung und Heilung unter Jodkalium und Schwitzen wurde beobachtet.

Anhalonium Lewinii. — A. Williamsi.

Die arzneilich schon verwandte erstgenannte Cactee[1]) erzeugt zu 3 Stück: Visionen, Pupillenerweiterung, Accomodationsschwäche, Depression des Muskelsystems, bisweilen Uebelkeit und Erbrechen und partielle Anästhesie der Haut. Bei dem erfolgreichen Gebrauche einer aus der Droge bereiteten Tinctur gegen Neuralgie sah man nach dem Verschwinden derselben Prickeln, besonders an Fingern, Zehen und Fusssohlen, Harnvermehrung und ein bläschenförmiges Arzneiexanthem entstehen. Das aus A. Williamsi dargestellte Alkaloid Pellotin, rief nach der subcutanen Injection des salzsauren Salzes (0,02—0,04 g) als Nebenwirkung hervor: starke Herabsetzung der Pulszahl, Schwindel, Brausen im Kopfe, Wärmegefühl, auch Uebelkeit und Benommensein, und nach 0,01 g Ohrensausen, Cyanose und einen $1/2$ stündigen bedrohlichen Collaps.

Die hypnotischen Erfolge beliefen sich bei 58 Personen auf 50%, die mittelmässigen auf 29,3% und die negativen auf 20,7%. Analgetische Wirkungen fehlen. Doch versagt das Alkaloid auch ganz[2]).

Cannabis indica.

Wegen der meistens unzulänglichen Beschaffenheit des indischen Hanfs oder seiner galenischen Präparate ist er mit Recht aus manchen Pharmacopoeen entfernt worden. Die Herba cannabis indicae und das Extract aus derselben werden beim langen Aufbewahren werthlos. Schon beim Trocknen der Pflanze scheinen Stoffe verloren zu gehen, deren Wirkung vorzüglich die Ganglien der grauen Hirnsubstanz trifft. Unwahrscheinlich scheint mir die Angabe, dass die Menge der activen Stoffe der Pflanze sich von Jahr zu Jahr ändert. Ein tadellos aussehendes Präparat kann ohne jede

---

1) L. Lewin, Arch. f. exper. Pathol. u. Pharmak. 1888. Bd. XXIV u. 1894. Bd. XXXIV. — Prentiss and Morgan, New York med. Rec. 1896. p. 258.

2) Hefftter, Archiv f. experim. Pathologie. 1894. Bd. XXXIV. — Jolly, Deutsche med. Wochenschr. 1896. p. 375. — Langstein, Prag. med. Wochenschr. 1896. p. 446. — Pilcz, Wiener klin. Wochenschr. 1896. No. 48. — Nagy, Ungar. med. Presse. 1897. No. 8.

Wirkung auf Thiere sein. Die Aufbewahrungsart ist auch hierbei das Wesentliche. Ich habe die Ueberzeugung, dass, wenn die wirksamen Pflanzentheile frisch comprimirt würden, auch ein besseres Erhalten ihrer arzneilichen Leistung erzielt werden könnte. Die lebhaft grüne Farbe des in 90 pCt. Alkohol löslichen Hanfextractes, auf welche ein besonderer Werth gelegt zu werden scheint, steht im Verdachte, entweder durch Chlorophyll oder durch einen Kupfergehalt bedingt zu sein. Gebrauchsfähig erscheinen mir nur alkoholische Auszüge der Pflanze.

Die Wirkung der Cannabis indica ist in hohem Grade von individuellen Verhältnissen der Kranken abhängig. Auch das Geschlecht soll Wirkungsunterschiede bedingen und z. B. die Migräne bei Frauen leichter als bei Männern bekämpft werden können[1]). Nebenwirkungen können in reichem Maasse durch den Hanf bedingt sein. Ich glaube, dass manche derselben bisher unbekannten Zersetzungsproducten der Pflanze ihr Entstehen verdanken. Nach drei Stunden entstanden schwere nervöse Nebenwirkungen bei einem Kranken, der einen Esslöffel einer Mixtur von 2 g Extract. Cannabis alkohol. auf 250 g Wasser eingenommen hatte. Das in Wasser unlösliche Extract schwamm auf der Oberfläche der Flüssigkeit und gelangte beim Abgiessen fast ganz in die erste Dosis[2]). Als Contraindication für den Gebrauch von Hanfpräparaten sind Herzkrankheiten anzusehen, bei denen die Beschwerden der Herzarhythmie dadurch gesteigert werden[3]). Angeblich soll auch die gichtische Disposition einen Einfluss für das Entstehen von Nebenwirkungen haben[4]). Die Häufigkeit der Nebenwirkungen hängt auch von der Beschaffenheit des Präparates ab. Unter 1000 Versuchen, die mit verschiedenartigen Präparaten angestellt waren, kamen 67 Mal Nebenwirkungen, viel öfter aber Nachwirkungen vor. In anderen Versuchen kann sich dieses Verhältniss sehr verschieden hiervon gestalten. Die schlafmachende Wirkung des Hanfs erschien in 1000 Versuchen 530 Mal vollkommen, 215 Mal theilweise und 255 Mal gering oder gar nicht[5]). Andere Beobachter sahen dieselbe selten oder vermissten sie immer. Bisweilen entstehen die Nebenwirkungen, wenn nach wochenlangem Gebrauch eine kurze Unterbrechung eingetreten ist, und das Mittel dann wieder verwandt wird.

Selten sind die Nebenwirkungen an der Haut. Abgesehen von Taubheit und Jucken entstanden bei einem früher syphilitisch Gewesenen nach 0,06 g des alkoholischen Extracts an Kopf, Gesicht, Ohr, Hals, Rumpf, Gliedmaassen, sogar an Handflächen und Fusssohlen stecknadelkopf- bis erbsengrosse, auf indurirter Basis stehende, wenig in Gruppen gestellte, nicht zusammenfliessende, mit klarer seröser Flüssigkeit gefüllte Blasen, die mässig juckten und nach wenigen Tagen ohne Behandlung durch Eintrocknen und Abfallen der Krusten verschwanden. Nur eine vorübergehende Pigmentation blieb zurück.

Trockenheit im Munde, starkes Durstgefühl, Ekel, Erbrechen und Strangurie sind mehrfach beobachtet worden. Vereinzelt wird von einer

---

1) Greene, The Practitioner. 1888. II. p. 35.
2) Strange, Brit. med. Journ. 1883. 7. July.
3) Prior, Münchener med. Wochenschr. 1888. No. 33.
4) Kelley, Brit. med. Journ. 1883. 30. July. p. 1281.
5) Fronmüller, Klin. Stud. über narkot. Arzneimittel. Erlangen 1869. p. 64.

Steigerung der Geschlechtserregbarkeit berichtet. Die Pulszahl ist selten vermindert, meistens vermehrt und steigt in manchen Fällen auf 160, während der Puls klein ist oder auch aussetzt. Hierzu kann sich Collaps mit oder ohne Bewusstlosigkeit gesellen. Die Haut wird klammig, unempfindlich, das Bewusstsein ist theilweise geschwunden und den Kranken martert eine Todesangst. Die Pupille ist starr, erweitert und reagirt wenig auf Licht. Es bestehen Doppeltsehen, Funken- und Flammensehen, sowie Accomodationsstörungen. Von Seiten des Centralnervensystems beobachtet man Eingenommensein des Kopfes, und eine oft recht bedeutende und langdauernde Erregung vor dem Eintritte der Beruhigung. Die Kranken finden sich in einer Art von Berauschung, haben Delirien, überhaupt lärmende Ausbrüche von Freude oder Traurigkeit, Ideenflucht, Geistesverwirrung mit Abnahme des Gedächtnisses und Hallucinationen des Gesichts und Gehörs meist grotesker Natur. So fürchtete z. B. eine Kranke, die 0,03 g des harzigen Extractes erhalten hatte, zu verbrennen, glaubte Feuer zu speien und betrug sich auch im Uebrigen wie eine Geistesgestörte[1]). Diese Symptome schwinden nach einigen Stunden, kehren aber bei erneuter Verabfolgung des gleichen Präparates wieder. Ein 23tägiger Gebrauch von 10 Tropfen Tct. Cannabis indicae veranlasste Hallucinationen, Todesangst und Selbstmordversuche[2]). Die Delirien mit Wahnvorstellungen können sich an einen überstandenen Collaps anschliessen. An Händen und Füssen beobachtet man bisweilen ein Gefühl von Kälte und Taubheit, Kriebeln oder Eingeschlafensein. Dazu können Schwinden des Muskelgefühls, Schwindel und Schwäche kommen, so dass die willkürliche Bewegung zur Unmöglichkeit wird. Nach grösseren Dosen wurden auch kataleptische Symptome beobachtet. Andere Kranke weisen einen besonders erhöhten Bewegungstrieb, vereinzelt auch Convulsionen der unteren Gliedmassen oder des Rumpfes auf.

Nachwirkungen stellen sich unverhältnissmässig häufig ein. Unter 1000 Versuchen fand man 220 Mal u. A. geringe oder bedeutende Betäubung, Uebelkeit und Erbrechen und am häufigsten Schwindel und Kopfschmerzen.

Der Missbrauch des indischen Hanfs.

Im Gegensatze zu den meisten der im Handel befindlichen Hanfpräparate wirkt der indische Hanf in so frischem Zustande, wie er von den Eingeborenen Indiens und Afrikas als Genussmittel gebraucht wird, besonders stark auf das Gehirn. Fast zwei Jahrtausende reicht vielleicht dieser Gebrauch zurück. Unzählige Geschlechter haben daran theilgenommen und werden es voraussichtlich thun, so lange noch die Pflanze zu erlangen ist. Wenn sich vielleicht auch nicht die Erzählung des Herodot, dass die Scythen am Caspischen Meere und am Aralsee ein Kraut zur Gewinnung der betäubend wirkenden Samen bauten, auf den Hanf bezieht, und vielleicht die angegebene Procedur des Verbrennens der Samen zur Erzeugung von berauschendem Dampf auch auf eine der Belladonna-Gruppe zugehörige Pflanze Bezug haben kann, so gedenkt doch Galen ausdrücklich des Hanfes als eines Genussmittels. Beim

---
1) Wolff, Preuss. Vereinszeitung. 1848. No. 23.
2) Minter, Brit. med. Journ. 1896. II. p. 1773.

Nachtisch würden kleine Kuchen vorgesetzt, welche die Lust am Trinken erhöhten, aber im Uebermaass genommen, Betäubung erzeugten. Etwa 600 n. Chr. scheint sich der Gebrauch des Mittels bei den Hindus und den Mongolen verbreitet zu haben. Bei alten Sanskritschriftstellern werden die „Fröhlichkeitspillen", ein Präparat aus Hanf und Zucker, erwähnt. Prosper Alpinus[1]) berichtet, dass man die Blätter des Hanfes in Aegypten gepulvert zu einer Masse anstösst, die in Form von Bissen zur Berauschung genommen werden, und die Ekstase und Visionen erzeugten. Die Weiber Thebens stellten nach Diodor eine Flüssigkeit aus Hanf dar, die wie der Nepenthes des Homer wirke. Garcias ab Horto[2]) fand in Indien den Gebrauch als Genuss und Schlafmittel weit verbreitet vor. „Nullam vero ex eo aliam ultilitatem capiunt, nisi quod in extasin quodammodo rapiantur, atque omni solicitudine liberentur, tenue quiddam ridentes." Es scheint, als wenn die Verbreitung dieses Genussmittels von Klein-Asien ihren Ausgang genommen hat, und von dort das ganze indische Gebiet und Afrika damit überfluthet worden sei. Heute gebrauchen dasselbe circa **200 Millionen** Menschen. Der Congoneger in Liberia raucht Hanf wie der Afrikaner des Marutse-Reiches, der Hottentotte so leidenschaftlich wie der Bergdamara oder der Makololo, und der chinesische Kuli verwendet es wie Millionen von Indiern. Ausserdem stellen noch Aegypten, Algier, Tunis, Marokko, die Türkei, Persien und die benachbarten Länder Consumptionsgebiete für diese Droge dar.

Die Ursachen, die zum Gebrauche dieses narkotischen Genussmittels führen, sind die gleichen wie bei anderen. Vielfach herrscht die Meinung, dass die erste Anregung dazu der Wunsch sei, die Geschlechtsfunctionen zu steigern. Erotische Vorstellungen mögen das Traumleben, in das der Haschischraucher oder -Esser sich versetzt, durchweben und einen solchen Zustand erstrebenswerth machen — das geschlechtliche Können mag auch anfangs erhöht sein, leidet jedoch wie bei Opiophagen bei vollem Ergebensein an diesen Genuss. In mässigen Gaben bringt das Mittel Erheiterung des Geistes hervor und reizt vielleicht zu einem eigenthümlichen, convulsivischen Lachen. Nimmt man aber grössere Mengen, so bemächtigt sich des Geniessenden ein wonniges Gefühl, welches alle Thätigkeit des Geistes begleitet. Es ist, als ob die Sonne jeden Gedanken bescheine, welcher das Hirn durchzieht, und jede Bewegung des Körpers ist eine Quelle von Lust. Der Haschischesser fühlt sich nicht in der Art glücklich wie der Feinschmecker oder der Hungrige, wenn er seinen Appetit befriedigt, noch wie der Wollüstling, wenn er seiner Liebeslust fröhnt, sondern er ist glücklich wie Jemand, der erfreuliche Nachrichten hört, wie der Geizige, welcher seine Schätze zählt, wie der Spieler, wenn ihn das Glück begünstigt oder wie der Ehrgeizige, den der Erfolg berauscht. Die Sinne werden feiner und schärfer. So stehen z. B. die Schallempfindungen zu den Schalleindrücken in keinem Verhältniss. Das Ohr vernimmt Harmonieen und der vom Auge aufgefangene Lichtstrahl wird zu Sonnen, die ein Paradies höchster Sinnengenüsse bescheint. Das Gefühl der Körperlosigkeit herrscht in diesem

---

1) Prosp. Alpini, Medicina Aegyptorum. Lugd. Batav. 1745. p. 262.
2) Garcias ab Horto, Aroma et simplic. medic. hist. Antverp. 1574. p. 219.

Zustande, der für den Berauschten das Vorhandensein von Zeit und Raum ausschliesst.

Bisweilen mischen sich dem Hanfrausche auch trübe Vorstellungen bei. Afrikanische Hanfraucher zeigen nach Eintritt der Wirkung häufig nicht Schlaf, sondern eine Erregung, die sich in einer stürmischen Beredsamkeit, in einem reissenden Strom sinnloser Worte oder kurzer Sätze kundgiebt, während abnormer Bewegungstrieb sich bei ihnen, im Gegensatz zu Hanf rauchenden Europäern, nicht findet. Diese stürmen im Zimmer umher und mit ihnen jagen sich in toller Flucht die Gedanken, die nie zu Ende gedacht, unfixirbar, aus einem inneren Drange, oft unter Lachen, ausgesprochen werden müssen. Ein solcher innerer Drang veranlasst auch wohl jemand, der Hanf aufnimmt, auf Händen und Füssen zu kriechen. Obschon er sich seiner Handlungen bewusst ist, hat er dann doch nicht den Wunsch, etwas Anderes zu thun. Der chronische Cannabismus führt zu sehr schweren und oft bleibenden Störungen im Centralnervensystem. Schon Ebn-Beithar gab am Ende des 12. Jahrhunderts an, dass Haschisch in Dosen von 4—8 g berauscht, grössere Mengen Delirien und Wahnsinn erregen, der gewohnheitsmässige Genuss dagegen Geistesschwäche oder Tobsucht hervorrufe. Körperlich und geistig erfolgt der Verfall in der Art, wie dies beim Opium geschildert worden ist. Trotz mancher strenger Verfügungen ist in den bezeichneten Ländern dem Missbrauch des Hanfs nicht gesteuert worden. Verbannt man die Bethätigung dieser Leidenschaft aus öffentlichen Orten, so wuchert sie um so üppiger an verborgenen. Der öffentliche Anstoss ist dadurch beseitigt, die Leidenschaft selbst geschützter, da sie wenig oder gar nicht controlirbar ist. In einem Berichte über Irrenasyle in Bengalen für das Jahr 1883 wird ausgesprochen, dass die Cannabis indica unter 232 Fällen 76 Mal als Krankheitserreger anzusprechen gewesen sei. Nur 34 von diesen 76 Erkrankten fanden Wiederherstellung. Die Geistesstörung tritt auf als Rausch mit Hallucinationen, Delirien und Unruhe, oder als acute Manie oder als Schwachsinn. Die Prognose ist nur bei der ersten Form gut zu stellen.

Cannabinum tannicum.

Auch solche, die Schlaf nach diesem Mittel eintreten sahen, gaben an, dass die Dosis bei fortgesetztem Gebrauche gesteigert werden müsse. In einer Beobachtungsreihe wurden in 54 pCt. der Fälle gute Resultate erzielt, in 46 pCt. waren dieselben theils sehr gering, theils fehlten sie ganz[1]). Andere Beobachter berichten viel weniger Günstiges von dem Mittel. Nebenwirkungen erschienen in 63 Fällen 6 Mal. Sie bestanden in Erbrechen, und auch nach kleinen Gaben (0,1 bis 0,5 g) in einem Zustand von Aufregung, nervöser Unruhe und Schlaflosigkeit Wo leichte Erregung bei einigen Kranken bestand, wurde sie durch das Medicament gesteigert. In wenigen Fällen (2 von 63) wurde als Nachwirkung am nächsten Morgen über Trockensein im Halse geklagt. Ein Mal kam auch eine starke, aber bald vorübergehende Betäubung zur Beobachtung. Häufiger erschien Eingenommensein des Kopfes mit leichtem Schwindelgefühl.

---

1) Pusinelli, Berliner klin. Wochenschr. 1884. p. 7.

Cannabinon.

Dieses bittere und kratzig schmeckende Weichharz stellt einen der im Hanf wirksamen Stoffe dar, der aber mit so vielen unangenehmen Nebenwirkungen verbunden ist, dass von einer Verwendung desselben als Schlaf- und Beruhigungsmittel Abstand genommen werden muss. Die Wirkung ist sehr ungleich: selbst bis zu 0,7 g fehlte sie ganz und nach sehr viel kleineren Dosen erschienen störende Nebenwirkungen[1]). Das erstere liegt wohl daran, dass das Harz in den Speisebrei, oder beim zufälligen schnellen Hineingelangen in den Darm als leicht verklebende Masse unresorbirt ausgestossen wird, das letztere an einer zu guten Resorption.

Die Nebenwirkungen können bis 24 Stunden anhalten. Die subcutane Einspritzung öliger Lösung bedingt starke Reizwirkung[2]). Nach dem Einnehmen findet man in wechselnder Combination Brennen und Trockenheit im Halse, Brechreiz, Meteorismus, auch Hustenreiz, Sprachstörungen und Collaps. Die Haut kann dabei graublau gefärbt, die Glieder kalt sein, Präcordialangst und Todesahnungen quälen die Kranken und die Herzthätigkeit ist geschwächt oder unregelmässig. Auch nach kleineren bei leerem Magen gegebenen Dosen fand man Pupillenerweiterung[3]), und vereinzelt Abnahme der Sehkraft[4]).

Das Bewusstsein kann trotz motorischer und psychischer Willenslähmung[5]) erhalten sein. Häufig erscheint leichtes Benommensein. Das Urtheil für Raum und Zeit schwindet zeitweilig ganz. Statt Schlaf stellt sich eine von der genommenen Dosis und der Individualität in der Stärke abhängige Erregung ein, wodurch die Kranken zu übermässigen Bewegungen veranlasst werden. Hallucinationen lassen sich in manchen Fällen als Triebfedern für solche Erregungszustände erkennen. Bei Anderen werden Erregungen vermisst und nur Klagen über Schwindel, Kälte und Schwere in den Gliedern vernommen. Es können auch psychische Erregung mit schwerer Depression abwechseln und hysteroide Wein- und Lachkrämpfe, Zuckungen der Glieder und, darauf folgend, vorübergehende Lähmung eintreten.

Als Beispiel, in welcher Combination die Symtome einzutreten vermögen, kann der folgende Fall dienen. Einem Mädchen wurden wegen Schlaflosigkeit zwei Pulver von Cannabinon mit gebranntem Kaffee (je 0,1 g) im Verlaufe einer halben Stunde gegeben. Schon nach einer halben Stunde empfand dieselbe halb im Schlafe, im rechten Arme und linken Beine schmerzhaftes Zucken und erhebliches Angstgefühl, und es stellten sich ferner ein: Herzpalpitationen, Schwächung des Geruchsinns, Würgen und Erbrechen, Todesgefühl neben dem Gefühl der höchsten Prostration. Sie sah verstört aus, sprach theils richtige, theils verkehrte Worte, klammerte sich wegen ihres Angstgefühls an Jeden an, der Puls war irregulär, die Pupillen weit, starr, und wilde Hallucinationen wechselten mit Unruhe und Prostration ab. Stuhl und Urin wurden unwillkürlich entleert. Zeitweise war die Besinnung vollkommen verschwunden. Allmählich trat Ruhe ein. Aber noch fast vier Tage lang bestanden in abnehmender Stärke einige der angeführten Symptome neben Schlaflosigkeit.

Balsamum Cannabis indicae.

In den sehr wenigen Fällen, in denen dieses Präparat verwandt wurde, erwies es sich als ein dem Cannabinon ähnlicher Stoff[6]). Eine Kranke, die

---

1) Gnauck, Berliner klin. Wochenschr. 1885. p. 651.
2) Vogelsang, Berliner klin. Wochenschr. 1885. p. 651.
3) Richter, Berliner klin. Wochenschr. 1885. p. 650.
4) Janicke, Breslauer ärztl. Zeitschr. 1885. p. 278.
5) Sticker, Deutsche med. Wochenschr. 1885. 26. Nov. p. 825.
6) Seifert, Münchener med. Wochenschr. 1886. No. 20. p. 347.

2 Pillen von je 0,1 g erhalten hatte, klagte am anderen Morgen über: Schwindel, Eingenommensein des Kopfes, Sehstörungen, Herzklopfen, so dass sie vor Mittag das Bett nicht verlassen konnte. Beim Aufstehen war das Gehen erschwert, die Beine unsicher und Kriebeln bestand in den Armen und Händen. In einem anderen Falle[1]) erschien nach 0,1 g ein traumartiger Zustand, dann Klopfen im Kopfe, ein Gefühl, als wenn ihr zwei Fäuste über das Gesicht führen, und als ob ihr ein schwerer Körper an der Oberlippe hinge, Trockenheit im Munde und Rachen, Uebelkeit, Brechneigung, Ohnmachtsgefühl, Hallucinationen und ein Collaps mit häufigem und kleinem Pulse.

Cannabindon erzeugt Hallucinationen wie Cannabinon.

Lactucarium.

Der Giftlattigsaft aus Frankreich scheint minderwerthiger als der deutsche und englische zu sein. Die hypnotische Wirkung ist im Allgemeinen unzuverlässig und meist unvollkommen. In einer Untersuchungsreihe[2]) erhielt man als Schlafwirkung mit dem englischen: 18 vollkommene, 15 theilweise und 3 negative Erfolge; mit dem deutschen: 26 vollkommene, 21 theilweise und 9 Fehlerfolge, und mit dem französischen: 1 Erfolg, 7 Theilerfolge und 1 Fehlerfolg. So relativ gute Resultate sind von Anderen nicht festgestellt worden. In der Nacht nach dem Einnehmen entstanden einige Male Ohrensausen, Schwindel und Kopfschmerzen. Gelegentlich beobachtete man auch Athembeklemmung und Pupillenerweiterung. Als **Nachwirkungen** kommen vor: Schwindel, Kopfschmerzen, Eingenommensein des Kopfes, Schweisse und Pupillenerweiterung.

Bromkalium.

Der Gebrauch des Bromkalium hat sich seit seiner ersten Anwendung im Jahre 1828 sehr vergrössert, und besonders beträchtlich ist der Anstieg der Verbrauchsmengen in allen Culturländern in den letzten 2 Jahrzehnten gewesen. Aus dem Gebrauche ist ein Missbrauch geworden. Seit Jahren wird in Tages- und medicinischen Zeitungen, sowie in Flugblättern für Bromverbindungen Reclame gemacht. Das Medikament ist billig, so dass es sich Jeder besorgen kann. Der Ueberarbeitete und deswegen Schlaflose greift zu dem Mittel und ist bald an dasselbe so gefesselt, wie ein Morphinist an Morphin. Ja Mancher lügt in Bezug auf diesen Gebrauch wie ein Morphinist und lässt sich nur bei voller Ueberführung zu einem Geständniss herbei. Dadurch, dass das Mittel überall im Handverkauf erhältlich ist, wird dem Missbrauch kein Hinderniss in den Weg gelegt, und vielen Menschen Schaden an ihrer Gesundheit zugefügt. Es ist endlich an der Zeit, dass von den Behörden dem materiellen Interesse der Verkäufer ein wirksamer Zügel angelegt wird. Andererseits sollte der Indifferentismus der Aerzte in dieser Beziehung schwinden und die Einsicht Einkehr halten, dass Narcotica kein Zuckerwerk darstellen, deren angenehme Wirkung beendet ist, wenn einige Minuten oder Stunden nach dem Einnehmen verflossen sind.

Die **Nebenwirkungen**, welche durch Bromkalium hervorgerufen werden, haben einige Aehnlichkeit mit den durch Jodkalium gesetzten,

---

1) Beckler, Münchener med. Wochenschr. 1886. p. 544.
2) Fronmüller, Klinische Studien etc. Erlangen 1869. p. 80.

sind jedoch nicht so mannigfaltig wie diese und pflegen längere Zeit bestehen zu bleiben. Die Schleimhäute werden leichter als durch Jodide ergriffen, und der Einfluss auf die äussere Haut, sowie in noch höherem Maasse auf das Centralnervensystem ist den durch Jod erzeugten Nebenwirkungen an Intensität und Dauer überlegen. Nicht selten wurde die Beobachtung gemacht, dass mit dem Auftreten von Nebenwirkungen die Gewalt der bestehenden Krankheit, gegen die sich das Bromkalium richtete, gebrochen war. Ich kann aber nicht der Schlussfolgerung beitreten, dass man deshalb als eines der zu erstrebenden Ziele der Bromtherapie das Hervorrufen solcher Nebenwirkungen, besonders des als Bromismus bezeichneten Krankheitszustandes ansieht[1]). Schläfrigkeit, Bewusstlosigkeit, Hauterkrankungen, Sprachstörungen u.s.w. sind möglichst zu vermeidende Vorkommnisse, die in einigen Fällen eine Zeit hindurch substituirend für das bestehende Leiden eintreten, aber an sich keinen Heilungsmodus darstellen.

Für das Auftreten von Nebenwirkungen hat das Verhalten der Bromsalze im Körper Bedeutung. Die Resorption geht schnell von Schleimhäuten aus vor sich, die Ausscheidung viel langsamer. Giebt man 1 g Bromkalium, so findet man von der fünften bis zehnten Minute an, bis zu 36 Stunden das Maximum, aber noch bis zu 3 Wochen oder noch nach einem Monate[2]) im Harn und Speichel Brom. Die Art der Krankheit, der Zustand der Nieren und mancher andere, die Ausscheidung von Stoffen beeinflussende Factor kommt auch hier für Abweichungen von dem angeführten Verhalten in Frage. Bromverbindungen gehen auch in die Milch über. Die säugende Mutter kann von jeder Nebenwirkung frei bleiben, dagegen der Säugling z. B. Hautausschläge bekommen. Ja, die Ansammlung vom Brom im Körper kann so beträchtlich sein, dass z. B. eine Säugende, die vorher viel Bromkalium verbrauchte, seit 14 Tagen aber keines mehr genommen hatte, und dann ihr Kind anlegte, genug Brom mit der Milch ausschied, um bei letzterem Nebenwirkungen zu erzeugen. Die Ausscheidung vom Brom durch die Lungen ist zweifelhaft. Die Schleimhäute der Nase und des Auges sollen ebenfalls Brom absondern, und kleine Mengen verlassen auch mit dem Koth den Körper. Brom findet sich als Salzverbindung nach Bromkaliumgebrauch im Schweiss. Wahrscheinlich gelangt es auch in die Talgdrüsen und andere Hautgebilde, und wird dadurch zur Ursache von Hauterkrankungen. Es geht in den Foetus über. Eine Epileptica nahm während der Schwangerschaft täglich 2 g Bromkalium. Das geborene Kind, das die Muttermilch nahm, schlief fortwährend, und magerte schnell ab. Nach 19 Tagen erschien dasselbe abgezehrt und runzlig. Puls und Athmung waren verlangsamt, die letztere von einem pfeifenden Glottisgeräusch begleitet. Der Harn enthielt reichlich Brom. Auch die Haut erkrankte. Nach Aenderung in der Ernährung trat Genesung ein[3]). Dieser Zustand war demnach das Resultat der Aufnahme von Bromkalium im mütterlichen Leibe und nach der Geburt mit der Milch. Das Gehirn hält beträchtliche Mengen von Bromsalz fest. Bei einer Epilep-

---

1) Beard, Journal of nerv. and mental diseas. 1881. Vol. VIII. No. 3.
2) Bowditch, Boston medic. and surgic. Journ. 1868. Oct. p. 177.
3) Lowy, Petersburger med. Wochenschr. 1882. p. 130.

tischen, die viel Bromkalium gebraucht hatte, fand man in demselben 1 g Bromkalium, in der Leber nur 0,7 g[1]).

Die Gewöhnung an Bromide schafft nach einiger Zeit Abstumpfung der arzneilichen Wirkung. Nicht selten fehlt die letztere ganz oder tritt nur theilweise ein. So sah man z. B. bei Epileptikern in 2,3 pCt. keinen Erfolg, in 2,3 pCt. Zunahme der Anfälle, in 83,3 pCt. Verminderung der Zahl und Häufigkeit derselben und in 12,1 pCt. Sistirung der Anfälle[2]). Andere Beobachter vermissten immer Heilung durch dieses Mittel. Ich muss der Auffassung widerstreiten, dass der bei dieser Epilepsie-Behandlung frühzeitige, oder nach anscheinend günstigem Verlaufe später eintretende Misserfolg häufig dem Mangel an Muth zur Steigerung der Gabe, dem Mangel an Ausdauer im Fortgebrauche des Mittels und dem Mangel einer dem Individuum vorsichtig angepassten Methodik der Behandlung zuzuschreiben sei[3]). Denn der Muth zur stärkeren Steigerung schliesst meistens die vorsichtige Methodik aus, und die Absicht im Ausdauern der Behandlung scheitert an dem Verhalten des Individuums. An den Fehlerfolgen ist gewöhnlich nicht die Art der Anwendung, sondern die Unzulänglichkeit des Mittels an sich, bisweilen nur der individuelle Zustand Schuld. Dies ergiebt sich aus den vieltausendfältigen Beobachtungen. Die Toleranz für die Bromide hat meistens nicht sehr weite Grenzen. Kinder von 8—15 Jahren sind dagegen widerstandsfähiger als Erwachsene. Einzelne Menschen gebrauchen Jahre hindurch Bromkalium ohne Nebenwirkungen. Ein Kranker erhielt 31 g in 7 Stunden ohne darauf irgendwie zu reagiren, und nach 93 g in 48 Stunden wies er nur Harnverminderung, Salivation und Schlaf auf. Andererseits giebt es Menschen, die auf sehr kleine Dosen mit Nebenwirkungen antworten. Nach 2 g sah man einen Mann in einen Zustand verfallen, in welchem er Alles, was er sah, hörte, fühlte zu träumen glaubte. Am anderen Morgen hatte er keine Erinnerung mehr an diese Alienation des Bewusstseins. Hautveränderungen erscheinen bei dem Einen nach Theilen eines Grammes, bei Anderen auch dann nicht, wenn 10—12 g täglich lange Zeit gereicht werden. Schwere marastische Symptome, Zitttern u. A. m. entstanden bei einem Manne nach Verbrauch von noch nicht 4 g in 8 Tagen[4]), während Epileptiker täglich bis 20 und 30 g ebenso lange erhielten, ohne so schwer zu erkranken. Es ist also auch hier die Individualität der bestimmende Factor für die Art des Ablaufes der Wirkung und für das Auftreten von Nebenwirkungen. Die Höhe der Dose und die Gebrauchszeit kommen im Allgemeinen erst in zweiter Reihe in Betracht. Die Art der Resorption ist gleichgültig. Durch Einführung in den Magen, wie durch Inhalation oder durch Anwendung vom Mastdarm aus, können Nebenwirkungen hervorgerufen werden.

Die letzteren entstehen leicht bei cardialer Asthenie, bei Dyspeptischen, Diabetikern und anderen Kranken, deren Nieren schlecht fungiren oder Eiweiss absondern[5]). Epileptiker mit schweren Ernährungsstörungen,

---

1) Doyon, Lyon medical. 1889. 31. Mars. p. 479.
2) Bennet, The Lancet. 1884. I. p. 883.
3) Gauster, Wiener med. Presse. 1889. p. 506.
4) Marcq, L'Union médicale. 1866. 16. juin. p. 530.
5) Grellety, Bullet. et Mém. de la Société de Thérap. 1887. 9. févr. p. 31.

Lungentuberkulose, schweren Herzkrankheiten und schweren chronischen Hautkrankheiten sind von dieser Therapie auszuschliessen, ausser wenn die epileptischen Anfälle so heftig und häufig sind, dass sie das Leben bedrohen. Dass Epileptiker Bromide besser wie andere Menschen vertragen ist falsch. Nur in geringem Grade ist die Beschaffenheit des Bromids an den Ursachen der Nebenwirkungen betheiligt. Ein grosser Theil der Handelsproducte ist unrein. Man fand z. B. im Kaliumbromid Kaliumchlorat, Kaliumcarbonat, Kaliumbromat, Kaliumchlorid (1—30%) und Jod (bis 2 pCt.). Das Jod sollte an dem Ausbruch von Hauterkrankungen Schuld sein, aber auch reines Bromkalium kann diese hervorrufen. Man soll die Bromide, in viel Wasser gelöst, nach der Mahlzeit nehmen lassen. Verbindung von Calomel und Bromkalium ist unzulässig wegen der Bildung von Quecksilberbromür. Bei manchen Menschen ruft nur eine bestimmte Bromverbindung Nebenwirkungen hervor. Das Bromammonium scheint, vielleicht wegen seines hohen Bromgehaltes, häufiger wie die anderen Bromide Hautveränderungen zu erzeugen. Lithiumbromid und Strontiumbromid können wie Kaliumbromid wirken.

Die Nebenwirkungen können von Tagen bis Wochen andauern. Nach Einführung von 4 g Bromkalium in 8 Tagen entstanden Magerkeit und allgemeine Schwäche sowie Störungen am Herzen, die sich nach 8 Tagen zu bessern anfingen, aber erst nach 2 Monaten geschwunden waren. Dass die Nebenwirkungen auch tödtlich enden können, beweisen 13 Fälle, von denen einige Epileptiker betrafen. Einmal erfolgte dieser Ausgang acut durch Aufnahme von 75 g in 2 Tagen[1] in einem andern durch 4 Wochen fortgesetztes tägliches Einnehmen von 2—3 g[2]. Ein epileptisches Kind von 12 Jahren ging zu Grunde, nachdem es täglich 3—7 g Bromkalium verbraucht hatte, und ein Alkohol-Delirant, der zur Beruhigung im Polizei-Gewahrsam zu viel Kaliumbromid erhielt. In einem Falle war ein übermässiger Bronchialcatarrh, der nach 20 tägigem Gebrauch von 11 g Bromkalium eintrat, die indirecte Todesursache[3]. Meistens erfolgte der Tod im Coma.

Veränderungen an der Haut.

Mehrfach versuchte man, Bromkalium oder andere Bromide vom Unterhautzellgewebe aus zur Resorption zu bringen. Die örtlichen Veränderungen waren aber fast immer so heftig, dass man wieder davon Abstand nahm. Nach Einspritzung von ca. 0,9 g Bromkalium entstanden, obschon auf die Reinheit der Spritze die grösste Sorgfalt verwandt wurde, hartnäckige, mehrere Wochen dauernde Ulcerationen. Bromlithium verursachte meist unter Schmerzen die Zeichen einer drohenden Entzündung und 1 Mal auch einen Abscess. Auch die Einspritzung von Bromsalz in die Urethra soll Schmerzen erzeugen.

Ein grösseres Interesse beanspruchen die nach der Resorption vom Magen oder anderen Körperstellen aus erscheinenden Hauterkrankungen. Bestehende Hautleiden, wie Lupus, Eczem, chronische Hautgeschwüre,

---

1) Küssner, Deutsche med. Wochenschr. 1884. No. 49. p. 793.
2) Jacquet, Congrès internat. de Dermat. et Syphiligr. à Paris. 1889. 5.—10. août.
3) Stille, Memorabilien. 1878. p. 162.

werden unter Bromkaliumgebrauch schlimmer, und die besondere Disposition der Diabetiker für Furunkulose wird dadurch activ. Die durch Bromide erzeugten Hautveränderungen stellen keine Zeichen der Uebersättigung des Körpers mit dem Mittel dar. Sie können bei besonderer Veranlagung hierzu schon nach sehr kleinen Mengen, selbst bei Säuglingen erscheinen, die das Brom mit der Muttermilch aufnehmen. Das Ausbleiben dieser Nebenwirkung in den ersten Wochen oder Monaten des Gebrauches beweist nicht eine Immunität für sie, da sie sich bisweilen auch erst nach sehr langer Bromtherapie einstellt. Im Allgemeinen folgt auch dieser Ausschlag der Regel, dass er mit dem Aussetzen des Mittels schwindet und bei Fortgebrauch stärker wird. Nur ganz vereinzelt kommt es vor, dass er trotz des Fortgebrauches aufhört[1]). Aus diesen Gründen ist es geboten, nach dem Erscheinen des Bromausschlages die Ursache zu beseitigen. Es sind nicht nur Schönheitsrücksichten, die dazu nöthigen, sondern die Thatsache, dass der Umfang der Erkrankung zunimmt, und das Allgemeinbefinden dadurch schwer leiden kann. Ich halte deshalb die Ermuthigung zum Weitergebrauche und zur Gabensteigerung für sehr wenig angebracht. Bisweilen beobachtet man, besonders bei ulcerösen Veränderungen, während des Fortgebrauches des Medicamentes ein centrales Ausheilen und peripherisches Fortschreiten, so dass kreis- oder bogenförmige Bildungen zu Stande kommen, die auf den ersten Blick eine scheinbare Aehnlichkeit mit gewissen syphilitischen Eruptionen aufweisen[2]). Die Häufigkeit der Bromausschläge wird zu 40—75 pCt. aller mit Bromsalzen behandelten Individuen angegeben. Bisweilen werden die Exantheme von örtlicher oder allgemeiner Erhöhung der Körperwärme begleitet. Dieses Vorkommniss ist aber so selten, dass man es auch in Abrede stellte und gerade das allmähliche fieberlose Auftreten der Ausschläge betonte[3]). Die Ausschlagsformen sind mannigfaltig. Zum grössten Theile lassen sie sich auf Erkrankungen der Hautdrüsen und deren Folgezustände zurückführen. Da häufig die verschiedenen Entwickelungsstadien dieser Erkrankung in pro- und regressiver Metamorphose bei ein und derselben Person zur Beobachtung kommen, so erscheint das Bild sehr verschiedenartiger Hautleiden. Während einige Beobachter diese Hauterkrankungen für Trophoneurosen und nicht für eine Wirkung des in die Haut ausgeschiedenen Bromsalzes halten[4]), zumal weil sie in den Bromefflorescenzen vergeblich nach Brom suchten, schrieben andere die Ursache dieses Leidens der durch Ausscheidung des Bromkaliums in die Haut gesetzten Reizung zu. Die letztere Anschauung halte ich unbedingt für die richtige, zumal Bromkalium in dem Acneinhalte[5]) und dem Schweisse nachgewiesen worden ist. Ein negativer Befund beweist hierbei unendlich viel weniger als ein positiver. Unter den vielen Möglichkeiten für den ersteren wäre z. B. eine Resorption aus dem Inhalte der Acne hervorzuheben. Nimmt man die Ausschei-

---

1) Falret, Annal. médico-psychol. 5. Sér. T. V. Mars. — Stark, Allgem. Zeitschr. f. Psychiatrie. 1874. Bd. 5. H. 1.
2) Szadek, Vierteljahrsschr. f. Dermatologie. 1888. Bd. 25. p. 602.
3) Veiel, Vierteljahrschr. f. Dermatologie u. Syphilis. 1875. p. 17.
4) Clarke u. Amory, Gaz. hébdom. de Médecine. 1872. p. 643 ff.
5) Guttmann, Archiv f. pathol. Anatomie. Bd. 74. p. 540.

dung in die Haut als Ursache an, so wird auch einerseits die Analogie mit den ähnlichen durch die Jodsalze hervorgerufenen Hautveränderungen hergestellt, andererseits aber die allein richtige Anschauung gestützt, dass das Brom im Bromkalium und nicht etwa das Kalium diese Störungen veranlasst. Auch andere Bromverbindungen als Kaliumbromid. z. B. Bromammonium und Bromnatrium, lassen die gleiche Einwirkung erkennen. Das letztere erzeugte bei Epileptikern in 75 pCt. der Fälle eine Acne, die länger als die Bromkaliumacne bestand und weit häufiger in Eiterung überging. Niemals wurden bei einer ähnlichen Darreichung von Chlorkalium Hauterkrankungen gefunden.

Bisweilen kommt es an den durch Bromexanthem befallenen Theilen zum Haarausfall. An Kopf und Bart beobachtete man einmal einen der Alopecia areata ähnlichen Zustand, der mit dem Aufhören der durch Brom veranlassten Hautveränderungen schwand. Die Hautfarbe wird, wenn das Allgemeinbefinden durch das Medicament gelitten hat, und cachectische, sowie nervöse Symptome aufgetreten sind, in einzelnen Fällen eigenthümlich schmutzig-gelb, ja selbst bronzeartig. Folgende Gruppen eigentlicher Hautausschläge lassen sich, ohne dass dadurch die klinische und anatomische Selbstständigkeit derselben behauptet werden soll, aufstellen:

1. Das Erythem. Es erscheinen mit oder ohne Fieber, selten unter Schmerzen, nur an einzelnen Körpertheilen, wie den unteren Extremitäten oder dem Gesicht, localisirt, aber auch in weiterer Verbreitung hell- oder dunkelrothe, erbsengrosse und umfangreichere Flecke. Bei Kindern nimmt der Ausschlag bisweilen das Aussehen einer Rubeola an[1]. Nach Einführung von Ammoniumbromid sah man lebhaft rothe, leicht erhobene Flecke mit subcutaner Induration erst an dem Leib und den Oberschenkeln, später am ganzen Körper entstehen und nach einiger Zeit unter Abschuppung verschwinden. Entweder gleichzeitig oder nach einiger Zeit kann zu einem solchen Exanthem sich noch eine Acne hinzugesellen. Bei dieser sah man auch eine erysipelasartige Röthe auf Gesicht und Hals.

2. Der maculo-papulöse Ausschlag. Nach kleinen Dosen eines Bromids entsteht bisweilen ein kupferfarbenes Exanthem aus Flecken und Knötchen, das sich zu der pustulösen Form weiter entwickeln kann. Dasselbe hat seinen Sitz gewöhnlich an der Stirn und dem behaarten Kopf, kommt aber auch am Gesicht und an den Ellenbogen, den Händen, Knieen und Beinen vor[2]. Hitze und Jucken können ihn begleiten.

3. Die Acne ist am häufigsten und kann das vielgestaltigste Aussehen haben. Eine verdickte, durch Talgabsonderung sich fettig anfühlende Haut, sowie bestehende Comedonenbildung oder eine bereits vorhandene Acne geben eine grössere Disposition für das Auftreten derselben ab. Jedes Alter kann davon befallen werden. Sie erscheint in verschiedenen Modificationen, die hinsichtlich ihres Sitzes und ihres äusseren Verhaltens in Analogie zu der gewöhnlichen Acne stehen. Die Veränderungen, auf denen sie sich aufbauen, liegen in den Talgdrüsen

---

1) Brown, Philadelphia med. and surg. Reporter. 1873. p. 111.
2) Duhring, Philad. med. and surg. Rep. 1878. p. 466. — Echeverria, ibid. 1872. 30. Nov. — Hameau, Bulletin génér. de Thérap. 1868. 20. Mai. p. 485.

und Haarfollikeln resp. in dem dieselben umgebenden Cutisgewebe, greifen aber oft auch noch weit darüber hinaus. Als Einleitung zu ihrer Bildung zeigt sich gewöhnlich eine, in wechselnder Ausdehnung unter Stechen und Brennen entstehende, erythematöse Hautentzündung; später kommen Induration und Knötchenbildung.

Die der Acne punctata entsprechende Form kann für sich bestehen, aber auch der pustulösen Form vorangehen. Es erscheinen rothe, kupferfarbige und violettrothe Erhabenheiten von Hirsekorn- bis Erbsengrösse auf mehr oder minder indurirter, von einem Hof umgebener, auch geschwollener Basis, und zwar mit Vorliebe im Gesicht, in den Augenbrauen, dem behaarten Theil des Kopfes, seltener auf Brust und Rücken und meistens sehr spät auf den oberen und unteren Gliedmaassen. Eine Unterscheidung dieses Brom- vom Jodexanthem aus dem Sitze abzuleiten, ist unmöglich. Auch ist es unrichtig, dass bei der Bromacne im Gegensatz zum Jodausschlag der Hof fehle. Die meisten Knötchen sind von einem Haare durchbohrt. Nach einem kürzeren oder längeren Bestehen kann sich diese Form unter Abschuppung zurückbilden oder in die Acne pustulosa übergehen. Sie hat am Körper den Sitz wie die vorige Form. Etwas häufiger erscheint sie aber an den unteren Gliedmassen. Die Pusteln haben Anfangs meistens die Grösse eines Stecknadelkopfes, sind gelblichweiss und von einem Hof umgeben. Später verbreitern sie sich und können sogar die Gestalt einer Ecthymapustel annehmen. Ihre Zahl steigt oder fällt bisweilen mit der Höhe der Dosis. Krustenbildung in grösserem Umfange erscheint häufig an der Kopfhaut. Die Pusteln bleiben von Tagen bis zu mehreren Monaten, und wenn das Mittel nicht ausgesetzt wird, sogar mehrere Jahre bestehen. Gewöhnlich verschwinden dieselben 1 bis 3 Wochen nach dem Aufhören der Bromkaliumverabreichung. Nach dem Abheilen lassen sie häufig leicht eingesunkene, unregelmässige, rundliche Narben oder braunrothe Flecke zurück, die den nach syphilitischen exulcerirenden Knoten entstehenden Narben sehr ähnlich sind und damit verwechselt werden können. Diese Ueberbleibsel des Leidens wirken entstellend. In dem Eiter der Acnepustel liess sich Brom nachweisen.

4. Ulceröser Bromausschlag. (Brom-Ecthyma. Brom-Impetigo. Brom-Rupia.) Diese Form ist wesentlich nichts anderes als eine unangenehme Fortbildung der pustulösen Acne. Stehen die Pusteln dicht aneinandergedrängt, so tritt bei einer individuellen Disposition statt baldiger Auftrocknung Verschmelzung ein. Auf infiltrirter, von einem röthlichen, etwas ödematösen Hof umgebener, selten weicher Basis erheben sich oft schon nach wenigen Tagen 2—5 mm und höher über der Haut hervorragende (Ulcus elevatum)[1], 2—5 cm und mehr im Durchmesser haltende, längliche oder rundliche, rosen- oder kirschfarbene, auf ihrer Höhe auch mit Oeffnungen versehene Plaques, die noch mehr oder minder den Charakter agminirter Acnepusteln tragen können oder den Eindruck von Condylomen machen[2]. Gesicht, Kopf und untere Gliedmassen sind Lieblingsorte für die Entwickelung dieses Zustandes. Man sah ihn vorzugsweise an den Augenbrauen, der Nase, die entstellt, und deren Eingänge fast vollständig dadurch verlegt wurden, ferner an den

---

1) Seguin, Archives of Medecine. New York 1882. Vol. VIII. p. 149.
2) Beevor, Brit. med. Journ. 1889. I. p. 890.

L. Lewin, Nebenwirkungen der Arzneimittel. 3. Aufl.

Wangen und den oberen Theilen des Halses auftreten. Doch können auch Gesicht und Rücken ganz frei und nur der übrige Körper oder auch nur die Unterschenkel resp. die Waden[1]) ergriffen sein. In einem Falle sass der theils nässende, geschwürige, theils zottige, krustige, tuberöse Ausschlag ganz oben an den Oberschenkeln, dem Mons Veneris und auf beiden Brüsten. Nach Entleerung des crèmeartigen, käsig eitrigen Pustelinhaltes kommt es zur Bildung von meist dicken, dunklen, aus trocknem Blut und Eiter bestehenden Krusten. Arme und Beine können fast in ihrer ganzen Ausdehnung von solchen zusammenhängenden oder einzelstehenden bohnen- bis flachhandgrossen Schorfen bedeckt sein[2]). Nach Ablösung der letzteren zeigen sich tiefe, leicht blutende, unreine Geschwüre mit dunkelrothen aufgeworfenen Rändern. Der Geschwürsgrund erhebt sich bisweilen als gelbliche Protuberanz hervor[3]). In einem Falle fand man nach Abheben der schwarzen Krusten blassrothe, warzenförmige, überhäutete, kolbenförmige Gebilde, die sich als verstopfte und nach aussen hervorgetriebene Drüsenkanäle erwiesen[4]). Die Eiterbildung ist meist nicht gering. Der Zustand kann schmerzhaft sein, wurde aber auch mehrfach als indolent bezeichnet. Gewöhnlich tritt leicht Blutung ein, wenn man diese Gebilde berührt oder drückt. Nach dem Aussetzen des Mittels nehmen die beschriebenen Veränderungen bald an Intensität ab, um schliesslich nach Wochen oder Monaten, nachdem auch wohl noch kleine Bläschennachschübe auftraten, unter Zurücklassung von meist stark pigmentirten, selbst bis zu handflächengrossen Narben ganz zu verschwinden. Wird trotz des Bestehens solcher Hauterkrankungen das Bromid weitergebraucht, so beobachtet man wohl, dass zeitweilig die ulcerirende Fläche in der Mitte heilt, aber an der Peripherie weitere Fortschritte in der Gewebszerstörung zu Stande kommen[5]). Gewöhnlich nimmt die letztere schnell zu. Man konnte dies in den Fällen beobachten, in denen der Ausschlag wegen Unkenntniss des Bromgebrauches als syphilitischer angesprochen und der weiteren Bromaufnahme kein Ziel gesetzt oder gar eine Quecksilberbehandlung eingeleitet wurde. Die geschwürigen Veränderungen sind dann in mannigfaltiger Weise mit dem folgenden Ausschlag gemischt.

5. **Tuberöser Bromausschlag.** Mehrfach beobachtete man erbsen- bis haselnussgrosse, nicht geröthete, fleischfarbige oder dunkelbraune Knoten selten allein, meist neben den vorgenannten geschwürigen Veränderungen und dunkelbraunrothen, harten, im Centrum auch eingesunkenen Infiltraten. Sie entstanden in einem Falle, nachdem eine Quecksilberkur eingeleitet war, am ganzen Körper. Sogar auf der Conjunctiva beider Augäpfel hatten sich schmerzhafte, halberbsengrosse, mit starker Hyperämie und entzündlicher Schwellung einhergehende, wie grosse Phlyctänen aussehende Knoten gebildet und zwar auf dem rechten Auge je einer rechts und links, auf dem linken Auge nur einer links neben der Cornea. Nach dem Aussetzen des Bromids schwanden die Knoten der Conjunctiva nach 10 Tagen, am übrigen Körper nach

---

1) Voisin, Bullet. génér. de Thérap. 1867. T. LXXXIII.. p. 241.
2) Grossmann, Deutsche Medicinalzeitung. 1884. II. p. 144.
3) Cholmeley, Transact. clin. Society. London 1869. 26. Nov. Vol. III.
4) Neumann, Wiener med. Wochenschr. 1873. p. 124.
5) Amidon, The Medical Record. 1886. 23. Oct.

5 Wochen. In einem anderen Falle fanden sich neben Acneknötchen und -Pusteln, sowie Geschwürsflächen, Erhabenheiten, die durch dichtes Aneinandergedrängtsein zahlreicher papillomatöser und warziger, kolbiger, und furunkelähnlicher Auswüchse gebildet waren. Der Ausschlag kann auch warzenähnlich aussehen. Bei einem Knaben fanden sich z. B. kurze Zeit nach dem Beginne des Bromkaliumgebrauches zahlreiche Warzen im Gesicht und an den Unterschenkeln.

Ich habe diese Form des Ausschlages als eine besondere Gruppe abgetrennt, weil sie trotz mannigfacher anderer, gleichzeitig bestehender Hautveränderungen doch dem Leiden ein besonderes Gepräge giebt. Hier ist, wie mikroskopisch nachgewiesen wurde, eine Entzündung der Hautdrüsen mit Vermehrung ihrer Zellelemente und consecutiver Zellwucherung im Cutisgewebe neben Vergrösserung der Hautpapillen der Vorgang, der zur Entstehung des Zustandes führt. Die Stärke und Ausdehnung der Veränderungen hängen von der Höhe der gebrauchten Bromsalzmengen bei einer hierfür geeigneten, besonderen Disposition ab. Die Verhältnisse in Bezug auf die Ausdehnung der Erkrankung und das dadurch gelieferte allgemeine Bild derselben, liegen ganz ähnlich wie bei der genuinen Acne, wo der Ausführungsgang der Talgdrüsen ein eiteriges Exsudat enthalten kann, oder diese selbst durch Entzündung in dem die Drüse und den Follikel umgebenden Gewebe und durch Blut- und Eitersammlung im Drüseninnern zu Grunde geht, oder auch, wie bei Acne-Abscessen, die Cutis entzündet und infiltrirt wird. Es ist deswegen wohl möglich, dass bei einem solchen Bromexanthem zu einer gewissen Zeit die Papillen, Haarfollikel und Schweissdrüsen frei von primärer Entzündung gefunden werden, während in tieferen Schichten der Haut Zellwucherung stattfindet. Zu einer späteren Zeit untersucht, würde eine Ausdehnung der Erkrankung auf die genannten Hautgebilde wahrscheinlich ebenso sicher nachweislich sein, zumal wenn es sich um abscedirende Formen handelt. Gegen die allgemeine Anschauung, dass das Primäre bei dieser Erkrankung eine acneartige Veränderung der Talgdrüse sei, ist Widerspruch erhoben worden. Man fand[1]), dass in leichteren Formen des Bromausschlages die Hautveränderungen nicht die Grenze der Cutis vera überschreiten und in Form von entzündlichen Herden beginnen, die in mikroskopische Abscesse übergehen. Die Haare und Talgdrüsen waren nur vereinzelt afficirt, dagegen die Knäueldrüsen sehr verändert oder zerstört.

In diese Gruppe sind auch wohl die als furunkulöse Bildungen bezeichneten Bromausschläge einzuordnen. So lange nicht exacte mikroskopische Untersuchungen vorliegen, hat man keinen Anlass sie besonders abzutheilen. Sie scheinen besonders gern bei Diabetikern aufzutreten, und kommen an den behaarten Theilen des Gesichtes, den Wangen, an der Stirn, am Halse[2]) und dem Stamm vor. Man sah sie auch neben zerstreuten Pusteln, meist an der Mündung des äusseren Gehörganges localisirt. Sie verursachten dem Kranken heftige Schmerzen und widerstanden sehr hartnäckig der Behandlung[3]). Meist sind diese Bildungen klein und kommen schubweise bisweilen unter Jucken. In einem Falle

---

[1] Fox and Gibbes, Brit. med. Journ. 1885. II. p. 971.
[2] Wigglesworth, Arch. of Dermatology. 1879. p. 351.
[3] Gruber, Allgem. Wiener med. Zeitung. 1878. p. 409.

entstand nach mehrmonatlichem Bromkaliumgebrauche am rechten Arm eine karbunkulöse Schwellung, auf dieser Bläschen, die aus mehreren Oeffnungen nach dem Aufbrechen Eiter entleerten. An verschiedenen anderen Körpertheilen wiederholte sich in der Folgezeit der gleiche Vorgang. Die entzündliche Schwellung nahm stets schnell bis zur Bildung von Eiterblasen zu, breitete sich dann noch in die Tiefe und die Fläche aus, so dass eine harte Phlegmone mit einem, 4—8 cm im Durchmesser haltenden Entzündungshofe entstand. Stach man die Blase an, so legte man Oeffnungen frei, aus denen ziemlich dünner Eiter floss.

6. Urticaria. Unter 96 Fällen soll sie zwei Male mit Jucken und Schmerzen in oblonger oder unregelmässig gerundeter Form entstanden sein. Bei einem 6jährigen Knaben bildete sie sich am ganzen Körper auf gerötheter Basis[1]. Quaddelartige Erhabenheiten, die später in Verschwärung übergehen, sind wohl nicht hierherzurechnen. Die als Erythema nodosum angesprochene Veränderung ist ebenfalls nicht genauer untersucht worden. Die über die Haut hervorragenden Plaques entstehen und verschwinden schnell und haben die Form, die Farbe und den harten Grund mit dem Erythema nodosum, dagegen das Wiedererscheinen bei Reiben mit der Urticaria gemeinsam.

7. Der bläschen- oder blasenförmige Ausschlag. Bei einem Kranken, der länger als ein Jahr Bromkalium genommen hatte, entstand ein nässendes Eczem an den Schenkeln. Varicellenartig war der Ausschlag im Gesicht und den Beinen eines anderen Kranken. Die Bläschen zeigten die Neigung zusammenzufliessen und an verschiedenen Stellen in Eiterung überzugehen. Nach 7 Wochen erfolgte die Heilung. Erneuter Bromkaliumgebrauch liess den Ausschlag wieder an den Beinen erscheinen. Grössere Blasen von Erbsen- bis Thalergrösse, die eiterten und einen Geschwürsgrund erkennen liessen, beobachtete man mehrfach.

Nebenwirkungen seitens des Allgemeinbefindens, des Magen-Darmkanals und Urogenitalapparates.

Auch nach Verbrauch von kleinen Mengen eines Bromsalzes kann Abnahme der Kräfte sowie Abmagerung zu Stande kommen. Geschieht die Aufnahme chronisch, so gesellen sich zu diesen Symptomen noch eine gelbe Hautfärbung, hohle Augen, Zittern, das Gefühl grosser Schwäche und mancherlei andere nervöse Symptome hinzu, die im Kapitel „Bromismus" eingehender abgehandelt werden. Die Ursache der Ernährungsstörung ist vielleicht von den Veränderungen der Magen-Darmfunctionen abhängig. Die allgemeinen Stoffwechselvorgänge sind, wenn überhaupt, nur in geringem Maasse hierbei betheiligt. Manche Kranken klagen auch über Kälteschauer und Hitze im Kopfe, während die Körperwärme normal ist.

Das Bromkalium verursacht bei und nach dem Einnehmen einen salzigen oder bitteren Geschmack im Munde. Die Zunge wird späterhin nicht selten pelzig und belegt, die Speichelsecretion vermehrt und der Athem unangenehm oder übelriechend. Das letztere beobachtete man bei einem Manne, der in 28 Stunden 93,5 g Bromkalium genommen

---

[1] Richard, cit. bei Deschamps, Contrib. à l'étude des érupt. médicam. 1878.

hatte, neben cerebralen und anderen Nebenwirkungen[1]). Die Veränderungen im Munde sind zu unbedeutend, um den üblen Geruch zu veranlassen. Es ist weiter unwahrscheinlich, dass eine Zersetzung des Speichels ihn hervorruft. Somit wäre an eine Ausscheidung von Brom aus den Lungen, oder was ich für sehr viel wahrscheinlicher halte, an die Elimination einer schlecht riechenden, flüchtigen organischen Bromverbindung zu denken. Der Speichelfluss kann 10 Tage dauern und von einer auffallenden Trockenheit der Lippen und des Mundes gefolgt sein. Nach länger fortgesetzten, kleineren, oder kürzere Zeit hindurch angewandten grösseren Dosen stumpft sich die Empfindlichkeit des Mundinnern ab, und es kann sogar Analgesie des Pharynx sowie der Epiglottis eintreten, so dass Berührung der hinteren Rachenwand keine reflectorischen Würgebewegungen mehr hervorruft. Andere Kranke bekommen Brennen im Schlunde und Schlingbeschwerden. Es entsteht bisweilen eine Angina faucium[2]), und selbst bleibende Hyperämie der Pharynxschleimhaut mit ödematöser Schwellung der Uvula, der Wangenschleimhaut und mitunter auch des Pharynx. Aufstossen, Uebelkeit und Erbrechen sind nicht selten. Bei einigen Kranken bestehen Gefühl von Druck, Wärme, Brennen oder Völle in der Magengegend, oder wirkliche Magenschmerzen. Ganz vereinzelt steigern sich diese Magenstörungen bis zum Blutbrechen. Eine häufige Nebenwirkung ist das rasche und tiefe Sinken der Esslust und die Verdauungsbeschwerden, die zum Aussetzen des Mittels nöthigen können. Durchfälle, auch von Kolikschmerzen begleitet, werden nach Bromkalium, dagegen Neigung zur Verstopfung nach Bromnatrium beobachtet. Vielleicht schafft die Verschiedenheit der Dosen und noch mehr die Individualität bald das eine, bald das andere, zumal man auch fand, dass ein längerer täglicher Gebrauch von 5—6 g Bromkalium Verstopfung, 8—9 g und mehr Diarrhoe veranlasste. Bei Frauen beobachtete man mehrfach Incontinentia alvi[3]).

In der Nierengegend entstehen bei einigen Kranken Schmerzen. Neben einer Vermehrung der Harnabsonderung zeigt sich zuweilen Harndrang, das stetige Gefühl einer angefüllten Blase, sowie eine Verringerung der Empfindlichkeit der Urethral- und Vaginalschleimhaut. In einem Falle wurde die Diurese Anfangs ganz unterdrückt, später die Harnabsonderung vermindert. Incontinentia urinae fand man vereinzelt nach Einnehmen grösserer Mengen, bis 12 g in 24 Stunden. Dass die Nieren direct vom Bromkalium beeinflusst werden, geht auch aus Thierversuchen hervor, in denen man Blutharnen und bei der Section auch Blutungen im Nierenparenchym fand[4]).

Bei Menschen ist der Harn bisweilen eiweisshaltig. Der Geschlechtstrieb wird durch längere Zeit gereichte Dosen eines Bromids meistens herabgesetzt oder ganz aufgehoben[5]). Diese Wirkung wurde schon um die Mitte der fünfziger Jahre arzneilich verwerthet, tritt aber

---

1) Schweig, New York med. Record. 1876. p. 841.
2) Bramann, Bost. med. Journ. 1868. p. 282. — Simon, Journ. de Méd. 1884. No. 13.
3) Vulpian, Bullet. génér. de Thérap. 1870. T. LXXVIII. p. 282.
4) Beorchia Nigris, Bull. di science med. di Bologna. T. XXIV. p. 157, 265.
5) Bazire, Brit. med. Journ. 1871. 23. Sept.

nicht genügend sicher nach einigen Dosen ein. Unter der zuerst genannten Bedingung hält sie auch noch einige Zeit nach dem Aussetzen des Bromsalzes an. Ebenso leiden die Beischlafs- und Zeugungsfähigkeit. Nach grossen einmaligen Dosen sollen, wenngleich äusserst selten, geschlechtliche Aufregung, Erectionen und Pollutionen vorkommen. Die Bromide können auch eine Verringerung resp. Verspätung des Monatsflusses eintreten lassen; bei epileptischen Mädchen und Frauen sah man solche Verschiebungen bis zu 8 Wochen.

Störungen seitens der Athmungsorgane und des Herzens.

Die Nasenschleimhaut erkrankt bisweilen durch reine Bromsalze catarrhalisch. Schnupfen und Niesen vergesellschaften sich, ähnlich wie nach Jodpräparaten, mit Augenthränen. Bei genauerer Untersuchung findet man an der Nasenschleimhaut oft kleine Ulcerationen. Dieser Zustand ist unangenehm, soll aber bei Epileptikern, wenn er nicht das Allgemeinbefinden tiefer stört, als kleineres Uebel ertragen werden.

Die Empfindlichkeit der Schleimhaut des Respirationsapparates kann herabgesetzt oder aufgehoben sein. Diese Thatsache, in Verbindung mit dem nicht seltenen Auftreten von Bronchialcatarrhen mit reichlicher Secretion nach Bromkaliumgebrauch, ist bei der längeren Anwendung desselben in Betracht zu ziehen, da der Mangel einer Expectoration durch die Störung der Reflexerregbarkeit bedrohliche Symptome veranlassen kann.

Die Glottis kann anschwellen und Schmerzen im Kehlkopf, Heiserkeit oder Stimmlosigkeit und trockener Husten entstehen. Der letztere wird bisweilen so stark, dass er Erstickung droht. Besonders solche Individuen, deren Tunica intima wegen atheromatöser Processe, Syphilis etc. nicht völlig gesund ist, können Hämoptoë[1] wie auch Blutungen in andere Organe hinein erleiden. Die Articulationsstörungen haben eine centrale Ursache und sollen später besprochen werden. Grosse Dosen verursachen auch eine oberflächliche oder stertoröse Athmung. Indirect soll auch Spitzencatarrh der Lungen als Folge der durch Brom gesetzten Ernährungsstörungen und der catarrhalischen Erkrankung der Luftwege entstehen können. Bei Epileptikern wird der Puls verlangsamt, und die Körperwärme vermindert, besonders wenn unpassend hohe Dosen gegeben werden. Manche Kranke zeigen eine Schwäche und Beschleunigung des Pulses, auch wenn gleichzeitig Kälte der Glieder und Bewusstlosigkeit vorhanden ist. Auch Intermittenz des Pulses bei Beschleunigung und starkes Herzklopfen kam nach Verbrauch von ca. 4 g Bromkalium in 8 Tagen neben allgemeinen Ernährungsstörungen vor[2]).

Auge und Ohr.

Eine eigenthümliche Art zu fixiren, sowie ein ausdruckloser Blick sind Folgen cerebraler Einwirkungen des Bromkaliums. Die Conjunctiva sclerae wird bisweilen schon nach mässigen Dosen insensibel, erkrankt auch leicht catarrhalisch. Conjunctivitis und Mydriasis können mehr-

---
1) Albers, Medic. Correspondenzbl. rhein.-westfäl. Aerzte. 1842. I. p. 407.
2) Beard, Journ. of nerv. and ment. diseases. Chicago 1881. Vol. VIII. No. 3.

tägig bestehen bleiben, und die letztere auch für sich neben Sprachstörung und Verlust der geistigen Fähigkeiten vorkommen. Seltener ist Pupillenverengerung. Amblyopie, Diplopie und Ptosis kommen vereinzelt vor[1]). Eine Geisteskranke, die täglich 10—15 g Bromkalium erhalten hatte, wurde blind. Die Untersuchung ergab beträchtliche Blässe der Papille, sowie starke Verengerung der Retinalgefässe. Nach Fortlassen des Mittels trat in 5 Wochen Wiederherstellung, bei erneutem Gebrauch Verschlechterung ein[2]). Auch eine Verschlechterung des Gehörs wird als Nebenwirkung mitgetheilt.

Störungen in den Functionen des Centralnervensystems.

Je nach der Individualität, der Art der Erkrankung und der Dauer der Bromaufnahme sind die depressiven Nebenwirkungen in dieser Gruppe schwerer und nachhaltiger. Nicht-Epileptische können davon so wie Epileptiker betroffen werden. Die Betreffenden sehen blöde oder wie Nachtwandler aus, sind apathisch, benommen, geistig stumpf und gedächtnissschwach, für nächstliegende oder ältere Ereignisse. Zeitweilig bessert sich bei Einigen dieser Verlust des Gedächtnisses, kommt aber in der Unterhaltung wieder dadurch zum Vorschein, dass der Gedankengang eine plötzliche Unterbrechung erfährt und es für den Kranken unmöglich ist, denselben weiter fortzuführen. Kopfweh gesellt sich häufig zu diesem Zustande. Die Abstumpfung der Intelligenz und des Willens können unter dem Bromidgebrauch bei relativ stärkeren Gaben ziemlich hochgradig eintreten und bei Epileptikern die Form des Blödsinns vortäuschen, der, wie sich experimentell nachweisen lässt, unabhängig von der aus der epileptischen Krankheit hervorgehenden geistigen Schwäche, oft ziemlich rasch durch stärkeren Bromkaliumgebrauch entsteht.

Mit Unrecht wird die Anschauung vertreten, dass diese Nebenwirkung keinen Grund zum Fortlassen des Bromsalzes darstellt. Da die Gefahr der Verschlimmerung und der Stabilisirung vorhanden ist, so wird man den Kranken nicht der chronischen Verblödung aussetzen. Auch eine, manchmal nicht unerhebliche Schlafsucht befällt das Bromsalz gebrauchende Menschen. Nach kleineren und grossen Dosen kann auch ein comatöser Zustand auftreten. Bei einem Manne, der in weniger als 28 Stunden 93,5 g Bromkalium verbraucht hatte, entstand schnell ein viertägiges Coma mit Sinken der Körperwärme, Kühle der Gliedmassen, Schwäche und Beschleunigung des Pulses, stertoröser Athmung und Unterdrückung der Diurese. Eine 18tägige Lethargie beobachtete man bei einem Morphinisten, der in einer Woche 125 g Bromnatrium genommen hatte. Durch Faradisation konnte nicht einmal eine Reflexbewegung ausgelöst werden. Durch drei weitere Tage bestand noch tiefe Somnolenz[3]). In dieser kann auch der Tod erfolgen. Zu dieser geistigen Depression kommt auch nicht selten eine körperliche: Eingeschlafensein der Gliedmassen neben stechenden Schmerzen im Körper[4]), motorische Schwäche besonders der unteren Gliedmassen,

---
1) Damourette et Pelvet, Bullet. gén. de Thérap. 1867. T. LXIII. p. 241.
2) Rübel, Centralbl. f. pract. Augenheilk. 1884. p. 292.
3) Cutler, Boston med. and surg. Journ. 1884. p. 248.
4) Porter, Americ. Journ. of med. Sciences. 1869. July, p. 43.

schlaffe Körperhaltung, Müdigkeit und Unmöglichkeit sich aufrecht zu erhalten, Unsicherheit und Zittrigkeit des Ganges, Ptosis u. a. m. Eine Dame, die wegen Rheumatismus Bromkalium bekommen hatte, zeigte einen unstäten Gang und fiel leicht nieder[1]). An den Fingern erschien bei einem Morphinisten, der Bromkalium erhielt, Verlust der Coordination[2]). Auch die Sensibilität kann so herabgesetzt sein, dass peripherische Reize keinen Schmerz verursachen. Die motorischen Lähmungserscheinungen sind von bestimmten Dosen unabhängig. Man gab an, dass sie eintreten, wenn 10 g Bromkalium längere Zeit gereicht oder allmählich zu höheren Dosen aufgestiegen wird. Dies trifft nicht immer zu; denn man fand bei älteren Leuten Lähmung der Gliedmassen auch nach 0,6—1,2 g Bromsalz. Worauf dieses Symptom beruht, ist nicht sicher erwiesen. Die in Thierversuchen gefundene leichte Kernvermehrung im periependymären Gewebe wird nicht als ein genügendes Acquivalent angesehen.

Geistige und körperliche Excitationssymptome sind seltener als die depressiven. Man beobachtet gelegentlich Angst und Aufgeregtheit neben Schlaflosigkeit auch nach kleinen Mengen eines Bromids. Ein Epileptiker, der bisher gutmüthig und still war, wurde in Folge der Brombehandlung erregt, aggressiv und gemeingefährlich. Ein anderer solcher Kranker bekam Hautexantheme und excessive Erregtheit mit Wahnideen, und bei einem dritten steigerte sich die Unruhe fast bis zur Tobsucht[3]). Die grössere Reizbarkeit, Gemüthsverstimmung und Neigung zur Zornwuth erscheinen gewissermaassen als ein pathologischer Ersatz unterdrückter oder verminderter epileptischer Anfälle. Zittern der Beine und Hände, Erhöhung der Sehnenreflexe, sowie Ataxie der gesammten Musculatur stellten sich ebenfalls in einigen Fällen ein[4]).

Der Bromismus.

Den bisher erwähnten, mehr oder mehr minder schnell schwindenden Nebenwirkungen gegenüber steht ein Symptomencomplex, der sich wesentlich aus Functionsstörungen im centralen und peripherischen Nervensystem und Störungen in der Ernährung zusammensetzt. Er vergesellschaftet sich mit manchen der bereits abgehandelten Nebenwirkungen, besteht vielfach auch nach dem Aussetzen des Bromids weiter und führt mitunter sogar zu bleibender Benachtheiligung der betreffenden Kranken. Obschon ich manches der vorhergegangenen Symptome hierbei wiederholen muss, so scheint mir doch eine zusammenhängende Schilderung mit Rücksicht auf das nicht seltene Vorkommen dieses Zustandes angezeigt. Eine scharfe Abgrenzung der Krankheitsbilder von einander ist nicht möglich. Nichtsdestoweniger kann man doch gewisse Gruppen bilden[5]), durch welche die Uebersicht erleichtert wird. Der grösste Antheil an dem Entstehen derselben ist dem Brom zuzuschreiben. Sah man auch nach Gebrauch von Chlorkalium einige, in die cerebale Sphäre

---
1) Morton, Glasgow med. Journ. 1873. February. p. 239.
2) Mattison, The Therapeutic Gazette. 1890. p. 601.
3) Bannister, The Journal of nerv. and mental diseas. 1881. p. 560.
4) Noble Daniel, British med. Journ. 1871. II. p. 352.
5) Voisin, Archives génér. de Médecine. 1873. Janv. p. 35. Févr. p. 175.

fallende Symptome, wie Benommenheit und Herabsetzung der Reflexerregbarkeit des Rachens, so folgt daraus doch nicht, dass auch das Kalium im Bromkalium an den entsprechenden Symptomen Schuld ist. Dadurch, dass Bromnatrium und Bromammonium die gleichen Nebenwirkungen wie Bromkalium hervorrufen, wird dem Cathederstreit über die Betheiligung der einzelnen Componenten in der letzteren Verbindung am Bromismus die Basis entzogen. Man unterscheidet: 1. einen langsam auftretenden, 2. einen acut sich entwickelnden Bromismus und 3. eine Bromcachexie.

1. Der langsam auftretende Bromismus erscheint nach Tagesdosen von 4—10 g oder weniger bei schlecht genährten Individuen in einigen Wochen oder Monaten als Combination einiger oder vieler der nachbenannten Symptome. Die Gesichtsfarbe ist welk, schmutziggelb, der Gesichtsausdruck stupid, der allgemeine Kräftezustand gesunken, so dass die Kranken für lange Zeit bettlägerig werden können[1]) und die Abmagerung ist sehr bemerkbar. Es besteht Speichelfluss, der einen fadenziehenden Speichel liefert, ein süsslicher, übler Geruch aus dem Munde, auch wohl Trockenheit des Schlundes, zuweilen Röthung, Schwellung und scorbutähnliches Aussehen des Zahnfleisches, Lockerung der Zähne, Schwellung der Zunge[2]), catarrhalische Erkrankung der Nase, Gastralgie, Koliken, Diarrhoe, und bei Frauen, Kindern und Säuglingen auch keuchhustenähnliche Anfälle mit Erbrechen und erschwerter Athmung, welche oft Monate lang anhalten, wenn das Mittel fortgebraucht wird. An verschiedenen Schleimhäuten, besonders der Mund- und Nasenhöhle und auch wohl an der Oberhaut entsteht Unempfindlichkeit. Sprachverlangsamung, Stocken und Schwere in der Sprache, sprachliche Articulationsstörungen, Verdrehen und Verwechseln von Silben und Worten sind häufig und zeigen, dass die Herrschaft über die, die Sprachorgane versorgenden Nerven verloren gegangen ist. Die Stimme wird heiser und unrein. Eine normale Körperhaltung fehlt. Gesichtsmuskeln, Zunge und Hände zittern bei intendirten Bewegungen, der Gang wird schwankend, das Gemeingefühl nimmt bis zum Schwinden ab. Dazu kommen noch: Schwere des Kopfes, Druck in Stirn und Schläfe, Schlaflosigkeit, stupider Gesichtsausdruck, Neigung zu Ptosis der Lider, Abgestumpftsein gegen äussere Eindrücke, Benommensein und schwierige Perception. Die Reflexbewegungen sind verhindert, die Sehnenreflexe abgestumpft oder aufgehoben. Die Intelligenz leidet. Es bestehen Gedächtnissschwäche, Willenlosigkeit und Apathie, sowie eine gewisse geistige Schwäche. In einzelnen Fällen wachsen, vielleicht auf Grund nervöser Belastung, die geistigen Störungen zu sehr bedenklicher Höhe an. Man beobachtet dann Erregungs- oder Lähmungszustände auch der Sphincteren. Gesichts- und Gehörshallucinationen, sowie Illusionen und Angstzustände begleiten die ersteren. In einem Falle erschien ein drei Tage anhaltender tobsüchtiger Zustand, nachdem das Bromkalium, das lange Zeit zu 12 g täglich genommen war, entzogen wurde. Der Intellect des Kranken war vollkommen gestört, er schrie und tobte, zerbrach die Fenster, riss seine Kleider herunter, so dass er auf das Bett geschnürt werden musste. Auf diese Erregung folgte Ermattung. Ruhe

---
1) Esenbeck, Der praktische Arzt. 1880. No. 6. p. 121.
2) Klöpfel, Petersburger med. Wochenschr. 1880. No. 7 u. 8. p. 538.

und Schlaf wurden zeitweilig durch Morphin und Sulfonal geschaffen[1]). In anderen Fällen bilden sich Zustände heraus, die der allgemeinen Paralyse der Irren sehr ähnlich sind. So entstand z. B. bei einem Manne, der in 4 Monaten 1100 g Bromkalium verzehrt hatte, Blödsinn mit Lähmung[2]). Bisweilen treten die motorischen Störungen, wie Zittern, lähmungsartige Schwäche, Lähmungen oder Ataxie, mehr in den Vordergrund.

Mehrfach ist auf experimentellem Wege versucht worden, einen Einblick in die Entstehung der angeführten Störungen des Centralnervensystems zu gewinnen. Im Wesentlichen erreicht man hierbei nicht mehr als die Symptome des Bromismus hervorzurufen. So bewies man, dass bei bromisirten Thieren die elektrische Erregbarkeit des Grosshirns so stark herabgesetzt wird, dass Reizung der Gehirnrinde nicht die üblichen epileptischen Krämpfe hervorrief[3]), längere Fütterung junger Thiere mit einem Bromid Coma hervorruft, das später in allgemeine Paralyse übergeht, und alte Thiere unter diesen Bedingungen Lähmung bekommen, die von cerebrospinalen Blutungen, welche sich durch die ganze Axe erstrecken, abhängig sind. In noch anderen Versuchen fand man unter Anderem eine diffuse parenchymatöse Myelitis, sowie Zunahme der weissen, Abnahme der rothen Blutkörperchen. Bei Menschen ist nichts derartiges nachgewiesen worden, aber es ist mehr als wahrscheinlich, dass auch bei ihnen anatomische Veränderungen in den betreffenden Gebieten vorkommen. Ueber die Art des Entstehens herrscht Dunkel.

Zu den bisher angeführten Symptomen können sich noch hinzugesellen: Functionelle Lähmungen innerhalb der Geschlechtssphäre, Unordnung in den katamenialen Functionen, Sinken der Herzleistung, doppelseitige oder einseitige Mydriasis, Trägheit der Pupillen, und Hautausschläge. Bronchialcatarrh oder Bronchitis oder auch pneumonische Symptome zeigten sich in vereinzelten Fällen ganz besonders stark und verursachten indirect den Tod. Der letztere erfolgte meist im Coma, das anfangs von Fieber begleitet sein kann. Bei Verschlimmerungen beobachtete man auch Schluckbeschwerden. Meistens erfolgt Wiederherstellung.

2. Der acut auftretende Bromismus entwickelt sich oft innerhalb weniger Stunden nach selbst jahrelanger Toleranz eines Bromsalzes. Man beobachtet: schwankenden Gang, Unsicherheit im Stehen, paretische, meist links auftretende, sogar ev. eine Hemiplegie vortäuschende Störungen, Schwere der Augenlider, glanzlosen Blick, Ausfallserscheinungen in Gedächtniss[4]) und Urtheil und Schwierigkeit im Sprechen, zitternde Schriftzüge, unverständliche Sätze, in denen Worte fehlen oder in die falsche Buchstaben oder selbst falsche Worte eingeschaltet sind, Kopfschmerzen, Somnolenz, Stupor, heftigen Durst, Schwellung, Röthung und Trockensein der Zunge, Durchfälle u. A. m.

3. Die Bromcachexie. Diese begleitet, mehr oder minder ausgesprochen, auch die vorgenannten Bromsymptome. Man beobachtet: Anämie, Gefässgeräusche, Appetitverlust, Abmagerung und Schwäche.

---

1) Amphlett Holmden, The Lancet. 1890. II. 18. Oct. p. 816.
2) Böttger, Allgem. Zeitschr. f. Psychiatrie. Bd. 35. p. 329. — Seguin, l. c.
3) Albertoni, Archiv f. experim. Pathol. u. Pharmak. Bd. XV. p. 251.
4) Weir Mitchell, Univers. Med. Mag. 1896. June. p. 662.

Bei fortgesetzter Anwendung erliegen die Kranken durch Auftreten von Carbunkel, Erysipelas migrans, Pneumonie oder choleriformer Enterocolitis unter typhoiden und adynamischen Symptomen. Die Ursache dieser Erkrankung sind meistens die unsinnigen Dosen, die von pharmakologisch ungebildeten Aerzten verschrieben werden. Bei einer Epileptica, die 10 Monate lang Bromkalium bis zu 16 g genommen, und circa 2 kg verbraucht hatte, entstand eine gelbe Hautfarbe und ein kupferfarbiges Exanthem an der Stirn und der behaarten Kopfhaut. Koliken, Magenschmerzen, Schlaflosigkeit und Anorexie waren schon 3 Monate vorher als Warnung erschienen. Nunmehr erfolgte der Tod unter Delirien, Schweissen etc.

Die Folgen der Entziehung des Bromkaliums.

Erregungszustände, die der plötzlichen Unterbrechung des Bromkaliumgebrauches bei einem nicht Epileptischen folgten, habe ich bereits beschrieben. Es ist aus Gründen der Analogie anzunehmen, dass häufiger solche Störungen eintreten, aber falsch gedeutet werden. Alle derartigen narkotischen Stoffe wachsen bei längerem Gebrauche zu einem fast physiologischen Bedürfnisse für das Gehirn aus. Dies lässt aber das Erscheinen von Symptomen bei der Entziehung fast als nothwendige Folge voraussetzen. Sichtbar erkennt man dies bei Epileptischen. Bei keiner anderen Behandlungsmethode dieser Krankheit ist das plötzliche Unterbrechen der Therapie von so schlimmen Symptomen gefolgt, wie bei dem Gebrauche der Bromsalze. Die Anfälle treten viel heftiger und viel häufiger ein als es je vorher der Fall war. In solcher Verschlimmerung können die Kranken acut zu Grunde gehen. Ein Kranker, der seit längerer Zeit höhere Gaben von Bromkalium gegen Epilepsie mit Erfolg genommen hatte, bekam eine Pleuritis. Am zweiten Tage wurde das Bromsalz ausgesetzt. Zwei Tage darauf, als das Fieber schon nachgelassen hatte, trat plötzlich Anfall auf Anfall ein, obwohl er schon längere Zeit keinen solchen gehabt hatte, und zwar in so heftiger Art, dass er zu Grunde ging.

Die Heilung der Bromsalz-Nebenwirkungen.

Das Aussetzen des Medicamentes bewirkt meist Abnahme und Schwinden der Nebenwirkungen. Für die Beseitigung und Verhütung der Bromexantheme hat man jedoch mehrere Stoffe empfohlen, von denen ich keinen für nutzbringend halte. Schon vor langer Zeit wandte man hierfür die Fowler'sche Lösung an, von der man täglich 5 Tropfen geben sollte, um in 14 Tagen die Acnepusteln zum Verschwinden zu bringen, oder soviel Tropfen der Lösung täglich, als der Kranke Gramme des Bromkalium genommen hat. Für den gleichen Zweck reichte man eine Salicylsäure-Lösung. Durch eine solche soll auch prophylactisch jeder Bromausschlag verhindert und ein bestehender geheilt werden. Die „intestinale Antisepsis", die angeblich durch salicylsaures Wismuth und β-Naphtol erzeugt wird, soll dies gleichfalls zu Wege bringen[1]. Ich theile nicht die in dieser Therapie liegende Anschauung über das Zustandekommen der Bromexantheme aus gastrointestinaler Einwirkung und halte eine Wirkung der genannten Medicamente deshalb für illusorisch. Verwendbar

---

[1] Féré, Compt. rend. de la Société de Biologie. 1890. Sér. IX. 2. p. 512.

sind bei ausgedehnten geschwürigen und tuberösen Veränderungen nicht, wie ein „berühmter" aber sonst unerfahrener Chirurg es schon thun wollte, die Amputation des betreffenden Gliedes, sondern örtliche Maassnahmen: Aseptische Gazebinden, leichte adstringirende Waschungen (Tanninlösungen 1:100), Glycerinverbände und, um mit Erfolg die narbigen Atrophieen zu beschränken, Emplastrum Hydrargyri. Auch bei gleichzeitig vorhandenem Eczem soll das letztere nicht schaden. Ebenfalls nützlich sollen Schwefelsalben, sowie alkalische Waschungen sein. Bromkalium soll in sehr viel Wasser gelöst und niemals nüchtern verabfolgt werden. Die Magenschmerzen sollen sich hierdurch vermeiden lassen. Die Empfehlung des Strychnin gegen depressive, cerebrale Erscheinungen ist erprobenswerth.

Die Behandlung des Bromismus hat sich auf das Aussetzen des Mittels und das Herbeiführen einer schnellen Ausscheidung desselben aus dem Körper durch Diuretica, sowie auf Anordnung einer geeigneten Diätetik zu richten. Man meinte, weil das Brommolekül in die Chlorverbindungen des Organismus eindringt und das Chlor verdrängt, durch Chlornatriumzufuhr Nutzen zu schaffen, zumal einmal eine Vermehrung der Bromausscheidung danach gesehen wurde[1]). Der Zusatz von Codeïn und Adonis vernalis zu Bromkalium verbessert nicht nur nicht die arzneiliche Wirkung des letzteren sondern erzeugt noch unangenehmere Nebenwirkungen, besonders Verstopfung und Somnolenz. Die Körperkräfte des Kranken müssen gehoben und gegen die psychischen Läsionen Aufenthaltsveränderungen angerathen werden.

Kalium chloratum.

Das dem Bromkalium für gleichwerthig empfohlene Chlorkalium, (KCl), soll vor dem ersteren den Vorzug haben, selbst nach langem Gebrauch (täglich 5—7,5 g) keine Nebenwirkungen zu erzeugen. Beide Angaben haben weitere Untersuchungen nicht bestätigt. Denn man fand[2]), dass das Chlorkalium keinerlei Einfluss auf die Epilepsie habe, dass es dagegen bei einzelnen Individuen schädliche Nebenwirkungen in medicinalen Dosen hervorrufen kann. Dieselben bestanden in leichten Graden von Benommenheit, Kopfweh, Schläfrigkeit, Torpidität, Schmerzen in allen Gliedern, Herabsetzung der Motilität, Schwere in den Füssen, unsicherem taumelndem Gang, Erschwerung der Sprache, Verringerung des Appetits, Sinken der Pulszahl, in einem Falle auch in gänzlichem Erlöschen der Reflexerregbarkeit des Rachens.

Piscidia erythrina.

Der Hundeholzbaum (Jamaica Dogwood) besitzt in seiner Stamm- besonders der Wurzelrinde einen angeblich krystallinischen Bestandtheil (Piscidin), der betäubend auf Thiere wirkt. Die Erfolge mit dem alkoholisch flüssigen Extract als schlaferzeugendes Mittel sind in Deutschland nicht befriedigend gewesen, vielleicht weil die hier verarbeiteten Drogen nicht mehr gut, oder importirte pharmaceutische Zubereitungen verdorben waren. In 78 Fällen fanden sich als besseres Resultat 52 pCt. ganze, 33 pCt. halbe und 7 pCt. negative Erfolge.

An Nebenwirkungen kamen nach Gebrauch einer alkoholischen Tinctur (1—3 g) vor: Brennen in der Magengegend, das sich über den Körper verbreitete, und von reichlichem Schweiss begleitet war[3]), Speichelfluss und Erbrechen[4]), das letztere auch nach dem trockenen spirituösen Extract. Ver-

---

1) Laubenheimer, Neurol. Centralbl. 1897. No. 12.
2) Stark, Zeitschr. f. Psychiatrie. XXXII. p. 159.
3) Hamilton, Behrend's Journalistik. 1834. Oct. p. 84.
4) Andrews, Americ. Journ. of Insanity. 1884. T. XLI. p. 199.

einzelt wurde nach einem Stadium des Benommenseins nervöses Zittern wahrgenommen. Als Nachwirkung fand sich nach einer durchschlafenen Nacht leichtes Benommensein und geringe Pupillenerweiterung[1]), und bei 8 von 25 Kranken, die das spirituöse Extract erhalten hatten, Betäubung, Schwindel und Kopfschmerzen. Bei dem grösseren Theil dieser Individuen hielten diese Nachwirkungen nur wenige Stunden, bei einigen bis zum Mittag an. Das Fluidextract rief bei 68maliger Verabreichung nur 1 Mal leichte Narkose am Morgen hervor.

Valeriana officinalis.

„Valeriana dicitur a multis quibus valet facultatibus." Durch Jahrhunderte hindurch hat sich auf Grund dieser Anschauung diese Droge auf gleicher Höhe arzneilicher Anwendung erhalten. Als Nebenwirkungen findet man auch nach mässigen Mengen der Tinctur oder des Wurzelaufgusses Aufstossen mit jenem anhaltenden, unangenehmen Nachgeschmack. Grössere Dosen rufen gelegentlich ausser Aufstossen noch Uebelkeit, Erbrechen, Kollern im Leibe, Durchfall, Ameisenlaufen, Eingenommensein des Kopfes, Kopfschmerzen, Schwindel, Gesichtshallucinationen und Pupillenerweiterung hervor[2]). Nach Einnehmen von 8 g des Extracts stellten sich bei einem nervösen Manne Delirien, Tobsucht, Taumeln, Störungen des Sehvermögens mit extrem erweiterten Pupillen und kleinem, sehr frequentem und unregelmässigem Puls ein. Ausserdem bestand Drang zum Uriniren[3]).

Zinkoxyd.

Der äusserliche Gebrauch des Zinkoxyds zum Wundverbande sollte keine unangenehmen Nebenwirkungen zeitigen können. Ich habe diese Angaben an dieser Stelle für nicht begründet erklärt, und die Möglichkeit von Allgemeinerscheinungen betont, da in Wunden die Bedingungen zum Löslichwerden dieser Verbindung vorhanden sind. Die Voraussage hat sich bestätigt, da nach Anwendung von viel Zinkpuder auf einem Handeczem Erbrechen, Fieber, Schwindel und Beklemmung eintraten. Nur ausnahmsweise kann dies durch sehr kleine Mengen zu Stande kommen.

Innerlich benutzt man diese wie andere Zinkverbindungen als Sedativa gegen nervöse Leiden aus centraler Ursache, bei Epilepsie in steigender Dosis so lange bis Uebelkeit auftritt. Es sind wesentlich Störungen seitens des Magens und Darms, die man hierbei gelegentlich beobachtet: Uebelsein, Ekel, Druck im Epigastrium, und zuweilen auch störendes Erbrechen. Die Reizwirkung an der Magenschleimhaut wird um so intensiver, je mehr die Zinksalze Gelegenheit haben, direct oder nach ihrer Lösung mit der Magenschleimhaut Zinkalbuminat zu bilden. Aehnliches kann sich auch am Darm abspielen und Leibschmerzen, sowie Durchfall entstehen. Durch den längeren Ge-

---

1) Seiffert, Berliner klin. Wochenschr. 1883. p. 444.
2) Barbier, Matière médic. 1824. II. Édition. p. 83.
3) Abell, Boston médic. and surgic. Journ. 1856. March. p. 117.

brauch medicinischer Dosen von Zinksalzen soll eine, der chronischen Bleivergiftung ähnliche Zinkdyskrasie entstehen, die sich durch Verstopfung, Abmagerung und Anämie kennzeichnet. Ein Epileptiker verbrauchte in 5 Monaten ca. 194 g Zinkoxyd, ohne dass je Uebelkeit oder Erbrechen aufgetreten wären. Dafür wurde er aber bleich, abgezehrt, entstellt und befand sich in einer an Blödsinn grenzenden Abspannung. Anfangs war der Appetit und mit ihm später allmählich die Kräfte geschwunden. Die Zunge war stark belegt, der Unterleib geschwollen, die Beine bis zum Knie stark ödematös, eiskalt, die Haut pergamentartig. Es erfolgte bei geeigneter Behandlung Wiederherstellung. Die Epilepsie bestand fort[1]).

Zinkacetat in Salbenform auf die Wange eingerieben, rief zuweilen Pusteln hervor[2]).

Stannum chloratum.

Das Zinnchlorür erzeugte bei seiner Verwendung gegen Epilepsie u. s. w. sobald die Dosen (0,01 g) etwas stärker waren, nach jedesmaligem Einnehmen leichte Fieberbewegungen. Bei manchen Epileptikern nahmen die Krämpfe anfangs etwas zu, um später zu weichen. Solche Nebenwirkungen wurden als erforderlich für eine günstige Wirkung angesehen.

Artemisia vulgaris. Man benutzte den Beifuss gegen Epilepsie. Als Nebenwirkung beobachtete man hierbei Schweisse, die bisweilen unangenehm riechen, Vermehrung der Harnabsonderung, und wenn die Dosen 0,2—0,3 g überstiegen, eine allgemeine nervöse Erregung.

Camphora monobromata. Nach 1 g Bromcampher und darüber sah man Nebenwirkungen entstehen: allgemeine Abgeschlagenheit, hochgradige Gemüthsverstimmung, Schwere und Druck im Kopfe, Kurzathmigkeit, Kälte des Körpers, Pulsverlangsamung, Zuckungen in den Gliedern und später allgemeine Zuckungen und Bewusstlosigkeit. In einem dieser Fälle erfolgte bald Wiederherstellung, im anderen erst nach mehreren Stunden und nachdem Erbrechen aufgetreten war[3]). Längerer Gebrauch soll Abmagerung erzeugen.

Asa foetida.

Der unangenehme Geruch dieses noch immer als Sedativum gebrauchten Gummiharzes lässt sich in Mixturen ebenso wie der schlechte Geschmack durch Zusatz einiger Tropfen Chloroform etwas verändern. Als Nebenwirkungen nach dem inneren Gebrauch des Mittels beobachtet man bisweilen Schwellung der Lippen, häufiger Aufstossen mit dem Geruch und dem Geschmack der Asa foetida, Brennen im Magen, Blähungen, die nach dem ätherischen Oele riechen, Durchfall und Geruch des Schweisses nach dem Mittel. Auch Brennen beim Harnlassen, Steigerung des Geschlechtstriebes und Eingenommensein des Kopfes, Kopfschmerzen, Schwindel und allgemeines Unbehagen kommen vor. Nach 0,05—0,1 g sollen bei nervösen Menschen gelegentlich Convulsionen

---

1) Busse, Casper's Wochenschr. 1873. No. 18. p. 302.
2) Brosius, Jahrb. f. die ges. Med. 1850. Bd. 68. p. 298.
3) Rosenthal, Wiener med. Blätter. 1881. No. 44.

auftreten. Sehr eigenthümlich ist die Angabe, dass nach dem Auflegen von Pflastern mit Asa foetida auf den Unterleib bei Männern bedeutende Hodenschwellung und bei Frauen Entzündung und starke Anschwellung der Genitalien und der Brüste mehrfach entstanden sei. In einem Falle war die Schwellung der Brüste so stark und diese sonderten so viel milchige Flüssigkeit ab, als wäre es der neunte Monat der Schwangerschaft, obschon die 50jährige Frau längst keine Menstruation mehr hatte.

Aethoxycaffeïn. Als Nebenwirkungen dieser als Sedativum gebrauchten Substanz fanden sich: allgemeines Unwohlsein mit Frösteln[1]), Störungen im Magen, die bei Verabfolgung des Mittels in Pulverform stärker als in Lösungen hervortraten und sich als Brennen, Schmerzen, Krampf, Uebelkeit und Erbrechen[2]) darstellten. Einige Male beobachtete man auch Kopfweh[3]) mit einem gewissen intellectuellen Torpor und Gefühl von rauschartigem Benommensein mit Schwindel.

Indigo.

Die eigenthümlicherweise nicht geringen Nebenwirkungen dieses als Antepilepticum gebrauchten Mittels (0,5—2 g), die denen anderer Farbstoffe (Methylenblau etc.) ähnlich sind, lassen nur wenige Menschen frei. Man beobachtet bei Manchen aber auch Gewöhnung, derart, dass anfangs Nebenwirkung und nach dem Aussetzen und der Wiederaufnahme dieser Therapie Toleranz eintritt. Der eigenartige Geschmack des Mittels sowie seine Eigenschaft, im Munde allenthalben hängen zu bleiben, bedingen sehr oft auch nach längerem Gebrauche noch einen unbesiegbaren Widerwillen gegen dasselbe. Es entsteht Würgen, eine Empfindung, als verengere sich der Schlund, Uebelkeit und bisweilen schon nach 0,03 g, ununterbrochenes oder mit Intermissionen auftretendes Erbrechen. Frauen scheinen leichter davon als Männer heimgesucht zu werden. Die Anwendung in Latwergenform soll es nicht so häufig vorkommen lassen. Statt seiner können auch Magenkoliken auftreten. Die Zunge färbt sich nach häufigerer Anwendung blau. Dieselbe Farbe nimmt das Erbrochene an. Ausser Erbrechen oder zugleich mit diesem stellen sich Diarrhöen und Koliken ein, die meistens am dritten bis vierten Tage der Darreichung beginnen. Bei Hysterischen entstanden nach Verbrauch von ca. 60 g Indigo 4 Tage dauernde Nierenkoliken. Der Harn färbt sich dunkelviolett oder liefert beim Stehen einen Bodensatz von Indigo, und auch Koth und Schweiss färben sich blau.

Das Allgemeinbefinden kann leiden. Bei einer Kranken entstanden am 16. Tage des Gebrauches: Fieber, Hitze, Durst und schneller Puls. Dazu gesellten sich Anschwellung des Schulter-, Ellenbogen-, Hand-, Knie- und Fussgelenkes. Aussetzen des Mittels liess diese Nebenwirkung verschwinden, erneuter Gebrauch nach 5 Tagen sie wieder erscheinen. Um jede psychische Beeinflussung auszuschliessen, gab man das Mittel heimlich in Pillenform mit dem gleichen unangenehmen Erfolge. Man beobachtete ferner bei einigen Kranken Schwindel, zuweilen Flimmern vor den Augen, Druck im Kopfe ausser den Störungen im Magen. Seltener sind, nach mehrwöchentlichem Gebrauche auftretende, leichte Zuckungen und Sehnenhüpfen.

Anemone Pulsatilla. A. pratensis. Die Küchenschellen enthalten einen ölartigen, blasenziehenden Stoff, dessen entzündungserregende Wirkung

---

1) Chabot, Bullet. génér. de Thérap. 1886. T. CXI. p. 212.
2) Dujardin-Beaumetz, Bullet. génér. de Thérap. 1886. T. CX. p. 241.
3) Filehne, Archiv f. Anat. u. Physiologie. 1886. p. 72.

in ihrer Stärke nicht nur individuell, sondern auch bei ein und demselben Individuum schwankt. Nach dem innerlichen Gebrauche der Tinct. Pulsatillae beobachtet man bisweilen Uebelkeit und Erbrechen. Auch mässige Dosen können Leibschmerzen, Niesen, Husten, juckendes Gefühl in der Harnröhre und Reiz beim Harnlassen, vermehrte Harnabsonderung und sogar Blutharnen veranlassen. Die Pupillen erweitern sich.

Narcissus Pseudonarcissus. Als Nebenwirkungen der gegen nervöse Affectionen gebrauchten Wiesennarcisse beobachtete man Erbrechen, Zittern der Lippen und bei manchen, meist plethorischen Individuen mehr oder minder starke allgemeine Mattigkeit oder comatöse Zustände. Vorhandene entzündliche Zustände werden in manchen Fällen dadurch vermehrt. Es können Gelenkschmerzen eintreten und besonders das Kniegelenk sich röthen und schwellen.

Cytisus Laburnum. Das Extract des gegen Neuralgien, Asthma etc. verwandten Goldregens erzeugte bisweilen (0,05 g) Nausea und Erbrechen, Müdigkeit und Neigung zum Schlaf. Die Harnsecretion war vermehrt.

Ouabaïn.

Das aus Acokanthera-Arten gewonnene amorphe Glycosid Ouabaïn[1]) schmeckt intensiv bitter. Die Nebenwirkungen, die dasselbe erzeugen kann, decken sich mit den von der Digitalis angegebenen. A. Schimperi enthält ein krystallinisches Ouabaïn (Acokantherin), das bei seiner Verwendung gegen Keuchhusten (0,00006—0,0001) g vielleicht unangenehm wirkte. Vier von 49 Kindern starben an intercurrenten Leiden, nachdem das Mittel schon ausgesetzt war. Dies letztere, und die Annahme, dass demselben keine cumulative Wirkung zukommt, werden als Schutz gegen die Möglichkeit eines Zusammenhanges der Todesfälle mit der Medication angeführt. Immerhin ist es vielleicht besser, ein so gefährliches Mittel bei Kindern zu meiden, wenn nicht die Erfolge ausserordentlich sind. Dies scheint aber nicht der Fall zu sein. Hierzu kommt, dass selbst nach so winzigen Dosen Körperwärme, Puls und Respiration leicht unter die Norm sinken, und wenn etwas mehr gereicht wird, die Respiration sehr langsam wird. Bei einem 4jährigen Kinde sank sie auf 16 in der Minute. Ebenso kommt auch, besonders Abends, eine Unregelmässigkeit des Pulses vor.

Aqua amygdalarum amararum.

Kleine Mengen der Blausäurepräparate haben keine sedativen Wirkungen, grosse meist unangenehme Nebenwirkungen. Die Kennzeichnung, die Trousseau und Pidoux denselben auf den Weg gaben, dass sie oft gefahrbringend und fast immer nutzlos seien, sollte beherzigt werden, nachdem auch eingehende Beobachtungen an einem grossen Krankenmaterial dies zur Genüge erwiesen haben. Hierzu kommt, dass Bittermandel- und Kirschlorbeerwasser selten den ihm zugeschriebenen Gehalt an Blausäure (1 : 1000) besitzen, und dass die Empfänglichkeit der Menschen für unangenehme Wirkungen dieses Stoffes sehr wechselt, aber ausgesprochen ist. Auf Greise wirkt die Blausäure weniger als auf andere Lebensalter. Gewöhnung findet nicht an Blausäurewirkung statt. Trotz langen Gebrauches erscheinen immer dieselben Symptome, sobald sie sich einmal gezeigt haben. Die Resorption der Blausäure geht von allen Schleimhäuten aus sehr schnell vor sich.

Für das Auftreten von Nebenwirkungen kommt besonders die Höhe

---

1) L. Lewin, Arch. f. pathol. Anat. Bd. CXXXIV. H. 2.

der Dosis in Frage. Die in Folgendem angeführten wurden nach den verschiedensten blausäurehaltigen Präparaten beobachtet. Sie können sich zu mehreren mit einander verbinden. Dadurch entstehen so viele Formen, die manchmal so wenig einander gleichen, dass man sie bei jedem Individuum für verschiedene ansehen könnte. Sie erscheinen nach 1—15 Minuten und dauern meist $1/4$—$1/2$ Stunde an. Manche Herzkranke und an Lungenemphysem Leidende scheinen besonders unangenehm auf Blausäure zu reagiren. An der Haut beobachtet man nicht selten einen reichlichen, nicht lange anhaltenden Schweissausbruch bei erhöhter Hautwärme[1]. Einige Kranke klagen über fliegende Hitze. Ganz vereinzelt kommen auch Hautausschläge vor. Man sah nach Gebrauch von bitteren Mandeln in medicinalen Dosen einen reichlichen quaddelähnlichen Ausschlag entstehen. Gelegentlich machen dies auch andere blausäurehaltige Präparate.

Seitens des Magendarmkanals machen sich bemerkbar: Kratzen im Halse, vermehrter Speichelfluss, Wärmegefühl im Epigastrium, und nach höheren, und länger gebrauchten Mengen: Uebelkeit, Erbrechen, Dyspepsie und, mit letzterer vereint, auch Magenschmerzen, sowie Kollern im Leibe, Kolik und Durchfall. Manche bekommen Herzklopfen. Der Puls wird nach sehr grossen Dosen hart und beschleunigt, während die Haut heiss und brennend ist. Frostgefühl mit darauffolgender Hitze, Betäubung, mit Anwandlungen von Ohnmacht, grosse Hinfälligkeit und Mattigkeit, sowie Erschwerung der Athmung und vereinzelt auch Husten wurden in wechselnder Combination als kurzdauernde Folgen des Blausäuregebrauches beschrieben. Phthisiker und Emphysematiker klagen bisweilen danach über grössere Athemnoth, und bei bestehender Neigung zu Lungenblutungen kann eine solche dadurch ausgelöst werden.

Es kommen ferner gewöhnlich vor: Funkensehen, — nach Aufnahme der Dämpfe von Cyanwasserstoffsäure Hemiopie, welche in 4—5 Stunden verschwand — Ohrensausen, Schwindel, Schwere des Kopfes bei fliegender Hitze und anhaltende, oder nur nach dem jedesmaligen Einnehmen erscheinende, halbseitige oder sonstwo localisirte Kopfschmerzen. Manche Kranke werden schlaflos. Zittern und Steifigkeit, Ideenverwirrung, Delirien, Ameisenlaufen und Jucken an Gliedmaassen, Hoden und anderen Körpertheilen kommen bisweilen vor. Zum Hervorrufen von Convulsionen gehören sehr grosse Dosen oder eine ganz besondere Veranlagung.

Chrysanilindinitrat. Das Dinitrat des Diamidophenylacridin, auch Phosphin genannt, schmeckt sehr bitter und zeigte bei seiner Verwendung gegen Neuralgien etc. (pro die 0,5—1 g) Unzulänglichkeit und Nebenwirkungen, die zum Aussetzen nöthigten[2]. Man beobachtete: Kopfschmerzen, unruhigen Schlaf, Magenkrampf, Nausea, sehr häufig Erbrechen, das manchmal ohne Aufhören während des Gebrauches anhielt, und Diarrhoe. Die Harnmenge nimmt zu.

Atropa Belladonna. Atropin.

Die Nebenwirkungen der Belladonnapräparate haben trotz ihrer gar nicht selten beängstigenden Formen, nicht Anlass zum Vernachlässigen des Medicamentes gegeben. Zwei Gründe sind hierfür anzugeben: die vorzüglichen Heilwirkungen dieser Präparate, und die Erfahrungsthatsache, dass beim Einhalten normaler Dosen schlimme Ausgänge nicht vorkommen, oder doch zu den grössten Seltenheiten gehören. Die Einführung des Atropin hat theilweise die galenischen Belladonnapräparate

---

1) Becquerel, Gazette médic. de Paris. 1840. Vol. VIII. No. 1 ff.
2) Auclert, Sur les effets du dinitrate de chrysaniline. Paris 1888. p. 52 ff.

L. Lewin, Nebenwirkungen der Arzneimittel. 3. Aufl. 12

verdrängt, immerhin aber sind die letzteren nicht zu entbehren. An alle genannten Präparate kann Gewöhnung stattfinden, wie dies in Bezug auf manche der hervorragenden arzneilichen Beeinflussungen von Krankheitssymptomen, z. B. bei dem Schwitzen der Phthisiker und auch experimentell erhärtet worden ist. Thiere zeigen, nachdem die Gewöhnung eingetreten ist, nicht mehr jene leichten Atropinwirkungen, wie Zittern und Veränderung der Hautempfindlichkeit. Toleranz für atropinhaltige Medicamente zeigen in gewissen Grenzen Kinder. Gegen Epilepsie wurden bei solchen längere Zeit hindurch circa 4 mg täglich ohne jede Nebenwirkung verabfolgt. Es kommt ähnliches auch bei einzelnen, besonders hageren, schwächlichen und sensiblen Constitutionen vor. Indessen können sich, nachdem in mehreren Jahren Atropin ohne Nachtheil genommen war, doch plötzlich nach einer ganz kleinen Dosis auf Grund nicht erkennbarer, zeitlicher körperlicher Verhältnisse eine Reihe schwerer Nebenwirkungen, wie Krämpfe u. a. m. herausbilden[1]).

Die Ursachen derselben sind nicht immer klar erkennbar. Theilweise liegen sie an der Unmöglichkeit die Einwirkung des Medicamentes rein örtlich zu beschränken. Seine ausgesprochene Reactionsfähigkeit gegenüber gewissen nervösen Gebilden befähigt es nach seiner Resorption auch da zu wirken, wo seine Thätigkeit unerwünscht ist. Der grösste Theil des Atropins verlässt den Körper wohl mit dem Harn. Ich zweifle jedoch nicht, dass auch andere Drüsen, z. B. die Brustdrüse von Säugenden, an der Ausscheidung betheiligt sind. Dadurch könnte Schädigung von Säuglingen herbeigeführt werden. Der Ort der Aufnahme ist für das Zustandekommen von Nebenwirkungen ziemlich gleichgültig. Vom Magen, wie von der Mastdarmschleimhaut oder der Bindehaut des Auges aus kann genug resorbirt werden, um sie zu erzeugen. Atropinhaltige Klystiere sind hierfür von jeher als ganz besonders gefährlich angesehen worden. Nach Einträuflung von Atropin in das Auge wie nach Gebrauch von Atropincollyrien kommen Nebenwirkungen vor. Auftreten und Stärke hängen hierbei wesentlich von der Individualität des Kranken und der Menge des vom Auge aus resorbirten Mittels ab. Das Eindringen von Atropin durch die Hornhaut in das Auge ist erwiesen. Es ist unrichtig, dass die Empfindlichkeit für dasselbe nur direct proportional der Weite der Thränenwege ist, da auch Menschen mit undurchgängigen Thränenwegen, wenn nur sonst die Bedingungen dazu erfüllt sind, wie Andere von Nebenwirkungen heimgesucht werden. Dies schliesst nicht aus, dass dennoch gelegentlich durch den Thränenpunkt Atropin in den Nasenrachenraum gelangen kann. Bisweilen rinnen auch wohl Theile der eingeträufelten Lösung mit Thränen über die Wange in den Mund. Die Häufigkeit der nach Atropineinträuflung zu Stande kommenden ernsteren Symptome beläuft sich auf etwa 15 pCt. Auch die Anwendung des Atropins zu Einträuflungen in den ganz gesunden, von Geschwürsbildung oder Excoriationen freien Gehörgang kann unter Umständen Nebenwirkungen zur Folge haben. Einer Dame wurden wegen eines Mittelohrcatarrhs Einträuflungen einer $1/2$proc. Lösung von schwefelsaurem Atropin gemacht. Nach der ersten Einträuflung trat keine unangenehme Wirkung auf. Als aber am Morgen des zweiten Tages wiederum 4 Tropfen eingeträufelt und der Gehörgang mit Watte verstopft

---

1) Frazer, The Lancet. 1889. II. 28. Dec. p. 1369.

war, begannen plötzlich Nebenwirkungen an entfernteren Stellen der Haut, am Herzen u. s. w.[1]). Die Höhe der Gabe besitzt einen ausgeprägten Einfluss auf das Entstehen von Nebenwirkungen. Einbringen von 3—4 Tropfen einer 0,5proc. Atropinlösung in das Auge und noch weniger kann dieselben hervorrufen. In einem Falle liess sich die Atropinmenge, die einen Ausschlag bei einem kleinen Kinde bedingte, auf 0,00007 g feststellen, während eine noch kleinere Menge nicht derartiges erzeugte. Ein Arzt wurde verurtheilt, der einer Phthisica von einer Atropinlösung aus 1 : 110 täglich 1 Theelöffel voll, also ca. 0,036 g verordnete. Der Tod trat nach den beiden ersten Dosen ein. Auch Einträuflung von Atropin in das Auge soll vereinzelt diesen Ausgang veranlasst haben.

Es giebt auch eine besondere Empfindlichkeit für Atropin, die für sich allein Nebenwirkungen veranlasst. Manche bestehende Krankheit kann auch die letzteren hervorrufen. Früher sprach man u. A. als solche an: Plethora, Congestionen nach dem Kopfe, Neigung zu Blutflüssen und fieberhafte und entzündliche Krankheiten. Auch die örtliche Anwendung am Auge erheischt Vorsicht[2]). Bei Iritis dürfen die Dosen nicht zu hoch gegriffen werden. Je ausgiebiger und oberflächlicher die Gefässbildung an der Hornhaut bei einigen Krankheiten dieser Membran ist, um so schädlicher wirkt Atropin. Je mehr die Gefässbildung in den Hintergrund tritt, um so statthafter ist seine Anwendung. Das Mittel ist bei jeder acuten Entzündung des Augapfels, die mit Erweiterung und Reactionslosigkeit der Pupillen auftritt, zu meiden. Die Gefahr eines Glaucomanfalles droht bei jeder Disposition hierzu. Blutungen im Kammerwasser contraindiciren Atropin durchaus.

Bedeutungsvoll ist auch der Zustand des angewandten Medicamentes. Die Belladonna ist eine Droge, welche grossen Veränderungen in der Stärke ihrer Wirkungen unterworfen ist, so dass von zwei Proben des gleichen Handelswerthes, die eine doppelt so wirksam wie die andere sein kann. Belladonnablätter sind nach einjährigem Liegen unbrauchbar. Solche, die gepresst, selbst mehrere Jahre in Packeten gelegen haben, zeigen keinen Alkaloidverlust. Belladonnaextract wird auch verfälscht. Ebenso giebt es schlechte amorphe, graugrünliche, unklare Lösungen liefernde Handelspräparate des Atropins. Atropin unterliegt durch Einwirkung von Luft und Feuchtigkeit rasch gewissen Veränderungen, es wird gelb, verliert die Kristallisationsfähigkeit und nimmt einen unangenehmen Geruch an. Dass hierdurch seine Wirkung leidet, ist sicher. Auch fremde Beimengungen, z. B. viel Tropinsulfat finden sich im schwefelsauren Atropin und ändern seine normale Wirkung ab.

Jeder Theil der Belladonnpflanze, sowie jede pharmaceutische Darstellung aus dieser können Nebenwirkungen hervorrufen. Eine Einträuflung von Atropin in das Auge kann sie in dem gleichen Umfange bedingen wie das Heranbringen eines mit Belladonnasalbe beschmierten Tampons an den Cervix oder das Auflegen eines Belladonnpflasters auf die Brustdrüse. Sie erscheinen nach wenigen Minuten bis zu mehreren Stunden nach der Anwendung des Medicamentes und dauern einige Stunden, oder selbst 10 Tage an.

---

1) Knapp, Zeitschr. f. Ohrenheilkunde. Bd. XI. p. 293.
2) Samelsohn, Deutsche Medicinalzeitung. 1888. p. 891.

Störungen im Allgemeinbefinden und an der Haut.

Nach längerem Gebrauch von Atropincollyrien entstehen nicht selten Symptome, die sich als erethische Schwäche und Darniederliegen der Assimilation zu erkennen geben. Dieser Zustand ist schwer zu erkennen und auf seine eigentliche Ursache zurückzuführen, da sonstige Erscheinungen einer Atropinwirkung fehlen können. Bei Kindern, die Belladonna prophylaktisch gegen Scharlach erhalten hatten, fand man eine todtenbleiche Gesichtsfarbe. Hunde, denen man längere Zeit hindurch täglich grössere Mengen von Atropin zuführte, magern trotz der Gewöhnung ab, verlieren die Fresslust, werden matt und trübsinnig. Bei Menschen stellt sich gelegentlich Fieber ein. Die Milchsecretion Säugender nimmt bis zum Versiegen ab.

Die Hauterkrankung entsteht als Röthung, selten mit erysipelatösem Aussehen, entweder an dem Orte der Anwendung und von ihm sich auf die Umgebung weiter verbreitend, z. B. an der Conjunctiva, an den Lidern und der Wange, oder als reine resorptive Wirkung nach der Aufnahme von irgend welcher Körperstelle aus. Meist kehrt sie, wenn sie einmal erschienen ist, bei demselben Individuum nach jedem erneuten Gebrauch des Mittels wieder. Sie entfaltet sich bisweilen unmittelbar nach dem Einnehmen, oder nach 15—20 Minuten oder auch erst nach 5 Stunden, dauert von $^{1}/_{2}$ Stunde bis zu 3—4 Tagen an, und durchläuft gewöhnlich in wenigen Stunden alle Stadien der Entwickelung, der höchsten Blüthe und des Erblassens. Atropin oder Belladonnatheile, äusserlich oder innerlich angewandt, können diese Nebenwirkung erzeugen. Man sah sie z. B. nach einem Belladonnaliniment, das zur Milchvertreibung auf die Brustdrüse gerieben worden war[1]), nach Gebrauch von Vaginal-Suppositorien aus Extr. Belladonnae, nach Vaginalkugeln[2]), und nach Belladonnpflastern entstehen. Manchmal werden die Ausschläge von Hitzegefühl und Schwellung begleitet. Nach Einbringung einer Atropinlösung in das Ohr schwollen Hände und Füsse, Augenlider und Unterlippe an, wurden steif und blieben in diesem Zustande vom Morgen bis zum Abend. Nach einem älteren Berichte soll ein junger Mann, der Radix Belladonnae gegen Krämpfe gebrauchte, in der fünften Woche aus schwarzem, graues Haupthaar bekommen haben. Es blieb so bis zum 30. Jahre und wurde dann wieder schwarz. Der ursächliche Zusammenhang zwischen der Anwendung der Belladonna und dieser Farbenänderung ist mehr als fraglich.

Die beobachteten Ausschlagsformen sind:

1. **Erythema scarlatinosum.** Dasselbe erscheint nach Anwendung von atropinhaltigen Präparaten, am häufigsten im Gesicht, dem es bisweilen ein erysipelasartiges Aussehen giebt[3]). Die Verallgemeinerung ist nicht häufig. Nach Einträuflung von Atropin wird bei der geeigneten Disposition z. B. das Gesicht roth, während die Wangen für das Gefühl kalt sein können. In anderen Fällen wurden nach irgend einer Art der Anwendung z. B. Gesicht, Oberextremitäten und Rumpf, oder Brust, Bauch und Arme, seltener der ganze Körper ergriffen. Der Ausschlag

---

1) Wilson, Dublin Journ. of Med. Scienc. 1872. p. 198.
2) Baader, Correspondenzbl. f. schweiz. Aerzte. 1881. p. 615.
3) Tyson, Brit. med. Journ. 1889. 26. Oct. p. 921 u. A.

kann mit, aber auch ohne Jucken oder Brennen entstehen. Er macht bei oberflächlicher Betrachtung den Eindruck einer heftigen Insolation. Eine breite diffuse Röthe dehnt sich über die betreffenden Glieder aus. Bisweilen sind es aber vereinzelt stehende, grössere Flecke, die noch gesunde Haut zwischen sich erkennen lassen. Auf Druck verschwinden sie, kehren aber beim Nachlassen desselben sofort wieder zurück. Die Heilung geht meist ohne Schuppung vor sich. Nicht selten erfolgt, gleichsam um das scheinbare Bild des Scharlachs zu vervollständigen, Röthung und schmerzhafte Schwellung des Rachens, während Fieber mit seltenen Ausnahmen fehlt. Es ist mir nicht zweifelhaft, dass die Veränderungen in der Mundhöhle ihr Entstehen einem Enanthem verdanken.

2. Urticaria. Nach längerem Gebrauche von Atropineinträuflungen in das Auge sah man neben heftiger Conjunctivalreizung über Stirn, Gesicht, Nacken, Hals einen Hautausschlag entstehen, welcher einer chronischen Urticaria glich. Die quaddelartigen Hauterhebungen neigten zur Induration. Langsam schwanden sie nach dem Aussetzen des Mittels. Das letztere war angeblich gut[1]).

3. Vesiculöser Ausschlag. Nach innerlichem, mehrtägigem Gebrauche von Belladonnapräparaten entwickelten sich unter starkem Jucken Knötchen neben Blasen fast über den ganzen Körper. Nach 4 Tagen verschwanden dieselben ohne Abschuppung. Am häufigsten bildet sich diese blasige, als Herpes oder Eczem bezeichnete Veränderung nach äusserlichem Gebrauche von Atropin oder Belladonnasalben oder Belladonnpflastern am Anwendungsorte oder dessen näherer oder weiterer Umgebung. Nachdem z. B. bei einem Kranken wegen Kniegelenkschmerzes eine Belladonnasalbe eingerieben war, schwoll die Einreibungsstelle an und auf ihr entstand ein Herpes. In ähnlicher Weise schwoll die Wange eines an Iritis Erkrankten an, nachdem etwas von der in das Auge gebrachten Atropinlösung übergeflossen war, und auf der geschwollenen Basis schossen Bläschen auf. Aber auch dort sah man erysipelatöse Röthe, Schwellung und ein heftig juckendes, nässendes Eczem auf Gesicht und Hals entstehen, wo mit aller Sorgfalt das über die Wangen Laufende abgetrocknet wurde. Mit dem Aussetzen des Mittels schwand die Veränderung, um bei erneutem Gebrauche wiederzukehren[2]). In einem anderen Falle von Trachom entstand nach jedesmaligem Gebrauch ein Eczem der Lider und dann des Gesichtes[3]). Die Dose, die solche Veränderungen hervorrief, betrug bei einer Frau nur ca. 0,00025 g. Als diese Menge, 1 Tropfen einer $^1/_2$proc. Lösung, eingeträufelt war, entstand Conjunctivalreizung mit Schwellung. Lider und Wangen waren nach einem Tage erysipelasartig geröthet und geschwollen. Die äussere Haut des unteren Lides erschien stellenweis excoriirt. Bald traten hier stecknadelkopfgrosse Bläschen auf, welche sich gegen die Schläfe, das obere Lid, die Stirn, Wange und Ohren hin verbreiteten, um die bekannten Phasen des Eczems durchzumachen. Nach 6 Tagen erst war die Veränderung geschwunden. Bei erneuter

---

1) Grosser, Deutsche Medicinalzeitung. 1880. p. 125.
2) Donath, Wiener med. Wochenschr. 1880. No. 12. p. 313.
3) Fialkowski, Petersburger med. Wochenschr. 1884. p. 149.

Anwendung kehrte sie wieder[1]). Erythem, Bläschen und Pusteln traten bei einem Manne nach dem Auspressen von Belladonnasaft an den Armen, und ein Erythem am Gesicht auf, als er Atropintabletten machte.

Ein vereinzelt dastehendes Vorkommniss betraf einen Schwindsüchtigen, der nach innerlichem Verbrauch von ca. 0,03 g Belladonnaextract ein Erythem und dann theilweise Gangrän der Haut des Hodens unter viel Schmerzen bekam. Mehrere Wochen dauerte es, bis der Kranke genas. Als dann wieder Belladonna genommen wurde, entstand abermals Entzündung.

Nebenwirkungen seitens der Verdauung, der Harnabsonderung, des Geschlechtsapparates, des Kreislaufes und der Athmung.

Atropinlösungen schmecken bitter und anhaltend kratzend. Auch nach dem Einbringen derselben in das Auge oder das Unterhautzellgewebe und epidermatischem Belladonnagebrauch kann diese Geschmacksempfindung wahrgenommen werden. Es findet somit eine Ausscheidung des Mittels durch die Drüsen der Mundhöhle statt. Rauhigkeit, Kratzen und Trockenheit im Munde und Schlunde sind eine häufige Nebenwirkung, die nach Minuten, oder erst nach Tagen, nachdem vorher schon andere Nebenwirkungen vorangegangen waren, neben quälendem Durst auftreten können. Beschwerlichkeit beim Schlucken oder Schluckunvermögen durch Schlundkrampf kommen ebenfalls vor; das letztere lässt aufgenommene Flüssigkeit wieder durch Mund und Nase abfliessen. Häufiger Belladonnagebrauch schwächt den Magen. Es entsteht Appetitverlust. Bisweilen kommen Erbrechen und Durchfall, sowie Leibschmerzen. Die Harnabsonderung kann sowohl nach Belladonnaklystieren als nach Atropineinträuflungen in das Auge stocken. Bei einem Manne, der in Folge der letzteren cerebrale Störungen bekommen hatte, musste, da gar kein Harn entleert werden konnte, catheterisirt werden. Albuminurie fand sich bei einem Kinde, das nach Atropineinträuflung Delirien und andere Nebenwirkungen bekommen hatte. Der Uebergang von Atropin von der Mutter auf den Foetus ist erwiesen. Eine Erstgebärende erhielt 0,002 g Atropinsulfat injicirt. Man extrahirte 3 Stunden später mit der Zange ein nicht asphyktisches Kind, dessen Pupillen bis auf einen schmalen Rand erweitert waren und auf Licht nicht reagirten.

Bei einem jungen Manne, der wegen progressiver Myopie mit Herabsetzung der Sehschärfe einer Atropinkur unterzogen wurde, erschien 5—10 Minuten nach den Einträuflungen (2 Tropfen einer Lösung von 1 : 20) jedesmal eine Nasenblutung, von ca. 15 Minuten Dauer, die den Kranken sehr schwächte. Auch wenn die Einträuflungen einige Tage ausgesetzt wurden, erfolgte bei Neuanwendung wieder Blutung. Auch Duboisin erzeugte Blutungen. Hämophilie lag nicht vor[2]).

Veränderungen in der Herzthätigkeit, starkes Herzklopfen, sowie ein stundenlang sehr vermehrter, fast unzählbarer Puls (bis 180) sind häufig. Auch nach einem Belladonnapflaster wurde u. A. die Pulsbeschleunigung bei normaler Körperwärme aber ohne Pupillenerweiterung

---

1) Schenkl, Prager med. Wochenschr. 1880. p. 181.
2) Reich, Centralbl. f. Augenheilkunde. 1889. p. 111.

beobachtet[1]). War die Dosis zu gross, so folgt dieser Erhöhung bald eine Abnahme und Unregelmässigkeit. Die Sprache kann behindert und ein fast subparalytischer Zustand der Zunge vorhanden sein. Die Stimme wird heiser, rauh und die Worte werden in schweren Fällen bellend hervorgestossen. Die Athmung ist auch nach Einbringung von Atropin in das Auge bisweilen vermehrt, kurz abgebrochen, unregelmässig, stertorös. Dazu kann sich Erstickungsgefühl gesellen.

Störungen in den Sinnesorganen und im Centralnervensystem.

Das anfangs reizlose Mydriaticum wird auf die Dauer von gewissen Individuen nicht vertragen. Es entsteht durch die Summirung der Wirkungen eine anatomische Veränderung, welche die normale Empfänglichkeit der Conjunctiva für weitere Arzneieinflüsse ändert. Deshalb erfolgen, wenn einmal die Conjunctiva mit Atropin gesättigt ist, bei einer jeden neuen Instillation blepharoconjunctivale Reizung, Jucken, Thränen, Lidödem und selbst eczematöse Ausbrüche. Diese Antipathie der Conjunctiva hält mitunter Monate lang nach dem Aussetzen des Mittels an. Dabei kann die Schleimhaut ganz normal aussehen. In manchen, und zwar gerade den entwickelten Fällen, zeigt sich eine eigenthümliche Form von Granulationen, den gewöhnlichen bläschenförmigen Lymphfollikeln des unteren Lides verwandt und nur durch etwas consistenteren und gelblicheren Inhalt, sowie durch abweichendes Verhalten der Schleimhautvaskularisation von denselben zu unterscheiden[2]). Aber auch nach einmaligem Gebrauch von Atropinlösungen kann ähnliches sich ausbilden. Man sah starke Entzündung und Schwellung der Conjunctiva und der Lider mit Brennen und Schmerzen entstehen und sich diese Reizung auch weiter auf bisher gesunde Haut fortsetzen, so dass bisweilen ein pseudoerysipelatöses Aussehen entsteht. In einem Falle bestand eine der Reizerscheinungen in der Bildung von Gerstenkörnern am Lidrande. Die Annahme ist falsch, dass in derartigen Fällen immer pilzige Verunreinigungen der angewandten Atropinlösung Ursache der Veränderungen sind, obschon solche verdorbene Lösungen Conjunctivalreizung machen können. Es ist, was ich zuerst vor 6 Jahren an dieser Stelle bestimmt aussprach, und was jetzt auch experimentell erwiesen ist, meistens der individuelle Zustand der Bindehaut anzuschuldigen. Dies schliesst selbstverständlich nicht aus, dass für Atropininstillationen nur klare Lösungen gebraucht werden dürfen. Trübgewordene lassen sich durch einmaliges Aufkochen in einem Esslöffel und Filtriren wieder gebrauchsfähig machen.

Von eigentlichen Sehstörungen sind die subjectiven Folgen der Pupillenerweiterung resp. Beeinflussung der Accommodation zu erwähnen. Die Gegenstände scheinen von einem weissen Nebel umhüllt zu sein, ihre Umrisse sind undeutlich, verschwommen, und deswegen nicht zu erkennen. Auch Farbensehen, Ringesehen und Lichtscheu kommen vor. Im Dunkeln wird ein bleicher, zitternder Schein wahrgenommen, der das Aussehen einer phosphorescirenden Scheibe annimmt. Dieses Phä-

---

1) Montgomery, Med. News. 1896. 25. Jan. p. 101.
2) v. Graefe, Arch. f. Opthalmologie. Bd. I. 2. p. 242 u. Bd. X. 2. p. 200.

nomen kommt zu Stande, wenn das Alkaloid die Pupille mittelweit gemacht hat und die Einwirkung auf die Accommodation beginnt[1]).

Nach längerer Atropinanwendung, besonders bei syphilitischer Iritis, aber auch nach Discision des Schichtstaares bleibt die Pupille in mittlerer oder selbst maximaler Mydriasis fixirt. Mehrfach sah man trotz genügender Dosen und selbst beim Vorhandensein schwerer Atropinsymptome die Pupillen normal bleiben. Bei ganz kleinen, und wie es scheint besonders syphilitischen Kindern ohne Iritis oder iritische Adhäsionen kommt dies vor. Mehrfach ist beobachtet worden, dass an dazu prädisponirten Augen, besonders älterer Individuen mit Glaucom ein acuter Anfall von Glaucom durch Atropin hervorgerufen werden kann. Ein solcher entstand z. B. bei einer Frau, bei der die Iridectomie gemacht worden war, als man nach 11 Tagen Atropin einträufelte. Physostigmin beseitigte den Zustand. In einem anderen Falle bildete sich das acute Glaucom und Verlust des Sehvermögens nach Einbringung des Atropins zu diagnostischen Zwecken. Gehörstörungen sind meist auf Hallucinationen zurückzuführen.

Kopfweh erscheint während des Atropingebrauches, besonders nach dem Mittagessen. Schwindel neben Pupillenerweiterung und wildem, starrem Blick wurden schon vor über 100 Jahren als Nebenwirkung beschrieben. Der Schlaf bleibt manchmal nach innerlichem oder äusserlichem Gebrauche fort, und statt seiner entsteht auch am Tage bei manchen Kranken Benommensein, Betäubung und Trägheit des Geistes. Hierzu kann sich ein rauschähnlicher Schwindel gesellen. Am häufigsten stellen sich ohne sonderlich auffällige, warnende Vorboten, ev. auch nach Einträuflung in das Auge Erregungszustände ein. Sie sind fast stets von Hallucinationen des Gesichts, des Gehörs und bisweilen auch des Gefühls begleitet, die als Verkörperung abstracter Begriffe gedeutet werden[2]). So sehen solche Individuen z. B. „den Baum des Lebens" oder „den Segen Gottes" u. A. m. Sie nehmen Blasen, Klingen, Summen von Insecten, Verzerrungen, Verdoppelungen und Vergrösserungen wahr. Art und Ort der Anwendung sind für das Entstehen der Erregung bedeutungslos. Schon kleine Mengen können sie wenige Stunden nach der Einführung oder auch erst nach mehrtägigem Gebrauch auftreten lassen. Die stunden- oder tagelang anhaltenden Delirien können laut, aber auch stiller Natur sein. Manche Kranke schreien fortwährend, beissen, schlagen um sich, rasen, knirschen mit den Zähnen, wollen aus dem Bett springen, so dass man sie, um sie vor Schaden zu bewahren, festbinden muss, und glauben sich verfolgt oder vergiftet. Andere lachen, plaudern, schwatzen in halbem Bewusstsein, murmeln unzusammenhängende Worte vor sich hin, beten, indem sie die Bewegung des Rosenkranzzählens machen, und übersehen oder vergessen die Umgebung. Dabei haben die Kranken oft ein geröthetes Gesicht, einen kleinen Puls, bisweilen nur mässig erweiterte Pupillen, auch Gehstörungen und Krämpfe. Es folgt gewöhnlich Depression, in manchen Fällen tiefer Sopor, der selbst 18 Stunden anhalten kann, nachdem 12 Stunden Delirien vorangegangen sind. Mit diesen Delirien können Störungen in der Bewegung einher-

---

1) Rampoldi, Annali universali di Medicina. 1886. Vol. 275. Febr. p. 113.
2) Kowalewsky, Allg. Zeitschr. f. Psychiatrie. 1880. Bd. 36. Heft 4. p. 431.

gehen oder auch selbstständig bestehen. Wenige Augenblicke nach der Resorption des Mittels kann das Individuum die Gehfähigkeit verlieren und theilweis bewusstlos niederfallen. Selbst da, wo schon vorher längere Zeit hindurch Atropin zur Verwendung kam, beobachtete man derartiges. Schwere in den Armen, Steifigkeit der Hände und Finger bei Schwellung derselben, sowie paraplegische Zustände der unteren Gliedmassen kommen vor. Es kann sich auch an den unteren Gliedmassen Lähmung, an den oberen Krampf und Zittern einstellen, so dass kein Glas zum Munde geführt werden kann, und der Kranke, zumal da die Articulation der Sprache ebenfalls gehindert ist, den Eindruck eines Apoplektischen macht. Dieses Zittern kann vor sich gehen, obschon die Gliedmassen immer noch unter der Herrschaft des Willens stehen. Ausser dem Zittern kommen automatische und convulsivische Bewegungen zur Beobachtung. Arme und Beine bewegen sich andauernd und hierzu können sich leichte allgemeine, convulsivische Anfälle, Hautausschläge, Kälte der Glieder, Delirien u. A. m. hinzugesellen. Erst nach 2 Tagen war in einem Falle das Gehen wieder möglich[1]). Bei anderen Kranken erfolgte unmittelbar nach dem Einträufeln von Atropin in das Auge, Schwindel, Hinsinken und der Ausbruch von partiellen oder allgemeinen Krämpfen. Das Bewusstsein war theilweis erhalten. Selten kommt Trismus vor.

Als Nachwirkung atropinhaltiger Drogen beobachtete man neben den geschilderten Einwirkungen am Auge noch mehrere Tage hindurch eine gewisse Langsamkeit und Behinderung in der Articulirung der Worte und auch Denk- und Bewegungsstörungen. Nach Aufnahme sehr grosser Dosen können Nachwirkungen noch Wochen und selbst 1—2 Jahre lang bestehen bleiben. Man beobachtet: Mangel an Appetit, Schwäche in den Beinen, Kopfschmerzen, Lichtscheu, sowie allgemeine Depression des Nervensystems.

Die Heilung der Nebenwirkungen.

Eine curative Therapie ist bei den geschilderten Zufällen überflüssig, da sie meist bald ohne ärztliches Zuthun schwinden. Sollten dieselben übermässige Grenzen erreichen, so sind subcutane Morphinoder Pilocarpininjectionen angezeigt. Strychnininjectionen, alkoholische Getränke und ähnliche Erregungsmittel sind unnöthig. Bei eingetretener Atropinconjunctivitis wurde der intermittirende Gebrauch von Plumbum aceticum oder Argentum nitricum in Lösung empfohlen. Das Zudrücken oder Auswärtswenden besonders des unteren Thränenpunktes mit Instrumenten ist vorgeschlagen worden, um ein Hineindringen von Atropinlösung in ihn zu vermeiden. Der Nutzen ist kein sonderlich grosser, da auch trotz dieser Manipulation Nebenwirkungen auftreten können. Für denselben Zweck rieth man die Verwendung der Atropin-Vaseline an, die mit Haarpinsel auf die Fläche des unteren Lides gestrichen werden sollte. Diese Methode ist aber nicht zu verwenden, wo zu ophthalmoskopischen Zwecken das Atropin seine Wirkung äussern soll, da die Vaselinsalbe lange auf der Hornhaut haftet und einen klaren Ueberblick des Augenhintergrundes verhindert. Ausserdem kommt hinzu, dass diese Mischung die Conjunctiva nicht selten reizt, wo wässrige Atropinlösungen gut vertragen werden.

---

1) Holloway, British med. Journ. 1889. 19. Jan. p. 127.

Hyoscyamus niger.

Die Nebenwirkungen des „antimaniakalischen" Bilsenkrautes, haben sehr Uebereinstimmendes mit den durch Belladonna hervorgerufenen. Nach der chemischen Stellung, welche die wirksamen Bestandtheile, Hyoscyamin und Scopolamin, zu dem Atropin einnehmen, ist eine solche Uebereinstimmung verständlich. In der folgenden Schilderung sollen nur die hervorragendsten Symptome gezeichnet, im Uebrigen aber auch auf die Belladonna verwiesen werden. Das in der Ebene wachsende Bilsenkraut ist minderwerthiger als das auf Bergen vorkommende. Das wässrige Extract der Pflanze ist oft ganz unbrauchbar. Die Mischung von Extr. Hyoscyami und Liquor Ammonii anisatus bildet eine trübe, die Hälfte des narkotischen Extracts an der Glaswand als zähe Masse abscheidende Flüssigkeit. Glycerinzusatz verhindert dies. Stärkere Nebenwirkungen sollen nach Anwendung galenischer Präparate der Pflanze mehr vom Mastdarm als vom Magen aus zu Stande kommen. Nach 0,15—0,25 g des Extracts kommen dieselben gelegentlich zur Beobachtung. Kinder vertragen Bilsenkrautpräparate verhältnissmässig gut auch in grösseren Dosen. Erwachsene können sich in gewissen, nicht zu weiten Grenzen an das Mittel gewöhnen. Dadurch findet eine Abschwächung oder Versagen erstlich erschienener Heilwirkung statt.

Die Haut wird bisweilen kalt und klammig, nach grossen Dosen auffälligerweise schweissig. Schwellung und Oedeme einzelner Körpertheile kommen vor. So beobachtete man in einem Falle anfänglich Schwellung der Nase, und später eine Fortsetzung dieses Zustandes über den übrigen Körper unter Jucken und Brennen. Die letzteren Empfindungen können auch für sich, oder in Begleitung von Hautausschlägen erscheinen. Exanthematische Veränderungen bilden sich in einzelnen Fällen nach jeder Art der Anwendung, auch nach Einbringen von Hyoscyamuspräparaten in das Rectum. Meist halten sie nicht lange an. In einem Falle erblassten dieselben nach $1^{1}/_{2}$ stündigem Bestehen und schwanden nach einem Tage. Man beobachtete:

1. Erythem. Alle Körpertheile können davon befallen werden. Jucken und Brennen begleiten dasselbe. Es hat meist das Aussehen von einem scharlachartigen Rash. 2. Urticaria. Dieselbe kam in einem Falle vereint mit Erythem vor, nachdem der Kranke gegen Unterleibsschmerzen grössere Mengen der Tinctura Hyoscyami eingenommen hatte. Das Gesicht war geschwollen, roth, glänzend, hart, die Augen geschlossen. Neben ausgedehnter unregelmässiger Hautröthe fanden sich am mittleren Körper auch Knoten, und unterhalb des Nabels vereinzelt stehende rothe Flecken. Jucken begleitete den Zustand[1]). 3. Pusteln. Solche wurden an Kinn und Wangen nach mehrmaligem Gebrauche kleiner Dosen des Bilsenkrautes beobachtet. 4. Auch ein purpuraartiger Ausschlag soll vorkommen.

Längerer Gebrauch der Droge wird als Ursache von Schwellung der Parotiden und Speichelfluss angeschuldigt.

Von Magenstörungen kommen unter Anderen vor: Ekel und Erbrechen. Dazu kann sich Kollern im Leibe gesellen. Die Menstruation soll zuweilen dadurch unregelmässig werden. Seitens des Herzens nimmt man die bei der Belladonna geschilderten Nebenwirkungen wahr. Hervorzuheben ist, dass Collaps nicht so ganz selten Folge des Gebrauchs der Droge ist. Ferner kommen vor: Veränderungen der Stimme bis zur Stimmlosigkeit, Störungen in der Athmung, und nach längerem Gebrauche Nasencatarrh. Pupillenerweiterung auch hohen Grades schafft bisweilen der innerliche Gebrauch des Bilsenkrautes. Vereinzelt sollen Gehörstörungen vorkommen. Am häufigsten sind die Störungen im Centralnervensystem: Schwindelgefühl, Delirien

---

1) Cabot, Americ. Journ. of med. Sciences. 1851. New Ser. Vol. XXII. p. 369.

mit Hallucinationen, grosse Gesprächtigkeit, auch wohl obscöne Bewegungen, partielle Krämpfe, sowie lähmungsartige Zustände der oberen und unteren Gliedmaassen.

Hyoscyamin.

Die vorzugsweise auf das Grosshirn sich erstreckende lähmende Wirkung des in der Belladonna und im Hyoscyamus vorkommenden Hyoscyamins soll nach seiner Einführung durch den Mund nicht nur unsicherer, sondern gefährlicher als diejenige in das Unterhautzellgewebe sein. Gewöhnung findet angeblich nicht daran statt. Die beruhigende Wirkung ist nicht zuverlässig. Unter 7 Malen war sie 3 Male vollkommen, 3 Male unvollkommen und 1 Mal fehlte sie ganz. Als Contraindicationen für den Gebrauch des Mittels werden Gefäss-, Herz und- Lungenkrankheiten bezeichnet. Wegen der Einwirkung auf das Herz, die sich bis zur Herzlähmung steigern kann, soll es nie längere Zeit hintereinander gegeben werden[1]).

Von Störungen des Allgemeinbefindens und der Ernährung, die nach häufigerer subcutaner Beibringung vorkommen, sind zu erwähnen: Schwächegefühl, krankhaftes Aussehen urd Abnahme der Ernährung und des Körpergewichtes[2]). Schweisse entstanden in 7 Fällen 2 Mal. Nach öfterer Einspritzung in das Unterhautzellgewebe bei Geisteskranken entstanden Furunkel. Bei ausgedehnterem Gebrauch würden wahrscheinlich auch erythematöse Zustände beobachtet werden. Störungen der Sprache und solche seitens des Herzens und der Athmung, Trockenheit des Schlundes, Beschwerden beim Schlucken, Schlingkrampf, Nausea, Aufstossen, Erbrechen und Störungen in den Darmfunctionen kommen wie nach Belladonna-Aufnahme vor. Seitens des Gehirns zeigen sich bisweilen Eingenommensein und Congestionen nach dem Kopfe, Schwindelgefühl, Hallucinationen des Gesichts und Gehörs und Erregungszustände (Lachen, Hallucinationen des Gesichts, Wahrnehmung einer Verdoppelung der eigenen Persönlichkeit die den Kranken seine eigenen Hallucinationen als Zuschauer beurtheilen lassen etc.) die bisweilen dem Alkoholdelirium sehr ähnlich sind. Im Anschluss daran oder selbstständig entstehen traurige Verstimmung oder tiefer Stupor. Sehr heftige Muskelschmerzen in den Beinen, die man nach Hyoscyamingebrauch sah, werden auf den letzteren zurückgeführt, ebenso Coordinationsstörungen und klonische resp. tetanische Zuckungen, die bei einer an Paralysis agitans leidenden Dame nach 2 Pillen von je 0,005 g Hyoscyamin auftraten. Die psychische Erregung kann sich auch mit einem kurzdauernden, paralytischen Zustande oder voller Lähmung der willkürlichen Muskeln verbinden.

Nach Einfräuflung einer Lösung von schwefelsaurem Hyoscyamin in das Auge wurden mehrfach, nach $1/2-2$ Stunden auftretende, und mehrere Stunden anhaltende bohrende Schmerzen in der Tiefe desselben empfunden.

Als Nachwirkungen fand man am Morgen nach dem Einnehmen unter 7 Kranken 5 Mal Schwindel, 1 Mal Trockenheit im Schlunde und 2 Mal Brechreiz und Aufstossen. Ein aufgeregtes Mädchen, das 1 mg des Alkaloids erhalten hatte und danach stuporös geworden war, war noch sehr geraume Zeit hindurch stumpf.

Scopolaminum hydrobromicum.

Dieses, früher als Hyoscin bezeichnete Alkaloid wirkt manchmal ganz ausserordentlich heftig und ungestüm auf gewisse Organfunctionen ein, wenn es für ophthalmologische oder psychiatrische Zwecke als Schlafmittel oder ein „Mittel der Disciplinirung" bei quärulirenden oder complottirenden

---

1) Reinhardt, Archiv f. Psychiatrie. Bd. XI. p. 391.
2) Schüll, Allgem. Zeitschr. f. Psychiatrie. 1882. Bd. XL. p. 276.

Schwachsinnzuständen verwandt wurde. Scopolamin wird wohl zum grössten Theil durch den Harn ausgeschieden[1]). Die Toleranz für das Mittel ist nicht nur bei verschiedenen Menschen verschieden, sondern wechselt zeitweilig auch bei einem und demselben. So rufen 0,6 mg bei dem Einem Schlaf, bei dem Anderen 0,8 mg Delirium hervor. Durch den häufigeren Gebrauch tritt ziemlich schnell Gewöhnung ein. Die Wirkungsdauer sinkt, wenn nicht die Dosen erhöht werden, und die Nebenwirkungen werden schwächer. Plötzliches Aussetzen des Mittels nach längerem Gebrauch ruft Collaps hervor.

Auch ohne Gewöhnung sieht man Fehlerfolge des Mittels. Melancholische Zustände reagiren wenig oder gar nicht auf das Mittel. Auch bei Paralysis agitans erfolgte kein Schlaf, während Tinctura Hyoscyami solchen hervorrief[2]). Von 914 Dosen wirkten nur 11,5 pCt. schlafmachend und 64 pCt. beruhigend[3]). Unter 57 Kranken kam es 15 Mal zu Schlaf, 13 Mal zu Delirien und 29 Mal erschienen keine ausgesprochenen Nebenwirkungen, so dass der Schluss eine gewisse Berechtigung hat, in dem Scopolamin ein unberechenbares Beruhigungsmittel zu erblicken. Die Möglichkeit des Hervorrufens glaucomatöser Symptome ist vorhanden.

Die Statistik der Nebenwirkungen ergiebt grosse Werthe. Durchschnittlich werden dieselben wohl in 25 pCt. der Fälle vorkommen, können aber auch über 70 pCt. hinausgehen. Es giebt mehr Menschen, die das Scopolamin schlecht als gut vertragen. Bruchtheile von Milligrammen — in einem Falle waren es 0,00006 g — können schlechte Wirkungen hervorrufen, gleichgültig von welcher Schleimhaut aus die Resorption erfolgt. Nach Einbringung in das Auge oder den Magen treten dieselben nicht so heftig auf als nach subcutaner Einspritzung. Bei Erwachsenen sah man nach 0,2 mg starke Nebenwirkungen, bei Kindern nach derselben Dosis gar keine. Zu Vermeidung derselben soll man den Gebrauch bei frischen Geisteskrankheiten sehr einschränken und ihn bei Herzkranken möglichst meiden[4]). Auch Epileptiker sollen das Mittel nicht erhalten wegen der Schwindelanfälle und Congestionen, die es erzeugt.

Die Einspritzung des Scopolamins kann einen stechenden oder brennenden Schmerz erzeugen, macht aber sehr selten Abscesse. Unter 914 Injectionen sah man solche 3 Mal auftreten. Dagegen bildeten sich ziemlich häufig bei manchen unreinlichen Geisteskranken an den Einstichöffnungen und um dieselben herum Anschwellungen, furunkulöse Entzündungen und entzündliche Infiltrationen, die oft sehr lange bestanden und sich erst wieder allmählich verloren. Die Einträuflung in den Bindehautsack erzeugt sehr oft minutenlanges Brennen.

An der Haut wurden bisher nur geringfügige Veränderungen wahrgenommen. Bei Geisteskranken soll häufig vermehrte Schweissabsonderung auftreten[5]). Sicherer als diese ist das Vorkommen von Gesichtsröthe verschiedener Intensität bis zur Purpurfarbe. Dieser Rash geht bisweilen mit einem Hitzegefühl am ganzen Körper und wahrscheinlich mit Erhöhung der Körperwärme einher. Die auch nicht seltene, auffällige Blässe und Kühle der Haut ist ein Symptom von drohendem Collaps.

Nach jeder Art der Anwendung kann es zu Trockenheit im Halse und zu Schluckbeschwerden bis zum Unvermögen wegen des sofort einsetzenden Schlundkrampfes kommen. Vorzugsweise nach subcutaner Einspritzung entsteht bei Manchen Appetitlosigkeit und Uebelkeit, die mehrere Stunden anhalten kann, bei Anderen Erbrechen, gelegentlich auch der Atropingeschmack

---

1) Kobert u. Sohrt, Archiv f. exper. Pathol. u. Pharmak. p. 22. p. 399.
2) Weaver, The Lancet. 1889. 2. Nov. p. 929.
3) Serger, Allgem. Zeitschr. f. Psychiatrie. 1891. Bd. 47. p. 322.
4) Konrad, Centralbl. f. Nervenheilkunde. 1888. Bd. XI. p. 529.
5) Drapes, British med. Journ. 1889. 27. Apr. p. 912.

im Munde. Bei manchen Kranken folgen auf die subcutane Beibringung des Mittels lang anhaltende Diarrhoeen.

Im Beginn der Scopolaminbehandlung pflegt das Körpergewicht zu sinken. In einer Beobachtungsreihe nahm die Hälfte der Kranken über 1—2 kg ab. Dies geschieht hauptsächlich bei den Kranken, welche unter dem Einflusse des Scopolamins sehr benommen und hinfällig werden. Sie sind nicht im Stande Nahrung aufzunehmen. Die Trockenheit im Munde, der bisweilen für kurze Zeit eine starke Speichelansammlung vorangeht, hindert sie daran und die schwere Benommenheit macht ihnen das Schlucken unmöglich. In den meisten Fällen gleicht sich später dieser Verlust wieder aus. Nur bei den Paralytikern fiel das Körpergewicht so rapid und sie wurden so hinfällig, dass trotz Aussetzens des Mittels der Tod eintrat.

Die Stimme verändert sich häufig. Sie wird kraftlos, murmelnd, hohl, heiser[1]). Das Sprechen macht dem Kranken Mühe. Die Lippen sowie der weiche Gaumen können sich in einem Lähmungszustande befinden. Auch nach Einbringung in das Auge kommt Articulationsstörung der Sprache aus centraler Ursache vor. Die Athmung ist bei Vielen während des Schlafes oder noch im wachen Zustande verlangsamt und tief und dann unregelmässig oder beschwerlich und stertorös. Der Puls kann primär etwas verlangsamt werden, wurde aber auch bei Hallucinationen und Delirien meist für 1—3 Stunden vermehrt, regelmässig und voll, seltener aussetzend und arhythmisch. Auf diese Vermehrung folgt eine ausgesprochene Verminderung des Pulszahl. Mit der Steigerung der Pulszahl steigt der Druck, und fällt, sobald die Pulsfrequenz geringer wird. Abweichungen hiervon kommen vor[2]).

Ohnmachtsgefühl zeigt sich mehr bei Frauen als bei Männern. Dasselbe kann die einzige unangenehme Wirkung darstellen; doch wird auch Syncope mit oder ohne Cyanose beobachtet. Im Collaps kann der Tod erfolgen. Nach 1 mg des salzsauren Salzes sah man ihn eintreten, während in einem anderen Falle nach 5 mg durch künstliche Athmung das Leben erhalten werden konnte[3]). Die Pupillen sind entweder erweitert oder normal, in einzelnen Fällen reactionslos[4]). Die Accommodationsstörung kann mehrere Stunden anhalten und mit den entsprechenden Sehstörungen, und auch mit Flimmern verbunden sein. Gelegentlich sollen auch nystagmusartige Bewegungen vorkommen. Die Gehörsempfindung verliert sich nach 4—5 Minuten für sehr kurze Zeit, worauf bis zum Eintritte des Schlafes Hyperacusis folgt. Auch die Geruchsempfindung und das Tastgefühl werden zeitweilig herabgesetzt.

Kopfschmerzen verbreiten sich bei vielen Kranken bald über den ganzen Kopf, bald über die Stirn oder die Seitenwandbeine. Statt dessen kann ein Gefühl von Benommensein und Druck oder Schwere im Kopfe auftreten. Auch nach Einträuflung in das Auge, wie nach jeder anderen Anwendung, kommt es häufig, mehr bei Frauen als bei Männern zu Schwindel, der selbst bis zu einer Stunde anhalten kann. Bisweilen besteht bedeutende Unbesinnlichkeit. Ein Mädchen, dem man Scopolamin in das Auge brachte, verlor Gegenstände und schlug mehrmals, anstatt nach Hause heimzukehren, einen verkehrten Weg ein, so dass man sie aufsuchen musste. Meist verläuft die Wirkung nach subcutaner Einspritzung bei Geisteskranken so, dass nach etwa 20 Minuten Pausen in dem tobsüchtigen Treiben eintreten, die Stimme heiser, die Zunge schwer wird, die Kranken sich anlehnen, taumeln, unverständliche Worte lallen, die Arme schlaff hängen lassen, als wären sie betrunken, dann hinfallen und in einer Ecke mit herabgesunkenem Kopfe kauern. Bisweilen läuft aber die Wirkung so heftig ab, dass eben

---

1) Salgó, Wiener med. Wochenschr. 1888. p. 746.
2) Olderogge u. Jurmann, Therap. Wochenschr. 1896. No. 2.
3) Ostermayer, Allgem. Zeitschr. f. Psychiatrie. 1891. Bd. 47. p. 304.
4) Dornblüth, Berliner klin. Wochenschr. 1888. p. 992.

noch lärmende Kranke, wie vom Schlage getroffen, plötzlich zu Boden sinken und mit geröthetem Gesicht, langsamer, stertoröser Athmung und verlangsamtem Pulse 1—2 Stunden völlig betäubt daliegen. Der Schlaf ist nicht erquickend. Beim leisesten Geräusch erwachen die Kranken.

Erregung setzt häufig auch nach Einträuflung des Scopolamin in das Auge ein[1]). Die Kranken werden ruhelos, sind rauschartig umfangen wie durch Alkohol, verändern beständig ihre Lage oder ihren Ort, sprechen viel mit schwerer Zunge, verwirrt, gebrauchen verkehrte Ausdrücke oder weisen wilde und active Delirien auf, schreien und haben Hallucinationen des Gesichts und Gehörs. Zwei Geisteskranke krochen an der Erde herum und suchten dort immer etwas aufzunehmen. Ein Kranker hörte z. B. zwei Stimmen, von denen ihm die eine einen guten, die zweite einen schlechten Weg zeigte[2]). Die Sinnestäuschungen sind theils schreckhafter, theils heiterer Art. Bestehende Sinnestäuschungen werden durch das Mittel gesteigert und vermehrt. Hierzu kann sich Zittern an einzelnen Theilen oder am ganzen Körper gesellen. Auch zu eigenthümlichen klonischen Zuckungen an den Gliedern[3]), die im Schlafe, vereint mit stertoröser Athmung ablaufen, und selbst zu tetanischen Bewegungen und Opisthotonus kommt es bisweilen. Statt der Erregung, oder auch ihr folgend, bildet sich das Gefühl der Hinfälligkeit und Mattigkeit aus, das auf theilweiser Muskellähmung beruht. In höheren Graden giebt sich die letztere durch einen taumelnden Gang, verbunden mit einem verstörten Aussehen des Kranken kund.

Als Nachwirkung des Scopolamins findet man noch am nächsten Tage bei manchen Kranken Eingenommensein des Kopfes, Schwindel, Bewegungsstörungen und leichte Lähmung der Pharynxmuskulatur.

Atroscin. Atroscin ist optisch inactives Scopolamin. Das Mittel soll energischer auf das Auge wirken und weniger Nebenwirkungen haben als Atropin und Scopolamin. Fehl- oder Theilerfolge in Bezug auf die Beeinflussung der Accommodation kommen vor. In 6 von 18 Fällen entstanden nach drei Tropfen einer 0,1 pCt. Lösung als resorptive Nebenwirkungen: Schwindelgefühl, Röthung des Gesichts, Pulsbeschleunigung, gesteigerter Bewegungsdrang und Trockenheit im Halse[4]). Dies lässt keine gute Prognose für die weitere arzneiliche Anwendung zu.

Datura Stramonium.

Im Wesentlichen decken sich Wirkung und Nebenwirkung des Stechapfels, entsprechend seiner chemischen Zusammensetzung, mit denen der Belladonna. Nach relativ kleinen Mengen des Extractes oder anderen Zubereitungen beobachtete man Pupillenerweiterung, Schwierigkeit in der Sprache, Schlundtrockenheit und Schlundkrampf, allgemeine Fieberhaftigkeit, Uebelkeit, erhöhte Herzthätigkeit, Schwindel, convulsivische Muskelbewegungen, während gleichzeitig an einer Extremität partielle Lähmung bestehen kann und ferner Delirien sowie maniakalischen Bewegungstrieb.

Auch die Haut kann erkranken. Meist geschieht dies aber nur nach grossen Mengen. Neben Ausschlägen findet man dann bisweilen Schwellung der betreffenden Glieder: 1. Erythem. Dasselbe ist hellroth, masern- oder scharlachähnlich und nimmt nur selten eine erysipelatöse Gestalt an; 2. Vesiculöse Form. Das Erythem kann von kleinen Bläschen gefolgt sein: 3. Petechien. Auf Gesicht, Hals und Brust beobachtete man sehr viele,

---

1) Foster, M. News. 1896. p. 293. — Morton, Br. m. Journ. 1896. I. p. 336.
2) Colmann and Taylor, The Lancet. 1889. 12. Oct. p. 736.
3) Root, The Therapeutic Gazette. 1886. p. 598.
4) Koenigshofer, Ber. d. chem. Ges. 1896. p. 1781. — Meyer, Arch. d. Pharm. 1898. 236. p. 73.

zum Theil sternförmige Blutflecke. Es sei hier darauf hingewiesen, dass auch das Rauchen von Stramoniumcigarren oder -Cigaretten die obengenannten Nebenwirkungen hervorrufen kann.

Duboisin.

Das Duboisin ist nicht mit dem Hyoscyamin identisch, weil es 5 Mal so stark wie das letztere wirkt und am Frosch Krämpfe erzeugt, was Hyoscyamin nicht thut. Die Conjunctiva soll weniger als durch Atropin gereizt werden. An das Mittel soll nach innerlichem Gebrauche Gewöhnung eintreten, so dass eine erstmalige volle, z. B. narkotische Wirkung später schwächer wird. Versagen der Wirkung sah man sogar in Bezug auf die Pupillenerweiterung, Nebenwirkungen kommen danach in jedem Alter vor. Alte Leute scheinen eine besondere Disposition hierfür zu haben. Nach Einträuflung von $1/2-1$ mg in das Auge sah man bei solchen motorische und psychische Störungen auf treten[1]). Auch Bruchtheile von Milligrammen erzeugen derartiges gelegentlich. Bisweilen kommt es vor, dass Anfangs eine grössere Dosis vertragen wird, eine kleinere, später gereichte, aber Nebenwirkungen hervorruft. Auch wenn das Eindringen des Mittels in den Thränensack verhütet wurde, kommt es in einzelnen Fällen zu entfernteren, besonders cerebralen Wirkungen. Einspritzung von Duboisin aus Verwechselung mit einer anderen Substanz am Auge machte Lidschwellung neben geringen Allgemeinwirkungen.

An der Haut fand man ein Erythem. Entweder localisirt sich dasselbe am Gesicht[2]), oder verbreitet sich über den ganzen Körper. Auch nach Einbringung in das Auge wurde ein bitterer Geschmack, Trockenheit des Schlundes, Durst und Erbrechen wahrgenommen. Der Puls wird beschleunigt und im Collaps an Zahl verringert. Bisweilen entsteht Collaps, mit Schwindel, Blässe und Präcordialangst vergesellschaftet. Die Sprache wird beschwerlich, scandirt, oder fällt ganz aus und die Athmung wird beschleunigt. Die Harnmenge kann abnehmen; bisweilen besteht jedoch Polyurie[3]). Nach subcutaner Beibringung entstand neben Bewusstlosigkeit starker Harndrang. Am Auge fand man mehrfach eine ausgeprägte Conjunctivitis follicularis und Schmerzen bald nach dem Einträufeln. Es kommt ferner ein langdauerndes Erweitertbleiben der Pupillen, sowie Photopsie neben Schwindel vor. Die Möglichkeit des Entstehens von Glaucom liegt ebenfalls vor. Nach Einträuflung in das Auge beobachtete man auch Ohrensausen und Schwerhörigkeit.

Bei der gleichen Anwendungsart fand man mannigfaltige Störungen im Centralnervensystem. Am häufigsten sind Schwindel neben Somnolenz oder einem collapsähnlichen Zustande, Blässe des Gesichtes[4]), Präcordialangst und ein Gefühl, als sollte man sterben, sowie Kopfschmerzen, Herabsetzung des Denkvermögens und der Erinnerung. Schwäche und Unsicherheit in den Beinen, so dass Stehen und Gehen ohne Unterstützung erschwert und endlich unmöglich wird, Zittern und ausgesprochene Parese auch von Armen und Beinen zugleich mit einem Gefühl von Prostration kommen ebenfalls vor. Die Hautempfindlichkeit und Muskelcontractilität können dabei verringert sein. Bisweilen setzt trotz des Schwächezustandes eine hochgradige Erregung ein. Der Kranke wird in übermässigem Bewegungsdrange ruhelos, wirft sich umher, spricht sinnlose, unzusammenhängende Sätze wie ein Trunkener und steht unter dem Einflusse von Hallucinationen des Gehörs und Gesichtes. Vorhandene Hallucinationen erfahren eine Verstärkung. Die Delirien und die

---

1) Chadwick, British med. Journ. 1887. I. p. 327.
2) Kollock, Medic. News. 1887. p. 343. — Alt, The Therap. Gaz. 1885. p. 360.
3) Marandon de Montyel, Revue de Médec. T. XV. 1—2.
4) Hartley, British med. Journ. 1887. I. p. 18.

Tobsucht können die bekannten Grenzen erreichen, so dass sich dieser Zustand auch vom Atropindelirium nicht unterscheidet. Nach subcutaner Beibringung beobachtete man neben Aphasie, Irrereden etc. auch tonische und klonische Krämpfe. Die einzelnen Gruppen von Nebenwirkungen seitens des Centralnervensystems können sehr verschieden sein, so dass bei den Einen die psychische, bei den Anderen die psychomotorische und bei noch Anderen die spinale Sphäre hauptsächlich ergriffen ist.

Auch das Duboisin besitzt Nachwirkungen. Am Tage nach den Nebenwirkungen fand sich bei einem Kranken ein unbehaglicher Schweissausbruch am ganzen Körper mit Depression und Reizbarkeit. In einem anderen Falle entstanden nach Einträuflung am Abend die Delirien in der Nacht. Am Morgen sprang der Kranke aus dem Bette, versuchte fortzueilen, fiel aber kraftlos nieder. Um 2 Uhr war das Gesicht geröthet und die Pulszahl auf 136 erhöht. Die Haut war trocken. Es bestanden starke Kopfschmerzen und der Kranke wusste selbst, dass er nicht bei Besinnung sei. Noch am zweiten Tage bestand Unruhe und Delirien und am dritten noch Benommensein.

Homatropinum hydrobromicum.

Dieses künstliche Tropeïn soll erst nach grösseren Dosen unangenehme Nebenwirkungen machen, und sie schnell wieder vorüber gehen lassen. Versagen kommt bei dessen Gebrauch gegen phthisische Schweisse vor. Wahrscheinlich findet auch daran Gewöhnung statt.

Mehrfach sind dadurch Nebenwirkungen erzeugt worden. Von jedem Anwendungsorte aus und nach kleinen Mengen können dieselben entstehen. Die Unbildung mancher Aerzte auf dem Gebiete der Nebenwirkungen geht aus der Bemerkung eines Referenten[1]) hervor, der anlässlich eines solchen Falles es nicht wahr haben wollte, dass $1/4 - 1/2$ mg Homatropin Allgemeinerscheinungen vom Auge aus hervorbringen könne! Man beobachtet auch nach Resorption dieses Tropeïns bitteren Geschmack und Gefühl von Wärme, Kratzen und Trockenheit im Schlunde und auch Schlingbeschwerden. Die Herzthätigkeit ist anfangs verlangsamt, dann beschleunigt[2]). Die Pulszahl kann bis auf 40 in der Minute sinken und dabei die Symptome des Collapses, Kälte der Extremitäten, kalte Schweisse auf denselben und theilweiser Verlust des Bewusstseins eintreten[3]). Grössere Dosen machen die Herzarbeit unregelmässig, den Puls ungleich.

Die Spannung des Auges wird, wie durch Atropin, ungünstig beeinflusst. Bei einem Manne, der zu Glaucom disponirt war, wurde 1 Tropfen einer 1 proc. Lösung ins rechte Auge zur ophthalmoskopischen Untersuchung eingeträufelt[4]). Am folgenden Tage Nachmittags erschien der Kranke mit einem rechtsseitigen Glaucomanfall von mässiger Stärke. Das früher leidliche Sehvermögen war auf Fingerzählen in 3 m herabgesetzt, das Gesichtsfeld von der temporalen Seite eingeengt. Ein Tropfen einer 1 proc. Eserinlösung brachte sämmtliche Störungen in einer Stunde zum Verschwinden. Eine Sphincterlähmung ohne Accommodationslähmung wurde ebenfalls beobachtet[5]). Von Störungen des Centralnervensystems beobachtete man Eingenommensein des Kopfes, Aufgeregtsein, Schwindel, Schwäche und Unsicherheit in den Beinen.

---

1) Wiener med. Wochenschr. 1888. No. 12.
2) Bertheau, Berliner klin. Wochenschr. 1880. p. 581.
3) Ziem, Centralbl. f. Augenheilk. 1887. Bd. XI. Aug.
4) Sachs, Centralbl. f. prakt. Augenheilkunde. 1884. VIII. p. 271.
5) Wadsworth, Centralbl. f. Augenheilkunde. 1889. p. 370.

Solanum Dulcamara. Solanin.

Das Bittersüss enthält eine basisches Glycosid, Solanin, das als Sedativum (0,1—0,5 g p. die) der Unzulänglichkeit und Ungleichheit seiner Wirkung beschuldigt wird. Nierenentzündung wird als eine Contraindication gegen den Gebrauch des essigsauren Salzes angesehen. Subcutan lässt sich in Wasser suspendirtes Solanin wegen Schmerzhaftigkeit nicht gebrauchen, auch nicht das salzsaure Salz, das Aetzung und Induration erzeugen kann.

Nach Anwendung der Dulcamara beobachtete man Schweisse und mehrfach auch ein fleckiges Erythem. Solanin oder Dulcamaradecocte rufen nicht selten Trockenheit, Hitze und Constrictionsgefühl im Munde, Husten, Verlangsamung von Puls und Athmung, Pupillenerweiterung, Durst, Brennen im Schlunde, Aufstossen, Uebelkeit, Erbrechen, Störungen in der Verdauung und Diarrhoe hervor. Werden grössere Mengen von Decocten der Dulcamarastengel gebraucht, dann kann auch Schwellung und Steifigkeit der Zunge auftreten, so dass Sprechen unmöglich wird, ferner Druck in den Augen, als würden sie aus den Höhlen getrieben, Spannungsgefühl in denselben sowie im Gesicht, Dunkelheit vor den Augen sowie Flimmern schwarzer Flecke vor ihnen. Der Blick ist starr, die Pupillen verengt[1]. Eingenommensein des Kopfes, Schwindel, Zittern der Glieder und auch partielle Krämpfe bestehen. Ob langer Gebrauch des Präparates Lähmung der Zunge bedingen kann, ist bis jetzt nicht sicher genug erwiesen.

Auch das Extract aus dem Kraute von Solanum tuberosum erzeugte mehrfach Zittern, und das gegen Epilepsie empfohlene Solanum Carolinense in grösseren Mengen Schläfrigkeit.

Pseudoephedrin. Dieses Alkaloid aus der Ephedra vulgaris lässt seine mydriatische Wirkung (ca. 15 pCt. Lösung) schon nach kurzem Gebrauche vermissen. Die Mydriasis ist nach einmaliger Anwendung einer 10—15 proc. Lösung erst nach 50—60 Minuten maximal erweitert. Bei Kindern ist dieser Erfolg etwas früher wie bei Erwachsenen zu erzielen. Auch Individuen gleichen Alters zeigen zuweilen eine ungleiche Empfindlichkeit für die dilatirende Wirkung des Pseudoephedrins, die möglicherweise in der verschiedenen Empfindlichkeit des Sympathicus ihren Grund haben kann. Schon bei geringen Entzündungen der Iris versagt das Mittel. Bei Kranken, die relativ viel Pseudoephedrin erhalten haben, zeigt sich auf der Höhe der Einwirkung eine Erweiterung der Lidspalte, verbunden mit leichtem Hervortreten des Bulbus. Auf Augen, die mit Catarrhen oder leichten Entzündungen behaftet waren, übt das Pseudoephedrin in 10—15 proc. Lösung einen leichten Reiz aus, stärkere Lösungen machen dies auch am gesunden Auge[2].

Gelsemium sempervirens.

Bei dem Gebrauche des schwefelsauren Gelsemins, eines der Alkaloide des gelben Jasmin, besonders aber der alkoholischen Tinct. Gelsemii als Antineuralgicum und Antifebrile sind häufig Fehlwirkungen und Nebenwirkungen gesehen worden. Es ist fast unmöglich, soweit sich die vorhandenen Angaben auf die Tinctur beziehen, eine Vorstellung von den verwendeten Dosen zu erhalten, da dieses Präparat in Concentrationen von 1:4—1:10 gebraucht wird. Nicht selten sind Todesfälle durch dasselbe erzeugt worden, z. B. nach 3 g resp. 1,2 g (Concentration 1:4), bei Erwachsenen

---

1) Stein, Prager med. Wochenschr. 1892. No. 12.
2) Günsburg, Archiv f. Augenheilkunde. 1891. Bd. 22. p. 177.

nach 12—15 g[1]). Die individuelle Empfindlichkeit für das Mittel schwankt in weiten Grenzen. So wird angegeben, dass bisweilen 2 Mal 20 Tropfen 2 stündlich schon wirksam, in anderen Fällen aber selbst 24 g oder langer Gebrauch kleinerer Dosen wirkungslos sei. Nichtsdestoweniger ist eine Cumulation des Mittels auf Grund langsamer Abscheidung des Gelsemins durch den Harn wahrscheinlich.

Nach Einbringen des Gelseminsulfates in das Auge erscheint gewöhnlich ohne Schmerzen kurzdauernde Myosis und schliesslich Mydriasis, die sogar 14 Tage anhalten kann. Pericorneale Injection und gleichnamige Diplopie kann diese Veränderung begleiten. Das Vorkommen der letztgenannten Nebenwirkungen scheint nicht häufig zu sein, denn dasselbe ist bestritten worden. Länger fortgesetzter örtlicher Gebrauch schafft Stirnkopfschmerz und Schwindel.

Als resorptive Wirkungen nach der Aufnahme von Tinctura Gelsemii oder anderen galenischen Gelsemiumpräparaten oder Gelsemin vom Magen aus zeigen sich häufig als Nebenwirkungen: ein Gefühl von Schwere oder Schmerzen in den Lidern und Augäpfeln, bisweilen Ptosis und Behinderung in der Bewegung der Augäpfel. Doppelsehen ohne Schielen[2]) erscheint vorübergehend oder dauernd, kann auch nur an einem Auge und auch nur in einem Theile des Gesichtsfeldes vorhanden sein und die Stellung der Bilder wechseln lassen. In seltenen Fällen ist das dauerde Doppelsehen mit Schielen verbunden. Namentlich der innere Augenmuskel weist eine auffällige Schwäche auf. Die Pupillen erweitern sich. Dazu gesellen sich Accommodationsstörungen, die das Sehen undeutlich machen.

Man fand ferner nach mässigen und grösseren Dosen der Tinctur: Blässe des Gesichtes, häufiges Gähnen, Trockenheit im Munde, Schlingstörungen, auch Brechneigung und Erbrechen. Der Puls ist in $1/3$ der Fälle beschleunigt. Collaps mit Pulsschwäche und Verlangsamung lässt die Kranken bleich, kalt und bewusstlos werden, während die Athmung bis zum Auftreten von Orthopnoe gestört sein kann. In einem Falle erschien nach Verbrauch von 0,36 g Gelseminum sulfuricum in drei Dosen plötzlich Bewusstlosigkeit neben Anästhesie, Athemstörungen, Kinnbackenkrampf und anderen Symptomen[3]). Grosse Gelsemiumdosen können auch Polyurie und Blasenbeschwerden hervorrufen, und seitens des Centralnervensystems: Kopfschmerzen verschiedener Stärke und verschiedenen Sitzes, Benommensein, Schwindel, allgemeine Muskelschwäche, schwankenden Gang[4]), Erschwerung der Zungenbewegung, Schwere, Steifigkeit und Zittern der Hände und Taubheit der Finger, vereinzelt auch eine eigenthümliche Rigidität oder lähmungsartige Zustände der Nacken-, Arm- und Beinmuskeln. Die Verabfolgung von Strychnin gegen diese Störungen halte ich für sehr bedenklich.

An Gelsemium kann Gewöhnung wie an ein narkotisches Genussmittel stattfinden und sich ein Gelseminismus chronicus herausbilden. Ein an Rheumatismus Leidender nahm dagegen grosse Dosen des Fluidextractes. Da dies Erfolg hatte, wiederholte er es und unterlag der Angewöhnung und dem inneren Drange, das Mittel in steigenden Dosen zu nehmen, so dass er schliesslich 30 g der Flüssigkeit auf einmal nehmen konnte. Er wurde in Folge dessen bleich, unruhig, verstimmt, magerte ab und litt an geistigem Verstörtsein. Trotzdem stieg er mit den Dosen noch höher, versank in hoffnungslosen Idiotismus und starb in Betäubung[5]).

---

1) Rehfuss, The Therapeutic Gazette. 1885. p. 655, 658 ff.
2) Rouch, Bullet. génér. de Thérap. 1883. 15. juin.
3) Fronmüller, Memorabilien. 1887. p. 195.
4) Freemann, The Lancet. 1873. 27. Sept. p. 475.
5) Caldwell, Medical and surgical Herald. 1885. Vol. II. p. 21.

Agaricin.

Der Polyporus officinalis liefert der neueren Therapie seinen wirksamen Bestandtheil, das Agaricin, als schweissminderndes Mittel. Diese zweibasische Säure soll weiss sein. In gelblichen Präparaten finden sich stärker reizend wirkende, harzige Producte. Die Wirkung auf den Schweiss (0,01 g) tritt erst mehrere Stunden nach dem Einnehmen ein, so dass das Mittel 5—6 Stunden vorher genommen werden muss. Bisweilen geht es aber auch viel schneller. Nicht selten bleibt eine Wirkung überhaupt auch nach grossen Dosen aus[1]. Nach längerem Gebrauch erfolgt meistens Gewöhnung. Nebenwirkungen sind im Ganzen selten. Subcutane Einspritzungen von Agaricin verbieten sich durch die örtlichen Reiz- resp. Entzündungssymptome. Brennen, Schmerzen, Entzündung, Abscesse entstehen dabei. Gelegentlich kommt es auch nach dem Einnehmen desselben zu Magen- und Darmreizung, Uebelkeit und Diarrhöen. Die letzteren können mit Koliken verbunden sein und bestehende Diarrhöen sich verschlimmern. Neben Uebelkeit erscheinen auch bisweilen Kopfschmerzen.

Kalium telluricum. An dieses gegen Nachtschweisse (0,02 g) gebrauchte Mittel zeigte sich bald Gewöhnung, so dass die Dosis auf das Doppelte erhöht werden musste. Nach mehrfachen Tagesdosen von 0,06 g erscheinen dyspeptische Symptome: belegte Zunge, Aufstossen, Appetitverlust. Eine unangenehme Nebenwirkung ist der von der ersten Einführung des Mittels an auftretende intensive Knoblauchgeruch des Athems, der durch im Körper entstehendes Tellurmethyl bedingt ist. Einige Kranke sind sich desselben nicht bewusst, während andere über Aufstossen mit einem Geruche nach Schwefel resp. Campher klagen. Ich habe bei der Besprechung des Wismuthsubnitrats auf diese Eigenschaften der Tellursalze eingehender hingewiesen.

Aconitum Napellus. Aconitin.

Die seit 1762 begonnene arzneiliche Anwendung der Pflanze und deren galenischer Präparate hat gezeigt, dass auch bei maassvollen Mengen derselben nicht selten Gefahren eintreten. Verschwindend klein erscheinen dieselben gegenüber denjenigen, welche durch den Gebrauch der unter dem Namen Aconitin in den Handel gelangten Alkaloide manchesmal hervorgerufen werden. Man unterschied und unterscheidet leider auch heute noch deutsches, französisches, englisches Aconitin. Früher hatte diese Unterscheidung insofern eine Berechtigung, als man gleichzeitig durch diese Reihenfolge die wirkliche, aufsteigende Güte kennzeichnete. Dies ist nun hinfällig, da z. B. Deutschland jetzt ein gut wirkendes, und Frankreich ein kristallinisches Aconitin darstellt. Unheilvoll kann deswegen eine solche Ursprungs-Bezeichnung auf Recepten werden, da das ältere, deutsche, aus Aconitin und dessen Umwandlungsproducten bestehende Präparat an Wirkung ganz bedeutend dem heutigen nachsteht. Aber auch die besten jetzigen Präparate derselben Fabrik können verschieden stark wirken, und man hat demnach eine volle Sicherheit für die Beständigkeit der Wirkung auch nicht einmal durch das Hinzufügen des Fabrikanten-Namens. Die guten Aconitine zersetzen sich durch äussere Einflüsse und werden dadurch minderwerthig. Die Art der Darstellung im Verein mit der Wahl der zu ver-

---

[1] Pröbsting, Centralbl. f. klin. Medicin. 1884. No. 6. p. 89.

arbeitenden Aconitknollen schafft die Güte eines Aconitins. Durchaus ungerechtfertigt erscheint mir aber die Verurtheilung eines Arztes, der Aconitin ohne nähere Charakterisirung verschrieben hatte. Die Patientin war durch 0,001 g des Mittels gestorben. Der Apotheker hatte aber in Ermangelung eines Milligrammgewichtes ein Centigramm in 10 Theile getheilt. Wie ungenau diese Dosirung werden kann, braucht nicht betont zu werden. Vom reinen Aconitin scheint es zwei Modificationen, eine amorphe und eine kristallinische zu geben, die beide bei der Spaltung Aconin und Benzoësäure liefern. Das jetzt mit Recht beliebte kristallinische Präparat liefert ein salpetersaures Salz, das sich für praktische Zwecke besonders eignet. Das englische amorphe Morson'sche Aconitin bildet ein schmutzigweisses Pulver, das brennend schmeckt.

In galenischen Präparaten aus der Aconitwurzel können Zersetzung und Minderung in der Wirkung in umfangreicherem Maasse zu Stande kommen als in dem Alkaloide selbst, und dadurch unter Umständen unerwartet Schädigung der Gesundheit veranlasst werden. Trotzdem sind meiner Ansicht nach die pharmaceutischen Herstellungen aus der Droge für die ärztliche Praxis verwerthbarer als das Alkaloid. Mir scheint, dass eine Substanz, deren Function im menschlichen Körper neben Anderem darin besteht, in Bruchtheilen von Milligrammen auch nicht beabsichtigte Störungen schwerer Art hervorzurufen, letztere durch die theilweis unvermeidlichen Fehler der pharmaceutischen Verarbeitung sehr viel leichter entstehen lässt als Tincturen und Extracte, deren Dosenbreite grösser ist. Kennt man auch deren Gehalt an wirksamen Bestandtheilen nicht, so weiss man doch sicher, dass bei einer guten Beschaffenheit ein Tropfen oder ein Centigramm mehr von dem Präparat nicht an sich schlechte Wirkungen bedingen. Wo die letzteren vorkommen, sind sie durch den Wechsel in dem bisher gebrauchten Stoffe oder durch individuelle Verhältnisse bedingt. Ein Kranker begann Extr. Aconiti zu 0,12 g zu nehmen und stieg bis 0,3 g auf, ohne dass Nebenwirkungen erschienen. Als ein neuer Vorrath vom Lieferanten besorgt und die letzte Dosis auch von diesem Präparat gegeben wurde, erkrankten alle davon Gebrauchenden schwer und einer starb. Die Vorsicht hätte in diesem Falle erheischt, mit einer kleineren Dosis zu beginnen, da man nie genau wissen kann, in welchem Zustande sich die Drogen in den Töpfen der Händler befinden. Ein analoger Fall ereignete sich auch bei dem Einnehmen von Aconitin-Granules, die anfangs aus schlechtem, später aus gutem Aconitin bereitet in gleichen Mengen genommen wurden.

Kinder sollen Aconit besser wie Erwachsene vertragen. Manche Erwachsene zeigen nach Einnehmen von 0,00025 g des kristallinischen Aconitins heftige Nebenwirkungen, andere noch nicht nach 0,0008 g. Vielleicht ist hieran die Verschiedenheit des Präparates Schuld. Indessen sah man auch nach 2 Tropfen Aconittinctur oder 0,015 g Aconitextract schweren Collaps, was sich nur durch eine eigenartige Empfindlichkeit erklären lässt. Von dem Aconitinnitrat veranlassten einmal 0,00005 g Nebenwirkungen[1]), 0,0003 g schwere Erkrankung und 0,003—0,0036 g

---

1) Wolffberg, Wochenschr. der Therapie des Auges. 1897. No. 9.

den Tod eines körperlich schwächlichen Arztes[1]). In diesem Falle war ein schwaches Aconitin gewünscht, und ein sehr wirksames verabfolgt worden. Es giebt noch andere Todesfälle durch Aconitinnitrat[2]), aber auch einen Genesungsfall nach 12 Milligr. von demselben.

Eine cumulative Wirkung wird in Abrede gestellt, scheint aber doch vorzukommen. So gebrauchte z. B. ein Kranker drei Tage lang je 0,12 g Aconitextract, ohne jede Nebenwirkung und erst nach dieser Zeit erschienen solche. Sie treten bisweilen schon nach 10—15 Minuten ein und können mehrere Tage lang anhalten. Von allen möglichen Resorptionsorten aus kommen sie zu Stande. In England giebt sehr häufig die Einreibung von Aconit-Liniment (ein mit Campher versetzter alkoholischer Wurzelauszug) dazu Anlass. Besonders zu warnen ist vor der Methode, das empfindliche Dentin durch Aconitin abzustumpfen, indem man japanische Papierblättchen, die mit 3 mgr. Aconitin (!) imprägnirt werden, zusammengeknäuelt in den Zahn bringt. Die Ausscheidung des Aconitin geht theilweise durch Harn und Koth vor sich. Nach subcutaner Anwendung findet Ausscheidung auf die Magen- und Darmschleimhaut statt.

An der Haut entsteht durch Einreibung von guter Aconittinctur oder gutem Aconitin — das frühere deutsche Präparat thut es nicht — Jucken, Prickeln, Stechen, Taubheit und Empfindungslosigkeit. Fast immer fehlt Röthe. Die subcutane Injection des Aconitinnitrats kann an der Injectionsstelle starkes Brennen, Schwellung und Röthung entstehen lassen. Nach Einführung in den Magen sieht man häufig eine Vermehrung der Schweissabsonderung, besonders aber alle jene abnormen Empfindungen, die man auch nach directer Anwendung findet: übermässiges Jucken, Kriebeln und Taubheit. Bisweilen entsteht ein Erythem. Die Flecke sah man nach zwei Tagen bläulich werden. Auch juckende Bläschen sollen gelegentlich vorkommen.

Im Munde wird ein eigenthümlich brennender Geschmack wahrgenommen. Zunge und Zäpfchen fühlen sich wie geschwollen an. Das Schlucken kann erschwert sein. Das Gefühl schmerzhaften Brennens kann sich auch auf den Schlund und den Magen fortsetzen. Nach subcutaner Anwendung sehr kleiner Mengen des Aconitinnitrats entstanden Trockenheit und Kratzen im Halse. Speichelfluss wie bei Thieren kommt sehr selten vor, häufiger trockene, rissige Lippen, Aufstossen, Magenschmerzen, Abnahme des Appetits, zuweilen Uebelkeit und Erbrechen. Kolikartige Darmschmerzen sowie wiederholte Durchfälle, auch bei zu lange anhaltendem Gebrauche, Icterus und reichlicheren Harnabgang sah man nach Aconittincturen, -Extracten und nach reinem Aconitin. Alle diese erzeugen ferner gelegentlich Präcordialangst, einen kleinen, schnellen, häufiger verlangsamten, unregelmässigen, bisweilen dicroten Puls, und bei einer besonderen Disposition auch schweren Collaps. Die Pulsarhythmie beobachtet man auch im weiteren Verlaufe der Aconitineinwirkung auf das Thierherz. Sie erklärt sich vielleicht durch die ungleichzeitigen und ungleich starken Angriffe des Alkaloids auf die Herzcentren[2]). Die Haut kann bleich werden, mit kaltem, klebrigen Schweiss

---

1) Haakma Tresling, Nederl. Tijdschr. v. Geneesk. 1880. Vol. XVI. p. 229.
2) Garand, Loire médicale. 1892. XI. p. 149.
3) L. Lewin, Exp. Unters. üb. die Wirk. des Aconitins auf das Herz. 1875.

bedeckt, aber auch zeitweilig, ebenso wie die Conjunctiva turgescent sein. Oppressionsgefühl auf der Brust, Präcordialangst, successive Abnahme der Athmung, Trachealrasseln, Dyspnoe und selbst Orthopnoe zeigen sich seitens des Athmungsapparates. Vereinzelt beobachtete man die Neigung zur Harnverhaltung[1]). Bei Frauen, deren Menstruation ausgeblieben war, fand sie sich nach Aconitgebrauch reichlich wieder[2]). Längerer Gebrauch schafft Thränenfluss. Einreibung einer 2proc. Salbe von ölsaurem Aconitin auf die Stirn liess ihn ebenfalls entstehen. Auch intercurrente Pupillenerweiterung, Starrheit der Pupille, Accommodationsparese, Flimmern, Lichtscheu und Blindheit können durch das Mittel hervorgerufen werden. Die Sehstörungen sind in einigen Fällen vielleicht als Collapswirkungen anzusehen. Bisweilen erscheinen Ohrensausen und Taubheit, oder das Gefühl als sei das Ohr mit Watte verstopft, oder als fielen die Ohrmuscheln ab.

In weiter Ausdehnung können sich Empfindungsstörungen breit machen. Die Tastempfindung nimmt ab. Es erscheinen: Taubheit und Gefühl von Spannung, nicht immer Prickeln und Ameisenlaufen, ferner Hitzegefühl im Gesicht, an den Lippen und an den Gliedmassen, durchschiessende Schmerzen in den letzteren, den Gelenken, dem Kopfe, den Augäpfeln und bisweilen jenes eigenthümliche Gefühl der Vergrösserung an verschiedenen Körpertheilen. Manche Kranke werden benommen oder rauschartig umnebelt, auch wohl sehr schwindlig und klagen über allgemeines Kältegefühl, das von den Füssen nach oben aufsteigt. Der Schlaf schwindet. An die angeführten Parästhesieen schliesst sich bisweilen Muskelschwäche an, die so stark werden kann, dass das betreffende Individuum unfähig ist, sich aufrecht zu erhalten. Bisweilen erscheint vorübergehendes Zittern, nach langem Gebrauche auch anhaltender Tremor. Das Zittern kann in Convulsionen mit Verlust des Bewusstseins übergehen. Statt dessen findet sich gelegentlich grosse Ruhelosigkeit, auch Delirien allein oder mit Athemnoth vereint.

Leichtere Nebenwirkungen erfordern kein Eingreifen. Haben aber Puls und besonders die Athmung gelitten, dann ist die Möglichkeit weiteren Zunehmens dieser Nebenwirkungen möglich. Entgegen der früheren Anschauung habe ich zuerst dargethan, dass durch lange fortgesetzte künstliche Athmung der Aconitintod beseitigt werden kann. Sobald Athemnoth und Arhythmie der Herzthätigkeit sich zeigen, ist jene also einzuleiten. Die Ausscheidung des Aconitins muss durch Diuretica beschleunigt werden.

Veratrum album. Veratrin.

Die pharmaceutischen Darstellungen aus der Wurzel der weissen oder auch grünen Nieswurz, ferner die Läusesamen (Fructus Sabadillae), welche jetzt unnöthiger Weise auch klinisch wieder zum Vertilgen der Läuse gebraucht werden, und die wirksamen Bestandtheile der genannten Pflanzen können Nebenwirkungen hervorrufen, gleichgültig, wie und an welcher Körperstelle man sie verwendet. Von den vielen

---

1) Busscher, Berliner klin. Wochenschr. 1880. p. 357.
2) West, Archives génér. de Médecine. 1835. T. XXXVIII. p. 431.

Stoffen, die sich in Veratrumarten finden, und die wahrscheinlich aus ätherartigen Verbindungen verschiedener Basen und Säuren bestehen, ist das kristallinische Veratrin des Arzneibuches der am besten gekannte. Manche Aerzte ziehen für den inneren Gebrauch wegen der nach Veratrin häufig vorkommenden Nebenwirkungen die Veratrumtinctur vor. Die Ursache der meisten unbeabsichtigten Veratrinwirkungen liegt in dem Alkaloid selbst oder in einer, mehrfach festgestellten, besonderen Empfänglichkeit für dasselbe. Menschen, welche an einer erhöhten krampfhaften Reizbarkeit leiden, werden dadurch schneller und in höherem Grade unangenehm beeinflusst als andere. Die Dosen haben hierbei nur einen Einfluss, wenn sie über 0,01 g reichen.

Die örtlichen Nebenwirkungen nach Einreiben von alkoholischen Veratrinlösungen oder Veratrinsalben (0,2—1,0 : 10 Fett) bestehen meist in erhöhtem Wärmegefühl, Prickeln, Brennen und auch wohl stechenden Schmerzen, die so lästig werden können, dass der Schlaf verloren geht. Verhältnissmässig selten entstehen hierbei Röthung und vermehrter Turgor der Haut. Die abnormen Sensationen beschränken sich nicht immer auf den Ort der Einreibung, z. B. über den Aesten des N. trigeminus, oder in der Gegend des Herzens, sondern dehnen sich fast immer, öfter auch in Verbindung mit Schmerz und Zuckung, auf entlegene Körpertheile, am häufigsten und deutlichsten auf die Fingerspitzen und Zehen, das obere Schulterblatt, die Kniee, Ellenbogen und Hüfte aus. Bisweilen herrscht hierbei eine individuelle Gleichmässigkeit, insofern ein Kranker nach jeder Einreibung in der Herzgegend die geschilderten Symptome im Kniegelenk, ein anderer im Acromion scapulae empfindet. Gewöhnung an solche Wirkungen im Sinne einer nach und nach eintretenden Abschwächung werden selten beobachtet. Lange Zeit bringt jede neue Einreibung von Neuem die genannten Empfindungen hervor, oft sogar in verstärktem Maasse, weil die Enden der Nerven reizbarer geworden sind. Bei einzelnen, torpiden Menschen ruft auch die Einreibung der stärksten Veratrinsalbe nur eine Zeit lang lebhafte Sensationen hervor, die sich verlieren, wenn man die Dosis nicht verstärkt.

Vereinzelt zeigt sich an der Einreibungsstelle oder deren Umgebung unter Jucken ein fleckiger Ausschlag, oder an zarter Haut eine erysipelatöse Entzündung. Bisweilen hat der erstere ein petechiales Aussehen. Ebenso selten ist ein den Varicellen ähnliches Exanthem. Wird eine Veratrinsalbe auf ödematösen Stellen eingerieben, so entsteht schnell ein pustulöser Ausschlag auf entzündeter Basis. Dieses Erysipelas pustulosum brennt heftig und kann zur Schorfbildung führen und länger dauernde, nässende, oberflächliche Geschwüre hinterlassen. Wird Veratrin in alkoholischer Lösung subcutan injicirt, so entsteht gewöhnlich um die Einstichstelle herum eine leichte, zuweilen fleckige Röthung und Anschwellung. Ein Gefühl von Brennen nach der Einspritzung hält mehrere Stunden an.

Nach Einnehmen von Veratrin schwillt bisweilen die Zunge an; häufiger zeigen sich Prickeln im Schlund, Kratzen im Halse, erschwertes Schlingen und brennender unstillbarer Durst. Nach 10tägigem Veratringebrauch entstand in einem Falle Speichelfluss, der mehrere Wochen anhielt und mit widerlichem, saurem Geruche aus dem Munde einherging. Statt der Salivation kann auch Trockenheit im Munde entstehen.

Minderung oder Verlust des Appetits und Brennen im Magen gesellen sich zu der häufigsten der Veratrin-Nebenwirkungen, dem Erbrechen. Die individuelle Empfindlichkeit des Magens für diese Nebenwirkung giebt sich dadurch kund, dass Mancher nach 2 Tropfen der Tinct. Veratri, ein Anderer erst nach 130 Tropfen bricht[1]). Kinder brechen oft schon nach der ersten Veratrindosis. Für die Veratrumtinctur dagegen wies die kindliche Magen- und Darmschleimhaut eine bemerkenswerthe Toleranz auf. Bei Erwachsenen treten Uebelkeit oder Erbrechen fast constant auf. Von 21 mit Veratrin behandelten liess keiner Erbrechen vermissen, und unter 109 Kranken entstand 80 Mal Uebelkeit und 17 Mal Erbrechen[2]). Dem letzteren geht häufig Husten voran. Opium kann es nicht beseitigen oder verhindern.

Statt des Erbrechens oder mit ihm vereint erscheint bisweilen Durchfall oder Kollern im Leibe. Auch Leibschmerzen gesellen sich zu den, nicht selten schleimigblutigen Entleerungen. Nach äusserlicher Veratrinanwendung (0,3 : 30 Fett) wurde früher mehrfach eine Vermehrung der Harnmenge beobachtet. Vermindert sich diese aber bei Fortgebrauch des Mittels, dann erscheint öfters lästige Strangurie, die bis 60 Stunden anhalten und mit anderweitigen beunruhigenden Erscheinungen einhergehen kann. Beschleunigung der Menstruation und angeblich auch Abort soll die gelegentliche Folge dieser Medication sein können.

Die Verlangsamung des Pulses ist das sicherste Zeichen eingetretener Veratrinwirkung. Wird dies übersehen und das Medicament nicht ausgesetzt, so erfolgt schnell Collaps, sammt allen üblen Folgen. Verminderung und Unregelmässigkeit des Pulses kann mehrere Tage anhalten und von Ohnmachtsanfällen begleitet sein. Die Leistungsfähigkeit des Herzmuskels ist bedeutend vermindert. Das Gesicht ist blass, die Augen blau umringt, die Pupillen erweitert, das Sehvermögen geschwächt. Schwindel, Mattigkeit oder Unfähigkeit sich zu bewegen, kalte Schweisse und krampfhaftes, bisweilen mehrtägiges Schluchzen begleiten die vorgenannten Symptome. Kommt etwas Veratrinpulver auf die Nasenschleimhaut, so kann dadurch heftiges, lang anhaltendes Niesen und ev. reichliches Nasenbluten bewirkt werden. Sogar nach Einreibung von Veratrinsalbe beobachtete man Niesen. Vielleicht ist ein Verschleppen der Salbe durch die Finger hierbei Schuld. Denkbar wäre aber auch, dass dies eine resorptive Wirkung durch gelegentliche Ausscheidung von Veratrin an der Nasenschleimhaut ist. Ganz ähnlich verhält es sich mit der hier und da nach äusserlichem Veratringebrauch erscheinenden Conjunctivitis. Die beobachtete Gesichtsverdunkelung, sowie Doppeltsehen und eine auffallende Abnahme des Gehörs sind wohl als Collapssymptome aufzufassen. Die abnormen Empfindungen habe ich bereits als Folgen der innerlichen und äusserlichen Anwendung des Alkaloids gekennzeichnet. Neben Prickeln, Brennen, Schmerzen, kommt ein eigenthümliches Kältegefühl vor, das sich über den ganzen Körper verbreitet und 1 Stunde anhalten kann. Bei alten, abgelebten, an Lähmung leidenden Menschen erscheint derartiges nicht. Sehr eigenthümlich ist die Beobachtung, dass ein am Körper bestehender Schmerz, nach Einreibung von Veratrinsalbe seine ursprüngliche Stelle verlässt und sich

---

1) Fleischmann, Prager med. Wochenschr. 1876. No. 10. p. 191.
2) Cunier, Bullet. génér. de Thérap. 1838. Vol. XIV. p. 8.

an einer anderen fixirt. Das Sensorium bleibt meist bei dieser Therapie unbeeinflusst. Nur wenn starker Collaps eintritt, kann Somnolenz ihn begleiten. Doch entstehen auch ganz vereinzelt ohne Collaps nach normalen Dosen Delirien, und ebenso Unsicherheit in den Bewegungen, Zittern, fibrilläres oder klonisches Zucken der Gesichtsmuskeln, namentlich in halbgelähmten Körpertheilen. In einem Falle erschienen solche convulsivischen Bewegungen in Händen und Fingern neben Delirien.

Die Therapie dieser Nebenwirkungen besteht neben dem sofortigen Aussetzen des Mittels in der Darreichung von analeptischen Substanzen (Liquor Ammonii anisatus, Moschustinctur). Bei vorhandenem Magen- oder Darmcatarrh, Schwächezuständen, und fettiger Degeneration des Herzens darf das Mittel gar nicht verordnet werden.

Conium maculatum. Coniin.

Samen und Wurzel des Schierlings wechseln zu verschiedenen Vegetationszeiten in ihrem Gehalte an wirksamen Bestandtheilen. So enthält z. B. die Wurzel nicht nur im März, sondern auch im Mai und Juni, wo die grünen Theile schon recht reich an Alkaloid sind, nur Spuren davon. Coniin bildet Salze, von denen das bromwasserstoffsaure circa 61 pCt. Coniin enthält. Angeblich sollen im Handel zwei Arten dieses Salzes vorkommen, von denen die eine, gelb gefärbte, auf die Nervencentren, die zweite, farblos kristallinische, wie Curare wirkt[1]). Beim Liegen wird selbstverständlich die Herba Conii werthlos. Die Forderung, dass die Droge nicht älter als 1 Jahr sei, ist im deutschen Arzneibuch nicht berücksichtigt. Die Extracte aus der Droge sind meist in unzureichendem Zustande und sollten deswegen nicht gebraucht werden. An Coniin und dessen bromwasserstoffsaures Salz findet Gewöhnung statt[2]). Cumulation soll nicht vorkommen, was mir aber nicht erwiesen zu sein scheint. Nebenwirkungen entstehen nach Aufnahme von Coniin ($1/4$—1 mg) oft schon nach 1—3 Minuten. Die freie Base reizt und röthet die Haut bei directer Berührung. Wird sie z. B. lange an den Lidern gebraucht, so kann ein stark juckender, papulöser Ausschlag entstehen. Aber auch der anhaltende, innerliche Gebrauch grosser Mengen des Krautes vermag einen rothen, selbst erysipelasartigen Ausschlag hervorzurufen.

Kleine Gaben der Herba Conii (0,12—1 g) machen mitunter das Gefühl von Trockenheit, grosse heftiges Constrictionsgefühl im Schlunde. Nach subcutaner Einführung von Coniinum hydrobromicum bei Tetanus fand sich die Speichelabsonderung stark vermehrt. Nach reinem Coniin entsteht bisweilen Dysphagie. Das gepulverte Kraut veranlasst nicht selten Vermehrung des Durstes, Verminderung der Esslust, grosse Dosen auch Uebelkeit, Erbrechen und Durchfall. Jedes coniinhaltige Präparat kann in grösserem oder geringerem Umfange die Pulszahl vermindern, besonders wenn er voll und hart ist und auch Aussetzen der Herzthätigkeit bewirken[3]). Die Athmung sah man nach bromwasserstoffsaurem Coniin häufiger und auch unregelmässig werden. So guten Nutzen das Präparat auch bei tetanischen Zuständen zu leisten scheint, so ist die Gefahr einer dadurch bedingten Lähmung der Athemmuskeln, des Zwerchfelles, und der Mm. intercostales drohend. Durch Eintreten von Erstickungskrämpfen ist das Leben gefährdet. Künstliche Athmung kann hierbei erfolgreich sein. Nach reinem Coniin entstehen bisweilen auch kurzdauernde Sehstörungen. Die Gegenstände, auch die

---

1) Bochefontaine, Compt. rend. de l'Acad. des Scienc. T. XCI. 1880. p. 579.
2) Steinhäuslin, Ueb. die Wirk. des Coniin. hydrobr. 1887. p. 64.
3) Nega, Zeitschr. f. klin. Med. 1850. I. p. 1.

eigenen Körpertheile erscheinen schwankend, namentlich aber ungeheuer gross. Desgleichen kommen Gehörstäuschungen, Schwindel, Betäubung und Lähmungserscheinungen an willkürlichen Muskeln vor.

Trimethylamin. [$N(CH_3)_3$]. Die flüchtige, salzbildende Base liess bei ihrem arzneilichen Gebrauch gegen Rheumatismus, Chorea u. s. w. vielfach Fehlerfolge erkennen. Vielleicht kommt für die letzteren auch der sehr wechselnde Gehalt der als Trimethylamin im Handel vorkommenden wässerigen Lösungen (8—22 pCt.) in Frage. Vorzugsweise erscheinen als Nebenwirkungen: Magenschmerzen, Erbrechen und Durchfall mit reissenden Kolikschmerzen. Röthe und Thränen der Augen, die man einmal beobachtete, scheinen ebenfalls durch das Mittel veranlasst zu sein. Die Hautfarbe nimmt eine eigenthümlich ins Graue spielende Nuance an. Ausserdem findet sich bisweilen heftige Erregtheit.

Curare.

Aus verschiedenen Strychnosarten wird unter Hinzuthun mancher anderer Pflanzensäfte durch Einkochen mit Wasser Curare gewonnen. Das Präparat schwankt in seiner Wirkung auf Thier und Mensch in grosser Breite, so dass, wenn kein Curarin zur Verfügung steht, vor jedesmaliger therapeutischer Anwendung ein orientirender Versuch am Thiere vorgenommen werden muss. Curare erfordert je nach seiner Güte, aber auch abhängig von verschiedenen individuellen Umständen eine bald höhere bald niedrigere Dosirung. Selbst in Fällen mit positiver Wirkung kam nach Einführung eines Handelspräparates von Curarinum sulfuricum eine auffällige Inconstanz vor, so zwar, dass nicht nur bei verschiedenen Kranken die Wirkung gleicher Dosen eine verschiedene war, sondern bei ein und demselben Menschen gleich grosse Gaben ganz verschiedene Wirkungen hervorriefen. Längst ist es bekannt, dass bei Thieren Gewöhnung an Curare stattfinden kann. Dies ist neuerdings auch vom reinen Curarin bei der therapeutischen Anwendung bei Menschen beobachtet worden[1]. Auch vom Magen aus ist eine, wenngleich fragmentäre Curarewirkung zu erzielen, obschon es bekannt ist, dass manche Indianerstämme Curare als Magenmittel nehmen, und dass auch die dadurch erlegten Thiere ohne Vergiftung genossen werden können.

Vereinzelt wird von dem Curare immer noch gegen musculäre Erregungszustände Gebrauch gemacht. Hierbei werden eigenthümliche Nebenwirkungen gesehen, deren Bedeutung, wie ich glaube, bisher nicht genügend gewürdigt worden sind. Dieselben können sich als Nachwirkung noch mehrere Tage nach dem Gebrauche des Mittels fortsetzen. An der Injectionsstelle entsteht meist eine quaddelartige Erhöhung, umgeben von einem rothen, auf Druck verschwindenden Hofe, der die erstere überdauert. Es gesellt sich aber auch Phlegmone und ödematöse Anschwellung, bisweilen auch Schwellung benachbarter Lymphdrüsen hinzu. War die Lösung filtrirt, so schwinden diese Veränderungen längstens nach einigen Tagen. Unfiltrirte und filtrirte Lösungen können aber auch harte Knoten und selbst Abscesse hervorrufen[2]. Bei sensiblen Personen zeigt sich ausser kleinen Knoten auch ein Stunden oder Wochen anhaltender Schmerz.

Von resorptiven Wirkungen sind meist in Verbindung mit Fieber beobachtet worden: Abgeschlagensein, Mattigkeit, starker Durst, das Bedürfniss zu schlafen, sowie ein stupider Gesichtsausdruck als Zeichen von Muskelerschlaffung. Das Curarefieber, das mehrfach als Begleiter anderer Nebenwirkungen erschien, reiht sich seinem Wesen nach wahrscheinlich anderen

---

[1] Hoffmann, Deutsches Archiv f. klin. Med. Bd. 45. H. 1 u. 2.
[2] Beigel, Berliner klin. Wochenschr. 1868. p. 100.

Arzneifiebern an. Wir haben darin den Ausdruck einer Reizung wärme-regulatorischer Centren des Gehirns zu sehen. Bei Thieren entsteht dieses Fieber in Begleitung anderer Symptome gesteigerter Erregung nur nach sehr kleinen Dosen und hält relativ kurze Zeit an. Es wurde von Cl. Bernard übersehen, weil er mit zu grossen Dosen arbeitete. Im Mastdam lassen sich Temperaturen von 40,2° C. feststellen. Bei Tetanuskranken ist es als noth-wendig für ihre Heilung angesehen worden. Die Berechtigung zu einer solchen Annahme ist nicht durch entsprechende Thatsachen begründet. Die be-schriebene Erniedrigung der Körperwärme bei Tetanus kam durch combinirte Curare-Morphinbehandlung zu Stande.

Das Curarefieber erscheint bisweilen bei an Epilepsie und wahrscheinlich auch anderen Krankheiten leidenden Menschen in der Gestalt eines Wechsel-fieberanfalles mit Kälte, Hitze und Schweiss. Je nach der Dosis und der Individualität hält es 3 bis 10 Tage an, um allmählich an Stärke abzunehmen. Der Schüttelfrost tritt 22 Minuten bis 1½ Stunden nach der Einspritzung auf[1]). Weder die Zeit seines Eintrittes noch die Dauer desselben lassen sich zu der Höhe der angewandten Dosis in Beziehung bringen. Selbst bei einem und demselben Individuum sind Verschiedenheiten vorhanden. Er kann 1—3½ Stunden dauern, aber in einem entfernteren Zeitraume wieder erscheinen. Das Gesicht ist bleich; der Kranke hat eine Gänsehaut, und subjectiv das Gefühl starker Kälte; er vergräbt sich unter seine Decken, um dieses zu mässigen; die Zähne klappern und der ganze Körper zittert in Folge fibrillärer Muskelzuckungen fast unaufhörlich und so stark, dass das Bett dadurch wie im perniciösen Fieber bewegt wird. Auf den Frost folgt Hitzegefühl mit Röthung der Haut besonders im Gesicht und den Ohren, Röthung der Con-junctiva und schliesslich Schweiss. Der letztere kommt auch ohne Fieber vor[2]) und kann auch nur an einzelnen Körpertheilen, z. B. den Handtellern, localisirt sein.

Mehrfach sah man Speichelfluss entstehen, auch nach Gebrauch von reinem Curarin. Derselbe kann so lebhaft sein, dass dadurch häufige Schluck-bewegungen ausgelöst werden. Vereinzelt klagte ein Kranker über Trocken-heit im Munde. Während des Frostes ist der Appetit vermindert oder auf-gehoben. Erbrechen wurde bei einem Kinde beobachtet. Der Puls ist im Fieber für 3—5 Stunden klein, beschleunigt (bis 140 Schläge) und dicrot. Auch ohne Fieber kann er für einige Tage vermehrt sein, während man ein-mal nach reinem Curarin seine Zahl vermindert sah. Eine lallende Sprache machte sich bei einem Epilektiker bemerkbar. Die Athmung wies bisher nach Gebrauch eines jeden Präparates die Neigung zur Unregelmässigkeit auf. In einzelnen Fällen setzt sie aus, nach Curare ist sie oft vermehrt, nach reinem Curarin vermindert gesehen worden. Das letztere rief einmal An-deutung von Singultus hervor. Selten kommt es neben Athemstörungen zu Cyanose. Neben oberflächlicher, unregelmässiger Athmung und zeitweilig auf-tretenden seufzenden Inspirationen wurde auch Ohnmacht mit Verlust des Bewusstseins beobachtet[3]). Die widersprechenden Resultate bezüglich der Harnsecretion sind zum Theil auf die Verschiedenartigkeit der angewandten Präparate, zum Theil auch auf individuelle Verhältnisse zurückzuführen. Harndrang und Harnvermehrung, aber auch normale Entleerung bei ver-minderter Harnmenge wurden beschrieben. Ebenso fand man den Harn schon nach 1 Stunde und noch nach 20 Stunden zuckerhaltig, während er in anderen Fällen davon frei war. Curarin kommt darin vor.

Das Sehorgan leidet bisweilen frühzeitig nach der Einspritzung. Thränen-vermehrung sowie bald einseitige, bald doppelseitige Ptosis wurden an dem-

---

1) Voisin et Lionville, Gazette des hôpitaux. 1866. p. 431.
2) Karg, Archiv f. klin. Chirurgie. 1883. Bd. 29. p. 347.
3) Landenberger, Württemberg. med. Correspondenzbl. 1864. p. 163.

selben beobachtet. Die Pupillen waren in einzelnen Fällen erweitert und reagirten träge auf Lichtreiz, in anderen erschienen Diplopie mit Ueber- und Nebeneinanderstehen der Bilder, sowie Accommodationsstörungen. Die Kranken sahen wie durch einen Schleier und aufgefordert einen Gegenstand zu fixiren, rieben sie sich die Augen und drehten den Kopf nach verschiedenen Seiten, um den Gegenstand zu betrachten, oder sie mussten die Augen zukneifen, um lesen zu können. Gleichzeitig kann Verdunkelung des Gesichts bald auf dem einen, bald auf dem anderen oder beiden Augen nach verschiedenen Einspritzungen entstehen. Die bei starker Curarewirkung entdeckte Gestaltsveränderung des Opticus aus der kreisrunden in eine elliptische Form, deren längster Durchmesser horizontal zum Meridian des Auges stand, ist wahrscheinlich nur eine scheinbare durch veränderte Refractionsverhältnisse der Linse bedingte gewesen. Vereinzelt kommt auch Ohrenklingen vor. Viel häufiger sind die Nebenwirkungen seitens des Centralnervensystems: Stirndruck, Benommensein oder heftiges Kopfweh, Somnolenz, ein Gefühl von Trunkenheit, Ohnmacht, Angstgefühl, kurze, blitzähnliche Zuckungen einzelner Körpertheile, z. B. des Unterkiefers, oder fibrilläre Zuckungen, die zuerst in der Pectoralgegend oder am Leibe erscheinen, sich von dort weiter ausdehnen und in klonische Zitterkrämpfe übergehen. Ausserdem kommt eine lähmungsartige Schwäche der Gliedmaassen mit gleichzeitiger Störung des Gleichgewichts und der Coordination der Bewegung vor. Die Kranken können trotz des Wollens nicht stehen und ihre Beine nicht rühren. Andere zeigen nur Schlaffheit in der Haltung und Verlangsamung sowie Unsicherheit des Ganges. Die Arme hängen ihnen wie Gewichte am Körper. Es kommt auch zu vollständiger Lähmung anderer Muskelgruppen, z. B. der Schlundmuskulatur, so dass beim Versuche, zu trinken, Flüssigkeit in die Luftröhre fliesst. Eine Therapie der Curare-Nebenwirkungen ist nur insoweit einzuleiten, als die Athmung sehr gefährdet ist. Die künstliche Athmung könnte hierbei Nutzen leisten. Eine schnellere Entfernung des Mittels durch Eingabe von harntreibenden Stoffen würde die Hülfe erleichtern.

Amylnitrit.

Der Salpetrigsäure-Amyläther ($C_5H_{11}NO_2$) lässt sehr oft an Reinheit zu wünschen übrig. Ein solches schlechtes Amylnitrit kann unangenehmere Wirkungen erzeugen als ein reines. Man fand in ihm Isobutylnitrit bis zu 10 pCt., ferner ein Gemisch von α- und β-Amylnitrit bis zu 50 pCt. des Gesammtgewichtes, auch Aethylnitrit u. A. m. Die besonders schädigende Einwirkung des Isobutylnitrits auf den Blutdruck und die Athmungsorgane ist auch experimentell erwiesen worden. Anfangs glaubte man Amylnitrit frei von Nebenwirkungen; später haben sich solche in nicht geringer Zahl gezeigt. Man glaubte früher darin ein Heilmittel für die Krankheiten zu sehen, die auf einem Gefässkrampf beruhen sollten (Epilepsie, Hemicranie, Cocaïnvergiftung), ging aber in den Hoffnungen zu weit.

Nebenwirkungen entstehen, theilweis abhängig von einer besonderen Empfindlichkeit für diesen Stoff, bisweilen auch bei Kranken, die denselben schon ohne Schaden eingeathmet haben. Ein Uebermaass des eingeathmeten Dampfes kann Menschen tödten. Ein Arzt verschrieb einem Manne ca. 28 g Amylnitrit zum Einathmen nach Belieben. Bald darauf fand man den Kranken todt. Zulässige Dosen sind 2—6 Tropfen für eine Einathmung, doch sind auch, was ich für unzulässig halte, Dosen von 60—100 Tropfen in einer Sitzung bei Pneumonikern verbraucht worden. Nicht einathmen sollen das Mittel: Menschen mit stark gefüllten Blutgefässen und Neigung zur Hyperämie und Congestion nach dem Kopfe, zumal dann, wenn geschlängelte rigide Artt. temporales, eine bestehende krankhafte Veränderung der Gehirngefässe mit Praedisposition für den Eintritt einer Apoplexia cerebri sanguinea nahelegen, sowie Menschen mit anderweitigen krankhaften Veränderungen der Gefässwände[1]). Angeblich soll man im Liegen ungestraft mehr einathmen können als in aufrechter Haltung. Mitunter fehlt die normale Wirkung, vor Allem die Gesichtsröthe ganz. Dafür erscheinen Herzklopfen, Pulsverminderung, Kopfschmerzen, sowie Druck im Kopfe und den Ohren, ein Rauschzustand und Verwirrtheit, die bald wieder schwinden.

Nach dem Einathmen entsteht bald ein eigenthümlicher, ziemlich unangenehmer, fast fauliger Geschmack im Munde, der die Einathmung überdauert. Das Kauen kann erschwert sein. Trockenheit des Mundes sah man danach 12—24 Stunden bestehen. Dazu kommt noch Kratzen im Halse und nach öfterer Einathmung quälende Uebelkeit, sowie bisweilen Erbrechen. Die unangenehmsten Nebenwirkungen sind die seitens des Herzens und der Athmung. Es ist bekannt, dass die centralen Ursprünge der herzhemmenden Vagusfasern durch das Mittel gelähmt werden können. Ausserdem aber besitzt das Amylnitrit die Fähigkeit, Methämoglobin im kreisenden Blute zu erzeugen. Diese Beschaffenheit des Blutes kann bei den Respirationsstörungen betheiligt sein. So beobachtet man starkes und plötzliches Ansteigen der Pulszahl, z. B. von 76 auf 148, Herzklopfen und Collaps. Die Kranken werden ohnmächtig, sinken hin, werden blass, bekommen einen kleinen fadenförmigen, bisweilen auch sehr langsamen Puls und kalte, klebrige Schweisse, cyanotische Färbung des Gesichts und der Extremitäten, während das Bewusstsein, wenn auch geschwächt, erhalten bleibt[2]). Parese der Glieder kann dabei vorhanden sein. In einzelnen Fällen leidet auch die Athmung. Der Blick wird starr, die Athmung vermehrt oder mühsam und beklommen, die Jugularvenen schwellen fast fingerdick an, und das Bewusstsein schwindet. Auch nur Schwindel kann die Athemstörung begleiten[3]). Kitzeln im Halse, sowie ein trockener, krampfhafter Husten kommen ebenfalls als Folge des Gebrauches von Amylnitrit vor[4]).

Von den Sinnesorganen wird am häufigsten das Auge ergriffen. Die hier entstehenden subjectiven Farbenempfindungen sind nicht bei allen Kranken gleichartig, bei vielen nur hin und wieder sehr deutlich und nicht bei jeder Inhalation ganz gleich. Dieselben bestehen in ihrer typischen Form in dem Auftreten eines intensiv gelben Hofes um irgend einen auf einer hellen Wand fixirten Punkt. Der gelbe Kreis ist seinerseits wiederum von einem blauvioletten Saume umgeben. Wahrscheinlich ist diese Erscheinung nichts anderes als die Projection des gelben Fleckes und der blau-violette Saum die Complementärfarbe zu diesem. Andere Kranke gaben an, dass sie längere Zeit Alles gelb gesehen hätten. Dieses Gelbsehen verschwindet, allmählich erblassend, erst nach Minuten. Es kommt auch eine Verminderung der Sehschärfe vor. Kranke, die eine

---

1) Schroeter, Zeitschr. f. Psychiatrie. Bd. XXXII. 5. p. 527.
2) Samelsohn, Berliner klin. Wochenschr. 1875. p. 349.
3) Urbantschisch, Wiener med. Presse. 1877. No. 8 ff.
4) Ladendorf, Berliner klin. Wochenschr. 1874. p. 539.

gewisse Zeit lang Amylnitrit inhalirten, vermochten z. B. die Ziffern an einer grossen Wanduhr nur noch verschwommen zu erkennen. Mit dem Aussetzen des Mittels stellte sich sofort die normale Sehschärfe wieder her. Nicht selten erscheint Pupillenerweiterung und Thränenfluss. Es finden sich ferner seitens des Nervensystems: Parästhesien, z. B. Kriebeln in den Beinen nach mehrmaliger Anwendung, Schwindelgefühl mit Hitze und Herzklopfen, auch von Kopfschmerzen gefolgt, ferner bei Geisteskranken frische Sinnesdelirien oder Steigerung vorhandener[1]). So erschienen z. B. einem Kranken einfache Tapetenmuster an der Wand als Löwen, er hörte Klingen von Glocken, Stimmen u. A. m. Eine Hysterische hatte Illusionen des Gesichtes im Anschluss an das durch das Amylnitrit bedingte Gelbsehen. Einige Kranke zeigen eine gesteigerte psychische Erregung. Manche lachen convulsivisch. Ganz vereinzelt wird von einem choreaartigen Zustande, der nach Amylnitrit auftrat, aber schnell wieder schwand, und von Zittern einzelner Körpertheile, besonders der Lippen berichtet.

Cocaïn.

Sehr zahlreich sind die Nebenwirkungen dieses Alkaloids. Sie wechseln fast bei jedem Kranken in ihrer Gestalt, Stärke und Gruppirung. Ein Theil derselben besitzt nur geringe Bedeutung, andere fügen dem menschlichen Körper schwere, lang anhaltende, auch nicht wieder gut zu machende Schädigungen zu oder führen in den Tod. Jede Statistik, die hierüber aufzustellen versucht wurde, musste ein Fragment bleiben, weil nur ein winziger Theil aller entstehenden auch schweren, selbst tödtlichen Nebenwirkungen mitgetheilt wird. Dazu kommt, dass mangelhafte Kenntniss dieser Zufälle bei manchen Specialisten eigensinniges Widerstreben gegen Belehrung zur Folge hat. Grob sinnfällig muss der Zusammenhang zwischen der Aufnahme des Arzneimittels und den Nebenwirkungen sein, ehe diese sich zu dessen Anerkennung bequemen. Für abnorme Cocaïnwirkungen sind mancherlei Umstände verantwortlich gemacht worden. Die Beschaffenheit des Präparates ist, soweit dasselbe Handelsproduct darstellt, nicht immer gut. Als fremde Beimengung kommt darin Cinnamylcocaïn vor, dem manche Nebenwirkungen schlechten Cocaïns zur Last gelegt werden. Ob und inwieweit der Zwischenhandel das Alkaloid „verlängert", d. h. verfälscht, entzieht sich der Bestimmung. Von Bedeutung ist der Zustand der Lösungen, die in das Auge oder das Unterhautzellgewebe gebracht werden. Manche solche, auch 20 pCt., nur wenige Tage alte, weisen Flocken von dichten Pilzfäden-Conglomeraten auf, gleichgültig, wie concentrirt sie sind. Infection der genannten Körperstellen kann dadurch entstehen. Zusätze von Antisepticis wie Salicylsäure, Sublimat etc. empfehlen sich nicht, da sie an sich Schaden stiften können. Aufkochen in einem Löffel und Filtration durch ein doppeltes Filter genügt für die Reinigung. Zweckmässig wählt man Cocaïnlösungen, die höchstens 2—3 Tage alt sind.

Die Form und der Ort der Anwendung des Mittels scheint be-

---

[1]) Bourneville, Gazette médic. de Paris, 1876. No. 13.

deutungslos zu sein. Lösungen, Pillen, Pulver, Suppositorien, Vaginalkugeln etc. haben Nebenwirkungen erzeugt. Die subcutane Einspritzung, sowie die Einspritzung in Körperhöhlen, in die Tunica vaginalis[1]), die besonders leicht resorbirt, in die Harnblase, Urethra, den Uterus, durch die Tube in die Paukenhöhle, in das Zahnfleisch, die Einträuflung in das Auge, das Bepinseln der Mundhöhle, des Rachens, der mittleren Nasenmuschel und des Kehlkopfs, das Einlegen von Wattebäuschen, die mit Cocaïnlösungen getränkt waren, in Wunden, haben Nebenwirkungen oder den Tod hervorgerufen. Hieraus geht schon hervor, dass die Resorption leicht von jeder Schleimhaut aus vor sich geht und dass somit der Ort der Anwendung nicht bestimmend für das Eintreten oder Fehlen von Nebenwirkungen sein kann. Die Harnblase an sich resorbirt nicht[2]). Trotzdem ist es nicht angängig grössere Mengen in sie einzubringen, weil von dem hintersten Theil der Urethra Resorption erfolgen kann, oder von den Ureteren oder dem Nierenbecken, falls durch Antiperistaltik Blaseninhalt in diese gedrungen ist. Thatsächlich wurden auch nach Einspritzung von Cocaïnlösungen unangenehme Nebenwirkungen, wie Uebelkeit, abnormer Bewegungstrieb, geistige Alienation u. A. m. beobachtet[3]). Die Meinung, dass Anwendung des Mittels am Kopf und Gesicht und den damit zusammenhängenden Höhlen besonders gefährlich sei, weil eine unmittelbare Wirkung auf das Gehirn dadurch bedingt werde, und eine andere, nach welcher Einspritzungen im Bezirke des Trigeminus eine intensivere Wirkung als an den Extremitäten veranlasse, findet durch die Erfahrung keine genügende Stütze, und kann auch nach allgemein pharmakologischen Grundsätzen nicht zutreffen, da von jeder Körperstelle genügend resorbirt werden kann, um Schaden stiften zu können. Die Operation einer Phimose, einer Hydrocele, von Vaginalcysten, in der Perinealgegend, die Urethrotomie unter Cocaïn, oder die Injection desselben in eine Zehe haben dies oft genug erkennen lassen. Würde man so häufig Cocaïn in die Urethra, wie in die Augen, die Nase, und den Kehlkopf bringen, so würde man überhaupt nicht einen Unterschied in der Häufigkeit der Nebenwirkungen nach den verschiedenen resorbirenden Flächen vermuthet haben. Gerade die Einspritzungen in die Urethra, die oft von schweren Nebenwirkungen oder Tod[4]) gefolgt waren, lehren, dass der Resorptionsort hierfür gleichgültig ist. Es ist nicht angänglich der Nasenhöhle für die Resorption resp. das Fortführen des Cocaïns zum Gehirn eine grössere Bedeutung als dem Schlunde und dem Kehlkopfe deswegen zuzuschreiben, weil ausser den Venae comitantes der Arteriae ethmoidales noch eine Vene, welche einen Nebenzweig der Arteria ethmoidalis anterior begleitet, eine wichtige Verbindung der Nasen- mit der Schädelhöhle darstellt[5]). Die Verdünnung und Vertheilung von Medicamenten im Blute und den Organen muss so schnell und gleichmässig vor sich gehen, dass die Bevorzugung einzelner Körpertheile in der giftigen Beeinflussung sich nur durch eine besondere

---

1) Berger, L'Union médic. 1891. p. 898.
2) Lewin u. Goldschmidt, Arch. f. exper. Path. u. Pharmak. Bd. 37. 1896. — Virchow's Archiv. Bd. 134. H. 1.
3) Settier, Brit. med. Journ. 1889. 16. Febr. p. 373.
4) Mattison, The Dublin Journ. of med. sc. 1895. No. 2.
5) Bresgen, Allgem. med. Centralzeitung. 1886. No. 14.

Beziehung des Giftes zu ihnen erklären lässt. Mehrfach ist auch darauf hingewiesen worden, dass die sitzende Stellung bei der Cocaïndarreichung das Erscheinen von Syncope befördert, dagegen die horizontale Lage der Gehirnanämie vorbeuge[1]).

Für die **Verschreibung des Cocaïns** ist unter Anderem hervorzuheben, dass Cocaïnum hydrochloric., Argentum nitric. und Vaselin sich unter Bildung von Chlorsilber umsetzen. Cocaïn und Calomel entmischen sich beim trocknen Zusammenreiben schon durch Anhauchen. Eine Salbe aus Cocaïnum hydrochloricum, Quecksilberoxyd mit Fettkörpern erzeugt Aetzwirkung, weil sich Quecksilberoxychlorid bildet[2]). Einen wesentlichen Einfluss übt die **Höhe der Dosen**, soweit sie innerhalb der zu Arzneizwecken gewöhnlich verabfolgten liegen, nicht aus. Von 0,0005 g aufwärts bis 0,1 g sind sie in allen Abstufungen nach Anwendung an den verschiedensten Körpertheilen acut, und selbst noch nach 7 Tagen als Nachwirkung beobachtet worden. In manchen Fällen nahmen dieselben einen bedrohlichen Charakter an. Nach Einspritzung von 0,1 g in ein Augenlid erfolgte der Tod unter Symptomen, wie man sie auch sonst nach Cocaïnanwendung sah, fünf Stunden nach Beginn der ersten Symptome[3]). Sobald die angewandten Mengen 0,2 g und darüber betragen, droht die Möglichkeit einer schweren ev. tödtlichen Erkrankung. Jene traurigen Fälle, in denen über 1 g in den Mastdarm von Kranken vor einer beabsichtigten Operation injicirt wurde, und die als Opfer nicht nur die Kranken, sondern auch die betreffenden, sich als Schuldige betrachtenden Chirurgen forderten, sind hierfür Beweis. Es ist sicher, dass Mengen von 0,2—0,8 g auch ohne tödtlichen Ausgang, die letztere Dosis sogar bei einem Kinde von 9 Monaten[4]), eingeführt wurde, und dass sogar bei einzelnen solchen Kranken die Nebenwirkungen nur unbedeutend waren. Hier trotzte eine glückliche Körperanlage einem so feindlichen Einfluss. „Quod gladius in manu furiosi, id medicamentum artis imperito." Dies trifft ganz besonders für das Cocaïn zu, das Manche in ungeheuerlichen Dosen anwandten, obschon sie wissen mussten, dass für die Flächenanästhesirung weniger die Concentration der verwandten Lösung, als der innige Contact der schmerzhaften Theile mit einer, auch dünnen Cocaïnlösung erforderlich ist. Es leistet arzneilich, wenn die letztere Bedingung erfüllt ist, eine 2proc. Lösung auf gefahrlosere Weise das, was eine 20proc. bewirkt, und die letztere versagt und bringt unangenehme, resorptive Zufälle hervor, wenn sie z. B. in das Zahnfleisch injicirt, nur an einer ganz umschriebenen Stelle liegt, nicht oder nur wenig bis zu allen schmerzhaften Theilen diffundiren kann, wohl aber resorbirt wird und in das Gehirn gelangt. Schon 4proc. und stärkere Concentrationen rufen, in das Auge gebracht, oft nur pericorneale Röthung, aber keine Anästhesie hervor, während schwache Lösungen bisweilen sogar lange Anästhesie erzeugen[5]). Oertliche wie allgemeine Complicationen treten am häufigsten vom Auge aus

---

1) Dujardin-Beaumetz, Bullet. et Mém. de la Soc. de Thérap. 1885. p. 23. — Dufournier, Archiv génér. de Médecine. 1889. Oct. p. 432.

2) Brunner, Apotheker-Zeitung. 1891. No. 12. p. 86.

3) Abadie, Société d'Ophthalmologie de Paris, séance du 2. octob. 1888.

4) Pacaud, Revue gén. de Clinique. 1895. No. 15.

5) Pflüger, Centralbl. f. Augenheilkunde. 1885. p. 209.

nach Gebrauch von 4proc. Lösungen auf[1]). Als grober Kunstfehler ist es deswegen zu bezeichnen, wenn man wagte 4,5 g Cocaïn in die Blase einzuspritzen. Ich glaube nicht, dass sich bei einer darauf gegründeten Klage ein Gutachter auf der Welt fände, der nicht das Votum „Schuldig" abgäbe. Wollte man vielleicht als einen Beweis für die Zulässigkeit ansehen, dass der Kranke mit dem Leben davonkam, nachdem er nur Brechreiz, bleiche, schmerzhaft verzogene Gesichtszüge während 5 Minuten aufwies, so ist daran zu erinnern, dass hierbei sofort Ausspülungen der Blase vorgenommen wurden, die einen Theil des Giftes wieder herausschafften.

Innerhalb der zulässigen Dosen giebt auch hier die Individualität den Ausschlag, ob und in welchem Umfange Nebenwirkungen eintreten. Es ist zweifellos, dass bei manchen Kranken eine besondere Empfindlichkeit für dieses Mittel besteht, wie eine solche auch bei Hunden besonders auffällig ist. Jedes Alter kann sie aufweisen. Ein Ueberwiegen eines Geschlechtes ist nicht festzustellen. Die Empfindlichkeit gegenüber dem Cocaïn ist aber nicht nur individuell verschieden, sondern es reagiren auf dasselbe bisweilen bei ein und demselben Individuum die beiden Augen verschieden[2]). Körperlich heruntergekommene oder nervöse Kranke, solche mit schweren, besonders uncompensirten Herzfehlern oder Angina pectoris, oder die durch Schmerzen, Blutverlust und Eiterungen geschwächt sind, erheischen eine besonders vorsichtige Anwendung des Mittels, ebenso Kinder im Säuglingsalter. Bei einem Kinde, das eine Herzerkrankung nach Scharlach bekommen hatte, erfolgte der Tod nach 12 Tropfen einer 4proc. Cocaïnlösung. Eine gewisse Tendenz zu Cocaïnkrämpfen ist bei Menschen, die früher an Krämpfen gelitten haben, unverkennbar. Auch Trinker reagiren oft unangenehm auf Cocaïn. Der Verzögerung der Ausscheidung durch bestehende Nierenerkrankung lege ich ebenfalls Gewicht bei.

Die resorptiven Nebenwirkungen erscheinen nach Einführung des Mittels in den Magen am langsamsten; doch giebt es hiervon auch Ausnahmen. Nach der Anwendung am Auge, anderen Schleimhäuten oder vom Unterhautzellgewebe aus, beobachtete man sie schon nach wenigen Secunden oder Minuten. Die Einbringung von 0,2—0,8 g Cocaïn in die Urethra liess schwere Nebenwirkungen resp. den Tod unmittelbar darauf eintreten. Nach Einspritzung durch die Tube in die Paukenhöhle[3]) erschienen sie nach $1/4—1 1/2$ Stunden, und nach einer Kehlkopfwaschung mit einer 2proc. Lösung stellten sie sich $3 1/2$ Stunden später ein und verliefen tödtlich[4]). Ein Kranker hatte 0,01 g salzsaures Cocaïn erhalten, war operirt und verbunden worden, nach Hause gegangen und stürzte dann erst plötzlich hin und zeigte Nebenwirkungen. Die Dauer derselben schwankt zwischen 5 Minuten und mehreren Tagen. Nach Einspritzung in die Paukenhöhle bestand noch nach mehr als 24 Stunden Schwindel und Erbrechen und noch nach drei Tagen Oppressionsgefühl auf der Brust. Bei einem Mädchen, das ca. 0,1 g in das

---

1) Bellarminoff, Centralbl. f. Augenheilkunde. 1885. p. 269.
2) Schlesinger, Die Bedeut. des Cocaïns in d. Ophthalmol. Berlin 1888. p. 7.
3) Kieselbach, Monatsschr. f. Ohrenheilkunde. 1882. No. 9.
4) Long, American Lancet. 1886. Vol. X. p. 404.

Zahnfleisch injicirt erhalten, und danach u. A. Krämpfe bekommen hatte, waren nach 40 Stunden noch Bewegungsstörungen und nach 6 Tagen noch Kardialgieen vorhanden[1]). Es giebt viele andere Fälle, in denen die Kranken mehrere Wochen und selbst Monate an den, meist nervösen Folgen der Cocaïnnebenwirkungen zu leiden hatten. Der Ausgang in den Tod ist mehrfach berichtet worden. Der Anwendungsort des Mittels ist hierbei ohne Bedeutung gewesen. Ueber die Todesursache lässt sich wenig Bestimmtes aussagen, zumal die Sectionsergebnisse bis auf Hyperämie des Gehirns und anderer Organe negativ ausfielen. Herz und Athmung sind wahrscheinlich in erster Reihe einer tödtlichen Functionsstörung ausgesetzt.

Unter die Abnormitäten, die das Cocaïn bei seinem Gebrauche aufweist, gehört auch der Mangel seiner typischen anästhesirenden Wirkung. So vermochte man unter den verschiedensten Bedingungen bei einem mit Magenfistel versehenen Manne durch dieses Mittel keine Abstumpfung der Empfindlichkeit des Magens hervorzurufen[2]). Besonders am Auge ist das refractäre Verhalten mancher Menschen gegenüber dieser Cocaïnwirkung erkannt worden, wie man auch hier angeblich feststellte, dass die Unempfindlichkeit schneller beim Manne als der Frau und am spätesten beim Greise eintrete[3]). Hauptsächlich handelt es sich in Fällen von Unwirksamkeit des Cocaïns um heftige Reiz- resp. Entzündungszustände des Auges[4]). Die chemotische Conjunctiva scheint der Anästhesirung weniger zugänglich zu sein als die gesunde Bindehaut, da die Einspritzung von 2 g einer 5proc. Lösung unter eine solche in mehreren Fällen keinen Erfolg hatte. Mehrfach wurde ein solches Versagen auch bei pannöser Keratitis sowie bei optischer Iridectomie beobachtet. Bei einem Kranken mit Iridocyclitis konnte durch achtmalige Cocaïneinträuflung weder Anästhesie noch Verengerung der Conjunctivalgefässe, noch Erweiterung der Pupille erzielt werden. Auch beim acuten Glaucom ruft Cocaïn keine völlige Anästhesie hervor. In einigen Fällen schien ein solches Ausbleiben der Wirkung durch die zu hohe Concentration der Lösungen bedingt zu sein[5]). Schwächte man dieselbe ab, so wurde prompt Anästhesie hervorgerufen. Aehnliches wurde bisweilen auch am Ohre beobachtet, wo Einträuflung einer 5- oder 10proc. Lösung manchmal keine, eine 2proc. dagegen Unempfindlichkeit des Trommelfells hervorrief[6]). Auch nach subcutaner Beibringung beobachtet man, selbst nach Gebrauch von 3—4 g einer 5proc. Lösung ein Ausbleiben der Anästhesie[7]). Vereinzelt kommt eine unerwünscht lange Anästhesie der Hornhaut, gepaart mit hochgradiger Herabsetzung des intraocularen Druckes, oder eine paradoxe Wirkung vor, die sich z. B. nach Einträuflung einer 2proc. Lösung bei perforirtem Trommelfell als erhöhte Empfindlichkeit der Paukenschleimhaut kundgab.

---

1) Haenel, Berliner klin. Wochenschr. 1888. No. 44. p. 891.
2) Gohde, Beitr. z. Anw. d. Cohaïn i. d. inn. Medic. Erlangen 1885. p. 21—23.
3) Nys, Centralbl. f. Augenheilkunde. 1885. p. 183.
4) Rossander, Centralbl. f. Augenheilkunde. 1885. p. 386.
5) Schenkl, Wiener med. Presse. 1885. No. 1. p. 5.
6) Zaufal, Prager med. Wochenschr. 1884. No. 47.
7) Link, Wiener med. Wochenschr. 1888. No. 51. p. 1701.

In weiten Grenzen kann Gewöhnung an Cocaïn eintreten. Manche Kranke können, wenn sie mit kleinen Mengen beginnen, in allmähligem Aufstieg derselben schliesslich ausserordentlich hohe Dosen vertragen. Die arzneiliche Wirksamkeit nimmt bisweilen auch bei nur kurzdauerndem Gebrauch und Gleichbleiben der Dosen sichtlich ab. Das Gleiche findet auch in Bezug auf Nebenwirkungen statt, die sich anfangs gezeigt haben, und von denen ein Theil bisweilen ausfällt. Waren z. B. zuerst nach Einträuflung in das Auge Delirien und Athemnoth aufgetreten, so kann bei erneuter Anwendung nur Athemnoth erscheinen, oder es muss die Dosis erhöht werden, um die gleichen Nebenwirkungen hervorzurufen. Manche Kranke weisen auch bei längerer Benutzung eine Cumulation in der Wirkung resp. den Nebenwirkungen des Cocaïns auf. Es wurden z. B. an einem Tage 0,025 g gut vertragen, während am folgenden die gleiche Menge unangenehme psychische und körperliche Störungen hervorrief[1]. In einem anderen Falle erfolgten nach einer Kehlkopfwaschung mit einer 4proc. Lösung Nebenwirkungen, von denen der Kranke hergestellt wurde. Als dieselbe Procedur vier Tage später mit einer 2proc. Lösung vorgenommen wurde, starb der Kranke in Folge von Athemlähmung. Am häufigsten kommt es vor, dass die Nebenwirkungen, die einmal erschienen sind, bei jeder erneuten Verabfolgung des Mittels in derselben oder ähnlichen Gestalt, in gleicher oder etwas verminderter Stärke wiederkehren. Selbst wenn bei bem zweiten oder dritten Male eine Abschwächung vorhanden war, wiederholt sich bei weiterem Gebrauche das alte Bild.

Die örtlichen Nebenwirkungen.

Am Orte der Anwendung äussert das Cocaïn im Ganzen selten Nebenwirkungen. Die an der Bindehaut des Auges sich abspielenden werden später berichtet werden. Was an örtlicher Reizwirkung bei manchen Individuen gesehen wurde, beruht entweder auf einer besonderen Empfindlichkeit dieses Gewebes bei den Betreffenden oder ist auf eine schlechte Beschaffenheit der benutzten Lösung zurückzuführen. Pilzliche Organismen, sowie ein Salzsäuregehalt des Salzes können Störungen veranlassen. Doch auch bei sicherem Ausschluss solcher Verunreinigungen kommen die ersteren vor. Nach subcutaner Einspritzung von 0,03 g salzsaurem Cocaïn in die grosse Zehe einer Frau entstanden nach 35 Minuten Collaps und Cyanose. Am folgenden Tage waren die Weichtheile an der inneren Seite der Zehe schwarz, kalt, blutlos mit mumificirtem Aussehen. In 2 Wochen war dieser trockene Brand geheilt[2]. Um eine Phimose zu operiren, wurde Cocaïn (1 Spritze einer 5proc. Lösung) eingespritzt. Es entstand Oedem des Penis, und ein brandiger Fleck in der Nähe der Injectionsstelle. Ein Substanzverlust ohne Eiterung vollzog sich in einem anderen Falle, in dem Cocaïn vor der Operation einer Hypospadie vorgenommen wurde. Werden die Injectionen mit irgendwie erheblichen Mengen statt in das Unterhautgewebe in die Haut gemacht, so entstehen Knoten oder umgrenzte gangränöse Bezirke. In einem Falle fanden sich an den oberen und unteren Gliedmassen

---

[1] Decker, Münchener med. Wochenschr. 1887. No. 39. p. 752.
[2] Johnson, The London medic. Recorder. 1888. Vol. I. p. 439.

rupiaähnliche, pustulöse, mit Krusten bedeckte Hautstellen überall dort, wo der Cocaïnsüchtige die Spritze in die Haut entleert hatte[1]). Multiple Ulcerationen an den Lidern, deren Heilung Monate in Anspruch nahm, neben schweren nervösen Symptomen sah man nach Einspritzung von Cocaïnlösungen am Auge entstehen[2]).

Resorptive Nebenwirkungen.

Die Störungen des Allgemeinbefindens vereinen sich meistens mit denen des Herzens, der Athmung und des Centralnervensystems. Mattigkeit und Hinfälligkeit mit Präcordialangst, sowie geistige Erschlaffung kommen auch für sich allein vor. Kältegefühl und Frost wurden mehrfach bei arzneilicher Anwendung, dagegen Schüttelfrost nur während einer tödtlich endenden Vergiftung beschrieben. Subnormale Körperwärme (35,5—36° C.) beobachtete man einmal neben Schwindel nach Beibringung von 0,3 g Cocaïnsalz. Erhöhung der Eigenwärme zeigt sich häufiger, ohne indess höhere Grade zu erreichen. Die Haut erweist sich bei Collaps meistens bleich und kühl, und bisweilen schweissig, auch ohne dass Collaps vorhanden ist. Auf die Hautblässe folgt zuweilen Hautröthung, besonders am Gesicht. Auch für sich allein kommt die letztere und geht mit auffälliger Gefässerweiterung, z. B. der Temporalgefässe, einher. Als man einem Manne in die unmittelbare Nähe eines auf dem Rücken befindlichen Furunkels eine Cocaïninjection gemacht hatte, erschien etwa 2 Minuten später eine starke Röthung des Halses und Gesichtes. Die Röthung begann am unteren Halse, um sich binnen kurzer Zeit bis nach dem Gesicht fortzupflanzen. Die Adern von Gesicht und Hals waren stark erweitert und pulsirten deutlich. Der Zustand erinnerte an die Amylnitritwirkung, ging mit Angst einher und dauerte 25 Minuten[3]). Ganz vereinzelt entstanden bei einem Manne nach Gebrauch von 30 Tropfen einer 4 pCt. Lösung neben anderen Nebenwirkungen am ganzen Körper, besonders aber am Nacken, ein scharlachartiges Exanthem[4]), und bei einer Dame, deren Nase cocaïnisirt war, ein Gesichtserythem.

Nebenwirkungen seitens des Intestinaltractus und Urogenitalapparates.

Man beobachtete, meist mit anderen Nebenwirkungen vereint, eines oder mehrere der folgenden Symptome: Speichelfluss, oder besser das Bedürfniss häufig auszuspeien, Taubheit und vereinzelt partielle Lähmung der Zunge, quälendes Brennen, das Gefühl von Zusammengezogensein und Trockenheit[5]) des Schlundes, Behinderung des Schluckvermögens[6]), Schluckkrämpfe, sowie vollständige Unmöglichkeit zu schlucken[7]). Eine

---

1) Déjerine, Bulletin de la Société de Biologie. 1887. Déc.
2) Galezowsky, Centralbl. f. prakt. Augenheilkunde. 1887. p. 184.
3) Werner, Centralbl. f. Nervenheilkunde. 1887. Bd. 10. p. 518.
4) Callaghan, The Lancet. 1886. I. 12. June. p. 1149.
5) Kennicott, The Therapeutic Gazette. 1885. p. 860. — Haenel, l. c.
6) Wood, Therap. Gaz. 1888. p. 374. — Schnitzler, Wiener med. Presse. 1885. p. 172.
7) Fillenbaum, Wiener med. Wochenschr. 1887. p. 326.

Lähmuug des weichen Gaumens, die in einem Falle durch Cocaïn erzeugt wurde, bedingte, dass beim Versuche, zu trinken, die Flüssigkeit wieder durch die Nase theilweise abfloss. Die Magenfunctionen werden in mannigfacher Weise gestört, gleichgültig durch welche Eingangspforte (Blase, Auge, Paukenhöhle etc.) das Cocaïn in den Körper eingetreten ist. Es legt dies die Vermuthung nahe, dass in diesen Fällen, vielleicht immer, eine Ausscheidung des Cocaïns in den Magen hinein stattfindet. Uebelkeit und Erbrechen, die Stunden, aber bisweilen einen Tag lang anhalten, sind auch beschrieben worden. Zusammen hiermit und allein machen sich Magenschmerzen oder Magenkrämpfe bemerkbar, die anfangs wenig auffallend erscheinen, aber in den nächsten Tagen bis zu excessiver Höhe anwachsen können. Als Nachwirkung kommt auch ein mehrtägiger Appetitverlust vor. Mehrfach wird von einer Auftreibung des Unterleibes berichtet. Ein solcher Meteorismus erschien auch nach Einträuflung von Cocaïn in das Auge neben Uebelkeit und Erbrechen. Kleine Mengen des Mittels rufen bisweilen Diarrhoe[1]) oder anfallsweise Kolikschmerzen[2]) hervor. Sogar nach Einbringung einiger Tropfen einer 5proc. Lösung in das mittlere Ohr entstanden Durchfall neben Erbrechen und Krampf. Eine eigenthümliche Nebenwirkung ist der mehrfach beobachtete Stuhldrang, der mit Harndrang oder allein vorkommt, auch nach Pinselung der Nase[3]) entstehen und mehrere Monate lang anhalten kann.

Harndrang von vielstündiger Dauer mit Vermehrung der Harnmenge, aber auch bis zu einem Tage anhaltende Harnverhaltung kommen vor. Ob besonders Krampfzustände das Entstehen der letzteren begünstigen, lässt sich nicht bestimmt beantworten. Bei Frauen, die Cocaïn erhalten haben, kommen bisweilen mit oder ohne Störung des Bewusstseins erotische Zustände vor, so dass es klug ist das Alleinsein mit solchen zu vermeiden. Wollustgefühl, gefolgt von Ejaculatio nach jeder Einspritzung, wurde von einem Manne berichtet, der gerade dadurch veranlasst wurde, sich das Mittel anzugewöhnen. Ein anderer nahm nach einer Cocaïn-Injection in das Zahnfleisch obscöne Körperhaltungen ein. Unterbrechung der Schwangerschaft wurde bisher nach Cocaïngebrauch, auch wenn dadurch schwerer Collaps[4]) oder Amaurose[5]) hervorgerufen wurde, nicht beobachtet. Die Milchserection soll einmal nach äusserlicher Anwendung von Cocaïn auf die Brustdrüse aufgehört haben.

Puls und Athmung.

Nach jeder Anwendungart des Mittels kann eine ungünstige Beeinflussung des Herzens erfolgen. Doch erwies sich dessen Thätigkeit vielfach selbst da, wo Krämpfe als Nebenwirkung aufgetreten waren, ungestört. Meist handelt es sich um eine Beschleunigung. Die Pulszahl steigt ev. bis 200 in der Minute und kann schliesslich unzählbar werden. Der Puls ist klein, auch fadenförmig, kaum fühlbar. Manch-

---

1) Sprimont, Centralbl. f. die ges. Therapie. 1885. III. p. 73.
2) Grassmann, Berliner klin. Wochenschr. 1896. p. 127.
3) Potter, Wiener klin. Wochenschr. 1889. p. 337.
4) Steer Bowker, Brit. med. Journ. 1887. I. p. 676.
5) Schubert, Centralbl. f. prakt. Augenheilkunde. 1886. p. 17.

mal wird er unregelmässig und setzt aus, dabei kann heftiges Herzklopfen bestehen, die Herztöne übermässig laut sein, oder auch nur ein Herzton wahrgenommen werden[1]). Viel seltener ist die Pulszahl verringert oder unregelmässig[2]). Auch Herzkrämpfe können sich anfallsartig eine Zeit lang wiederholen. Gesellt sich Collaps hinzu, so werden Gesicht und Gliedmaassen der Kranken bleich und mit kalten Schweissen bedeckt, Kälteschauer und Zähneklappern können sich einstellen, ebenso Angstgefühl und Präcordialangst, die in einem Falle, in dem kein Collaps vorhanden war, selbst einen willenstarken Mann zum Weinen zwang; der Puls schwindet und Cyanose macht sich bemerkbar. Der Kranke wird bewusstlos oder doch halbbenommen, so dass er noch auf Fragen Antwort geben kann. Das Bewusstsein ist in manchen Fällen aber auch ganz erhalten. Neben Collaps entsteht auch gelegentlich Starre des ganzen Körpers[3]). Die Gruppirung dieser Symptome ist bei den einzelnen Individuen sehr verschieden.

Bisweilen entstehen nach Einbringung von Cocaïn in die Nase Nieskrämpfe[4]). Schwer ist es, zu unterscheiden, wodurch die bei Kindern und Erwachsenen gar nicht selten beobachteten Sprachstörungen bedingt sind. Nach jeder Art der Anwendung entstehen bisweilen Schwierigkeiten in der Sprache, die sich als Undeutlichkeit, Zittrigkeit, Lallen oder Incohärenz, darstellen. Nicht nur die Articulation kann gestört, sondern auch die Fähigkeit, zu sprechen, erschwert[5]) oder ganz verloren gegangen sein.

Oft waren gleichzeitig mit diesen Störungen Lähmungen an den Extremitäten oder allgemeine lähmungsartige Schwäche vorhanden. Oertliche Veränderungen am Kehlkopf sind nach directer Berührung desselben mit Cocaïn mehrfach gesehen worden. Bei einem Kranken entstand z. B. jedesmal, wenn sein Kehlkopf mit einer Cocaïnlösung, gleichgültig von welcher Concentration gepinselt wurde, eine schraubenförmige Schliessung desselben und Erstickungssymptome mit nachträglichem Erbrechen[6]). Einer Frau wurde eine 10 pCt. Cocaïnlösung in die Nase gestäubt, wobei etwas in den Kehlkopf gelangte. Nach 1 Minute klagte die Kranke über Krampf im Kehlkopf, schnappte nach Luft und wurde cyanotisch. Die Symptome wiesen auf einen Krampf der Adductoren des Kehlkopfes hin, ähnlich dem Laryngismus stridulus. In leichteren Fällen haben die Kranken das Gefühl, als sässe ihnen ein Fremdkörper im Halse, und würde der letztere zusammengeschnürt.

Meist treten, wenn die Disposition hierfür vorhanden ist, unmittelbar nach der Resorption des Mittels von irgend welcher Körperstelle aus Beengung der Athmung oder auch Erstickungsgefühl und Lufthunger ein. Nebenbei können andere Nebenwirkungen, wie Collaps, Cyanose etc., bestehen. Mancher Kranke ringt nach Athem, fühlt schwere Beklemmungen, die Athmung wird oberflächlich, kurz, stöhnend, ver-

---

1) Schnyder, Correspondenzbl. f. schweiz. Aerzte. 1887. p. 161.
2) Magill, Brit. med. Journ. 1887. p. 617.
3) Gottschaldt, Centralbl. f. die ges. Therapie. 1890. p. 238.
4) Schnitzler, Wiener med. Presse. 1885. p. 288.
5) Meyer-Hüni, Correspondenzbl. f. schweiz. Aerzte. 1885. p. 318.
6) Braun, Allgem. med. Centralzeitung. 1888. p. 1041.

langsamt, stertorös und unregelmässig[1]). In einem Falle beobachtete man nach 4—5 Athemzügen Pausen von ca. 20 Secunden, während welcher der Thorax in Exspirationsstellung verblieb. Der Cheyne-Stokes'sche Athemtypus wurde mehrfach beschrieben. Die Dyspnoe kann auch anfallsweise auftreten[2]). Hört die Athmung zeitweilig ganz auf, dann rollen die Augäpfel nach oben und auch andere Erscheinungen der Asphyxie gesellen sich hinzu. Eine Beschleunigung der Athmung ist seltener als das Gegentheil. Angeblich soll dieselbe in einem Falle nach subcutaner Beibringung des Cocaïn 200 in der Minute betragen haben[3]). Die Dauer dieser Nebenwirkungen schwankt zwischen Minuten und Stunden. Der Uebergang des asphyktischen Zustandes in den Tod durch Lähmung des Athmungscentrums kam vor. Das Herz überlebte hierbei die Athmung[4]).

Die Sinnesorgane.

Der Geschmack schwindet bei manchen Menschen in Folge des Cocaïngebrauches für längere oder kürzere Zeit; auch Parästhesieen desselben, z. B. Bitterkeit, kommen vor. Ebenso kann der Geruch theilweise oder ganz für eine gewisse Zeit verloren gehen. Dieser Anosmie für sehr verschiedene Gerüche geht bisweilen eine Hyperaesthesia olfactoria voran[5]). Das Gefühl am Körper kann in mannigfaltiger Weise, meist gleichzeitig mit anderen nervösen Störungen für verschieden lange Zeit verändert sein. Kriebeln, Pelzigsein und Taubheitsgefühl[6]), Brennen oder Kitzeln in einzelnen oder allen Gliedmaassen, bald nur einer, bald beider Seiten, einschliesslich oder mit Ausnahme des Kopfes, sowie theilweiser oder vollkommener Verlust der Sensibilität an Armen und Beinen bei erhaltener Bewegungsfähigkeit, bisweilen mit Kältegefühl in diesen, kommen vor. Auch die Tastempfindung leidet bei manchen Kranken. Vereinzelt wird über Ohrensausen und andere Ohrgeräusche, sowie über Pulsationsphänomene geklagt. Auch eine erhöhte Empfindlichkeit der Paukenschleimhaut wurde festgestellt.

Das Auge leidet in mannigfacher Weise durch Cocaïn. Die Umstände, die zu Nebenwirkungen an ihm führen, liegen überwiegend in dem zeitlichen Zustande des betreffenden Individuums und nur zum kleinsten Theile in einer unzweckmässigen Anwendung oder einer schlechten Beschaffenheit des Mittels. Vielleicht ist auf den letzteren Umstand das Brennen oder die Schmerzen, das blitzartige Stechen oder auch die Reizung der Bindehaut zurückzuführen, die man bisweilen entstehen sieht. Ausser Bindehautreizung kommt noch vereinzelt Röthe und Spannung der Lidhaut vor[7]). Das oft empfundene Gefühl von Kälte beruht wahrscheinlich auf einem wirklichen Sinken der Augenwärme. Meist haben die Cocaïnisirten das deutliche Gefühl von Trockenheit im Auge, welches die Lidbewegung erschwert. Kurze Zeit nach der

---

1) Pitts, The Lancet. 1887. II. p. 1265.
2) Unkovsky, Medical News. 1888. p. 552.
3) Golovkoff, The Lancet. 1889. No. 30.
4) Long, The American Lancet. 1886. Vol. X. p. 404.
5) Zwaardemaker, Fortschritte der Medicin. 1889. Bd. VII. 13.
6) Kilham, The Lancet. 1887. I. p. 17.
7) Mittendörfer, Jahrb. f. die ges. Medic. 1889. p. 206.

Einträuflung des Cocaïns erweitert sich die Lidspalte. Dieses Klaffen wird hauptsächlich durch ein stärkeres Zurückziehen des oberen und ein weniger deutliches Zurückweichen des unteren Lidrandes erzeugt. Auch bei angeborener oder erworbener Ptosis findet die Erweiterung der Lidspalte statt. Die Ursache dieser Wirkung liegt vielleicht in einer durch die Anästhesie der Cornea und Conjunctiva zu Stande kommenden Aufhebung der reflectorischen Spannung des Musc. orbicularis, vereint mit einer Reizung der Nervenendigungen des Sympathicus, welche die Müller'schen Muskelfasern versorgen. Durch die Erweiterung der Lidspalte erhält das Gesicht einen starren, glotzenden Ausdruck, der noch besonders dadurch bemerkbarer wird, dass auch der Bulbus etwas hervortritt.

Die Pupille wird nach Einführung in das Auge, aber auch als resorptive Wirkung, wahrscheinlich durch directe Reizung des Sympathicus und nicht in Folge einer Irisischämie erweitert. In einigen Fällen kommt diese Wirkung erst etwa nach 1 Stunde zu Stande, in anderen bleibt sie ganz aus[1]), und sehr häufig ist sie ungleichmässig. Die Pupille erscheint dadurch excentrisch, meist nach innen unten verlegt[2]). Bei stark pigmentirten Individuen ist die Erweiterung stärker als bei schwach pigmentirten. Es kommt auch bei Lähmungs- resp. Krampfzuständen vor, dass nur eine Pupille erweitert, die andere normal ist. Im Collaps und als Begleiterin anderer Nebenwirkungen entsteht bisweilen Pupillenstarre mit fehlender oder zögernder Reaction auf Lichtreiz, meist nur wenn Cocaïn innerlich resp. subcutan angewandt wurde. Die Pupillenerweiterung geht bisweilen in Pupillenverengerung über. Auch das Umgekehrte kommt vor. Pupillenverengerung wurde einzelne Male nachgewiesen. Der intraoculäre Druck erfährt nach anfänglicher Zunahme eine Minderung. Die Herabsetzung wurde in Verbindung mit einer unerwünscht langen Anästhesie der Hornhaut als sehr hochgradig beobachtet. In einzelnen Fällen riefen Einträuflungen von Cocaïnlösung einen acuten Glaucom-Anfall bei chronischem Glaucom oder Glaucoma simplex[3]) hervor. Nach $1/2$ mg entstand an einem Auge, bei dem die Diagnose Glaucom noch zweifelhaft war, eine starke Obnubilation und eine sehr ausgeprägte Härte. Nur enorme Dosen von Physostigmin brachten Besserung[4]). Ueber Lichtscheu wurde mehrfach geklagt, nachdem Cocaïnkrämpfe beseitigt waren. Ebenso verband sich das Blendungsgefühl mit 24 stündigen Augenschmerzen nach einer epileptoiden Cocaïnnebenwirkung[5]). Makropsie und umflortes Aussehen der Gegenstände kommen selbstverständlich häufig vor.

Das grösste Interesse haben die an der Hornhaut ablaufenden Nebenwirkungen. Man beobachtet eine lebhafte pericorneale Injection und mit ihr, aber auch ohne sie Abblätterung des Hornhautepithels, Trübung der Hornhaut, die oft die Form einer gestreiften Keratitis annimmt. Es handelt sich hier nicht um die Wirkung eines Salzsäuregehaltes des Cocaïns oder anderer accidenteller Umstände,

---

1) Bock, Deutsche med. Wochenschr. 1886. p. 92.
2) Emmert, Correspondenzbl. f. schweiz. Aerzte. 1885. p. 129.
3) Manz, Centralbl. f. prakt. Augenheilkunde. 1885. p. 401.
4) Javal, Bulletin de l'Académie de Médecine. 1886. 2. Sér. T. XV. p. 531.
5) Slayter, British med. Journ. 1888. 25. Febr. p. 421.

sondern um eine Eigenschaft des Cocaïns, die auch experimentell mit dem reinsten Alkaloid an Thieren hervorgerufen werden kann und bei Menschen sehr oft vorkommt. Freilich giebt es auch hier besonders Glückliche, die weder diese noch sonst eine arzneiliche Nebenwirkung in ihrer Thätigkeit erfahren.

An der bei Thieren durch Cocaïn getrübten Cornea wurde eine durch Vertrocknung bedingte Oberflächenveränderung nachgewiesen, welche man theils mit der stärkeren Verdunstung wegen mangelnden Lidschlages, theils mit der Conjunctivalanämie in Beziehung brachte. Die Vertrocknungserscheinungen waren begleitet von Degeneration und Abstossung der Epithelzellen. Ausserdem fand sich die Epithelschicht und das Parenchym sehr saftarm. Diese Lympharmuth soll die Trübung erklären[1]. Es wurde später festgestellt[2], dass man bei Hunden und Katzen ausnahmslos Trübungen hervorrufen kann, wenn man wiederholt einträufelt und eine Anästhesie von ca. 1 Stunde Dauer erhält. Das Epithel erscheint dann vertrocknet und aufgeworfen, seine Oberfläche matt und rauh, wie mit kleinen Staubtheilen besäet, in ähnlicher Weise wie am cadaverösen Auge. Nicht nur nach Cataractextractionen oder bei schlecht genährten oder sonst schlecht constituirten Menschen entstehen diese Hornhautveränderungen. Epitheldefect der Cornea durch Cocaïn wurden auch vor der Cataractextraction beobachtet[3].

Man kann zwei verschiedene Formen der Cocaïntrübung der Cornea unterscheiden[4]. Die eine beginnt unmittelbar am Schnittrande, breitet sich von dort in dem Hornhautgewebe aus und verläuft unschädlich, indem sie in 1—2 Wochen, oft schon 2—4 Tagen nach der Operation schwindet. Diese Form rührt wahrscheinlich von einem Niederschlage her, den Cocaïn mit der Lymphe bildet. Setzt man zu frisch abgelassenem Kammerwasser einige Tropfen einer neutralen 2—4 proc. Cocaïnlösung, so entsteht ein flockiger Niederschlag, der sich angeblich in einer Serum-Eiweisslösung nicht bilden soll. Die zweite Form der Hornhauttrübung verbindet sich mit langdauernder Hypotonie und Anästhesie der Hornhaut; es zeigt sich eine hartnäckige Bläscheneruption und wenig Neigung zu vollständiger Aufhellung. In einem Falle entstand die bläschenartige Keratitis 6 Tage nach der Cocaïnisirung und begann sich erst in der fünften Woche zu bessern. Bei Staarkranken kann dadurch das optische Resultat der Operation fast ganz vernichtet werden. So entstand bei einer operirten Frau unter dem antiseptischen Verbande eine so starke Trübung, dass sie kaum mehr Lichteintritt hatte, als früher die getrübte Linse gestattete. Bisweilen bietet diese Veränderung das Bild einer neuroparalytischen Keratitis dar, die am unteren Cornealrande beginnend, allmählich nach oben weiterschreitet. Auch verticale Streifung der Cornea entsteht in manchen Fällen und macht den Eindruck, als habe sich die Membrana Descemetii in mehrere senkrechte Falten gelegt. Electrische Behandlung schaffte hierbei Nutzen. Die zumeist streifigen Trübungen der vorderen Wundlefze schreiben Andere nicht dem Cocaïn allein zu, halten aber dessen Mitwirkung bei dem

---

1) Würdinger, Ophthalmolog. Jahresber. 1886. Jahrg. 17. p. 185.
2) Steinach, Wiener klin. Wochenschr. 1888. No. 22. p. 463.
3) Bunge, Centralbl. f. Augenheilkunde. 1885. Octob.
4) Pflüger, Klin. Monatsbl. f. Augenheilkunde. 1886. Bd. XXIV. p. 169.

Zustandekommen derselben für möglich. Als Vorbeugungsmittel gegen die Trübung wurde empfohlen, die Lidspalte nach Einträuflung geschlossen zu halten, oder besser einen provisorischen Verschluss durch einen feuchten Verband bis zum Beginn der Operation anzulegen. Obschon diese Massregeln rationell sind, so reichen sie doch nicht aus; denn trotz des Geschlossenseins der Lider entstehen dennoch kleine Epitheldefecte der Hornhaut. Bei focaler Beleuchtung übersicht man dieselben zuweilen, bei ophthalmoskopischer Untersuchung gelangen sie leicht zur Ansicht, vorausgesetzt, dass sie im Bereiche der Pupille liegen.

Eine weitere zweifellose Folge der Cocainanwendung sind Hornhautgeschwüre. In Fällen von Trichiasis des unteren linken Augenlides und Trachom bei normalen Corneae wurde das Auge behufs Abtragung des Ciliarbodens anästhesirt. Es erschienen 24 Stunden nach der Operation bei einem Kranken ein centrales, bei dem zweiten ein peripherisches, am unteren Hornhautrande befindliches, eitrig belegtes Geschwür. Durch die antiseptische Behandlung kamen die Processe zur Heilung, doch blieb bei beiden Kranken je eine etwa 4 mm im Durchmesser haltende Narbe, von denen eine central gelegen, die Iridectomie erforderte. Bei zwei anderen Kranken, die an einem grossen Hordeolum des unteren Lides und intensivem Bindehautcatarrh litten, wurde unter Cocaïnanästhesie der Einschnitt gemacht. Am zweiten Tage waren Hornhautgeschwüre vorhanden, von denen eines ganz heilte, während der andere Kranke eine Macula corneae centralis zurückbehielt. Diese Complicationen waren wahrscheinlich durch das septische Secret der Bindehaut verursacht, aber die Möglichkeit der Ansteckung wurde durch Epitheldefecte der Hornhaut, eine Folge der Cocaïneinwirkung bedingt. Cornealwunden heilen langsamer nach Cocaïngebrauch, besonders wenn Erbrechen, Zittern und ähnliche Nebenwirkungen eintreten. Die vordere Kammer füllt sich erst in 2—3 Tagen wieder. Ganz bedeutende Keratitis kann so entstehen. Bei Cataractextraction wurde auch mehrmals Lappenvereiterung wahrgenommen.

Ein weiterer Nachtheil der Cocaïnanwendung bei der Extraction der Cataracta soll in der Eigenschaft dieses Mittels, die äusseren Augenmuskeln zu entspannen, liegen[1]. Dadurch wird der von der Entspannung abhängende Mangel des Glaskörperdruckes bei der Entbindung des Staares und bei der Ausräumung der abgetrennten Rindentrümmer bedingt. Es müssen oft Cataractreste zurückgelassen werden. Auch darüber wurde geklagt, dass Cocaïn leicht tetanische Krämpfe des Musc. tensor chorioideae veranlasst, und dadurch der Humor vitreus leichter als sonst ausfliesst.

Nach innerlicher oder subcutaner Beibringung von Cocaïn kam in nicht wenigen Fällen vorübergehende Schwachsichtigkeit resp. Blindheit[4] vor, als deren Ursache retinale Ischämie angesprochen wurde. Meist schwindet das Sehvermögen plötzlich. Als z. B. einer Schwangeren 6 Tropfen einer 20 pCt. Lösung in eine Alveole injicirt worden waren, blickte dieselbe plötzlich stier, gab an, es sei alles ganz finster, sah keine Person und wurde dann bewusstlos. Die Arterien der Retina erschienen etwas schmaler und blasser als nachher. Schliesslich ist zu

---

1) v. Stellwag, Neue Abhandl. aus d. Geb. der pr. Augenheilk. 1886. p. 272.
4) Bat, Correspondenzbl. f. schweiz. Aerzte. 1886. p. 675 u. A.

erwähnen, dass mehrfach Verlust eines Auges als Schuld des Cocaïns angesprochen wurde. Als z. B. nach einer glücklich verlaufenen Cataractextraction der Verband am dritten Tage gewechselt wurde, zeigte sich das Auge nicht von den Lidern bedeckt, der Verband direct auf der getrübten Cornea aufliegend, die Wunde gesprengt und der Bulbus weich und difform. Derselbe musste später enucleirt werden. In anderen Fällen entstand Panophthalmitis nach der Staarentbindung, ohne dass viel Cocaïn gegeben war. Micrococcen wurden in solchen Lösungen vermisst[1]). Dagegen werden von einem anderen Beobachter die Panophthalmitiden auf den Gebrauch von Gelatinediscs geschoben, in die vielleicht pathogene Organismen hineingelangt sein können[2]). In einem Falle von Abtragung eines Prolapsus iridis nach Hornhautperforation in Folge eines Ulcus entstanden nach Cocaïngebrauch Schmerzen und eine Panophthalmitis, die durch energische Sublimatirrigation geheilt wurde[3]).

Nebenwirkungen seitens des Centralnervensystems.

Die Erfahrung lehrte, dass bisweilen ältere, auch latente, nervöse Zustände, Krämpfe u. s. w. durch Cocaïngebrauch sich verschlimmerten oder wiedererwachten, so dass bei solchen Individuen Vorsicht in der Verwendung dieses Mittels geübt werden muss. Aber auch bei nicht disponirten Menschen kommen nervöse Nebenwirkungen häufig vor. Kopfweh, sowie Eingenommensein des Kopfes können bei jeder Art der Anwendung entstehen. Präcordialangst mit dem Gefühl eines nahen Endes geht gewöhnlich mit Collaps einher. Vor dem Collaps, aber auch ohne diesen, zeigt sich Schwindel mit Taumeln, besonders stark, wenn Cocaïnlösung in die Paukenhöhle gelangt. Wenige Minuten später entstehen Symptome wie bei schweren Labyrinthleiden. Besonders das Schwindelgefühl kann mehrere Stunden anhalten und so stark sein, dass die Kranken das Gleichgewicht verlieren und hinstürzen. Eigenthümlich ist die Empfindung des Fehlens von Gliedmaassen bei manchen Kranken. Schlaflosigkeit kommt auch nach sehr kleinen Mengen zu Stande, und kann als Nachwirkung z. B. nach Krämpfen noch 30 Stunden lang anhalten. Andrerseits findet sich bisweilen auch ein apathischer, schlafähnlicher Zustand von mehrstündiger Dauer, bei dem die Intelligenz nicht gestört zu sein braucht. Bewusstlosigkeit ist häufig in Verbindung mit Cocaïnkrämpfen und anderweitigen motorischen Störungen z. B. einer allgemeinen Starre bemerkt worden. Die Reflexerregbarkeit der Haut kann dabei fehlen. In anderen Fällen war selbst bei schwerer Prostration das Bewusstsein erhalten.

Vorübergehende Functionsstörungen des Gehirns, meist Erregungszustände, entstehen bei gewissen Menschen bald, oder bis 2 Stunden nach der Cocaïnbeibringung, können schnell vorübergehen, oder einige Wochen anhalten. Die Kranken werden übermässig redselig, oder heiter, oder geben an, grosse körperliche Kraft oder hervorragende geistige Fähigkeiten zu besitzen. Einzelne erinnern sich an Thatsachen, die, 20—30 Jahre zurückliegend, längst ihrem Gedächtnisse

---

1) Keyser, The Therapeutic Gazette. 1885. p. 24.
2) Nettleship, Ophthalmol. Society of United Kingdom. 12. Nov. 1885.
3) Hensen, Centralbl. f. prakt. Augenheilk. 1885. p. 266.

entschwunden waren, Andere schwatzen mit zitternder Stimme, oder zeigen eine rauschartige Trunkenheit, und noch Andere reden irre, und verrathen auch andere Symptome geistiger Verwirrtheit und Gedankenflucht. Sie laufen planlos und unaufhörlich hin und her, oder machen nur mit den Armen oder dem Rumpf unaufhörlich Bewegungen, lassen auch das Vorhandensein von Illusionen und Hallucinationen der verschiedensten Sinne erkennen, sehen z. B. feurige Bälle oder Thiere auf ihrem Lager und schmecken Gift in dem ihnen gereichten Wasser oder ihrer Nahrung. Die Erregung steigert sich bisweilen bis zu den denkbar höchsten Graden. Tobsuchtsanfälle und Delirien[1]) von selbst Tagesdauer mit Aeusserungen von Hallucinationen, Verfolgungsideen u. s. w. sind mehrfach beobachtet worden. Die Delirien können auch intermittirend auftreten. Eine Dame sprang z. B. im Delirium auf, trank Wasser, begab sich in ihr Schlafzimmer und bekam im Bett von Neuem diese geistige Störung. Nach dem Schwinden derselben hatte sie von dem Vorgefallenen keine Erinnerung[2]). In der Erregung nahm man bei einer Frau ein Mal hochgradige erotische Symptome wahr[3]). Die Erregung wechselt bisweilen auch mit Depression. Die letztere kann eine ausgeprägte Melancholie mit Verfolgungswahn darstellen, oder nur jene tiefe Apathie sein, die nach übermässiger Erregung meist gesehen wird.

Der Patellarreflex und andere Reflexe können erhöht sein. Schmerzen oder blitzartiges Stechen kommen nach subcutaner Einspritzung, oder Einbringung von Cocaïn in Körperhöhlen oder Anwendung auf Schleimhäuten in der Nähe der Anwendungsstelle vor. Die Beweglichkeit der Gliedmaassen, sowie sonstiger Muskelgruppen kann in mannigfacher Weise leiden. So kommt eine eigenthümliche Muskelstarre[4]) vor, die sich als Steifheit der Glieder darstellte und mit klonischen Convulsionen oder automatischen Bewegungen von Körpertheilen oder einem Angstzustand mit anhaltendem Schreien verbunden war. Nach Einträuflung von Cocaïn in das Auge entstand in einem Falle Lähmung des Musc. frontalis. Leichtere motorische Störungen in den oberen und unteren Gliedmaassen, wie allgemeine Abgeschlagenheit kommen zugleich mit anderweitigen Nebenwirkungen oder nach Ueberstehen solcher, vor. So z. B. zeigten sich nach dem Schwinden von Sopor, Krämpfen u. s. w. Schwere und Müdigkeit in den unteren Gliedmaassen, ein unsicherer, taumelnder Gang, lallende, unverständliche Sprache[5]), sowie anderweitige Coordinationsstörungen. Ein Kranker konnte alle Gegenstände sehen, wollte er aber greifen, so gelang es ihm nicht, seine Hände nach dem Objecte hin zu dirigiren. In anderen Fällen können die gelähmten Glieder für event. viele Stunden, auch nur auf einer Seite, nicht bewegt werden, trotz des entsprechenden Willensimpulses. So entstand einen Tag nach der Einspritzung von Cocaïnlösung in das Zahnfleisch auf der injicirten Seite Lähmung der Gliedmaassen.

Eigenthümlicherweise soll durch Cocaïn Lähmung und Krampf an einem Individuum entstehen können, der Art, dass z. B. der rechte Arm

---

1) Blodgett, Boston med. Journ. 1887. Vol. CXVII. p. 282 u. A.
2) Laubi, Correspondenzbl. f. schweiz. Aerzte. 1886. p. 615.
3) Klenke, Deutsche Medicinalzeitung. 1888. p. 1206.
4) Matthes, Deutsche Monatsschr. f. Zahnheilkunde. 1888. No. 4 u. A.
5) Mayerhausen, Wiener med. Presse. 1885. p. 707.

und die unteren Glieder gelähmt, der linke Arm und der obere sonstige Körper Krampf hat. Nach Einträuflung einer 2proc. Cocainlösung in die Nasenhöhle entstand bei einem Manne Betäubung, und als Nachwirkung, die ca. 10 Tage anhielt, Schwäche in den Gliedern, die mehrmals täglich anfallsweise erschien, sowie Kriebeln und Ameisenlaufen in den Zehen. Beim Auftreten berührte er den Boden nicht mit den Zehen, sondern hielt dieselben übermässig dorsal flectirt[1]). Erst nach 2 Monaten waren alle Nebenwirkungen geschwunden.

Abnorme Erregung der Motilität erscheint häufiger als das Gegentheil, und zwar von jeder Resorptionsstelle aus. So sah man nach Einträuflung von 8—10 Tropfen einer 2proc. Lösung in das Auge[2]), oder von wenig Cocain in die zu exstirpirenden Mandeln, Zittern aller Gliedmassen auftreten. Dieses Zittern kann den ganzen Körper ergreifen, oder selbst in ähnlicher Weise, wie ich dies von der Lähmung berichtet, nur halbseitig z. B. an der Seite, wo eine Injection vorgenommen wurde, vorhanden sein. In stärkeren Graden entsteht ein ausgebildeter Zitterkrampf am ganzen Körper. Zu den am unangenehmsten auffallenden und prognostisch nicht ganz unbedenklichen Zufällen gehören die meist mit Bewusstlosigkeit, oder Cyanose, oder Athemstörungen einhergehenden, klonischen oder tonischen, nur einzelne oder alle Körpertheile befallenden, bisweilen anfallsweise auftretenden, Krämpfe. Sie bilden sich in einzelnen Fällen aus leichterem Muskelzittern heraus, können auch nach kleinen Dosen bald nach der Beibringung des Mittels enstehen, von einigen Minuten bis zu fünf Stunden anhalten oder in den Tod führen. Wie schon erwähnt, scheinen Menschen, die früher an Krämpfen gelitten haben, besonders für Cocaïnkrämpfe disponirt. Als leichteste Grade sind die choreaartigen, den soeben erwähnten Zitterbewegungen ähnlichen, aber doch von ihnen verschiedenen Zuckungen anzusehen. In einem Falle erschienen dieselben z. B. anfangs an den Vorderarmen, später an den Füssen, allmählich bis zur ununterbrochenen Fortdauer anwachsend. Localisirte klonische Zuckungen der Arm- und Beinmuskulatur, oder nur der letzteren, oder eines Arms und des oberen Rumpfes, oder der Gesichtsmuskeln nach Einspritzung von Cocain in die Urethra, ferner convulsivische Bewegungen der Nasenflügel sind beschrieben worden. In manchen dieser Fälle schlossen sich an die anfangs umgrenzt erscheinenden Zuckungen allgemeine Krämpfe an. Man sah sie nach Einträufeln von 8 Tropfen einer 6 pCt. Lösung in das Auge auftreten, und von Delirien gefolgt sein[3]). Dieselben können mit oder ohne Unterbrechungen auftreten. In einem solchen Falle wurde z. B. der ganze Körper, Rumpf und Extremitäten von den Krämpfen hin- und hergeworfen, die mit allmählich länger werdenden und häufiger eintretenden Pausen 5 Stunden andauerten. Nach dem Aufhören der Zuckungen lag die Kranke zwei Stunden ruhig in Bewusstlosigkeit. Nachdem sie zu sich gekommen, konnte sie weder stehen, noch die Arme heben, noch eine dargereichte Hand drücken. Erst nach 40 Stunden vermochte sie mit zitternden Knieen zu gehen. Während der Krämpfe sieht man manchmal die Pupillen erweitert, das Auge stier und Schaum vor dem Mund. Als Be-

---

1) Hüber, Deutsche militärärztl. Zeitschr. 1890. p. 160.
2) Reiche, Centralbl. f. prakt. Augenheilkunde. 1885. p. 269.
3) Baaker, New Orleans med. Journ. 1894. p. 529.

gleiter allgemeiner Krämpfe entstanden bei einer Frau eigenthümliche Zwangsbewegungen des Kopfes[1]). An Stelle solcher epileptiformer Krämpfe kommen bei manchen Kranken tetanische Zuckungen vor, oder klonische Convulsionen mit Opisthotonus. Der letztere folgte in einem Falle den Krämpfen an den oberen Extremitäten.

Nachwirkungen des Cocaïn.

Die Nachwirkungen des Cocaïn sind zweifellos häufiger und mannigfaltiger als sie bisher beschrieben wurden. Sie können von 24 Stunden bis zu mehreren Monaten anhalten. So beobachtete man Erbrechen, Cardialgien, Appetitlosigkeit, Kopfschmerzen, Schwindel, Schlaflosigkeit, allgemeine Mattigkeit und Lähmungssymptome (vid. p. 221). Vereinzelt entstehen solche Symptome von Neuem, nachdem sie bereits geschwunden waren.

Der chronische Cocaïnismus.

Der gewohnheitsmässige Cocaïngebrauch schloss sich unmittelbar an die Einführung dieses Stoffes in die Pharmakotherapie an. In überschwänglicher Weise wurde nicht nur die schmerzstillende, Euphorie, Zuwachs an geistiger und körperlicher Kraft verschaffende Fähigkeit desselben gerühmt, sondern auch hauptsächlich seine Eigenschaft den Morphinismus, und in der Abstinenzzeit desselben den Morphiumhunger zu bekämpfen, hervorgehoben. Dabei sollten selbst bei langer subcutaner oder innerlicher Anwendung ausser zeitweiligen Hallucinationen keine Nebenwirkungen auftreten. Ja, man meinte sogar, dass das Cocaïn ohne nennenswerthe üble Neben- oder Nachwirkungen zu besitzen, ein geradezu unentbehrliches, specifische Wirkungen bei dem Morphinismus entfaltendes Mittel darstelle. Ich habe zuerst darauf hingewiesen, dass Cocaïn kein Ersatzmittel für Morphin sein, und dass die Morphiumsucht nicht durch Cocaïngebrauch geheilt werden kann[2]). Ich zeigte ferner, dass ein Ersatz des einen Stoffes durch den anderen schon deswegen erfolglos sein muss, weil der Morphinist die specifische Morphinwirkung wohl von der durch andere Substanzen erzeugten Euphorie zu unterscheiden vermag, und dass ein solcher Tausch nicht seinem speciellen Bedürfnisse entspricht. Selbst wenn es gelänge, einen Morphiumsüchtigen für eine Zeit lang ausschliesslich an den Cocaïngebrauch dadurch zu gewöhnen, dass man ihm sehr grosse, Hallucinationen und angenehmen Sopor erzeugende Dosen verabfolgte, so würde sich wahrscheinlich auch hier das Bild einer gepaarten Leidenschaft entwickeln, d. h. der Morphinist würde neben Cocaïn Morphium gebrauchen. Auch die Möglichkeit einer Schädigung durch langen Cocaïngebrauch habe ich als positiv vorhanden dargelegt. Diese Ausführungen sind später von Anderen unter Mittheilung von Krankengeschichten als wahr erkannt worden.

Gewöhnung an Cocaïn kann in demselben Umfange wie an Morphium stattfinden, wenn allmählich mit den Dosen angestiegen wird. Doch tritt eine Giftwirkung mit Sicherheit dennoch ein, wenn plötzlich die Dosis um Vieles über die letztgenommene erhöht wird. Ein Mann

---

1) Pajor, Wiener med. Wochenschr. 1887. p. 1617.
2) L. Lewin, Berliner klin. Wochenschr. 1885. p. 321.

hatte sich, um den Drang nach Alkohol zu überwinden, Cocaïneinspritzungen gemacht. Als er aber einmal in der Nacht ca. 0,35 g aufgenommen hatte, erblasste er, Hände und Lippen wurden cyanotisch, während der Schweiss in grossen Tropfen über das Gesicht rann; der Puls wurde schwach, flattrig, unzählbar, die Pupille verengt, und ein tiefes Coma schloss sich diesen Anfangssymptomen an, aus dem er erst durch energische Reizmittel und Atropininjectionen erweckt werden konnte[1]). Ein Kranker, der ein Mal 1 g injicirte, während er vorher 6 Wochen lang 0,5 g Cocaïn pro dosi gebraucht hatte, fiel nach dieser Einspritzung wie vom Blitze getroffen um, und zeigte Muskelstarre und vollständige Hautanästhesie. Mir scheint es, als wenn der Cocaïnist viel schneller zu hohen Dosen gelangt als der Morphinist. Wäre es nicht verbürgt, so sollte man es nicht für möglich halten, dass Menschen sich täglich 2 g, ja selbst 3 und 4 g[2]) und noch mehr salzsaures Cocaïn injiciren könnten, ohne dadurch tödtlich vergiftet zu werden. Manche von diesen gebrauchten gleichzeitig noch zum Theil ungeheuerliche Dosen von Morphin. Unter diesen Cocaïnheroen finden sich Männer und Frauen, auch Eheleute und sogar ein 14jähriger Knabe, der über 4 g Cocaïn in 24 Stunden verbrauchte, nachdem er von seiner Cocaïn- und Morphiumspritzenden Mutter erst vor 3 Monaten dazu verführt worden war. Bei nicht Morphiumsüchtigen oder Alkoholisten bildete sich mehrfach der Cocaïnismus aus der arzneilichen Anwendung des Medicamentes oder aus Nachahmungssucht heraus. Eine eigenthümliche Anwendungsweise zeigte jener Mann, der anfangs auf ärztlichen Rath Cocaïn gegen Nasencatarrh einpinselte, sich dann aber fast 3 Jahre lang eine 5proc. Lösung mittelst langer Nasenbürste täglich in die Nase brachte, weil es ihm örtlich und allgemein angenehme Gefühle erregte. Er verbrauchte an manchen Tagen oder auch 6 Wochen hintereinander täglich über 0,4 g Cocaïn[3]). Eine Kranke, die gegen Geschwüre des Zahnfleisches Pinselungen mit Cocaïn hatte machen müssen, setzte diese auch später fort, weil sie dabei angenehme Empfindungen hatte, und verbrauchte zuletzt täglich 1½—2 g Cocaïn[4]), und ein Mann setzte begierig die subcutanen Injectionen fort, weil er nach jeder ein angenehmes, bisweilen von Ejaculation gefolgtes Wollustgefühl empfand.

Die Schnelligkeit in dem Eintritt unangenehmer Folgen des Cocaïngebrauches hängt zum Theil von der Widerstandsfähigkeit des Individuums, zum Theil von der Höhe der verbrauchten Dosen ab. Morphinisten sollen mehr Cocaïn und längere Zeit vertragen können, als andere Menschen, vielleicht weil durch das Morphium die Gehirnthätigkeit in gewissem Umfange bereits gelähmt ist, und das Cocaïn deswegen die Angriffspunkte für sein Wirken in anatomischer, das heisst chemischer Beziehung nicht mehr geeignet findet. Längere Anwendung von Cocaïn zerstört jedoch, was das Morphin noch an gewisser Gehirnfunction unberührt gelassen hat. Bei nicht an Morphium Gewöhnten kommen cerebrale und auch anderweitige Functionsstörungen im Allgemeinen schnell zum Vorschein. Es giebt kaum ein zweites Mittel, das so schnell

---

1) Spear, New York medic. Record. 1885. p. 586.
2) Haupt, Deutsche Medicinalzeitung. 1886. p. 826.
3) Luff, The Lancet. 1889. II. p. 592.
4) Zangger, Correspondenzbl. f. schweiz. Aerzte. 1897. No. 14.

den freien Willen und das moralische Gefühl vernichtet. Jener bereits erwähnte Knabe war durch dreimonatlichen Cocaïngebrauch zu einer Ruine in körperlicher und geistiger Beziehung geworden, während er zuvor gesund und blühend war. Er sah marastisch aus, die Haut war bleich, gelblich und welk, an den Gliedern kühl und meist mit kaltem Schweiss bedeckt. Da, wo die Cocaïneinspritzungen gemacht worden waren, fanden sich, wahrscheinlich wegen mangelhafter Ausführung der Einspritzung Geschwüre. Diese, sowie Indurationen sind ein auch sonst nicht seltenes Vorkommniss, besonders, wenn die Injectionen an der Innenfläche des Vorderarms oder an der Vorderfläche der Oberschenkel gemacht werden. In manchen Fällen von reinem Cocaïnismus ist das erste Symptom Schlaflosigkeit, die nach einigen Monaten wieder schwinden kann, um schwereren Symptomen Platz zu machen. Manche dieser Kranken bekommen jedesmal nach einer Einspritzung Pulsbeschleunigung bis 130, Brennen am Rumpfe, Kälte der Glieder, Blässe der Haut, Minderung oder Fehlen der Esslust, der Harnabsonderung, der Defäcation oder der geschlechtlichen Functionen[1]), nach sehr grossen Dosen psychische Symptome, wie sie weiter unten geschildert werden sollen. In späteren Stadien des reinen Cocaïnismus verwischen sich die leichten Unterschiede dieses vom ausgesprochenen Morphio-Cocaïnismus. Auch innerhalb des letzteren schwanken die Symptome beträchtlich, je nach der Individualität, der Höhe der Dosis und anderen Umständen.

Die Willensenergie dieser Menschen wird mangelhaft, die Unentschlossenheit, Unlust und Unfähigkeit zur Arbeit, Mangel an Pflichtgefühl, Vergesslichkeit, Weitschweifigkeit in der Rede wachsen bei einigen täglich. Ein morphio-cocaïnsüchtiger Arzt leistete durch die Gedächtnissabnahme, verbunden mit einer unmässigen Weitschweifigkeit in der Unterhaltung und Correspondenz das Unmöglichste an Verwirrung[2]). In bogenlangen Briefen an seine Kranken begründete er seine Honorarforderungen; bei der Untersuchung kam er vom Hundertsten ins Tausendste, fragte nach allem mehrmals, vergass von einem Tag zum anderen seine Verordnungen, wusste nicht mehr, für welche Stunden er seine Patienten bestellt hatte, zankte sich mit ihnen, wenn sie eintraten und bestritt ihre Angaben über seine Verordnungen. Auch moralisch verschlechtern sich solche Menschen. Manche magern schnell ab und bekommen ein welkes Aussehen. Das Körpergewicht sinkt um 20 bis 30 pCt. in wenigen Wochen, die Muskeln werden schlaff[3]), und die Glieder zittrig. Muskelcontracturen, sowie neuromuskuläre Uebererregbarkeit kommen vor. Bisweilen erscheint ein quälendes Herzklopfen, oder Analgesie, die in einem Falle so stark war, dass ein Messer sowie Nadeln von dem Kranken in den Anus ohne sonderliche Beschwerde eingebracht wurden. Die Finger- und Zehennägel sollen eigenthümlich erkranken können. Doppeltsehen, Lichtscheu, auch Mikropsie und unwillkürliches Harn- und Kothlassen, sowie Schwinden der Potenz oft bei gesteigerten erotischen Begierden wurden mehrfach beobachtet. Unstätheit des Körpers und Geistes stellt sich ein. Mancher dieser Kranken wird in seinen Gewohnheiten schmutzig und vernachlässigt sein Aeusseres.

---

1) Bauer, New York medical Record. 1885. p. 603.
2) Erlenmeyer, Deutsche Medicinalzeitung. 1886. p. 483.
3) Comanos Bey, Berliner klin. Wochenschr. 1886. p. 630.

Menschenscheu zieht er sich in sein Haus zurück. Sinn und Interesse sind nur noch auf das Narcoticum gerichtet. Die Sprache kann unverständlich, stammelnd, zusammenhanglos wie bei alkoholischer Imbecillität werden[1]. Geistige Schwäche folgt. Ein Morphio-Cocaïnist zeigte Sprachstörung mit dem Charakter der Paraphasie. Er verwechselte fortwährend die Worte, verstümmelte dieselben durch Weglassen oder Hinzusetzen einzelner Silben oder Buchstaben, versetzte die Satzglieder, brauchte falsche Artikel u. s. w., derart, dass trotz der fortwährenden Bemühungen des Kranken, sich zu korrigiren, seine Rede fast unverständlich wurde. Einen ihm gegebenen Brief, dessen Inhalt er natürlich gar nicht auffasste, las er in derselben paraphasischen Weise vor[2]. Andere zeigen psychische Ueberreizung, Verbitterung und Misstrauen gegen ihre Umgebung. Sie wähnen sich zurückgesetzt, verlassen, getäuscht. Trugschlüsse und falsche Auffassung der Dinge lassen sie dauernd laut werden. Eifersuchtswahn bricht auch bei leisestem Anlass dazu hervor[3].

Das charakteristischste Symptom des gewohnheitsmässigen Cocaïnismus, die Hallucinationen des Gesichtes, des Gehörs, des Geschmacks, des Gemeingefühls, seltener des Geruchs, beherrschen das Krankheitsbild. Die Kranken sehen schreckliche Gestalten auf sich zukommen, erblicken Leichen, oder überall, an den Wänden und Gegenständen, Pünktchen, Würmer etc. Sie hören Stimmen, durch welche sie verhöhnt werden, und welchen sie nirgends entgehen können. Ein Morphio-Cocainist schrieb über diese Täuschungen: Ich konnte keinen Gedanken für mich behalten, jeder trat sofort als Worte über meine Lippen, auch musste ich mechanisch und unweigerlich die Worte, welche mir zugeflüstert wurden, wiederholen. Ein solcher Kranker feuerte wiederholt Revolverschüsse gegen seine Hallucinationsobjecte ab, während ein anderer aggressiv wurde, seine imaginären Verfolger angriff und gegen sie auf der Strasse lärmte[4]. Mancher klagt über einen bitteren Geschmack des Essens, oder über abnorme Gerüche. Eine cocaïnsüchtige, verwirrte Dame gab an, an dem Geruche ihrer Toilettengegenstände noch wahrzunehmen, dass sie gequält werde. Ziehen und Reissen in den Gliedern weiss der Cocaïnsüchtige nicht anders zu deuten, als dass er elektrisirt würde; bald glaubt er auch die Leitungsdrähte zu erkennen, die aus der Nachbarschaft die Electricität zu ihm hinleiten. Andere glauben, wenn Parästhesieen vorhanden sind, dass sich Thiere in der Haut aufhalten und gebrauchen dagegen Mittel, oder zerfleischen sich die Haut und suchen auf dem Grunde der Wunde die Würmer oder Cocaïnkrystalle. Mehrfach wurde die Beobachtung gemacht, dass der Kranke gewissermassen über seinen Hallucinationen stand, indem er dieselben ganz für Sinnestäuschungen erachtete, die von seinen imaginären Verfolgern, die ihn beständig hypnotisirten, hervorgerufen seien, oder sich halbwegs bewusst war, dass sie diesen Ursprung hätten. Auch Illusionen kommen vor, und mit diesen vereint weiterhin Verwirrtheit,

---

1) Everts, Philadelphia med. and surgic. Reporter. 1885. p. 484.
2) Thomsen, Charité-Annalen. 1887. p. 405.
3) v. Krafft-Ebing, Friedreich's Blätter f. gerichtl. Medicin. 1889. V. p. 332.
4) Clouston, Edinburgh med. Journ. 1890. March. p. 806.

Ideenflucht wie bei Delirium tremens[1]) und schwere Delirien. Angstgefühle, durch Wahnvorstellungen veranlasst, quälen die Kranken und lassen sie indirect auch körperlich leiden. Ein so hallucinatorisch verrückter Arzt machte an seinen Familienmitgliedern Experimente, durch welche sie zu Krüppeln wurden. Er injicirte z. B. Cocaïn in das Handgelenk seines dreijährigen Kindes und schnitt dann das Fleisch heraus, und misshandelte ähnlich seine übrigen Kinder und seine Frau, die ohne Hoffnung auf Wiederherstellung von solchen Verstümmelungen in Krankenhäuser geschafft werden mussten.

Tobsuchtsanfälle können plötzlich ausbrechen, und in ihnen Gegenstände zertrümmert und Menschen angegriffen werden. Ein Kranker zog sich ohne Rücksicht auf seine Umgebung aus, suchte nach Ungeziefer in seiner Wäsche, zerriss seine Hemden, schnitt sich in die Finger, dass sie bluteten, und behauptete, dort sei etwas hineingekrochen. Im Anschlusse hieran entstehen bisweilen Krämpfe. Der Kranke fällt plötzlich besinnungslos hin, bleibt einige Minuten wie im Starrkrampf liegen, beginnt dann um sich zu schlagen und wälzt sich auf dem Fussboden umher. Die Augen sind dabei offen, der Blick stier, Schweiss bedeckt den Körper. Mit dem Munde werden Beiss- und Schnappbewegungen gemacht. Diese Anfälle wiederholten sich bei einem Morphio-Cocaïnisten, der bis zu 8 g Cocaïn und 2 g Morphium täglich verbrauchte, an manchen Tagen zwei Mal, häufig lagen auch Pausen bis zu 14 Tagen zwischen ihnen. Manche dauerten nur 10 Minuten, manche bis zu einer Stunde. Nach dem Anfalle fehlte die Erinnerung an denselben. Ein anderer Morphinist bekam nach mehrmonatlichem Cocaïngebrauch Muskelzuckungen, und etwa 14 Monate nach Beginn desselben epileptische Anfälle, die sich regellos anfalls- und reihenweise wiederholten. Nach einem solchen nächtlichen Krampfanfalle fand man bei einem Kranken einen Biss in die Zunge. Epileptoide Krampfzustände gesellen sich bisweilen zu Hallucinationen und Delirien. Auch bei reinem Cocaïnismus sah man krampfartige Paroxysmen. Die Möglichkeit des Erliegens in einem derartigen Anfalle nach langem Bestehen des Leidens ist erwiesen.

Das einzige Mittel, zeitweilig diese Zustände zu bekämpfen, ist die Entziehung des Cocaïns, die langsam oder plötzlich vorgenommen werden kann. Das letztere ist unter allen Umständen immer da zu wählen, wo Morphinismus neben Cocaïnismus besteht. Es ist nur eine verschwindend kleine Zahl von solchen Kranken, die nach der Entziehung nicht rückfällig wird. Die Prognose auf Heilung ist deswegen schlecht, in Bezug auf das Beseitigen der bestehenden Cocaïn-Paranoia günstig zu stellen. Wie auch immer die Entziehung vorgenommen wird, jene eigenthümlichen, auch bei den meisten anderen narkotischen Genussmitteln erscheinenden Symptome der Enthaltung treten hier ebenfalls auf. Die Unterschiede in der Schwere derselben können beträchtlich sein. Es giebt Kranke, bei denen dieselben fast ganz fehlen oder nur in Unbehagen, Ziehen in den Beinen, Nausea, nächtlichen Schweissen, ev. verbunden mit einem lebhaften Erythem des Gesichts und des Oberkörpers und Dyspnoe bestehen. Meist aber sind die Erscheinungen denkbar heftig und erfordern dauernde ärztliche Ueber-

---

[1]) Merriman, The Lancet. 1885. II. p. 732.

wachung. Die Hallucinationen schwinden bei einigen Kranken bald nach der Entziehung, bei anderen trotzen sie Wochen lang jeder symptomatischen Behandlung. Mitunter sollen die Enthaltungssymptome erst mehrere Tage nach dem Fortlassen des Cocaïns entstehen[1]. Sie stimmen bis auf die Hallucinationen mit den bei Morphium vorkommenden überein. Herzklopfen, Herzschwäche und Collaps mit oder ohne Bewusstlosigkeit und Athmungsstörungen, Uebelkeit und Erbrechen, seltener Durchfälle werden ebenso regelmässig wie Angstzustände, Wahnvorstellungen, Hallucinationen beobachtet. Dazu kommen Abschwächung der Willenskraft, Energielosigkeit und gesteigerte Sucht nach narkotischen Reizmitteln.

Bei einer jungen Frau erschienen bald nach dem Fortlassen des Cocaïns bei allmählich abnehmendem Morphiumgebrauch ca. 3 Wochen lang Verfolgungsideen und Gehörs- und Gesichtshallucinationen in denkbar schlimmster Form. Sie zeigt z. B. an ihren Armen „Todtenflecke" (Injectionsnarben), die ihr auf geheimnissvolle Weise beigebracht seien, glaubt durch den Geruch ihrer Toilettengegenstände erkennen zu können, dass sie gequält werde, glaubt, dass man sie zwingen wolle, sich das Leben zu nehmen, sieht dann Ratten im Zimmer, kurz äussert über 14 Tage lang alles das, was eine gestörte Gehirnthätigkeit an Unsinnigstem zu Tage fördern kann. Dazwischen waren jedoch einzelne Tage, in denen keine Verfolgungsideen geäussert wurden, und die Stimmung bei normaler, weiblicher Beschäftigung eine heitere war. Als auf inständiges Drängen der Kranken und von Verwandten, um über den letzten Morphiumrest hinwegzukommen, an einem Tage wieder 0,2 g Cocaïn gegeben wurde, erschien der alte Zustand in vollem Umfange wieder. Die Kranke erging sich in obscönen Redensarten, glaubte sich verfolgt und gehetzt und dieser Zustand, hauptsächlich erotischer Erregtheit, in der sie ihren Mann unnatürlicher Laster beschuldigte, sich selbst von ihrem Schwiegersohn geschändet darstellte, hielt wieder einige Tage an. Vor Excessen in Alkohol war sie mit Mühe zu bewahren. Allmählich erfolgte Besserung bis zur Entlassung aus der Anstalt.

Wenn ich die Aussichten für eine dauernde Wiederherstellung von dem Cocaïnleiden als sehr geringe dargestellt, die Therapie der Entziehung nur als eine kurzdauernde, symptomatische Wohlthat bezeichnet habe, welche die Sucht, die Leidenschaft nicht zu heilen vermag, so lege ich dagegen auf die Prophylaxis das grösste Gewicht. Diese befindet sich ganz in den Händen der Aerzte. Das Ueberlassen solcher Mittel in vielen Fällen an die Kranken ist die Einleitung, das weitere Verschaffen ohne Recept in Drogenläden oder Apotheken die Fortsetzung der Tragödie. Wird doch heute in England Coca-Wein, d. h. eine Lösung von Cocaïn in Wein, geradezu als Hausmittel, auch für Kinder gebraucht. Wehe aber auch dem unglücklichen Arzte, der eine solche von ihm geschmiedete Waffe, einem lüsternen Begehren nachgebend, gegen sich selbst wendet! Unrettbar, vergrössert er die Zahl seiner Collegen, die bereits an diese Laster-Galeere gekettet sind!

Die leichteren Symptome abnormer, allgemeiner Cocaïnwirkung schwinden ohne jeden Eingriff, bei sehr schweren helfen die bisher empfohlenen Mittel wenig oder gar nicht. Collaps und Dyspnoe werden durch äussere und innere Reizmittel bekämpft. Kalte Begiessungen, Sinapismen, künstliche Athmung, subcutane Alkohol- Champher- oder Aetherein-

---

[1] Obersteiner, Wiener med. Wochenschr. 1888. No. 19.

spritzungen, Coffeïn- und Ammoniakgebrauch, Atropin- und Morphininjectionen können in geschickter, die Verhältnisse genau beurtheilender und abwägender Hand symptomatischen Nutzen leisten. Chloroform- oder Aethereinathmungen sind da, wo die Gefahr eines Tetanus der Respirationsmuskeln droht, auch beim Menschen in Anwendung zu ziehen. Das Amylnitrit ist weit davon entfernt ein Antidot zu sein. In leichten Fällen leistet es durch seine Einwirkung auf die Gefässe einigen Nutzen. Sobald es sich um schwerere, cerebrale Nebenwirkungen handelt, ist es nicht nur machtlos, sondern kann schaden. Sauerstoffeinathmungen und eine venöse Kochsalzinfusion haben sich als nützlich erwiesen. Von dem als Prophylacticum empfohlenen Resorcin ist nichts zu erhoffen. Die örtlichen Nebenwirkungen werden nach den Regeln chirurgischer resp. ophthalmiatrischer Behandlung beseitigt, soweit dies überhaupt möglich ist.

Tropacocaïn (Benzoyl-Pseudotropeïn) wird aus einer Cocavarietät und synthetisch dargestellt. In 3 pCt. Lösung erzeugt das salzsaure Salz am Auge eine nicht lange anhaltende Anästhesie unter Brennen. Das Mittel steht an Giftigkeit dem Cocaïn nicht nach.

Eucain.

Dieses Substitutionsproduct der γ-Oxypiperidinsäure sollte das Cocaïn vertreten können. Diese Möglichkeit ist ausgeschlossen, trotz der Reclame, die für das Mittel gemacht wird. Anwendung an Schleimhäuten, z. B. dem Auge und der Nase, bedingt Hypersecretion. Am Auge und an jedem anderen Gewebe entsteht eine ausgesprochene Hyperämisirung durch Erweiterung der kleinen Gefässe, so dass die bei Operationen dadurch erfolgenden Blutungen stören. Am Auge ist die Hyperämie conjunctival und ciliar. Subcutane oder cutane Beibringung sind schmerzhaft. Der nach Einträuflung in das Auge entstehende Schmerz ist besonders bei entzündeter Hornhaut, z. B. durch Fremdkörper, derart, dass man Cocaïn nachträufeln muss. Selbst schwache (1 pCt.) Lösungen brennen, und auch nach Eintritt der Anästhesie ist jeder neue Eucaintropfen schmerzhaft[1]). Auch gutwillige Versuchspersonen wurden dadurch so sehr belästigt, dass sie zu einer wiederholten Einträuflung nicht zu bewegen waren. Dabei bestehen Thränenträufeln, Blepharospasmus und stärkere Füllung der Conjunctival- und Ciliargefässe. In einigen Fällen wurde sogar eine Nüancirung der Farbe der blauen Iris bemerkt, wie man sie bei der Reizung derselben antrifft[2]). Ja, das andere Auge nimmt bisweilen, wenn auch in geringerem Grade an der Reizung Theil. Die Pupille erweitert sich bei stärkeren Dosen, und die Accommodation erfährt eine Störung insofern der Nahepunkt herausgerückt wird. Die oberflächlichen Hornhautschichten werden durch Eucain getrübt. Es lässt sich bei Thieren nachweisen, dass es sich hier um eine Nekrose der oberflächlichen Epithelschichten handelt, die bei Meerschweinchen zu Geschwüren führt.

Nach Einträuflung von 8—10 Tropfen einer 2 pCt. Lösung findet man bei Thieren in dem nach der Nase gerichteten Lidwinkel einen weisslichen, fadenziehenden Schaum, der Epithelfetzen darstellt. Die mikroskopische Untersuchung ergab, dass die Epithelzellen gequollen oder aus ihrem Gefüge getrennt und die oberflächlichen Lagen von ihrer Unterlage abgehoben waren[3]).

Die resorptiven Nebenwirkungen sowie die Giftwirkungen an Thieren stehen in keiner Beziehung denen des Cocaïns nach, ja, übertreffen die letzteren insofern, als oft ohne jede Prodromalsymptome der Tod plötzlich erfolgt. Athemstörungen, Krämpfe, auch Lähmungen beherrschen das Wirkungs-

---

1) Best, Deutsche med. Wochenschr. 1896. p. 573.
2) Vollert, Münchener med. Wochenschr. 1896. No. 22. p. 516 u. 865.
3) Wüstefeld, Münchener med. Wochenschr. 1896. p. 1251.

bild. Wer davon 2 g injicirt und dies noch öffentlich mittheilt, dem sollte schleunigst das Praktiziren verboten werden. Solche Dosen sind wahnsinnige genannt worden, meiner Ansicht nach entspringen sie nur der krassesten Unwissenheit. Der Tod eines Menschen durch ca. 0,08 g Eucain ist mitgetheilt worden.

Holocainum muriaticum. Dieses Mittel, das viel giftiger als Cocain ist, rief auch örtlich in 1 pCt. Lösung am Auge ausser Brennen eine Vertrocknung der Conjunctiva mit nachträglicher rascher Abstossung und Geschwürsbildung hervor. Die Einbringung in den Conjunctivalsack erzeugt Brennen. Es wäre wünschenswerth, dass dieser Stoff, der nach seiner Resorption strychninartig wirken kann, nicht zur weiteren Verwendung käme. Zu der letzteren könnte ihm wohl am wenigsten die närrische Idee verhelfen, dass seine Diffusionszone weiter als die des Cocain sei, und man deshalb mehrere benachbarte Zähne mit einem Male ohne Schmerzen extrahiren könne.

Erythrophlaein.

Das Alkaloid Erythrophlaein, das leider im Handel noch nicht einwandsfrei rein zu haben ist, besitzt örtlich anästhesirende Wirkungen für alle Schleimhäute und Wunden. Analoge Wirkungen eines afrikanischen Pfeilgiftes, in dem ich dieses Alkaloid nachwies, leiteten mich auf diese Eigenschaft. Es ist das stärkste, nachhaltigste aller localen Anästhetica[1]. Lösungen von 0,05—0,2 pCt. in das Auge gebracht, setzen die Empfindlichkeit der Hornhaut in durchschnittlich 5—23 Minuten herab, und zwar vollkommen örtlich. So lässt sich z. B. die Sehne des Musculus rectus superior behufs einer Tenotomie allein anästhesiren. Auch Lösungen von 0,05 pCt. erzeugen an kranken Augen fast complete Anästhesie nach 30 Minuten bis zu 1 Stunde[2]. Die ausschliesslich durch Einwirkung auf die Nervenendigungen zu Stande kommende Anästhesie dauert 2—9 Stunden. Sogar die Abmeisselung von Knochen und die Exstirpation eines Ganglions etc. verlaufen schmerzlos unter Erythrophlaein-Anwendung[3], ebenso das Durchschneiden des Coriums oder das Ausschaben eines Lupus.

Von der eben geschilderten Wirkung kommen Abweichungen vor. Es giebt Fälle, in denen keine, oder sehr lange anästhetische Wirkungen gesehen wurden. Ein angebliches jedesmaliges Versagen, z. B. am Auge, kann nur auf Gebrauch eines Stoffes eintreten, der alles Andere nur nicht Erythrophlaein ist, oder ist Folge eines einzigen Versuches an einem refractären Menschen oder einer vollen Unkenntniss im Anstellen eines Versuches. Ich vermag nicht zu entscheiden, welcher von den Umständen bei den hierhergehörigen, wenigen „Versuchern" vorgewaltet hat. Centrifugal oder peripheriewärts gelegene analgetische Bezirke entstehen bisweilen mehrere Stunden nach der Injection, und bleiben oft tagelang so. Diese Stellen entsprechen dem Gebiete von Nervenästen, die in der Nähe des Injectionspunktes liegen. Doch sind zwischen demselben und dem peripherischen analgetischen Bezirk oft breite Zonen normal empfindender Haut oder es findet sich nur eine dünne Verbindungsbrücke zwischen beiden. Vereinzelt zeigte sich das Phänomen auch in centripetaler Richtung[4].

Eine übermässig lange Anästhesie am Auge wurde nur einmal von einem „Augenarzte" berichtet. Das Auftreten und die Stärke von örtlichen und allgemeinen Nebenwirkungen hängen auch hier theilweise von der In-

---

1) L. Lewin, Archiv f. pathologische Anatomie. 1888. Bd. CXI.
2) v. Reuss, Internationale klin. Rundschau. 1888. No. 8.
3) Karewski, Deutsche med. Wochenschr. 1888. p. 144.
4) Lipp, Wiener med. Presse. 1888. p. 374.

dividualität der Kranken ab. Die resorptiven Nebenwirkungen sind selten. Man sah sie unter 30 Fällen nur 1 Mal auftreten. Selbst bei ein und derselben Kranken wurden sie nach einer Injection nicht, wohl aber nach einer späteren beobachtet. Nach Einpinselung einer $^{1}/_{2}$ proc. Lösung auf die untere Nasenmuschel erschienen für 10 Minuten Nieskrampf und Nasenfluss. Bringt man 0,2 pCt. Lösung in das Unterhautbindegewebe, so treten in manchen Fällen entweder eine brennende Empfindung oder ein ev. langdauernder Schmerz in der Umgebung der Injectionsstelle auf. Die Haut röthet sich, und an der Einstichstelle bildet sich in manchen Fällen nach einigen Stunden ein Oedem. Unter 21 Fällen fand man 2 Mal nach solcher Einspritzung Infiltration von Gewebe in unmittelbarer Nachbarschaft der Injectionsstelle.

Nach Einträuflung von 0,05—0,2 pCt. Lösungen in das Auge stellen sich in wechselnder Combination ein: leichtes Brennen, Hitze, Gefühl eines Fremdkörpers im Auge, Thränenträufeln, Hyperämie der Conjunctiva bulbi, sowie Ciliarinjection. In einem Falle von abgelaufener Iritis erschienen nach 30 Minuten Anästhesie und 8 Stunden später reissende Schmerzen im Auge. Wegen der Gleichartigkeit dieser Wirkung mit dem Cocaïn sind die **Veränderungen an der Hornhaut** bemerkenswerth. Nach $^{1}/_{2}$—3 Stunden, aber auch noch später klagen die Kranken über Verschleierung. Es entwickelt sich eine florartige Trübung der Hornhaut. Dabei kann jedoch die Oberfläche glatt und das Spiegelbild nicht zerworfen sein. Bei manchen Augen hebt sich das Epithel bläschenförmig ab, oder fehlt stellenweis. Gleichzeitig findet sich bisweilen, wie beim Cocain, tiefliegende Trübung in Form langer, schmaler, grauer Streifen, wenn 0,25 pCt. Lösungen verwandt waren. Lösungen bis 0,125 pCt. erzeugen derartiges nicht. Der Process macht den Eindruck, als wenn bei weiterem Fortschreiten eine Keratitis neuroparalytica durch Lähmung der Trigeminusendigungen entstehen würde. Zu erwähnen ist, dass bei feinster Trübung der Hornhautoberfläche Regenbogenfarben um die Lichtflamme gesehen werden. Diese aus der Symptomatologie des Glaucomanfalles bekannte Diffractionserscheinung kann mehrere Stunden anhalten. So oft aber auch die Cornealtrübung erschien, so schwand sie auch, ohne Nachtheile zu hinterlassen, in Stunden. Das gleiche gilt von dem einmal beobachteten Vorkommen eines acuten Iritis-Anfalles. Die Cornealtrübung beruht, wie die ebenso starke nach Cocaïn, auf nicht analysirbaren Vorgängen, durch welche in den Epithelzellen entweder direct oder im Gefolge von Nervenlähmung eine Ernährungsstörung hervorgerufen wird, die zur Trübung führt.

Resorptive Wirkungen sind von manchen Beobachtern, mit Ausnahme von schnell vorübergehender Uebelkeit, nie, auch nicht nach subcutaner Beibringung von 0,01 g beobachtet worden. Nach derselben Anwendungsweise entstehen bei einigen Kranken Flimmern vor den Augen, Blässe, Ekelgefühl, Brechreiz und häufiger wiederholtes Erbrechen. Unter 30 Kranken kam 1 Mal Verlangsamung der Athmung vor. Nach Einträuflung von 2 Tropfen einer $^{1}/_{10}$ proc. Lösung bei einem mit Conjunctivitis catarrhalis behafteten Knaben soll Kopfweh, Schwindel und nach 20 Minuten ein Ohnmachtsanfall vorhanden gewesen sein.

Piper methysticum. Kawa. Die Wurzel des Rauschpfeffers besitzt ein Harz, das sich in zwei Componenten zerlegen lässt[1]). Dem einen von diesen, dem flüssigen, α-Kawaharz kommt die Wirkung der Droge zu, örtlich Empfindungslosigkeit und nach der Resorption Schlaf zu erzeugen. Als **Nebenwirkung** bei der Anwendung des alkoholischen Wurzelextractes (0,02 g mehrmals täglich) entstanden ein vorübergehendes Gefühl von Uebelkeit[2]),

---

1) L. Lewin, Ueb. Pip. methyst. Berlin 1886.—Berl. klin. Wchschr. 1886. 4. Jan.
2) Sanné, Bullet. génér. de Thérap. 1886. 15. Mars. — Bullet. et Mém. de la Société de Thérap. 1886. p. 31. — Weinstein, Wien. med. Blätt. 1887. p. 817.

einmal auch nach Verbrauch von 4 g des Fluidextractes bei acuter Gonorrhoe Epididymitis. Chronischer Gebrauch grosser Kawamengen fesselt die Individuen an diesen Gebrauch, wie dies auch andere Narcotica thun. Als Folge des Gemisches werden angegeben: Geistige Schwäche, Röthung der Augen, Abmagerung, Tremor und Hautaffectionen, die der Ichthyosis ähneln.

Acidum hyperosmicum.

Die krystallinische Ueberosmiumsäure (Osmiumsäure OsO_5) verdampft schon bei gewöhnlicher Temperatur. Ihre wässrige Lösung zersetzt sich durch Licht und organische Stoffe unter Abscheidung von metallischem Osmium. Die Aufbewahrung geschieht am besten in zugeschmolzenen dunklen Glasröhren. Die Resultate der Behandlung von Tumoren und Neuralgien (parenchymatöse resp. subcut. Injection von 0,1:10 Wasser) hat schöne, neben negativen Erfolgen erzielt[1]). So zählte man unter 8 Neuralgien 5 Heilungen und 2 Besserungen. Wahrscheinlich ist bei der antineuralgischen Wirkung eine örtliche Gewebsveränderung betheiligt. Es giebt indess Heilungen, in denen weder Knoten noch Gangrän auftraten; doch sind auch solche berichtet, in denen die Neuralgie erst mit dem Erscheinen von sichtbaren Nebenwirkungen schwand. Bisweilen geht der vorhandene Schmerz nach der Einspritzung auf eine benachbarte Nervenverzweigung über, in welcher früher kein Schmerz bestanden hat.

Die Dämpfe der Ueberosmiumsäure reizen alle davon getroffenen Schleimhäute, rufen einen widerlichen Geschmack im Munde hervor, Röthung der Augenbindehaut, Thränen und wohl auch Sehstörungen. Man beobachtete 1 Mal Amblyopie durch die Dämpfe. Die histologische Untersuchung der Veränderungen, die am gesunden Nerven und Muskel zu Stande kommen, ergab Folgendes: Unter dem Einflusse der Injectionen entsteht am Nerven parenchymatöser Zerfall vieler Fasern und ev. eine schwielige, zur Compression des Nervenstammes führende Epineuritis. Am Muskel findet sich ausser parenchymatösen, die contractile Substanz betreffenden Veränderungen, eine interstitielle, mit Atrophie einhergehende Entzündung. Bei manchen Menschen sind nach Injectionen der Osmiumsäure gegen Neuralgien Nebenwirkungen gesehen worden, die sich entweder nur als örtliche Schmerzen oder auch als Gewebsveränderungen darstellten. Der Schmerz ist anfangs heftig brennend, dauert 1—2 Minuten in dieser Stärke an, während noch 1—2 Tage lang die Injectionsstelle empfindlich bleibt. Die Gewebsveränderungen bestehen in einer bis zur Gangrän führenden Dermatitis, die meist mehrere Wochen zu ihrer Heilung bedarf. Die Haut erscheint hierbei bisweilen blassgrün verfärbt. Als nach dem Heilen einer solchen Dermatitis phlegmonosa wieder eine Einspritzung mit der Hälfte der früheren Dosis gemacht war, entstand nur eine lederartige Verdichtung der Haut[2]). In einem anderen Falle wurden — obschon dies aus cosmetischen Gründen contraindicirt ist — Einspritzungen an der rechten Stirnhälfte vorgenommen. Die Stirnhaut wurde grünlich, die Umgebung ödematös und nach einigen Tagen starb ein thalergrosses Stück Haut ab, das erst sehr spät, unter Zurücklassung einer nur langsam vernarbenden Stelle abgestossen wurde. Da nun der Schmerz auf den N. mandibularis überging, und man auch dort Injectionen machte, entstanden nur grünliche Verfärbung und Oedeme. Die Lostrennung solcher grangränöser, schwarz begrenzter, trockener Gewebe geht schmerzlos vor sich,

---

1) Eulenburg, Berl. klin. Wochenschr. 1884. p. 99. — Schapiro, Petersburger med. Wochenschr. 1885. p. 219.
2) Redtenbacher, Wiener med. Blätter. 1884. No. 27. p. 837.

wie man dies nach Injection der Ueberosmiumsäure in einen Kropf beobachten konnte[1]).

Bisweilen findet man Nekrotisirung und Entzündung der Haut mit Bildung grosser blutgefüllter Blasen, deren Inhalt sich eindickt und hohe, über dem Hautniveau knopf- oder pilzartig hervorragende schwarze Borken bildet, unter welchen langsam heilende Hautgeschwüre von 1—2,5 cm Durchmesser entstehen[2]). Eine andere Varietät dieser Nebenwirkung besteht in der Bildung von Wochen und Monate lang dauernden derben Knoten in Cutis und subcutanem Zellgewebe mit Schwarzfärbung der darüber liegenden Epidermis. Bisweilen nehmen diese Verdichtungen das Aussehen von Geschwülsten an. Solche erschienen bei einem Kranken, der wegen Neuralgie beiderseits unter die Haut des Fussrückens je eine Einspritzung einer 1proc. Lösung erhalten hatte. Beiderseits fand sich eine überbeinähnliche Geschwulst. Dieselbe war flach, rund, markstückgross, hart und unempfindlich, nicht verschiebbar auf der Unterlage, während die blau und grün gefärbte, sonst aber normale Haut über der Geschwulst verschoben werden konnte. Schmerzen waren nicht vorhanden, aber Druck rief solche hervor. Nach Durchtrennung der Cutis kam eine blauschwarze, tintenartig gefärbte Gewebsmasse zum Vorschein. Sie lag unter der dünnen, in sich nicht veränderten Hautdecke und oberhalb der straffen, fascialen Bindegewebszüge der dorsalen Sehnenscheiden wie ein breit und platt geschlagenes Stück Pech, allseitig leicht verklebt resp. verwachsen, aber vermöge der Schwärzung und Härte gut abzugrenzen und deswegen radikal zu entfernen[3]). Cosmetisch unangenehm ist es, wenn die Haut der Wange verschiedene, bläulich-schwarze Flecke durchschimmern lässt. Man beobachtete dies nach Einspritzungen in Lymphangiome der Wangen. Diese Färbung entspringt der Reduction der eingespritzten Säure.

Für den innerlichen Gebrauch des Mittels ist darauf hinzuweisen, dass der Magen kleine Mengen davon verträgt, durch grosse gereizt und in seinen Functionen gestört wird. Verdauungsstörungen stellen eine Contraindication für den Gebrauch des Mittels dar. Als entferntere Wirkung wurde einmal nach Einspritzung wegen einer Neuralgie ein Ohnmachtsanfall bei einer nervösen Dame beobachtet.

Sapotoxin. Saponin.

In mehreren Pflanzen, (Quillaya Saponaria, Saponaria officinalis), finden sich mit Wasser wie Seife schäumende Glycoside, die man Saponine nennt. Ganz reines Saponin besitzt keine schädlichen Wirkungen. Wohl aber rufen Beimengungen von Sapotoxin oder Quillajasäure solche hervor[4]). Unreines Saponin erzeugt auf Schleimhäuten Brennen und entsprechend Niesen, Augenthränen und Husten mit stärkerer Schleimabsonderung. Noch heftigere Wirkungen ruft das quillajasaure Natrium hervor. Am Auge können dadurch Leukome entstehen. Nach Einreibung in die Haut in Salbenform erscheinen Röthung, Jucken, Brennen und selbst ein schmerzender Pustelausschlag. Thiere gehen durch grosse Dosen Sapotoxin und Quillajasäure unter Krämpfen, Athemlähmung und ruhrartigen Symptomen zu Grunde. Die rothen Blutkörperchen werden dadurch aufgelöst.

Bei Menschen riefen 0,2 g käuflichen Saponins, das als locales Anästheticum gebraucht wurde, Husten und starke Schleimabsonderung in den Luftwegen hervor. Nach subcutaner Beibringung von 0,01—0,1 g treten local heftige Schmerzen, Röthung und erysipelatöse Entzündung bisweilen mit

---

1) Szumann, Berliner klin. Wochenschr. 1884. No. 15. p. 236.
2) Leichtenstern, Deutsche med. Wochenschr. 1885. p. 14.
3) Schlegtendal, Centralbl. f. Chirurgie. 1885. No. 48.
4) Kobert, Archiv f. experim. Pathol. u. Pharmak. 1887. Bd. 23. p. 233.

Blasenbildung auf, die zur Induration führt. Die letztere kann über 1 Jahr bleiben. Die locale Anästhesie erfolgt nach Injection von 0,1 g nach 15 Minuten und dauert ebensolange an. Die Allgemeinerscheinungen bestehen in Uebelkeit, Erbrechen, Speichelfluss, Frost und Hitze mit nachweisbarer Temperaturerhöhung, Flimmern vor den Augen, Blässe des Gesichtes, geistiger und körperlicher Depression, Bewusstlosigkeit, todähnlichem Schlaf, Exophthalmus und Strabismus, sowie bohrendem Augenschmerz an derjenigen Körperseite, an welcher das Gift injicirt wurde, ferner in Collaps und verminderter Pulsfrequenz noch am fünften Tage nach der Injection.

Kohlensäure.

Vielfach hat man die örtlich schmerzstillende Eigenschaft der Kohlensäure arzneilich verwandt. Durch Bäder kann so viel von derselben resorbirt werden, dass Nebenwirkungen, wie Schwindel, Gesichtsschwäche, Uebelkeit, Kopfschmerz, Betäubung entstehen. Ist das Gas in Körperhöhlen, z. B. den Uterus, in grösseren Quantitäten eingelassen worden, so kann Tod durch Asphyxie entstehen, nachdem Schwindel, Brustbeklemmung, Ohrensausen, Schläfrigkeit und eine rauschartige Bewusstlosigkeit, Sinken von Puls und Athemfrequenz, Dyspnoe vorangingen. An die Kohlensäure kann Gewöhnung stattfinden. Kranke mit Tuberkulose des Larynx, die anfangs durch die Behandlung mit diesem Mittel Erleichterung erfahren hatten, reagirten bei längerer Anwendung nicht mehr darauf.

Als Contraindication gegen den Gebrauch der allgemeinen Gasbäder wird grosse Reizbarkeit der Athmungsorgane in Folge zarteren Baues, oder Krankheiten derselben, ferner die erste Schwangerschaft wegen der Möglichkeit des Abortes angegeben. Bei bestehender Neigung zu Lungenblutungen gebraucht man dieselben ebenfalls besser nicht. Auch das gelöste Kohlensäure-Gas kann in Trinkkuren bei Kranken, die durch Herzpalpitationen belästigt werden, die Beschwerden bedeutend steigern. Es zeigen sich hierbei Congestionen nach dem Kopfe.

Die örtlichen Nebenwirkungen der Kohlensäure bestehen bei längerer Einwirkung bei manchen Menschen in subjectivem Wärmegefühl, Prickeln, Jucken, Stechen, und an der Schleimhaut des Genitalapparates in Brennen und manchmal auch in Schmerzen. Die Conjunctivae röthen sich dadurch und die Thränenabsonderung wird reichlicher. Bei allgemeinen Gasbädern entsteht Hautröthe verschiedenen Grades häufiger. Dazu können sich resorptive Symptome gesellen. Feste Kohlensäure, die beim leichten Berühren kaum wirkt, ruft beim festen Anfassen schnell Blasenbildung, die von Eiterung gefolgt wird, hervor. Nach Einathmung des Gases entsteht ausser örtlichem subjectivem Reizgefühl bisweilen starke Speichelabsonderung. War dasselbe sehr concentrirt, so können auch Husten, Heiserkeit und anginöse Beschwerden entstehen. Wird zu viel eingeathmet, so macht sich leichte Cyanose und Pulsverlangsamung bemerkbar. Der chronische Gebrauch künstlicher kohlensaurer Wässer vermag eine Dilatation des Magens herbeizuführen. Die Möglichkeit eines Zustandekommens eines solchen Leidens wächst bei Personen, die Brausepulver im Uebermaasse, und zwar so gebrauchen, dass die wesentlichste Kohlensäureentwicklung im Magen stattfindet. Im Gegensatze zu künstlichen sollen angeblich derartige natürliche Wässer lange Zeit ohne Nachtheil vertragen werden.

Methylchlorid. Das Chlormethyl, (CH_3Cl), ist ein farbloses Gas, welches sich in geeigneter Weise zu einer Flüssigkeit verdichten lässt. Oeffnet man den Hahn eines Behältnisses mit flüssigem Chlormethyl und lässt dieses auf eine zu anästhesirende Hautstelle gelangen, so entsteht durch Uebergang in den gasförmigen Zustand an dieser Erfrierung und Anästhesie in 10 bis 40 Secunden. Bald nach dem Aufstäuben wird die Haut blass, pergamentartig, bretthart und eingezogen. Viele Kranke haben im Anfang lebhafte Schmerzen, und manche halten die Procedur für schmerzhafter, als wenn ein Glüheisen angewandt worden wäre. Bald darauf röthet sich die besprühte Stelle und wird hyperästhetisch. Der Schmerz klingt oft erst nach 2- bis 3 tägigem Bestehen, während dessen auch Hauthyperästhesie vorhanden sein kann, ganz aus. Schon vorher ist der ursprüngliche Nervenschmerz geschwunden. Verweilt der Strahl zu lange an einer Stelle, so entsteht Entzündung, Blasen- und Schorfbildung. Die Blasenbildung kann so stark sein, dass die Kranken dadurch gezwungen werden, einige Tage das Bett zu hüten. Die Gangrän ist meist oberflächlich. Bei einem Menschen entstanden nach jedesmaliger Anwendung stark juckende, mehrere Stunden anhaltende Urticariaquaddeln. In anderen Fällen zeigen sich nur Schwellung oder längerdauerndes Erythem oder eine erysipelasartige Entzündung, auch wohl Lymphangoitis. Leichtere oder stärkere Pigmentirung, die aber fast immer wieder schwindet, kann nach einer Anschwellung oder nach der Blasenbildung zurückbleiben. Zur Abschwächung der örtlichen Wirkung kann man die betreffende Hautstelle mit Glycerin bedecken oder den Strahl von Chlormethyl auf Tampons gehen lassen (Stypage).

Aethylchlorid. Diese Flüssigkeit, (C_2H_5Cl), siedet bei 10 bis 12° C. und ist neuerdings als ein schmerzstillendes Mittel bei Neuralgieen, für Zahnextractionen und andere anästhetische Zwecke verwandt worden. In 74 Fällen war die Anästhesie 56 Mal zufriedenstellend, 12 Mal zweifelhaft und 6 Mal gar nicht erreichbar. Auf der Haut entsteht häufig eine Röthung, welche unter Umständen einige Tage anhalten kann. Mehrfach beobachtete man nach der Anwendung des Mittels im Munde heftige Schmerzen am Kiefer, welche 2—3 Tage anhielten und den Schlaf raubten. An der schmerzhaften Stelle war nur Röthung bemerkbar. Wirkt der Strahl zu lange ein, so kann Dermatitis entstehen.

Eine Kranke wurde nach der Aufbringung des Mittels im Gesicht (Lupus erythematodes) plötzlich bleich, livid und hörte zu athmen auf. Nach dem Fortlassen des Mittels trat in wenigen Secunden Erholung ein. Bei Anwendung im Gesichte ist jedenfalls darauf zu achten, dass nicht zu viel von dem Mittel eingeathmet wird, da sonst auch Muskelzittern, Herzstörungen u. A. m. eintreten können.

II. Nervina excitantia.

Alkohol.

Der Nutzen, welchen der Aethylalkohol als erregendes Mittel in manchen Krankheiten zu liefern vermag, ist so sicher gestellt, dass das von temperenzlicher und anderer Seite immer wieder versuchte Anstürmen gegen denselben unerklärlich erscheint. Ich zweifle nicht daran, dass die natürlichen Fruchtäther guter Weine mit an der durch die letzteren hervorgerufenen Excitation sehr betheiligt sind, aber in erster Reihe ist es der Alkohol, dem wir oft das Hinweghelfen des Kranken über einen schweren Collaps verdanken. Handhabt man die Dosis und die Concentration des Getränkes richtig, dann giebt kein Alter eine Contraindication gegen den Gebrauch alkoholischer Getränke ab. Die depressive Wirkung, die der erregenden folgt, ist als besonders unangenehm oder gar gefährlich geschildert worden. Ja, man hielt sie sogar für die typische Wirkung. Weder das eine, noch das andere ist richtig, wenn der ärztliche Takt die rechte Anwendungsweise, eine Individualisirung der Dosen und die passende Bestimmung über die Häufigkeit der Anwendung trifft. Wir geben zu, dass, wie manches andere Medicament auch der Alkohol am Krankenbette missbräuchlich verwandt werden kann und gebraucht worden ist, so dass tiefes Coma oder Stupor an Stelle der gewünschten Aufhellung des Sensoriums, Pulsverlangsamung und seltene Athmung statt des Gegentheils eintraten. Es ist auch wohl möglich, dass der arzneiliche Gebrauch des Alkohols den Anfang eines später sich entwickelnden und leidenschaftlich aufblühenden Alkoholismus dargestellt hat. Aber alles dieses giebt keinen Anlass gerade dieses Mittel zu verbannen. Eine Umschau in diesem Werke zeigt an arzneilichen Nebenwirkungen Schlimmeres als der Alkohol hervorruft.

Als Contraindicationen für den Gebrauch des letzteren wird u. A. nervöse Schwäche mit Dyspepsie angegeben, weil die betreffenden Erscheinungen geradezu durch Alkohol hervorgerufen würden. Bei Hämorrhagien ist die übliche Darreichung von grösseren Mengen von Wein unräthlich, da zumal durch die Erschlaffung der Gefässwandung die Blutung gesteigert werden kann. Besonders unpassend ist der Alkohol bei periodischen Blutungen, z. B. Menorrhagie, Hämorrhoidalblutung und Hämoptysis, wo die Wirkung anderer Heilmittel erst dann zur Geltung kommt, wenn eine volle Entwöhnung vom Alkohol und Schwinden seiner depressiven Wirkungen erzielt ist[1]). Auch manche acute und chronische Krankheiten sowie Arthritis werden als nicht geeignet für eine Alkoholtherapie bezeichnet. Säugende sollen nicht Alkohol aufnehmen, weil derselbe sicher in die Milch übergeht.

Nach der Einspritzung des Alkohols in 30—70 pCt. Lösung in Cysten, in die Tunica vaginalis u. s. w., um adhäsive Entzündung zu erzeugen, sind mehrfach Nebenwirkungen beobachtet worden. Durch Injection in eine Cyste entstand auch ein Mal ein tödtlicher Ausgang. Nach der Einspritzung des Mittels in die Peripherie eines Aneurysma fand Verhärtung und Verkleinerung und durch successives Fortschreiten bis zum Centrum Umwandlung in eine derbe Masse statt. An zwei Injectionsstellen entstanden hierbei bohnengrosse Hautnekrosen, sodann ein sich weiter verbreitendes Erysipelas mit Fieber[2]). Nach Einspritzungen in der Gegend der Bruchpforte zur Radialtheilung grosser Leistenbrüche entsteht mitunter ein subcutaner Abscess, welcher angeblich ungefährlich, unter Umständen sogar von günstigem Einfluss auf den Verschluss der Bruchpforte sein kann[3]). Gesellt sich ausgedehntere Nekrose hinzu, so kann der Zustand bedenklich werden. Auch zu Eingiessungen in das Ohr bei chronisch eitriger Entzündung der Paukenhöhle wurde absoluter Alkohol benutzt. Anfangs entstehen hierdurch Schmerzen. Bei längerer Anwendung sollen die Gewebe durch die Wasserentziehung geschädigt werden. Ausserdem können durch eine solche Therapie Thromben in den Venen der Schleimhaut veranlasst werden, durch deren eitrigen Zerfall Pyämie und Tod entstehen kann.

Als man noch gegen Krätze Alkoholdämpfe in Anwendung brachte, sah man danach örtlich Knötchen, Furunkel und Drüsenanschwellung und als entferntere Wirkung angeblich auch Abort eintreten. Bei einigen Kindern, die zu arzneilichen Zwecken Alkohol bekommen hatten, bildete sich ein fleckiges Exanthem, und bei Erwachsenen, die übermässig Alkohol aufgenommen hatten, Oedeme an verschiedenen Körperstellen.

Für die Verdauung soll der Alkohol nicht von Nutzen sein, da sie bei geringem Säuregehalt des Mageninhaltes bedeutend verlangsamt, bei hohem Säuregehalt die Schleimhaut ev. mit Schaden gereizt wird. Begründeter ist die gegentheilige Auffassung, wonach mässige Mengen von Alkohol die Absonderung des Magensaftes vermehren, die Verdauung befördern und eine bessere Resorption von Nahrungsstoffen veranlassen. Bei fiebernden Kranken wird der Appetit durch solche Dosen, die subjective Euphorie schaffen, bisweilen verschlechtert. Dyspeptische Beschwerden sollen bei an Alkohol gewöhnten Phthisikern leichter auftreten als bei anderen[4]). Festzuhalten ist, dass Alkohol ein Nahrungsstoff ist, der durch seine Verbrennung Fett und andere Körperbestandtheile vor dem Zerfalle schützt. Mittlere Mengen concentrirten Alkohols können gelegentlich Durchfälle mit Kolikschmerzen hervorrufen. Erregungen in der Geschlechtssphäre zeigen sich meistens erst nach Dosen, die berauschend wirken. Albuminurie und Glycosurie können durch grosse Dosen hervorgerufen werden. Somnolenz und Gedächtniss-

---

1) Richardson, B. Ward, The Lancet. 1876. I. p. 61 u. 122.
2) Plessing, Archiv f. Chirurgie. 1887. Bd. 33. p. 251.
3) Schwalbe, Deutsche med. Wochenschr. 1877. No. 45.
4) Martens, Münchener med. Wochenschr. 1897. No. 26.

schwäche beobachtete man vereinzelt nach Aufnahme von 25—50proc. Alkohol-Verdünnung. Wahrscheinlich waren die Mengen individuell zu gross.

Der chronische Alkoholismus.

Ueber den ganzen Erdball ist der Genuss alkoholischer Getränke verbreitet und war es, soweit historische Ueberlieferung uns vom Menschengeschlechte Kunde giebt. Der Alkohol ist der Bändiger auch für jene uncivilisirten Völker geworden, zu denen man ihn als bis dahin Unbekanntes brachte. Je niedriger die geistige Entwickelungsstufe derselben ist, um so begieriger wird er angenommen und fortgebraucht. Ebenso verhält es sich mit dem Einzelindividuum unter hochcivilisirten Völkern. Ein moralischer Defect, Charakterschwäche, Willenlosigkeit, ererbte Neigung zu narkotischen Mitteln, schlechte Erziehung durch frühzeitige Verabfolgung alkoholischer Getränke bringen solche Menschen zum Säuferthum. Hierzu kommen jene Ursachen, die auch zum Gebrauche anderer narkotischer Genussmittel führen: „Gebt Rauschtrank dem Herumirrenden und Wein dem, der erbitterten Gemüthes ist. Er trinke und vergesse seine Armuth und gedenke nicht mehr seines Mühsals." Diese Sprüche Salomons geben treffend einige Beweggründe für die Aufnahme solcher Stoffe ab: Das Hervorrufen einer fröhlichen Stimmung, um dadurch Affecte, Leidenschaften und was sonst noch die Seele bedrücken kann, zu versüssen oder vergessen zu machen und das Hineinversetzen in einen Zustand von theilweis oder vollkommen geschwundenem Bewusstsein, in dem das Individuum, enthoben aus Zeit und Raum, frei wird vom Elend seines Alltagslebens oder ihn bedrückenden Vorstellungen. Kein Alter ist vor den Folgen eines übermässigen Alkoholgenusses bewahrt. Selbst Lebercirrhose fand sich in zwei Fällen bei Kindern, die täglich ca. 80 g Alkohol aufnahmen. Am häufigsten beobachtete man den Alkoholismus im Alter von 15—30 Jahren. Der Alkoholismus bei Frauen nimmt besonders in den Ländern zu, die den Temperenzbestrebungen huldigen. Es giebt keine Race, die als solche eine mindere Veranlagung zum Alkoholismus besässe. Unter den Religionen ist es nur der Mohamedanismus, der das Verbot des Alkoholgenusses als eine seiner elementaren religiösen Vorschriften aufstellte und gut beachtet sieht.

Mannigfaltig sind die Formen, in denen der Alkohol in der civilisirten Welt vom Kornbranntwein bis zum Champagner und dem Eau de Cologne getrunken werden. Nicht mit Unrecht hält man Gemische von starkem oder verdünntem Alkohol mit ätherischen Oelen für ganz besonders verderblich, und ebenso die Aufnahme anderer Alkohole, die viel verderblicher als der reine Aethylalkohol wirken. Gewöhnung an Alkohol tritt in ziemlich grossem Umfange ein. Die Dosen, die Rausch, Trunkenheit oder Volltrunkenheit erzielen sollen, müssen im Laufe der Zeit bedeutend erhöht werden. Dagegen vollziehen sich bei Missbrauch dieses Mittels unaufhaltsam die Veränderungen im Körper, die bei einer gewissen Höhe auch zu wahrnehmbaren functionellen Störungen Anlass geben. Die Grenze zwischen Brauch und Missbrauch festzustellen ist schwer. Wenn nicht acuter Alkoholismus und dringende Begierde nach dem Genussmittel oft bei einem Menschen beobachtet werden, oder schlimmere Symptome des chronischen Alkoholismus sich bemerkbar machen, ist die Diagnose nicht zu stellen. Individuell verschieden ist die Dauer eines solchen Zustandes. Manche Trinker bekommen in einigen Jahren schwere Gesundheitsstörungen, andere halten sich sehr lange Zeit, falls sie nicht die Dosen schnell und gewaltsam steigern. Die Widerstandsfähigkeit gegen gewisse Krankheiten ist bei Alkoholikern meistens herabgesetzt. So soll die Mortalität derselben z. B. bei Cholera ganz besonders erhöht sein. Als betrübende sociale Folgen des Alkoholmissbrauches sind anzusehen: Vererbung des Alkoholismus, Zunahme der Geisteskrankheiten, Verbrechen, Selbstmorde und der Sterblichkeitsfrequenz, sowie körperliche und geistige Schwäche der Nachkommenschaft, Idiotie, Epilepsie u. A. m. Auch für die Entstehung perverser sexueller Neigungen wird dem Alkohol eine prädisponirende Rolle zugeschrieben.

Sehr wechselnd und in mannigfacher Combination treten die Symptome auf: Rachencatarrhe, Stomatitis, Anhäufung von Schleim an der hinteren Rachenwand, Angina granulosa des Pharynx und dadurch zu Stande kommendes, gewöhnlich morgendliches Erbrechen, Lähmung der Speiseröhre, Magencatarrh, Durchfall und selten Meteorismus. Die Magenlabdrüsen findet man bei Säufern verfettet, die Muskelhaut des Magens hypertrophirt. Auch Catarrhe der Luftwege mit Heiserkeit kommen vor. Ebenso soll Tuberkulose an einzelnen Organen durch Missbrauch von Alkohol entstehen können. Dieselbe tritt angeblich stets als Miliartuberkulose auf, meist in den Lungen, zuweilen auch auf dem Peritoneum, im Darm, der Leber, den Meningen. Die Infection soll durch den reizenden Einfluss des Alkohols auf die Schleimhäute der Luftwege begünstigt werden. Besonders solche Trinker, welche körperlich stark arbeiten, auch dadurch Anlass zu Erkältungen haben und unter Phthisikern leben, sind der Gefahr der Infection ausgesetzt.

An der Haut entstehen durch vasomotorische Störungen mancherlei Ausschläge, z. B. Furunkeln, Urticaria, Erythem, besonders an der Dorsalfläche der Hände, und Petechien. Es kommen ferner vor: grössere Blutextravasate, Rissigkeit und Brüchigkeit der Nägel, Sclerodermie, Gefässerweiterung, Acne rosacea. Bei Weintrinkern entstehen meist lebhaft rothe Knoten, bei Biertrinkern cyanotisches Rhinophyma, bei Branntweintrinkern vorwiegend dunkelblaue und glatte Nasenhaut. Aeusserst selten entsteht Gangrän, z. B. partiell an den Füssen, Knöcheldecubitus bei multipler Neuritis. Auch ein Ulcus perforans der Planta pedis soll vorkommen. Bisweilen hat die Haut ein glattes, glänzendes Aussehen, besonders an den Fingern. Als Erythromelalgie wurde das bei Alkoholikern beobachtete Auftreten schmerzhafter rother Flecke an den Gliedern, sowie auch am Rücken bezeichnet.

Manche Trinker werden von Incontinentia urinae und Prostatitis heimgesucht. Die Nieren können chronisch entzündlich verändert sein. Die früher angenommene grosse Häufigkeit des Morbus Brightii aus dieser Ursache wird neuerdings in Zweifel gezogen. Die Alkoholniere soll entweder eine cyanotische, harte Form, die sich vorwiegend bei rasch eingetretenem Tode findet, oder eine weiche ödematöse Form haben. Bei der ersten Form ist die Niere in Länge und Dicke vergrössert, in der Breite verkleinert. Die Cyanose betrifft gleichmässig die ganze Nierensubstanz zum Unterschiede von der Stauungsniere bei Herzkrankheiten, bei der die Congestion mehr die Pyramiden der Marksubstanz betrifft. Fettinfiltration, Fettdegeneration und Amyloidentartung, letztere als Seltenheit, werden ebenfalls gelegentlich beobachtet. Albuminurie kommt häufiger vor, Hämaturie aus dieser Ursache ist fraglich, dagegen Impotenz häufig. Inwieweit Krankheiten des Uterus dadurch erzeugt werden, ist bis jetzt noch nicht sicher erkannt worden. Sterilität wird mehrfach als Folge dieser Leidenschaft bezeichnet. Auch Frühgeburten können dadurch veranlasst werden.

Fettleber kommt häufig bei Alkoholismus vor. In leichten Fällen ist es eine Muskatnussleber, in schwereren Fettleber mit einem Gehalt an Fett bis zu 37 pCt.. Lebercirrhosis ist ein Zeichen des weit vorgeschrittenen Leidens. In ca. $2/3$ der Fälle von Lebercirrhose ist der Alkoholismus die Ursache. Branntwein, Wein und Bier können die letztere darstellen und Ascites und Icterus den Zustand begleiten. Mehrfach sind Berichte von Heilungen dieser Erkrankung gegeben worden. Darunter ist einer, bei dem die mit Ascites verbundene Cirrhose heilte, obschon der Betreffende 2—3 Liter Wein und 4—5 Gläschen Schnaps täglich zu sich nahm. Leberabscesse entstehen nicht selten, besonders in den Tropen durch Alkohol. Unter 300 solcher Kranken fand sich diese Ursache in 67,5 pCt. Bei Frauen kommen dieselben höchstens in 6 pCt. der Fälle vor.

Seitens des Gefässsystems entsteht häufig allgemeine Arteriosclerose und Muskelhypertrophie der kleinen Gefässe. Auch bei Thieren, die längere Zeit Alkohol erhielten, fand sich atheromatöse Entartung der Aorta. Tachykardie und Dyspnoe sah man in Begleitung der Alkoholneuritis. Bisweilen wird bei Trinkern der Puls klein, fadenförmig und aussetzend, die Herzthätigkeit unregelmässig. Bei der Section findet man das Herz von Säufern mit einer dicken Fettschicht umgeben und selbst fettig entartet oder auch durch Fettimport verfettet. Der linke Ventrikel ist meistens hypertrophisch. Pericarditis und Pleuritis können ebenfalls Folge übermässigen Alkoholgenusses sein.

Störungen seitens der Sinnesorgane.

Der Sehapparat kann in sehr verschiedenem Grade plötzlich oder in allmählich sich steigernder Weise in Mitleidenschaft gezogen werden. Trinker, deren Appetit nicht oder nur sehr wenig gelitten hat, leisten dieser Erkrankung Widerstand, während solche, die ihre normale Verdauung eingebüsst haben und einen chronischen Magencatarrh besitzen, in grösster Gefahr stehen, zu erkranken. Die Symptome treten ein-, meist aber doppelseitig auf. Sie finden sich am häufigsten bei Individuen jenseits des 30. Jahres und können bis 15 Jahre bestehen. Erblindung scheint nicht oder doch höchst selten vorzukommen. Bindehautcatarrhe sind häufig. Partielle Xerosis der Conjunctiva bulbi fand sich 4 Mal bei 1000 Kranken in Form kleiner, xerotischer Dreiecke nach aussen am Limbus corneae. Viele dieser Kranken klagen über einen Schleier, oder Flimmern, oder lästigen Schimmer vor den Augen. Selbst mittleren Druck können sie in der Nähe nicht lesen, während sie auf die Entfernung hin noch eine ziemliche Sehschärfe besitzen, die aber in kurzer Zeit sinken kann. Die Herabsetzung der Sehschärfe steht zu der Krankheitsdauer in keinem Verhältniss, und kann $3/4$ bis $15/200$ ja selbst $6/200$ betragen. In manchen Fällen ist das Sehvermögen nach monatelangem Bestehen der Krankheit fast normal, in anderen mit kurzer Dauer ist es stark herabgesetzt.

Als ein wichtiges Kennzeichen wird angegeben, dass die Kranken die Fähigkeit, Distancen zu schätzen, verlieren. Es soll dies durch ein Zittern des Accommodationsmuskels hervorgebracht werden, da der Gegenstand bald entfernt, bald nahe, bald gross, bald klein erscheint[1]. In 1000 Fällen kam Pupillenerweiterung verschiedenen Grades auf beiden Augen 25 Mal vor; die Reaction der Pupillen auf Licht war 25 Mal sehr gering und 10 Mal war reflectorische Pupillenstarre vorhanden. Doppelseitige Abducenslähmung fand sich in 3 Fällen, 13 Mal nystagmusartige Zuckungen beim Versuch die Grenzen des Blickfeldes zu erreichen, und 2 Mal ausgesprochener Nystagmus[2]. Auch Ptosis kommt neben Nystagmus und Abducensparese vor und ebenfalls nyctalopische Symptome. Solche Kranke geben an, am Abend, in der Nacht oder im Schatten deutlicher als in der Helligkeit zu sehen. Seltener sind Polyopie und Myosis.

Die Störungen des Farbensinns in einem begrenzten centralen Theil des Gesichtsfeldes, centrales Farbenscotom, bildet ein hervorragendes Symptom dieser Erkrankung. Es kann auch bei demselben Menschen und sogar bei demselben Auge peri- und paracentral liegen. Bisweilen fehlen centrale Farbenscotome ganz. Einheitliches lässt sich über die Gestalt der Scotome nicht angeben. Man sah sie mit rundlicher, polyedrischer oder selbst längsovaler Abgrenzungsfigur, häufig vom Mariotte'schen Fleck durch ein normales Intervall geschieden. Innerhalb derselben schwinden Roth und Grün oder werden undeutlich, während Blau häufig richtig gesehen wird. Unter 80 centralen Farbenscotomen wurde 50 Mal ein solches für Roth und Grün auf beiden Augen, 3 Mal nur an einem Auge und mehrfach für Roth oder Grün an einem oder beiden Augen beobachtet[3]. Manchmal entsteht auch ein centrales Farbenscotom für Blau, sehr selten für Gelb, während Roth und Grün erkannt werden. Die Farbenempfindung im Bereiche des Scotoms ist entweder ganz aufgehoben in der Weise, dass die betreffenden Farben für Grün oder Weiss angegeben oder für eine andere Farbe gehalten werden. Roth erscheint meistens als Gelb, Braun, seltener als Grün oder Blau, Grün wird für Gelb gehalten, Gelb für Grün oder Roth. Die Farbenblindheit kann abwechselnd verschwinden und wieder auftreten. Zuweilen kommen kleinere, absolute centrale Gesichtsfeldlücken vor.

Gesichtsfeldbeschränkungen von der Peripherie her wurden von einzelnen Untersuchern sehr selten, von anderen häufig beobachtet. Es kommen Einengungen für Grün, Roth und Blau oder für einzelne dieser Farben vor. Die Schwarz-Weissgrenze wurde häufig concentrisch eingeengt gefunden. Das Einrücken der Blaugrenzen läuft derjenigen der Schwarzweissgrenze voraus.

In frischeren Fällen fehlt ein pathologischer Augenspiegelbefund. Unter 1000 Untersuchten war dies bei 28, in denen die Sehstörungen nicht über 8 Wochen gedauert hatten, der Fall. In nicht

---

[1] Galezowski, L'Union médic. 1877. No. 27.
[2] Uhthoff, Archiv f. Augenheilk. Bd. XXXII. p. 95 u. XXXII. 257.
[3] Brauchli, Die d. Tabak u. Alkohol verurs. Intoxicat. 1889. p. 17, 20, 28 ff.

wenigen dieser Fälle fand sich eine leichte, aber deutliche Trübung der Papille ohne Abblassung ihrer temporalen Hälfte, mehrmals eine ausgesprochene Hyperämie, meistens eine partielle Anämie. Es ist die temporale Papillenhälfte, die eine solche weissliche Verfärbung erkennen lässt. Unter 1000 Alkoholikern fand sie sich 139 Mal. Selten kommt ausser ihr noch eine deutliche Abblassung, sowie eine Trübung der inneren Papillentheile vor. Die Trübung beschränkt sich entweder auf die Papille oder trifft auch die angrenzenden Retinalpartieen. Auch wurden Retinalhämorrhagieen, complicirt mit epileptischen Krämpfen, die wohl auch als directe Blutungsursache anzusprechen sind, beobachtet.

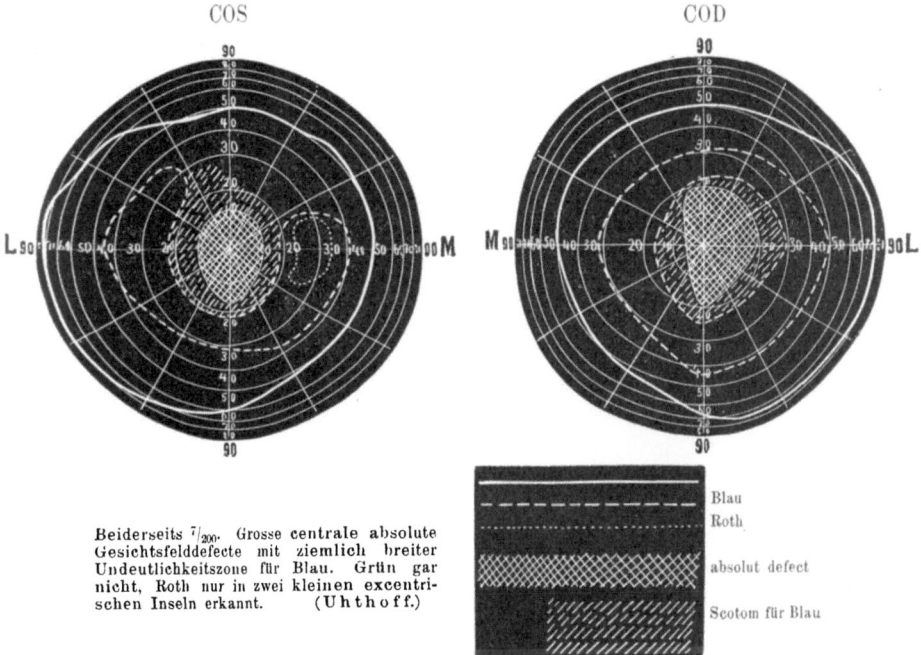

Beiderseits $^7/_{200}$. Grosse centrale absolute Gesichtsfelddefecte mit ziemlich breiter Undeutlichkeitszone für Blau. Grün gar nicht, Roth nur in zwei kleinen excentrischen Inseln erkannt. (Uhthoff.)

Genaue Untersuchungen einschlägiger Fälle ergaben das Vorhandensein verschiedener Entwickelungsstufen der Neuritis retrobulbaris alcoholica, welche als Ursache der Amblyopie anzusehen ist.

So fand man in einem Falle in beiden Sehnerven einen erkrankten Strang, der sich von der Papille bis zum Tractus opticus verfolgen liess. Es handelte sich um den Folgezustand einer chronisch entzündlichen Wucherung des Zwischenbindegewebes der ergriffenen Opticuspartieen mit Kernvermehrung des interstitiellen verdickten Gewebes und Vermehrung und Neubildung von Gefässen, welche starke Blutfüllung und verdickte sclerotische Wandungen zeigten. Der Wucherung entsprechend waren die Maschenräume manchmal bis zum Verschwinden verengt und an deren Stelle war derbes sclerotisches Bindegewebe getreten. Trotzdem fanden sich selbst in den narbenähnlich geschrumpften Massen noch einzelne gesunde Nervenbündel.

Heilungen werden erzielt. Die Prognose richtet sich nach der Möglichkeit der Enthaltung von dem Genussmittel. Stärkere Einengung der Schwarz-Weissgrenze lässt nur eine zweifelhafte, und die schlechteste Prognose die Fälle zu, die mit sehr starker Reduction der Aussengrenzen verlaufen.

Man beobachtet hierbei Uebergang in Atrophie. Einengung in Farbengrenzen berechtigt, wenn nicht eine Farbe völlig fehlt, und wenn die Aussengrenzen nicht oder nur unbedeutend eingeengt sind, zu einer guten Prognose. Gänzliches Fehlen von Roth oder Grün bedingt nur, wenn die Aussengrenzen eingeengt sind, eine sehr zweifelhafte Prognose. Hier ist gar keine oder eine nur sehr geringe Besserung zu erwarten. Das ophthalmoskopische Aussehen der Sehnervenpapille giebt keine Anhaltspunkte für die Prognose. Fälle, die das typische Bild der Intoxicationsamblyopie boten, endigten mit Atrophie, während andere, welche ophthalmoscopisch kaum anders als Atrophie gedeutet werden konnten, normal wurden. Die Entziehung oder Einschränkung des Alkoholgebrauches ist erforderlich. Einträuflungen von Eserin, Bromkalium innerlich, Pilocarpin- und Strychnininjectionen, mässige Blutentziehungen an den Schläfen, locale electrische Behandlung werden empfohlen. Die Rückbildung der Scotome erfolgt gewöhnlich von der Peripherie nach dem Centrum. Es kann dieselbe aber auch vom Fixirpunkt aus vor sich gehen. Die Sehschärfe bildet sich entweder mit der centralen Farbenstörung gleichmässig zurück oder überholt die letztere.

Auch Gehörsstörungen kommen vor. In einem Falle, in dem ein Farbenscotom mit functioneller Amblyopie, wahrscheinlich als Theilerscheinung einer sensorischen Anästhesie vorhanden war, war auch die Gehörsschärfe sehr herabgesetzt und Geruch und Geschmack fehlten ganz.

Störungen seitens des Nervensystems.

Säufer werden arbeitsscheu, vernachlässigen, je länger ihre Leidenschaft dauert, um so mehr auch Berufs- und Familienpflichten, vergeuden eigenen und fremden Besitz, um ihrem Laster fröhnen zu können. Die Willenskraft fehlt, um dem unaufhaltsamen Unheil einen Widerstand entgegenzusetzen. Im weiteren Verlauf schwinden das moralische Bewusstsein und die Begriffe von Tugend und Ehre; das Urtheil wird getrübt und das Gedächtniss leidet. Collisionen mit der Schicklichkeit, der Gesellschaftsordnung, dem Strafgesetz entstehen. Das Individuum hat zeitweilig Depressionsgefühle, Scham oder Ekel vor sich selbst. Eine erneute Alkoholdosis verscheucht diese wieder.

Aus den mannigfaltigen, zeitweilig sogar bei demselben Individuum verschiedenartigen Reiz- und Ausfallserscheinungen hat man seit sehr langer Zeit gewisse Typen zusammenzufassen gesucht. Dieselben stellen nur Nothbehelfe zur Orientirung dar, gestatten aber keine scharfe Abgrenzung. Die alkoholische Hysterie zeigt je nach dem Individuum und der Zahl und Intensität der Symptome ein verschiedenes Aussehen. Man beobachtet: Hemianästhesie, Apoplexie, Schwindel, hysteroepileptische Anfälle, die Möglichkeit des Hervorrufens solcher Anfälle von hysterogenen Zonen aus (Musc. sterno-mastoideus), Verdunkelung der Sinne, Verwirrtheit nach den Anfällen mit Grössenideen und Hallucinationen, Bestehen von Lordotonus während der Anfälle[1]), umschriebene Contracturen, Hemichorea und Stummheit, wie sie auch bei mercurieller oder saturniner Hysterie vorkommen. Es ist nicht ausgemacht, ob der Alkohol die nur bei vorhandener Disposition veranlassende oder die essentielle Ursache darstellt. Die alkoholische Epilepsie weicht in der Gestalt der Anfälle nicht von der gewöhnlichen

---

1) Guillemin, Annal. médico-psychologiques. 1888. Mars. p. 230.

Epilepsie ab. In den freien Intervallen ist selbstverständlich der Alkoholismus erkennbar. Die Anfälle eröffnen mitunter den letzteren. Meist jedoch erscheinen sie erst im Verlaufe anderer Symptome des Alkoholismus, wie Kopfschmerzen, Gedächtnissschwäche, Tremor, Schmerzen in den Gliedern. Bald schliessen sie sich an einen acuten Excess an, bald entstehen sie bei voller Nüchternheit. Kinder und Erwachsene können davon befallen werden.

Ein zum Trunke verführter 4 Jahre alter Knabe bekam Krämpfe, nachdem er sich Tags zuvor betrunken hatte. Trotzdem er dem Alkoholeinflusse nun ganz entzogen wurde, wiederholten sich die Anfälle in anfangs längeren, später kürzeren Intervallen. Immer war vorwiegend die linke Körperhälfte ergriffen. Schnell nahm auch der geistige Verfall zu. Schliesslich gesellte sich Lähmung der unteren, dann der oberen Gliedmassen mit Intentionszittern und Articulationsstörungen beim Sprechen hinzu. Bei der Section fand sich ein Schwund der eigentlichen Nervenelemente, an deren Stelle überall fast am ganzen Grosshirn, vorwiegend an Hinterhaupts- und Scheitellappen eine interstitielle Wucherung der Neuroglia und Fettkörnchenzellen traten.

Eclampsia infantum kann durch directe oder indirecte Zuführung von Alkohol, z. B. durch die Milch der Säugenden, zu Stande kommen.

Das grösste Interesse hat der, gewöhnlich multiple, als Alkoholneuritis (Neurotabes peripherica — Pseudotabes alcoholica) bezeichnete Symptomencomplex erregt. Die anfänglichen Stadien dieses Zustandes werden oft übersehen und nur die späteren, besonders die Schmerzen und die Ataxie veranlassen ärztliche Hülfe aufzusuchen. Die Ursache dieser Erkrankung wird auf Grund anatomischer Befunde in die peripherischen Nerven verlegt, obschon zweifellos auch Fälle vorkommen, in denen das Gehirn und das Rückenmark in Mitleidenschaft gezogen ist[1]). Dieser Zustand kommt bei solchen, die viel oder wenig Alkohol, aber täglich und regelmässig zu sich nehmen, vor. Das Entstehen und der Ablauf desselben vollziehen sich im Gegensatz zur Tabes schnell. In einem Fall dauerte die ganze Erkrankung bis zum Tode nur 6 Wochen. Manchmal erscheint sie, nachdem Krämpfe vorangegangen sind, und nicht selten ist sie von Oedemen, ähnlich der Phlegmasie, aber ohne venöse Obliteration begleitet. Die Gelenke können anschwellen[2]). Auch Geistesstörungen, Delirium tremens, Demenz, besonders Gedächtnissschwäche für Jüngst- und Längstvergangenes, Gemüthsabstumpfung oder volle Amnesie, Tachycardie, Dyspnoe werden in Gemeinschaft damit beobachtet. Die Prognose ist nicht ganz ungünstig zu stellen. Der Beginn der Erkrankung ist in die Muskeln zu verlegen. Die Kranken klagen über ein Gefühl von Mattigkeit, Schwäche in den Gliedern, die an den Beinen fast lähmungsartig werden kann, Zittern, sowie über Reissen an verschiedenen Körpertheilen. Bald macht sich die Lähmung bemerkbar. Die unteren Gliedmassen sind am stärksten betheiligt. Die Muskeln des Gesichts, der oberen Brust und des Rückens können unbetheiligt sein. Streck- und Beugemuskeln nehmen an der Lähmung Theil. So fand sich z. B. in einem Falle an den oberen Extremitäten Strecklähmung, Schreibestellung, später auch Parese der Beuger der Handmuskeln, schlaffe Paraplegie der Beine, besonders der Streckmuskeln und transi-

---

1) Tiling, Allgem. Zeitschr. f. Psychiatrie. 1890. Bd. 46. p. 233.
2) Krüche, Deutsche Medicinalzeitung. 1884. p. 229.

torische leichte Spannung[1]). Die Muskeln werden atrophisch und entsprechend dem Muskelschwund geht die Kraftverminderung vor sich. Mit der Lähmung verbinden sich meistens Schmerzen. Die Muskeln werden gewöhnlich auf Druck empfindlich. In späteren Stadien entsteht Schmerzhaftigkeit spontan durch endogene Reize. Druck auf die Nervenstämme kann auch schmerzhaft sein. Die Druckempfindlichkeit von Muskeln und Nerven kann auch fehlen, obschon nach dem Tode die Untersuchung deutliche Neuritis ergiebt. Der Muskelsinn und das Muskelbewusstsein kann leiden. Störungen des Lagesinns sind z. B. beobachtet worden.

Nachdem die genannten Symptome einige Zeit bestanden haben, zeigt sich das Romberg'sche Symptom, Schwanken bei geschlossenen Augen; Gehen und Stehen wird erschwert; der Gang ist schwankend, breitbeinig, leicht stampfend, steif, mit deutlichem Hahnentritt, die Füsse werden nach vorn und aussen geworfen. Gehen diese Leute im Halbdunkel eine Treppe hinauf, so hört man bei jedem Schritte die Fussspitze gegen die nächstobere Treppenstufe anstossen. Es besteht ferner Unfähigkeit sich zu orientiren, Schwindelgefühl beim Blicken gegen die Decke. Das Bild der Tabes ist vollkommen. Denn auch Ameisenlaufen, reissende, aufblitzende, durchschiessende Schmerzen kommen in fast allen Fällen zu Stande. In einem Falle fand sich auch eine leichte Parese an einem Musculus thyreo-arytaenoideus. Die Muskeln zeigen an den verschiedensten Körperstellen, z. B. im Peroneusgebiet und dem Tibialis posticus Entartungsreaction zuweilen nur für AnSZ bei normaler Nervenerregbarkeit[2]). Ueber den Zeitpunkt, wann die Sehnenreflexe leiden und schwinden und die Hautsensibilität Veränderungen erfährt, lässt sich keine allgemein zutreffende Feststellung machen, da dies in frühen oder späteren Stadien geschehen kann. Die Hautsensibilität ist fast niemals normal und kann nicht nur an den paretischen, sondern auch an den von motorischer Störung nicht heimgesuchten Gebieten alterirt sein. Die Tastempfindung ist herabgesetzt oder fehlt ganz[3]). Anästhesie an einzelnen oder mehreren Körpertheilen mit verlangsamter Schmerzleitung und Parästhesie kommen vor. Analgesie kann namentlich an den unteren Extremitäten in unregelmässig fleckartig vertheilten Bezirken[4]), aber auch an nicht paretisch getroffenen Nerven bestehen. Von abnormen Sensationen sind Hitze- und Kältegefühl und Kriebeln zu erwähnen. Druck- und Temperatursinn werden bisweilen verändert gefunden. Die Blase und der Mastdarm können functionell ebenfalls leiden.

Der anatomische Befund bei dieser Erkrankung besteht im Wesentlichen in einer degenerativen Atrophie der peripherischen motorischen Nerven mit Vermehrung der Kerne des interstitiellen Bindegewebes. Die Achsencylinder zerfallen, das Mark ist klumpig geballt, viele Fasern geschwunden. Bis in die intramuskulären Zweige hinein setzt sich die Veränderung fort. In einem Falle war sie am ausgesprochensten am N. peroneus, cruralis, radialis, saphenus major. Auch das endo- und perineurale Binde-

---

1) Thomsen, Archiv f. Psychiatrie. 1890. Bd. 21. Heft 3. p. 806.
2) Remak, Archiv f. Psychiatrie. 1885. Bd. XVI. H. 1. p. 240.
3) Standish, Boston medic. and surg. Journ. 1886. Vol. CXIV. 2. Apr. p. 361.
4) Strümpell, Medicin. Gesellsch. zu Leipzig. Sitzung 25. Nov. 1885.

gewebe kann erkrankt sein[1]). In den Muskeln fand sich starke interstitielle Wucherung, die Muskelfasern stark atrophisch, daneben aber auch hypertrophisch, ferner leere Sarcolemmaschläuche, Fettanhäufung u. s. w. Myositis kann sicherlich selbstständig und gleichzeitig mit der Nervenentartung zu Stande kommen. In einer Untersuchung fanden sich die Muskelprimitivbündel von den verdickten epineuralen Lamellen umwachsen, eingeengt und zum Druckschwund gebracht (Neuritis fascians). In dem grösseren Theil der bisherigen, untersuchten Fälle wurde das Rückenmark frei von Veränderungen gefunden. Bei einem an Lungentuberkulose gestorbenen Säufer, welcher Ataxie, erloschene Patellarreflexe, lancinirende Schmerzen und Druckempfindlichkeit der Muskeln aufwies, ergab die Section Degeneration der Goll'schen Stränge, am stärksten in der Medulla oblongata und im Halsmark, geringe Degeneration der seitlichen Hinterstrangpartieen im untersten Dorsalmark, ferner eine sehr mässige Erkrankung der hinteren Wurzeln am mittleren und unteren Dorsalmark und eine sehr geringe Betheiligung der hinteren Lendenmarkwurzeln[2]). In einem anderen Falle fand sich Atrophie der Vorderhornzellen und überall zerstreute amyloide Concretionen im Rückenmark[3]). Bei einem Kranken, der seit mehreren Jahren täglich einige Liter Nordhäuser Kornbranntwein getrunken hatte und der schwere Symptome davontrug, ergab die Untersuchung eine atrophische Degeneration geringen Grades in den Nerven der unteren Extremität, Degeneration des Vaguskernes und Blutungen in die Gegend des Oculomotoriuskernes.

Geistesstörungen. Mit mannigfachen anderen Symptomen des Alkoholismus vergesellschaften sich diese. Man beobachtet u. A. Amnesie und bei schnellem Anlaufe der Erkrankung Verwirrtheit. Diese schwindet, sobald die Krankheit in ruhigere Bahnen einlenkt. Paranoia entsteht meist acut und läuft zuweilen rasch oder subacut ab. Wahnvorstellungen begleiten spätere Stadien der Alkoholneuritis. Demenz, Verblödung findet sich bei hochgradig erkrankten Alkoholisten. Zu jeder Entartungsrichtung der letzteren gehört, wie man, nicht unbestritten, annahm, eine Gruppe von seelischen Störungen, deren einzelne Aeusserungen sich untereinander combiniren können. Die erste häufigere Gruppirung ist: Delirium potatorum, Dementia simplex, resp. Dementia paralytica, die zweite: Ferocitas, resp. Melancholia alcoholica, resp. Paranoia acuta und chronica. Bei beiden spielt ätiologisch die hereditäre Belastung eine Rolle und zwar bei der ersten das Säuferthum, bei der anderen ausgesprochene Seelenstörung. Das Quartalsaufen (Dipsomanie) wird als eine periodische Melancholie angesehen. Der Kranke trinkt, um sich von quälenden Wahnvorstellungen und Empfindungen zu befreien[4]).

Zu der acuten Steigerung des chronischen Alkoholismus, die man als Delirium tremens bezeichnet, oder zu etwas anders gearteten melancholischen oder maniakalischen Zuständen, geben Gemüthsbewegungen, acute körperliche Erkrankungen, wie Kopfverletzungen, Beinbrüche, Lungenentzündung, Verringerung oder starke Steigerung der Alkoholdosen den directen Anlass. Der ganze Anfall kann auch nur aus einer Reihe von Träumen bestehen. Es ist dies der sogenannte Somnambulismus der Säufer oder „Trancestate". Dieser Zustand findet sich meist nur bei epileptischen Alkoholisten. Der Kranke weiss später nichts

---

[1] Eichhorst, Archiv f. path. Anatomie. 1888. Bd. CXII. p. 237.
[2] Vierordt, Archiv f. Psychiatrie. 1886. Bd. 17. Heft 2. p. 365.
[3] Schaffer, Neurologisches Centralbl. 1889. No. 6. p. 156.
[4] Kirn, Deutsche med. Wochenschr. 1884. p. 545.

von dem, was er in jenem Zustande begangen hat. Das gewöhnliche Delirium tremens, das auch bei an Alkohol gewöhnten Kindern vorkommen kann, verläuft mit oder ohne Fieber. Gewöhnlich überschreitet die Körperwärme nicht 38°; höhere Temperaturen bilden ein gefährliches Symptom. Ebenso ist die Prognose schlecht zu stellen, wenn Tremor über die gesammte Muskulatur verbreitet ist und einzelne Muskeln zucken. Leichter Tremor der Hände und der Zunge ist fast immer vorhanden. Das Erkrankungsbild beherrschen Sinnestäuschungen. Alle Sinnesapparate können daran betheiligt sein. Am häufigsten sehen und fühlen solche Kranken Ungeziefer, Ratten, Mäuse, Phantome, Brände, Schlachten. Subjective Täuschungen können sich hierbei mit äusseren, wirklich aufgenommenen Sinneseindrücken vereinigen und die Täuschungsgebilde dadurch Dimensionen, Färbung und Localisation erhalten. So ruft z. B. Percutiren Gehörsstörungen hervor. Der Kranke glaubt Schimpfworte zu hören, die von der percutirten Fläche ausgehen. Verfolgungswahn und Zerstörungswuth sowie langanhaltende Schlaflosigkeit gesellen sich zu den Hallucinationen und Illusionen. In einer Form, die als melancholische bezeichnet wurde, treten besonders Selbstmordideen, Selbstanklagen schrecklicher Verbrechen, Klagen, Jammern als Krankheitsäusserungen hervor. Noch grausigere Bilder entwickeln sich in der stupiden Form des Deliriums. Proportional der Intensität der Delirien zeigt sich in 40 pCt. der Fälle Albuminurie[1]), seltener bei gewöhnlichem, chronischem Alkoholismus. Meist endet das Delirium tremens mit Heilung, d. h. der Kranke fällt in den Zustand seines früheren Alkoholismus zurück. Auch Uebergänge in Demenz und andere Formen von Geisteskrankheiten kommen vor.

Der anatomische Befund an Säufergehirnen betrifft hauptsächlich die Hirnhäute. Man findet noch frische oder abgelaufene entzündliche Veränderungen mit Trübungen, Verdickungen, Schwartenbildungen, Blutungen in solche (Pachymeningitis haemorrhagica) und Verwachsungen. Die Dura mater kann partiell mit dem Schädeldache und der Pia und diese fest mit dem Gehirn verwachsen sein. Zu beiden Seiten des Sulcus longitudinalis finden sich zahlreiche, starke pacchionische Granulationen. In der grauen Substanz sind häufig punktförmige Blutungen sowie Herderkrankungen in Folge von fettiger Degeneration der Wand der kleinen Gefässe zu constatiren. Bisweilen findet sich Hydrocephalus.

Die Therapie des chronischen Alkoholismus kann eine prophylaktische oder eine curative sein. Die präventiven Maassregeln, die ihren strengsten Ausdruck in den Temperenzbestrebungen Englands und Amerikas gefunden haben, sind meiner Ansicht nach bisher nicht nur nicht erfolgreich gewesen, sondern haben viel grösseres Unheil gestiftet. Was früher öffentlich gethan wurde, übt man jetzt heimlich oder öffentlich unter einer Flagge, die dem Kenner sofort die Contrebande verräth. Damen spritzen sich aus eleganten Flacons Eau de Cologne oder anders parfümirten Alkohol in ihr Eiswasser und manche Apotheker z. B. in Jowa haben einen Alkoholabsatz, um den sie mancher europäische Schnapshändler beneiden würde. Das Schlimmere an dieser Aechtung des Alkohols ist aber das dadurch bedingte Sichhinwenden zu Mitteln, die schädlicher als der Alkohol sind, z. B. zum Aether[2]). Seufzt doch nunmehr ein Theil irländischer Bevölkerung unter dieser neuen Calamität, die nur der Feldzug gegen den Alkohol geschaffen hat! Was besonders ge-

---

[1]) Fürstner, Archiv f. Psychiatrie. 1875. Bd. VI. p. 755.
[2]) L. Lewin, Berliner klin. Wochenschr. 1891. No. 51.

rühmt wird: der Ersatz des Alkohol durch Kaffee und die Errichtung von Kaffeehäusern — es wird nur dann demjenigen, der einen Reiz durch das Getränk verlangt, von Nutzen sein und ihn vielleicht den Alkohol vergessen lassen, wenn der Kaffee vorzüglich ist, d. h. soviel wirksame Kaffeebestandtheile enthält, als zu einer Excitation erforderlich ist. Ich glaube bezweifeln zu müssen, dass der billige Kaffee der Kaffeehäuser dieser Anforderung entspricht. Dass aber auch andererseits der häufige Genuss des guten Kaffees für den menschlichen Organismus nicht unbedenklich ist, wird noch besprochen werden.

Die Alkoholfrage kann nicht von der umfangreicheren Frage der narkotischen Genussmittel überhaupt losgetrennt werden. Für den, der den Umfang der die letzteren betreffenden Gesichtspunkte kennt, ist es nicht zweifelhaft, dass Prohibitivmaassregeln auf diesem Gebiete nutzlos sein müssen. Man wird immer nur den Teufel durch Beelzebub und Beelzebub durch den Teufel austreiben. Gegen die Auswüchse des Alkoholismus und dessen Thaten schützen sich der Staat und die Gesellschaft durch Trinkerasyle resp. staatliche Detentionsanstalten für allgemeinschädliche, verbrecherische Alkoholisten. Diese sind als gehirnkrank anzusehen, sobald die Trunksucht lange besteht. Eine curative Therapie ist aussichtslos. Weder die Ekelkuren noch das so sehr seit Jahren gerühmte Strychnin noch der Hypnotismus ist im Stande, die Alkoholleidenschaft zu bändigen. Starre Entziehung schafft dem Kranken wenigstens für eine gewisse Zeit körperliche und geistige Ruhe und Erholung.

Coffeïn.

Die Nebenwirkungen von Coffeïn (Trimethylxanthin) und seiner, auch subcutan gebrauchten Doppelsalze, haben z. Th. in dem individuellen Verhalten des Kranken, z. Th. in der unzweckmässigen Dosis ihren Grund. Es giebt zweifellos eine Idiosynkrasie gegen das Mittel, so dass Nebenwirkungen gar nicht selten sind. Eine zu grosse Dosis kann die letzteren zu einer bedrohlichen Höhe anwachsen lassen. Uebelkeit, Erbrechen, Harndrang, starke Depression, Sausen im Kopfe, Ohnmacht, Unbesinnlichkeit, Muskelerschlaffung, auch Zitterkrämpfe, seufzende, langsame Respiration, Herzpalpitationen, Muskelstarre, Gefühllosigkeit an Rachen, Gaumen und Zunge und Schwellung der letzteren wurden hierbei beobachtet.

Die Einspritzung lässt örtlich ausser Brennen oder Schmerzen vereinzelt auch Induration oder Abscesse entstehen. Der Stickstoffwechsel wird durch medicinalen Coffeïn- oder Kaffeegebrauch gesteigert. Einzelne Individuen werden appetitlos, bekommen Druck im Epigastrium, Aufstossen, Uebelkeit, Erbrechen, Leibweh und Durchfall nach jeder Art der Coffeïnanwendung. Auch ein Kaffeeaufguss macht gelegentlich solche Störungen. Anschwellung des Leibes und Empfindlichkeit in der Blasen- und Milzgegend wurden noch einige Tage nach der Kaffeevergiftung beobachtet. Obschon die diuretische Wirkung des Coffeïns durch einen eigenthümlichen Reiz auf die Epithelien der Harnkanälchen zu Stande kommt, so ist bisher von einer unangenehmen Steigerung einer solchen Wirkung nichts bekannt geworden. Gelegentlich geht die Harnentleerung mit Brennen in der Harnröhre vor sich, oder es entsteht Ischurie. Vereinzelt wurde auch ein, der Höhe der angewandten Menge entsprechender Pruritis vulvae und ani und Minderung der Geschlechtserregbarkeit beobachtet. Herzklopfen, Ohnmachtszustände und Schwindel verdanken meistens einer zu grossen Dosis ihr Entstehen. In einigen Fällen sinkt die Pulszahl besonders stark, z. B. bei einem an Myocarditis Erkrankten von 120 auf 60 in der Minute. Flimmern vor den Augen, Amblyopie und vorübergehende Taubheit kommen bisweilen nach Coffeïn und Kaffeeaufgüssen vor. Durch Umschläge mit Theeblättern auf das Auge soll eine mit Schwellung und Röthung der Lidränder und Augapfelbindehaut einhergehende Conjunctivitis entstehen können. Die Carunkel und die Plica semilunaris zeigen sich dabei geschwollen und haben ein eigenthümliches glänzendes und durchscheinendes Aussehen[1]). Kopfschmerzen und Eingenommensein des Kopfes, Congestion nach dem Kopfe, unruhiger Schlaf oder Schlaflosigkeit, mehr oder minder heftiger Schwindel, klonische Muskelzuckungen bei jeder Bewegung[2]), sowie schwere, cerebrale Erscheinungen kamen als Coffeïnwirkungen vor. Nur einmal wird von einer totalen Anästhesie nach Kaffeegebrauch bei einer hochgradig hysterischen Frau berichtet[3]). Geistige Erregung ist ebenfalls als Nebenwirkung des Coffeïns beschrieben worden. Bei drei neuropathischen Kranken trat sie als Schlaflosigkeit und Delirien mit Hallucinationen auf, ebenso bei einem Diabetiker, der schwatzte, delirirte, brach, Hyperästhesie der Haut aufwies und dann in einen dem Coma diabeticum ähnlichen Zustand verfiel. In allen Fällen erfolgte Genesung.

Der Missbrauch coffeïnhaltiger Genussmittel.

Der Missbrauch des für unschädlich geltenden Kaffees kann körperliche und geistige Störungen nach sich ziehen. Ueberall da, wo man den Alkoholismus durch Einführung des Kaffees zu beseitigen bestrebt ist, machen sich die Folgen des Coffeïnismus bald bemerkbar. Vorzugsweise sind es Cardialgieen, Bleichsucht, Störungen in der Blutcirculation, und Hysterie, die als solche angesprochen werden. In Norwegen wurde in einigen Districten der Missbrauch so arg getrieben, dass man dort Antikaffeevereine gründete. Die Warnung vor dem Ueberhandnehmen des Kaffeegenusses ist berechtigt, da die Schädigung in manchen Fällen sich als so schlimm wie der Alkoholismus erwiesen hat[4]). Inwieweit dieselbe durch uncontrolirbare, sogenannte Surrogate erhöht wird, ist bisher nicht erwiesen worden. Das Bekanntgeben ihrer Zusammensetzung sollte verlangt werden. Gleich dem Kaffee verursacht der Missbrauch des Thees die analogen, schädlichen Folgen. Die Geschmacksverirrung, die z. B. ein Dienstmädchen bewies, als sie sich gewöhnte, täglich ein halbes Pfund Thee zu essen, rächte sich durch Symptome, die dem Delirium tremens ähnlich waren. Zu häufiger Genuss von Theeaufgüssen, oder das Kosten der Theeblätter durch sachverständige Theekoster, auch der Missbrauch der Kola und Guarana kann ähnliche Zustände zeitigen. Vielleicht hängt es mit diesem Berufe zusammen, dass die Theekoster die schwersten Syphilisformen bekommen. Angeblich werden besonders junge, anämische und geschwächte Individuen von dem Coffeïnismus ergriffen. Es trifft dies nicht zu, da auch robuste Menschen mit gefestigter Constitution diesem Einflusse unterliegen können.

---

1) Way, Centralbl. f. Augenheilkunde. 1889. p. 390.
2) Rugh, Jahresber. der ges. Medicin. 1896. I. p. 346.
3) Legendre, La France médicale. 1883. No. 50.
4) F. Mendel, Berliner klin. Wochenschr. 1889. No. 40.

Man beobachtet anfangs Röthung, dann Blässe des Gesichtes zumal bei professionellen Theekostern. Es entstehen ferner einzeln oder in wechselnder Combination: Kältegefühl an Händen und Füssen, Abschwächung des Geschmacks und Geruchs, Trockenheit im Halse und Constrictionsgefühl, Schmerzen im Epigastrium, weit ausstrahlende Magenschmerzen, besonders bei Frauen, Störungen im Appetit und der Verdauung, Erbrechen, etwa in der Hälfte der Fälle Verstopfung, auch Diarrhoe und angeblich auch Leberschwellung resp. Lebercirrhose bei Theekostern. Kaffeemissbrauch soll auch Prostatitis hervorrufen können. Die Harnmenge ist eine Zeit lang vermehrt, dann vermindert. Das Sehvermögen wird geschwächt; bisweilen entstehen Diplopie und Ohrensausen. Herzpalpitationen quälen den Kranken und der Puls ist meist beschleunigt, selten verlangsamt, klein, unregelmässig. Hypertrophie des linken Ventrikels soll durch diese Ursache entstehen können. Die Athmung ist in manchen Fällen erschwert. Bei einigen Individuen bildet sich eine Angina pectoris heraus. Schon Stokes sah bei einem Menschen, der viel Thee trank, heftige Anfälle von Präcordialangst, verbunden mit dem Gefühl herannahenden Todes auftreten.

Die meisten dieser Thee- und Kaffeetrinker aus Leidenschaft oder Beruf klagen über Kopfweh und werden Neurastheniker. Der Schlaf ist schlecht oder fehlt. Jedes Geräusch ist ihnen unangenehm oder lässt sie zusammenschrecken; sie klagen über Hyperästhesieen, oder partielle Anästhesie, sind unlustig und wegen eines allgemeinen Schwächegefühls und Herabsetzung der Muskelkraft auch unfähig zur Arbeit, und meist in deprimirter Gemüthsstimmung. Zeitweilig macht sich bei Einigen Muskelzittern und eine nervöse Erregung bemerkbar. Im weiteren Verlaufe des Leidens können auch Störungen der Intelligenz auftreten. Gehörshallucinationen wurden als constantes oder nur ausnahmsweise entstehendes[1]) Symptom bezeichnet. Dass ein dem Delirium tremens ähnlicher Zustand durch ein chronisches Uebermaass von Kaffee entstehen kann, nachdem Niedergeschlagenheit, Schwäche und gichtische Schmerzen vorangingen, wusste man schon im Anfang dieses Jahrhunderts. Von motorischen Störungen kommen Zittern der Hände und Convulsionen, seltener Lähmungen zur Beobachtung.

Coffeinsulfosaures Natrium (Symphorol) erzeugte bei Kranken stechende Schmerzen im Hinterkopfe, Flimmern vor den Augen, Schwarzsehen, Brechneigung und Erbrechen.

Cacao. Die als Genussmittel viel gebrauchten Samen von Theobroma Cacao enthalten als wirksamen Bestandtheil Theobromin. Es giebt Menschen, die eine Idiosynkrasie gegen das Mittel haben. Sie bekommen dyspeptische Symptome, Cardialgieen, Pyrosis und Amblyopie.

Liquor Ammonii caustici.

Schon die gewöhnliche Ammoniakflüssigkeit (10 pCt.) kann unangenehme Folgen und selbst den Tod, z. B. nach Einspritzung in cavernöse Angiome, veranlassen. Das Ammoniak dringt nach Aufbringen auf die Haut in diese ein, erzeugt Hitze, Brennen und Schmerzen und auch die objectiven Zeichen einer erysipelatösen Entzündung, die mit Abschuppung oder mit seröser Ex-

---

1) Eloy, L'Union médicale. 1886. p. 917.

sudation und Blasenbildung endet. Ist die verwandte Lösung reich an Ammoniak, so geht die Abtödtung der Gewebe sehr schnell vor sich. Es bildet sich unter starken Schmerzen ein weicher Aetzschorf, der ziemlich weit in die Tiefe greift. Wird bei Anwendung dünner Lösungen die Verdunstung des Gases gehindert, so entsteht bald eine Blase resp. ein Aetzschorf. Es ist begreiflich, dass die Einspritzung einer solchen, Colliquation erzeugenden Substanz in das Unterhautzellgewebe auch in wenig concentrirter Gestalt unangenehme Wirkungen hervorrufen kann. So beobachtete man hiernach — es war ausserdem noch der Vorderarm gewählt worden — eine dunkelrothe Infiltration nebst Brandblase. Am folgenden Tage mortificirte ein entsprechendes Stück der Haut, welches sich nach 2 Wochen abstiess. Auch Einspritzung von Ammoniakflüssigkeit zwischen die Bruchenden bei Pseudarthrose rief Brennen, Stechen und Anschwellung hervor. Die zugänglichen Schleimhäute werden gereizt. Catarrhalische Erkrankung der Schleimhäute, der Luftwege, Husten und eventuell Glottiskrampf können nach Einathmung von grösseren Mengen, wie sie zur Wiederbelebung bisweilen in unzweckmässiger Weise angewandt werden, auftreten. Bei sehr gesunkener Athmung können solche Einathmungen ein Aufhören derselben veranlassen. Nach dem Einnehmen von Ammoniakflüssigkeit auch in eingehüllter Form mit Schleim oder Gummi arabicum, stellt sich oft Kratzen und Brennen im Halse, Aufstossen, Appetitstörung, auch Kollern in Leibe, Eingenommensein des Kopfes und Kopfweh ein.

Camphora.

Es ist zweifellos, dass für den Laurincencampher eine individuelle Verschiedenheit sowohl hinsichtlich des Entstehens von Wirkungen wie Nebenwirkungen Einfluss haben kann. Es giebt Kranke, die auf eine kleine Menge Campher in jeder Anwendungsart mit Erbrechen und Krämpfen reagiren. Abgesehen hiervon scheint die Resorption vom Mastdarm ganz besonders schnell und vollständig vor sich zu gehen, so dass Nebenwirkungen dadurch leichter bedingt werden können, als durch Resorption vom Magen aus. Mit der Höhe der Dosis wächst die Möglichkeit für eine Schädigung des Körpers durch Campher. Die Aufnahme desselben in den Kreislauf geschieht in jedem Aggregatzustande und von Wundflächen und Schleimhäuten aus. Die Resorption vom Unterhautzellgewebe aus im Collaps ist sehr klein und sollte deswegen unterlassen werden. Die Ausscheidung erfolgt zum Theil unverändert durch die Lungen, in die Milch, zum Theil durch den Harn in Gestalt mehrerer Camphoglycuronsäuren.

Oertliche Berührung des Camphers mit Wunden und Schleimhäuten ruft je nach der Dauer der Einwirkung Brennen, Schmerzen und Entzündung hervor. Vereinzelt kam auch Gewebszerfall durch eine spirituöse Campherlösung zu Stande. So machte man wegen einer Contusion des Daumens, häufig die Compresse wechselnd, Umschläge mit Spiritus camphoratus. Dadurch bildeten sich oberflächliche, schwärzliche, inselartig an der Berührungsfläche entstehende Brandschorfe von Linsen- bis 2 cm Grösse. Nach Einbringung in das Unterhautzellgewebe findet sich nicht selten Röthung der Einstichstelle. War Campheröl gebraucht worden, dann können auch Knoten entstehen, besonders wenn die Flüssigkeit nach der Injection nicht gehörig verrieben wurde. Eine durch Verdunsten dick und trübe gewordene spirituöse Lösung erzeugt ebenfalls leicht Schmerzen und zuweilen auch Abscedirungen. Die Lösung von Campher in Paraffinum liquidum giebt keine besseren Resultate.

Als resorptive Wirkung wird die Schweissabsonderung meistens nach Campheraufnahme verstärkt und nur dann fand sie sich vermindert, und die Haut auffällig trocken, wenn Kranke längere Zeit mit steigenden Dosen des Mittels behandelt wurden. Auf der Mundschleimhaut erregt der Campher einen beissenden, später brennenden Geschmack und ein, bis zum Magen herabsteigendes Gefühl von Kälte. Bei längerem Verweilen desselben im Munde entstehen subjectiv und objectiv stärkere Reizerscheinungen. Jede Art der Anwendung kann Ekel und Erbrechen hervorrufen. Nach Einführung in Klystierform roch das Erbrochene nach Campher, so dass danach eine Ausscheidung in den Magen angenommen werden muss. Vereinzelt entstand auch nach medicinalen Dosen blutiges Erbrechen neben gastrischen Schmerzen. Anurie und Stranguric sind seltene Nebenwirkungen, ebenso Functionsstörungen in der Geschlechtssphäre. Der alte Spruch: „Camphora per nares castrat odore mares" ist eine Hyperbel. Dagegen kommen bisweilen nach Camphergebrauch wollüstige Träume, Brennen in der Harnröhre und im allgemeinen eine erhöhte Thätigkeit der Harn- und Geschlechtsorgane vor.

Bei Fiebernden wird die Herzthätigkeit häufig auffällig verlangsamt, während der Puls bei Nichtfiebernden schneller, voller und härter wird. Hysterische und Fiebernde scheinen besonders zum Collaps zu neigen. Der Puls wird klein, ungleich, aussetzend, auch wohl in der Zahl vermehrt, das Gesicht blass, der Blick starr, die Körperdecke kalt und selbst cyanotisch, die Athmung beengt oder so erschwert, dass die Kranken das Gefühl der Erstickung haben. Der Zustand kann $1/2$ Stunde dauern[1]). Auch ein mehrtägiger comatöser Zustand wurde beobachtet. Eine gewisse Gewöhnung an das Mittel kann insofern eintreten, als durch häufigeren Gebrauch die erstmaligen Collapssymptome nicht wieder aufzutreten brauchen. Pupillenerweiterung und einige Stunden dauernde Blindheit auf beiden Augen fand man bei einer Person, die auf jede Campherdosis zu allen Zeiten unangenehm reagirte. Nach Aufnahme einer übergrossen Dosis des Mittels entstand zeitweiliger Verlust des Sehvermögens, und nach der Wiederherstellung erschien noch ein Rückfall. Die Conjunctivae röthen sich bisweilen. Kopfschmerzen von sehr nachhaltiger Dauer und grosser Stärke, und damit vereint auch Schwindel, ev. eine geistige Exaltation, die sich bis zu Delirien steigern kann, kamen mehrfach zur Beobachtung. Krampfsymptome erschienen in den wenigen bisher beschriebenen Fällen, meist gleichzeitig mit Betäubung, als: Zittern der Lippen, tonische sowie klonische Zuckungen und in einem Falle, in dem die Dose zu hoch gegriffen war, auch als Opisthotonus mit Schaum vor dem Munde[2]). Auf solche Krämpfe der Glieder kann Lähmung folgen.

---

1) Callisen, Acta reg. societ. med. Havn. Vol. I. p. 418.
2) Aran, Bulletin génér. de Thérap. 1851. T. XLI. p. 164.

Strychnos nux vomica. Strychnin.

Seit Fouquier Strychnin enthaltende Präparate gegen Lähmungen empfohlen hatte, ist gerade diese Indication viel umstritten worden. Das Mittel hat sich als unwirksam erwiesen bei absoluten Lähmungen: multipler Gehirn- und Rückenmarkssclerose, amyotrophischer Seitenstrangentartung, chronischer progressiver Bulbärparalyse, Paralysis agitans, Tumoren des Gehirns und Rückenmarks. Ein Versagen kommt nicht selten auch nach der Verwendung für richtige Indicationen durch schlechte Beschaffenheit des Extr. Strychni vor.

Die Resorption des reinen Strychnins geht schnell, diejenige der galenischen Strychnospräparate etwas langsamer vor sich. Die Ausscheidung des Alkaloids erfolgt in unverändertem Zustande durch den Harn, in kleinen Mengen auch durch den Speichel und die Milch. Fraglich scheint es mir zu sein, ob die Leber das Alkaloid zurückhält. Leber- und Nierenkrankheiten vorgeschrittenen Grades erheischen gerade bei Alkoholikern, bei denen die Strychninbehandlung jetzt oft eingeleitet wird, wegen der Störung der Ausscheidung des Alkaloids durch die Galle und den Harn Vorsicht. Einzelne Individuen besitzen eine ausgesprochene Toleranz für das Mittel. So verbrauchte eine paralytische Frau im langsamen Aufstieg der Dose in 2 Monaten ca. 4 g des Alkaloidsalzes. Ich glaube, dass nur eine Gewöhnung an sehr allmählich sich mehrende Dosen eine solche Toleranz schaffen kann. Eine Gewöhnung ist auch geleugnet worden. Man behauptete, dass die Wirkung des Mittels sich nur langsam erschöpft und die Erregbarkeit des Kranken in dem Maasse zunimmt, als das Mittel öfter gegeben wird. Der Organismus gewöhne sich ebenso wenig an die Nux vomica, wie an giftige Solanaceen. Dass an Tropeïne Gewöhnung stattfinden kann, ist erwiesen. Ausserdem liegen aber Berichte vor, wonach Menschen, die sich durch das habituelle Kauen von Strychnossamen gegen die Cholera schützen zu können glauben, keinerlei unangenehme Folgen dadurch an sich erfahren. Immerhin stellt eine solche Gewöhnung ein ausnahmsweises Verhalten dar und setzt als Bedingung einen gesunden Harnabsonderungsapparat voraus.

Viel häufiger findet man dagegen eine nur angedeutete oder ausgesprochene cumulative Wirkung, falls die einzelnen Dosen in zu schneller Aufeinanderfolge oder in zu schneller Steigerung gereicht werden. Ein neuer Reiz wirkt ein, während der alte noch nicht ausgeglichen ist. Als ein junger Epileptiker erst 0,01, dann 0,015 bis 0,06 g täglich erhalten hatte, erschien, obschon ein freies Intervall von 5 Tagen seit dem Einnehmen der letzten Dosis verstrichen war, am 6. Tage Strychnintetanus, an dem er starb. In einem anderen Falle hatte ein Arzt 5 Monate lang Strychninsulfat ohne Beschwerde genommen, bis er eines Tages plötzlich bei Tisch Tetanus bekam und an diesem zu Grunde ging. Selbst 14 Tage nach dem Aussetzen des Mittels sollen noch Krämpfe entstehen können. Es sei hier erwähnt, dass sich starke Raucher gegen die Strychninwirkung in gewissen Grenzen refractär verhalten sollen. Nebenwirkungen des Strychnins sind besonders Kinder zugänglich, weswegen bei ihnen der Gebrauch desselben sehr eingeschränkt werden sollte. Unglücksfälle nach Einspritzung des Alkaloids gegen diphtheritische Lähmungen sind mehrfach beobachtet worden. Auch

Kranke mit Apoplexia sanguinea scheinen gegen Strychnin besonders empfindlich zu sein[1]). Früher betrachtete man frische Exsudate, Blutungen in die Centralorgane oder Nervenscheiden, Hyperämieen dieser Theile, sowie Neigung zu Congestionen, als Zustände, die besondere Vorsicht bei dieser Therapie erheischten, oder sogar Contraindicationen darstellten. Es ist vielleicht auch kein Zufall, dass einige tödtlich abgelaufene Strychninbehandlungen Herzkranke betrafen. Vorsicht wird auch hierbei angezeigt sein, Verschlimmerung bestehender Lähmungen durch Strychnin wurde mehrfach beobachtet. Hier war die Art der Lähmung unbekannt. Somit lässt sich auch kein Urtheil darüber gewinnen, ob es sich um die für diese Behandlung geeigneten oder ungeeigneten Lähmungen gehandelt hat.

Kommt salpetersaures Strychnin auf eine Wunde, so röthet sich diese, veranlasst Jucken und dann brennenden Schmerz. Auch in der Umgebung der Wunde wird eine stechende Empfindung wahrgenommen. Unerträgliches und hartnäckiges Jucken beobachtete man auch als resorptive Strychninwirkung nach mehrmaligem Gebrauch des Mittels. An der Haut machen sich ferner Schweisse bemerkbar. Manche Kranke bekommen Congestionen nach dem Kopf, und das Gesicht und die Augenlider können anschwellen. Die Haut färbt sich bläulich-roth. Bisweilen entstehen Hautausschläge. 1. Erythem. Dasselbe nahm in einem Falle ein scharlachähnliches Aussehen an und schwand mit dem Aussetzen des Mittels.

2. Vesiculöser Ausschlag.

Einen solchen fand man z. B. bei einem Manne, der einige Zeit hindurch gegen Lähmung Pillen aus Extractum und Pulvis nucum vomic. erhalten hatte. Unter Fieberschauern stellte sich am 12. Tage des Gebrauches am rechten Arme starke Röthe und Geschwulst ein. Es bildeten sich Eiterbläschen, die einen fast zusammenhängenden Ausschlag darstellten, sich nach und nach fast über den ganzen Körper verbreiteten und nach etwa sechstägigem Bestehen unter Abschuppung schwanden. Noch zwei Mal erschien diese Hautveränderung, als wieder continuirlich die angegebenen Pillen gereicht wurden. Es ging ihr jedesmal ein vorübergehendes Ersteifen des betreffenden Theiles voran. Ein viertes Mal hatte der Ausschlag eine krätzeartige Beschaffenheit.

In anderen Fällen entstand der „frieselähnliche Ausschlag" unter Jucken und Schweiss. Ein neuerdings beschriebener Fall, in dem ein Herpes circinatus auftrat, nachdem Strychnin aber auch Bromkalium verabfolgt waren, ist vielleicht dem letzteren zuzuschreiben.

Starker Durst, Brennen im Schlunde, Schmerzen im Magen, Verdauungsstörungen, Uebelkeit, Kolikschmerzen und Durchfall erscheinen in einigen Fällen allein oder neben anderen Symptomen, nach Resorption von Strychnin. Nicht unmöglich ist es, dass eine Ausscheidung von Strychnin auf die freie Fläche des Magens stattfindet. Auch Harndrang, und nach grösseren Dosen Spasmus des Blasenhalses und Harnverhaltung kommen vor. Bisweilen wird der Blasentenesmus quälend. Die Geschlechtssphäre soll gewöhnlich durch das Mittel eine Reizung erfahren, Erectionen eintreten und auch bei Frauen der Geschlechtstrieb sich energischer regen. Die Menstruation soll dadurch befördert und Uteruscontractionen angeregt werden. Mehrmals fand sich Pulsverlangsamung und erschwertes Athmen, gelegentlich auch Röthung der Augen, Funkensehen und Ohrensausen.

---

1) Naunyn, Mittheil. aus der med. Klinik zu Leipzig. 1888. p. 137.

Das grösste Interesse erwecken die **Symptome seitens des Rückenmarks**, die am auffälligsten sind, und als charakteristisch für Strychnin angesehen werden können. Das Strychnin besitzt gewissermassen eine electrive Wirkung auf die motorischen Zellen des Rückenmarks. Der Grund hierfür wurde in einer grösseren Anziehung des Rückenmarks für das Alkaloid gesucht. In ihm fand man in Versuchen an Thieren mehr Strychnin als in Gehirn, Muskeln u. s. w.[1]). Zur Erklärung der Strychninwirkung bedarf es nicht dieser Thatsache; denn auch eine Summirung kleiner, in ihren Folgen nicht schnell ablaufender, durch das circulirende Gift ausgeübter Reize ist im Stande, die schwereren Nebenwirkungen des Strychnins hervorzurufen. Ausser Ameisenlaufen, Jucken und Kriebeln entsteht nicht selten ein lästiges Muskelspannungsgefühl, Schwere, Steifigkeit und Schwäche, auch wohl gelinde Schmerzen und leichte Vibrationen in den Gliedern. Meistens macht sich die Spannung in den Schläfen und dem Nacken bemerkbar. Die Kiefer werden gespannt und steif, gerade so, als wenn die Beweglichkeit ihrer Gelenke etwas gehindert würde. Die Steifigkeit verbreitet sich aber bald auch über andere Muskeln. Die Kranken vermögen die Brust nicht völlig zu erweitern und werden bei den tiefen Inspirationen durch eine Art allgemeinen Muskelkrampfes gehemmt. Doch ist diese Steifigkeit keine anhaltende, sondern verschlimmert sich vielmehr momentweise und springt von einem geringen Grade auf einen stärkeren oder sehr starken über. Diesen spasmodischen Contractionen geht oft ein von einem beträchtlichen Schauder begleitetes Frösteln voraus, dann stellen sich Parästhesieen und wohl auch elektrischen Schlägen ähnliche Schmerzempfindungen ein. Auch ohne solche prämonitorischen Symptome können plötzlich Krampfsymptome eintreten. Ein Kranker wurde, als er sich von seinem Sitze erheben wollte, wie vom Blitz wieder auf denselben zurückgeworfen und musste den Versuch, aufzustehen, zu seinem eignen und seiner Umgebung Schrecken aufgeben. Mehr als $1\frac{1}{2}$ Stunden kann dieser auch schmerzhafte Zustand dauern. Die hierbei wahrgenommene Empfindung wird vielfach als elektrische Erschütterung bezeichnet. Ueberraschen die letzteren den Kranken im Stehen, so ist es für ihn schwierig, sich im Gleichgewichte zu erhalten. Die Glieder werden so steif, dass an eine Bewegung nicht zu denken ist. Mit der Höhe der verabreichten Dosis steigt die Gefahr des Mittels, d. h. die Stärke der tetanischen Convulsionen. Mit diesen können auch ein bohrender localisirter oder allgemein verbreiteter Kopfschmerz, Schwindel und Ohrensausen auftreten. Die Prognose ist um so ungünstiger, je ausgedehnter die Zuckungen über Körpertheile verbreitet sind. Aber selbst in solchen Fällen, in denen das Gesicht blauroth gefärbt, oder todtenbleich, die Augen mit sehr erweiterten Pupillen hervorgedrängt, die Athmung röchelnd und alle Glieder vom Starrkrampf heimgesucht waren, trat Genesung ein, als schnell das endermatisch angewandte, z. Th. noch vorhandene Strychnin aus der Wunde entfernt, und Morphin verabfolgt worden war. Auch nach Einführung grösserer Mengen Strychnin in den Magen und selbst längerem Bestehen typisch ausgebildeter tetanischer Convulsionen kann Wiederherstellung erfolgen.

Eine eigenthümliche **Nachwirkung** des Strychningebrauches beob-

---

[1] Lovett, Journ. of Physiologie. 1888. Vol. IX. p. 99.

achtete man bei einem gelähmten jungen Mann. Er hatte mehrfach nach Strychnin krampfartige Erschütterungen bekommen. In der Nacht des dritten Tages, nachdem die letzte Strychnindosis genommen war, stellten sich wieder Krampfsymptome ein. Dieselben wiederholten sich von diesem Zeitpunkte ab mehrere Wochen lang anfangs mit tertianem, dann quotidianem Typus. In einem anderen Falle bestanden die Nachwirkungen anfangs nur in intermittirenden, klebrigen Schweissen, nach einer erneuten Verabfolgung in convulsivischen Anfällen, die in unregelmässigen Zwischenräumen bald morgens und abends, bald täglich, bald den zweiten oder dritten Tag mehr als zwei Monate hindurch sich einstellten. Im dritten Monat hörten die Convulsionen auf, während die Schweisse in unregelmässigen Typen fast mit gleicher Stärke immer wiederkehrten. Auch Jucken wird nach dem Aussetzen des Mittels noch beobachtet.

Brucin.

Dieses Alkaloid hat man mehrfach an Stelle des Strychnins innerlich (0,03—0,1 g) zu verwenden gesucht. Cumulative Wirkungen sollen demselben fehlen. Ein Theil der damit behandelten Kranken bekam im Magen eine lebhafte Wärmeempfindung, die sich bis zum Isthmus faucium fortsetzte und zuletzt einer intensiven Bitterkeit Platz machte. Bisweilen erschienen auch Magenschmerzen, Uebelkeit und für kurze Zeit Minderung des Appetits. Mit der Verminderung der Dosis oder nach dem Aussetzen schwanden diese Nebenwirkungen. Seitens des Centralnervensystems fand man Unruhe und nervöses Erregtsein für mehrere Stunden. Andere Kranke bekamen Ameisenlaufen in allen Gliedern und Kopfschmerzen. Diese Nebenwirkungen halten nur wenige Minuten an, wiederholen sich aber täglich. Steigen die Dosen über die Norm, dann stellen sich unwillkürliche Bewegungen in den Gliedern ein, Finger und Zehen sind Sitz von Extensionsbewegungen, aber niemals sieht man solche tetanische Starre wie nach Strychnin. Der Schlaf kann fehlen und auch Sehstörungen vorhanden sein. Bisweilen entstehen Anfälle, die sich aus drei Perioden zusammensetzen. Als Vorläufer erscheinen Gähnen, Gliederstrecken, abwechselnde Flexion und Extension der Finger, Erectionen, Neigung zum Erbrechen und allgemeine Schwäche. Das zweite Stadium dauert 5—10 Minuten und besteht in Steigerung der genannten Flexions- und Extensionsbewegungen, die sich auch auf die Beine, Schenkel, Zehen, Füsse und Finger erstrecken können und mit Schmerzen, sowie Fieber einhergehen. Daran schliesst sich Erschlaffung und Schwäche.

Herba Nicotianae. Nicotin.

Wesentlich beschränkt sich der arzneiliche Gebrauch des Tabaks schon seit vielen Jahrzehnten darauf, Darmentleerung herbeizuführen, wo diese aus Gründen der Darmatonie, oder von Unwegsamkeit behindert ist. Vielleicht hat gerade diese Eigenschaft der Droge früher den Ruf eines Alexipharmakon eingetragen. Im Laufe der Zeit lernte man ausser guten auch sehr unangenehme Wirkungen des Tabaks kennen, und es machte sich eine Reaction gegen seinen Gebrauch bemerkbar. Zahlreiche Todesfälle entstanden, sowohl in Folge der Einführung von Tabakaufgüssen in den Mastdarm als nach Anwendung von Tabaklinimenten gegen Favus am Kopfe, meist nach 1—3 Stunden unter Sprachverlust, Collaps und Krämpfen. Es ist zweifellos, dass solche schlechten Wirkungen wesentlich von der Höhe der Dosis des eingeführten wirksamen

Princips abzuleiten sind. Da aber die Tabakblätter in weiten Grenzen in ihrem Gehalt an Nicotin schwanken, so ist die Möglichkeit gegeben, mit derselben Menge der Droge sehr verschiedenartige Wirkungen zu erzielen. Es tritt dies gerade bei dem Tabak besonders unangenehm hervor, weil auch schon eine sehr kleine Menge Nicotin mehr, schwere Schädigung der Gesundheit erzeugen kann. Hierzu kommt, dass früher allgemein auch grössere Mengen der Blätter verordnet wurden, als es richtig ist. Infuse für die Rectalinjection sollten nicht stärker als aus 1—1,5 g Blättern gemacht werden.

Die Resorption des Nicotins aus dem Tabak geht schon von der gesunden, und ungleich mehr von der zerkratzten Haut aus vor sich. Das Aufstreuen von Tabakpulver auf den Kopf und den Leib, um Läuse zu vertreiben oder die Behandlung der Krätze mit Tabak und Seife hat manches Opfer gefordert. Auch hier beobachtete man schwere Prostration, Collaps, Schwindel, Zittern und Erbrechen. An der Haut entstehen bei empfindlichen Individuen nach der Einreibung des Tabaks in Salbenform Erytheme meist in Begleitung anderweitiger Nebenwirkungen. Ist Collaps eingetreten, dann bedeckt sich die Haut regelmässig mit kaltem, klebrigem Schweisse. Ekel, Erbrechen und Durchfall, letzterer auch nach äusserlicher Tabakanwendung, sind häufig. Gelegentlich erscheint Dysurie oder sehr häufiges Harnbedürfniss. Die Pupillen sind meistens verengt. Nach Aufstreuen des Blattpulvers auf den Kopf und nach Klystieren fand man Mydriasis neben anderweitigen Symptomen. Sehstörungen bis zur Blindheit neben Pupillenerweiterung und Unempfindlichkeit der Conjunctiva entstanden in einem Falle nach Gebrauch eines Tabakklystiers. Störungen der Herzthätigkeit begleiteten den Zustand. Die Amaurose dauerte 4 Stunden, die Pupillenerweiterung 12 Stunden[1]).

Am häufigsten leidet die Herzthätigkeit. Es erscheinen: Beängstigung, Ohnmacht und Collaps mit kleinem, schwachem, aussetzendem und langsamem, seltner rasend schnellem Puls; die Athmung wird beschwerlich und Erstickungszufälle, Singultus sowie Mattigkeit machen den Zustand zu einem gefahrdrohenden. Schwindel, sowie Kopfschmerzen begleiten denselben bisweilen. Bei einem Knaben entstand nach dem Rauchen eine Hämoptoë. Ein Mann, der wegen eines eingeklemmten Bruches ein Tabakklystier erhalten hatte, verlor fast in derselben Minute der Injection das Bewusstsein, schrie, dass die Tabakraucher sich aus dem Zimmer entfernen sollten, da der Tabakdampf ihm den Athem benehme, stierte dann vor sich hin und sprach irre. Erst nach einer Weile kehrte das Bewusstsein wieder. Auch Zittern einzelner Glieder oder des ganzen Körpers, schwere mit Schmerzen verbundene Convulsionen sowie Trismus wurden beobachtet.

Der Nicotinismus.

Von dem Augenblicke an, wo man um die Mitte des sechszehnten Jahrhunderts aus Amerika heimkehrende spanische Seeleute Tabak rauchen sah, war ein neues Genussmittel eingeführt. Lobel berichtet, nachdem er die Art des Rauchens beschrieben: „inspirando fumum sugunt, unde sibi famam sitimque sedari, vires instaurari, spiritus exhilari

---

[1] Wilkinson, Medical chronicle. 1889. March.

asserunt." Zur Zeit des dreissigjährigen Krieges rauchte man in Deutschland trotz behördlicher Verfehmung des Krautes. So stark wie die Macht eines narkotischen Genussmittels sind selbst alle Regierungen der Welt nicht, da sie selbst schliesslich von ihm unterjocht werden. Nicht alle Menschen sind widerstandsfähig genug, mässig im Genusse zu bleiben, und deswegen haben sich seit geraumer Zeit Klagen darüber erhoben, dass der längere und stärkere Gebrauch des Tabaks im Stande sei, allmählich anwachsend, schwere Functionsstörungen in mancherlei Körpergebieten hervorzurufen, deren Umfang man erst jetzt zu würdigen begonnen hat.

In toxischer Beziehung kommen beim Rauchen andere Basen und Kohlenoxyd nur in untergeordnetem Masse in Betracht. Das Nicotin überwiegt an Bedeutung. Die Gefahr chronischer Erkrankung liegt in abnehmender Stärke: in dem Cigarren-, Cigaretten-, Pfeifen-, Wasserpfeifen-Rauchen. Die Variationen des Cigarren- oder Cigarettenrauches wie: Schlucken des Rauches, Einathmen desselben, das kalte Rauchen, das in Kauen, Beissen, Saugen der nicht brennenden Cigarre besteht, können erschwerend und beschleunigend für das Entstehen von unangenehmen Symptomen wirken. Auch der häufige oder gewohnheitsmässige Aufenthalt in mit Tabakdampf erfüllten Räumen kann krankmachend wirken. Das gleiche gilt vom Schnupfen, nach dem man hysterische Zufälle, Uebelkeit, Dyspepsie u. A. m. hat entstehen sehen, und vom Tabakkauen. Selbst der in Nordamerika beliebte „dipping snuff" führt gelegentlich nicht nur zu örtlichen Entzündungen, sondern kann auch Nicotinismus erzeugen. Die Neger zerkauen das Ende eines Zweiges zu einer Art Pinsel, tauchen diesen fortwährend in eine kleine Schnupftabaksdose und reiben damit Zahn und Zahnfleisch ein.

Sehr reizbare schwächliche Individuen vertragen den Tabak chronisch besonders schlecht. Im Allgemeinen kann man sagen, dass meistens erst ein Jahrzehnte langer übermässiger Genuss zu typischem Nicotinismus führt. Gewöhnung findet in ziemlich grossem Umfange statt, dagegen halte ich es für ausgeschlossen, dass dadurch Immunität gegen die Gefahren des Nicotinismus erzeugt werden kann. Nicht wenige Menschen vertragen dieses Genussmittel freilich 10—20 Jahre und noch länger, wenn sie nicht schnelle Steigerung der Tagesmengen vornehmen. Indess keine Zeit der Toleranz ist lang genug, um das schliessliche Erscheinen des Nicotinismus auszuschliessen. Besonders sind wir aber nicht darüber unterrichtet, inwieweit durch diesen Genuss die Disposition für gewisse Erkrankungen gegeben wird, die dann in voller Intensität erscheinen, wenn eine auch nur unbedeutende Gelegenheitsursache einwirkt. Gerade diese Seite klinischer Forschung ist bis jetzt wenig gepflegt worden. So habe ich die Ueberzeugung, dass es für gewisse Störungen in der Herzfunction keine fruchtbarere Veranlassung als diese giebt. Als ich nach einer Vorlesung über Nicotin eine zu Versuchen gebrauchte, noch etwas Nicotin enthaltende Pravaz'sche Spritze auf dem Vorlesungstisch liegen liess und eine Pause für eine sich anschliessende zweite Vorlesung machte, spritzte ein zu dieser gekommener Zuhörer aus Spielerei die Spritze in meinem Trinkglas aus. Ich trank davon und hatte, abgesehen von schweren acuten Störungen noch ca. 3 Wochen lang Anfälle von Herzschwäche und Irregularität der Herzthätigkeit. Es ist wohl richtig, dass man trotz des Rauchens ein sehr hohes Alter erreichen kann, aber es ist vielleicht ebenso richtig, dass viele Menschen kein hohes Alter erreichen, weil sie dem Tabakgenuss im Uebermaasse fröhnen.

Symptomatologie des Nicotinismus.

Seitens der Haut kommt Jucken und ein Erythem zur Beobachtung. In einem Falle dehnte sich die Juckempfindung über den Hals, das Brustbein und die Gegend zwischen den Schulterblättern aus und damit verband sich ein ausgesprochenes Gürtelgefühl und Respirationsstörungen. Das Erythem bestand in einer stark fleckigen Röthe des Gesichts und des ganzen Halses. Die Geschmacksnerven werden abgestumpft. Bei $1/3$ aller Raucher besteht eine Angina granulosa. Der Zusammenhang vieler Fälle von Leucoplakie mit Nicotingebrauch ist höchst wahrscheinlich. Jedenfalls ist er mindestens so sicher wie der angenommene Zusammenhang zwischen Leukoplakie und Syphilis bei manchen Menschen. Für die Beseitigung des Einwurfs, dass nur relativ so wenige Raucher von dieser Affection befallen werden, und deshalb der ursächliche Zusammenhang nicht richtig sein kann, werden die vielen Beweise dieses Werkes für die Möglichkeit absonderlichster, individueller Wirkungen fremder Stoffe wohl Genügendes leisten. Appetitlosigkeit, Gefühl von Völle und Schmerzen im Epigastrium[1]), morgendliches Erbrechen, sehr selten Blutbrechen in Folge anatomischer Magenveränderungen, sowie Störungen in der Darmentleerung kommen häufig vor. Das Verschlucken des „Rauchspeichels" kann die vorgenannten Wirkungen hervorrufen[2]). Dem übermässigen Rauchen von Tabak wurde früher ein besonderer Einfluss auf das Entstehen von Pancreasleiden zugeschrieben.

Die Harnsecretion ist meist vermehrt. Rauchende Frauen leiden häufig an Menstruationsstörungen. Bei Cigarrenarbeiterinnen wurde Abort beobachtet. Abschwächung des Geschlechtstriebes und Impotentia coeundi kommen beim Manne vor.

Am häufigsten stellen sich Störungen in der Herzthätigkeit, besonders bei denen ein, die direct importirte Cigarren rauchen. Man beobachtet: Herzklopfen ev. mit Beklemmung, ferner eine durchschnittlich höhere Pulszahl wie bei Nichtrauchern, Arhythmie, Aussetzen des Pulses ohne einen nachweisbaren Herzfehler, nicht selten auch Präcordialangst, sowie der Angina pectoris sehr ähnelnde Zufälle. Der Zusammenhang mit dem Tabakrauchen wurde mehrfach dadurch sicher erwiesen, dass mit der Entziehung des Genusses dieses Symptom schwand. Bei Matrosen, die sich häufig in engen, verschlossenen, mit übermässigem Rauch erfüllten Schiffsräumen aufhalten und dazu noch Tabak kauen, findet sich diese Störung nicht selten. Gesellen sich hierzu Athembeschwerden, so kann daraus das Bild eines Asthma cardiacum entstehen. Es wird angenommen, dass der Tabak eine Neuritis des Plexus cardiacus bewirke, die sich durch retrosternale Schmerzen auf der Höhe des 3. Intercostalraumes kundgebe[3]). Zeitweilig treten bei solchen Menschen Symptome

---

1) Favarger, Wiener med. Wochenschr. 1887. p. 323, 360 u. ff.
2) Dornblüth, Volkmann's Samml. klin. Vortr. No. 122.
3) M. Peter, Leçons de Clinique médicale. 1869. T. II. p. 500.

auf, welche als Folgen der geschwächten Herzthätigkeit (weakened heart) aufzufassen sind. Der bisher vollkommen rüstige Mann wird plötzlich leistungsunfähig, wenn grössere körperliche Anstrengungen, z. B. auf Gebirgstouren, gefordert werden. Ohnmachtsanfälle und Collaps kommen ohne nachweisbare anderweitige Ursache selbst bei gut gewöhnten Rauchern vor, meistens wenn zufällig ein gehaltreicherer Tabak als bisher geraucht wird. Das Entstehen von Sclerose der Coronararterien, sowie Hypertrophie des linken Ventrikels kann dadurch begünstigt werden, vielleicht auch Myocarditis und fettige Degeneration.

Besonders das Cigarrettenrauchen und das Heraustreiben des Rauches aus der Nase kann Reizungen der Nasenschleimhaut, Hypertrophie, Congestion und Erweiterung ihrer Gefässe veranlassen. Aber auch schon einfaches Cigarrenrauchen erzeugt bisweilen einen sogenannten vasomotorischen Schnupfen[1]) mit Kitzel in der Nase, wiederholtem Niesen und sehr bedeutender Secretion. Die Geruchsempfindung kann beeinträchtigt oder ganz geschwunden sein. Die Epiglottis findet sich häufig im Zustande chronischer Hyperämie oder Entzündung, ebenso die Stimmbänder und die Kehlkopfschleimhaut. Die Stimme ermüdet leicht. Trachea und Bronchien nehmen bisweilen an dem Catarrh höher gelegener Organe Theil. Auch blutiger Auswurf soll dadurch entstehen können. Häufiger sind Dyspnoe mit Husten und asthmaähnliche, in Intervallen auftretende erschwerte Athmung, ev. mit aussetzendem Herzschlage. Die Lungencapacität soll bei Rauchern viel geringer als bei Nichtrauchern sein.

Jede Art der Tabakaufnahme, auch excessiver Gebrauch von Kautabak, kann Störungen am Auge hervorrufen. Als begünstigende Momente für die Nicotinamblyopie werden allgemeine Schwächezustände, übermässige Sommerwärme, geistige Ueberanstrengung etc. angegeben. Die Prognose ist im Allgemeinen gut zu stellen[2]), wenn Verringerung oder Aussetzen des Genusses stattfindet. Von 14 solcher Kranken sah man alle genesen. Ein Mann, der nur die beiden letzten Nummern der Jäger'schen Scala lesen konnte, wurde in allmählicher Besserung in 15 Monaten hergestellt. Auch selbst da, wo völliger Verlust der Roth- und Grünempfindung vorhanden ist, kann noch Restitution erfolgen. Unter 18000 Augenkranken fand man die Nicotinamblyopie 21Mal, und unter 204 Fällen retrobulbär-neuritischer Sehnervenaffection war 53 Mal der Tabak die Ursache[3]).

Die Augenerkrankung scheint sich meistens doppelseitig, schnell oder langsam, gelegentlich auch monocular zu entwickeln. Bei vielen der davon befallenen Menschen besteht eine besondere Idiosynkrasie gegen den Tabak. Sie haben einen schmutzig-gelblichen, „tabakfahlen" Teint. Die Pupillen sind meistens eng und reagiren auf Licht selbst in Fällen schwerer Sehstörung. Vereinzelt fand man Thränenfliessen und im Stadium der Reizung eine leichte, spastische Retraction der Oberlider. Es handelt sich gewöhnlich um eine relative, centrale Gesichtsfeldstörung, ein centrales Scotom für Roth und Grün, bisweilen auch in geringem Umfange für Blau. In einigen Fällen kommt es zu partiellem oder völligem Verlust der Roth- und Grünempfindung in den peripherischen

---

1) Treymann, Berliner klin. Wochenschr. 1884. p. 687.
2) Galezowski, Annales d'hygiène publ. 1884. 3. Sér. T. XI. p. 47.
3) Uhthoff, Archiv f. Ophthalmologie. 1887. Bd. XXXIII. p. 257 ff.

Theilen des Gesichtsfeldes, und vereinzelt findet man, meist in Verbindung mit Alkoholismus, kleine, absolute, centrale Gesichtsfelddefecte, umgeben von zunächst einer blaublinden und darauf noch grösseren roth- und grünblinden Zone bei im Wesentlichen normalen Aussengrenzen der Gesichtsfelder für Weiss. Ausnahmsweise kann der absolute centrale Defect auch grösser sein. Die Aussengrenzen der Gesichtsfelder werden in der Regel normal befunden. Bei abnormer Ausdehnung der centralen Gesichtsfeldlücken sollte auch eine Einschränkung der peripherischen Grenzen zu Stande kommen. Die Möglichkeit hierfür ist für blaue und weisse Objecte erwiesen[1]).

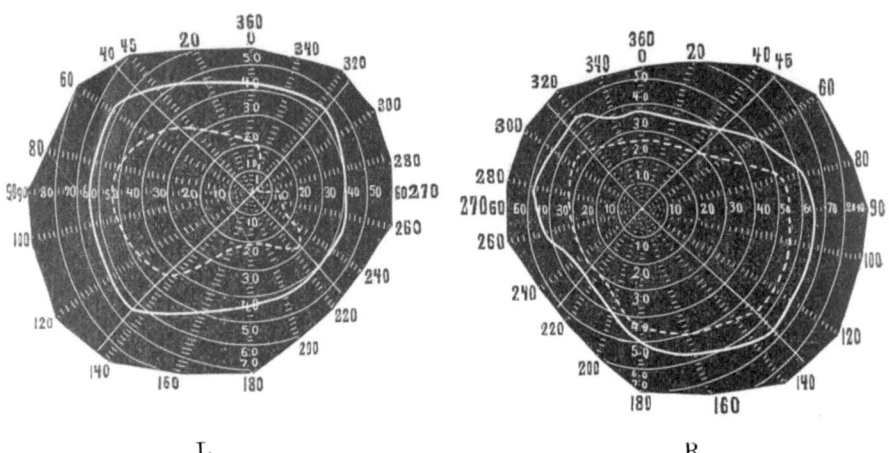

L.   R.

Raucher. Beiderseits Finger in 2—3 m. Binocular in 4 m. Nur Blau erkannt. Nasale Hälfte trübroth, noch etwas erhaben; temporale stahlgrau. Reduction für Schwarz-Weiss. Einengung von Blau. Fehlen von Roth und Grün. ——— Aussengrenzen. .... Blau. (Brauchli)

Die Form der Scotome war in relativ zahlreichen Fällen jene typisch horizontal ovale, elliptische, nach aussen weiter als nach innen vom Fixirpunkt reichend, so dass letzterer ungefähr den einen Brennpunkt der Ellipse bildet, die Grenzen des Scotoms aber annähernd mit denjenigen des normalen Gesichtsfeldes parallel laufen. Man glaubte, dass der reinen Tabakamblyopie ein paracentral gelegenes, relatives Scotom zukäme, der Alkoholamblyopie ein pericentrales oder dass doch das paracentrale Scotom bei Tabak relativ häufiger sei[2]). Dies ist unrichtig, da beide Formen bei jedem dieser Zustände vorkommen können. Erblindung scheint nur äusserst selten einzutreten. Bei einer Anzahl solcher Kranken sah man die Sehschärfe nicht unter $6/200$ sinken. Andere Beobachter fanden an ihrem Material eine bedeutende Herabsetzung der Sehschärfe bei binocularer Amblyopie, verbunden mit Hemeralopie[3]), und bei monoculärer Amblyopie auch schliesslich absolute Amaurose (30 resp. 50 Cigarren täglich), oder auch eine Abnahme der Sehkraft bis zum Schattensehen.

---

1) Brauchli, Ueb. d. durch Tabak erz. Intoxikationsamblyopie. Zürich 1890. p.30.
2) Hirschberg, Deutsche Zeitschr. f. prakt. Medicin. 1878. No. 18.
3) Galezowski, Le mouvement médical. 1877. No. 27.

Neben der Minderung der Sehschärfe soll sich noch ein Phänomen einstellen, das als „Contraste successif des couleurs" bezeichnet worden ist. Wenn man dem Kranken mehrere Farben zu gleicher Zeit vorzeigt, vermag er dieselben nicht zu erkennen, wohl aber wenn man jede Farbe einzeln bestimmen lässt. Er erkennt z. B. Blau; legt man aber schnell Gelb hinzu, so sieht er Grün. Wegen der gesteigerten Sensibilität der Retina bleibt der Eindruck der blauen Farbe so lange, dass eine Vermischung des hinzukommenden Gelb mit Blau zu Grün stattfindet. Auch eine Neigung zu Nachbildern und gelegentlich gleichnamiges Doppeltsehen wurden beobachtet. Raucher sollten in der Dunkelheit schlechter sehen, doch ist das Gegentheil häufiger angegeben worden.

Die Rückbildung der Scotome erfolgt in allmählicher Verkleinerung von der Peripherie nach dem Centrum. Bei ovalem Scotom sah man aber auch erst den Fixirpunkt frei werden und den neben dem Centrum nach aussen gelegenen Theil des Scotoms zuletzt verschwinden resp. lange beharren. Die Sehschärfe hält mit der centralen Farbenstörung oft gleichen Schritt, kann aber fast voll sein, während Scotom für Roth und Grün noch besteht und den Fixirpunkt mit einschliesst. Trotz Ermässigung des Cigarrenverbrauches und selbst nach völliger Enthaltung kann nicht nur nicht Besserung, sondern noch einige Wochen lang Verschlimmerung und dann erst Wiederherstellung erfolgen[1]. Ophthalmoskopisch erkennt man meistens eine atrophische, milchige Verfärbung der temporalen Papillentheile. Es ist wahrscheinlich, dass es sich stets dabei um ausgesprochene anatomische Veränderungen interstitiell neuritischen Charakters im Sehnervenstamm handelt. Die Gefässe wurden auch verdünnt gefunden.

Seitens des Gehörorgans fand man Tubenschwellung und Congestion der Trommelhöhle mit ihren Folgezuständen. Die Kranken klagen über Ohrensausen und andere Binnengeräusche sowie Abnahme des Gehörs. Bei den höheren Graden des Nicotinismus kommt es zu Parese und Paralyse der Hörnerven und damit zu unangenehmen Gehörsstörungen, Ohrensausen etc. Vielleicht handelt es sich hier auch um neuritische Processe.

Das Centralnervensystem kann in einer oder der anderen seiner mannigfachen Functionen ebenfalls leiden. So wurde die Beobachtung gemacht, dass in höheren Schulen die Nichtraucher bessere Fortschritte als Raucher, namentlich die starken Raucher, machten. Wo Kinder von 9—15 Jahren rauchten, fand man Abnahme der Intelligenz, Faulerwerden und Neigung zu geistigen Getränken. Leidenschaftliche Raucher leiden nicht selten an Kopfdruck, Schlaflosigkeit, ausnahmsweise an Schlafsucht, trüber Stimmung, Unlust, auch Unfähigkeit zur Arbeit und Schwindel. Wird bei nüchternem Magen geraucht, dann ist der Schwindel am stärksten. Es sind gewöhnlich solche Raucher, die auch an Angina, Anorexie und unregelmässigem Puls, Schläfen-Kopfschmerzen, Dyspnoe, Constriction in der Brust u. s. w. leiden. Der Kranke fühlt eine eigenthümliche Leere, hat die Empfindung, als sollte er das Bewusstsein verlieren, macht die grössten Anstrengungen sich zu sammeln, vermag es aber nicht. Die Bewegungen werden unzusammenhängend und die Sinnesorgane empfangen täuschende Eindrücke. Alles scheint

---

[1] Filehne, Archiv f. Ophthalmologie. Bd. XXXI. 2. p. 1.

dem Kranken in drehender Bewegung zu sein. Auch Neuralgien können durch dieses Leiden hervorgerufen werden. Bei einem Arbeiter, der 40 Jahre in einer Tabakmanufactur beschäftigt war und Tabakpräparate viel berührte, fand sich Anästhesie an den unteren Gliedmassen neben motorischen, später die Form einer Hemiplegie annehmenden Störungen[1]. Unsicherheit in den Bewegungen, selbst Anzeichen einer Ataxie, lähmungsartige Schwäche der Sphincteren, Zittern, sowie vereinzelt Krampfsymptome kommen ebenfalls vor.

Nicotinpsychosen sollen bei Rauchern selten, häufiger bei Schnupfern, noch häufiger bei Tabakkauern sein. Das Prodromalstadium dauert ca. 3 Monate und hat als Symptome: Allgemeines Unwohlbefinden, Unruhe, Angst, Schlaflosigkeit, Unlust, Depression, oft mit religiöser Färbung. Weiterhin kommt es zu Präcordialangst und daran schliesst sich die Psychose mit 3 Stadien: 1. Hallucinationen in allen Sinnen, Wahnvorstellungen mit Neigung zum Selbstmord, trübe Stimmung, Schreckanfälle und im Anschluss daran Gewaltthätigkeiten und Schlaflosigkeit; 2. Gehobene Stimmung, leichter maniakalischer Zustand, angenehme Hallucinationen, und nach etwa 2—4 Wochen Abspannung, auf die später wieder ein maniakalischer Zustand folgt; 3. die Intervalle zwischen Aufregung und Abspannung werden kürzer, der Kranke wird empfindlich und leicht reizbar, hat aber im Uebrigen für seine Umgebung keine sonderliche Aufmerksamkeit. Die Auffassung und das Gedächtniss leiden[2]. Wird der Tabak ausgesetzt, so kann im ersten Stadium die Heilung in 5—6 Monaten erfolgen, im zweiten Stadium erfordert sie 1 Jahr und im dritten ist keine zu erwarten. Es wird abzuwarten sein, ob diese etwas apodiktischen Angaben Bestätigung erfahren werden.

Bei der Section eines Nicotinisten fiel besonders die Anämie des Gehirns sowie der vollkommen blutleere Zustand des Herzens auf.

Die Therapie des Nicotinismus hat in erster Reihe die Entziehung des Genussmittels anzustreben. Dies scheint meistens zu gelingen. Jodkalium, Laxantien, warme Bäder sollen die Ausscheidung des etwa im Körper noch vorhandenen Giftes beschleunigen helfen. Gegen den Schwindel wurden subcutane Aetherinjectionen empfohlen, gegen die Amblyopie: Strychnin oder Extr. nuc. vomicarum und Extr. Hyoscyami oder Quecksilberbijodid und Pilocarpininjectionen, die letzteren auch gegen die Gehörsstörungen. Raucher, die Herzstörungen haben, sollen lange Zeit Castoreum mit Valeriana und leichte Ableitungen auf den Darm gebrauchen.

Faba Calabarica. Physostigmin.

Die Physostigminsalze färben sich in Lösung nach nicht langer Zeit bei Einwirkung von Luft und Licht röthlich bis tiefbraunroth. Ob mit der Rothfärbung eine Aenderung oder Verlust mancher Wirkungen verknüpft ist, lässt sich nach den bisherigen Beobachtungen kaum beantworten. Thierversuche geben darüber keine entscheidende Auskunft. Die anfänglich erregende, später lähmende Wirkung auf die Muskulatur, die Athmung und den Darm sah ich in gleicher Zeit auch bei Anwendung dunkelrothbrauner Lösungen entstehen. Dies schliesst nicht aus,

---

1) Gilbert et Letulle, Brit. med. Journ. 1889. 16. Nov. p. 1125.
2) Kjelberg, Internat. medicin. Congress zu Berlin. 1890.

dass die Stärke der Wirkung zumal auf die Athmung eine Aenderung erfahren und manches andere, beim Thiere nicht erkennbare Symptom als Nebenwirkung beim Menschen dadurch bedingt werden kann. Wie andere Arzneistoffe schafft auch dieses nicht immer den erwünschten Erfolg, bisweilen, wie bei Epilepsie[1]), Verschlimmerung bestehender Krankheiten und häufig Nebenwirkungen. Für das Entstehen der letzteren kommt sicherlich auch die Beschaffenheit des benutzten Präparates in Frage. Extracte und Tincturen sind sehr ungleichmässig und deshalb schon wegen ihres wechselnden Gehaltes an Alkaloiden unzuverlässig. Aber auch das Physostigmin. salicylicum kommt nicht in immer gleicher Beschaffenheit, oft stark calabarinhaltig, in den Handel. Die Dosen desselben sind bisher meist zu hoch gegriffen worden, soweit es sich um Bekämpfung von Hyperkinesen handelte; sie sollten anfänglich $^1/_{10}$ mg nicht übersteigen. Individuelle Verschiedenheiten bei gewissen Krankheiten können auch zu Nebenwirkungen führen; doch steht diese Ursache an Bedeutung gegen die vorgenannten weit zurück.

Bringt man das Calabarextract oder das Physostigmin in das Auge, so durchdringen sie die Cornea, werden in den Augenflüssigkeiten vertheilt und wirken direct auf Iris und Tensor ein. v. Graefe fand, dass unmittelbar nach Instillation einer Lösung des alkoholischen Extracts in Glycerin, je nach der Individualität der betreffenden Person und der Concentration des Mittels schwankend, ein Beissen im Conjunctivalsack mit entsprechender Reflexwirkung auf den Orbicularis und die Thränensecretion entsteht. Später, wenn die Myosirung und die Accommodationsveränderungen beginnen, klagen die Kranken über eine peinliche, spannende Empfindung theils längs des Aequator bulbi, theils vor demselben in der Gegend des Ciliarkörpers. Andere geben ein nervöses Wehe im ganzen Augapfel an, welches nach Art der Ciliarneurose längs der Supraorbitalnerven ausstrahlt und sich auch wohl migränenartig auf die entsprechende Kopfhälfte verbreitet. Es wird hierbei unentschieden gelassen, ob sich bei diesen Schmerzen der Spasmus im Tensor oder Sphincter mehr betheiligt. Mehrfach wurde auch nach einer solchen Behandlung heftige Conjunctivitis beobachtet. Es giebt Kranke, die trotz wochenlangen Fortgebrauches des Eserinum sulfuric. keine Nebenwirkungen bis auf ein leichtes Gefühl von Brennen nach der Einträuflung empfanden. Brachte man aber Eserin-Vaselin in das Auge, so wurde dies nicht so gut vertragen und es erschien gleich anfangs Reizung des Auges mit ziemlich heftigem Gefühl von Brennen[2]). Ein Lidkrampf entstand bei einer Dame, die bei Cataract in jedes Auge etwas von einer Lösung von 0,06 g Physostigmin : 4 g Wasser gebracht hatte. Bisweilen findet sich der Accommodationskrampf zu heftig ausgeprägt. Es wird ferner angegeben, dass auch bei scheinbar rationellstem örtlichem Gebrauch des Physostigmins sich Iritis einstellen kann.

Nach der, meist nur örtliche erhöhte Empfindlichkeit erzeugenden subcutanen Beibringung, stellt sich bisweilen eine reichliche Schweissabsonderung[3]) etwa $^1/_2$ Stunde nach der Einspritzung, sowie auch leichte Röthung des Gesichtes ein. Sowohl nach Einspritzung in das

---

1) Harnack u. Witkowski, Arch. f. exper. Pathol. u. Pharmak. Bd. V. p. 415.
2) Emmert, Centralbl. f. Augenheilk. 1881. Bd. V. p. 127.
3) Lodderstaedt, Berliner klin. Wochenschr. 1888. p. 336.

Unterhautzellgewebe als nach Einträuflung in das Auge[1]) kommt Speichelfluss zu Stande. Auch kleine Dosen von Calabarextract rufen bisweilen Schmerzen im Magen, Uebelkeit und allgemeines Unbehagen hervor. Jede Art der Anwendung des Extractes oder eines Physostigminsalzes kann Nausea und Erbrechen veranlassen, was darauf hindeutet, dass das Mittel auch durch die Darmdrüsen ausgeschieden werden kann. Nicht selten ist das Erbrechen von Durchfall und Abdominalschmerzen gefolgt, die zu Ohnmachten Veranlassung geben können. Bei choreakranken Kindern fand man Contractionen des Zwerchfells und der Bauchmuskeln, so dass der Leib sich mit grosser Schnelligkeit dehnte und zusammenzog und der dadurch veranlasste Schmerz Schreie entlockte[2]). Vereinzelt findet sich in den diarrhoischen Entleerungen Blut.

Die Herzthätigkeit kann abnehmen, der Puls klein, fadenförmig, die Radialarterien eng werden, und kalte Schweisse das bleiche Gesicht bedecken. Ohnmacht, Herzschwäche, Präcordialangst mit Herzpalpitationen, Unregelmässigkeit der Herzthätigkeit entstanden in mannigfacher Combination und Heftigkeit nach Einspritzung von Physostigmin oder andersartiger Anwendung. Die zuvor erwähnten krampfartigen Bewegungen des Zwerchfells verbanden sich in einem Falle mit Spasmus glottidis und vorübergehender Dyspnoe. Gelegentlich sah man auch die Körperwärme auf ca. 36° C. sinken. Nach dreitägiger Anwendung des Calabarextractes entstand Harnverhaltung durch Krampf des M. sphincter vesicae, der das Catheterisiren erforderlich machte. Gelegentlich der Leibkrämpfe beobachtete man auch bei choreakranken Knaben unvollkommene Erectionen des Penis.

Manchmal entstehen heftige Stirnkopfschmerzen, Schwindel und Schwäche der Muskulatur. Die letztere kann in einen kurzen lähmungsartigen Zustand übergehen. Nach Einträufelung in das Auge erschien ein klonischer Krampf der Augenlider und daran schloss sich eine spasmodische Steifheit der Oberlippe, dann des linken Kiefers und nach einer Stunde auch der Arme. Das Gedächtniss war gestört, und die Intelligenz etwas verwirrt. Nach 3 Tagen erfolgte Genesung[3]).

Ein epileptischer Idiot, dem drei Dosen von je $1/2$ mg Physostigmin an 3 Tagen subcutan eingespritzt wurden, fühlte sich am 2. Tage sehr unwohl, weigerte sich das Bett zu verlassen, klagte über seinen contrahirten Leib, der in der linken Fossa iliaca gedämpften Percussionsschall zeigte, und bekam an diesem und den nächsten Tagen eine grosse Reihe von epileptischen Anfällen, die sich in einer Nacht in fast ununterbrochener Folge und mit kaum viertelstündlichen Intervallen wiederholten. Vierundzwanzig Stunden nach der letzten Physostigmingabe bestand Hinfälligkeit und Bewegungsschwäche, erschwerte Athmung und Gastricismus. In der nächsten Nacht erschienen wieder Unruhe und zahlreiche Anfälle und Tags darauf befand sich der Kranke in einem bedrohlichen Zustand körperlicher und geistiger Schwäche. Er sah verwirrt aus, gab auf Fragen keine Antwort, versuchte aus dem Bett aufzustehen, fiel dann vor Schwäche um u. s. w. Am nächsten Tage lag er mit eigenthümlich verzücktem Blick wie in Ekstase da, blickte beständig in die Höhe, als sähe er dort etwas, wonach er griff, und schrie manchmal unmotivirt laut auf. Zu-

---

1) Rumszewicz, The London medic. Recorder. 1888. 20. Febr. p. 75.
2) Cadet de Gassicourt, Gazette hebdom. de Méd. 1876. No. 7. p. 109.
3) Dunlop, The Lancet. 1887. 26. March. p. 621.

gleich traten von Zeit zu Zeit Contractionen einzelner Muskeln auf. Vorübergehend erschien noch am folgenden Morgen geistige Benommenheit, dann schwanden diese Nebenwirkungen.

Pikrotoxin. Dieser Bestandtheil der Kokkelskörner erzeugt eine schweissmindernde Wirkung bei Phthisikern in $2/3$ der Fälle. Nebenwirkungen sah man, als früher Kokkelskörner in Salbenform gegen Favus Verwendung fanden, auch bei dieser Form der Anwendung nicht selten auftreten, und vereinzelt kamen hierbei Todesfälle zu Stande. Bei Epileptikern ruft das Mittel nach subcutaner Anwendung von ca. 0,0015 constant in 20 bis 30 Minuten einen Anfall hervor. Nach 0,025 g Kokkelskörnern entstanden Steifheit der Glieder mit ziehenden Knochenschmerzen, Neigung zum Erbrechen und Starrheit des Blickes.

Moschus.

Moschusbeutel mit reinem, unverfälschten Moschus kommen selten im Handel vor, und auch das aus dem Beutel herausgenommene Moschus unterliegt den mannigfaltigsten Verfälschungen. Zu letzteren verlockt der hohe Preis des Mittels, das ich für eines der besten excitirenden Mittel halte. Es liesse sich zur subcutanen Injection die Tinctur gebrauchen, doch müsste man die Garantie haben, dass mit derselben nicht eine „Verlängerung", d. h. eine Verdünnung vorgenommen wurde. Es giebt für dieses Mittel eine individuelle Idiosynkrasie. So wird berichtet, dass eine Frau wohl gern den Geruch dieses durchdringenden Reizmittels ertrug, sich aber durch dessen inneren Gebrauch einen „krampfhaften Zustand" zuzog. Vereinzelt bewirkte die Einspritzung einer wässrigen Lösung einmal leichte Verschorfung, in einem zweiten Falle längere Zellgewebsinduration ohne Abscedirung. Für die bessere Aufnahme des Mittels bei dieser Art der Anwendung in Collapszuständen u. s. w. ist mein Vorschlag[1]: einen warmen Umschlag auf die Injectionsstelle aufzulegen oder erwärmte Lösungen anzuwenden, zu berücksichtigen. Hin und wieder entsteht nach kleinen Moschusdosen, vielleicht wegen eines subjectiven Widerwillens gegen das Mittel, Erbrechen ohne Verdauungsstörungen. Auch Durchfälle sind nach der Einführung in den Magen vereinzelt beobachtet worden. Einer älteren Angabe nach soll Moschus bisweilen im Darm hämorrhagische Erosionen hervorrufen. Es wäre wichtig, diese Angabe nachzuprüfen. Genauere Beobachtungen als die bisherigen werden auch festzustellen haben, ob Schwindel, Kopfschmerzen und Erregung der Geschlechtsthätigkeit dadurch zu Stande kommen können.

---

[1] L. Lewin, Berliner klin. Wochenschr. 1887. No. 30.

III. Alterantia.

Quecksilberverbindungen.

Allgemeine Betrachtungen.

„*Ἀσκεῖν περὶ τὰ νοσήματα δύο; ὠφελέειν ἤ μὴ βλάπτειν.*" Es giebt kein Heilmittel, von dem man Nutzen und Schaden Jahrhunderte hindurch in solcher Ausdehnung und so grob sinnfällig beobachtet hat, wie vom Quecksilber, und auf das mehr die vorstehenden Worte des Hippokrates anwendbar wären. Von Dioscorides an, der das Quecksilber anschuldigte, durch seine Schwere die Eingeweide zu zerstören, bis zu den Arabern, die auch dadurch herbeigeführte Todesfälle sahen, bis weiter durch die Jahrhunderte zu Ulrich v. Hutten, in unserem Jahrhunderte zu Louvrier, Rust und bis auf moderne Beobachtungen findet man in reicher Zahl Belege für die aufgestellte Behauptung. Eine historische Darstellung davon zu geben, wie die Kenntniss der Schattenseiten des Mittels allmählich anwuchs, wie in tausenden von Fällen die unerwünschten Wirkungen genau beobachtet, beschrieben und klassificirt wurden und wie man dann doch wieder in gewissen Epochen alle jene Erfahrungen kühn vernachlässigen zu können glaubte, würde den Rahmen dieses Buches überschreiten. Die folgenden Kapitel werden davon Kunde geben, dass der glaubhafte Ausspruch Hutten's: „adeo durum erat hoc curationis genus ut perire morbo complures, quam sic levari mallent" und die sich daran schliessende Schilderung der Leiden, denen Syphilitiker durch die damalige Methode der Schmierkur ausgesetzt waren, auch noch in unserem Jahrhundert von gar vielen, Quecksilber gebrauchenden Menschen leider zu oft gethan worden ist. Nie hat es an verständigen Warnern gefehlt, welche nicht nur das medicinische Thun ihrer Zeit verstanden, sondern auch mit rückwärts gewandtem Blick den wahren thatsächlichen Erwerb vergangener Zeiten umfassten. „Et ideo maxime cavendum erit, ne nimium inungamus" warnte Prosper Borgarutius, und nach ihm mancher Andere — leider gab es aber auch immer genug Aerzte, die das dünne Zweiglein ihrer Eintagserfahrungen für so kräftig hielten, als wäre es der Stamm jahrtausendalter Medicin.

Die folgenschwersten Nebenwirkungen der Quecksilberverbindungen, hauptsächlich der grauen Salbe, sind um die Mitte dieses Jahrhunderts im Ganzen wenig mehr beobachtet worden, so dass Fournier noch von ihnen sagen konnte: „on n'en conserve plus guère que le souvenir". Es ist dies aber doch ein Irrthum. In unserer Zeit ist die Mercuromanie in anderer Gestalt wieder erstanden. Der Sublimatverband hat viele Opfer gekostet, und die Einspritzung unlöslicher Quecksilberverbindungen in das Unterhautbindegewebe oder die Muskeln verrichteten in manchen Fällen das, was eine volle Schmierkur alter Aerzte veranlasste: Tod der Weichtheile, Nekrose der Knochen. Auch in unserer Zeit sah man, wie zur Zeit v. Hutten's manchen Fall, in dem nicht nur Verletzung von Zahnfleisch, Zunge, Wangen, sondern auch z. B. Kieferperiostitis[1]), Nekrose des Alveolarrandes des Unterkiefers[2]) erfolgte. Die wunderlichen, durch mehrere Jahrhunderte sich fortsetzenden Kämpfe über die unerwünschten Quecksilberwirkungen, welche den Einen Anlass gaben und noch geben, Quecksilber ganz zu meiden, und die Anderen in dem ausgedehntesten Gebrauche desselben nicht irre gemacht haben, sind heute noch nicht beendet. Jene haben Unrecht und diese nicht Recht. Der Kernpunkt der Frage liegt in der guten Kenntniss solcher Stoffe. Die selbstverständliche Bedingung, dass der Arzt die Medicamente kennt, ist nicht immer erfüllt, recht oft nicht einmal bei denen, von denen man solches besonders voraussetzen sollte. Die „ineptae formulae" über die van Swieten klagte, spielen auch heute noch zumal bei vereinzelten Dermatologen eine Rolle. Ich bin davon überzeugt, dass noch nicht alle Nebenwirkungen bekannt sind, welche Quecksilber hervorbringen kann. Die Geschichte der Nebenwirkungen des Chinin spricht für das langsame Bekanntwerden von solchen. Aber was einmal bekannt ist, das sollte nicht immer wieder von Unerfahrenen bezweifelt werden. Leugnen zu wollen, dass Quecksilber Brand in der Mundhöhle erzeugen könne, heisst gegen absolut sichere Thatsachen die Augen entweder aus doctrinärem Voreingenommensein oder aus anderen Gründen verschliessen. Marshall Hall verwahrte einmal das Quecksilber davor, Ursache dieser bösen Nebenwirkung sein zu können — eine Ansicht, die von böswilligen Personen benutzt worden sei, achtbare Praktiker vor Gericht zu ziehen, als hätten sie jene Krankheit veranlasst. Ob ein Verschulden eines Arztes in einem solchen Falle vorliegt, ist in Bezug auf die Frage selbst gleichgültig. Man kann die Person hierbei freisprechen, aber muss die Thatsache zugeben. Da in der Medicin Niemand auf bestimmte Heilmethoden eingeschworen werden kann, so hat Jeder auch das Recht zu heilen wie es ihm beliebt. Lehnt er sich hierbei vollends an zur Zeit benutzte Verfahrungsweisen an, so wird keine Schuld ihn treffen, selbst wenn diese Methoden recht schlecht sind.

Manche Syphilitiker kommen nicht zur Genesung, andere leiden bedeutend unter den Nebenwirkungen des Quecksilbers. Was lag näher als die Schuld den vorhandenen Quecksilberverbindungen zuzuschreiben? Eine endlose Reihe von neuen wurde deswegen dargestellt und empfohlen, sehr viele nur zum Nutzen der Darsteller. Ich habe die Ueberzeugung, dass die Syphilis gleich gut oder gleich schlecht durch jedes Quecksilberpräparat geheilt werden kann. Der menschliche Körper vermag jede Quecksilberverbindung löslich zu machen und aufzunehmen, und hat wahrscheinlich ein begrenztes Aufnahmevermögen für Quecksilber. Die

---

1) Pedley, Brit. med. Journ. 1893. 29. Apr. p. 889.
2) Audry, Prov. méd. 1888. 17. mars.

Bedingungen, unter denen eine Heilwirkung durch Quecksilber erfolgt, sind bisher nicht erkannt worden. In erster Reihe kommen wahrscheinlich die mannigfachen zeitlichen Verhältnisse des syphilitischen Krankheitszustandes und sodann erst die absolute Menge des in Lymphe und Blut, resp. an die Krankheitsherde gelangenden Quecksilbers in Frage. Das längere oder kürzere Verweilen des Quecksilbers im Körper, das für die Heilung ebenfalls von Bedeutung ist, hängt wesentlich von individuellen Verhältnissen ab, da in einigen Fällen die Ausscheidung gleichmässig in Wochen oder gar Monaten vor sich geht, in anderen ein zeitweiliges Festlegen des Metalls in parenchymatösen Organen und späteres Löslichwerden stattfindet.

Es giebt kein Quecksilberpräparat, das frei von Nebenwirkungen ist und es giebt keine besonderen Nebenwirkungen, die dem einen oder anderen Quecksilbersalz zukommen. Die nach Einspritzung von Quecksilberverbindungen in das Unterhautbindegewebe oder die Muskeln entstehenden Nebenwirkungen, wie Schmerzen, Indurationen, Abscesse, kommen allen Quecksilberverbindungen als solchen zu und hängen nicht immer von Eiweissfällung durch dieselben ab. Ihr Entstehen wird neben anderen Umständen von individuellen Verhältnissen bedingt, und es steht nicht bei uns, sie sicher zu vermeiden. Es ist aber als ein Kunstfehler anzusehen, wenn man Quecksilberverbindungen, die nicht von dem Arzneibuche maximal dosirt sind, innerlich oder äusserlich, gleichzeitig oder kurz vor und kurz nach solchen Mitteln gebrauchen lässt, die mit den ersteren im Körper eine maximal dosirte Quecksilberverbindung liefern. So sollen nicht graue Salbe oder Calomel zeitlich nahe mit Jodverbindungen, auch nicht Quecksilberjodür mit Jodkalium verabfolgt werden, weil im letzteren Falle sich aus dem niedriger maximal dosirten Jodür das giftigere Quecksilberjodid bildet.

Das Entstehen der Nebenwirkungen des Quecksilbers ist in seinem Wesen dunkel.

Die Parallelstellung der vom Sublimat erzeugten Nebenwirkungen mit der Fermentintoxikation ist unfruchtbar. Dort wie hier soll es sich um eine Gerinnung des Blutes innerhalb der intacten Gefässbahn durch Einwirkung auf die weissen Blutkörperchen oder die Bizzozero'schen Blutplättchen oder andere, die Gerinnung veranlassenden Elemente handeln. Jeder Versuch, diese Erklärung mit der Wirkung von anderen Stoffen in Einklang zu bringen, die, dem Sublimat ähnlich, auf Eiweiss und Blut wirken, zeigt, dass die Symptome, die durch die letzteren hervorgerufen werden, verschieden von denen der Quecksilberverbindungen sind. Es ist ferner hervorzuheben, dass, wenn solche Gerinnsel entstehen, dieselben ein Quecksilberalbuminat darstellen, das in Chloralkalien und zwar in soviel, als das Blut besitzt, löslich sind. Wäre dies letztere aber selbst nicht möglich, so müsste bei eingetretenen Darmerkrankungen oder anderen Nebenwirkungen die Darreichung von Kochsalz in grossen Mengen von Nutzen sein, was nicht der Fall ist. Es handelt sich hier um, zum Theil elective, und eigenartige, keinem anderen Stoffe zukommende Einwirkung des Quecksilbers auf gewisse Organe, für die bisher weder eine anatomische noch chemische befriedigende Deutung gegeben wurde. Es muss aber eine bestimmte, feinere chemische Beziehung des Quecksilbers zu gewissen Geweben geben. Man meinte, dass die Wirkung des Quecksilbers auf die Gewebe einer Reductionswirkung gleichzusetzen sei. Es erweiche, ulcerire, erzeuge dort Eiterung, wo die Sauerstoffzufuhr gehemmt sei. Im Munde und Dickdarm spielten sich durch die vorhandenen Mikroorganismen ständig Reductionsprocesse ab. Daher sei dort wenig Sauerstoff und in Folge dessen wirke dort das Quecksilber am schlimmsten. Bei Kindern und Greisen ohne Zähne und bei guter Beschaffenheit der Zähne sei im Munde wenig Reduction und deswegen sei hier die Quecksilberwirkung gering. Ich habe diese Anschauung reproducirt, um zu zeigen, welche sonderbaren Dinge ersonnen werden können. Dieser Einfall ist ohne jede thatsächliche Unterlage — für den Wissenden nur Wortgeklinge. Mit derselben Berechtigung liesse sich auch das Gegentheil als Hypothese aufstellen.

Müssen wir nun bezüglich des Wesens dieser Nebenwirkungen und des Mechanismus ihres Zustandekommens ein Nescimus! aussprechen, so sind doch manche Umstände bekannt, die das Eintreten derselben erklärlich machen. Hierher gehört zuvörderst die überflüssigerweise beliebte Einspritzung von unlöslichen Quecksilberverbindungen in das Unterhautbindegewebe. Man schafft dadurch an einer einzigen Stelle ein Reservoir, aus dem der Körper zeitlich uncontrolirbare Mengen des Metalls aufnehmen kann. Da aber Aufnahme und Ausscheidung des Quecksilbers nicht gleichmässig vor sich gehen, so ist die Möglichkeit des Eintritts von zu viel Quecksilber in das Blut und dadurch bedingte Nebenwirkungen nicht klein. Hierzu kommt, dass solche ungelösten Quecksilberverbindungen etwa bei 7—8 pCt. der Kranken Symptome veranlassen, die an eine Lungenembolie erinnern.

Die Höhe der Dosis kommt hier wie auch sonst oft bestimmend in Betracht. Die Neuzeit hat ähnliche Ungeheuerlichkeiten in dieser Beziehung aufzuweisen wie die alte Zeit. Der Eine injicirt Sublimat subcutan bis zu 0,9 g täglich, der Andere in den Uterus Lösungen des Sublimats von 1:750, und noch ein Anderer lässt bei einem Menschen mit grauer Salbe schmieren, Calomel innerlich nehmen und Uterus und Vagina mit Sublimatlösung ausspülen, so dass in 14 Tagen ca. 56 g Sublimat, 30 g grauer Salbe und 1,2 g Calomel verbraucht wurden![1]. Ein langer Gebrauch von Quecksilbersalzen steigert oder ruft die Empfindlichkeit für seine Nebenwirkungen bei manchen Menschen hervor. Die individuelle Empfänglichkeit für dieselben ist sehr verschieden. Es giebt eine Idiosynkrasie auch gegen die kleinste Dosis irgend einer Quecksilberverbindung, und dieselbe kann sich bei damit behafteten Menschen durch ein oder mehrere, immer in derselben Art auftretende Symptome kundgeben, so dass z. B. immer nur Hautausschläge, oder Ausschläge mit Fieber, oder Stomatitis erscheinen. Bei solchen Personen ist der Ort der Anwendung gleichgültig, da Aetzung des Orificium uteri ebenso gut wie eine Calomeldosis oder ein Sublimatverband die Nebenwirkungen hervorrufen. Besonders Phthisiker vertragen Quecksilber schlecht. Es giebt aber auch Menschen, die langdauernde Curen mit Quecksilberpräparaten ohne Nebenwirkung vertragen. Man findet ferner nicht nur eine individuelle, sondern auch eine durch die Oertlichkeit bedingte Empfindlichkeit des Menschen gegen Quecksilber. So ist die Empfindlichkeit der Marschbewohner hierfür ausnehmend gross[2], und sie steigt und fällt mit dem Chlorgehalt der Luft. Auf der See, auf Inseln und an der Meeresküste macht sich dieser Einfluss am meisten bemerkbar, um proportional dem Quadrate der Entfernung von der Küste abzunehmen und zu schwinden. Schon Schoenlein sprach es aus, dass die „muriatischen Salze die

---

[1] Elsässer, Centralbl. f. Gynäkologie. 1884. No. 29. p. 449.
[2] Dose, Zur Kenntniss d. Gesundheitsverh. d. Marschlandes. Leipz. 1887. p. 3, 4, 9.

Quecksilberkrankheit befördern". Darauf gründe sich auch die sonderbare Erscheinung, dass an manchen Orten, wo eine mit Chlor geschwängerte Luft vorhanden ist, die Anwendung des Quecksilbers in der Lustseuche höchst nachtheilig sei. Bei den einzelnen Quecksilberverbindungen werde ich auf den Einfluss hinweisen, den gewisse Krankheiten auf die Entwickelung von Nebenwirkungen des Quecksilbers ausüben. So spricht z. B. die Erfahrung gegen eine Verabfolgung von Calomel bei Hydrocephalus, und sie lehrt, dass z. B. bei Typhus, Meningealleiden, Apoplexie und bei Collapszuständen, wie in der malignen Cholera, hier vielleicht wegen mangelhafter Resorption, das Entstehen von Nebenwirkungen erschwert ist.

Jede Schleimhaut, Wunden, das Unterhautbindegewebe nehmen lösliche und unlösliche Quecksilberverbindungen auf, die Körperhaut metallisches, extinguirtes Quecksilber sowie alle sie reizenden resp. ätzenden Salze dieses Metalls. Zwischen der Aufnahme durch den Mund und dem Unterhautzellgewebe kann ein wesentlicher Unterschied vorhanden sein. Im ersteren Fall passirt das Mittel die Pfortader und kann von der Leber zurückgehalten werden, im letzteren braucht es nicht seinen Weg durch die Leber zu nehmen[1]). Für das Auftreten von Neben- oder Nachwirkungen vermag dies Bedeutung zu erhalten. Sehr langsam in Bezug auf die ganze beigebrachte Menge geschieht die Aufnahme aus unlöslichen in das Unterhautzellgewebe, z. B. als Oleum Hydrargyri eingespritzten Quecksilberverbindungen. So fand man in einem Falle, der nach einer einzigen Einspritzung am zehnten Tage zum Tode führte, an der Injectionsstelle noch ca. 70 pCt. Quecksilber vor. Rechnet man die fehlenden Procente auf Sublimat um, so ergiebt sich trotz der langsamen Resorption eine Ueberdosis. Vom Scrotum soll wegen des grossen Reichthums an Lymphgefässen die Aufnahme des Quecksilbers besonders leicht von Statten gehen. Die Ausscheidungsverhältnisse desselben aus dem Körper verdienen vielleicht die grösste Berücksichtigung für das Zustandekommen mancher Nebenwirkungen. Bei jeder Art der Quecksilberaufnahme erfolgt die Ausscheidung vorzugsweise in den unteren Darm, aber auch in den Magen. Dadurch wird die Möglichkeit unangenehmer Nebenwirkungen nahegerückt. Der Uebergang in die Milch ist erwiesen. Hat man doch schon vor ca. 70 Jahren den Versuch mit Erfolg angestellt, eine Ziege mit grauer Salbe einzureiben und deren quecksilberhaltige Milch syphilitische Kinder trinken zu lassen. Auch direct ist der Nachweis des Quecksilbers in der Milch nach einer Einreibungskur geführt worden[2]). Im Harn eines solchen Brustkindes fand sich nach der Milchaufnahme Quecksilber. Bei Quecksilber gebrauchenden Schwangeren geht das Metall durch den Placentarkreislauf in die Säftemasse des Foetus über. Die Ausscheidung durch den Speichel lässt sich leicht darthun. Nach subcutaner Calomeleinspritzung fand man es in dem mittelst Catheterismus aus dem Ductus Stenonianus entnommenen Speichel. Ebenso kommt es in die Haut, resp. den Schweiss, und wurde auch im Blut, Eiter und der Ascitesflüssigkeit nachgewiesen. Das zeitliche Vermissen von Quecksilber an irgend einer der erwähnten Ausscheidungsstellen beweist nicht, dass

---

1) Gaertner, Wiener med. Presse. 1889. p. 1664.
2) Klink, Vierteljahrsschr. f. Dermatologie u. Syphilis. 1876. 2. H.

Quecksilber überhaupt nicht, sondern nur nicht zu der Zeit der Untersuchung dort hingelangt ist. Denn nur selten geht die Ausscheidung des Quecksilbers gleichmässig vor sich. Dies gilt auch, trotz der gegentheiligen Behauptung, für den Koth. So sehr ich auch die Genauigkeit einer Untersuchung anerkenne, die eine schubweise Elimination des Quecksilbers in einer Anzahl von Fällen in 14—42tägiger Beobachtung vermisste[1]), ebensowenig kann ich ihr eine allgemeine Bedeutung beimessen und halte meinen Standpunkt in dieser Frage für allgemein zutreffender. Es wechselt der Ort der Elimination und die Menge des Ausgeschiedenen von sehr viel bis zu Null. An mir selbst konnte ich, als sich mir der Inhalt einer Flasche, aus rauchender Salpetersäure und Quecksilber bestehend, über Hände und Arme ergoss, einige Tage Quecksilber im Speichel nachweisen. Dann schwand es plötzlich daraus, um nach 14 Tagen und 7—8 Wochen darin wieder zu erscheinen. Von dieser Unregelmässigkeit in der Ausscheidung können auch alle anderen hierbei betheiligten Organe, Harn, Koth, u. s. w. betroffen werden.

Nach Injection löslicher und unlöslicher Quecksilberverbindungen findet das längere Beharren des Quecksilbers im Körper statt. Ein solches unlöslich gewordenes Quecksilberdepot wird nach einiger Zeit aus unbekannten Gründen, oder weil Jodsalze gereicht wurden, plötzlich wieder löslich und das Quecksilber vermag dann unangenehme Erkrankungen im Munde, am Rachen u. s. w. zu erzeugen, die meistens als Syphilisrecidive gedeutet werden und zu erneuter Quecksilberzufuhr Anlass geben[2]). Ja selbst Gewebsbrand stellte sich in einem Falle ein, nachdem vor Wochen Quecksilber gebraucht worden war. Ob demnach das Metall nach 2 oder 24 Wochen aus dem Körper geschwunden ist, oder noch Jahre lang in demselben verweilt, wird von der zugeführten Gesammtmenge, wesentlich aber von der Individualität des Betreffenden, seiner Lebensart, der Lebhaftigkeit seiner Organfunctionen und ähnlichen Umständen, und in letzter Reihe erst von der Art des genommenen Präparates abhängen.

Die Vertheilung des Quecksilbers in den Organen kann demnach auch keine bei allen Menschen gleichmässige sein. Für den Einzelnen geschieht sie gewiss, wie Alle solche Vorkommnisse, gesetzmässig, wir vermögen aber nicht allgemeine Regeln zu abstrahiren. Mehrfach wurden die Nieren am meisten oder ausschliesslich quecksilberhaltig befunden. In einem Falle, in dem der Tod durch eine Irrigation mit Sublimatlösung erfolgt war, besassen, auf 100 Gewichtstheile berechnet, die Nieren 225, Leber 87, Gehirn 1, Milz 38, Dickdarm 53, Dünndarm 6 Hundertstel Milligramm Quecksilber, die Knochen gar nichts[3]), während bei einem an Endocarditis während einer Inunctionskur Gestorbenen nur die Nieren Quecksilber[4]) enthielten.

Die Nebenwirkungen des Quecksilbers sind vielgestaltig. Man meinte, dass dieselben nichts Specifisches haben. Es lässt sich dies zugeben, wenn man sich auf den Standpunkt stellte, auch nirgend sonstwo specifische Eigenthümlichkeiten in den Wirkungen oder Nebenwirkungen von Arzneistoffen zu erblicken. Dies wäre das Recht individueller Auf-

---

1) Kronfeld u. Stein, Wien. med. Wochenschr. 1890. p. 1003, 1055, 1191.
2) Ehrmann, Centralbl. f. die ges. Therapie. 1890. p. 69.
3) Ludwig, Wiener med. Presse. 1889. p. 1663.
4) v. Reder, Wiener med. Presse. 1889. p. 1664.

fassung, berechtigte aber nicht die Anschauung derer als unrichtig zu bezeichnen, welche die Stomatitis, die Salivation, die Colitis, die Kalkniere, durch Quecksilber ihrem Auftreten und Verlaufe nach als eine, von anderen ähnlichen Erkrankungen auseinanderzuhaltende ansehen. Erst einer höheren Einsicht, als wir sie jetzt besitzen, wird es gelingen scheinbar identische, und doch ihrer ganzen Entstehungsart nach nothwendig verschiedene Zustände durch Zurückführung auf gesetzmässige chemische Vorgänge zu differenziren.

Für die Gestaltung der Nebenwirkungen des Quecksilbers kommen hauptsächlich zeitliche oder angeborene individuelle Verhältnisse in Betracht. Diese im Verein mit der Menge des genommenen Mittels beeinflussen auch die Schwere und die Dauer derselben.

Hautveränderungen.

Nach Einspritzung von löslichen, unvergleichlich häufiger von unlöslichen Quecksilberverbindungen entstehen oft Knoten, Vereiterung und seltener auch trockener Brand an der Injectionsstelle. Die Geschicklichkeit des Einspritzenden, und die Sauberkeit der Spritze und des Präparates haben sicherlich für die Häufigkeit dieses Zufalles eine Bedeutung, vermögen jedoch auch bei grösster Ausbildung denselben nicht ganz zu vermeiden. Die näheren Verhältnisse finden sich bei den einzelnen Präparaten geschildert. Hautexantheme entstehen häufiger nach äusserlichem als innerlichem Quecksilbergebrauch, aber beide Entstehungsarten liefern oft sehr ähnliche Erkrankungsbilder. Man kann kein Quecksilberpräparat davon ausnehmen, die Haut pathologisch verändern zu können. So rief in einem Falle das Tragen eines mit metallischem Quecksilber gefüllten Federkiels in den Unterbeinkleidern schon nach 24 Stunden einen Ausschlag hervor. Es giebt Menschen, die nach Anwendung einer jeden Quecksilberverbindung Hautausschläge bekommen. In einem Falle erzeugten dies: der Liquor van Swieten, Pillen von Hydrargyr. jodatum, Emplastrum de Vigo und Einreibungen von grauer Salbe.

Die Ausschlagsformen sind zahlreich. Kein Alter und kein Geschlecht schützt bei geeigneter Disposition vor dem Auftreten dieser Affection. In Begleitung eines Exanthems, aber auch ohne ein solches zeigt sich bisweilen in der Mundhöhle ein Enanthem. Manche Fälle, in denen nach innerlichem Quecksilbergebrauche Hautausschläge entstanden, zeigen in dem Entstehen sowie in den Begleiterscheinungen eine gewisse Uebereinstimmung. Danach kündigt sich das Stadium der Entwicklung meist jäh an durch allgemeines Krankheitsgefühl, Hinfälligkeit, Fieber, Frösteln, Kopfweh, seltner Lichtscheu, Appetitstörungen, bisweilen Schlaflosigkeit, Brennen, Trockenheit und Jucken, das auch fehlen kann. Die allgemeinen Symptome werden im Stadium der Eruption stärker, das Fieber höher, der Puls frequenter, Trockenheit der Mund- und Rachenschleimhaut können sich hinzugesellen. Längstens 6 Tage nach der Quecksilberbeibringung ist der Ausschlag vollendet. Nachschübe können noch folgen. Eine bestimmte Reihenfolge in seiner Localisation besteht nicht. Oefter beginnt er an den Geschlechtstheilen und steigt dann nach oben und unten, aber auch die oberen Körpertheile können zuerst befallen werden, oder gleichzeitig verschiedene

Stellen des Körpers. Die Angabe, dass, von der Stomatitis fortgeleitet, auf Lippen, Wangen und Hals Hautveränderungen entstehen, trifft im Ganzen nur selten zu. Die Ausschlagsform scheint durch individuelle Verhältnisse bedingt zu sein. Bald sind es kleine rothe Flecke, bald grössere zusammenhängende erythematöse Flächen, bald dermatitisähnliche erysipelatoide Zustände, bald auch Urticaria-, Eczem- und Purpuraformen, die sich in verschiedener Ausdehnung ausbreiten und sogar auch ablösen können. Schwellung kann dabei besonders an Kopf und Extremitäten vorhanden sein. Die Ansicht von Hebra, dass nach innerlichem Quecksilbergebrauch niemals Eczema mercuriale auftreten könne, beruht auf einem Irrthum, da solche Fälle häufig beobachtet worden sind. Ein Stadium der Desquamation schliesst sich, wenn auch nicht immer, an das allmähliche, meist nach 1—4 Tagen erfolgende Verschwinden der Hautveränderung. Sehr selten vergesellschaftet sich diese Mercurialdermatose mit anderen Nebenwirkungen des Quecksilbers, z. B. mit Stomatitis und Angina. Nach einer scheinbaren Beendigung des Leidens kann ein Rückfall eintreten.

Veränderungen im Rachen und Munde.

Eine localisirte, den Mundveränderungen in vielen Fällen vorausgehende und eine Unterscheidung von ähnlichen, der Frühsyphilis angehörenden Formen ermöglichende Nebenwirkung ist die Pharynxhydrargyrose[1]). In älteren Berichten über Quecksilbernebenwirkungen ist sie ohne besonderen Namen geschildert worden. Sie hat im unteren Rachenraum ihren Sitz und lässt sich laryngoskopisch erkennen. Der Grund ihrer Localisation gerade hier, soll in dem Getroffenwerden dieser Theile durch den krankhaft veränderten Speichel und das Product der zahlreichen drüsigen Apparate des Pharynx selbst liegen. Sie beginnt dicht unterhalb der Papillae circumvallatae, auf und zwischen den Schleimhautknötchen, die durch die Schleimdrüsen und die grossen Balgdrüsen der Zunge gebildet werden. Von hier kann sie hinter dem Kehldeckel bis zu den Fossae glossoepiglotticae hinabsteigen und zeigt sich auf der straffen, gespannten, glatten Schleimhaut der seitlichen Ausbuchtungen um den Larynxeingang. Besonders findet sie sich auf den Höhen der Schleimhautfalten, welche von der Epiglottis zum Pharynx seitwärts ziehen. Selten hat sie dagegen auf der hinteren Rachenwand ihren Sitz. Als erstes Zeichen erscheint eine Trübung und Verminderung des natürlichen Glanzes der Schleimhaut, die blau wird. Nach einigen Tagen treten dann vereinzelte oder gruppirte weisse, später graugelb werdende Auflagerungen von $1/2$—1 cm Umfang hinzu. Bei einem, mit Quecksilbereinreibungen sich abgebenden Bademeister, fand man das Frenulum epiglottidis sowie den rechten Rand der Epiglottis und den angrenzenden Theil der Plica glossoepiglottica dextra stark geschwollen und geröthet und auf diesen Stellen kleine rundliche und ovale, flache, weisse, scharf umschriebene Auflagerungen. Im tiefsten Abschnitte der hinteren Pharynxwand fanden sich aber auch die gleichen, etwa den Aphthen der Wangenschleimhaut ähnlichen, von der unterliegenden ge-

---

1) Schumacher, Verhandl. d. V. Congresses f. innere Medicin. 1886. p. 405.

rötheten Schleimhaut sich abhebenden Gebilde[1]). Wird das Quecksilber ausgesetzt, so stossen sich die Beläge allmählich ab, ohne dass Narbenbildung erfolgt. Bei bedeutender Entwicklung dieser Pharynxveränderung schwillt die auswärts von der Cartilago thyreoidea befindliche Lymphdrüse auf einer oder beiden Seiten an. Subjective Empfindungen fehlen hierbei entweder ganz oder bestehen in Halsschmerz, der manchmal beim Schlucken stört oder auch zum Ohr ausstrahlt.

Am längsten bekannt sind die Veränderungen, die das Quecksilber im Munde hervorruft. Der Speichelfluss ist kein ganz beständiger Begleiter der Mundentzündung. Er ist meistens vorhanden, geht der Stomatitis voran oder folgt ihr, wird aber auch in einzelnen Fällen vermisst. Eine erkennbare Entzündung der Speicheldrüse, wodurch die Salivation erklärt werden könnte, wurde bisher nicht beobachtet. Nur eine leichte seröse Infiltration wurde einmal gefunden. Die Stomatitis erscheint in ca. 30 pCt. aller mit Quecksilber behandelten Fälle, nicht etwa als Zeichen einer Sättigung des Körpers mit Quecksilber. Sie beginnt nach 24 Stunden, aber auch erst nach mehreren, bis zu 8 Tagen oder noch später, besonders nachdem die Mundpflege, die während des Quecksilbergebrauches geübt wurde, nach dem Aussetzen desselben aufgehört hat. Der Grund liegt wahrscheinlich in dem Löslichwerden eines bisher der Resorption nicht zugänglich gewesenen Quecksilberdepots. Die älteren Aerzte glaubten, dass der wesentliche Antheil des syphilitischen Giftes mit dem Speichel abginge. Die Schule von Montpellier dagegen leugnete die teleologische Bedeutung der Salivation, nachdem sich freilich schon vereinzelt Stimmen erhoben hatten, die deutlich diese stomatitische Nebenwirkung des Quecksilbers als „nocumentum in ore" bezeichneten.

Bei jedem Präparat, bei jeder Anwendungsart und bei jedem Menschen setzt man sich der Möglichkeit aus, diese Nebenwirkungen entstehen zu sehen. Bezüglich der einzelnen Quecksilberverbindungen bestehen höchstens kleine Unterschiede in der Schnelligkeit und der Intensität des Auftretens. Einreibungen von grauer Salbe rufen, wenn die letztere ein gewisses Maass überschritten hat, Stomatitis hervor. Dieselbe soll schlimmer sein als diejenige nach anderen Quecksilberverbindungen. Dies kann keine allgemeine Gültigkeit haben. Denn auch Calomel kann die schlimmsten gangränösen Mundveränderungen und leichtere Stomatitis veranlassen. Unter 500 mit Calomel behandelten Kranken bekamen 20 pCt. Stomatitis. Nach gelbem Quecksilberoxyd tritt sie seltener ein, nach Jodquecksilberverbindungen etwa so häufig wie nach Calomel, fast ausnahmslos nach 0,15—0,2 g Quecksilberjodür und etwas schneller als Calomel soll salicylsaures Quecksilber diesen Zustand zeitigen. Sublimat dagegen wird gemeinhin bis zu 0,03 g gut vertragen, und erst sobald 0,1 g erreicht wird, zeigen sich Mundveränderungen.

Unter den Gründen für das Auftreten derselben überragt alle anderen an Bedeutung eine angeborene, oder durch zeitliche körperliche Veränderungen bedingte Prädisposition. Es giebt zweifellos Menschen, bei denen Quecksilber ohne diese Nebenwirkung gereicht werden kann, während andere nach 0,05 g Calomel oder einer einzigen Einreibung von

---

[1] Sommerbrodt, Berliner klin. Wochenschr. 1886. p. 811.

grauer Salbe trotz sorgfältiger Mundpflege davon befallen werden. Diese Verschiedenheiten lassen keine Erklärung zu. Dagegen ist es wohl bekannt, dass eine Prädisposition für die Quecksilber-Stomatitis durch bestehende Mundveränderungen geschaffen wird. Cariöse Zähne, Zahnwurzeln, schon ein Uebermaass von Zahnstein, eine vorhandene durch Rauchen oder Kauen erzeugte Tabakstomatitis oder eine leichte Gingivitis, die durch ein Zudichtstehen von Zähnen bedingt ist, sind im Stande, dieselbe direct zu veranlassen. Dagegen halte ich die Umkehrung dieses Erfahrungssatzes, nämlich, dass bei Unversehrtsein des Mundes keine Salivation auftritt, für unrichtig. Ja selbst die als allgemein zutreffend angesehene Meinung, dass Zahnlose keinen Speichelfluss bekommen, lässt auch Ausnahmen zu. Säuglinge, Kinder und Greise werden ebenfalls, wenngleich seltener, davon befallen. Junge Kätzchen, die mit Quecksilbersalbe behandelt werden, bekommen weder Salivation noch Stomatitis. Ich glaube indess, dass für eine solche Toleranz andere Gründe wie die Zahnlosigkeit aufgefunden werden müssen.

Frauen scheinen leichter davon befallen zu werden als Männer. Eine besondere Disposition geben ferner ab: Schwangerschaft, allgemeine Körperschwäche, Anämie, Chlorose, Verstopfung, ödematöse Zustände des Körpers, ausgesprochene Succulenz der Gewebe, scrophulöse Drüsenschwellungen[1]), Hydrocephalus, Einreiben von grauer Salbe auf Wundflächen und das Nehmen von kalten Bädern, kalten Douchen, sowie überhaupt die Kälte. Das letztere ist auch bestritten worden, indem man einerseits auf Russland hinwies, wo Quecksilberkuren im Winter wie Sommer durchgeführt werden, andererseits Douchen bei der Quecksilberbehandlung als sehr geeignet anpries. Auffallend genug ist freilich die Aufeinanderfolge von Stomatitis oder Hautausschlägen nach kalten Bädern oder sonstigen Abkühlungen, wie sie sich aus älteren Krankengeschichten ergiebt. Eine gewisse Erfahrungsberechtigung hatten also jene Aerzte, einen ursächlichen Zusammenhang hierbei anzunehmen. In einem Falle soll angeblich die mercurielle Stomatitis durch einen Kuss vom Manne auf die Frau übertragen worden sein.

Man kann nach der Schwere der Symptome drei Formen der Stomatitis von einander abgrenzen. Die eine braucht nicht aus der anderen in allmählicher Entwicklung hervorzugehen. Bisweilen trat die schlimmste Form ohne sehr auffällige prämonitorische Symptome jäh in die Erscheinung.

1. Stomatitis simplex. Mit sehr seltenen Ausnahmen handelt es sich hier nur um eine mehr oder minder ausgesprochene Gingivitis. Die Zunge wird fast nie primär ergriffen. Das Eintreten dieses Zustandes kündigt sich durch Metallgeschmack, Stumpfwerden der Zähne und eine leicht bläuliche Verfärbung des Zahnfleisches an. Die Varietäten, die in der Art und der Intensität des Auftretens beobachtet werden, hängen von der Individualität des Kranken ab. Man beobachtet z. B. a) sehr häufig eine Schwellung und Loslösung der Schleimhaut des Zahnfleisches hinter dem letzten Molarzahn. Die Schwellung, die den Zahn ganz verdecken kann, endet in einer hervorspringenden Leiste, an deren inneren Fläche man Ulceration von wechselnder Ausdehnung entdeckt. Vom Kranken wird diese Störung nicht einmal immer

---

1) Weinstein, Wiener med. Blätter. 1887. p. 169, 170.

bemerkt. Man muss sie aufsuchen, um sie zu entdecken. Nichtberücksichtigung derselben lässt bald eine Ausdehnung auf den ganzen Mund zu Stande kommen; b) eine **peripherische Gingivitis** an einem schlechten Zahn. Wurzeln werden die Mittelpunkte eines Entzündungsherdes. An und für sich bedeutungslos, ist diese wie die vorgenannte Varietät für den Arzt eine werthvolle Anzeige zum Eingreifen; c) eine **mediane Gingivitis** des Unterkiefers. Das Zahnfleisch der Schneidezähne oder der Hundszähne ist ergriffen, öfter vorn als hinten. Die Schleimhaut ist geröthet, geschwollen und weist in der Höhe des Zahnhalses einen purpurrothen Saum auf. Die Zahnfleischpyramiden sind verkürzt und bläulich. Drückt man auf das Zahnfleisch, so blutet es leicht, oder lässt auch einen Eitertropfen austreten; d) als selteneres Vorkommen eine **Hemistomatitis**, die angeblich nur an der Seite sich ausbilden soll, auf welcher der Betreffende zu liegen pflegt. Die Stagnation des Speichels an dieser Seite wird als Ursache angesprochen.

Die **Symptome** der letzteren Zustände bestehen in Empfindlichkeit des Zahnfleisches, Metallgeschmack und übelriechendem Athem. Wenn Salivation besteht, so stört sie den Kranken bedeutend. Der Speichel, dessen specifisches Gewicht bis 1,059 steigen kann, riecht übel und reizt die von ihm überströmten Weichtheile.

2. **Stomatitis ulcerosa.** Die Dauer dieses, viel ernster zu nehmenden Zustandes beträgt 1—3 Wochen. Das Charakteristische desselben besteht in Geschwüren. Das Zahnfleisch ist dunkelroth, geschwollen, schmerzt, hat einen grauen, schmierigen, stinkenden Belag und Geschwüre. Der Athem wird widerlich, foetid, die **Zunge** ist geschwollen, mit einem weisslichen, pulpösen Schlamm belegt, nur mit Mühe beweglich, schmerzt, findet bisweilen im Munde keinen Platz und weist meistens an den Rändern nicht nur ein höckeriges Aussehen durch die Zahneindrücke, sondern auch Ulcerationen auf. Kantige Zähne, Wurzeln, rauhe Zahnsteinkanten schaffen aus einem anfänglichen, durch sie veranlassten, umschriebenen Epithelverlust einen Entzündungsherd und schliesslich einen Substanzverlust. Dies kann auch bei Menschen zu Stande kommen, bei denen sich in der unteren Hälfte der Wangenschleimhaut eine horizontale Leiste findet, die in einer Ebene mit der Berührungslinie beider Zahnreihen bei geschlossenen Kiefern liegt, oder bei denen der untere Weisheitszahn auch nach Beendigung eines Durchbruches an der hinteren Hälfte seiner Kaufläche vom Zahnfleisch bedeckt ist. Epithelverluste sind hier ständig, und daher ist auch die Möglichkeit für das Entstehen von Geschwüren, vielleicht durch den quecksilberhaltigen Speichel gegeben[1]).

Diese **Quecksilbergeschwüre** sind schmerzhafter als die syphilitische Papel, namentlich beim Essen und haben die ausgesprochene Neigung sich in die Tiefe, mehr aber noch in die Fläche auszudehnen. Sie sind flach, scharfrandig, buchtig, an den Rändern kronenartig gezackt, nicht selten dreieckig und haben einen grauen Belag. Der Grund ist auch mit einem dünnen gelblichen Secret bedeckt. Als ein ferneres Characteristicum derselben wird das Vorhandensein eines entzündlichen Hofes, aber das Fehlen einer Verhärtung angegeben[2]). Ich glaube nicht,

---

1) Bockhart, Monatshefte f. prakt. Dermatologie. 1885. p. 245.
2) Beissel, Monatshefte f. prakt. Dermatologie. 1888. p. 268.

dass hierauf besonderes Gewicht zu legen ist. Den gleichen Charakter tragen die Veränderungen an der Wange. Auch an ihr beobachtet man Höhen und Tiefen im Niveau der Zähne und eine hervorspringende Leiste, entsprechend der Schlusslinie der Zähne. Die Geschwüre haben dunkelrothe Entzündungshöfe, sind klein, flach und gezackt und mit einer grüngelben, fest anhaftenden Membran bedeckt. Der Pharynx kann ebenfalls geröthet, gewulstet und mit Eiter belegt sein. Auf die Tuba Eustachii dehnt sich die Entzündung bisweilen aus und vermag hier unangenehme Zustände, selbst Zerstörung zu schaffen. Am harten Gaumen, dem Uebergang des vorderen Gaumenbogens in die Zungenmucosa sowie an den Lippen sind Geschwüre seltener gesehen worden. In der Parotis können bei Geschwüren im Munde Schmerzen entstehen. Ausserdem kommen vor: Schwellung der Drüsen in der Nähe des Mundes, Zahnschmerzen, Lockerwerden, auch Ausfallen von Zähnen, besonders bei Kindern, Schwellung des ganzen Gesichts oder nur der Augenlider und Salivation. Der dicke, fadenziehende Speichel fliesst dauernd aus dem Munde, und nöthigt den Kranken ihn fortwährend auszuspeien oder herunterzuschlucken, so dass bei Tage und bei Nacht die Ruhe fehlt. Der Schlaf ist gestört, weil manche dieser Kranken Nächte hindurch im Bett sitzend verbringen müssen. Der Appetit ist geringer oder geschwunden, und oft besteht Widerwillen gegen Nahrung. Die Kranken sind fiebrig, blass, matt, abgeschlagen und sehr reizbar.

3. **Stomatitis gangraenosa.** Die brandige Zerstörung grosser Flächen in der Mundhöhle oder deren Umkleidung mit aussergewöhnlicher Schwellung der Zunge und bisweilen mit nekrotischen Veränderungen an den Mundknochen stellen das Gepräge dieser Form dar. Es ist ein müssiges Spiel mit Worten, ob Quecksilber eine solche Gangrän und Knochennekrose an sich mache. Es genügt zu wissen, dass diese Erkrankungen in unanfechtbarer Weise, ursächlich mit dem Quecksilbergebrauche im Zusammenhang stehend, beobachtet wurden[1]), und es ist Spiegelfechterei, auf Grund einer vorgefassten Ansicht, Fälle, in denen der Wissende Quecksilberwirkungen erblickt, durchaus anders zu deuten. Das geschwollene Zahnfleisch hat eine bläuliche Farbe, blutet auf die leiseste Berührung und zeigt missfarbig graue, oder graubraune, unempfindliche Geschwüre. Es macht den Eindruck, als sei es von Fäulniss ergriffen. Die Zunge kann ein Vielfaches ihres früheren Volumens erlangen, so dass sie im Munde nicht mehr Platz findet, heraushängt und unbeweglich ist. Auch sie kann brandige Geschwüre, ebenso wie die Wangen aufweisen, zumal an den Stellen, wo sie dem Zahndrucke ausgesetzt war. Gangrän der Lippen wurde ebenfalls gesehen. Die Halsdrüsen sind geschwollen, der Athem riecht schauerlich und ein missfarbiges stinkendes Secret fliesst aus dem Munde[2]). Speichelmengen bis zu 12 Liter sollen in 24 Stunden entleert werden können. Die Erschöpfung und Kraftlosigkeit als Folge dieser Erkrankung selbst, und des nie fehlenden Fiebers sind beträchtlich. Wiederherstellung ist möglich und ev. in 2—3 Wochen zu erwarten.

Ausgeschlossen von dieser günstigen Prognose sind jene Fälle, in denen ziemlich schnell die gangränösen Veränderungen sich ausbreiten,

---

1) Bierbaum, Journal f. Kinderkrankheiten. Bd. 28. p. 368 ff. u. A.
2) West, cit. im Journ. f. Kinderkrankh. Bd. 28. p. 372.

die Knochen gleichfalls dem Zerfall entgegengeführt werden und die Allgemeinstörungen dementsprechend heftig sind. Solche Zustände kamen in früheren Zeiten sicherlich sehr viel häufiger als jetzt vor, aber es ist eine Täuschung, mit Fournier davon zu sagen, dass sie nur der Vergangenheit angehören. Die hoffentlich bald wieder verschwindende Methode der Einspritzung unlöslicher Quecksilberverbindungen in das Unterhautzellgewebe schuf und schafft z. B. derartiges. Es ist wahr, dass zu jenen Zeiten, als noch Einreibungskuren so lange fortgesetzt wurden, bis eine gewisse Menge von Speichel secernirt wurde, kaum solche Stomatitiden gesehen wurden, wie bei dieser, von Vielen gedankenlos nachgeahmten Einspritzungskur[1]). Die bisweilen auch sprungweise vorrückende Mundgangrän kann bei Kindern einen erschreckenden Umfang annehmen, so dass ein Wegfaulen fast der ganzen Unterhälfte des Gesichts möglich ist. Die Zungenspitze wurde in einem Falle anfangs schwarz und war in noch nicht 36 Stunden in einen grauen Brei verwandelt. Die Zähne werden locker, fallen aus, der Alveolarrand kann nekrotisch, der Geruch aus dem Munde aashaft werden und Blutungen sich dazugesellen. Die Störungen des Allgemeinbefindens, Ruhelosigkeit, auch Schmerzen, ferner die Folgen des Hungerzustandes in Verbindung mit anderweitigen Wirkungen des Quecksilbers, Husten, Respirationsbeschwerden, motorische Störungen, können einen baldigen, durch Marasmus bedingten Tod veranlassen. Unvollkommene Wiederherstellungen kommen auch hierbei zu Stande. Narbige Verwachsungen der Zunge mit dem Mundboden[2]), der Wangenschleimhaut mit dem Zahnfleische des Ober- und Unterkiefers, so dass Kauen und Sprechen unmöglich ist, wurde mehrfach beschrieben. Antisyphilitische Curen mit übermässig grossen Mengen von grauer Salbe und die Beseitigung der Krätze durch dieses Präparat schufen besonders früher mehrfach solche Ausgänge der Kieferfeststellung nach Gangrän der Mundorgane. Nur in seltenen Fällen wird hier die chirurgische Kunst helfen können. Die vorstehende Schilderung zeigt die Gefährlichkeit, die der Stomatitis zukommen kann und illustrirt die Anschauung einiger „Syphilidologen", die diese Affection für relativ ungefährlich halten.

Störungen des Allgemeinbefindens und der Ernährung.

Die bisher abgehandelten Nebenwirkungen, als die sinnfälligsten von allen, zeigen an, dass das Quecksilber an einem seiner Ein- oder Austrittswege gewisse functionelle oder anatomische Veränderungen setzt. Die jetzt abzuhandelnden geben davon Kunde, dass in Folge von genügender Quecksilberaufnahme in längerer Zeit eine tiefer in die Oekonomie des Körpers eingreifende Störung sich ausbildet, für deren Entstehen die Individualität bedeutungsvoll sein kann. Die Störungen des Allgemeinbefindens sind verschieden bezeichnet worden: Erethismus, Carditis, acute Anämie bekunden gleichzeitig die Vorstellungen, die man sich von dem Wesen dieses Zustandes machte. Derselbe unterscheidet sich wenig von ähnlichen, z. B. durch Blei erzeugten Veränderungen, und ist sicherlich theilweise durch Beeinflussung des Gehirns zu

---

1) Kaposi, Wiener med. Presse. 1890. p. 1080.
2) Cornil et Ranvier, Manuel d'histologie pathol. Tom. II. p. 210.

erklären. Man beobachtet: Blässe, auch Eingefallensein des Gesichtes, allgemeine Unruhe, Schwäche, Hinfälligkeit, Neigung zu Ohnmachten und schreckhaftem Schlaf und häufiges Seufzen oder Gähnen, Herzklopfen, Kleinheit, Schnelligkeit, bisweilen auch Intermittenz des Pulses, gleichzeitig mit Athmungsstörungen, Beklemmung und Erstickungsgefühl. Die Untersuchung lehrte, dass bei der Anämie nach Quecksilber die rothen Blutkörperchen verändert sind (Zerfall, „Megalocythen," „Microcythen"[1]).

Die Störungen der Ernährung werden fast ausschliesslich durch eine directe Einwirkung des Quecksilbers auf den Magendarmkanal, resp. auf seine secretorischen Drüsen hervorgerufen. Bei jeder Art der Anwendung findet eine Ausscheidung des Metalls in den Intestinaltractus statt. Die hier entstehenden Veränderungen geben die Erklärung für die Appetitlosigkeit, die Abmagerung, das Erbrechen, die Magenschmerzen, das Leibweh und den Verfall der Körperkräfte, die bei manchem der chronisch mit kleinen Quecksilbermengen Behandelten zur Beobachtung kommen. Es findet bei derartigen Individuen in Folge der allmählichen Verminderung resp. des Verlustes des Appetits, und der Parästhesieen des Geschmacks, nicht nur eine geringere Nahrungsaufnahme statt, sondern die aufgenommenen Nährstoffe werden auch, sobald der Verdauungskanal catarrhalisch verändert ist, viel langsamer assimilirt, unter Umständen so langsam, dass, um die nothwendige Continuität der Stoffwechselvorgänge aufrecht zu erhalten, der Körper von sich selbst zu zehren gezwungen ist. Es ist bei der therapeutischen Anwendung des Quecksilbers für das Zustandekommen solcher allgemeiner Ernährungsstörungen eine längerdauernde Einwirkung von kleinen Quecksilbermengen auf den Verdauungskanal neben einer gewissen Prädisposition erforderlich. Kann ja die letztere bei manchem mit diesem Metall behandelten Syphilitiker sogar eine grössere, schon während der Kur oder nachher erkennbare stärkere Fettansammlung im Unterhautgewebe schaffen! In einem Falle von syphilitischer Gehirnerkrankung mit secundärer Epilepsie wurde bei der Einreibungskur eine Abnahme der Stickstoffausscheidung beobachtet. Weder dieses noch die oben angeführten Ergebnisse sind trotz ihrer Verschiedenheit allgemein gültig.

Als Begleiter der Befindens- und Ernährungsstörung kommt gelegentlich auch z. B. nach subcutanen Calomeleinspritzungen Fieber vor. Bisweilen zeigt es sich zugleich mit der Salivation, in anderen Fällen begleitet es einen Quecksilberausschlag, oder entsteht auch als hervorragendste Nebenwirkung ohne Begleiter 10—20 Tage nach dem Beginn des Quecksilbergebrauchs, kann 3—7 Tage, aber auch Wochen dauern und über 40° C. steigen. Sind Stomatitis oder Darmveränderungen eingetreten, so kann dadurch wohl auch eine Verstärkung der Fiebersymptome, wie Frostschauer, Kopfweh u. A. m. eintreten. Diese Zustände sind an sich auch befähigt, Fieberbewegungen hervorzurufen. Diese haben aber nichts mit dem Quecksilberfieber gemein, das wahrscheinlich einem primären Angriff des Quecksilbers auf die wärmeregulirenden Gehirncentren seinen Ursprung verdankt. Die angewandte Menge des Mittels in Verbindung mit einer besonderen individuellen Anlage scheinen Bedingung für sein Entstehen zu sein.

---

1) Biéganski, Archiv f. Derm. u. Syphil. 1892. Bd. 24. p. 43.

Störungen im Darm.

Zugleich mit den Störungen der Verdauung, pappigem Geschmack im Munde, Druck im Magen und Erbrechen zeigen sich leichtere oder schwerere Veränderungen im Darm, die Durchfall zu Wege bringen. Schon Cooper erkannte, dass die an Mercurialdiarrhoe leidenden Kranken fast in demselben Zustande sich befänden, als hätten sie die Ruhr. Dysenterische Zustände im Darm wurden später auch an menschlichen Leichen aufgefunden. Auch die Thatsache, dass nach innerlichem und äusserlichem Quecksilbergebrauche sich häufig Colitis und Proctitis, selten Duodenitis entwickle, ist nun schon mehr als 30 Jahre bekannt. Alle Erscheinungen seitens des Darmkanals beruhen auf Entzündung. Diese schwankt aus vielen Gründen in ihrer Stärke. Sie entsteht meiner Ansicht nach nur durch eine Ausscheidung des von irgend einer Stelle aus resorbirten Quecksilbers in den Darm. Die schlimmen Formen wie die leichten können durch jedes Quecksilberpräparat und von jedem Resorptionsorte aus zu Stande kommen. Die verdünnten Quecksilberlösungen sind die gefährlichsten. Nicht selten übertreffen sie an Schwere der erzeugten Symptome und Gewebsveränderungen die acuten Sublimatvergiftungen. Die ersten Symptome können, wie z. B. nach Einbringung von dünnen Sublimatlösungen in den Uterus, schon während der Einspritzung auftreten. In anderen Fällen erscheinen sie erst nach einem oder mehreren Tagen als: Meteorismus, Koliken, Durchfall mit Entleerung von graufarbenen oder reiswasserähnlichen oder blutigen, stinkenden Massen unter Tenesmus. Treten diese Durchfälle wie z. B. bei dem Gebrauche etwas grosser Dosen von Sublimat am Tage auf, so folgt ihnen ein unruhiger, von öfterem ängstlichen Aufschrecken begleiteter Schlaf. Die Kranken sehen auffallend bleich aus; die Conjunctivae sind blass, der Blick matt und das Gesicht nimmt später einen etwas schmerzhaften Ausdruck an. Dabei besteht Mattigkeit, die nach wenigen Schritten zum Hinsetzen nöthigt. Die Hartnäckigkeit der Durchfälle, welche noch 2 Wochen nach der letzten Quecksilberdosis bestehen können, ist besonders zu berücksichtigen. Die anatomischen Veränderungen bestehen hauptsächlich in einer Diphtheritis des Dickdarms. Angeblich soll dem Quecksilber auch ein ungünstiger Einfluss auf die Bauchspeicheldrüse zukommen.

Störungen im Harn und Geschlechtsapparat.

Als Begleiterin der Ernährungsstörungen, aber auch allein, zeigen sich bei dem Quecksilbergebrauche Veränderungen der Menge und Zusammensetzung des Harns, die auf den Zustand der Nieren einen Schluss erlauben. Ein Axiom ist, dass jeder mit reizenden Eigenschaften versehene und auch in die Nieren gelangende Stoff anfänglich eine Vermehrung, später beim Weitergreifen und Stärkerwerden der Reizwirkung eine Verminderung der Harnmenge herbeiführt. So kommt es bisweilen zu einer Urorrhoea mercurialis, die meistens nicht so ausgesprochen ist, dass sie sofort erkannt wird. Sie hält auch wohl nur kurze Zeit an und kann, nachdem noch Beschwerden beim Harnlassen sich eingestellt haben, jenem schlimmen Zustande der Harnverminderung bis zur vollkommenen

Anurie Platz machen, der die Anzeige von anatomischen Nierenveränderungen darstellt und schon den alten Aerzten bekannt war. Der Harn enthält nach innerlichem oder äusserlichem Quecksilbergebrauche nicht selten Eiweiss. Die statistischen Erhebungen schwanken zwischen 4 und 28 pCt. Durchschnittlich kommt das Eiweiss im Laufe der zweiten Woche, ist geringfügig und beträgt bis ca. 1 pCt. Nach Injectionen von Sublimat soll die Albuminurie seltner als nach grauer Salbe, und nach Einspritzung von Calomel besonders schnell und stark erscheinen, und nach jeder Quecksilberanwendung ev. auch Formelemente: Cylinder, lymphoide Elemente und rothe Blutkörperchen auftreten. Sehr selten kommt es zu einer Glycosurie, die bei Thieren sich leicht erzeugen lässt[1]). Die Schwere der Erkrankung der Niere hängt wesentlich von der Menge des in sie gelangten Quecksilbers ab. Am stärksten getroffen werden die gewundenen, weniger die geraden Harnkanälchen, in denen Trübung, Schwellung, Kalkinfarcirung ein häufiger Befund ist. Die Glomeruli sind in gewissen Stadien unverändert, fallen aber später den gleichen Veränderungen anheim. Die Kalkeinlagerungen in der Niere lassen sich auch durch Aloin und Wismuth[2]) bei Thieren erzeugen. Mir ist aber kein Fall bekannt, in dem Aehnliches nach diesen Mitteln bei Menschen gesehen wurde. Bis ein solcher gefunden wird, kann diese Wirkung als eine dem Quecksilber eigenthümliche angesehen werden, zumal Knochenstücke, welche in Sublimat eingelegt werden, an ihrem Kalkgehalt einbüssen.

Die Nebenwirkungen seitens des Geschlechtsapparates sind nur wenig gekannt. Ich zweifle nicht daran, dass sie zahlreicher sind als die vorhandenen dürftigen Angaben es vermuthen lassen. Es ist anzunehmen, dass ein von Quecksilber durchtränkter Körper einen nicht normalen Samen liefern wird, in ähnlicher Weise wie dies bei Bleiarbeitern der Fall ist. Vorzeitige Ausstossung der Frucht sieht man bei Frauen, die, selbst nicht bleikrank, nur mit ihren bleikranken Männern Umgang hatten. Die Möglichkeit ist nicht von der Hand zu weisen, dass ähnliche Verhältnisse durch Quecksilber bedingt werden können. Bei gewerblichem Mercurialismus sind sie erwiesen. Der arzneiliche Mercurialismus wird wohl auch davon nicht frei sein. Störungen der Menstruation bis zur Amenorrhoe sind einwandsfrei als Quecksilberwirkung erkannt worden[3]). Das gleiche gilt von der Unterbrechung der Schwangerschaft mit oder ohne Tödtung des Fötus[4]). Wie man solches experimentell bei Thieren nachweisen kann, so kommt es auch bei Menschen vor. Nur die individuelle Widerstandsfähigkeit schafft hier einen glücklichen Ausgang. In einigen Fällen, besonders nach Anwendung grauer Salbe, leidet hauptsächlich der Fötus und stirbt ab, in anderen mehr die Mutter, die den lebensfähigen Fötus durch Störungen, die sie selbst im Magen, Darm und wohl auch im Uterus erleidet, auszustossen gezwungen ist. Der Uebergang von Quecksilber aus dem mütterlichen Kreislauf in den Fötus ist erwiesen. Inwieweit im einzelnen Falle Ge-

---

1) Saikowski, Arch. f. pathol. Anatomie. Bd. XXVII. p. 346. — Rosenbach, Zeitschr. f. naturw. Medicin. 3. Reihe. XXXIII. p. 36.
2) Neuberger, Arch. f. experim. Pathol. u. Pharmak. 1890. Bd. XXVII. p. 39.
3) Colson, Archives générales de Médecine. VI. année. 1828. T. XVIII. p. 24.
4) Lize, Prager Vierteljahrschr. Bd. XCVI. Anal. p. 26.

fahr bei einer solchen Quecksilbertherapie droht, bleibt dem Takte des Arztes zur Entscheidung überlassen. In alten Zeiten[1]) glaubte man auf Grund von Erfahrungen annehmen zu müssen, dass nach grossen Schmierkuren Unfruchtbarkeit bei Männern und Frauen auftrete.

Störungen im Centralnervensystem.

Häufig sind die bisher geschilderten Nebenwirkungen, oder nur einige von ihnen, Vorläufer von Functionsbehinderungen im Gebiete des Gesammtnervensystems. Mitunter treten die letzteren auch allein, schon im Verlaufe einer gewöhnlichen Quecksilberkur auf. Die Störungen der Empfindung documentiren sich sowohl durch Alteration gewisser seelischer Fähigkeiten und Affecte, als auch durch nachweisbare peripherische Functionsveränderungen der Sinnesorgane, des Tast- und Schmerzgefühls u. A. m. Die Individualität der betreffenden Person spielt hierbei eine wesentliche Rolle, so dass als Ausdruck derartiger Störungen bei dem Einen eine leichtere oder schwerere centrale Affection, bei dem Anderen peripherische An- oder Hyperästhesien zu Tage treten. Als auslösendes Moment für solche Zustände sind mehrfach Erkältungen angegeben worden. Von centralen Erscheinungen kommen auch nach subcutanen Quecksilberinjectionen zur Beobachtung: ein Zustand von psychischem Erethismus, der sich bald als Verstimmung und erhöhte Reizbarkeit, bald als Schreckhaftigkeit oder Schüchternheit darstellt und mit Gesichtsblässe, erschwerter, asthmaähnlicher Respiration, manchmal sogar mit Unregelmässigkeit der Herzaction und Schwäche einhergeht. Bei längerem Bestehen dieses Zustandes, aber auch plötzlich, können sich Schlaflosigkeit sowie anderweitige, von einer gesteigerten Erregbarkeit des Gehirns, speciell der Grosshirnrinde abhängenden, sensoriellen Erscheinungen, wie Hallucinationen, selbst Exaltationszustände herausbilden, die jedoch transitorisch sind und nicht als selbstständige Erkrankungsformen aufgefasst werden können. Gleich den Erregungskommen auch Depressivzustände, Abschwächung des Gedächtnisses und des Urtheils vor.

Häufig zeigen sich Schmerzen in den Gelenken, im Gesicht, in den Zähnen, oder auch Sensibilitätslähmungen, die sich als Anästhesie und Analgesie darstellen. Von den Störungen der Bewegung erscheint am häufigsten der Tremor mercurialis meist chronisch, aber auch paroxysmenweise nach subcutaner, epidermatischer (Salben, Seifen und Bäder), sowie innerlicher Anwendung auch ohne jede andere Nebenwirkung. Anfangs werden meist nur die Arme und Hände ergriffen, allmählich fallen aber auch bei fortdauernder Quecksilbereinwirkung die unteren Gliedmassen sowie die Rumpfmuskeln dem gleichen Schicksal anheim. Die electrische Erregbarkeit der Muskeln ist in solchen Fällen normal, trotzdem die Muskelschwäche bedeutend sein kann. Hierdurch, sowie durch das Fehlen einer eigentlichen Muskellähmung unterscheidet sich die Einwirkung des Quecksilbers wesentlich von der des Bleies. Klonische Zuckungen einzelner Muskelgruppen im halbcomatösen Zustande nach Quecksilberanwendung waren schon den alten Aerzten bekannt. Als eine Combination von Bewegungs- und Empfindungsstörungen

---

1) Prosper Borgarutius, De Morbo Gallico, im Aphrodisiacus l. c. p. 1149.

ist das nach irgend einer Art der Quecksilberanwendung nicht selten auftretende Schwindelgefühl zu erwähnen. So beobachtete man bei einigen Kranken, welche maximale Mengen von Sublimat subcutan erhalten hatten, eine bemerkenswerthe Hinfälligkeit, sowie Schwindelanfälle, die so stark waren, dass die Patienten sich durch Anhalten an feste Gegenstände vor dem Umfallen schützen mussten. Selbst im Bett dauerten diese, mit Ohnmachtserscheinungen verbundenen Anfälle fort, zu denen sich comatöse Zustände mit erniedrigter Pulsfrequenz hinzugesellten. Die Identität dieser, nach ein- oder mehrmaligen grösseren Quecksilbermengen bisweilen auftretenden Symptome mit den nach chronischem Gebrauche von Quecksilber sich zeigenden Schwindelanfällen, die man früher als Epilepsia mercurialis bezeichnete, ist eine zutreffende. Manche dieser centralen Störungen, wie Hemiplegie, Hemianästhesie, apoplektische Insulte, hat man als mercurielle Hysterie benannt.

Die seitens des Centralnervensystems auftretenden Symptome kommen durch eine directe Einwirkung des auch als Hirngift bezeichneten Quecksilbers auf die betreffenden Theile zu Stande, und zwar die transitorischen dann, wenn das Quecksilber noch in der Circulation begriffen ist, die chronischen durch Ablagerung desselben in den Centren und den Bahnen der Empfindung und Bewegung. In letzterer Beziehung ist eine Untersuchung zu erwähnen, die durch trockene Destillation des Gehirns eines lange mit Quecksilber behandelten Mannes das Vorhandensein des Metalls ergab. In wie weit das Quecksilber im Rückenmark und den peripherischen Nervenausbreitungen zur bleibenden Deponirung gelangt, darüber fehlen bislang noch Untersuchungen. Jedenfalls muss man sich vorstellen, dass sowohl die vorübergehenden als bleibenden Alterationen als letzten Grund ihres Entstehens chemische, durch das Quecksilber hervorgerufene Veränderungen in den peripherischen und centralen Nervenmassen haben. Die mikroskopische Untersuchung dieser Theile nach Quecksilberanwendung hat bis jetzt nur sehr dürftige Resultate ergeben. Im Rückenmark fand man dunklere Färbung der grauen resp. der weissen Substanz. Bei Hunden erwies man nach der chronischen Sublimatvergiftung im Gehirn degenerative Processe an Ganglienzellen, Neuroglia und Nervenfasern[1].

Die Prognose dieser Zustände, besonders des Tremor mercurialis, hängt von der Dauer ihres Bestehens ab. Sie kann bei ganz kurzer Dauer günstig sein, ist aber jedenfalls zweifelhaft, wenn nicht gerade ungünstig, wenn der Kranke längere Zeit das Leiden besitzt.

Die Therapie der Nebenwirkungen des Quecksilbers.

Einer arzneilichen Beeinflussung am leichtesten zugänglich sind die Veränderungen im Munde. Eine Schaar von Mitteln, prophylaktische und curative, demulgirende, adstringirende Salze, ätherische Oele u. A. m. sind hierfür empfohlen worden. Es ist darauf hinzuweisen, dass selbst die sorgfältigste Prophylaxe, bei der auch alles Schadhafte an den Zähnen gebessert oder entfernt wurde, nicht immer ihren Zweck erfüllt, dass die Mundentzündung trotz einer solchen entstehen und trotz aller Maassregeln sich leider häufig zu grossen Verhältnissen entwickeln kann. Das in alten Zeiten em-

---

1) Dotto, Arch. di Farmacolog. 1896. Fasc. 10. p. 465.

pfohlene Tragen eines goldenen Ringes im Munde, um das Quecksilber herauszuziehen, ist das Product guter Ueberlegung, zumal Quecksilber sich im Speichel findet, kann aber vorhandene Stomatitis nicht bekämpfen.

"Ora tamen foeda erodent ulcuscula: sed tu
"Lacte fove, et cocto cytini, viridisque ligustri.
"Tempore non alio generosi pocula Bachi
"Annuerim sumenda tibi, parumque Falernum
"Et Chia, et pateris spumantia Rhetica largis"[1]).

Diese gereimte Therapie ist besser wie so manche ungereimte, im Laufe der Jahre empfohlene. Reinhalten der Zähne und des Zahnfleisches ist ein nothwendiges Erforderniss. Wurzeln und cariöse Zähne sind zu beseitigen oder auszubessern, gesunde Zähne gut mit irgend einem der zahlreich vorhandenen Zahnpulver zu reinigen. Solche aus Chinapulver mit Catechu wirken gleichzeitig auf den Zahnfleischsaum adstringirend ein. Zu benutzen ist als Mundspülwasser, obschon nach dem Urtheil competenter Beobachter keine sichere prophylaktische Wirkung dadurch erzielt wird, das chlorsaure Kalium in 2—3 proc. Lösung. Die Behauptung, dass dieses Mittel nicht nur unwirksam sei, sondern sogar zu Stomatitis prädisponire, ist unbegründet. Ist Salivation und Stomatitis erschienen, so sind Mundspülungen zu empfehlen von: Gerbsäure (2—6:300), von Tinctura Gallarum oder Tinctura Ratanhiae, Catechu, Cascarillae (5—15:300) mit 3—5 g Tinct. Myrrhae, Abkochungen der Rinde von Rhus glabrum, Thymollösungen (1:1000) und Aehnliches. Pinselungen des Zahnfleisches mit Jodtinctur sollen schnell Speichelfluss und Mundgeschwüre verschwinden lassen. Ebenso sollen Theerpinselungen und Aetzungen mit concentrirter Salzsäure, sowie mit Bromwasserstoffsäure wirken. Zu dieser Therapie ist nicht zu rathen, so lange nicht Gangrän vorhanden ist. Zum Bestreichen des Zahnfleisches ist auch Tinct. Opii neben anderen Mitteln gebraucht worden. Altheeaufgüsse mit Tinct. Opii als häufig wiederholte Mundbäder werden sehr gerühmt. Aehnlich reizmildernd wirken Gerstentisanen mit Milch, die, wenn der Mund nicht genügend geöffnet werden kann, in den Mund gespritzt werden sollen. Der Eigenthümlichkeit wegen erwähne ich auch die paradoxe Empfehlung von Sublimatlösungen (1:4000) als Mundspülwasser, wodurch Besserung sofort, Heilung in 5 Tagen erfolgen soll[2]). In den Anfangsstadien der Stomatitis, wenn das Zahnfleisch, wie ich es beschrieb, losgelöst ist, soll man durch feine mit Watte versehene Sonden, die oft mit kleinen Eitermengen gefüllten Hohlräume gut auswischen und dann durch ebenso feine, mit Höllenstein armirte Sonden ätzen. Geschwüre sind ebenso zu behandeln. Welche Mittel man auch bei ausgebildeter Stomatitis anwenden mag, immer ist, wenn schmierige, eitrige oder anders gestaltete Beläge die erkrankten Theile bedecken, darauf zu sehen, dass diese erst entfernt werden, weil mit ihnen wässrige und andere Lösungen sich nicht mischen und deshalb nicht local wirken können. Augenblickliches Aufhören der Speichelung ist durch „Chloralum", d. h. Aluminiumchlorid zu erzielen. Pinselungen einer concentrirten Lösung an den Drüsenausführungsgängen lassen alsbald die Wirkung erblicken. Wo Schmerzen das Kauen behindern, soll die 5 Minuten vor jeder Mahlzeit vorgenommene Pinselung mit einer, je nach der Schwere der Erkrankung zu gebrauchenden 3—10 proc. Lösung von Cocain Besserung schaffen.

Die Veränderungen an der Haut, die nach Einspritzung von Quecksilberverbindungen in das Unterhautgewebe auftreten, Indurationen, Verschwärungen u. s. w. werden nach den allgemeinen chirurgischen Regeln behandelt. Durch Ausschälen eines so entstandenen quecksilberhaltigen Tumors im Unterhautgewebe sah man nicht nur die örtlichen, sondern, da die Quecksilber-

---

1) Frascatorius, Syphilis siv. de Morbo Gallico. Lib. II. p. 96.
2) de Renzi, Monatsh. f. prakt. Dermatologie. 1888. p. 811.

quelle beseitigt war, auch die entfernteren Nebenwirkungen schwinden. Die eczematöse Hauterkrankung erfordert die, auch bei anderswie entstandenen Eczemen übliche Behandlung. Möglichst vollständiges Beseitigen des aus den Bläschen ergossenen Inhalts durch auftrocknende Pulver (Zinkoxyd, Amylum etc.), und Einreibung von fettigen Substanzen, um die Gewebsspannung zu beseitigen, werden die beiden wesentlichen Indicationen darstellen. Vielleicht würden sich für schwere Fälle auch prolongirte warme Bäder eignen. In Indien wandte man früher zu äusserlicher Einreibung und auch innerlichem Gebrauch das Oel von Pinus Devadara, an. Ich habe aus einem solchen Krankheitsberichte nicht den Eindruck gewinnen können, dass sich dasselbe nützlich erwiesen hat. Die sonstigen Hautexantheme nach Quecksilber erfordern keine eigentliche Behandlung. Anregung der Harnsecretion event. Dampfbäder, Schwefelbäder, Jodkaliumgebrauch werden die schnellere Ausscheidung des Metalls aus dem Körper veranlassen.

Die Therapie der allgemeinen Ernährungsstörungen beruht im wesentlichen auf einer Entfernung des schädlichen Agens und in einer passenden diätetischen Behandlung. Dieselbe muss, abgesehen von der Veränderung resp. Verbesserung der hygienischen Verhältnisse, in denen sich der Patient befindet, durch Darreichung geeigneter, reizloser Nahrungsmittel die etwaigen Veränderungen im Verdauungskanal beseitigen, aber auch eine schnelle und möglichst vollständige Eliminirung des Quecksilbers aus dem Körper zu Wege bringen. Die Störungen im Darm versucht man prophylactisch durch gleichzeitige Verabfolgung von Opiaten zu bekämpfen. Schon die Erfahrungen der Opiumesser scheinen für eine heilsame Wirkung in dieser Richtung zu sprechen. Die örtlichen Wirkungen sollen viel geringer als ohne Opium sein. So hat man das alte Verfahren, Calomel mit Opium zu reichen, wieder empfohlen. Es ist indessen darauf hinzuweisen, dass die Wege des Quecksilbers und des Opiums nicht immer die gleichen sind. Wird Quecksilber epidermatisch oder subcutan angewandt, so findet hauptsächlich Ausscheidung in die unteren Darmabschnitte statt. Die Möglichkeit, dass das Opium, das durch den Mund eingeführt wird, an die Theile hingelangt, in denen das Quecksilber örtliche Verletzungen erzeugt hat, ist gering. Sind die letzteren aber einmal ausgebildet, so können Opiate, selbst wenn sie dorthin gelangten, sie nicht bessern, da sie nicht einmal örtlich schmerzstillend wirken und nur die Darmperistaltik hemmen. Diese reicht aber nicht aus, um die Symptome einer entzündlichen oder gar geschwürigen Darmveränderung aufzuheben. In leichteren catarrhalischen Affectionen ist eine symptomatische Einwirkung des Opiums wohl möglich. Bei den, auf Ergriffensein des Centralnervensystems deutenden Quecksilbersymptomen ist ebenfalls in erster Reihe die Entfernung des Metalls aus dem Körper zu erstreben. Ausserdem sind kalte Abreibungen, Begiessungen, Seebäder mit dem gleichzeitigen Gebrauche von Nervinis auch bei den erethischen Zuständen angezeigt.

Metallisches Quecksilber.

Die neuere Therapie hat von dem Gebrauche dieses Mittels, soweit es Störungen in der Wegsamkeit des Darms zum Ausgleich bringen sollte, Abstand genommen. Die alten Angaben stimmen in Bezug auf die Toleranz für dieses Mittel nicht überein. In vielen Fällen wurden grosse Dosen vertragen. Markgraf Georg von Brandenburg trank aus Versehen eine Flasche mit Quecksilber ohne Schaden aus, da das Quecksilber durch den Darm abging. Eine Frau, die in 2 Malen 150 g Quecksilber bekam, und danach eine leichte Andeutung einer Salivation bekommen hatte, stiess nach 4 Wochen das gesammte Quecksilber nach einem Stuhlgange wieder aus[1]). In einem anderen

---

1) Heintke, Ephemerides natur. cur. Dec. I. Ann. IV. Observ. XCVIII. p. 191.

Falle entleerte ein Soldat nach 6 Tagen ohne jede Benachtheiligung seines Befindens ca. 600 g Quecksilber auf dem gleichen Wege[1]). Quecksilber wird in metallischem Zustande dann gut vertragen, wenn es zusammengeflossen im Darm liegt, und nicht in kleinste Partikelchen zerstiebt. Die Oberfläche einer zusammengeflossenen Quecksilbermenge von einigen hundert Grammen ist sehr klein, ja verschwindend gegen diejenige, welche dieselbe Menge darbietet, wenn sie in feine oder feinste Kügelchen sich zertheilt hat. Demgemäss werden sich auch die Verdampfungsmengen verhalten. In den Fällen, in denen unangenehme Nebenwirkungen beobachtet wurden, erfolgte wahrscheinlich im Darm bedeutende Resorption durch Auseinanderfliessen oder vielleicht sogar durch theilweise Abtödtung des Quecksilbers. Die Nebenwirkungen, die in solchen Fällen beobachtet wurden, decken sich mit denjenigen nach anderen Quecksilberpräparaten.

Es kamen vor: Stomatitis, Salivation[2]) und Erbrechen, letzterer nach Beibringung von ca. 250 g. Zwei weitere solche Dosen riefen nichts derartiges hervor. Nach 3 Tagen wurden mehr als $2/3$ des genommenen Quecksilbers durch den Darm ausgestossen[3]). Auch Todesfälle sollen dadurch zu Stande gekommen sein. So wird von einem Apotheker berichtet, dass er Nachts aus Versehen eine Flasche mit Quecksilber geleert hatte und am Morgen todt aufgefunden wurde. In seinem Magen fand man ca. 1 Pfd. Quecksilber[4]). Zwei andere Fälle betreffen Frauen, die ca. 500 resp. 150 g Quecksilber wegen Verstopfung, resp. wegen eines eingeklemmten Bruches nahmen und danach starben. Bei der ersteren soll sich angeblich in den Lungen Quecksilber gefunden haben.

Quecksilberdampf. Quacksalber gebrauchen ihn vereinzelt auch heute noch und schaffen dadurch mancherlei Störungen der Gesundheit. Erwähnenswerth ist, um die Uebereinstimmung mit den Quecksilbersalzen auch in dieser Beziehung zu erhärten, dass auch Hautveränderungen entstehen können, nachdem Salivation, Stomatitis, dyspnoetische Anfälle u. A. m. vorangingen. So erschien bei einer Frau, die durch Einathmen von Quecksilberdampf in ihrem Wohnzimmer erkrankt war, nach 5 Tagen unter Fieber und erhöhter Pulsfrequenz ein nicht juckender, masernartiger Ausschlag auf Armen und Gesicht und dem oberen Theile des Rumpfes. Die rothen Flecke wurden bald unregelmässiger und grösser und waren nach weiteren 6 Tagen ohne Abschuppung verschwunden[5]). Kinder erwiesen sich vereinzelt auch für Quecksilberdämpfe weniger empfindlich als Erwachsene. Eine Frau, die mit ihrem 14 Monate alten Kinde anhaltend diesem Einflusse ausgesetzt war, erkrankte an einer schweren Stomatitis, während das Kind, trotzdem es von der Mutter gesäugt wurde, gesund blieb.

Hydrargyrum cum Creta. Die Verreibung von Quecksilber mit Kreide (1 : 2 oder 1 : 5) liess ein Kind erkranken, das 2 Mal täglich 3 Wochen lang sehr kleine Dosen davon erhalten hatte. Es erschienen Wundsein am Zahnfleisch, Ulcerationen an der Backe. Trotz sofortigen Aussetzens nahm die Ulceration an der Wangenschleimhaut zu. Aussen, in der Gegend der Parotis, erschienen zwei kleine, livide Flecke. Dieselben dehnten sich schnell aus. In 7 Tagen war die ganze Hautdecke des Ober- und Unterkiefers zerstört, so dass ein schauerliches Aussehen dadurch entstand[6]).

---

1) **Ephemerides** nat. cur. Dec. I. Ann. IV.
2) **Zwinger**, Ephemerides nat. cur. Dec. II. Ann. VI. Observ. CCXXXI. p. 496.
3) **Hufeland's** Journ. f. prakt. Heilk. 1832. Mai.
4) **Petri de Abano**, Liber de Venenis. 1555. p. 263.
5) **Berengier**, Erupt. provoq. par l'ingest. des méd. 1874. p. 58.
6) **Bedinfield**, The Lancet. 1831—1832. Vol. XII. p. 304.

Quecksilberpflaster. Quecksilberpflastermull. Das officielle Quecksilberpflaster, sowie die verschiedenen pflasterartigen Handelspräparate lassen sehr bald Quecksilber von der Haut aus in den Körper eintreten. Schon nach 24 Stunden, und noch nach 1—3 Monaten wurde das Metall im Harn nachgewiesen. Auf 42 positive wurden nur 4 negative Resultate erhalten. Es kann hiernach nicht Wunder nehmen, dass auch einmal resorptive Nebenwirkungen entstehen, besonders wenn kurz vor dieser Therapie Jodverbindungen eingeführt wurden. So erschienen bei einem Manne, der wegen Syphilis Jodoform und zwei Quecksilberpflaster zu 20 g Quecksilber auf die unteren Extremitäten erhalten hatte: Salivation und Stomatitis mit Geschwüren der unteren Zungenfläche. Trotz Abnahme der Pflaster und Gurgelungen nahmen die geschwürigen Veränderungen zu. Ich halte dieselben für Producte von Jodquecksilber, und nicht für eine Folge der Anwendung von mehreren Pflastern. Trotzdem ist es nicht zweifelhaft, dass auch ohne gleichzeitigen Jodgebrauch derartiges entstehen kann. Oertliche Veränderungen an dem Anwendungsorte, und zwar Eryth eme und papulöse, sowie vesiculöse Eczeme werden sehr häufig bei einem Theile der so behandelten Menschen beobachtet.

Sapo mercurialis. In Bezug auf die Wirksamkeit, die Aufnahme durch die Haut und den Uebergang in den Harn, ist die feste oder weiche Quecksilberseife der grauen Salbe als gleichwerthig anzusehen. Die Ausscheidung ist ungleichmässig, da sowohl während wie nach der Kur auch mehrwöchentliche ausscheidungsfreie Pausen vorkommen.

Die Veränderungen an der Haut, die bei einzelnen Kranken beobachtet werden, stimmen mit den nach anderen Quecksilberverbindungen überein. Nach 9 Einreibungen entstand z. B. ein papulöses Eczem an beiden Oberschenkeln, in einem anderen Falle nach der siebenten Einreibung unter starkem Jucken einige Eczembläschen. Auch Veränderungen im Munde wurden hierbei vereinzelt beobachtet. Es entstanden Zahnfleischschwellung und Ablösung, vielleicht häufiger als nach grauer Salbe.

Hydrargyrum oleïnicum. Die zu Einreibungen verwandte Lösung von gelbem Quecksilberoxyd kann die Haut besonders, wenn sie zart und leicht vulnerabel ist, verändern. Es entstehen Schmerzen, die $1/4—1/2$ Stunde anhalten und häufiger noch Eryth eme. Vesiculöse oder papulöse Eczeme sollten stets fehlen, kommen aber doch vor[1]), ebenso wie Blasenbildung. Salivation und Stomatitis erregt das Präparat wie andere Quecksilberverbindungen.

Oleum Hydrargyri sive cinereum.

Einer der unheilvollsten Stoffe der Quecksilberinjectionstherapie ist das 30—50 pCt. Quecksilberöl. Graue Salbe mit Oel verdünnt oder Quecksilber mit Aether benzoicus und Paraffinum liquidum verrieben, wurde in das Unterhautzellgewebe injicirt. Die Aufnahme in den Körper geschieht sehr langsam. Selbst nach Wochen findet man noch, auch wenn im Ganzen nur wenige Injectionen gemacht wurden, an der Einführungsstelle zwischen 50 und 80 pCt. der eingespritzten Menge. Wenn nicht besonders günstige Umstände walten, ist der Zugang zu dieser Quecksilberniederlage und deren Entfernung sehr schwer. Die Aufnahme des Quecksilbers geschieht aus diesem Präparat, von unserem Willen unabhängig, nur nach Maassgabe der biochemischen Vorgänge an der Einspritzungsstelle, bald in kleiner, bald in grosser Menge. In der Ungleichmässigkeit der Resorption liegt aber die grösste Gefahr dieser Injectionsmethode. Sie hat manchen tödtlichen Ausgang geschaffen und wird es noch ferner thun, falls nicht die Einsicht der Unzweckmässigkeit ihr ein Ende setzt. Die Ausscheidung des Quecksilbers mit dem Harn wurde nach Injection

---

1) Nega, Vergl. Unters. über die Resorpt. u. Wirk. etc. Strassb. 1884. p. 75.

von 1 Theilstrich 50 proc. Oeles am 4.—12. Tage, in 2 Fällen aber noch nicht am 9. und 10. Tage nach der Injection erwiesen. Nach zweimaliger Einspritzung von je einem Theilstrich des 50 proc. Oeles fand sich das Quecksilber am 1., 3., 4. und 5. Tage im Harn[1]). Oertliche und allgemeine Nebenwirkungen können, selbst wenn während der eigentlichen Kur von 5—7 Wochen ein normales Befinden bestand, nach dieser Zeit mit voller Gewalt erscheinen.

Die örtlichen Nebenwirkungen, die meist bei zarten Individuen entstehen sollen[2]), bestehen in derben schmerzhaften Infiltrationen in den Muskeln, falls in diese die Einspritzung vorgenommen wurde, oder in abgegrenzten Indurationen, umschriebenen Geschwülsten und Abscessen. So beobachtete man an den Glutäen Infiltrationen, an deren Oberfläche sich eine grössere Zahl von fistelartigen Oeffnungen befand. Auf Druck entleerten sich aus ihnen stets Quecksilberkügelchen. Diese „Lymphfisteln" bestanden noch, ohne dass es zu Eiterung gekommen wäre, bis zur Entlassung des Patienten. In einem anderen Falle bestanden die örtlichen Veränderungen in mehreren hühnereigrossen Indurationen, die sich wegen ihrer scharfen Umgrenzung heraustrennen, und dadurch Stomatitis etc. verschwinden liessen. Auf dem Durchschnitte zeigte das Herausgetrennte ein grauröthliches Colorit und eine Felderung, die durch starke, untereinander verbundene Bindegewebszüge bedingt war. Zwischen diesen Zügen war die Masse der Geschwulst weicher, hervorquellend, und in sie eingelagert fanden sich in grosser Menge bis stecknadelkopfgrosse Quecksilberkügelchen[3]). Bei einem anderen Kranken, dem solche Injectionen an einem Vorderarme gemacht worden waren, bildete sich in den nächsten drei Monaten ein taubeneigrosser, über die übrige Haut stark hervorragender und gut abgegrenzter, wie ein weiches Sarcom fluctuirender Tumor. Seine Decke war blauröthlich und von zahlreichen Fisteln durchbrochen, aus denen sich auf Druck feinste, spiegelnde Quecksilberkügelchen entleerten. Auf dem Durchschnitte war die Geschwulst pulpös, fast seifenschaumartig, graugelb. Sulziges Oedem der Glutäalmuskulatur und kleine Eiterherde an der Injectionsstelle wurden ebenfalls in einem tödtlich verlaufenden Falle an der Leiche gesehen[4]).

Die resorptiven Nebenwirkungen entstanden einmal[5]) 8 Wochen nach der ersten und 8 Tage nach der letzten von 5 Injectionen (0,15—0,2 g). Trotz prophylaktischen Gebrauchs adstringirender Gurgelwässer entstanden: Schmerzen am geschwollenen, hier und da exulcerirten Zahnfleisch, Salivation und Foetor ex ore. Jodpinselungen und Spülen mit übermangansaurem Kalium hielten das Fortschreiten der Erkrankung nicht auf. Geschwüre der Wangen und Zunge und schliessliche Nekrotisirung der Schleimhaut der Mundfläche, der Unterfläche der Zunge und des Zahnfleisches machten die Prognose schon bedenklich. Es gesellten sich Diarrhöen mit Kolikschmerzen und Tenesmus, auch blutige Entleerungen hinzu, der Harn enthielt Eiweiss, die Körperkräfte verfielen, ohne dass es möglich war, dies zu verhindern und der Tod erfolgte unter Singultus im Collaps. Die Section ergab eine Colitis ulcerosa. Im Ileum und ganzen Dickdarm vom Coecum bis zur Analöffnung bestand Schwellung, auf der Höhe der Falten graugelbe Schorfe, und in den Nieren fettige Degeneration der Nierenepithelien, sowie Verkalkungen. Aehnlich verlief ein Fall, in dem 13—15 Injectionen gemacht worden waren[6]). Verlaufen auch nur wenig Fälle so bösartig, so sind doch gerade hierbei die ersten Symptome

---

1) Kronfeld, Wiener med. Wochenschr. 1889. p. 1374.
2) H. Loewenthal, Berliner klin. Wochenschr. 1889. No. 32.
3) v. Düring, Monatsh. f. prakt. Dermatologie. 1888. No. 21. p. 1050.
4) Hartung, Vierteljahrschr. f. Dermatologie u. Syphilis. Bd. XV. 3. p. 373.
5) Lukasiewicz, Wiener klin. Wochenschr. 1889. p. 29.
6) Kliem, Deutsche med. Wochenschr. 1893. No. 31.

ganz besonders zu beachten nnd wenn es irgendwie angeht, beim Eintreten derselben das Quecksilber von der Injectionsstelle auf operativem Wege zu entfernen.

Unguentum Hydrargyri sive cinereum.

Der grösste Theil der aus früheren Zeiten berichteten Nebenwirkungen des Quecksilbers entstand nach Anwendung zu grosser Mengen der heilkräftigen grauen Salbe. Von 100 Syphilitikern wurden durch sie 81 geheilt, 18 gebessert und 1 ohne Erfolg behandelt[1]). Zu grosse Mengen des Mittels werden nicht selten auch heute noch gebraucht. Manche Aerzte und Syphilis behandelnde Kurpfuscher haben diese Art des Vorgehens gemeinsam. Beide glauben: „Viel hilft viel", und bedenken nicht, dass Viel auch viel schaden kann! Da der Schaden nicht immer sofort zu sehen ist, so wiegen sich jene in Sicherheit, obschon auch Todesfälle durch zu grosse Dosen von grauer Salbe beschrieben sind[2]). Auch andere Umstände, wie z. B. eine Idiosynkrasie mancher Menschen für Quecksilber lassen Nebenwirkungen erscheinen. So ist es möglich, dass eine einzige Einreibung von 2 g grauer Salbe blutige Stühle schafft[3]), und ca. 5 g in tiefe Rhagaden der Haut und des Vorderarms bei einem anämischen und vielleicht schon septisch inficirten Mädchen unter schwersten dysenterischen Symptomen den Tod veranlassten[4]). Der Salzgehalt der Luft, auf Meeresinseln und Seeküsten, oder eine stark kochsalzhaltige Nahrung kann eine Prädisposition für solche Nebenwirkungen liefern. Kinder reagiren auf graue Salbe sehr häufig mit unangenehmen, ev. tödtlichen Nebenwirkungen. Zwei Kinder, denen man eine Salbe von 4 g Quecksilber mit Butter an Kopf, Rücken und Weichen 1 Mal einrieb, starben. Schwangere in den ersten Monaten sollen, angeblich sicher, einer Schmierkur unterworfen werden können. Später würde eine solche Kur Bedenken erregen. Die Menstruation schliesst eine Schmierkur nicht aus, doch können dadurch heftige Blutungen entstehen.

Eine unangenehme Nebenwirkung zeigt die fehlerhafte Verordnungsform, bei welcher graue Salbe geschmiert und Jodverbindungen innerlich gereicht werden. Hierbei muss im Körper Jodquecksilber entstehen, vielleicht nicht so umfangreich wie nach Calomel, aber doch sicher. Die dadurch bedingten Wirkungen erscheinen bisweilen schnell, manchmal auch erst nach mehreren Wochen. Da das Quecksilber lange im Körper verweilt, so wird die Möglichkeit auch nach spätem Gebrauche von Jodsalzen unangenehme, durch Jodquecksilber bedingte Nebenwirkungen erscheinen zu sehen, ebensolange bestehen. Manche, dem Jodkalium zugeschriebene Nebenwirkung lässt sich deshalb, wenn man die betreffenden Krankengeschichten genau studirt, als Jodquecksilberwirkung erkennen. Durch örtliche und entferntere Symptome kann sich eine solche kundgeben.

---

1) Pauer, Die Erfolge versch. Quecksilberpräp. bei Syphilis. Würzburg 1886.
2) Der Tod erfolgte z. B. nach mehrstündigen Einreibungen von grauer Salbe auf den Kopf gegen Läuse (Lowe, Brit. med. Journ. 1882. 11. Febr.).
3) Fournier, La Semaine médicale. 1882. p. 90.
4) Sackur, Berliner klin. Wochenschr. 1892. p. 618.

Heftige Entzündung an der Einreibungsstelle, sowie Stomatitis, Beschwerden im Halse, Aphonie, Athmungsstörungen, Röthung des Gesichtes u. A. m. werden beobachtet[1]).

Die Aufnahme des Quecksilbers aus der grauen Salbe erfolgt sowohl als metallisches Quecksilber durch die unverletzte Haut, speciell durch die Haarfollikel und Talgdrüsengänge, als auch in Gestalt des immer in der grauen Salbe befindlichen Quecksilberoleats und in beträchtlichster Menge durch das vom eingeriebenen Körper verdampfende und durch die Athmungsorgane als Dampf aufgenommene Metall. Nach dem Uebergang desselben in seinen ersten Aggregatzustand geht die Umwandlung in lösliche Verbindungen wie an anderen Stellen des Körperinnern in den Luftwegen vor sich. Unter gewöhnlichen Verhältnissen sind alle drei Möglichkeiten bei dem Eintritt des Quecksilbers in den Körper betheiligt. Dafür spricht z. B., dass man durch Anwendung undurchgängiger Verbände über der eingeschmierten grauen Salbe Quecksilberaufnahme nachweisen kann[2]), dass Luft, die über aufgestrichene graue Salbe aspirirt wird, aus dieser Quecksilber aufnimmt, und die Luft in Zimmern, in denen Menschen mit grauer Salbe behandelt wurden, Quecksilber enthält, ja dass die alleinige Aufnahme des aus der grauen Salbe sich entwickelnden Quecksilberdampfes syphilitische Erscheinungen verschwinden lässt[3]).

Nebenwirkungen an der Haut.

Quecksilber ruft an der Haut nicht nur mannigfaltige Ausschläge hervor, sondern veranlasst, wie manche Beobachter, besonders Antimerkurialisten, meinen, auch Verschlimmerung bestehender Hautentzündungen und Hautgeschwüre. Für die letztere Behauptung ist es schwer, zuverlässige Beweise zu erbringen. Freilich geht das an eine Wunde direct herangelangende metallische Quecksilber der grauen Salbe bald in eine resorbirbare Form über und könnte dann wohl eine Wunde durch häufig wiederholte Reizung verschlimmern. Ob indessen ein solcher Einfluss sich an einer nicht direct von dem Mittel getroffenen Wundstelle bemerkbar machen kann, wird weniger von veränderten Stoffwechselvorgängen als von der Menge und dem Zustand des in diese secundär ausgeschiedenen Quecksilbers abhängen. Ausserdem ist zu bedenken, dass die Berührung einer Quecksilberverbindung mit einer Wunde diese nicht nothwendig zu verschlimmern braucht. War doch früher die Behandlung von Wunden mit Quecksilberoxyd eine allgemeine!

Eine Schwarzfärbung der Haut wurde in einem Falle beobachtet, in dem anfangs Schwefel innerlich und dann eine Einreibungskur mit grauer Salbe verordnet war. Es scheint dies nur ganz ausnahmsweise vorzukommen; denn ähnliche Bedingungen sind sehr oft gegeben, ohne dass eine solche Hautfärbung entsteht.

Die eigentlichen Quecksilberausschläge galten früher als Ausdruck der Reinigung des Körpers von Krankheitsstoffen. Gewicht wurde auf sie so wenig gelegt, dass man sie nicht einmal genauer beschrieb. Erst gegen Ende des vorigen Jahrhunderts wird ihnen eine besondere Beachtung geschenkt.

---

1) Rampold, Medic. Annal. Bd. X. p. 252. — Foy, Med. Press. 1891. p. 523.
2) Rémond, Annales de Dermatol. et de Syphiligraphie. 1888. T. IX. H. 1—3.
3) F. Müller, Mitth. aus der med. Klinik in Würzburg. 1886. Bd. II. p. 357.

Unter den Namen: Eczema mercuriale, Hydrargyria, Lepra mercurialis, Spilosis mercurialis, Erysipelas mercurialis, Eczema impetiginoides sind sie abgehandelt worden. Man theilte die Hydrargyria sogar in verschiedene Gruppen. Die Hydrargyria mitis giebt sich danach gewöhnlich durch leichte Hautausschläge anfangs erythematöser, dann bläschenartiger Natur kund, die vom Unterleib bis zum Oberschenkel sich erstrecken können. Die Hydrargyria febrilis zeigt eine weitere Verbreitung, grössere Bläschen, Fieber neben Mundveränderungen, während die Hydrargyria maligna wesentlich Blasen und heftigere Munderkrankung erkennen lässt. Eine solche Eintheilung ist deswegen willkürlich, weil alle drei Formen des Exanthems nur verschiedene Stadien der Eczementwicklung darstellen. Innere oder äussere Gründe lassen es bei der einen oder anderen bewenden oder schaffen die Entwicklung des Eczems, soweit sie überhaupt möglich ist. Die angeführten Begleiterscheinungen, wie Fieber und Munderkrankung, gehören nicht wesentlich zu der Hauterkrankung. Diese Gründe sowie die Erfahrung, dass ausser Eczem noch andere Ausschlagsformen beobachtet werden, schliessen eine Gruppirung wie die angeführte aus.

Man beobachtet folgende Hautveränderungen:

1. **Erythema mercuriale** (Scarlatina mercurialis). Dasselbe erscheint bei besonders dazu veranlagten Menschen ev. mit Fieber, Jucken und Mundentzündungen. In 3—4 Tagen nach der ersten Einreibung erscheint der Ausschlag, gewöhnlich zuerst an der Einreibungsstelle, und breitet sich von hier über den ganzen Körper aus oder er lässt die Einreibungsstelle frei und springt auf einen entfernten Körpertheil. Es sind blass- später dunkelrothe, runde oder zackige, etwas leicht über die Fläche erhabene, verschieden grosse Flecke, die bald den Rötheln, etwas weniger den Masern, bald auch dem Scharlach ähneln, und schnell zusammenfliessen. Sie verschwinden entweder mit oder ohne Abschuppung.

In einem solchen Falle bildete sich der Ausschlag, nachdem 3,5 g verdünnte graue Salbe (1:5) gegen Lymphadenitis in 3 Tagen verrieben waren, unter leichtem Frost, Kopfschmerzen und Trockenheit im Munde, und dehnte sich über den ganzen Körper aus. Am stärksten war er an Kopf und Hals. Hier machte er den Eindruck eines Scharlachexanthems. Auf Fingerdruck wich die Röthe, um beim Nachlassen wiederzukehren. Das Gesicht war geröthet und gedunsen, das Allgemeinbefinden und der Appetit gut. Ohne Desquamation verschwand das Erythem. Die ähnliche Behandlung einer Lymphadenitis schuf vier Tage nach der Einreibung nach voraufgegangenem Schüttelfrost, Kopfweh und Stomatitis, ein, später unter kleinförmiger Abschuppung verschwindendes, scharlachartiges Exanthem über den ganzen Körper[1]).

Der Ausschlag kann auch einen papulösen Charakter tragen und sich dadurch mehr dem Eczem nähern. Es bildet sich an der Einreibungsstelle und in deren Umgebung eine purpurfarbene, gleichmässige Röthe, und an entfernteren Körperstellen zahlreiche rothe, unregelmässige Flecke, die sich aus kleinen, wenig hervorspringenden Papeln zusammensetzen. Allmählich vergrössern sich diese Flecke durch Zusammenfliessen der Papeln. An manchen Stellen findet sich noch gesunde Haut zwischen den Flecken. Heilung erfolgt, nachdem die Papeln zuerst verschwunden sind, durch Desquamation. Gelegentlich kann auch ein Ausschlag mit dem Charakter des Erythema exsudativum multiforme erscheinen. Uebergangsformen zum eigentlichen Eczem können auch in der Art erscheinen, dass auf der geschilderten erythematösen

---

1) Woltering, Allgemeine med. Centralzeitung. 1882. p. 1113.

Basis winzige, die Haut gerade uneben machende Bläschen später entstehen.

2. Eczem. Das Eczem zeigt sich als papulöser, vesiculärer oder vesiculo-pustulöser Ausschlag. Genau genommen handelt es sich hierbei nicht um ein Eczem, sondern um eine in höchst winzigen Herden auftretende Eiterung bei verdickter Hornschicht. Erst bei fortgesetzter Einreibung oder nach stärkerer Dosirung wird die Hornschicht in unregelmässiger Weise abgeworfen und es entsteht ein eczematöser Zustand. Demnach würden zwei Stadien, ein acneartiger und dann ein diffus entzündlicher, eczemartiger zu unterscheiden sein[1]). Für einen Theil der Fälle trifft diese Unterscheidung wohl zu. Bei solchen mit rapider, nach einer einzigen Einreibung vor sich gehenden Entwicklung brauchen diese Stadien nicht vorhanden zu sein. Bei manchen Menschen entsteht das Eczem schon nach minimalen Mengen von Quecksilber, bei sehr vielen bleibt es dagegen selbst nach langer Anwendung grosser Dosen aus. Alley fand 43 Fälle in 10 Jahren, Rayer nur 3 in 20 Jahren und in neuerer Zeit wurde es in 100 Fällen ein Mal beobachtet. Es werden fast doppelt so viel Männer als Weiber von demselben befallen, was wohl darin seine Erklärung findet, dass Männer ungleich öfter in die Lage kommen, Einreibungen von grauer Salbe zu machen oder Quecksilber auf andere Art ihrem Körper einzuverleiben. Die Erkältung als prädisponirendes Moment für das Entstehen des Ausschlages kam bei einem Kranken zum Ausdruck[2]), der nach Einreibung von grauer Salbe kein Eczem bekam, dagegen nach vorausgeschickten kalten Umschlägen an dem Anwendungsorte Furunkeln und Eczem auftreten sah. Stark Behaarte werden leichter davon befallen.

Das Eczem entsteht durch örtliche Anwendung von grauer Salbe oder Pflaster, nachdem, wie ältere Aerzte meinten, zuweilen ein Schweiss von specifischem, dem Foetor ex ore der Quecksilbersalivation ähnelndem Geruch, erschienen ist. Unter lebhaftem Jucken und Brennen erscheint es am häufigsten an der Medianfläche der Oberschenkel, am Scrotum resp. der Vulva und in der Leistengegend, seltener an den oberen Extremitäten, am Rücken und im Gesicht. Letzteres wird meist zuletzt ergriffen; doch kommt auch das Gegentheil vor. Die genannten Hauttheile sind von verschieden grossen, sehr bald in weiter Ausdehnung zusammenfliessenden, dunkelrothen, wegdrückbaren Flecken bedeckt, auf denen sich miliare Bläschen oder nach 2—3 Tagen stecknadelkopfgrosse Pusteln mit anfangs hellem, später trübem Inhalte vorfinden. Dieselben füllen sich nach dem Anstechen bald wieder. Sie platzen und ergiessen ihren scharfen Inhalt auf die geröthete Unterlage, oder trocknen ein. Der Geruch kann aashaft sein. Gewöhnlich nach 5—10tägigem Bestehen beginnt ein Abblassen der Haut, Auftrocknung der nässenden Fläche und eine entweder kleienförmige oder fetzenartige Abschuppung der Epidermis. Nach ca. 14 Tagen erfolgt meist eine vollständige Restitution.

Manche Fälle werden dadurch für die Kranken unangenehmer, dass ganze Körpertheile, mitunter der ganze Körper von dem Exanthem ergriffen werden, dass hohes, selbst über 40° C. steigendes Fieber, Kopf-

---

1) Unna, Monatshefte f. prakt. Dermatol. 1886. Anhang p. 81.
2) Kussmaul, Unters. üb. den constit. Mercurialismus. Würzb. 1861. p. 312.

schmerzen, Schlaflosigkeit, Gastricismus und Angina faucium bestehen, und dass durch den reizenden und übelriechenden Inhalt der zahlreich berstenden oder aufgekratzten Bläschen und Pusteln, welche Nachschübe erhalten können, schmerzhafte Hautexcoriationen, Anschwellung der von der Epidermis befreiten Haut, unangenehmes Spannungsgefühl derselben sowie ausgedehnte Krustenbildung eintritt. Benachbarte oder entfernte Lymphdrüsen können anschwellen. Manchmal beobachtete man nach Einreibung der grauen Salbe am Scrotum nach dem nässenden Eczem tiefrothe, fast kupferfarbige Flecke, die stellenweise den **Eindruck von Sugillationen** machen. Bei ausgedehnten Exanthemen kommen häufige Nachschübe, mehrmalige Abschuppung, recidivirende Oedeme, sowie, freilich selten, ein Ausgehen der Nägel und Haare vor. Das letztere ist insofern bemerkenswerth, als es bei mercurialisirten Thieren die einzige sichtbare Einwirkung auf die Haut ausmacht. Die neugebildeten Nägel zeigen Verdickungen und Furchungen. Sehr häufig werden die Respirationsorgane ergriffen. Unter anderem macht sich dies durch trocknen Husten bemerkbar. Auch Beklemmungen kommen vor.

Selten beobachtet man statt der Eczembläschen **pemphigusartige Blasen** bis Erbsengrösse, die nahe aneinanderstehen und von rothen Höfen umgeben sind. Beim Oeffnen entleeren sie einen gelben Eiter, mit dem sich die Blase am anderen Tage wieder gefüllt hat. Berühren der Blasen verursacht Brennen[1]).

3. **Dermatitis erysipelatoidea.** Graue Salbe, die in Blutegelstiche eingerieben wurde, erzeugte in einem Falle[2]) Anschwellung von Bein und Fuss. Schwellung und Entzündung setzten sich am nächsten Tage auf den ganzen übrigen Körper einschliesslich der Hoden fort. Der Harn wurde tropfenweis unter Schmerzen entleert. Fünf Tage nach der Anwendung der Salbe erfolgte Abschuppung am ganzen Körper, selbst am Kopfe. Auf so entzündeter Basis können auch Blasen auftreten.

4. **Urticaria.** Das Vorkommen dieser Ausschlagsform ist sichergestellt. Tragen einer mit metallischem Quecksilber gefüllten Federpose am Körper rief bei einem Menschen juckende Quaddeln hervor, die nach 2 Tagen vollkommen geschwunden waren.

In einem anderen Falle[3]) erschien nach Einreibung von grauer Salbe, aber nicht an der Einreibungsstelle, symmetrisch auf beiden Körperhälften ein quaddelartiges, stark brennendes Exanthem. Die Salbe wurde an der Vorderfläche des Unter- und Oberschenkels, an Brust, Bauch, Arm und Rücken eingerieben, während das Exanthem an Gesicht, Lippenroth, Zungenschleimhaut, Ohren, Unterarmen, Handtellern, Oberschenkel-Hinterfläche sowie den Nates erschien. Man meinte, dass der Ausschlag in diesem Falle durch Einwirkung auf das Centralnervensystem zu Stande gekommen sei. Ebenso berechtigt wäre auch die Annahme eines peripherisch nervösen Ursprungs. Aber der nervöse Ursprung kann ganz fallengelassen werden. Eine so oberflächliche Hautaffection wie die Urticaria könnte auch in Folge des Fortgeschwemmtwerdens des Quecksilbers von der Einreibungs-

---

1) Schlegel, Materialien f. d. Staatsarzneiwissenschaft. 1800. 1. Samml. p. 178.
2) Klein, Medic. Zeitung d. Ver. f. Heilkunde. 1832. No. 7.
3) du Mesnil, Münchener med. Wochenschr. 1888. No. 28. p. 465.

stelle durch den Lymphstrom erst an benachbarten Körperstellen zu Stande kommen.

5. **Purpura.** Das Vorkommen dieser Hautveränderung neben Stomatitis und Nasenbluten scheint sehr selten zu sein, da ich nur einen solchen Fall auffinden konnte. Bisweilen findet man in der Mitte von Erythemflecken kleine Hämorrhagien, bisweilen solche auch allein an und in der Nähe der eingeriebenen Hautstellen.

6. **Abscesse.** Abscesse und Furunkel sind meistens im unmittelbaren Anschluss an schlimmere Formen des Eczems, auch entfernt von dessen ursprünglicher Localisation beobachtet worden. Am Unterkiefer, in der Achselhöhle, auf den Schenkeln entstehen taubeneigrosse, fluctuirende Tumoren, die nach Incision Eiter entleeren. In der ersten Erwähnung derselben werden sie als „weiche Geschwülste" bezeichnet. Auch kleinere Abscesse und Furunkel an den verschiedensten Körperstellen sind beschrieben worden.

Auf eine besondere Entstehungsweise von Hauterkrankungen ist hier noch hinzuweisen. Sie betrifft die aufeinanderfolgende örtliche Anwendung von grauer Salbe und Jodsalzen oder umgekehrt. Die dadurch erzeugten Veränderungen bleiben fast immer örtlich. Gegen Orchitis war z. B. graue Salbe eingerieben worden und später, als das Leiden chronisch zu werden schien, Jodkaliumsalbe. Alsbald entstanden lebhaftes Jucken und unerträgliches Brennen und das Scrotum war lebhaft roth und schmerzhaft. Es hatte sich an der Scrotalhaut Jodquecksilber gebildet. In einem anderen ähnlichen Falle entstanden am Scrotum Blasen, Phlyctänen, die lange Zeit zum Verheilen brauchten.

Störungen im Allgemeinbefinden.

Manche Kranke bekommen während einer Schmierkur, nicht selten nach einer Erkältung ein blasses, bleifarbenes Aussehen und einen krankhaften Gesichtsausdruck; das Auge ist matt, die Haut der Hände mit kaltem, klebrigem Schweiss bedeckt, die Zunge belegt, Frost und Hitze wechseln mit einander ab, die Pulszahl ist erhöht. Hauptsächlich wird über Druck und Völle im Magen, Verstopfung mit Stuhldrang und Diarrhoe mit quälendem Tenesmus, ziehenden und reissenden Schmerzen im Leibe geklagt[1]). Hierbei können Mundveränderungen gering sein oder ganz fehlen. Das Fieber (38—39° C. und mehr) erscheint gewöhnlich zwischen dem 15. und 20. Tage nach Beginn der Einreibung, oder auch früher und kann Begleiter von Allgemeinstörungen, Stomatitis oder Hautausschlägen sein, diese auch einleiten oder ihnen folgen. An bestimmte Phasen der Quecksilberwirkung ist dasselbe nicht geknüpft. Bei der Besprechung des Sublimats wird sich sogar ergeben, dass das Fieber für sich allein bald nach dem Gebrauche des Mittels entstehen und die am meisten in die Augen fallende Nebenwirkung sein kann. Das schnellere Entstehen ist hierbei wahrscheinlich durch die schnellere Resorption bedingt.

Störungen im Verdauungskanal und Harnapparat.

Die Veränderungen, denen die Mundhöhle mit ihren Organen unterliegen kann, sind in der Einleitung zu dem Kapitel „Quecksilber" be-

---

1) **Braus**, Deutsche med. Wochenschr. 1887. No. 27.

sprochen worden. An dem Entstehen derselben durch graue Salbe sind die Ausscheidung des Quecksilbers in den Mund sowie die Einwirkung des Quecksilberdampfes gesondert oder vereint betheiligt. Der Quecksilbergehalt des Speichels betrug in einem Falle 5,6 mg in einem Liter. Sein Eiweissgehalt kann bedeutend sein. Wahrscheinlich ist das Epithel der Speicheldrüsen hierbei in ähnlicher Weise wie das Nierenepithel verändert. Die Häufigkeit des Vorkommens der Stomatitis nach grauer Salbe schwankt in einzelnen Beobachtungsreihen zwischen 4 und 43,5 pCt.[1].

Die Speichelung zeigt Verschiedenheiten in ihrem zeitlichen Auftreten, Bestehen sowie in ihrer Menge, die hauptsächlich wohl von individuellen Zuständen herzuleiten sind. Aehnliches gilt von den Veränderungen der Weichtheile des Mundes. Die Pharynxhydrargyrose, die alte Angina mercurialis, die Entzündungen des Zahnfleisches in ihren verschiedenen Stadien sowie die Folgezustände dieser Leiden habe ich bereits beschrieben. Ganz besonderes Gewicht ist aus diagnostischen Gründen auf die Thatsache zu legen, dass diese Veränderungen während des Gebrauches der grauen Salbe, bisweilen aber auch erst mehrere Wochen später auftreten. Bei den meisten Menschen erscheinen sie nur ein Mal, vereinzelt aber auch zwei, ja sogar drei Male. Die Salivation kann auch intermittirend in den ersten Monaten nach dem Quecksilbergebrauch erscheinen. Vielleicht ist das Gleiche bezüglich einer leichteren Stomatitis der Fall.

Der Magen und Darm betheiligen sich an den Nebenwirkungen nach Maassgabe des in sie durch verschluckten Speichel gelangenden, oder durch ihre Schleimhäute ausgeschiedenen Quecksilbers. Unter 205 Kranken waren sie 5 Mal krankhaft ergriffen. Magendrücken, Erbrechen und Appetitstörungen, häufiger unblutige oder blutige Durchfälle mit oder ohne Kolikschmerzen und Tenesmus wurden danach beobachtet. Die Durchfälle erscheinen wenige Tage nach Beginn der Schmierkur, bisweilen schon nach einer einzigen Einreibung, in anderen Fällen am 12.—15. Tage der Kur. Die Schuld an dem Entstehen derselben hat die vorzugsweise im Dickdarm sich ausbildende Entzündung. Die functionellen Störungen seitens der Harnwege haben ihren Grund in einer Veränderung der letzteren von Reizung bis zur Entzündung. Demnach kann eine anfängliche Harnvermehrung von einer Harnverminderung oder einer Anurie gefolgt sein. Die Vermehrung des Harns nach Anwendung von grauer Salbe oder anderen Quecksilberverbindungen ist lange bekannt. Man meinte früher, sie sei das Aequivalent einer fehlenden oder unvollkommenen Salivation. Sie kann an einem Tage auf 7 Liter steigen. Es kommen ferner vor: schmerzhaftes Harnlassen bei verminderter Harnmenge, Hämaturie sowie Albuminurie. In den Nieren wurden verkalkte und nekrotische Epithelien gefunden. Menstruationsstörungen, Uterinblutungen sowie Abort sind möglich. Individuelle Verhältnisse werden auch hier bestimmend für die Art und den Umfang der Erkrankung sein. Die Mutter selbst kann von Nebenwirkungen verschont bleiben, während der Foetus stirbt. Bei einer im 6. Monate Schwangeren waren in 14 Tagen 70—80 g graue Salbe verschmiert worden. Nach dieser Zeit beklagte sie sich darüber keine Kinds-

---

1) Streffer, Ueb. die Häufigkeit unangen. Nebenw. etc. Würzb. 1890. p. 29.

bewegungen mehr zu fühlen. Dafür hatte sie drei bis vier Tage lang ein Gefühl von Schwere im kleinen Becken, und wehenartige Schmerzen. Sie gebar ein todtes Kind. Im Urin und Meconium neugeborener Kinder, deren Mütter Einreibungen von grauer Salbe gegen Krätze erhielten, fand man Quecksilber. Es können ferner leiden: die Athmung, die Herzthätigkeit und das psychische Verhalten.

Calomel.

Die arzneiliche Anwendung des Calomels schuf seit über 200 Jahren Nebenwirkungen, die an Vollständigkeit, und vereinzelt auch an Verderblichkeit unübertreffbar sind. Manche derselben kamen und kommen noch durch den oft leichtfertigen Gebrauch desselben als Hausmittel, zumal für Kinderkrankheiten, und durch seine subcutane Anwendung als Antisyphiliticum zu Stande.

Ein Theil der Nebenwirkungen ist durch einen Gehalt des Calomels an Sublimat oder die Bildung von solchem durch die Verordnungsform oder durch die Körpersäfte bedingt. Ein anderer hat als Ausgangspunkt das Entstehen von Jodquecksilber bei gleichzeitigem oder auf einander folgendem Gebrauch von Calomel und Jodsalzen. Die schlechte Beschaffenheit des Calomels, besonders einen Sublimatgehalt schuldigte man schon vor 200 Jahren an, als durch Selbstversuche mit diesem Stoffe ein Arzt zu Grunde gegangen war[1]). Was damals vielleicht eine Berechtigung hatte, braucht sie heute nicht mehr zu haben, und deswegen ist die unüberlegt von einem Augenarzte geäusserte Meinung, wonach die am Auge nach äusserlicher Calomelanwendung bisweilen erscheinenden Nebenwirkungen einer Verunreinigung mit Sublimat ihr Entstehen verdanken, in dieser Allgemeinheit unzulässig.

Häufiger entstehen die letzteren durch schlechte Verordnungen. „Hat denn der Apotheker Schuld", so ruft ein älterer Schriftsteller aus, „wenn der Arzt Mercurius dulcis mit Salz verschreibt und dann Krämpfe auftreten!" Sehr leicht wird das Calomel in Arzneiformen wie Pillen und Pulver besonders bei Gegenwart von Zucker in diesem Sinne alterirt. Längere Aufbewahrung desselben mit Pulvis Jalapae liefert metallisches Quecksilber neben Sublimat.

Dieser Vorgang spielt sich auch überall im und am menschlichen Körper ab, wo die entsprechenden Bedingungen für eine Sublimatbildung gegeben sind. Denn es wurde schon von Pettenkofer nachgewiesen, dass Calomel und Salmiak Sublimat liefere und später dargethan[2]), dass sich Calomel bei Gegenwart von Kochsalz in kleinen Mengen auflöst und unter nachweisbarer Abspaltung von Quecksilber in Sublimat übergeht. Die Körperwärme erhöht die Sublimatbildung. Verdünnte Salzsäure (0,25 pCt.) wandelt nur wenig, eine 0,4 pCt. Lösung schon viel mehr Calomel in Sublimat um, und Chlorwasser, das mit Calomel z. B. auf breite Condylome gebracht wird, wirkt in demselben Sinne. Das Calomel findet aber auch für sich an solchen Condylomen und Geschwüren Lösungsbedingungen, wahrscheinlich durch die vereinigte

---

1) Hellwig, Observ. physic. medic. ed. L. Schroeck, Aug. Vindelic. 1860. p. 414.
2) Fleischer, Deutsche med. Wochenschr. 1885. No. 36.

Wirkung des Sauerstoffs der Luft, des Wassers, der Fettsäuren und der Salze des Secrets. In erhöhtem Maasse muss dies natürlich nach Einstreuung in den Conjunctivalsack zu Stande kommen. Die Chloralkalien der Thränen vollziehen die Umwandlung entweder in ein lösliches Doppelsalz aus Chlorquecksilber und Chlorkali[1]), oder in Sublimat ziemlich schnell. Deshalb kann auch durch diese Umwandlung in ein lösliches Salz Resorption vom Auge aus stattfinden, nach Calomeleinstreuung Quecksilber im Harn erscheinen[2]), und auch Nebenwirkungen im Munde und andere ausschliesslich nach dieser Anwendungsart vorkommen[3]). Da, wo individuelle oder äussere Verhältnisse, z. B. eine Badekur in Kreuznacher Mutterlauge, die Mengen der Chloralkalien haben anwachsen lassen, wird die Lösung des Calomels und die Stärke der örtlichen Wirkung in grösserem Umfange eintreten. Dies trifft nicht nur für das Auge, sondern auch für den übrigen Körper zu. So kann eine mit dem Calomelgebrauche zeitlich ungefähr zusammenfallende, stärker kochsalzhaltige Ernährung Nebenwirkungen hervorrufen. Die Toleranz, die ganz kleine, kochsalzarme Nahrung geniessende Kinder für Calomel gegenüber Seeleuten haben, welche viel Kochsalz aus der Atmosphäre durch zerstäubtes Seewasser und aus eingesalzenen Nahrungsmitteln aufnehmen, erklärt sich hierdurch. Die Meinung, dass Calomel mit Chloralkalien bei Luftabschluss nicht Sublimat bilde, mag berechtigt sein, hat aber keinerlei Geltung für menschliche Verhältnisse. Wir scheinen in der Therapie dazu verurtheilt zu sein, Jahrzehnte hindurch, um Schaden zu verhüten, Steine aus dem Wege zu wälzen und dann zu erleben, dass diese wieder hineingezogen werden. Kochsalz ist nimmermehr mit Calomel vereinbar, wenn man nicht, wie bei Condylomen, grobe Sublimatbildung wünscht!

Calomel- und Jodverbindungen liefern im Körper Quecksilberjodür und Quecksilberjodid und daher ist es unzulässig, beide gleichzeitig oder in kurzer Aufeinanderfolge Kranken innerlich zu geben. Jedes für sich ist nicht maximal dosirt, dagegen wohl Jodquecksilber, das in solchen, meist grösseren, undosirten Mengen schweren Schaden stiften kann. Ein Apotheker handelt richtig, wenn er, wie sich dies ereignete, die Anfertigung eines Pulvers aus Jodkalium, Calomel und Zucker verweigert. Nach Jodkaliumgebrauch ist Jod in der Thränenflüssigkeit nachweisbar. Bringt man Calomel in das Auge, so bildet sich auch hier ätzendes Jodquecksilber. Daher sollen mindestens 24 Stunden nach der letzten Jodkaliumdosis verstreichen, ehe Calomel eingestreut wird. Auch nach Insufflation von Calomel in den Kehlkopf bei gleichzeitigem Jodkaliumgebrauch sah man unangenehme örtliche Folgen. Calomel und Jodoform setzen sich unter Bildung von Quecksilberjodür und Chloroform um. Das Quecksilberjodür geht bald in Quecksilberjodid über. Ich zweifle nicht daran, dass diese durch Licht oder Wärme vor sich gehende Veränderung auch im Körper zu Stande kommt. Als unzulässig ist auch die gleichzeitige oder aufeinanderfolgende Verordnung von Bromkalium und Calomel anzusehen. Ein Zwischenraum von 10—12 Stunden ist mindestens nothwendig. Zu ver-

---

1) Schlaefke, Archiv f. Ophthalmologie. 1879. Bd. XXV. Abth. 2. p. 251.
2) Alsberg, Archiv f. Augenheilkunde. 1880. Bd. IX. p. 413.
3) Weiss, Wiener med. Wochenschr. 1889. p. 104.

meiden ist ferner die Verordnung von Calomel und Aqua amygdalarum oder Aq. Laurocerasi wegen der Bildung von ev. tödtlichen Mengen von Cyanquecksilber.

Nebenwirkungen wurden auch mehrfach nach jenen grossen Dosen beobachtet, die in die Behandlung des Abdominaltyphus eingeführt worden sind. Gab man doch sogar an, dass Mengen von 6 g und mehr nichts schadeten, dagegen wohl kleinere Dosen. Nur das baldige Erscheinen profuser Durchfälle ist hier im Stande, durch Herausschwemmen des meisten Calomel Schaden zu verhüten. Sonst könnte eine solche Therapie leicht dem Leben ein Ende setzen. Dass die subcutane Injectionsmethode üble Folgen und den Tod herbeigeführt hat, beweist, dass nach Einspritzung von 0,06 g, in Oel vertheilt, Nebenwirkungen, nach 2 intramuskulären Injectionen von je 0,1 g nach 5 Tagen[1]), und nach 3 Einspritzungen von je 0,1 g[2]) der Tod eintrat. Die Begründung der Gefahr, die in einer solchen Einführung von Quecksilberverbindungen liegt, habe ich bei dem Oleum Hydrargyri bereits gegeben. Es ist sehr zu wünschen, dass der Enthusiasmus, der stellenweise noch für diese Form vorhanden ist, bald schwindet. Am allerwenigsten aber sollte man Kranke, wenn sie dies nicht mögen, dazu zwingen und sie hierdurch zu „aggressivem Widerstande" reizen. Zu einem solchen liess sich in einem Wiener Krankenhause ein Mädchen hinreissen, statt gutwillig ihre Glutäen zur Calomeleinspritzung darzubieten. Eine harte Strafe traf sie hierfür.

Zeitliche oder angeborene individuelle Verhältnisse verursachen ebenfalls Nebenwirkungen. So giebt es Kinder, die auf nicht übermässige Dosen von Calomel unangenehm reagiren, böse Mundentzündungen bekommen und zu Grunde gehen. Bei Herzkranken in vorgerückteren Stadien scheint das Calomel den tödtlichen Ausgang zu beschleunigen[3]). In den Fällen, bei denen die Insufficienz der Herzkraft auf degenerativen Vorgängen im Herzmuskel beruht, erscheinen schon nach kleinen Calomelmengen Nebenwirkungen. Eine an chronischem Gelenkrheumatismus mit organischem Herzfehler leidende Frau starb, nachdem sie drei Tage lang je 0,2 g Calomel erhalten hatte, unter dysenterischen Erscheinungen, und ebenso eine andere mit Stenose der Mitralis, Aorta und Tricuspidalis behaftete, die übergrosse Mengen als Diureticum erhalten hatte[4]). Nervöse, reizbare Individuen zeigen Nebenwirkungen erfahrungsgemäss leichter wie andere Menschen, ebenso Kranke mit Hydrocephalus, und anämische, cachectische Kranke mit Insufficienz der das Quecksilber ausscheidenden Organe. Nierenkranke sind ganz besonders hierher zu rechnen. Mundentzündungen sind bei ihnen häufig. Phthisiker sind von dem Calomelgebrauche auszuschliessen. Bleiben die diuretischen Wirkungen aus, so erscheinen an deren Stelle häufig stomatitische und andere Nebenwirkungen.

Ein Versagen mancher, sonst typischer Calomelwirkung, besonders auf den Darm und die Nieren, kommt nicht selten vor. So wird angegeben, dass, wenn sich ein Hinderniss im Pfortadersystem

---

1) Kraus, Dtsch. med. Wochenschr. 1888. No. 12. — Smirnoff, ibid. 1889. p. 6.
2) Runeberg, Deutsche med. Wochenschr. 1889. p. 104.
3) Cohn, Klin.-exper. Unters. üb. die diur. Wirk. d. Calomel. Berlin 1887. p. 26.
4) Holmgren, Hygiea. 1896. LVIII. p. 580.

allein oder in Verbindung mit Herzkrankheiten als Ursache von Ascites und Oedem findet, die Diurese dann nicht durch Calomel verstärkt wird. Ferner scheinen die Transsudate bei Nephritis, die primären Stauungstranssudate des Portalsystems, sowie die entzündlichen Exsudate der Wirkung des Calomel zu widerstehen. Auch bei pleuritischen Exsudaten und bei hohen Graden der Herzinsufficienz[1] erwies sich diese Behandlung als erfolglos. Bei Individuen mit kleinem, niedrigem Pulse soll ebenfalls die diuretische Wirkung ausbleiben.

Nebenwirkungen an der Haut.

Die Einspritzungen von in Oel oder einem anderen Menstruum vertheilten, auch mit Kochsalz gemischtem Calomel in das Unterhautzellgewebe (0,05—0,2 g) können örtliche und allgemeine Wirkungen entstehen lassen. Unmittelbar nach der Einspritzung sind die Schmerzen meist gering und werden erst mit dem Entstehen der Infiltrate nach 24 bis 36 Stunden heftig. Derbe, knotige, bei Berührung schmerzhafte Infiltrate bis Taubeneigrösse entstehen, wenn überhaupt, fast immer nach 2—3 Tagen im Unterhautzellgewebe oder in den Muskeln, und gehen in 5—7 Tagen oder erst in 3—6 Wochen[2] zurück. Die Angaben über die Häufigkeit von Abscessen sind sehr verschieden, aber stimmen darin überein, dass Frauen relativ häufiger davon heimgesucht werden als Männer. Die Häufigkeit derselben schwankt trotz aller Vorsichtsmassregeln zwischen 4 und 12 pCt.[3] und nur vereinzelt sollen die Resultate besser gewesen sein, z. B. unter 114 Injectionen nur 1 Mal ein Infiltrat[4], und durch Anwendung der Calomelölsuspension in 80 Fällen kein Abscess. Die zunehmende Höhe der eingespritzten Dosis trägt zu der steigenden Häufigkeit der Abscesse bei. Solche Abscesse lassen sich auch experimentell an Thieren herstellen. Ueber die directe Entstehungsursache kann kein Zweifel sein. Es bildet sich unter Abscheidung von metallischem, in dem Eiter bei Menschen nachgewiesenem Quecksilber, eine lösliche, ätzende Verbindung, wahrscheinlich Sublimat. Diese Aetzwirkung ist energischer, weil im Entstehungsmomente der Aetzsubstanz die Berührung mit den Geweben und deren Durchdringung eine vollkommenere und länger dauernde ist. Dünnflüssigen, grünlichen Eiter ohne Bacterien findet man neben einer serofibrinösen Entzündung. Nach 24 Stunden kommt es schon zur Ablagerung von Fibrin, welches in breiten Balken selbst noch in weiter Entfernung vom Calomeldepot zu finden ist. Spontanperforation erfolgt um so eher, je oberflächlicher das Calomel deponirt ist und je leichter das Rete Malpighi von der Peripherie des Entzündungsherdes erreicht wird. Locale Reizung, begleitet von Schmerzen zeigt sich vereinzelt bei Kranken, die bei der Behandlung breiter Condylome Calomel und verdünntes Chlorwasser anwenden.

Die Hautausschläge, die nach innerlicher Calomelaufnahme entstehen, thun überzeugend dar, dass ähnliche Ausschlagsformen, die

---

[1] Stintzing, Deutsches Arch. f. klin. Med. Bd. XXXXIII. H. 2 u. 3.
[2] Finger, Wien. med. Presse. 1888. p. 1775. — Krecke, Münch. med. Wchschr. 1887. p. 93. — Kölliker, Verh. d. Würzb. phys.-med. Gesellsch. Bd. X. p. 175.
[3] Kopp u. Chotzen, Vierteljahrschr. f. Dermat. 1886. No. 4.
[4] Bender, Vierteljahrschr. f. Dermatol. u. Syphilis. 1888. Bd. XV. p. 66.

nach äusserlichem Gebrauche anderer Quecksilberpräparate, entfernt von deren Anwendungsort auftreten, den gleichen Grund für ihr Entstehen haben. Dieselben erscheinen, oft mit Fieber, in zwei Formen: als ein, meistens den ganzen Körper einnehmendes, scharlachartiges Erythem und als Eczem. Uebergangsformen vom ersten zum zweiten kommen vor. Den Ausgangspunkt kann jeder Körpertheil bilden. Mehrfach entstanden sie in der Genitalgegend oder am Unterleib und dehnten sich von hier, meistens nicht sprungweise, aus.

1. **Erythem.** Die Calomeldosen, nach denen dieser Ausschlag beobachtet wurde, waren meistens klein. Eine besondere Idiosynkrasie muss vorliegen, um ihn entstehen zu lassen. So nahm ein Mann, der seine angeborene Empfindlichkeit gegen Quecksilber kannte und diese dem Arzte auch mittheilte, dennoch 0,24 g Calomel mit Jalape. Darauf entstand zuerst in der Schamgegend, dann in 24 Stunden über den ganzen Körper sich verbreitend, ein scharlachähnliches Erythem. Nach 2 Tagen war es wieder geschwunden. Ein solcher Ausschlag kehrt auch bei jedem erneuten innerlichen Calomelgebrauche wieder, und kann mit unangenehmen allgemeinen Krankheitssymptomen einhergehen.

Nach Verbrauch von 0,45 g Calomel in Dosen von je 0,15 g erschien bei einem Menschen, der schon derartiges an sich erfahren hatte, 2 Stunden nach der letzten Dosis unter Fieber am Kopfe ein Erythem. Das Gesicht war geschwollen. Das Erythem verbreitete sich im Laufe einer Nacht unter starkem Brennen und Jucken der Haut, besonders an Hand- und Fussgelenken, Ohren und behaartem Kopf, bei starker Hinfälligkeit des Kranken über den ganzen Körper. Die Haut war scharlachroth, trocken und glühend heiss, gespannt. Auf Druck verschwand die Röthe, kehrte aber alsbald wieder; die Stimme war heiser, klanglos. Es bestand Trockenheit im Munde, Brennen der Augen, Röthung im Pharynx. Nach 4 Tagen sank das Fieber. Die Haut begann sich im Gesicht und an der Brust abzuschuppen, theilweise in grossen Fetzen wie beim Scharlach. Langsam stellten sich erst wieder Appetit und Kräfte ein[1]). Bisweilen beansprucht die Heilung noch längere Zeit. In einem anderen Falle war nach Gebrauch von Calomel und Jalape unter Fieber (39°), Erbrechen sowie Schmerzen im Leibe, gürtelartig über den Leib verbreitet, ein scharlachartiges Erythem aufgetreten, das sich unter Jucken und Brennen über den ganzen Körper ausdehnte und erst nach 14 Tagen unter Abschuppung heilte.

Selten geht die Heilung unter Abschuppung in einem Tage vor sich.

Auch nach subcutaner Einspritzung von ca. 0,06 g Calomel sah man nach 11 Stunden einen scharlachartigen Ausschlag am ganzen Körper auftreten, der unter Abschuppung verschwand.

2. **Eczem.** Auf einer mehr oder minder stark ausgebildeten erythematösen Basis kann sich nach einem Tage oder auch schon früher das Eczem entwickeln. Allgemeine Symptome wie Schüttelfrost, Fieber, Kopfweh, auch stomatitische Erscheinungen, Schwellung von Zunge und Zahnfleisch leiten das Hervorbrechen der Flecke oder des diffusen Erythems ein, Jucken, Brennen und allgemeine Unruhe begleiten das Exanthem. Auf der heissen, gerötheten und wohl auch geschwollenen Haut schiessen dann Bläschen auf. Sie platzen und entleeren ihren scharfen Inhalt auf die entzündete Fläche, wodurch Erosionen entstehen. Beson-

---

[1] Engelman, Berl. klin. Wochenschr. 1879. p. 647. — Morel-Lavallée, Rev. de Méd. 1891. p. 449.

ders empfindliche Körpertheile, wie die Ohren, können dick anschwellen, so dass sie weit vom Kopfe abstehen. Wie durch ein Blasenpflaster ihrer Epidermis beraubt, träufelt aus ihnen die Eczemflüssigkeit auf den Hals, um hier ätzend zu wirken. Allmählich endet das Hervorsickern aus der, durch die Vereinigung vieler Eczembläschen gebildeten, nässenden Fläche. Diese bedeckt sich mit Krusten, die nach mehrtägigem Bestehen sich loslösen. Abschuppung macht der Erkrankung ein Ende. Dabei kann auch Stomatitis bestehen. Bisweilen bilden sich sehr schnell, den Spitzpocken ähnlich aussehende, von einem breiten hochrothen Hof umgebene Pusteln. In leichteren Formen dauert die ganze Erkrankung nur einen Tag; doch gehört dies zu den Ausnahmen. Auch bei einem Pferde sah man ein Eczem entstehen.

Störungen im Allgemeinbefinden, der Athmung und im Centralnervensystem.

Auch ohne Hautveränderungen erscheint nach Calomel Fieber. Meistens ist es nach subcutanem Gebrauche des Mittels nach einem oder mehreren Tagen gesehen worden. Temperaturen von 39—40° C.[1]) sind nicht ungewöhnlich. Frost kann den Zustand einleiten, Mattigkeit, Kopfschmerzen, starkes Durstgefühl ihn begleiten[2]).

Das Quecksilberfieber vergesellschaftet sich bisweilen auch mit Athembeschwerden. So wie von Calomel kann auch von Sublimat und anderen Verbindungen diese Störung erzeugt werden. Man fasste sie früher als eine Theilerscheinung des Erethismus auf. Ja sogar anatomische Veränderungen in der Lunge wurden als Nebenwirkung des Sublimats und des Calomels gesehen. Da das Fieber sehr häufig nach Calomelinjectionen ohne begleitende Störungen in den Athmungsorganen auftritt, so liegt kein Grund vor, in den wenigen Fällen, wo es mit solchen erscheint, diese für das Fieber verantwortlich zu machen. Das zeitliche Zusammenfallen beider Symptome giebt kein Recht, auch einen ätiologischen Zusammenhang anzunehmen, selbst wenn, wie man dies beobachtete[3]), in wenigen Tagen wieder schwindende, entzündliche Symptome im Respirationsapparat mit Brustschmerzen, objective Erscheinungen der Pneumonie ohne pneumonisches Sputum, oder das Bild einer Bronchitis vorhanden sind.

Grosse, bei Typhösen gereichte Calomelmengen können Ohnmachten erzeugen.

Der lange Gebrauch desselben ruft bisweilen auch motorische Störungen, wie Gliederzittern und selbst Krämpfe hervor. In alter Zeit sind solche Symptome öfter beschrieben worden. Dolaeus z. B. beobachtete epileptoide Krämpfe nach Calomelgebrauch.

Störungen im Verdauungskanal und den Nieren.

Jede Art der Calomelanwendung kann im Munde entzündliche Veränderungen erzeugen. Wie ich in der Einleitung zu diesem Kapitel

---

1) Loewenthal, Berliner klin. Wochenschr. 1888. No. 32. p. 711.
2) Hoffmann, Monatsh. f. pr. Dermatologie. 1888. p. 262.
3) Quincke, Berliner klin. Wochenschr. 1890. No. 18. p. 401.

ausführte, betrachtet man jetzt jede an diesem Orte auftretende Nebenwirkung als unerwünscht und gefährlich. Ich weiss deshalb nicht, weshalb man bei acutem Catarrh der Paukenhöhle mehrmals täglich bis zu 0,12 g Calomel bis zum Auftreten der Salivation geben soll. Eine solche Salivation setzt fast immer eine schon bestehende Stomatitis voraus, deren Beseitigung nicht immer möglich ist.

Foetor ex ore bei Stomatitis beobachtete man schon nach einer subcutanen Einspritzung von 0,1 g Calomel. Die verschiedensten Grade der Mundentzündung zeigen sich hierbei. Trotz sorgfältigster Mundpflege sah man sie in 2—71 pCt. entstehen[1]). Auflockerung der Mundschleimhaut und des Zahnfleisches kann schon einen Tag nach einer Einspritzung vorhanden sein, während in den darauf folgenden die Veränderungen bis zu den geschwürigen Zerstörungen fortschreiten. Bisweilen erscheint die Stomatitis aber erst mehrere Wochen nach der letzten Einspritzung. Auch die Einbringung in das Auge kann eine solche neben anderen Nebenwirkungen hervorrufen[2]). Bei Kranken mit Oedemen und succulentem Gewebe soll sie nach innerlichem Gebrauche besonders leicht auftreten[3]). Kinder wie Erwachsene können davon befallen werden. Wo sie fast ganz vermisst wurde, traten an ihrer Stelle ziemlich constant Durchfälle auf. Die Kranken leiden durch einigermassen schwere Formen der Stomatitis ausserordentlich. Die Speichelung, die Zahnschmerzen, die Unmöglichkeit, andere als kalte und flüssige Nahrung aufzunehmen, sowie die Schlaflosigkeit bedingen einen merklichen körperlichen Verfall. In einem Fall von Hydrops bei Mitralinsufficienz fand man nach Calomelgebrauch bei der Section ausgebreitete Geschwüre im Rachen bis zum Larynx. Erbrechen ist als Begleitsymptom bei jeder Art der Anwendung nicht ungewöhnlich. Einem Kinde fielen, nachdem 0,36 g Calomel in 4 Tagen verbraucht waren, die Vorderzähne des Unterkiefers aus, dann entstand Brand der Weichtheile, und nachdem die untere Hälfte des Gesichtes fast weggefault war, erfolgte der Tod. Ein anderes Kind, das 1,2 g Calomel in 6 Wochen verbraucht hatte, bekam Salivation und Gangrän der Wange und starb daran. In Folge einer solchen Stomacace gangraenosa, der alle Weichtheile des Mundes, die Zunge eingeschlossen, zum Opfer fallen können, beobachtete man Verwachsungen der Backen mit dem Zahnfleische beider Kiefer, so dass der Mund nicht weiter geöffnet werden konnte, als etwa um einen flachen Theelöffel zwischen die Zähne zu bringen. Zwischen der Wange und den Kiefern zogen sich jederseits narbige, bandartige Gebilde hin. Auch ohne solche schwere Veränderungen kommen Blutungen aus Mund und Zunge bei Kindern vor.

Liegenbleiben des Calomel im Coecum schafft leicht Sublimat, das zur Bildung umschriebener Corrosionen und Geschwüre Anlass giebt. Es ist in Bezug auf das Wesen der Symptome gleichgültig, ob eine solche begrenzte örtliche Einwirkung nach innerlicher Aufnahme, oder eine breitere Einwirkung durch Ausscheidung des Quecksilbers in die untersten Darmabschnitte nach subcutaner Beibringung zu Stande kommt. Unter-

---

1) Watraszewski, Vierteljahrschr. f. Dermat. Bd. XVI. p. 393. — Petersen, Dermat. Congr. Prag 1889.
2) Weiss, Wiener med. Wochenschr. 1889. p. 104.
3) Weinstein, Wiener med. Blätter. 1887. p. 164, 170.

schiede zeigen sich nur in Bezug auf die Schwere der Erkrankung. Dysenterische Entleerungen mit oder ohne Blut, Tenesmus und Schmerzen im Unterleibe beobachtet man. Die ersteren können noch 8—14 Tage nach der letzten Dosis anhalten. In tödtlichen Fällen nach der subcutanen Calomelanwendung fanden sich Diphtheritis, tiefe Ulcerationen, Hämorrhagieen und Perforation des Dickdarms. Schon zwei resp. drei Einspritzungen von je 0,1 g können solches hervorrufen.

Die Harnmenge steigt, was schon die alten Aerzte wussten, und Boerhaave besonders rühmte, im Anfange der Quecksilberwirkung, kann aber später bis zur Anurie vermindert sein. Leichte Albuminurie beobachtet man, ohne dass sonst schwerwiegende Nebenwirkungen vorhanden sind. Mit der Ausbildung von nephritischen Zuständen kann auch der Eiweissgehalt des Harns ansteigen. Acute parenchymatöse Nephritis fand sich nach zweimaliger Einspritzung von 0,1 g Calomel.

Ueber den Einfluss auf die Schwangerschaft liegen nur sehr wenige Mittheilungen vor. Das Calomel wird sich in dieser Beziehung wohl nicht anders verhalten, wie ich es von den übrigen Quecksilberverbindungen in den einleitenden Bemerkungen auseinandergesetzt habe. In einem Falle erfolgte bei einer Schwangeren im 7. Monate, 5 Tage nach Gebrauch eines Abführmittels aus 0,5 g Calomel Entbindung eines todten Kindes. Schon an dem Tage, an welchem das Mittel genommen wurde, klagte die Kranke über Anschwellung der Zunge. Daran schloss sich eine solche des Gesichtes und Stomatitis, die nach langer Zeit mit Verwachsungen der Wangen und des Zahnfleisches, sowie der Zunge mit dem Boden der Mundhöhle heilte.

Störungen am Auge.

Die Anwendung von Calomel allein, und diejenige, die zeitlich mit einem innerlichen Gebrauche von Jodverbindungen zusammenfällt oder benachbart ist, kann unangenehme Veränderungen am Auge hervorrufen. Es handelt sich hier um Bildung löslicher Quecksilberverbindungen: in dem einen Falle um Jodquecksilber, das in einem Ueberschusse von Jodkalium löslich ist, in dem anderen um lösliche Quecksilberdoppelsalze oder Sublimat.

Die mitgetheilten Veränderungen entstehen bei dem Einen, nachdem unmittelbar nach der Einstreuung Schmerzen und vermehrte Thränensecretion aufgetreten, schon nach einem Tage, bei dem Anderen erst nach mehrfacher Anwendung. Wenn sich fertig gebildetes Sublimat im Calomel fände, so würde die anatomische Veränderung, die Aetzung unmittelbar nach der Einbringung entstehen.

Bei einem an Iritis leidenden Manne wurde auf Grund einer falschen Diagnose eine einzige Calomeleinstreuung gemacht. Es stellte sich später heraus, dass das Präparat freie Salzsäure enthielt. Bald zeigte sich Conjunctivalreizung und Lidschwellung[1]. Am nächsten Tage wurde unterhalb der Pupille ein weisser Fleck sichtbar, der den Eindruck machte, als wäre die Conjunctiva bulbi an dieser Stelle verbrannt worden. Lidschwellung und Conjunctivalentzündung nahmen zu. Die Uebergangsfalten bildeten dicke, rothe Wülste und die Conjunctiva bulbi war so chemotisch, dass sie am Hornhautrande einen überragenden Wulst bildete. In der unteren Hälfte derselben

---

[1] Hotz, Archiv f. Augenheilkunde. 1882. Bp. XI. p. 400.

befand sich ein grosser, weisser Halbmond, dessen Hörner sich um die Hornhaut schlangen. Die Oberfläche dieses Fleckes war tiefer als das Niveau der ihn umgebenden Conjunctiva, und sah so trocken und blutleer aus wie ein frischer Brandschorf der Conjunctiva nach Verbrennung mit Säuren oder Kalk. Dass auch verdünnte Salzsäure Aetzung von der beschriebenen Art erzeugen kann, dafür sprechen meine Erfahrungen an Thieraugen. Möglicherweise spielte sie auch in dem eben berichteten Falle eine, wenn auch untergeordnete Rolle. Sie rief die unmittelbar nach der Anwendung des Mittels entstehenden Schmerzen, sowie die baldige Lidschwellung hervor und betheiligte sich an der Bildung von Sublimat, das seinerseits die Aetzwirkung hervorrief.

Einem Rekruten wurde wegen phlyctänulärer Conjunctivitis 15 Mal Calomel eingestreut, das sicher frei von Salzsäure und fertigem Sublimat war, und schon bei Anderen ohne Nachtheil verwandt worden war[1]). Danach beobachtete man an der Conjunctiva bulbi eine breite und fast die ganze Länge der Lidspalte einnehmende weisse, festsitzende Membran; dicht an den Cilien ebenfalls einen schmalen Saum von derselben Beschaffenheit. Seit mehreren Tagen waren Schmerzen verspürt worden. Der Reizzustand war mässig, Lichtscheu und Augenthränen nur wenig vorhanden. Die Membranen stiessen sich allmählich in kleinen Fetzen ab, die völlige Lösung dauerte aber 16 Tage. Auch nach dieser Zeit war die Schleimhaut noch stark geröthet.

Häufiger entstehen Nebenwirkungen, wenn die Bildung von Jodquecksilber im Auge ermöglicht wird[2]). Röthe und Schmerzhaftigkeit der Augen, ödematöse Schwellung der Lider, Schwellung, Verfärbung und Schorfbildung an der Uebergangsfalte, pericorneale Injection sind in leichteren Fällen beobachtet worden.

In einem schweren Falle fand sich oberhalb der Cornea ein 1,5 cm breites und 0,5 cm hohes trapezförmiges Geschwür zum Theil mit einem weisslichen Schorf, zum Theil mit Eiter bedeckt. Es erstreckte sich über den oberen Rand der Hornhaut hin und umkreiste in einer schmalen Zone die Hornhaut fast in ihrer ganzen Ausdehnung. Nur die oberflächlichen Epithelschichten waren zerstört. Nach dem Centrum der Hornhaut liefen streifige Trübungen. Neben maximaler Pupillenerweiterung bestanden heftige Schmerzen. Ein ganz einwandsfreier Fall betraf ein Kind, das wegen eines Leucoms Calomel und rothes Präcipitat ohne Nebenwirkungen erhalten hatte. Erst als das Kind die Milch seiner syphilitischen, Jodkalium gebrauchenden Mutter aufnahm, bekam es nach 3 Tagen eine Kerato-Conjunctivitis, die nach dem Fortlassen des Jodkaliums wich.

Der gleiche Vorgang kann sich an anderen Körperstellen abspielen, an denen es zur Bildung von Jodquecksilber kommt. So machte man gegen ein Syphilisrecidiv (Papeln im Larynx) eine Einblasung von Calomel in den Kehlkopf bei einem Manne, der schon Jodkalium nahm. In der Nacht trat ein Erstickungsfall ein bei gleichzeitiger Heiserkeit und grosser Schmerzhaftigkeit des Kehlkopfes. Die Epiglottis und die Aryknorpel waren ödematös und im Larynxinnern und auf den Stimmbändern Aetzschorfe. Nach dem Aussetzen der Mittel trat Heilung ein[3]).

Hydrargyrum oxydatum flavum.

Das gelbe Quecksilberoxyd galt den älteren Aerzten als „optimum hydragogum." Salivation und Stomatitis wurden bei diesem Gebrauche häufig ge-

---

1) Goldscheider, Berliner klin. Wochenschr. 1883. p. 651.
2) Piedallu, Lyon médic. 1891. 29. mars u. A.
3) Kanasugi, Berliner klin. Wochenschr. 1891. p. 888.

sehen. Die Einspritzung dieses leicht reactionsfähigen, stark ätzenden Präparats in das Unterhautzellgewebe gegen Syphilis (1—1,5 g : 30 Wasser oder 0,5 g Oxyd : 15 Oel) sollte auch bei Schwangeren und Kindern statthaft sein, ist aber meist schmerzhaft. Die Stärke des Schmerzes hängt von der Individualität ab. Es ist fraglich, ob, wie behauptet wurde, ein starkes Fettpolster besonders begünstigend für die Erregung von Schmerzen wirkt, die bald nach der Einspritzung beginnen und 1—2 Tage lang anhalten können. Bisweilen sind sie 20—30 Stunden nach der Injection am stärksten. „Reizung des Stichkanals" wurde unter 1500 Einspritzungen nur 15 Mal gesehen[1]). Bestimmter ausgedrückt wird diese Reizung durch anderweitige Erfahrungen, nach denen gewöhnlich am zweiten Tage nach der Deponirung des Mittels in das Unterhautbindegewebe diffuse Infiltration des Unterhautzellgewebes oder auch haselnuss- bis hühnereigrosse harte Knoten sich bilden, welche 5 bis 10 Tage bestehen bleiben[2]). Abscesse wurden ebenfalls beobachtet. Man sah ferner: Zahnfleischerkrankungen bei frischer Syphilis in 8 pCt., bei Recidiven in 26 pCt., Stomatitis ulcerosa bei frischer Syphilis in 2 pCt. und bei Recidiven in 6 pCt. der Fälle.

Von Exanthemen wurde nach subcutaner Beibringung des Präparates ein ziemlich ausgedehntes Erythem wahrgenommen. Schwerere Veränderungen rief in einem Falle die Einreibung einer 3 proc. gelben Oxydsalbe gegen Eczem hervor. Es entstand danach am ganzen Körper, auch an nicht eingeschmierten Stellen, ein Erysipelas bullosum[3]). Als entferntere Wirkungen zeigten sich nach der Einspritzung einmal Cyanose und Schmerzen im Rücken.

Hydrargyrum oxydatum rubrum.

Das rothe Quecksilberoxyd hat in alter und neuer Zeit bei seiner äusserlichen Anwendung mehrfach Nebenwirkungen erkennen lassen. Als man eine damit bereitete Salbe auf ein noch nicht ganz abgeheiltes, durch Sublimat erzeugtes Exanthem einrieb, entstand am ganzen Körper, auch da, wo er von der Salbe unberührt geblieben war, Scharlachröthe neben einem hochgradigen Oedem. Schlimmer war der Verlauf bei einem Kinde, bei dem ein Kurpfuscher 3 Wochen lang eine rothe Präcipitatsalbe wegen eines Eczems eingerieben hatte. Die dadurch entstandenen schweren Nebenwirkungen, sowie das Eczem waren schon vollkommen geschwunden, als nach mehreren Wochen plötzlich auf dem Rücken des Zeigefingers der linken Hand eine weisse, erbsengrosse Blase erschien, die sich bald schwärzlich verfärbte. Aehnliches spielte sich auch nachher an den anderen Fingern ab. Beide Hände und die kleine Zehe des rechten Fusses schwollen bedeutend an und auch auf der dorsalen Seite der Metacarpophalangealgelenke zeigten sich einige Blasen, die bald platzten und einen stinkenden Eiter entleerten. Die entsprechenden Finger wurden allmählich schwarz, die offenen Stellen vergrösserten sich und der Process erstreckte sich in die Tiefe und zerstörte das Unterhautzellgewebe. Schliesslich wurden drei Finger der linken Hand vollständig mumificirt. Aus allen Wunden entleerte sich beständig ein dünnflüssiger, mit Gewebsfetzen vermischter, stinkender Eiter[4]). Schwere Stomatopharyngitis gesellte sich zu diesem Zustande, und blutige Durchfälle endeten ihn. Das Kind starb. Der Fall ist besonders interessant, weil er in eindeutiger Weise die Nachwirkung des Quecksilbers lehrt. Dafür halte ich die geschilderten Symptome und nicht, wie der betreffende Beobachter, für eine Folge der durch die vorangegangenen Einreibungen erzeugten Cachexie. Es liegt kein Grund

---

1) Tschernoguboff, Wiener med. Presse. 1889. p. 583.
2) Krecke, Münchener med. Wochenschr. 1887. No. 39.
3) Kreidmann, Allgem. med. Centralzeitung. 1887. p. 957.
4) Gwalter, Ein Fall von Quecksilbervergiftung. Zürich 1877.

vor, die Veränderungen im Munde, den Tuben, dem Darm etc. dem Quecksilber zur Last zu legen, die Fingergangrän aber einem anderen secundären Umstande. Das Quecksilber besitzt die Fähigkeit, auf geeigneter individueller Basis Gangrän zu erzeugen. Dies beweisen die bisherigen Auseinandersetzungen zur Genüge.

Auch nach normaler äusserlicher Anwendung von Präcipitatsalbe sah man Salivation, sowie Stomatitis entstehen. Ja, selbst Zittern und Convulsionen sollen sich auf diese Weise gebildet haben, als eine Salbe bei einem Mädchen in die Gegend des Sphincter ani eingerieben worden war[1]). Die subcutane Beibringung des suspendirten Mittels erzeugt das Gleiche wie das gelbe Quecksilberoxyd.

Der innerliche Gebrauch vermag neben Erbrechen, Durchfall, Koliken, auch sonstige Quecksilber-Nebenwirkungen hervorzurufen.

Hydrargyrum oxydulatum nigrum. Das Mercuroammoniumnitrat, der Mercurius solubilis Hahnemannii erzeugt, wenn er in Suspension in das Unterhautzellgewebe gebracht wird, örtliche Störungen, die sich nicht von denjenigen ähnlicher unlöslicher Körper unterscheiden. Nach dem innerlichen Gebrauche ist öfter Salivation beobachtet worden.

Hydrargyrum sulfuricum oxydatum basicum. Dieses früher viel gebrauchte Präparat (Turpethum minerale) erzeugt die üblichen Nebenwirkungen des Quecksilbers. Speichelfluss, schwere Stomatitis, Beängstigungen, Leibschmerzen, Erbrechen, wässerige Durchfälle und Krämpfe oder Collaps sind nach seiner innerlichen Anwendung zu Stande gekommen. Unter 8 Kranken zeigten sich solche Nebenwirkungen 1 Mal[2]). Eine gewisse individuelle Veranlagung schafft die unangenehmen Wirkungen auch nach relativ kleinen, längere Zeit gebrauchten Mengen. So wurden vor langer Zeit bei einem Mädchen, das so behandelt worden war, unter Anderem neben unerträglichen Gliederschmerzen, Eiterungen an den Füssen und Contracturen beobachtet. Diese Nebenwirkungen wuchsen mit dem Fortgebrauche des Quecksilberpräparates. Man hielt sie für syphilitische Symptome. Doch brachte ein Aufhören dieser Medication, der Gebrauch von Schweissmitteln, Bädern, Demulgentia ein Schwinden sämmtlicher Erscheinungen zu Wege.

Hydrargyrum amidato-bichloratum.

Der sehr seltene innerliche Gebrauch des weissen Präcipitats liess Nebenwirkungen bisher nicht sehr umfangreich erscheinen. Dagegen ruft die äusserliche Anwendung bei besonderer Disposition für unangenehme Quecksilberwirkung oder überhaupt für schwerere Entzündungen der Haut oder Hautschwellung mancherlei Hautveränderungen hervor.

Das auffallendste Symptom ist hierbei nicht an der Einreibungsstelle beginnende und sich alsdann weiter ausdehnende Schwellung und Entzündung mit dem Charakter des Erysipelas. Die Wanderung einer solchen Veränderung vollzieht sich ziemlich schnell. Sie kann z. B. von der eingeriebenen Kopfhaut bis zum Kinn fortschreiten, die Augenlider zum Verschluss bringen und das Kinn sackförmig anschwellen und herunterhängen lassen[3]). Auch die Finger, mit denen die Salbe berührt wird, weisen entzündliche Schwellung, Flecke und selbst Blasen auf. Diese Betheiligung entfernter Körperstellen kann zu Stande kommen, ohne dass eine Berührung derselben mit Präcipitatsalbe stattgefunden hat. So sah man eine Stunde nach Einreibung eines bohnengrossen Salbenstücks in beide Augenlider bren-

---

1) Th. Bartolini, Epistol. Medicinal. Centuria III. Hafniae 1567. p. 441 u. 442.
2) Randolph and Roussel, Medical News. 1884. p. 275.
3) Green, British med. Journal. 1884. I. p. 853.

nenden Schmerz entstehen, und obschon die Salbe wieder abgewaschen wurde, folgten Fieber, Anschwellung des ganzen Gesichts und des Halses. Auf der gerötheten, ödematösen Haut fanden sich kleine Eiterbläschen, die an einigen Stellen geplatzt waren. Der Inhalt war zu Borken eingetrocknet. Aus der geschlossenen Lidspalte beider Augen quoll eine eiterähnliche Flüssigkeit hervor. Brust, Bauch, innere Fläche der drei mittleren Finger der linken Hand, sowie die Kniekehlengegend waren roth und auf Druck empfindlich. Es bestand auch am Kopfe Brennen und spannender Schmerz. Nach 3 Tagen begann das Eczem sich im Gesicht zurückzubilden; die Borkenbildung nahm zu und dafür entstanden an Armen, Weichen und am Gesäss Eiterbläschen. Die Ober- und Unterschenkel, sowie der Rumpf waren diffus geröthet, während am Rücken eine mehr scharlachartige Röthe auftrat. Nach 4 Tagen erschien Fieber. Im Harn fand sich Eiweiss. Erst nach 14 Tagen war die, in grossen Fetzen vor sich gehende Desquamation beendet[1]).

Ein gleichzeitiger Gebrauch einer Salbe von weissem Präcipitat am Auge und einer solchen von Jodkalium an einer entfernten Körperstelle, z. B. dem Hoden, kann Aetzung am Auge zu Wege bringen, weil sich hier Quecksilberjodür oder -jodid bilden[2]).

Hydrargyrum bijodatum. Hydrargyrum jodatum.

Das rothe, in Jodkalium lösliche Quecksilberbijodid soll von Sublimat frei sein und das gelbe Quecksilberjodür, das durch eine Lösung von Jodkalium in metallisches Quecksilber und in Lösung gehendes Quecksilberjodid zersetzt wird, sollte in solcher Lösung nicht gebraucht werden.

Die Einspritzungen von Quecksilberbijodid-Jodkalium, oder Quecksilberbijodid-Jodnatrium in das Unterhautzellgewebe[3]) ruft, besonders bei fetten Leuten, Schmerzen, Indurationen und Abscesse hervor. Als entferntere Nebenwirkungen beobachtete man Salivation und Stomatitis, Erbrechen und Durchfall. Recidive der Syphilis sind danach relativ häufig. Ein Beobachter sah sie unter 20 Kranken 6 Mal (30 pCt.) schon im Krankenhause auftreten.

Quecksilberjodür erzeugt bisweilen nach innerlichem Gebrauche Hautauschläge, meist scharlachartigen Aussehens, sogar bisweilen recidivirend[4]). So bekam ein Mann, der eine Idiosynkrasie für jedes Quecksilberpräparat besass, nach Gebrauch einer Pille mit 0,05 g dieses Präparates anfangs Schwellung und Röthung der Hände, sodann einen scharlachartigen Ausschlag über den ganzen Körper; die Gliedmassen waren mehr betheiligt als der Stamm. Die Desquamation war kleiig und vollzog sich in ca. 3 Wochen[5]). Dass die Bildung von Jodquecksilber aus grauer Salbe und Jodkalium, oder anderen Quecksilberverbindungen, die durch Jodsalze in diese Verbindung überzugehen vermögen, schwere örtliche oder allgemeine Gesundheitsstörungen wie Hautausschläge, pseudomembranöse Beläge am Gaumen, Fieber etc. hervorrufen kann, habe ich bereits erwähnt. So sah man, als in einem Falle anfangs gegen eine bestehende Orchitis Einreibungen von grauer Salbe, und nach einiger Zeit von Jodkaliumsalbe gemacht worden waren, alsbald lebhaftes Jucken und dann unerträgliches Brennen entstehen. Die Haut des Hodensackes entzündete sich. In einem anderen Falle bildeten sich

---

1) Alexander, Vierteljahrschr. f. Dermatol. u. Syphil. 1884. Bd. 16. p. 105.
2) Meurer, Archiv f. Augenheilkunde. Bd. XXII. H. 1. p. 24.
3) Martin, Gazette des hôpitaux. 1868. No. 107 u. 27. — Engelstedt, Nord. med. Arskiv. 1871. Bd. III. No. 21 u. A.
4) Morel-Lavallée, Rev. de Méd. 1891. p. 449. — Ann. de Dermat. 1894. No. 12.
5) Fournier b. Gaucherand, Des éruptions cutanées ... Paris 1886. p. 20.

Phlyctänen, die zu ihrem Verschwinden lange Zeit brauchten[1]). Je weniger normal ein Gewebe ist, um so heftiger kann sich die örtliche Einwirkung des Jodquecksilbers auf dasselbe gestalten. Es wird auch angegeben, dass Schwefelbäder an solchen Stellen, die mit Quecksilberbijodid beschmiert sind, Entzündung und bisweilen schmerzhafte Blasen hervorrufen. Die Schmerzen, die nach Einbringung von Lösungen des Quecksilberbijodids (1 : 1000—1 : 2500) in das Auge auftreten, sollen durch vorgängige Einträuflung von Cocain stärker werden.

Die Einathmungen von Jodquecksilber-Jodkaliumlösungen (Hydrargyrum bijod. Kal. jodat. aa 1. Aq. 1000) gegen Lungentuberkulose können, da sie lange gebraucht werden, allgemeine Quecksilberwirkungen hervorrufen.

Hydrargyrum nitricum oxydulatum.

Das salpetersaure Quecksilberoxydul hat bei seiner äusseren Anwendung mehrfach Nebenwirkungen nicht nur am Anwendungsorte sondern auch an entfernteren Körperstellen hervorgerufen. So wurde eine Stomatitis nach Aetzung des Collum uteri beobachtet. In einem anderen Falle entstand ein scharlachartiger Ausschlag am ganzen Körper nach Aetzung von Plaques muqueuses im Munde. Auch der eigenartige, bei Besprechung von anderen Quecksilberverbindungen bereits hervorgehobene Charakter von Hautveränderungen, der in dem schnellen und weiten Fortschreiten eines, auf ödematös geschwollener Basis entstandenen Eczems beruht, wird hierbei beobachtet. Ein Mädchen erhält wegen Psoriasis Einreibungen mit einer Salbe von Quecksilbernitrat und innerlich Quecksilberpillen. Danach schwellen die Extremitäten und der übrige Körper an und röthen sich. Bläschen schiessen auf diesen kranken Flächen auf und entleeren ihren serösen, ätzenden Inhalt in reichlicher Menge. Dicke Borken entstehen auf diese Weise und Erosionen bilden sich überall da, wo die Haut faltig ist, wie in der Ellenbeuge, den Kniekehlen und der Leistengegend. Arme und Beine haben das Aussehen einer Elephantiasis; das Hemd klebt an dem brennend heissen Körper. Dazu gesellen sich als resorptive Nebenwirkungen Kopfweh, Appetitmangel, Stomatitis u. A. m. Allmählich erst erfolgt Heilung, nachdem Abschuppung in weitem Umfange stattgefunden hat.

Die Aetzung des Collum uteri mit Quecksilbernitrat ist mit Recht angeschuldigt worden, eine Obliteration dieses Körpertheils herbeizuführen, ein Uebelstand, der sich bei eintretender Geburt in besonders unangenehmer Weise bemerkbar machen kann[2]).

Hydrargyrum sulfuratum rubrum.
Bisweilen wurde der Zinnober früher zu Räucherungen gegen Syphilis gebraucht. Das Quecksilber geht hierbei in Dampfform über und kann, eingeathmet, verderbliche Nebenwirkungen erzeugen. Stomatitis und Salivation, sowie Blutung aus dem Munde neben einem kleinen aber sehr frequenten Pulse, ferner allgemeine Schwäche können je nach der Individualität bald nach 2—3 oder erst nach mehreren Räucherungen entstehen. In einem Falle dauerten die genannten Symptome 4 Tage lang. Alsdann erfolgte Minderung, und erst nach 10 Tagen ein völliges Schwinden der Blutung. Salivation, Zungenschwellung und andere Symptome können länger bestehen bleiben.

Sublimat.

Die Angabe, dass das Sublimat in dünner Lösung ein vorzüglicher Microbentödter sei, führte in unserer Zeit zu einer umfangreichen An-

---

1) Isambert, Bulletin général de Thérapeutique. 1867. T. LXXII. p. 488.
2) Picard, Bullet. génér. de Thérap. 1867. T. LXXII. p. 94.

wendung desselben für den Wundverband. Die Voraussetzung der besten pilz- und keimtödtenden Wirkung hat sich aber als Irrthum herausgestellt. Die vor dieser Erkenntniss schüchtern ausgesprochene Meinung, dass die günstigen Resultate nicht dem Sublimat allein, als dem stärkeren Desinficiens zukommen, wurde für absurd erklärt. Wir wissen jetzt, dass die Methode des Nachweises der antibacteriellen Eigenschaften des Sublimats fehlerhaft war[1]). Man hatte auf Seidenfäden, welche mit Milzbrandkulturen inficirt waren, Sublimat einwirken lassen. Die Seidenfäden halten aber das Sublimat in Folge einer chemischen Bindung[2]) sehr fest, und dieses mitverimpfte Quecksilber hindert das Auswachsen der Sporen. Milzbrandsporen, die stundenlang in feinster Aufschwemmung in Sublimatlösung 1 : 100 gelegen hatten, waren noch immer infectiös, sobald man das Sublimat auf chemischem Wege von ihnen entfernte. Bedenkt man ferner, dass Sublimat mit Eiweiss, also auch an Schleimhäuten, Quecksilberalbuminat bildet, und dieses Produkt keinerlei keimtödtende Fähigkeiten mehr besitzt, ja eine Quecksilberalbuminatlösung durch Fäulniss bald zersetzt wird, so wird die Basis, auf der bisher der antiseptische Gebrauch des Sublimats beruhte, bedenklich erschüttert.

Eines hätte aber vom ersten Augenblicke einer solchen Sublimatanwendung Allen zum Bewusstsein kommen sollen, dass selbst mit so dünnen Lösungen, wie sie anfangs gebraucht wurden, doch absolut so grosse Mengen von Sublimat zur Resorption kommen müssen, dass das Ausbleiben von Nebenwirkungen nur besonders glücklichen Umständen zu verdanken ist. In früheren Zeiten war der Gebrauch auch concentrirter Sublimatlösungen durch die Unkenntniss über das Verhalten dieses Stoffes im Körper entschuldbar. Damals konnte noch Matthiolus Waschungen mit einer Lösung von 60 g Sublimat : 2,5 l Wasser vornehmen. Wahrscheinlich aber unterliess er sie, nachdem er als Folgen sah: „oris exulceratio, defectus animae, ventris deductio, somni difficultas." In unserer Zeit verlangt man von denen, die solche Stoffe benutzen, dass sie über die Pharmakologie derselben unterrichtet seien. Dem ist nicht immer genügt worden, sonst wäre bei der Anwendung solcher Lösungen manche Nebenwirkung erspart und manches Leben erhalten worden. Enthusiastische Nachahmung liess darüber hinweggehen. Man erklärte den Gebrauch einer Lösung von 1 : 1000 für ungiftig und spritzte in die Vagina und den Uterus 1 oder mehrere Liter, d. h. Gramme Sublimat in leicht resorbirbarer Form. Man dachte nicht an die Menge, die aufgenommen werden könnte, und dass diese 10—30 Mal die zulässige Einzeldosis überschritt.

Die erste Klage, die sich über die Schädigung durch Sublimat erhob[3]), und durch Sectionsresultate als berechtigt anerkannt werden musste, wurde von einigen besonders kühnen Praktikern als belanglos bezeichnet, während andere den ursächlichen Zusammenhang leugneten. Man ermahnte, sich nicht durch diesen Fall abschrecken zu lassen und beispielsweise nach jeder Exploration bei der Geburt vaginale Einspritzungen von 1 : 1000 vorzunehmen. Dass unter 624 solcher Fälle nur 109 ohne Nebenwirkungen verliefen, vermochte an dieser Anschauung

---

1) Geppert, Berliner klin. Wochenschr. 1889. No. 36 und 1890. No. 11.
2) Schaeffer, Berliner klin. Wochenschr. 1890. No. 3. p. 50.
3) Stadtfeld, Centralbl. f. Gynäkologie. 1884. No. 7. — ibid. Dahl, p. 195.

nichts zu ändern. Man wandte derartige Lösungen, und später verdünntere in reichem Maasse, z. B. 15 Liter in 6 Tagen, an. Manche Berichte, die über dennoch erfolgende Nebenwirkungen mitgetheilt wurden, enthalten erschütternde Einzelheiten über dieselben und auch über tödtliche Ausgänge. In einem Falle in dem man sich der Gefahr wohl bewusst war, wurden Lösungen von nur 1 : 3000, resp. 5000 Wasser, aber doch immer 2,4 g Sublimat in 6 Tagen eingespritzt. Man gebrauchte heisse Douchen mit Sublimat und veranlasste gerade dadurch eine so ergiebige Resorption, dass die schwersten Nebenwirkungen eine nothwendige Folge sein mussten. Ohne Commentar ist auch anzuführen, dass bei einer Primipara Ausspülungen mit einer $1/2$ pCt. Lösung und von einem anderen Arzte 2 Mal Uterusausspülungen, jedesmal mit 10 Litern einer $1/2$ p. m. Lösung vorgenommen wurden!

Manchmal ereignen sich die Nebenwirkungen noch im Laufe der Behandlung, manchmal auch erst wenn die ärztliche Controle aufgehört hat. So ist es aufgefallen, dass bei den mit subcutanen Quecksilbereinspritzungen behandelten öffentlichen Dirnen viele in späterer Zeit an Dementia paralytica erkranken, so dass ein Zusammenhang dieser Thatsache mit Quecksilber wahrscheinlich wird. Der Unerfahrenheit kann nur die Angabe entspringen[1]), dass man in einem Krankenhause ohne Gefahr Sublimat in der geburtshilflichen Praxis gebrauchen dürfe, da dort das Bewusstsein von den möglichen Nebenwirkungen lebt, dieselben also auch unterdrückt werden können. Der allergrösste Theil der schweren und schwersten Nebenwirkungen stammt gerade aus Krankenhäusern!

Die Mengen von Sublimat, die in den einzelnen Fällen Nebenwirkungen oder tödtlichen Ausgang herbeiführten, lassen sich nur annähernd bestimmen. Soweit die Behandlung der Vagina und des Uterus in Frage kommt, werden die verschiedensten Mengen und Concentrationen $1/2$—15 Liter einer $1/5$—1 p. m. Lösung angeschuldigt. Beim Wundverbande erzeugten 2 resp. $2^1/_2$ Liter einer 1 p. m. Sublimatlösung mit nachfolgendem Gebrauche von Sublimatgaze, in einem anderen Falle die Behandlung eines Mamma-Abscesses mit nur ca. 200 ccm einer 1 p. m. Lösung, oder die Berieselung einer Brandwunde mit einer $1/2$ pro mille Lösung Nebenwirkungen. Dass nur leichtfertige Unwissenheit subcutan Sublimat bis 0,9 g pro die einführen kann, braucht nicht erst begründet zu werden.

Jede Form, in welcher das Sublimat verwandt wird, wie z. B. damit imprägnirte und auf Wunden gebrachte Sägespähnkissen, das Rauchen von Sublimat-Cigarren und Cigaretten, das Verzehren von Sublimatbisquits oder Sublimat-Weizenbrod, Aufschmieren von Sublimatsalben, die Einführung des Sublimats durch die kataphorische Wirkung des Stroms, das Einnehmen einer Sublimat-Eiweisslösung oder des Liquor van Swieten, oder der Gebrauch von Sublimatbädern kann Nebenwirkungen oder sogar, wie der äusserliche Gebrauch der Plenckschen Lösung, den Tod[2]) zeitigen. Ich führe diese verschiedenartigen Formen auch deswegen an, um dadurch zu zeigen, dass, was man heute vergessen zu haben scheint, schon früher die Aerzte über die beste Sublimatanwendung und die Vermeidung von Nebenwirkungen nachdachten.

---

1) Champneys, La Semaine médicale. 1888. p. 283.
2) Koch, Wiener klin. Wochenschr. 1890. p. 641.

Der Eintritt der Nebenwirkungen nach äusserlichem Sublimatgebrauche erfolgte in einigen Fällen schon während der Einspritzung in Uterus und Vagina oder, ebenso wie nach Entfernung eines Tumors am Oberschenkel, nach einigen Stunden bis zu 14 Tagen[1]). Die Dauer beträgt Tage oder mehrere Wochen. Ausgang in den Tod sah man z. B. am 3.—22. Tage erfolgen.

Nicht unerwähnt bleiben dürfen jene vielen Fälle von Sublimatanwendung, bei denen innerhalb der Beobachtungszeit keine Nebenwirkungen auftreten. So wurde aus der Tübinger Klinik mitgetheilt, dass niemals eine Nebenwirkung gesehen wurde, obschon alle dort behandelten Frauen nach der Geburt mit mehreren Litern einer $1/2$ p. m. Lösung des Sublimats ausgespritzt wurden. Aehnliches wurde von der Tarnier'schen Klinik berichtet, auf welcher bei über 3000 Geburten zuerst vaginale Ausspülungen vor der Geburt und alle 3 Stunden bis zur Beendigung derselben, sowie nach Entfernung der Placenta abermals vaginale und uterinale Ausspülungen mit 1 p. m. Lösung vorgenommen wurden[2]). Demgegenüber stehen Berichte aus anderen Krankenhäusern, in denen anfangs solche Einspritzungen von sehr verdünnten Lösungen, wie 1 : 5000, als absolut ungefährlich bezeichnet wurden, die aber wenige Jahre später doch auch Unglücksfälle mittheilten. Auf anderen Kliniken nahm man eine sorgfältige Auswahl der mit Sublimat zu behandelnden Kranken vor. Alle an Darmcatarrhen leidenden, nierenkranken und heruntergekommenen Frauen wurden ausgeschlossen. Trotzdem ereignete sich, weil vielleicht eine solche krankhafte Disposition übersehen wurde, ein Todesfall. Auf der Wiener Gebäranstalt[3]) geschah das gleiche nach intrauterinaler Ausspritzung mit ca. $1^{1}/_{2}$ Liter einer Sublimatlösung von 1 : 1000 trotz aller Vorsichtsmaassregeln, Austupfen der Scheide, Nachspülen mit viel Wasser und selbst nach Gebrauch einer Lösung von 1 : 3000.

Ich sehe in dem zeitlichen Freibleiben vieler Menschen von unangenehmen Quecksilberwirkungen nichts Auffälliges, meine aber, dass man, falls auch so oft Nebenwirkungen vorkommen, nicht das Recht hat die Therapie als harmlos anzusehen. Für die Toleranz in der Schwangerschaft wurde die in derselben mächtig gesteigerte Blutcirculation als Ursache angeführt. Bedinge diese auch besonders günstige Verhältnisse für die Resorptionsvorgänge in Uterus und Vagina, so schaffe sie, auch in der ersten Zeit des Wochenbetts, die resorbirten, dem Organismus schädlichen Stoffe sehr rasch durch Darm und Nieren fort. Dieser Umstand kommt gewiss manchmal in Frage, aber nicht mehr wie andere, und jedenfalls weniger wie eine angeborene oder zeitlich erworbene Toleranz resp. eine Disposition für solche Nebenwirkungen. Denn auch beim Wundverbande und bei anderen Verwendungen, wo nicht eine besonders beschleunigte Ausscheidung mitspielt, liegen die Verhältnisse bezüglich der Frequenz in dem Auftreten von Nebenwirkungen ähnlich. Es wäre ohne das Hereinziehen der Individualität sonst unmöglich zu erklären, weshalb z. B. unter 5027 Wöchnerinnen, die Uterin- und Vaginalausspülungen erhielten, nur 19 Mal (0,37 pCt.) Nebenwirkungen und 1 Todesfall (0,02 pCt.) vorkamen, dagegen in anderen Beobachtungsreihen die procentigen Ziffern sehr viel höher sind. Bei Phthisikern beobachtete man nach innerlicher Verabfolgung von

---

1) Weiss, Wiener med. Presse. 1889. p. 104. — Czernohorsky, ibid. 1889. p. 958. — Winternitz, Württemb. ärztl. Correspondenzbl. 1888. LVIII. p. 217.

2) Tarnier, Annales de Gynécologie. 1884. T. XXI. p. 254.

3) Braun, Wiener med. Wochenschr. 1886. No. 2.

2—3 mg Sublimat 1—2stündlich in 5 von 11 Fällen gar keine Nebenwirkungen. Zwei Kinder unter 7 Jahren vertrugen die gleichen Dosen ebenfalls auffallend gut[1]).

Es giebt für Quecksilber eine **besondere Empfindlichkeit**. Sie wurde z. B. gegenüber den subcutanen Sublimatinjectionen bei 5 p. m. Syphilitischen gesehen[2]). Eine Frau, die einmal einige Minuten den Finger in $^1/_2$ p. m. Sublimatlösung badete, bekam am nächsten Tage starken Speichelfluss und Albuminurie[3]), und eine andere, die einmal mit Solutio Plenckii wegen Papeln an den Genitalien und an den Brüsten und mit alkoholischer Sublimatlösung (weniger als 0,012 g Sublimat) an den Lippen touchirt worden war, starb in wenigen Tagen. Wo eine solche gesteigerte Empfindlichkeit nicht vorhanden ist, da können die Anwendungsart oder die besonderen Krankheitsumstände sie alsbald schaffen. Dahin gehören z. B. Ausspülungen mit warmer Sublimatlösung, ferner die stärkere Resorption von der Placentarstelle, den Wunden am Muttermund und im Cervix, ferner von der puerperalen, durch den Geburtsakt oft genug ihrer oberflächlichen Epithelschicht beraubten Scheide aus und die Zurückhaltung der Sublimatlösung in Uterus und Scheide, sowie in jeder anderen Körperhöhle. Die normale Schleimhaut schafft schon kurze Zeit nach der Berührung grosse Mengen des Mittels in das Blut, ein vielfaches davon aber eine entzündete oder blutige Schleimhaut. Die Meinung, dass der Uterus nichts aufnehme, weil er sich nach einer richtig ausgeführten Einspritzung contrahire, trifft nicht zu. Es bleibt immer genug in ihm, was resorbirt werden kann. Bei der Atonie des Uterus fehlt freilich jede Selbsthülfe dieses Organs und es wird alles Eingespritzte aufgenommen werden können. Eine Retention soll auch, trotz scheinbar freiem Abfluss der Spülflüssigkeit, in der Vagina zu Stande kommen, wenn concentrirte Sublimatlösungen eingespritzt werden. Dadurch wird die Zusammenziehung des M. levator ani und M. constrictor cunni angeregt, so dass sich die Scheide ballonartig aufblähen kann, und der Inhalt derselben unter abnorm hohem Druck in das Gewebe hineingepresst wird. Dringt gar in Folge der Einspritzung die Sublimatlösung in die Bauchhöhle[4]), so ist die Aufnahme derselben eine vollständige.

Das **Unversehrtsein der Niere** ist wegen der durch sie erfolgenden Quecksilberausscheidung ein Erforderniss für das Ausbleiben von Nebenwirkungen. Es ist auch zu bedenken, dass eine selbst leicht krankhaft veränderte Niere durch das in dieses Organ gelangte Sublimat schneller functionsunfähig gemacht wird als eine gesunde. Bei Operationen am Rectum ist möglichst von Sublimat Abstand zu nehmen, weil die Aufnahme vom Darm leicht vor sich geht. Anämische Zustände, Herzverfettung, Herzschwäche und grosse Blutverluste schaffen eine verminderte Widerstandsfähigkeit der Zellen und deswegen ein Ueberhandnehmen der Quecksilber-Nebenwirkungen. Kranke, die schon früher Quecksilber erhalten haben, können durch erneute Anwendung ebenso wie Andere Nebenwirkungen bekommen. Die Schnelligkeit

---

1) Smith, New York medical Record. 1884. p. 312.
2) Martineau, Bulletin et Mémoires de la Société de Thérap. 1887. p. 49.
3) Cramer, Deutsche med. Wochenschr. 1890. No. 14.
4) Voehtz, Centralbl. f. Gynäkologie. 1884. No. 31.

der Aufnahme des Sublimats von Schleimhäuten und Wunden hängt von zu vielen Factoren ab, um im Einzelnen verfolgt werden zu können. Die Ansichten über die Werthigkeit einzelner Organschleimhäute in dieser Beziehung sind sehr getheilt. Unzulässig ist selbstverständlich die auf schülerhafter Unerfahrenheit beruhende Angabe, dass dünne Sublimatlösungen in den meisten Fällen vom Uterus gar nicht aufgenommen werden.

Locale Nebenwirkungen.

Oertliche Nebenwirkungen können sich nach jeder Form der Anwendung des Sublimats bemerkbar machen. In Sublimatbädern sieht man überall, wo die Haut zart ist, Jucken oder auch Röthe, und bei fortgesetztem Gebrauche Sprödigkeit und Abschuppung eintreten. Die Nägel an Händen und Füssen bekommen eine mehr oder weniger graue abschabbare Farbe. Die Möglichkeit des Auftretens von entfernteren Wirkungen ist mit der beginnenden Resorption gegeben[1]). Hierzu braucht die Epidermis nicht zu fehlen, oder die Hornschicht so gelockert oder abgelöst zu sein, dass die Sublimatlösung durch Capillarität bis an die, von Krankheitsproducten durchsetzten Schichten der succulenten Epidermislagen oder bis an die Lederhaut gelangen kann. Auch die ganz leichten Hautreizungen, welche durch verdünnte Sublimatlösungen z. B. in prolongirten Bädern hervorgerufen werden, leiten schon die Resorption ein. Mit dem Wachsen der Concentration und der Dauer der Berührung nehmen Hautreizung und Resorptionsgrösse zu. Die von Ricord empfohlenen ca. 3 pCt. Sublimatumschläge auf indolente Bubonen haben mehrfach die oben angegebenen Folgen gehabt. So erhob sich in einem solchen Falle nach 2 Tagen die Epidermis über der Geschwulst unter lebhaften Schmerzen in Form von Phlyctänen empor. Kommt ungelöstes Sublimat z. B. im Bade, an die Haut, so entstehen unangenehme Aetzschorfe. Wo die Haut besonders weich ist, oder wo sie in Schleimhäute übergeht, werden ev. auch dünne Lösungen unangenehmere örtliche Nebenwirkungen hervorrufen. Hierfür scheint freilich noch eine besondere Empfindlichkeit vorhanden sein zu müssen. So erklärt es sich, dass z. B. die Ueberrieselung weiblicher Genitalien mit einer 2 p. m. Lösung Aetzung und Excoriation trotz Nachspülung veranlassen und diese Veränderungen sich auf benachbarte Körperflächen fortsetzen können. Lösungen von 1 : 1000, mit denen das Auge irrigirt wird, können Keratitis hervorrufen. Auch Blasenbildung an der Hornhaut kommt bisweilen vor. Dass nach einem Schwefelbad kein Sublimat gereicht werden darf, bedarf keiner weiteren Begründung. Die Haut wird durch Schwefelquecksilber schwarzbraun. Die Färbung schwindet erst nach geraumer Zeit mit dem Abfallen der Epidermis.

Die subcutane Einspritzung von Sublimat vermag ebenfalls örtliche Nebenwirkungen zu erzeugen, selbst bei guter Beschaffenheit der angewandten Lösung und bei richtiger Ausführung der Einspritzung. Man hat behauptet, dass wenn Abscesse entstehen, der Staphylococcus pyog. aur. von aussen eingebracht sein müsse. Dies ist entschieden unrichtig. Den Quecksilbersalzen an sich kommt diese Eigenschaft zu. Die Fällung, die Sublimat bei Berührung mit flüssigem Gewebseiweiss

---

1) Ehrmann, Wiener med. Presse. 1889. p. 915.

erzeugt, ist nicht Ursache dieser örtlichen Störung, da auch Eiweiss nicht fällende Quecksilbersalze das Gleiche hervorrufen können. Das Hineingelangen des Sublimats in statt unter die Haut oder in einen Muskel, führt fast immer örtlichen Gewebstod herbei. Durch Einspritzung nur sehr kleiner Sublimatmengen, täglich etwa 0,0075 g, sollen die Schmerzen kürzer dauern und Abscesse nie vorkommen[1]). Am häufigsten beobachtet man nach subcutanen Sublimateinspritzungen (1—2 pCt. Lösungen) Schmerzen. An den Injectionsstellen zeigt sich auch bei Manchen eine erhöhte Empfindlichkeit, welche sich bei dem geringsten Drucke auf dieselben steigert und 50—60 Tage anhält[2]). Die anatomischen Störungen stellen meist Infiltrationen als Folge von Zellgewebsentzündungen oder auch Hautabscesse, und besonders bei fettreichen Frauen Hautgangrän[3]) dar. Die Häufigkeit des Vorkommens schwankt sehr. Während z. B. unter 14 Kindern nur 3 Mal keine nachtheiligen örtlichen Folgen gesehen wurden, und bei Syphilitikern, die Sublimat erhielten, oft durchgängig Zellgewebsentzündung beobachtet wurde, wird von Anderen berichtet, dass unter Hunderten von Einspritzungen keine unangenehmen Zufälle zu Stande gekommen wären. Ebenso werden häufig Abscesse erwähnt, die auch nach Einspritzung von $^1/_2$ pCt. Sublimatlösung in den Rand von Erysipelas nicht selten entstehen, während ein anderer Beobachter unter 180 000 Einspritzungen nur „Nodositäten", nie Phlegmone fand. Man wird, um so widerstreitende Ergebnisse zu erklären, nur die behandelten Individuen an sich als Ursache ansprechen dürfen, da nicht gut anzunehmen ist, dass diejenigen, die meistens oder häufig Abscesse oder Härten beobachteten, immer die Injection schlecht ausführten, oder eine schlechte Lösung verwandten, zumal begreiflicherweise auf diesen Punkt ganz besondere Rücksicht genommen wurde. Es lassen sich eben, trotz der mit allen Cautelen ausgeführten Einspritzung und trotz der sorgfältigsten Reinigung der Spritze Reiz- und Entzündungserscheinungen an den Einstichstellen nicht immer vermeiden[4]), so dass manchmal die Kranken sich weigern, die Kur weiter fortzusetzen. Die Stärke der Empfindlichkeit für Reizwirkungen im Unterhautgewebe schwankt bei verschiedenen Menschen in ausserordentlicher Breite. Dieser Umstand, sowie die Eigenschaft Eiweiss fällender und und nicht fällender Quecksilberverbindungen an sich, Reizwirkungen zu zu erzeugen, macht das relativ häufige Vorkommen der letzteren in mannigfacher Abstufung erklärlich.

Nach der Einspritzung von Sublimat bei Syphilitikern macht sich auch eine erhöhte Neigung zu Schweissen bemerkbar.

Hautausschläge.

Nach jeder Art der Sublimatanwendung entstehen nicht selten an der Haut functionelle oder anatomische Veränderungen. In ersterer Beziehung sind die cutanen Hyperästhesieen zu erwähnen, die meist mit dem Aussetzen des Medicamentes wieder schwinden. Nach inner-

---

1) Bergmann, Wiener med. Wochenschr. 1889. No. 14.
2) Besnier, Bulletin et Mémoires de la Société de Thérap. 1887. p. 53.
3) Stöhr, Archiv f. klin Medicin. Bd. V. p. 407.
4) Reichenbach, Mittheil. aus der syphilit. Abth. Göttingen 1889. p. 24.

licher Aufnahme von Sublimat in grosser Dosis entstand, 6 Tage später, am ganzen Körper ein blassrothes Exanthem, das aus nicht scharf abgegrenzten, scheinbar erhabenen Flecken bestand. Stellenweise flossen dieselben rubeolaartig zusammen. Sie schwanden nach viertägigem Bestehen.

Auch kleine Dosen können derartiges hervorrufen. Ein Kranker, der eine Dupuytren'sche Pille (0,01 g Sublimat) genommen hatte, bekam besonders am Unterleib und den Schenkeln, weniger am Oberkörper und gar nicht im Gesicht, rothe, scharlachartige, nicht prominirende, buchtig contourirte, auf Fingerdruck schwindende Flecke, die unter Abschuppung schwanden. Die Hautausschläge nach Sublimatverbänden beschränken sich nicht immer auf den Ort der Sublimatanwendung, sondern greifen weit über denselben hinaus, um, oft in wechselnder Gestalt, den ganzen Körper in Mitleidenschaft zu ziehen. Ja es kann die Anwendungsstelle des Sublimats nur unbedeutend ergriffen sein, während entferntere Körperstellen hauptsächlich leiden. Ueber die Ursache dieses Verhaltens ist nichts Sicheres bisher festzustellen gewesen. Mir scheint am wahrscheinlichsten eine Fortführung durch die Lymphwege der Haut. Die weiblichen Genitalien sollen besonders empfindlich für Sublimat sein. Viele der berichteten Hauterkrankungen beziehen sich auf sie als Ausgangspunkt. Bisweilen werden diese Ausschläge von Fieber begleitet. Die von allzu enthusiastischen Chirurgen „entschieden geleugnete" Entstehung von Wundreiz der Wunde selbst oder deren Umgebung, stammt von ungenügender Beobachtung her.

Die Veränderungen, die man an der Haut wahrnimmt, bestehen in:

1. **Erythem.** Dasselbe kann den ganzen Körper überziehen und sich auch mit anderen Ausschlagsformen vergesellschaften. Sowohl äusserlich und subcutan verwandte Sublimatlösungen als auch pulverförmiges, z. B. zu 1 pCt. in Sägespähn-Kissen enthaltenes Sublimat erzeugten, selbst bei sehr mässigem Gebrauch diese Hauterkrankung, die meist schon am Tage der Sublimatanwendung oder dem folgenden anfängt und dann alsbald auf den übrigen Körper mit oder ohne Störungen der Sensibilität fortschreitet. Die Dauer beträgt 5 und mehr Tage. Gleichzeitig mit den Flecken können Papeln aufschiessen. Ein solches gemischtes Exanthem entstand in einem Falle, erst 10 Tage nach dem Gebrauche übermässig hoher Dosen von Sublimat zur Ausspülung der Geschlechtstheile. Auf dem Gesichte, dem Fussrücken, den Händen, Vorderarmen fanden sich linsengrosse, zum Theil confluirende, rothe, auf Druck verblassende Flecke neben Papeln. Die Brust, der Leib und die übrigen Körpertheile waren ebenfalls Sitz eines, mehr ins bläuliche spielenden Exanthems. Die ganze Erkrankung schwand nach zwei Tagen, nachdem an Stelle des Sublimats Borsäure gesetzt war[1].

Die Mischform aus einem einfachen oder mehr scharlachartigen Erythem mit Eczem ist die am häufigsten beobachtete. Der Sublimatgazeverband, oder noch schneller schon Lösungen von 0,3—1 p. m. haben dieselben bei Frauen hervorgerufen, bei denen Ausspülungen der Vagina damit vorgenommen wurden. Fast immer dehnt sich die Affection in sprungweisem oder allmählichem Vorrücken von der Anwendungsstelle des Sublimats über den grösseren Theil des Körpers aus. Ein-

---

1) Guelpa, Journal de Médecine de Paris. 1888. No. 23. p. 907.

oder mehrtägiges Fieber sowie Jucken begleiten dieselbe. An den zuerst ergriffenen Stellen kann bereits Rückbildung zur Norm unter Abschuppung erfolgen, während an anderen der Höhepunkt noch nicht erreicht ist. Der ganze Vorgang einschliesslich der Schälung umfasst einen bis zwei Tage, aber auch mehrere Wochen.

Bei einer Frau, der eine Ausspülung mit einer $1/2$ p. m. Sublimatlösung nach einer Zangengeburt gemacht wurde, erfolgte schon nach 8 Stunden Röthung der Scheide, der äusseren Genitalien, der Innenseite der Schenkel und des Bauches bis zum Nabel, während die Körperwärme 39° C. betrug. Schon am nächsten Morgen hatte sich die Röthe über den Rumpf und die Oberschenkel fortgesetzt, während zahllose stecknadelkopf- bis hirsekorngrosse erhabene Pünktchen auf den entzündeten Theilen aufschossen. Allgemeinerscheinungen, wie Schwindel, blutige Stühle, Albuminurie begleiteten diesen Zustand. Am Abend dieses zweiten Tages erreicht das Erythem die Unterschenkel, Füsse, das Gesicht, die Oberarme und Hände. Die rothen Pünktchen erhalten Eiterköpfchen. Körperwärme 40° C. Vom fünften Tage an sinkt dieselbe unter Schweissen. In der Vagina entstehen durch Zusammenfliessen der nunmehr gelb gewordenen Knötchen unregelmässig gestaltete Geschwüre. Es beginnt an den zuerst befallenen Körperstellen Schälung, die am ganzen Körper erst am Ende der dritten Woche beendet ist.

Eigenthümlicherweise kann die Abschuppung auch fehlen. So war es bei einem Manne, der einen von den Fussknöcheln bis zur Leistenbeuge reichenden Sublimat-Gazeverband erhalten hatte. Vom fünften Tage an klagte er über Brennen und Jucken unter dem Verbande. Es bestand leichte Fieberbewegung. Nach dem Abnehmen des Verbandes fand sich ein stark entwickeltes Eczem; Haut und Unterhautbindegewebe waren ödematös geschwollen. Dazu fand sich ein nahezu über den ganzen Körper verbreitetes, aus zahlreichen, eng aneinanderstehenden, linsengrossen rothen Flecken bestehendes, leicht wegdrückbares Erythem. An einigen Stellen war dasselbe durch Zusammenfliessen handtellergross geworden, an anderen schoss auf dieser Basis bereits auch ein papulöses Eczem auf. Hals und Gesicht waren ganz frei geblieben. Das Fieber schwand bereits am Abend desselben Tages. Am folgenden verblasste das Exanthem und war in einigen weiteren Tagen ganz ohne Abschuppung verschwunden[1]).

2. Eczem. Nach Gebrauch von Sublimatsalben sind reine Eczeme mehrfach beobachtet worden.

Ein Mann bekam nach Einreibung einer Sublimatsalbe (3,75 : 12 Fett) gegen Krätze ein Eczem, das sehr lange anhielt und dem Kranken alle Ruhe raubte. Die Absonderung an den erkrankten Beinen war besonders stark. Dabei bestand fast vollkommene Anurie. Nach Sublimatumschlägen auf das Auge gegen Blepharitis bekam eine Frau Gesichtsschwellung mit Eczem, das sich auf den Hals ausdehnte; nach weiterer Verordnung von Calomelsalbe erschienen Pruritus ani und vulvae, und als dagegen wieder eine weisse Präcipitatsalbe eingerieben wurde, schwollen die Genitalien an, Schweiss stellte sich ein, und danach ein Ausschlag über den ganzen Körper, der allenthalben Flüssigkeit absondern liess; dicke Krusten bedeckten das Gesicht. Der Zustand machte den Eindruck einer Impetigo. Unter Abschuppung erfolgte Heilung.

Auch dünne Sublimatlösungen können um die Wunde herum bald

---

1) Reichel, Berliner klin. Wochenschr. 1884. No. 2. p. 18.

häufiger, bald nur ganz vereinzelt[1]) Eczeme leichteren Grades hervorrufen. In einer Beobachtungsreihe entstand es vorzüglich bei Frauen und Kindern in 10,7 pCt. aller Fälle. Häufiges Auflegen von Sublimatcompressen (0,3 : 30,0) erzeugt ziemlich regelmässig Eczem.

3. **Dermatitis phlegmonosa.** Eine solche Nebenwirkung wurde nach Ausspülung einer Vagina mit einer Lösung von 1 : 3000 beobachtet. Unter Fieber, Erbrechen und Brennen entstand eine erysipelasartige Röthe mit Oedem vom Frenulum bis zu den Oberschenkeln. Auf dieser entzündeten Fläche schossen dann zahlreiche grosse Blasen mit wässrigem Inhalte auf[2]). Eine Dermatitis mit Ausgang in umschriebene Gewebsnekrose kann selbstverständlich entstehen, wenn sehr concentrirte alkoholische oder ätherische Sublimatlösungen oder pulverförmiges Sublimat in Wunden oder auf Schleimhäute gelangt.

Störungen im Allgemeinbefinden und im Centralnervensystem.

Das Quecksilberfieber ist keine dem Sublimat allein zukommende Einwirkung, wie aus der bisherigen Besprechung der Quecksilberverbindungen hervorgeht. Es ist auch nicht an das Entstehen oder Bestehen von Hautausschlägen gebunden. Schon die älteren Aerzte sahen beim längeren innerlichen Sublimatgebrauche solche Fieber erscheinen und bei empfindlichen und schwächlichen Individuen in „hektische und schleichende nervöse" übergehen. Sorgsame Beobachtung kann auch jetzt noch bisweilen bei besonders dazu disponirten Individuen nach jedesmaligem Einnehmen von Sublimat gegen Syphilis neben gastrischen Symptomen ein solches Fieber wahrnehmen. Ausspülungen der Vagina und des Uterus, selbst mit Lösungen von 1 : 1500—1 : 5000, liessen dasselbe häufiger erscheinen. Ein Schüttelfrost leitet es bisweilen ein. Die Körpertemperatur kann auf 41° C. steigen und dabei auch sonstige Nebenwirkungen des Quecksilbers, wie z. B. Durchfall, bestehen[3]). In einem Falle trat der Schüttelfrost erst am dritten Tage nach äusserlichem Gebrauch einer Lösung von 1 : 2000 ein. Auch nach subcutaner Einspritzung von Sublimat sind leichtere oder schwerere Fieber gesehen worden. Anfänglich kann hierbei die Körperwärme ca. 39° C. betragen, später, wenn der Organismus sich an diesen Eingriff gewöhnt hat, bleibt sie normal. Nach Doppelinjectionen ist die Wärmesteigerung grösser und hält 1—2 Tage an. Einspritzung von Sublimatlösung (1 : 500) in das Hüft- und Kniegelenk lässt ausnahmslos eine Steigerung der Körperwärme um 1—2° C. entstehen, die nach 24 Stunden wieder schwindet. Subnormale Körperwärme (34,5—35° C.) wurde ebenfalls nach Ausspülung von Vagina und Uterus beobachtet. Diarrhoe, Erbrechen und andere Nebenwirkungen waren derselben vorangegangen. Körperlicher und psychischer Erethismus kann vorhanden sein, oder an deren Stelle Symptome der später zu besprechenden Gruppen treten.

Von cerebralen Nebenwirkungen sind Kopfschmerzen zu erwähnen, die manchmal schon während der Ausspülungen des Genital-

---

1) Bott, Beiträge zur Sublimatbehandlung. Bern 1884.
2) Kreidmann, Allgemeine med. Centralzeitung. 1887. p. 957.
3) Steffek, Centralbl. f. Gynäkologie. 1888. No. 5. p. 64.

apparates eintreten und mit Benommensein verbunden sind. Transitorische Störungen der intellectuellen Fähigkeit[1]), Somnolenz am 4. Tage der gynäkologischen Sublimatbehandlung und Coma[2]) nach Beibringung von heissen und kalten Sublimatlösungen haben mehrere Kranke an sich erfahren müssen. Plötzlich, z. B. beim Verbandwechsel auftretende, später in tiefen Collaps übergehende Bewusstlosigkeit ist mehrfach vorgekommen. Solche schnell, auch bald nach der Operation, ja selbst nach dem Fortlassen des Sublimatverbandes sich zeigenden Collapse lassen keine günstige Prognose zu. Sie gehen meist in Coma und Tod über. Auf den möglichen Zusammenhang der Zunahme von Dementia paralytica bei öffentlichen Dirnen, mit dem früheren Sublimatgebrauch derselben ist bereits hingewiesen worden. Statt depressiver können auch Erregungszustände, Schwindel und Delirien auftreten. Im halbcomatösen oder erregten Zustande zeigen sich mitunter klonische Zuckungen einzelner Muskelgruppen, besonders am Unterarm, den Fingern, am Unterkiefer und Rumpf.

Störungen in den Kreislaufs- und Athmungsorganen.

Die schwächende Einwirkung des Quecksilbers auf das Herz, die beim gewerblichen Mercurialismus häufig zu Tage tritt, wird auch vereinzelt beim arzneilichen Sublimatgebrauche beobachtet. Schon während einer Uterus-Ausspritzung oder später, z. B. nach drei Tagen, kann der Puls klein und unregelmässig werden. Ebenso kommt eine bedeutende Vermehrung seiner Frequenz vor. Bei einer beklagenswerthen Frau, die ca. 56 g Sublimat neben Calomel und grauer Salbe in 14 Tagen erhalten hatte, entstand eine Thrombose beider Venae femorales mit schmerzhaften Oedemen beider unteren Gliedmassen. Ausserdem bekam sie eine diffuse Bronchitis mit zähem, braunrothem Sputum. Erschwerung der Athmung wird schon von Matthiolus als Nebenwirkung des Sublimats angegeben. Bei der gynäkologischen Anwendung desselben in der Neuzeit wurde Luftmangel bei schneller, unregelmässiger Athmung mehrfach gefunden. In einem, am achten Tage tödtlich verlaufenden Falle, in welchem zwei Scheidenausspülungen mit zusammen ca. 2 Liter einer $1/2$ pCt. Lösung gemacht worden waren, war das Lungengewebe ziemlich blutreich, in beiden Unterlappen schlaff, roth pneumonisch hepatisirt; die Mittellappen und die unteren Theile rechterseits in lobulären Herden verdichtet. In den verdichteten Partien zeigten sich vielfach punktförmige, gelbliche, eiterähnliche Stellen. Vereinzelt wurde Nasenbluten beobachtet.

Nebenwirkungen in den ersten Wegen.

Zu Veränderungen im Munde hat am häufigsten der Wundverband sowie die Behandlung der weiblichen Geschlechtstheile mit Sublimatlösungen geführt. Brennender Durst bei Trockenheit im Munde, sowie metallischer Geschmack und Schmerzen stellen leichte Einwirkungen dar.

---

1) Bütte, Annales d'Hygiène. 1887. 3. Série. T. XVII. p. 137.
2) Fleischmann, Centralbl. f. Gynäkologie. 1886. p. 761.

In schwereren schwillt die Mundschleimhaut an[1]), das Zahnfleisch röthet sich, wird schmerzhaft und blutet leicht. Ein schmieriger graugrünlicher Belag findet sich auf demselben sowie auch wohl an der Wangenschleimhaut und an anderen Mundgebilden. Dazu können sich Geschwüre verschiedener Grösse gesellen. Ein, in manchen Fällen aashafter Foetor ex ore ist die Folge solchen geschwürigen Zahnfleischzerfalls. Lockerwerden und Ausfallen der Zähne kommt ebenfalls hierbei vor, zugleich mit reissenden Schmerzen, die als Folge einer Periostitis der Kiefer aufzufassen sind. Speichelfluss kann, wie ich dies schon früher hervorhob, trotz Gingivitis und Glossitis fehlen. Man sah ihn nach Sublimatwaschungen wegen Scabies, beim Wundverbande sowie auch nach subcutaner Beibringung des Mittels entstehen — bei der letzteren Methode in 37 pCt., in anderen neben Stomatitis in 61 pCt. resp. 27 pCt. aller Fälle. Die Zunge nimmt nicht selten an den Veränderungen Theil, die sich im Munde herausbilden. Sie wird dick, auch borkig belegt, empfindlich, schmerzhaft, röthet sich, schwillt an und weist besonders auf der Unterfläche und den Seiten grauweisse Flecke, später Geschwüre der bereits geschilderten Beschaffenheit auf. Auch die Tonsillen schwellen stark an, bekommen missfarbige Beläge, und können wie die Zunge in grösserem oder geringerem Umfange geschwürig verändert werden.

Die Thatsache, dass das Quecksilber auch nach epidermaler oder subcutaner Anwendung sowie von jeder Schleimhaut oder Wundfläche aus resorbirt, in den Magen und Darm ausgeschieden wird, findet ihre Illustration durch verschiedene Functionsstörungen dieser Organe. Druck auf das Epigastrium ist schmerzhaft. Es tritt bisweilen Erbrechen schleimiger, oder blutgestreifter Massen ein. An Dyspepsie können auch Operateure leiden, die viel Sublimat mit den Händen berühren. Anwendung einer Sublimatsalbe oder die subcutane Einspritzung[2]) von Sublimat haben derartiges hervorgerufen, in ganz ähnlicher Weise, wie dies der früher viel gebrauchte Liquor van Swieten bisweilen that.

Meteorismus sah man 2 Stunden nach vaginaler Einspritzung einer 1 pCt. Lösung auftreten. Häufiger sind Durchfälle, die schon während der Einspritzung in die Scheide oder kurz nachher, meist aber ungefähr 2 Stunden später beginnen, und in weiterer Zeit an Stärke zunehmen, bisweilen auch unfreiwillig zu Stande kommen. Kolikartige Schmerzen sowie Tenesmus können dieselben begleiten. In den diarrhöisch-schleimigen, meist sehr übelriechenden Massen findet sich ein Gewirr zahlreicher, feinster Blutfädchen, oder grössere Blutmengen. Mit der steigenden Menge des in den Darm gelangenden Sublimats nehmen diese Darmblutungen an Stärke zu, obschon in einigen Fällen die individuelle Empfindlichkeit mit in Rechnung zu ziehen ist. So bekam eine Frau 3 Tage nach dem Gebrauche einer Einspritzung einer Lösung von 1 : 2000 in den Uterus Schüttelfrost. Dieser wurde fälschlich als Ausdruck eines septischen Fiebers und nicht als Quecksilberwirkung angesehen. Man wiederholte die Einspritzung, wonach blutige Stuhlgänge, Collaps und Tod nach 60 Stunden eintraten. Selbst Lösungen von 1 : 4000 können zu 2 l in den Uterus gespritzt, Blutungen aus höheren

---

1) Stenger, Centralbl. f. Gynäkologie. 1884. Bd. VIII. p. 196.
2) Stöhr, Archiv f. klin. Medicin. Bd. V. p. 407.

Darmtheilen hervorrufen, auch ohne dass Colitis bei der Section gefunden wird. Dass Sublimat anatomische Veränderungen im Darm zu erzeugen vermöge, war durch die gar nicht selten früher schon vorgekommenen Vergiftungen bekannt. Man kannte auch schon die, auf bestimmten Ausscheidungsverhältnissen beruhende Vorliebe dieses Stoffes, die unteren Darmabschnitte krank zu machen. Man fand brandige Stellen über dem Schliessmuskel des Afters und in anderen Fällen die Dünndärme stark, Duodenum und Magen, trotz der Zufuhr des Giftes durch den Mund nur gering betheiligt. Auch bei der modernen therapeutischen Anwendungsweise des Sublimats wurde derartiges beobachtet. Die Erkrankung beschränkt sich nicht immer auf das Colon, sondern ergreift auch den grösseren Theil des Dünndarms. In einem Falle fand sich z. B. vom Ileum an eine so schwer diphtheritisch-hämorrhagische Affection, dass selbst die schwersten Formen von Dysenterie diesem Falle nicht gleichkamen. In einem anderen zeigten sich nur im Ileum eine gewisse Zahl stark geschwollener Stellen, ausserdem hämorrhagische Infiltration der Wand und reichliche Blutmassen im Lumen. Herdweise auftretende, bis thalergrosse, graugelb gefärbte Verschorfungen sah man auch an den Rändern der Bauhin'schen Klappe sowie im Colon ascendens. Seltner sind das S romanum und das Rectum am stärksten betheiligt. Von hier setzte sich die Erkrankung in einem Falle unter relativem Freilassen des Colon descendens und transversum erst wieder an der Flexura coli dextra fort, und bot von hier bis zum Coecum das Bild des Gewebszerfalls dar.

Störungen im Urogenitalapparat.

Die Erfahrung, dass gewebsreizende oder gewebsentzündende Stoffe in den Organen, in denen sie zur Wirkung kommen, anfänglich eine Erhöhung der Function, später eine Verminderung erzeugen, findet auch in dem Verhalten der Nieren gegenüber dem Quecksilber ihre Bestätigung. So sieht man nach Sublimatgebrauch anfangs nicht selten Polyurie auftreten. Diese kann in gewissem Sinne als heilbringend angesehen werden, insofern mit der grösseren Harnmenge auch mehr Quecksilber den Körper verlässt. Meist folgt ihr schnell eine Verminderung der Harnmenge bis zur Anurie, die 3—4 Tage event. bis zum Tode anhalten kann. Der Harn ist sehr oft eiweisshaltig und kann es in abnehmender Stärke mehrere Wochen bleiben. Er besitzt auch wohl hyaline und granulirte Cylinder, Nieren- und Blasenepithelien, lymphoide Elemente und rothe Blutkörperchen. Eine Glycosurie kommt selten, aber sicher bei Syphilitischen und Nicht-Syphilitischen vor.

In Fällen, die zur Section kamen, fand man die Nieren gross, schlaff, bleich. Die Corticalis erwies sich geschwollen, stellenweise beinahe weiss, undurchsichtig. Weisse, kreidige Streifen und weisse Körner traten an der Schnittfläche, besonders beim Trocknen derselben auf. Die mikroskopische Untersuchung ergab in einzelnen Fällen Trübung und Schwellung an den graden und gewundenen Harnkanälchen, in anderen ausgebreitete Necrose des Epithels nur der gewundenen Harnkanälchen, recht häufig aber eine Anhäufung von Kalk in den Harnkanälchen, theils in Form von drüsigen, aus amorphen Kugeln oder Platten bestehenden Klumpen, theils in Form von körnigen Ausfüllungsmassen. Es stimmt dieser Befund im Wesentlichen sowohl mit den durch Quecksilberbeibringung bei Thieren erhaltenen Resultaten als auch mit den Veränderungen überein, die an einem mit Quecksilber vergifteten Menschen gesehen und richtig gedeutet wurden.

Aufklärung über den Grund und die Art des Zustandekommens dieser Erkrankung ist bisher nicht genügend geliefert worden. Die wesentliche, hierbei zu beantwortende Frage ist nicht nach der Ursprungsstätte des in der Niere erscheinenden Kalkes, sondern weshalb das Quecksilber eine solche Kalkabscheidung bewirkt. Hierbei kann ganz davon abgesehen werden, ob die Sublimatniere ein charakteristischer oder auch durch andere Stoffe hervorzurufender Zustand ist, weil bisher beim Menschen kein anderes Gift einen ähnlichen, so ausgesprochenen schuf. Thatsächlich giebt es aber eine „Sublimatniere". Die Berechtigung, diese zu leugnen, ist nicht grösser, als die „Phosphorleber" oder den „Strychnintetanus" als eigenartige Krankheitsbilder in Abrede zu stellen.

Ueber die möglichen Nebenwirkungen seitens des Zeugungsapparates habe ich bereits das Nothwendige angegeben. Nach Verbrauch des Liquor van Swieten sah man Menorrhagieen, Amenorrhoe sowie Unterbrechung der Schwangerschaft auftreten. Dies schliesst selbstverständlich nicht aus, dass in sehr vielen Fällen Sublimat innerlich und äusserlich ohne erkennbare Benachtheiligung gereicht worden ist.

Zum Schlusse dürfte wohl mit Recht die Frage wieder aufgeworfen werden, ob das Sublimat zum Wundverbande oder zu Ausspülungen von Körperhöhlen etc. weiter gebraucht werden sollte. Ich stehe auch heute noch auf dem von mir früher eingenommenen Standpunkte[1]), dieselbe mit Nein! zu beantworten. Es erheischen die genannten Zwecke meist grössere Flüssigkeitsmengen und damit werden auch grössere Mengen von Sublimat aufgenommen, jedenfalls grössere als man innerlich oder subcutan zu geben wagen würde. Die prophylaktischen oder curativen Zwecke, die man mit demselben erzeugt, lassen sich auch durch andere, sehr viel weniger bedenkliche oder unschädliche Mittel in demselben Umfange erzielen. Ein Todesfall durch Sublimat wiegt tausendfache gute Wirkungen desselben auf. Jene Statistiken, die das Beibehalten des Sublimats in der Geburtshülfe mit der dadurch seltener gewordenen Erkrankung an Puerperalfieber begründen, können keinen Werth beanspruchen, weil sie den hierbei auch in Frage kommenden Factor der gehandhabten Sauberkeit ausser Acht lassen und die schweren Unglücksfälle durch Sublimat nicht in Rechnung ziehen. Darum ist es nothwendig, dem Sublimat sein Gebiet als Aetzmittel und Antisyphiliticum sowie als Desinfectionsmittel für Gegenstände zu belassen, für andere Zwecke dasselbe aber zu meiden.

Quecksilberchlorid-Chlornatrium. Das Mittel lässt die Nachtheile anderer Quecksilberpräparate nicht vermissen. Die Einspritzung macht manchmal Brennen, in anderen Fällen mehrstündigen Schmerz. Ab und zu nimmt man auch, wenn Sublimatlösungen mit dem 2—4fachen Zusatz von Chlornatrium eingespritzt werden, für 1—2 Tage eine leichte diffuse Schwellung der Haut mit mässiger Röthung wahr. Bei zehnfachem Gehalt der Injectionsflüssigkeit an Kochsalz gehört das Auftreten einer Bindegewebs-Induration zu den Ausnahmen. Auch Abscesse können hierbei entstehen, sowie Gangrän der Haut im Bereiche des Einstiches. Schon nach wenigen Einspritzun-

---

1) L. Lewin, Berliner klin. Wochenschr. 1887. No. 5.

gen schwellen bisweilen die Speicheldrüsen, namentlich die Glandulae submaxillares an und werden empfindlich. Es erscheinen **Salivation** und **Stomatitis** in relativ häufiger Zahl, z. B. bei einer Krankengruppe in 30 pCt.[1]). Die Injectionen begleiten ferner ziemlich häufig ein Gefühl von Mattigkeit, vermehrte Neigung zum Schlafen und vereinzelt auch Schwindel. Einmal entstand **Urticaria** an den Oberschenkeln nach der Injection. Andere Quecksilbernebenwirkungen sind selbstverständlich möglich.

Quecksilberalbuminat. Die Voraussetzung, dass in Kochsalz gelöstes Quecksilberalbuminat Vorzüge vor dem Sublimat habe, hat sich nicht erfüllt. Es ist eben eine dem Quecksilber als solche innewohnende Eigenschaft, Gewebe zu entzünden. Geringe Grade solcher Gewebsreizung können übersehen werden oder schnell schwinden, stärkere zeigen sich bei besonderer Disposition.

Das gelöste Quecksilberalbuminat sollte örtliche Störungen nur dann hervorrufen, wenn die Lösung trüb ist. Demgegenüber ist anzugeben, dass im Unterhautzellgewebe wahrscheinlich das Kochsalz zuerst resorbirt wird, und somit ein, wenigstens für eine gewisse Zeit bestehen bleibendes Depot von unlöslichem Quecksilberalbuminat bleibt, das erst allmählich durch die Chloralkalien der Lymphe und des Blutes der Lösung zugeführt wird. Man sah auch nach solchen Einspritzungen trotz sorgfältigsten Vorgehens haselnussgrosse Knoten und Schmerzen[2]). Auch stomatitische Veränderungen und selbst **Stomatitis ulcerosa** wurde beobachtet[3]). Es kommt hierzu, dass das Präparat theuer und sehr wenig haltbar ist. Ein Sterilbleiben dieser Lösung ohne besondere Vorkehrungen ist absolut ausgeschlossen, und derjenige, der das Gegentheil behauptet, spricht unwahr.

Peptonquecksilber.

Die Sicherheit der Beseitigung der Syphilis durch dieses Mittel ist relativ gering. Fehlerfolge und **Recidive**, die letzteren zu 16—62,6 pCt., wurden beobachtet. Die Rückfälle zeigen sich ziemlich früh, in manchen Fällen schon in 1—3 resp. nach 6 Monaten[4]). Als örtliche Reizungen nach der Einspritzung kommen vor: Gelenkschmerzen oder Schmerzen, die von der Injectionsstelle weit ausstrahlen, und ferner trotz aller Vorsicht anatomische Veränderungen an der letzteren. Es zeigen sich im subcutanen Bindegewebe, besonders bei einer derben, trocknen und fettlosen Haut, bohnen- bis taubeneigrosse, meist schmerzlose, ziemlich consistente Infiltrationen, die manchmal auch schon von aussen erkennbar sind. Sie bilden sich in 24—48 Stunden nach dem Einstich und bleiben 10—14 Tage bestehen. Manchmal sind sie auch schmerzhaft, besonders wenn sie am Oberschenkel ihren Sitz haben. Die Häufigkeit des Vorkommens dieser Nebenwirkungen übertrifft sogar die beim Sublimat beobachtete. Sie kann 14 pCt. und mehr betragen. Bei manchen Kranken vermisste man weitere Veränderungen dieser Infiltrationen, bei anderen entstanden **Phlegmone, Abscesse,** zumal wenn wiederholte Einspritzungen an derselben Stelle vorgenommen wurden[5]), und ganz selten: umschriebene, auch die ganze Cutisdicke einnehmende **Gangrän**[6]).

Peptonquecksilber erzeugt auch **Veränderungen im Munde.** Salivation wurde in 14—42,3 pCt. der behandelten Fälle beobachtet, vielfach vergesellschaftet mit Schwellung und Schmerzhaftigkeit der Zahnfleischpyramiden und

---

1) Stern, Berliner klin. Wochenschr. 1878. p. 61.
2) Neumann, Wiener med. Presse. 1876. No. 43. p. 1499.
3) Obtulowicz, Vierteljahrschr. f. Dermatologie u. Syphilis. 1877. p. 431.
4) Bockhart, Monatsh. f. prakt. Dermatol. u. Syphilis. 1885. No. 5. p. 149.
5) Kontrim, Petersburger med. Wochenschr. 1877. Bd. II. p. 415.
6) Rotter, Deutsche militärärztliche Zeitschr. 1879. p. 198.

mit Zahnreissen. Perniciöse Formen der Stomatitis, Geschwüre und Gangrän kommen seltener, aber immerhin doch noch in fast so grosser Zahl als nach grauer Salbe vor. Hervorzuheben ist, dass verschiedene Kranke, vorwiegend Frauen, wenige Minuten nach der Injection über einen, 1—2 Stunden anhaltenden Sublimatgeschmack im Munde klagten, ohne dass ein Theil von diesen an Stomatitis erkrankte. Auch ein Quecksilberfieber kommt nach solchen Einspritzungen vor. Die Nieren können functionell erkranken und anatomisch verändert sein. In einem Falle erschien schon nach der dritten Injection Salivation und trotz Aussetzen des Medicaments, Verminderung der Harnabsonderung (30—50 ccm Harn täglich), Albuminurie und sehr bald absolute Anurie. Der Kranke wurde hydropisch und ging trotz aller harn- und schweisstreibenden Mittel zu Grunde. Die Section ergab eine fettig degenerirte und geschrumpfte Niere. Vielleicht ist der Alkoholismus des betreffenden Menschen mit für diesen Ausgang anzuschulden. Ganz ebenso urtheile ich über einen anderen Fall, der einen schwächlichen und heruntergekommenen syphilitischen Menschen betraf. Nachdem derselbe übermässig und regellos Monate lang von einem anderen Arzte mit Quecksilber behandelt worden war, erhielt er im Ganzen 10 Einspritzungen von Peptonquecksilber und als seine syphilitischen Hautgeschwüre dadurch abgeheilt waren, eine Jodkaliumlösung (5:150). Plötzlich wurde er icterisch, kam dabei herunter, wurde in der Nacht comatös und starb nach 48 Stunden, am 14. Tage nach dem Aufhören der Einspritzungen. In diesem Falle ist der schlechte Allgemeinzustand als ein begünstigender Umstand, aber das im Körper bereits vorhanden gewesene und neu hinzugekommene Quecksilber in Gemeinschaft mit dem Jodkalium die krankmachende und tödtliche Ursache gewesen. Ich lege hierbei auf die Bildung von Jodquecksilber besonderen Werth. Unlösliche Depots von Quecksilber können dadurch löslich gemacht werden, da diese Verbindung in einem Ueberschusse von Jodkalium löslich ist. Bei der Section des so zu Grunde gegangenen Menschen fand man gelbe Leberatrophie und in dem Leberparenchym Quecksilber. Dieser Befund ist insofern bemerkenswerth, als in der Leber Quecksilberansammlungen meist vorkommen und in diesem Falle Jodquecksilber die schwereren Ernährungsstörungen des Organs acut veranlasst haben kann.

Von leichteren nervösen Störungen beobachtete man Schwindelgefühl, das nach 24 Stunden bereits geschwunden war. Auch plötzliche Ohnmacht zeigte sich bei einem Kranken, als er sich ins Bett begeben wollte. Solche shockartigen Zustände wurden auch nach Einspritzung anderer Quecksilberverbindungen (Karbolquecksilber etc.) gesehen. Die Möglichkeit ist vorhanden, dass ebenso wie das Quecksilber auch das Hineingelangen der Injectionsmasse in ein Gefäss derartiges veranlassen kann.

Salzsaures Glutinpeptonsublimat. Von ihm wird das Fehlen corrosiver Eigenschaften gerühmt. Dass eine solche Angabe in sich haltlos ist, ergeben die vorhergehenden Seiten, dass sie auch thatsächlich unrichtig ist, beweisen die Angaben, dass Schmerzhaftigkeit eintrete, aber meist in geringem Grade und nur vereinzelt erheblich, und dass geringe Infiltrationen sehr selten vorkommen. Es wird nur einer ausgedehnteren Anwendung bedürfen, um starke Schmerzen, grobe Infiltrationen und Abscesse bei dieser Therapie kennen zu lernen. Trotz sorgfältigster Mundpflege kommt Trübung des Schleimhautepithels zu Stande. In 20 pCt. der Fälle mussten die Einspritzungen ausgesetzt werden. Auch Stomatitis wurde beobachtet. An der Möglichkeit des Auftretens von allgemeinen Quecksilberwirkungen ist nicht zu zweifeln. Recidive kommen nach dieser wie nach anderen Quecksilberverbindungen vor. So wurde ein Syphilitiker trotz 25 Einspritzungen schon nach 8 Wochen rückfällig.

Hydrargyrum cyanatum.

Das in Wasser leicht lösliche, neutral reagirende Präparat erzeugt in gelöstem Eiweiss keine Fällung, vorausgesetzt, dass es nicht mit Sublimat verunreinigt ist. Trotzdem ruft es in einzelnen Fällen nach seiner Einspritzung in das Unterhautzellgewebe genau in derselben Weise wie Eiweiss fällende Quecksilberverbindungen ziemlich heftige Schmerzen[1]), Infiltrationen und Blasen hervor[2]). Unter 100 Fällen kamen 8 Mal Infiltrate und 2 Mal Abscesse zu Stande. Nicht selten beobachtet man bei dieser Anwendungsweise auch eine ohne Schmerz auftretende, mehrere Centimeter grosse Mumification der Haut. Der Schorf fällt, sich selbst überlassen, nach 3—6 Wochen ab, nachdem die Haut unter ihm glatt geheilt ist.

Stomatitis kann in 42 pCt. der Fälle vorkommen, nach der 3.—27. Einspritzung erscheinen und ohne irgend welche erkennbare Regelmässigkeit bei den Einen nach 3 Injectionen 21 resp. 42 Tage, bei Anderen nach 25 Einspritzungen nur 3 resp. 8 Tage anhalten. Allgemeinere Abstractionen aus diesen Zahlen zu machen, ist unmöglich. Es ist wieder die Individualität, die solche Regellosigkeit im Auftreten und Verlauf hervorruft. Brechneigung sowie Erbrechen sind nach subcutanem oder innerlichem Gebrauche[3]) gesehen worden, im letzteren Falle besonders dann, wenn stärkere Lösungen verabfolgt worden sind. Durchfälle, auch von blutiger Beschaffenheit, kommen verhältnissmässig häufig zu Stande. Die Einzeldosen sollen deswegen nicht über 0,01 g steigen. Bisweilen werden auch Nebenwirkungen beobachtet, die auf die im Körper zur Abspaltung gelangende Blausäure bezogen werden, z. B. Schwindel, Ohrensausen, Flimmern vor den Augen und Ohnmachtsanfälle. In Bezug auf die Heilerfolge dieses Präparates gegen Syphilis ergab eine statistische Aufstellung unter 100 Fällen: 60 Heilungen, 33 Besserungen und 7 Fehlerfolge.

Hydrargyrum tannicum oxydulatum.

Das gerbsaure Quecksilberoxydul spaltet in Berührung mit Alkalien, also auch im Darm, metallisches Quecksilber in sehr feiner Form ab. Einzeldosen von 0,1—0,3 g sollten keine Nebenwirkungen hervorrufen, was selbstverständlich nicht richtig sein kann. Syphilitiker werden auch nach Behandlung mit Quecksilbertannat in ca. 6—18 pCt. rückfällig[4]). Häufig entsteht eine leichte Röthung und Schwellung des Zahnfleisches, aber auch ernstere Stomatitis[5]) in etwa 34,3 pCt., Erbrechen sowie unangenehmer Magencatarrh, der sehr langsam zurückgeht und sehr bald recrudescirt. Ausserordentlich häufig sind Störungen im Darm, Koliken, Durchfälle und selbst ziemlich heftige dysenterische Zustände. Vereinzelt litten die Kranken an Obstipation. Nach subcutaner Einspritzung von gerbsaurem Quecksilber in Olivenöl vertheilt, einer wissenschaftlich unbegreiflichen Anwendungsart, wurden Schmerzen und Infiltrate, krampfhafter Husten, leichte Cyanose, Schmerzen beim Athmen — Erscheinungen, denen ähnlich, die ein embolischer Infarct hervorruft, gesehen. Dieselben schwanden in einigen Tagen.

Bei einem Syphilitiker zeigten sich nach Verbrauch von 68 Pillen aus Hydr. tannicum oxydulatum an der Streckseite beider Arme und am Rücken hanfkorn- bis kirschkerngrosse, theils rothe, theils weisse Urticariaquaddeln. Die Brust- und Bauchhaut waren dabei in ausgedehntem Maasse fleckig

---

1) Bockhart, Monatshefte f. prakt. Dermatologie. 1885. p. 150.
2) Günz, Centralbl. f. klin. Medicin. 1880. No. 14.
3) Annuschat, Berliner klin. Wochenschr. 1880. No. 43. p. 615.
4) Lexer, Archiv f. Dermatologie u. Syphilis. 1889. No. 5. p. 731.
5) Epstein, Archiv f. Dermatologie u. Syphilis. 1889. Bd. XXI. p. 338.

rosaroth, auch das Gesicht sehr geröthet und der Kranke klagte über Hitze und Jucken in der Haut. Am nächsten Tage fand sich der Ausschlag an den unteren Gliedmassen, war am Oberkörper noch deutlicher geworden und einen Tag später hatte die Urticaria auch das Gesicht ergriffen. Nach 4 Tagen war die ganze Affection wieder geschwunden.

Hydrargyrum carbolicum.

Bezüglich der Nebenwirkungen verhalten sich beide Quecksilberphenolate (Hg . OC_6H_5 . OH) und $Hg(OC_6H_5)_2 + H_2O$ gleich. Das normale Salz (51,8 pCt. Quecksilber) liess bei 35 Syphilitikern nur 2 Fehlerfolge, aber 27 pCt. Rückfälle in 4—5 Monaten erkennen. Die Injection des aufgeschwemmten Salzes wird als nur unbedeutend schmerzhaft bezeichnet. Dagegen entstehen nicht selten schmerzhafte Knoten und Indurationen an der Einstichstelle, aber keine Abscesse. Leichte und schwere Stomatitis sah man hierbei unter 8 Kranken 6 mal auftreten. Ebenso kommen Druckgefühl im Unterleib, Leibschmerzen und Diarrhoe vor. Bei 3 Kranken fehlten Leibschmerzen nie und Diarrhöen kamen 5 Mal vor.

Bei einem Kranken entstanden nach der siebenten Injection plötzlich Uebelkeit, hochgradige Dyspnoe und auffallende Blässe des Gesichts mit intensiver Cyanose der Stirn, Lippen und Nase. Der Puls war kaum fühlbar; es gesellte sich bald Frost hinzu — die Körperwärme betrug 38,4 ° C. — und dazu kamen Benommenheit und Kopfschmerzen. Der Brechreiz hielt noch über einen Tag an. Bei der Besprechung des gerbsauren Quecksilberoxyduls habe ich ein ähnliches Vorkommniss erwähnt. Ob das Quecksilber als solches diese Nebenwirkungen hervorgerufen hat, in ähnlicher Weise wie man Athemstörungen nach Calomel beobachtete, oder ob es sich hier um die zufällige Einführung des Mittels in ein Gefäss handelt, lässt sich nicht entscheiden. Ein shokartiger Zustand wurde vereinzelt auch sonst nach Einspritzung von Phenolquecksilber beobachtet.

Hydrargyrum salicylicum.

Das basische Quecksilbersalicylat ($C_6H_4COOOHg$) mit 59 pCt. Quecksilber sollte keine Nebenwirkungen hervorrufen. Eine solche Angabe beruht nur auf mangelnder Kenntniss der Eigenschaften des Quecksilbers. Dass im Körper eine Spaltung des Salzes und dadurch die Wirkung eines jeden der beiden Komponenten zu Stande kommt, steht fest[1]). Recidive von Syphilis sind nach einer solchen Behandlung häufig. In einigen Fällen musste noch graue Salbe gegeben werden, um Heilung zu erzielen. Nach subcutaner Injection können heftige, auch weit ausstrahlende Schmerzen und Infiltrationen[2]) oder haselnussgrosse Härten[3]) entstehen. Ein Theil der Muskelfasern ist an solchen Stellen zerstört; es bleiben die leeren Sarcolemmschläuche oder von Sarcolemm ausgekleidete Kanäle übrig. Von diesen geht eine Wucherung aus, die schliesslich der Schrumpfung anheimfällt. Mikroorganismen fehlen[4]).

Beschrieben wird auch eine nach fünf glutäalen, intramuskulären Injectionen erschienene Infiltration, die von einer lähmungsartigen halbseitigen Schwäche, sowie von halbseitigen, gegen das Kreuzbein und die Lendenwirbel ausstrahlenden Schmerzen gefolgt war. Ehe noch der Schmerz schwand, erschien an dem Oberschenkel der injicirten Seite ein juckender Ausschlag, der als reflectorischer Zoster traumaticus angesprochen wurde. Er bestand aus Gruppen von rothen, derben Knötchen, von denen sich einige wieder zu

---

1) Duprat, Compt. rend. et Mém. de la Soc. de Biol. 1886. 3. Sér. T. III. p. 154.
2) Wellander, Arch. f. Derm. u. Syphil. 1889. Bd. 21. Ergänzungsbd. p. 455.
3) Hahn, Arch. f. Dermat. u. Syphilis. 1889. Bd. 21. p. 318.
4) Wolters, Arch. f. Dermat. u. Syphilis. Bd. XXXIX. H. 2.

kleineren, dichteren Gruppen vereinten. Nach mehreren Tagen verflachten sich einige Knötchen[1]). Sieht man von diesem Falle ab, bei dem möglicherweise die traumatische Einwirkung der Spritzennadel die Ursache für das Exanthem bildete, so sind doch noch andere Fälle mitgetheilt worden, in denen es als directe Folge der Injection von Quecksilbersalicylat entstand. Unter 44 Fällen bildete sich 2 Mal ein polymorphes Erythem nach der ersten resp. nach der vierten Einspritzung heraus. Dasselbe war 1 Mal am Handrücken localisirt. Bei einem anderen Kranken erschien nach der zweiten Einspritzung von 0,1 g unter Fieber (40,2° C.) ein Exanthem an beiden Vorderarmen und am Halse. Dasselbe bestand aus kreisrunden, hochrothen, etwas erhabenen Flecken und Papeln, die auf Fingerdruck verblassten. Es schwand ebenso wie das Fieber in den beiden folgenden Tagen. In zwei weiteren Fällen sah man mehrere Stunden nach der Einspritzung ein leicht juckendes, scharlachähnliches Exanthem auftreten[2]). Bisweilen sind diese, auch dunkel gefärbten Ausschläge in fast geometrischen Figuren angeordnet.

Fieber und Abgeschlagensein ist auch sonst beobachtet worden, ebenso wie Mundentzündung. Auch nach dem Einnehmen in Pulver- oder Pillenform entstehen heftige Reizerscheinungen im Verdauungskanal. Die subcutane Beibringung kann mehrtägige Durchfälle mit blutigen Beimengungen schaffen. Vereinzelt wird die Niere in Mitleidenschaft gezogen. Der Harn enthält dann Eiweiss. Nach der Einspritzung in das Unterhautzellgewebe können Respirationsstörungen, und damit vereint lang anhaltender Hustenreiz, Cyanose und Schmerzen im Rücken auftreten. Dies lässt auch die Deutung zu, dass Injectionsflüssigkeit in die Venen gedrungen ist. Nach intramuskulärer Einspritzung einer 10proc. Suspension dieses Salzes in Paraffinum liquidum traten mehrfach entweder nur 5—15 Minuten anhaltende Hustenparoxysmen oder Angstgefühl, Hustenreiz, Schüttelfrost, Schwindel, Erbrechen und Seitenstiche auf. Die Athmung wurde beschwerlicher und schmerzhafter; die rechte Brusthälfte, an der Athmungsgeräusche fehlten, nahm am 3. Tage so gut wie gar nicht an der Athmung Theil, und wies Dämpfung auf. Später wurde ein schleimiger, mit Blut gemischter Auswurf entleert, und man hörte Knisterrasseln. Es trat Genesung ein. Der Zustand wird als Folge einer Embolie, einer Einwanderung von flüssigem Paraffin mit dem darin suspendirten Quecksilber in die Lunge angesehen. Diese Wirkung ist jedoch wesentlich dem Quecksilber und in zweiter Reihe der Salicylsäure zuzuschreiben.

Injicirt man dieses Salz in 1 p. m. Lösung in die Harnröhre bei Gonorrhoe, so entsteht leichtes Brennen, welches in einigen Tagen in blosses Jucken übergeht und selten mehr als eine Stunde nach der Einspritzung anhält.

Hydrargyrum thymolo - aceticum. Die Doppelverbindung des essigsauren Quecksilberoxyds mit Thymolquecksilber ($C_{10}H_{13}OHg \cdot CH_3COOHg$ mit 56,9 pCt. Quecksilber) liess nach subcutaner Einspritzung von 10 pCt. Suspensionen in Oel oder Glycerin Recidive der Syphilis auftreten. Von localen Nebenwirkungen erscheinen bisweilen so heftige Schmerzen, dass die Kranken eine andere Behandlungsweise wünschen, ferner Infiltrationen und Abscesse. Die Individualität scheint auch insofern hierbei eine Rolle zu spielen, als wer nach der ersten Injection einen Abscess bekommt, einen solchen auch nach folgenden Einspritzungen nicht vermissen lässt. Stomatitis kam unter 44 Fällen 9 mal leicht und 2 mal schwer vor. Zwischen der 4. und 5. Einspritzung entwickelte sich die Mundentzündung bei 4 von 9 Kranken. Auch Durchfall kann entstehen und nach 0,2 g der Tod unter Anurie und

---

1) Touton, Archiv f. Dermat. u. Syphilis. 1889. Bd. 21. p. 775.
2) Plumert, Vierteljahrsschr. f. Derm. u. Syphilis. 1888. Bd. XV. p. 669, 675.

Dysenterie[1]). Die auch nach anderen Quecksilberverbindungen beobachteten schnell oder einige Stunden nach der subcutanen Injection (Suspension in Paraff. liquid) eintretenden **Functionsstörungen in der Lunge** (Hustenreiz, Angstgefühl mit Brustschmerzen, Stechen, Athemnoth, bisweilen auch Schüttelfrost und Fieber, und nach einiger Zeit blutig gefärbter Auswurf) ev. mit Erbrechen und Durchfall kommen auch hier in ca. 8 pCt. der Fälle vor[2]).

Hydrargyrum benzoïcum. Quecksilberbenzoat [$(C_5H_5CO)2Hg + H_2O$], (43 pCt. Hg). Dasselbe erzeugt nach der subcutanen Injection Schmerzen, und frühzeitig schon Mundentzündung[3]).

Hydrargyrum bichloratum carbamidatum. Quecksilberchlorid-Harnstoff ruft, in Lösung subcutan beigebracht, bei manchen Personen entweder nur ein mehrstündiges Gefühl der Spannung[4]) oder auch Schmerzen und Beulen, sowie Symptome seitens des Darms und des Mundes hervor. Recidive treten relativ häufig ein.

Hydrargyrum formamidatum. Eine Lösung von Quecksilberoxyd in Formamid, ein sehr wenig haltbares Präparat, hat sich therapeutisch als das am wenigsten erfolgreiche, und nach der Seite der Nebenwirkungen als das ungünstigste von allen Quecksilberverbindungen erwiesen[5]). Die Nebenwirkungen erscheinen rascher und stürmischer als man es sonst zu sehen gewohnt ist. Unter 28 Kranken blieb keiner von Rückfällen verschont, obschon selbst 25 Einspritzungen gemacht wurden. Frühestens erfolgten sie in der 9. Woche nach der ersten Behandlung, spätestens in 4 Monaten[6]). Ein Syphilitiker, der 40 solcher Einspritzungen erhalten hatte, zeigte während der ganzen Kur nicht solche Fortschritte, wie eine darauf eingeleitete Kur mit Decoctum Zittmannii in 5 Tagen aufwies[7]).

Bei manchen Kranken ist der Schmerz nach der Injection so heftig, dass sie diese Behandlung nicht fortsetzen lassen. Dazu gesellen sich in nicht wenigen Fällen **Knoten**, Abscesse, umschriebene Hautgangrän, und **universelles Erythem** und **Eczem** an den Gliedmassen[8]). **Salivation** und **Stomatitis** entstanden in 33—53 pCt. der Fälle. Die Stomatitis kann schwer und umfangreich sein. Diarrhoe und Leibschmerzen, Erbrechen, sowie Appetitlosigkeit, in einem Falle parenchymatöse **Nephritis mit klonischen Krämpfen**, mehrtägiges hohes **Quecksilberfieber** und **Schwindelanfälle** sind weitere Nebenwirkungen.

Hydrargyrum alaninatum. Das Alaninquecksilber liess nach subcutaner Anwendung allgemeine Nebenwirkungen und vereinzelt auch Abscesse und nach innerlichem Gebrauche Durchfälle entstehen.

Glycocollquecksilber. Dieses Präparat rief bei seiner vereinzelten Anwendung alle Nebenwirkungen hervor, die auch bei anderen Quecksilberpräparaten im Vordergrunde stehen, d. h. Stomatitis, Diarrhöen, Koliken mit starkem Tenesmus, sowie Hautexantheme.

Hydrargyrum succinimidatum. Grosse Schmerzhaftigkeit nach der Einspritzung, Infiltrate der Haut und Abscesse sind nach diesem Präparat

---

1) Holmgren. Hygiea. Bd. LVIII. p. 580.
2) Möller, Arch. f. Dermat. u. Syphilis. Bd. 37. H. 3.
3) Stukowenkoff, Monatshefte f. prakt. Dermatol. 1889. p. 381.
4) Schütz, Deutsche med. Wochenschr. 1885. 2. April.
5) Pauer, Die Erf. versch. Quecksilberpräp. bei Syph. 1886. p. 20, 30.
6) Bockhart, Monatshefte f. prakt. Dermatologie. 1885. p. 150.
7) Finger, Centralbl. f. d. ges. Therapie. 1883. p. 359.
8) Kopp, Vierteljahrsch. f. Dermat. u. Syphilis. 1885. p. 183.

(50 pCt. Hg) beobachtet worden[1]). Unter vier Kranken bekamen drei Stomatitis und einer sehr heftige Leibschmerzen.

Hydrargyrum sozojodolicum. Das Quecksilbersalz der Dijodparaphenolsulfosäure ($C_6H_2 . OH . J_2 . SO_3)_2Hg_2$, mit 31,2 pCt. Quecksilber erzeugte Stomatitis nach Einspritzung auch schwacher Lösungen prompt und schwer, durchschnittlich nach 13 Injectionen bei 70 pCt. der Kranken.

Jodquecksilberhämol (12,35 pCt. Hg) liess Salivation, Schwellung, livide Röthung und Abgehobensein der Zahnfleischpyramiden, Diarrhöen mit kolikartigen Schmerzen, Brechreiz und Jodacne auftreten. Die antisyphilitische Wirkung war keine bessere als nach anderen Quecksilberverbindungen[2]).

Hydrargyrum-Kalium hyposulfurosum. Lösungen des Kalium-Quecksilberhyposulfit zersetzen sich so schnell unter Abscheidung von Zinnober, dass man gezwungen ist, sie mindestens jeden 3. Tag frisch bereiten zu lassen. Die subcutane Injection solcher Lösungen kann Schmerzen, Infiltrate und Knoten erzeugen. Gelegentlich entstand ein Geruch des Harns nach Schwefelwasserstoff. Auch sonst äusserte das Mittel so unangenehme Wirkungen, dass von dessen Gebrauch Abstand genommen werden kann[3]).

Jod.

In Folge der heilkräftigen Wirkungen des Jods und bei der umfangreichen therapeutischen Verwendung dieses Mittels wurde schon frühzeitig die Aufmerksamkeit der Aerzte auf gewisse Körperveränderungen gelenkt, die sich im Verlaufe der Darreichung ab und zu zeigten. Freilich hat es ziemlich lange gedauert, ehe man allgemein diese Nebenwirkungen des Jods anerkannte, und die Controversen darüber, ob es eine „Jodkrankheit" gebe, oder ob die Erscheinungen desselben auf andere Momente zurückzuführen seien, füllen manches Blatt der pharmakologischen Literatur. Unter Anderem wurde und wird besonders der Kropf einer äusseren und inneren Jodbehandlung unterworfen und demgemäss gerade bei dieser Affection abnorme Jodwirkungen mit bestimmtem Typus beobachtet. In Folge dessen fehlte es nicht an Aerzten, die das Vorkommen derartiger Wirkungen bei Darreichung gegen andere Krankheiten leugneten und die häufig bei der Jodbehandlung des Kropfes auftretenden Erscheinungen auf „Resorption der im Kropfe vorhandenen organischen Substanzen zurückführten", somit folgerichtig die Nebenwirkungen des Jod als „Krankheit der vertriebenen Kröpfe" bezeichneten. Es steht jetzt fest, dass Jod und seine Salze bei ihrer therapeutischen Anwendung Nebenwirkungen hervorzurufen vermögen. Eine angeborene, erworbene oder nur zeitlich bestehende Empfindlichkeit für diese Präparate kann die Ursache sein. So soll z. B. bei Menschen mit phlegmatischem Temperament, die mit Jod bepinselte Haut sich stärker als bei anderen röthen. Durch Nierenerkrankung wird nicht selten Jod im Körper zurückgehalten und durch diese Aufspeicherung die Wirkung zu grosser Dosen hervorgerufen. Die Einspritzung von Jod in Körperhöhlen, Abscesse und Geschwülste kann unangenehme resorptive oder örtliche Nebenwirkungen z. B. eine zu heftige Entzündung zu Wege

---

1) Vollert, Centralbl. f. med. Wissensch. 1888. p. 304.
2) Rille, Archiv f. Dermat. u. Syphilis. Bd. 34. H. 2.
3) Rille, Wien. m. Presse. 1896. No. 3. — Wälsch, Prag. m. Wchschr. 1896. No. 30.

bringen. So ist die Einspritzung von Jod in sehr blutgefässreiche, degenerirte fibröse Kröpfe, in verknöcherte, verkalkte gelatinöse Cystenkröpfe und überhaupt in Kröpfe, die Athemnoth machen, mit Gefahren verbunden. Nicht selten wurde ein tödtlicher Ausgang, oft Strumitis[1]) und auch gangränöse Strumitis als directe Folge gesehen.

Die leichte Verbreitung des Jods im Körper ist oft an dem Zustandekommen von entfernteren Nebenwirkungen nicht schuldlos. Es findet sich in der Niere wie im Herzen, dem Gehirn wie der Darmwand und den Muskeln. Nach jeder Anwendungsweise geht es in den Speichel, die Thränen, die Augenkammern, den Schweiss, die Milch, den Harn, das Fruchtwasser über, und ist selbst in dem Meconium der Neugeborenen zu finden. Nur besondere individuelle Verhältnisse lassen Abweichungen hiervon eintreten. Der Säugling erhält in der Milch der Jod einnehmenden Amme unter Umständen soviel Jod, dass auch Jodnebenwirkungen eintreten können. Im Koth findet es sich meist nur nach Aufnahme grosser Dosen. Nach äusserlicher Anwendung geht Jod in den Magen über, wodurch schwere Reizungen dieses Organs bedingt werden können. Vereinzelt ist auch eine Verunreinigung des Jods als Grund von Nebenwirkungen angegeben worden. So sollte eine Jodtinctur, die mit schlechtem, Aceton enthaltendem Spiritus bereitet ist, an der übermässigen Reizung der Epidermis resp. der Blasenbildung Schuld sein. Es ist zweifellos, dass ähnliche Wirkungen auch mit einer reinen Jodtinctur bisweilen vorkommen, aber ebenso sicher auch, dass es im Handel schlechte Jodtincturen, d. h. mit schlechtem Spiritus und aus wenig gereinigtem Jod bereitete giebt. Ausbleiben erwarteter Heilwirkung oder nur theilweises Eintreten einer solchen kamen häufig vor. Man hat auch für einzelne Fälle die Art der Verabfolgung dafür verantwortlich gemacht, so sollte z. B. Jodkalium zu 0,3 g in 1 Esslöffel voll Wasser gelöst und vor der Mahlzeit genommen, Bronchitis in 4 Tagen bessern, während die gleiche Dosis in mehr Wasser gelöst und nach der Mahlzeit zugeführt, diesen Zustand selbst in Wochen nicht ändere.

Nebenwirkungen am Orte der Anwendung und der Haut.

Joddampf oder in Alkohol oder Jodkalium gelöstes Jod röthen die Haut meist proportional der angewandten Menge und der Dauer der Einwirkung. Es erscheinen Hitzegefühl, Brennen, Jucken und Stechen. Nach wiederholter Anwendung schrumpft die Epidermis, die Haut wird runzlig und kann nach einiger Zeit in Fetzen abgezogen werden. An behaarten Stellen fallen nicht selten die Haare aus. Es giebt Individuen, die von derartigen Jodpinselungen nicht belästigt werden, während Andere dadurch leiden können. So bleibt bisweilen bei chronischem Gebrauch von Jod eine Hautverdickung zurück. In vereinzelten Fällen entstehen an der Einwirkungsstelle oder deren nächster Umgebung Brandbläschen. Dieselben rufen Schmerz hervor, heilen aber, ohne dass umfangreicher Gewebstod dadurch hervorgerufen wird, bald. Bei einem Diabetiker sah man nach Anwendung von Jodwatte eine vollkommene Schorfbildung auftreten, welche sich mit Furunkeln und Carbunkeln complicirte.

Masern-, scharlach- oder rubeolaartige Ausschläge wurden

---

1) Kocher, D. Zeitschr. f. Chirurg. Bd. IV. p. 467 u. 1878. Bd. X. 3 u. 4.

am Anwendungsorte, aber auch in weiter Verbreitung über den ganzen Körper gesehen. Auf der erythematösen Basis können nach 6—12 Stunden unter Jucken hirsekorngrosse **Knötchen** aufschiessen, an entfernteren Körperstellen sich mit einem rosenrothen Hof umgeben, nach einem bis zwei Tagen an der Spitze in Eiterung übergehen, dann eintrocknen und unter Abschuppung verschwinden, sobald das Mittel ausgesetzt wird.

Bei Kindern, denen auf die grindige Kopfhaut Jodtinctur mit Glycerin eingerieben wurde, beobachtete man mehrfach ein **papulöses Exanthem** auf dem Gesichte und an anderen Körpertheilen, ev. auch **Blasen** mit serösem oder theilweise blutigem Inhalte[1]). Eine Frau rieb Jodtinctur in die rechte Bauchseite ein. Ausser Erbrechen als resorptiver Wirkung, entstanden in schneller Verbreitung, vom rechten Arme ausgehend, über Gesicht, Schultern, Armen etc. Röthung und Blasen. Am 4. Tage nahm der Ausschlag ab. Zunge und Gesicht waren noch geschwollen. Störungen in den Magenfunctionen sowie Brennen an der Haut bestanden fort. Zum Theil fanden sich an der Haut gelblich grüne Borken. Nach 3 Wochen erfolgte Heilung[2]). Ich glaube, dass man es bei der Verbreitung dieser Exantheme von ihrer Ursprungsstelle aus über weitere Theile des Körpers — eine Eigenschaft, die allen Jodverbindungen zukommt — meistens mit einer resorptiven Erscheinung zu thun hat, an deren Zustandekommen wesentlich die Lymphwege der Haut betheiligt sind. Auch nach Einspritzung von Jod in Körperhöhlen oder Geschwülste kommen bisweilen ähnliche Hautausschläge, gewöhnlich fleckiger Natur, vor. Es beweist dies gerade mit Rücksicht auf die geschilderten örtlichen Jodwirkungen zur Genüge, dass bei dieser Anwendungsart Jod in die Haut gelangt, und hier bei besonderer Prädisposition durch örtliche Reizung Hautveränderungen entstehen.

In einem Falle[3]), in dem mehr als 10 g reinen Jods in einen Eierstock eingespritzt, und dadurch schwere Erscheinungen hervorgerufen waren, entstand am 4. Tage nach der Einspritzung am Halse und Busen ein hellrothes, papulöses Exanthem, das aber, vielleicht, weil die Menstruation eintrat, bald gelblich erblasste, und hier und da leichte Hautschilfern hinterliess. Es blühte jedoch bald wieder auf. Flecke von grösserer Ausdehnung wie zuvor entstanden. Auf Fingerdruck hinterliessen sie eine gelblich gefärbte Stelle. Bis zum achten Tage verbreitete sich dieses **Fleckenexanthem** über den ganzen Körper. Nur die Beine blieben frei. Am Unterleib waren die Flecke frischer, röther, gedrängter und bildeten, in beiden Leisten zusammenstossend, grössere, unregelmässige Partien. Auf diesem Grunde standen am Unterleibe sicht- und fühlbar eine grosse Zahl kleiner Papeln, einer Gänsehaut ähnlich, aber auf rothem Grunde. Weiter oben am Leib fanden sich dem Gefühle nach Miliaria ähnliche **Bläschen** mit getrübtem stecknadelspitzgrossem Inhalt in der Mitte dieser kleinen rothen Flecke. Am 9. Tage war das Exanthem bis auf einige gelblich gefärbte Reste am Halse verschwunden. Aehnliche Flecke zeigten sich bei einer anderen Kranken im Gaumen. Sie verriethen sich zuerst durch Jucken. Auch Blutaustritt auf die Schleimhautoberfläche kam zu Stande.

Jod kann auch eine **Purpura haemorrhagica** hervorrufen. Dass solchen Hautausschlägen unseren bisherigen Erfahrungen nach kein be-

---

1) Simon et Regnard, Gazette médic. de Paris. 1874. p. 262.
2) Jackson, Medical Record. New York 1890. Vol. XXXVIII. p. 43.
3) Rose, Arch. f. path. Anat. Bd. 35. — Michon, Bull. gén. de Thérap. 1844. p. 329.

sonderer, und zumal kein Werth als diagnostische oder kritische Erscheinung zukommt, braucht kaum noch hervorgehoben zu werden. Jeder in dieser Hinsicht unternommene Erklärungsversuch schlug bisher fehl, weil auf einen solchen hundert Gegengründe kommen.

Sehr selten sind Hautveränderungen nach innerlichem Jodgebrauche, vielleicht weil diese Art der Einverleibung des Mittels in verhältnissmässig geringem Umfange geübt wird. Bei einer Frau entstanden nach Aufnahme von drei Mal täglich 30 Tropfen und im Ganzen 60 g Jodtinctur nach allgemeiner Abmagerung, auf den Brüsten und zwischen den Schulterblättern grosse Furunkel mit Entzündung in deren Umgebung. Die Furunkel trennten sich unter Anwendung warmer Umschläge als harte, knotige Körper von der Haut und liessen tiefe, schmerzlose, aber nicht granulirende Geschwüre zurück. Kurze Zeit darauf entstand, von der grossen Zehe eines Fusses ausgehend, und sich schnell nach oben, auch auf die furunculösen Theile verbreitend, Brand, an dem die Kranke zu Grunde ging. Bei der Besprechung des Jodkaliums werden ähnliche schwere Veränderungen der Haut zu erwähnen sein.

In einzelnen Fällen bleibt an der mit Jod eingepinselten Stelle ein Pigmentfleck (Chloasma toxicum) zurück, dessen Beständigkeit und Ausdehnung nicht von der aufgepinselten Jodmenge, sondern von individuellen Verhältnissen abhängt.

Schweisse sind nach Jodaufnahme selten. Die locale Einwirkung dieses Mittels auf epidermisfreie Hautstellen sowie auf Schleimhäute, Wunden, Geschwülste etc. sind sowohl den subjectiven Empfindungen, als den örtlichen Veränderungen nach entsprechend energischer. Die Schmerzen, die durch den, einer Aetzung gleichkommenden Reiz entstehen, können, obgleich sie nicht lange anhalten, heftig sein. Das Jod coagulirt in oder an Geweben oder in serösen Höhlen befindliches Eiweiss oder eiweissähnliche Körper; deswegen können Entzündungen mit nachfolgender Exsudation, resp. Suppuration eintreten. Die Vereiterung kann in wenigen Tagen ganz besondere Ausdehnung gewinnen. Ist man z. B. bei Jodeinspritzungen in die Scheidenhaut des Hodens nicht vorsichtig und lässt beim Herausziehen der Canüle einige Tropfen in das Zellgewebe dringen, so entsteht Eiterung des Bindegewebes mit secundärem Emphysem der Scheidenhaut oder Gangrän des Scrotums[1]). Individuelle Verhältnisse und Kleinheit der angewandten Dosis können Abstufungen in der Stärke der örtlichen Veränderungen bedingen, schliessen aber ein Freibleiben von unangenehmen Einwirkungen nicht aus.

Die Einspritzung von Jodlösungen in die Geschwülste oder vergrösserte Drüsen schafft meistens:

1. Schwellung mit oder ohne Entzündung. So sah ich nach mehrmaliger Einführung von Jodtinctur in ein ziemlich grosses, mit breiter Basis im Gewebe sitzendes Lipom des Nackens eine erysipelasartige Entzündung auftreten, welche die Grenze der Geschwulst überschritt und sich in besorgnisserregender Weise auf den Kopf fortsetzte. Energische Kühlung hinderte die Weiterausdehnung. Nach Einspritzung in Kröpfe kann die entzündliche Reaction so stark sein, dass die geschwollene Struma durch Compression der Trachea Erstickungsgefahr bedingen kann, die nur durch die Tracheotomie zu beseitigen ist. Die

---

1) Jobert, Bulletin génér. de Thérapeut. 1844. T. XXVII. p. 329.

Prostata sah man 16 Tage nach einer Jodinjection bis zu Faustgrösse anschwellen. Eine erste Injection von Jodtinctur in ein Fibrom der Brustdrüse schuf keine Entzündung oder Schmerzen, die zweite Schwellung.

2. Schmerzen. Nach Einspritzung gegen Hydrocele sah man dieselben 6—24 Stunden anhalten. Bei der Kropfbehandlung können sie auch ohne Schwellung bestehen und mit metallischem Geschmack im Munde einhergehen[1]). Mehrfach breiteten sie sich hierbei im Bereiche des Nervus auricularis magnus und des Plexus cervicalis aus. Ebenso ruft die Einspritzung in die Bauchhöhle bei Ascites Schmerzen oder Brennen im Leibe neben Kopfweh und Collaps hervor. Erst nach 12 bis 24 Stunden haben diese Symptome ihre Höhe überschritten.

3. Eiterung im Injectionsherd, ev. Brand desselben. Es entstehen bisweilen nach Einspritzung in die Prostata Abscesse. In einem Falle endete die Entzündung mit Infiltration der Drüse und des submucösen Zellgewebes mit Verwachsung der vorderen Mastdarmwand an die Prostatakapsel, in einem anderen mit Proctitis. Die Jodeinspritzung bei Hydrocele schuf gelegentlich Phlegmone des Scrotums und Perineums[2]). Eitrige oder brandige Strumitis durch Jod führte auch vereinzelt zum Tode. Die Ursache eines so bösartigen Ausganges kann kaum in den örtlichen Veränderungen gefunden werden. Wahrscheinlich handelt es sich hier wesentlich um resorptive Wirkungen.

Nutzlos oder unheilvoll erwies sich meistens die unbegreifliche Einspritzung einiger Tropfen Jodtinctur vor die abgelöste Netzhaut bei spontaner Netzhautablösung. Unmittelbar nach dem Eingriffe wurden ausgedehnte Entzündungen des ganzen Uvealtractus, Trübung der Linse und der vorderen Schichten des Glaskörpers beobachtet und das Endresultat war Verlust des Restes des bisherigen Sehvermögens[3]), einmal auch ein Todesfall durch Meningitis, nachdem vorher Schmerzen, Chemosis der Conjunctiva bulbi, ödematöse Schwellung des unteren Lides und der entsprechenden Wangengegend, Kopfschmerzen, Apathie, Delirien, Fieber vorangegangen waren[4]).

Die resorptiven Nebenwirkungen.

Verhältnissmässig häufig ist nach Einspritzung von Jod in entartete Gewebe, Körperhöhlen, Tumoren etc. (Kröpfe, Ovarialcysten, Myelocystocele, Spina bifida) ein tödtlicher Ausgang zu Stande gekommen. In einigen Fällen starben die Menschen bald nach der Einspritzung unter den Symptomen grosser Athemnoth, in anderen erfolgte der Tod erst nach mehreren Stunden oder Tagen, unter Schmerzen, Todesgefühl, Blässe des Gesichts, unfühlbarem Puls und wiederholtem Erbrechen. In einem langsamer verlaufenden Falle wurde im Erbrochenen Jod nachgewiesen. Die Gegend der Speicheldrüsen schwoll an, wodurch das Gesicht sehr in die Breite gezogen und die Gesichtszüge verstrichen erschienen. Die Athmung war zeitweilig beengt, die Stimme heiser. Der Tod erfolgte, wie meistens, ohne Krämpfe. In anderen Fällen genasen

---

1) Térillon, Bulletin génér. de Thérapeut. 1889. T. CXVII. p. 244.
2) Spalinger, Beitr. zur klin. Chirurgie. Bd. XIII. 1895. H. 3. p. 779.
3) Wicherkiewicz, Deutsche Medicinalzeitung. 1891. p. 947.
4) Gelpke, Centralbl. f. Augenheilkunde. 1889. XIII. p. 260.

die Kranken von solchem Eingriffe. So berichtet Nélaton[1]), dass er $4^{1}/_{2}$ Stunden nach Injection einer Jodkaliumlösung in einen Congestionsabscess bei einem jungen Manne Betäubung, Sehstörung, Erbrechen, allgemeines Uebelbefinden, einen kleinen, fadenförmigen Puls, beschleunigte Athmung und ausgesprochene Prostration beobachtet habe. Unter Fortdauer des Erbrechens entstand am andern Morgen Schwellung der oberen Augenlider, Schmerzen im Halse und später noch ein croupartiger Husten. Alsdann erst erfolgte Genesung. Auch nach energischem Aufpinseln einer sehr concentrirten Jodtinctur auf Drüsenpakete der Regio parotidea sah man, ohne dass sich örtliche Veränderungen herausbildeten, nachdem Erbrechen und Durchfall, Beschleunigung der Herzthätigkeit, Unruhe und ähnliche Symptome erschienen waren, den Tod nach 30 Stunden eintreten[2]). Gelegentlich erscheint Icterus.

Störungen im Allgemeinbefinden.

Welche Störungen des Allgemeinbefindens nach Jodgebrauch auftreten, hängt von der Individualität des Kranken, aber sicherlich auch von der Art seiner Krankheit ab. Ehe die Jodsalze so ausgedehnt wie heute gebraucht wurden, lernte man vom Jod solche Nebenwirkungen kennen, wie sie jetzt dem Jodkalium zuerkannt werden. Diejenigen, die an den ursächlichen Zusammenhang mit dem Jodgebrauche nicht glauben mögen, weil ihr theoretisches Raisonnement eine solche Auffassung nicht gestatten will, befinden sich in einem Irrthum. Ihre wenigen, oft nur vereinzelten, negativen Beobachtungen verschwinden gegenüber der grossen Zahl von positiven.

Giebt es ein Jodfieber? Zweifellos! Es ist ein Attribut aller Jodverbindungen einschliesslich der organischen. Die Einführung in den Magen ebenso wie die Einspritzung in einen Tumor kann dasselbe bei manchen Menschen auch nach mässigen Dosen und nicht übermässig langem Gebrauch entstehen lassen. In einigen Fällen war nur Hitze, in anderen Frost und Hitze, eventuell auch noch nachfolgender Schweiss vorhanden. Die verschiedenartigen anderweitigen Störungen, wie Magendrücken und Uebelkeit, Pulsvermehrung und Eingenommensein des Kopfes, Schwindel, ja selbst stundenlang anhaltende Bewusstlosigkeit können sich damit verbinden. Da man solche Fieberbewegungen nicht nur bei Kropfkranken, sondern auch bei anderen sah, halte ich es für wahrscheinlich, dass es sich um einen unter dem Jodeinflusse bei manchen Kranken zu Stande kommenden abnormen Zerfall von Gewebe und Uebergang desselben in den Kreislauf handelt. Da aber erfahrungsgemäss sehr viele solcher Zerfallproducte pyrogen sind, so könnte ein Resorptionsfieber zu Stande kommen. Der individuelle Zustand des Kranken würde neben der Jodmenge für die Stärke und die Dauer des Fiebers massgebend sein.

Eine zweite viel umstrittene Nebenwirkung des Jod betrifft die Verkleinerung von Drüsen sowie die allgemeine Abmagerung derer, die das Mittel in irgend einer Form resorbirten. Es ist auffällig, dass noch bis in die neuere Zeit hinein, es meistens Kropfkranke waren,

---

1) Nélaton, Bulletin génér. de Thérapeut. 1853. T. XLV. p. 277.
2) Gillespie, Med. Times and Gaz. 1864. II. p. 488.

an denen eine solche Wirkung besonders dann wahrgenommen wurde, wenn der Kropf sich zu verkleinern begann. Sollte es sich hier um eine Theilerscheinung einer auf unblutigem Wege zu Stande gekommenen Cachexia strumipriva handeln? Das Vorkommen solcher Ernährungsstörungen ist sichergestellt. Bei Männern und Frauen, bei bisher blühenden Menschen, beobachtete man nach längerem Gebrauche der Jodtinctur eine auffällige Magerkeit, bisweilen begleitet von Blässe und Kraftlosigkeit, so dass ihnen selbst das Gehen beschwerlich fiel. Gleichzeitig kann Schwinden einer oder beider Mammae sowie der Hoden, ev. transitorische Impotenz zu Stande kommen. In einem Falle vollzog sich das Schwinden der Brüste bei einem Mädchen, das 6 Monate Jodtinctur genommen hatte, im Laufe von 2 Jahren. Nach Ablauf dieser Zeit war kaum eine Spur der Drüsen wahrzunehmen. Auch nach parenchymatösen Jodinjectionen in Kröpfe sah man Abmagerung, besonders auffällig an den Brustdrüsen[1]), mit allgemeinem Schwächegefühl. Nach mehrmonatlicher Dauer endete dieser Zustand in Genesung. Dass viele Menschen von ihm nicht heimgesucht werden, giebt keinen Grund ab, das Vorkommen überhaupt zu leugnen.

Häufiger als die ebengenannten Nebenwirkungen sind die im Centralnervensystem durch eine Idiosynkrasie oder einen zu langen Gebrauch auftretenden. Schon einige Tropfen der Jodtinctur vermögen sie hervorzurufen. Einmal entstanden sie nach einer übermässig starken Einpinselung dieses Mittels. Mit wenigen Ausnahmen begegnet man in den hierhergehörigen Fällen einer psychischen Erregung. (Jvresse jodique.) Die Kranken klagen über Ruhelosigkeit, Aengstlichkeit und Bangigkeitsgefühl, sind reizbar, schlaflos und weisen meist auch einen eigenthümlichen Zustand von Zittrigkeit auf, der sich bei Manchen zu längere Zeit anhaltendem, choreaähnlichem Zittern der Arme, Hände und Beine, seltener des Unterkiefers steigern kann. Früher wurde auch dieses Symptom als ein guter Maassstab der vor sich gehenden Heilwirkung „des Grades der stattfindenden Nervenerregung" angesehen. Zuckungen im Gesicht oder den Extremitäten werden gewöhnlich vermisst. Gelegentlich erscheint neben anderen Symptomen Schwindelgefühl. In einem Falle soll eine Frau, nach dem Einnehmen von 10 Tropfen Jodtinctur, neben schweren Störungen einen unwillkürlichen Lachanfall von längerer Dauer bekommen haben[2]). Derselbe wurde als centrale Jodwirkung aufgefasst. Selten sind Sensibilitätsstörungen in den Gliedern.

Veränderungen am Pulse und der Athmung.

Als Begleiter anderer Nebenwirkungen erscheint nicht selten eine Pulsveränderung, nach kurzem oder langem, innerlichen oder äusserlichen Gebrauch des Jods. Am häufigsten ist die Zahl der Pulsschläge so vermehrt, als wenn eine Vagusparese eingetreten wäre. Dabei kann der Puls selbst klein, fadenförmig und leicht wegdrückbar sein. Unregelmässigkeit im Schlage und Pulsverlangsamung kommen ebenfalls vor. In einem Falle verschwand der Spitzenstoss und der Arterienpuls

---

1) Krieg, Württemb. med. Correspondenzbl. 1884. p. 149.
2) Schroeder van der Kolk, Observat. anat.-path..... Amstelod. 1826. p. 201.

nach Aufpinseln von Jodtinctur in Handtellergrösse auf Handrücken und Vorderarm. Erst nach einigen Stunden heftigsten Unwohlseins kam der Puls, aber in einer Häufigkeit von 124 Schlägen in der Minute, wieder[1]). Herzklopfen auch mit Schwindel und dem Gefühl des Abgeschlagenseins ist bisweilen nach Gebrauch von Jod gegen Kropf und andere Krankheitszustände beobachtet worden. Collaps entstand beim Gebrauch der Lugol'schen Lösung, sowie nach intravenöser Einspritzung von Jod gegen Infectionskrankheiten[2]).

Nebenwirkungen seitens der Athmungsorgane sind schon bald nach der ersten Jodanwendung beobachtet worden. Es scheint gerade zu diesen Organen dem Jod eine nähere Beziehung zuzukommen, die aus uns unbekannten Gründen bisweilen eine eigenthümliche Gestalt annimmt. In einzelnen Fällen liess sich die Art des Zustandekommens solcher Functionsstörungen genauer verfolgen. Als z. B. bei einem 22jährigen Mädchen in den linken, stark vergrösserten Lappen der Schilddrüse Einspritzungen von Jodtinctur gemacht worden waren, entstand unmittelbar nach der sechsten Injection ein heftiges, zusammenschnürendes Gefühl in der Brust- und der Magengegend und im Anschluss daran volle Stimmlosigkeit, die 14 Tage lang blieb. Alsdann trat insofern Besserung ein, als die Stimme nur erheblich heiser und schwach wurde. Die faradische Behandlung hatte nur für eine kurze Zeit einen geringen Erfolg. Die laryngoskopische Untersuchung ergab eine Lähmung der ganzen linken und eine incomplete Lähmung der rechten Kehlkopfhälfte. Allmählich wurde die Lähmung auf der rechten Seite erheblicher, so dass die Kranke den geringen Klang in der Stimme, den sie inzwischen gewonnen hatte, nach und nach wieder verlor[3]). Sicherlich war hier der Stamm des Vagus durch die Jodtinctur getroffen worden und von ihm aus hatte eine Reflexwirkung nach der gesunden Seite stattgefunden. Weniger unangenehme Folgen wie Hustenreiz, oder croupartigen Husten, sah man sonst nach Einspritzung von Jod, resp. Jodkaliumlösung in den Kropf oder in Congestionsabscesse, und Heiserkeit, Aphonie und Husten auch nach innerlicher Aufnahme von Jod erscheinen. Was die älteren Aerzte hierbei bisweilen beobachteten, nämlich mit dem Husten einen blutgestreiften Auswurf, wurde auch in neuerer Zeit ohne Husten nach der Einspritzung in ein Ovarium gesehen. Wirkliches Blutspeien ist nach Einnehmen von Jod sehr selten. Heiserkeit und Aphonie können auch durch Oedema glottidis entstehen. Schon Coindet erwähnt eines solchen Zustandes nach längerer Jodaufnahme, zu dessen Entstehen eine individuelle Disposition nothwendig ist. Auch die Athmung kann durch Jod leiden. Es erscheint bisweilen Beengung derselben, z. B. am sechsten Tage nach Einspritzung von Jod in ein Ovarium, und selbst Dyspnoe. Schon vor langer Zeit wurde ein Jodasthma bei einer Frau beschrieben, die Jodtinctur wegen Geschwülste per os aufnahm. Die letzteren schwanden und dafür erschienen schwere asthmatische Anfälle, die nach dem Aussetzen des Jods wichen. In einem anderen Falle von Kropf bildete sich in Folge des Jodgebrauches eine Neurose mit allen Erscheinungen des Laryngismus stridulus. Es ist

---

1) Lorenz, Deutsche med. Wochenschr. 1884. No. 45.
2) v. d. Heyden, Wiener med. Wochenschr. 1884. Bd. 34. p. 5.
3) Sommerbrodt, Berl. klin. Wchschr. 1882. p. 757. — Semon, ibid. 1883. p. 9.

nicht immer nur Schwellung der entsprechenden Schleimhäute, die solche Wirkungen bedingt.

Athemstillstand ist nach Jodeinspritzungen mehrfach gesehen worden. Er erfolgte z. B., nachdem in eine Spina bifida Lugol'sche Lösung injicirt worden war. Das Herz pulsirte noch $1/2$ Stunde nach dem Aufhören der Athmung, ohne dass man im Stande war, diese wieder in Gang zu bringen[1]). Bei einem Kinde, dem zwei Tropfen Jodtinctur in ein Struma injicirt wurden, entstand nach 1 Minute Steigerung der schon vorhandenen Athemnoth, die Kropfgegend wölbte sich hervor, das Kind wurde blau, bleich, verlor das Bewusstsein und hörte zu athmen auf. Der Puls schwand erst später. In zwei Minuten war hier der traurige Vorgang beendet. Die Section ergab eine Blutung in die Kapsel des Kropfes. Ausserdem befand sich ein Fibrom in der Luftröhre, das wesentlich an dem schlimmen Ausgang betheiligt war. In einem anderen Falle erschien nach parenchymatöser Jodinjection in eine Struma eine todtbringende Pneumonie.

Eindringen von Joddampf in die Luftwege bedingt eine Reizung, deren Stärke von der eingedrungenen Jodmenge abhängig ist. Nach jeder Art der Einführung von Jod kann Coryza mit oder ohne Nasenbluten vorkommen. So sah man zwei Stunden nach Einspritzung in die traumatisch entzündete Tunica vaginalis, Anschwellen des Hodensackes begleitet von Fieber, und bis zum nächsten Tage noch Reizung der Bronchien, Schnupfen, Oedem des Kehldeckels sowie Röthung der Augen und in anderen Fällen: Schwellung der Augenlider, Thränenfluss mit Lichtscheu, Amblyopie und kurzdauernde Amaurose erscheinen.

Nebenwirkungen seitens der Verdauungswege, der Nieren und des Geschlechtsapparates.

Manche der älteren Mittheilungen über Veränderungen, besonders geschwüriger Natur, die nach Jodgebrauch im Munde erschienen sein sollen, halten insofern nicht der Kritik Stand, als sie Menschen betreffen, die zuvor Quecksilber gebraucht hatten. Doch wird auch angegeben, dass solche bei einem scrophulösen Kinde entstanden seien, das in weniger als zwei Monaten 67 g Jod verbraucht hatte, und danach übelriechenden Athem sowie Ulcerationen bekam, die nach Aussetzen des Mittels schwanden. Aehnliches wird auch von Baudelocque mitgetheilt, der bei Kindern Jod anhaltend gebrauchen liess. Es ist sehr wohl möglich, dass bei Nichtbeachtung leichter Entzündungssymptome, wie sie Jod im Munde hervorzurufen vermag, Epithelverlust, und bei weiterer Einwirkung des mit dem Speichel ausgeschiedenen Mittels die genannten Zustände sich entwickeln können.

Nach den früher gebrauchten Jodinhalationen gegen Lungenleiden wurden Empfindlichkeit und Schwellung des Zahnfleisches beobachtet. Schluckbeschwerden bei entzündlicher Röthung der Gaumenbögen, Schwellung der Regio parotidea und später ein, nicht genauer charakterisirter, schmaler Belag der Lippen und des Zahnfleisches wurden nach Jodeinspritzung in eine Ovarialcyste gesehen. Solche und weiter fortgeschrittene Zustände stehen mit den in früherer Zeit beschrie-

---

1) Woltering, Allgem. med. Centralzeitung. 1884. No. 65.

benen im Einklang. Man hat sich nur vorzustellen, dass, wenn einmal die Disposition für eine solche Nebenwirkung vorhanden ist, bei langdauernder Verabfolgung des Mittels die Veränderungen, entsprechend der einwirkenden grösseren Jodmenge auch bis zu schwereren stomatitischen, früher als scorbutisch angesprochenen Zuständen anwachsen können. Dann entsteht ein dunkelrothes, leicht blutendes Zahnfleisch, Foetor ex ore, der keine Aehnlichkeit mit dem durch Quecksilber erzeugten hat, und dementsprechend gestalten sich die subjectiven Symptome. In einem Theile der Fälle besteht eine vermehrte Speichelabsonderung. Sie kann auch ohne sichtbare Reizerscheinungen im Munde eine Zeit lang herrschen und z. B. die Folge einer intravenösen Beibringung von Jodjodnatrium sein. Andere Kranke haben neben quälendem Durst, Trockenheit und Hitze im Munde. Schluckbeschwerden sind nach Einspritzungen in den Kropf beobachtet worden. An den entzündlichen Mundveränderungen kann auch die Zunge theilnehmen. Nach jahrelangem Gebrauch der Jodtinctur soll sich ein eigenthümliches hypertrophisches Leiden der Zunge herausgebildet haben. Es lässt sich nicht beurtheilen, ob dies eine Jodwirkung war. Das bereits erwähnte Ergriffensein der Regio parotidea wurde als „Jodisme à localisation parotidienne" (Jodisme ourlier) beschrieben[1]). Das Jod greift auch bisweilen das Alveolarperiost und die Zähne selbst an. Die letzteren verlieren ihre Festigkeit. Besonders scheinen die cariösen Zähne, sowie diejenigen befallen zu werden, deren Email durch Rauchen oder andere Schädlichkeiten gelitten hat.

Bei jeder Art der Einverleibung können brennende, drückende oder nagende Schmerzen im Epigastrium, Mangel an Esslust, sowie Uebelkeit, Würgen und Erbrechen auftreten. Das letztere sah man nach Aufpinselung von Jodtinctur auf die Parotisgegend, nach Einspritzung in den Kropf oder in einen Congestionsabscess sowie nach Einbringung in den Magen bald längere, bald kürzere Zeit anhalten. Dass bei einigen Kranken auch der Darm in Mitleidenschaft gezogen werden kann, beweisen die Schmerzempfindungen, die blutigen oder unblutigen Durchfälle, die nach Jodeintritt in das Blut, resp. nach der Ausscheidung in den Darm vorkommen. Verstopfung stellt sich seltener ein.

Jodstärke, die früher arzneilich gebraucht wurde, macht oft Verstopfung mit Koliken, selten die gegentheiligen Wirkungen. Menschen, deren Digestionsorgane schwach sind, bekommen danach Abführwirkung.

An Veränderungen in der Harnabsonderung beobachtete man: Harnverhaltung neben Erbrechen und anderen Nebenwirkungen am zweiten Tage nach äusserlicher Jodanwendung, quälenden Harndrang mit oder ohne Harnträufeln neben Schmerzen in der Regio epigastrica, Schweissen, u. A. m. und Albuminurie. Unter 14 Fällen äusserlicher Anwendung sah man die letztere 4 Mal. Bei Erwachsenen wurde sie nach Jodpinselungen oft vermisst[2]), während bei Kindern von 8—9 Jahren die Jodpinselung auf nicht über handgrosse, normale Hautflächen diese Affection stets erzeugte. Als Ursache dieses verschiedenen Verhaltens wird eine leichtere Resorptionsfähigkeit der kindlichen Haut angenommen. Dieselbe bewirke eine Aufnahme des Jods als solches in die Blutbahn,

---

1) Villar, La France médicale. 1887. I. p. 766.
2) Badin, De l'albumin. conséc. aux applic. de teinture d'jode chez l'enfant. 1876.

während bei Erwachsenen, wo die Resorption von der Haut langsamer vor sich geht, das Jod als Jodalkali aufgenommen werde. Diese Erklärungsweise ist falsch, da sie auch den Thatsachen widerspricht. Denn Albuminurie kommt nach Jod wie nach Jodalkalien auch bei Erwachsenen vor, und wurde z. B. bei einem Mädchen, das wegen einer Unterleibsgeschwulst ausgedehnte Einpinselung mit Jodtinctur erhalten hatte, constatirt[1]). Sie schwand und kehrte wieder je nachdem das Mittel ausgesetzt oder wieder angewandt wurde. Aehnliches sah man bei einem Manne, der nach viermaliger Pinselung wegen Gonitis ziemlich viel Eiweiss im Harn ausschied. Die Menstruation wird in manchen Fällen stark angeregt, auch normal fliessende kann unregelmässig werden, und bisweilen Metrorrhagie zu Stande kommen. Zweifelhaft ist, ob Priapismus entstehen kann. Ueber den Hodenschwund habe ich bereits zuvor das Nöthige angegeben.

Kalium jodatum.

Mehr als bei irgend einem anderen Stoff hat man sich seit dem Bekanntwerden der Nebenwirkungen der Jodsalze freilich ohne Erfolg bemüht, hinter den Grund und die Entstehungsart derselben zu kommen. Eine theilweise Charakterisirung dieser Bemühungen enthalten bereits die Auseinandersetzungen über Jod. Gegen jede der aufgestellten, später noch zu erwähnenden Hypothesen lassen sich Thatsachen anführen, die ihre Unhaltbarkeit darthun. Es ist eben nicht nur eine Ursache, die alle Nebenwirkungen des Jod bedingt, und deswegen kann eine Erklärung nicht allen Entstehungsmöglichkeiten gerecht werden, zumal die meisten der letzteren vollständig dunkel sind, weil sie auf dem Mysterium der Individualität beruhen. Auch der Versuch ist gescheitert, aus dem Verhalten gewisser Kranken gegen Jodsalze die Diagnose auf die Art der Krankheit zu schliessen. Wenn ein Kranker nach 3,5 g Jodkalium keinen Jodismus bekommt, so leidet er, wie behauptet wurde, an Syphilis[2]), da diese Krankheit eine Toleranz gegenüber dem Mittel verleihe. Auch eine ausgedehnte Erfahrung und eine vorzügliche Kenntniss der Arzneimittel kann einen solchen Satz nicht stützen, der durch die Thatsache sofort umgestossen wird, dass manche an nicht syphilitischer Psoriasis Leidende noch viel mehr von dem genannten Salze ohne Schädigung vertragen.

Man unterschied früher[3]) drei Arten Jodismus. Die erste entsteht acut bei allen Personen in allen Lebensaltern nach grösseren Dosen und beruht auf einer Reizwirkung des Jods auf den Magen-Darmkanal. Die zweite erfordert eine gewisse Prädisposition einzelner Organe und offenbart sich allmählich in leichteren, nervösen Störungen und Secretionsanomalieen verschiedener Schleimhäute und in Hautaffectionen. Die dritte stellt sich als Jodcachexie oder constitutioneller Jodismus dar,

---

1) Jacubasch, Charité-Annalen. 1881. Jahrg. VI. p. 537.

2) H. Wood, The Therapeutic Gazette. 1888. p. 808. — Jullien meinte, dass die Toleranz syphilitischer Personen gegen Jod durch die Gegenwart eines Giftes im Körper erklärt wird, das das Jod in seiner Wirkung paralysirt.

3) Rilliet, Bulletin de l'Académie de Médecine. 1860. p. 382.

umfasst Störungen des Allgemeinbefindens und der Ernährung und tritt schon nach dem längeren Gebrauche kleiner Dosen ein. Die praktische Beobachtung hat ergeben, dass eine solche dogmatische Trennung nicht möglich ist, weil bald die eine, bald die andere Symptomengruppe combinirt erscheint, und weil bei einem Individuum nach kleinen Dosen Nebenwirkungen auftreten können, die man sonst nur nach grossen Dosen beobochtet und umgekehrt. Man kann deswegen wohl constatiren, dass bald dieses, bald jenes Organ durch die Einwirkung des Jods in seinen Functionen gestört wird oder materielle Veränderungen erleidet, man ist aber nicht im Stande, hieraus ein gesetzmässiges Verhalten abzuleiten, da die Bedingungen für das Zustandekommen dieser Affectionen unbekannt sind. Man muss sich deshalb damit begnügen, die so wechselnden Erscheinungen, die sich nach Jodsalzgebrauch an den einzelnen Organen abspielen, in ihren Einzelheiten darzulegen. Dieselben haben aus vielen, auch praktischen Gründen einen Werth; denn nicht nur muss der Arzt sie kennen, um den Kranken vorher auf sie aufmerksam zu machen, er muss sie auch kennen, um nicht plötzlich vor einer ihm unbekannten Symptomengruppe zu stehen, die ihm z. B. Syphilis vortäuscht. Leider kommen solche irrthümlichen Diagnosen vor.

Die Nebenwirkungen der Jodsalze stehen an Stärke den durch Quecksilber erzeugten in mancher Hinsicht nicht nach. Sie sind aber weniger nachhaltig und vermindern sich oder hören auf, sobald das Mittel ausser Gebrauch gesetzt wird. Doch sind auch Todesfälle nach mässigem Jodkaliumgebrauch beobachtet worden[1]). Manche syphilitische Zustände verschlimmern sich durch Jodgebrauch in ganz auffälliger Weise. Fast alle Nebenwirkungen sind auf den Jodcomponenten der Jodsalze zurückzuführen. Die Angabe, dass Jodkalium hierbei nur als Ganzes wirke, trifft nicht zu, selbst wenn sie durch die Beobachtung gestützt wird, dass ein Kranker nach Einnehmen von Jodkalium jedes Mal eine Purpura, nach Einführung von Jodtinctur nur Dyspnoe, Angst, Pulsbeschleunigung, aber keine Purpura bekam. Denn hier können nur individuelle Verhältnisse eine solche Modification geschaffen haben, die bei anderen Kranken fehlen. Ausserdem ist hervorzuheben, dass sowohl Jod eine Purpura als Jodkalium Dyspnoe, Angst u. s. w. hervorzurufen vermag. Meistens wiederholen sich sonst bei dazu disponirten Individuen die Nebenwirkungen in derselben Art, sobald nur Jod in dem verabfolgten Präparat enthalten ist.

Für das Zustandekommen von Nebenwirkungen sind in manchen Fällen die Resorptions- resp. Ausscheidungsverhältnisse maassgebend. Von der Haut, dem Unterhautzellgewebe, von Wunden, dem Magen, dem Rectum, der Vagina und anderen mit Schleimhaut ausgekleideten Flächen findet die Aufnahme von Jodkalium schnell statt. Wenige Minuten genügen z. B., um das Salz vom Magen aus in Se- und Excrete gehen zu lassen. Nach der Resorption vom Rectum und der Haut aus findet eine Ausscheidung in den Magen statt. Fieber soll die Resorption verlangsamen, ebenso Magenerweiterung. Hierdurch ist bei Fortgebrauch des Mittels eine Anhäufung im Körper und damit die Möglichkeit für das Entstehen von Nebenwirkungen gegeben. Die Ausscheidung des Jods aus dem Körper geht nicht immer gleichmässig vor

---

1) Elsner, The Therap. Gaz. 1892. p. 38.

sich. Es kann dasselbe eine Zeit lang z. B. aus dem Harn sowie dem Speichel verschwinden und dann wieder erscheinen. Ob sich ein solches Latenzstadium über Wochen erstrecken kann, ist bisher, obwohl behauptet, nicht sicher genug nachgewiesen, aber für möglich zu halten. Eine Ausscheidung in den Magen findet meistens nach äusserlicher Anwendung statt. In dem Speichel zeigt sich Jod in um so grösserer Menge, je weniger davon z. B. bei bestehenden Nierenkrankheiten durch den Harn ausgeschieden wird. In den Thränen ist es schon vor langer Zeit nachgewiesen worden, ebenso in der Milch. Gerade das letztere Vorkommen hat Bedeutung, insofern durch die Aufnahme jodirter Milch der Säugling Nebenwirkungen aufweisen kann. Die Jodreaction der Milch hält nach Aufnahme von 0,5 g Jodkalium 30 Stunden an. Nach 3 Tagen vermisste man es in der Ammenmilch, aber nach 58 Stunden war es noch im Harn des Säuglings aufzufinden. Der Uebergang in das Fruchtwasser sowie den Harn der Neugeborenen, in Exsudate und Transsudate, in die Synovia und andere Körperflüssigkeiten sowie Organe ist sicher dargethan worden. Kleine Mengen sollen angeblich nicht in Gelenke und Exsudate der grossen serösen Höhlen, wohl aber in Transsudate übergehen[1]). Durch gesunde Nieren wird der grösste Theil des eingebrachten Jods, z. B. 1 g in ca. 24 Stunden eliminirt. Bei Psoriasiskranken kamen nach täglich 1—5 g 80pCt., nach 20—25 g 69pCt., aber nach 30—35 g ebenfalls 80pCt. zur Ausscheidung[2]). Wenn hierbei Nebenwirkungen eintraten, dann wurde weniger Jod ausgeschieden, und die Nebenwirkungen schwanden, sobald das zurückgehaltene Jodkalium wieder im Harn erschien. Hieraus ist nicht der Schluss berechtigt, dass die Nebenwirkungen nur bei Zurückhaltung von Jod im Körper auftreten, auch nicht, dass dieselben schwinden, wenn die Ausscheidung wieder eine gleichmässige geworden ist. Viele andere Umstände können das Auftreten veranlassen, während das Aussetzen des Medicamentes meistens das Aufhören bedingt. Bei acuten oder chronischen Nierenkrankheiten dauert die Ausscheidung durchschnittlich 40 Stunden und bei Ascites hepatischen Ursprungs 90 Stunden[3]). Auch das Fieber verzögert die Ausscheidung.

Als die hauptsächliche Entstehungsursache der Jod-Nebenwirkungen ist eine angeborene, oder erworbene, oder zeitliche, durch Krankheiten bedingte Disposition anzusprechen. Hunderte vertragen die Jodverbindungen auch lange Zeit hindurch ohne jede Benachtheiligung. Aber selbst bei den von Nebenwirkungen Befallenen gelingt es nicht selten, durch Aenderung in den Dosen Toleranz für das Mittel oder, trotz des Weitergebrauchs eine Begrenzung in den Nebenwirkungen zu schaffen. In einzelnen Fällen wurde die Möglichkeit der Vererbung einer derartigen unangenehmen Eigenschaft dargethan. Es kommt auch vor, dass eine Zeit lang vollkommene Toleranz besteht, dann aber plötzlich z. B. Hautausschläge auftreten[4]). Es ist hierbei nicht festgestellt worden, ob vielleicht Aenderungen in der Jodausscheidung die Ursache eines solchen eigenthümlichen, erworbenen Verhaltens bildeten. Dass eine Art von

---

1) Rosenbach, Berliner klin. Wochenschr. 1891. p. 937.
2) Ehlers, Monatsh. f. prakt. Dermatol. 1889. I. p. 428.
3) Tschudnowski, Monatsh. f. prakt. Dermatol. 1888. p. 804.
4) Janowski, Monatsh. f. prakt. Dermatol. 1886. p. 445.

Gewöhnung bisweilen zu Stande kommt, beweisen jene Fälle, in denen anfangs Intoleranz, später, hauptsächlich durch Aenderung der Dosirung, Toleranz eintritt. Gewisse Krankheiten geben eine Disposition für Nebenwirkungen ab, z. B. der Morbus Brightii für Hautausschläge. Menschen, die geschwürige oder auch nur catarrhalische Kehlkopfaffectionen haben, werden nicht selten von bedrohlicher Schwellung der erkrankten Theile befallen. Bei Kranken mit verkalkten oder vernarbten Lungenleiden sollen grosse Jodmengen Schaden an diesem Organ hervorrufen können, und Frauen, die Neigung zu Hämorrhagien haben, bekommen durch Jodsalze leicht Blutungen. Kinder werden oft in auffälliger Weise von Jodnebenwirkungen verschont. Einer älteren Angabe nach sollen Jodverbindungen bei trocknem heiterem Wetter weniger leicht Nebenwirkungen hervorrufen als bei feuchtem, trübem, windigem und veränderlichem.

Kleine und grosse Dosen können unerwünschte Wirkungen erzeugen. Die früher oft angenommene Vorstellung einer „Saturation des Körpers mit dem Jodkalium", als deren Ausdruck immer die genannten Symptome gelten sollten, ist sowohl begrifflich so unklar und verschwommen, als auch durch die Thatsache des Entstehens dieser Affectionen schon nach ganz geringfügigen Dosen so leicht widerlegt, dass von einer näheren Besprechung derselben abgesehen werden kann. Kleine Dosen werden sogar erfahrungsgemäss oft schlechter vertragen wie grössere, vielleicht deswegen, weil die letzteren stärker harntreibend wirken und dadurch das Jodkalium leichter fortschaffen. Nach 0,06 g wurden schon Hautveränderungen, Coryza und ähnliche Symptome, und nach weniger als der genannten Dose Zittern beobachtet. Doch fehlen auch nach so dreisten Mengen, wie sie in der neueren Zeit gegen Syphilis und Psoriasis gebraucht wurden, Nebenwirkungen nicht, ja, vielleicht steigt sogar ihre Gefährlichkeit hierbei[1]). Da, wo sie während des Gebrauchs des Mittels nicht erscheinen, ist die Möglichkeit eines späteren Auftretens in nicht sogleich erkennbarer Gestalt noch vorhanden. Wenn man, was strafwürdig ist, bei Syphilitikern schnell steigend bis 33 g Jodkalium täglich verabfolgt, oder bei Psoriasiskranken gar progressiv bis täglich 50, ja selbst 57 g und im Ganzen in einigen Wochen 1500—3684 g von diesem Mittel verbrauchen lässt, so wird der Körper so mit Jod überschwemmt, wovon nur ein verhältnissmässig kleiner Theil wieder schnell ausgeschieden werden kann, dass Störungen unausbleiblich sind. Es wäre zu wünschen, dass die Beobachtung dieser Kranken auch noch einige Monate nach der Behandlung fortgesetzt würde, um gesicherte Erfahrungen über eventuelle weitere Jodwirkungen zu erlangen. Der Muth, der sich in einer solchen Therapie zu erkennen geben soll, ist schlecht angebracht; denn die bessere Heilwirkung solcher Dosen ist nicht erwiesen, wohl aber die Möglichkeit, durch Jod langdauernde Schädigung des Allgemeinbefindens sowie des Gehirns und der Drüsen hervorzurufen. Bei so grossen Dosen handelt es sich nicht um die leichten Nebenwirkungen des Jods, sondern um constitutionelle, nicht wieder leicht ausgleichbare Störungen.

Kann eine schlechte Beschaffenheit des Jodsalzes oder eine unzweckmässige Art der Verabfolgung Nebenwirkungen hervor-

---

[1] Briquet, La Semaine médic. 1896. p. 137.

rufen? In einem grossen Theile selbst recht schwer verlaufender Fälle war das eingenommene Jodkalium rein. Einmal habe auch ich dies feststellen können[1]). Dass auch schlechtes Jodkalium von Kranken eingenommen wird, ist aber ebenso sicher. Man hat für französische Präparate von Jodkalium angegeben, dass sie höchstens 80—90 pCt. reines Jodkalium, den Rest an Verunreinigungen besässen, von denen wesentlich nur jodsaures Kalium ein Interesse hat, insofern es mit Jodkalium bei Gegenwart von freier Säure Jod bildet. Dieses könnte an den Stellen, wo freie Säure vorhanden ist, Schädigung der Gewebe hervorrufen. Die Wirkung muss gerade hierbei energisch sein, weil sie in dem Augenblicke vor sich geht, wo die an der Umsetzung betheiligten Componenten in den Geweben am ausgedehntesten verbreitet sind; Jodsaures Kalium würde sich auch bilden, wenn man Jodkalium gleichzeitig mit chlorsaurem Kalium verabfolgte. Lösungen von Jodkalium und einem Morphinsalze zersetzen sich unter Abscheidung von Morphinhydrojodat. Deshalb ist das Verschreiben beider Stoffe in Lösung für das gleichzeitige Einnehmen zu vermeiden. Ebenso wenig soll Jodkalium mit blausäurehaltigen Präparaten zusammen verschrieben werden, da sich Cyankalium, freies Jod und Blausäure bilden, die Nebenwirkungen veranlassen können.

Alle Jodsalze können Nebenwirkungen hervorrufen, am häufigsten angeblich Jodkalium, Jodammonium, Jodstrontium, seltener Jodnatrium und Jodrubidium[2]). Bisweilen macht man die Beobachtung, dass nach einem bestimmten Jodsalze, z. B. Jodkalium und Jodammonium oder jedem von diesen Nebenwirkungen eintreten, aber nicht nach einem anderen, z. B. Jodnatrium. Meistens wiederholt sich jedoch die gleiche Symptomengruppe nach Einnahme einer jeden Jodverbindung, seltener wechseln die Nebenwirkungen. Bei besonders empfindlichen Menschen vermag auch die äusserliche Anwendung einer unzersetzten, nicht freies Jod enthaltenden Jodkaliumsalbe leichten Jodismus zu erzeugen.

Das Aussetzen des Jodsalzes lässt gewöhnlich sämmtliche Nebenwirkungen bald zurückgehen. In einigen Fällen gaben dieselben jedoch Anlass zu einem tödtlichen Ausgange bei syphilitischen und nichtsyphilitischen Individuen. In zwei von diesen Fällen bestand eine schwere bullöse Eruption in weiter Verbreitung über den Körper, in anderen eine Purpura. Schon vor 50 Jahren wurde berichtet, dass nach Gebrauch von Jodstärke, aber auch von Jodkalium der Tod unter Dyspnoe erfolgt sei, und neuerdings wurde der Tod eines Kropfkranken berichtet, der innerlich und äusserlich reich mit Jodkalium bedacht worden war[3]). Es wäre ein solcher Vorgang noch am leichtesten verständlich, da, wie spätere Auseinandersetzungen noch lehren werden, Schwellung der Luftwege sich leicht herausbildet und damit die Möglichkeit für Dyspnoe, ev. für die Erstickung gegeben ist. Wird Jod chronisch gebraucht, so kann ein constitutioneller Jodismus in Gestalt von körperlichen oder auch geistigen Störungen entstehen. Dieser überdauert meist lange das Aussetzen des Medicamentes.

1) L. Lewin, bei Wolf, Berliner klin. Wochenschr. 1886. No. 35. p. 578.
2) Leistikow, Monatsh. f. prakt. Dermatol. XVII. 10.
3) Conchon, Soc. de Thérapeut. Séance du 13 nov. 1895.

Die Störungen des Allgemeinbefindens und der Gewebsernährung.

Fieber und Stoffwechselstörungen werden bisweilen auch nach Jodsalzen beobachtet. In der Besprechung des Jods ist bereits hierauf hingewiesen worden. Frühere Angaben über eine solche Fiebererregung wurden gewöhnlich mit Misstrauen aufgenommen, neuere Belege stellen sie jedoch sicher. Danach erscheint bei manchen Menschen für Stunden oder mehrere Tage meist in Verbindung mit anderen Nebenwirkungen, auch nach kleinen Dosen, z. B. nach der dritten Gabe von 0,18 g oder nach noch nicht 0,5 g Frösteln, oder ein Schüttelfrost mit darauf folgender Erhöhung der Körperwärme selbst bis zu 40° C. Frost kann fehlen. Es ist vorläufig nicht zu erklären, weshalb diese Wirkung so selten auftritt und weswegen sie sich in einem Falle mit einem Hautausschlag, in einem anderen mit catarrhalischen Beschwerden oder mit Erbrechen und Durchfall vergesellschaftet. Selten beobachtet man Erniedrigung der Körperwärme. Aehnlich verhält es sich mit der allgemeinen oder örtlich beschränkten Abmagerung, die man auch bei Thieren in auffälliger Weise hat entstehen sehen. So verlor z. B. in einem Versuche ein Pferd nach 9tägigem Gebrauche von je 4 g Jodkalium 12 kg an Gewicht. Bei Menschen ist Verlust an Körpermaterial nicht häufig. Die Meinung, dass er nie eintritt, ist irrig. Abmagerung durch Jod kommt bei Kropfkranken und nicht an Kropf Leidenden z. B. bei Psoriasis-Kranken, die übermässig grosse Dosen von Jodkalium erhalten hatten, vor. Gründe sind bisher nicht dafür auffindbar gewesen, weshalb selbst bei den mit Struma Behafteten in Bezug auf diese Nebenwirkung eine so weite Verschiedenheit herrscht. In einer an 18 Kindern angestellten vergleichenden Untersuchung über Jodnebenwirkungen fand man, dass gesunde und scrophulöse, mit Drüsentumoren behaftete, und ferner scrophulöse und an Struma leidende keine Nebenwirkungen durch Jodkalium bekamen, während sonst gesunde, aber kropfkranke Kinder, mit der Verkleinerung des Kropfes und neben anderen Nebenwirkungen Abmagerung aufwiesen. Es ist nicht gut zulässig, diese Erscheinung auf die schnelle Kropfverkleinerung, d. h. auf eine Wirkung von resorbirten Kropfbestandtheilen allein zurückzuführen, da sie ja auch an bei anderen Krankheiten Leidenden vorkommt. Von einzelnen Drüsen, vorzugsweise der Brustdrüse und den Hoden, behauptete und verneinte man eine Verkleinerung durch Jodsalze. Eine objective positive Angabe wiegt aber hierbei viele negative auf, weil das Vorkommen eben sehr selten ist. Schon Coindet erwähnt, dass in einigen wenigen Fällen eine solche Wirkung an der Brustdrüse entstehen kann, und nach ihm ist sie bei Kropfkranken und anderen gesehen worden. Die Milchsecretion nimmt ab, der Umfang der Brüste wird kleiner, und nach und nach erfolgt in vereinzelten Fällen eine volle Einschmelzung derselben. Die Atrophie des Hodens soll in ähnlicher Weise entstehen können. Es fehlen leider bis jetzt histologische Untersuchungen über solche Fälle.

Nebenwirkungen an der Haut.

Spritzt man eine Jodkaliumlösung intramuskulär oder in das Unterhautzellgewebe, so entstehen heftige, reissende, ausstrahlende

Schmerzen. Der Injectionsherd weist Ecchymosen und zur Abscedirung führende Phlegmonen auf[1]). Diesen örtlichen, vielleicht auf schnelle Jodabspaltung zurückzuführenden Nebenwirkungen gegenüber stehen die resorptiven Veränderungen, die nach der Aufnahme eines jeden Jodsalzes an und in der Hautdecke aufzutreten vermögen. Sie sind bisweilen von Fieber begleitet und können auch nur an einer Körperhälfte hervorbrechen. Es giebt wohl kaum eine Form von Hauterkrankung, die nicht durch Jodkalium je nach der Prädisposition des Individuums in begrenzter oder weiterer Ausdehnung, in grösserer oder geringerer Schwere und in längerem oder kürzerem Bestande hervorgerufen werden könnte. Ungemischte und vielgestaltige kommen vor. Die ersteren können auch, wenn weiter das Jodsalz zugeführt wird, in polymorphe übergehen. Gewöhnlich vergehen einige Tage, ehe ein Exanthem im Jodgebrauch erscheint — es können aber auch nur einige Stunden oder gar Wochen sein. Ist nach dem Aussetzen des Jodsalzes der Ausschlag verschwunden, so entsteht er zum zweiten Male bei erneuter Verabfolgung gewöhnlich schneller als das erste Mal und meistens auch durch kleinere Dosen. Unter allen Umständen gehört aber eine besondere Anlage für das Werden solcher Exantheme. Aber selbst unter denjenigen, die eine solche besitzen, kommen noch Verschiedenheiten in Bezug auf die Art des Entstehens der Nebenwirkungen vor. Bei einigen Menschen bilden sie sich z. B. nur nach innerer Einführung von Jodsalzen, bei anderen auch nach Einreiben in Salbenform in die Haut.

Der directe Anlass zur Bildung solcher Exantheme kann nur durch das in die Haut gelangte Jodkalium resp. das Jod geliefert werden. Eine andere Auffassung dieser Exantheme als Reflexerscheinung soll dadurch gestützt werden, dass dieselben nicht stärker an den Stellen auftreten, an welchen Talg- und Schweissdrüsen gehäuft sind, dass die Hautdrüsen in der Umgebung der veränderten Theile stets gesund sind, dass grosse Dosen in dieser Beziehung wie kleine wirken, die Efflorescenzen bei den verschiedenen Individuen wechseln und bei genauer Untersuchung in ihnen nie Jod gefunden wird. Keiner dieser Gründe ist stichhaltig. Denn der Ausgangspunkt solcher Hautveränderungen ist wahrscheinlich nicht in den Talgdrüsen zu suchen. Man findet sie auch in drüsenlosen Narben[2]) und in der Hohlhand. Die Bedeutungslosigkeit der Dose, sowie die Verschiedenheiten in der Gestaltung der Ausschläge, beruhen auf der besonderen Empfindlichkeit der Haut. Dass in den Blasen und Pusteln bisweilen kein Jod gefunden wurde, kann seinen Grund in einer bereits wieder zu Stande gekommenen Resorption haben. Die vorhandenen positiven Befunde wiegen auch hier negative weit auf. Auch die Anschauung, dass die Jodausschläge Reflexwirkungen einer Reizung der Verdauungswege darstellen, weil sie durch subcutane Einspritzung nicht hervorgerufen werden könnten[3]), kann nicht richtig sein, da bei jedem Menschen nach Einspritzung von Jodkalium in das Unterhautzellgewebe eine Ausscheidung von Jod in den Verdauungskanal stattfindet, und hierbei oder nach epidermaler Anwendung, wenn die genannte Ursache wirkte, auch Exantheme erscheinen

---

1) Lang, Archiv f. Dermatologie u. Syphilis. 1870. p. 123.
2) Duckworth, Medical Times and Gaz. 1879. I. p. 632.
3) Besnier, Annales de Dermat. et de Syphiligr. 1862. No. 3. p. 171.

müssten. Ob vasomotorische und trophische Nerven an dem Entstehen derselben allein betheiligt sind, oder vielleicht nur mitwirken, lässt sich nicht bestimmt beantworten. Keinenfalls kann eine Lähmung von Vasomotoren allein Entzündung resp. Exsudation herorrufen, wie sie bei den meisten Jodausschlägen vorhanden sind. Trophoneurotische Einflüsse mögen wohl nicht selten bei der Entstehung von Jodexanthemen betheiligt sein. Aber auch hier handelt es sich dann um örtliche Wirkungen des in die Haut gelangten Jods auf peripherische Nerven. Die auch einmal geäusserte Vermuthung, dass neben Gefässveränderungen vielleicht noch Aenderungen in der Blutzusammensetzung hierbei in Frage kommen[1]), hat nach unseren bisherigen Erfahrungen keine Stütze. Für die örtliche Wirkung an der Haut ist eine Spaltung des eingeführten Jodkaliums wohl unerlässlich. Schon Buchheim liess eine solche durch Einwirkung von Ozon auf das mit dem Schweisse ausgeschiedene Jodkalium vor sich gehen. Das freiwerdende Jod sollte den Jodausschlag veranlassen. Nach einer anderen Anschauung soll das Jodsalz nur durch die Talgdrüsen ausgeschieden werden. Durch das in dem stagnirenden Secret der Drüsen vorkommende salpetrigsaure Ammoniak bilde sich bei saurer Reaction aus Jodkalium Jod, das seinerseits reizend auf die Drüsen nebst Umgebung einwirken könne. Diese Anschauung ist nur eine Uebertragung, der viel früher schon, mit Beziehung auf den Jodschnupfen und die Jodsalivation gemachten Angaben auf die Haut. Sie ist in ihrer Ausschliesslichkeit ebensowenig richtig, wie die erstgenannte, da auch in der Hohlhand Veränderungen durch Jod geschaffen werden können. Als Einleitungs- oder Begleitsymptome der Jodexantheme beobachtete man in einigen Fällen heftige Kopfschmerzen, Prickeln, Brennen und Jucken. Schmerzen wurden mehrfach bei Purpura jodica gesehen. Uebermässige Schweisssecretion ist nicht häufig. In einem Falle bestand sie ohne Ausschlag neben einem Oculo-Nasalcatarrh und Schmerzen und sie kommt bei vesiculärem Exanthem vor.

In weitem Umfange bilden sich Gewebsschwellung und Oedeme auf Grund einer Idiosynkrasie heraus. Die Ursache derselben ist so dunkel wie die anderer Jodwirkungen. Störungen im Blutkreislaufe sind wahrscheinlich daran betheiligt, ohne dass man ihr eigenes Entstehen zu erklären vermag. Hauptsächlich finden sich die Schwellungen mit Verschiebung der normalen Contouren und erysipelasartigem Aussehen im Gesicht, der Nase, den Lidern, den Drüsen des Kopfes, seltener an Gelenken, und bisweilen nur halbseitig. Bei einem an Kopfcongestionen leidenden, plethorischen Manne entstand 36 Stunden nach dem Einnehmen von 0,18 g Jodkalium, nachdem allgemein nervöse Störungen vorangegangen waren, eine stärkere Füllung der Kopfgefässe der rechten Seite, neben vorwiegend rechtsseitigem Oedem des Bindegewebes am Auge, dem Halse und dem Ohr. Die Schwellung kommt vereinzelt auch nicht diffus, sondern mehr abgegrenzt in Partieen, die durch normale Hautbrücken verbunden sind, vor.

Es ist nicht unwahrscheinlich, dass die verschiedenen Gestalten der Hautausschläge bis auf die Purpura nur Ausdrucksformen einer einzigen Einwirkung, einer Dermatitis, darstellen, welche aber ein verschiedenes Aussehen nach der Schwere der Einwirkung, dem Sitze des Uebels, dem

---

[1] Taylor, Monatsh. f. prakt. Dermatol. 1888. p. 1218.

Entwickelungsgrade u. s. w. annehmen. Deswegen und auch aus anderen Gründen ist jede Eintheilung dieser Hautveränderungen eine mehr oder weniger willkürliche. Die folgende Gruppirung entspricht vielleicht dem practischen Bedürfniss, insofern sie die Möglichkeit giebt, die vorkommenden Exantheme leicht einzureihen.

1. Der fleckige Jodausschlag. Das sehr lange bekannte Erythem entsteht namentlich an den Vorderarmen, aber auch an Gesicht, Hals, Schultern, der Brust, dem Kreuz, sehr selten über dem ganzen Körper, entweder diffus oder in vereinzelten Flecken. In einem Falle entstand es nur an dem Rumpf und den Extremitäten. Meist stellt es rosenrothe, auch braungelbe, zusammenfliessende, etwas die Hautfläche überragende und auf Druck verblassende Flecke, seltener eine erysipelasartige Hautröthe dar. Nach dem Aussetzen des Jodsalzes schwindet das Exanthem bald. Durch den Fortgebrauch kann es in eine der nachbenannten Formen übergehen. Mischformen von Erythem mit anderen Ausschlägen kommen häufig vor.

2. Die knötchen- und knotenförmigen Exantheme. Papeln wurden über den Leib und die unteren Gliedmassen, aber auch über den ganzen Körper verbreitet, beobachtet. In einzelnen Fällen entstanden sie unter Jucken. Ein säugendes Kind bekam solche durch die Milch der Jodkalium nehmenden Mutter[1]). Auch bei Erwachsenen erscheinen dieselben, wenngleich sehr selten. Sie haben eine gewisse Analogie mit Urticaria, unterscheiden sich aber von ihr durch ihre übertriebene Entwickelung und die hellere, rosenrothe, auf Druck bleicher werdende Farbe. Die als Urticaria beschriebene, durch Jodkalium hervorgerufene Hauterkrankung, die sich durch gruppenweis zusammenstehende, intensiv rothe, mit einem Hof umgebene Quaddeln charakterisirt, stellt aber doch vielleicht eine Grundform für die hierhergehörigen knötchenartigen Ausschläge dar. Abweichungen im Aussehen können durch die zuvor genannten Umstände bedingt sein. Analogieen zu einer solchen localisirten serösen Infiltration in die oberen Schichten des Papillarkörpers und der Epidermis kommen in Gestalt ausgedehnter, diffuser Hautschwellung vor. Man würde dann die beobachteten, serös infiltrirten Knötchen als eine Urticaria papulosa bezeichnen können. Manche Autoren, die den Ausbruch kleiner Knötchen auf gerötheter Basis sahen, verglichen diesen Zustand mit einem Erythema multiforme[2]). Auch eine Urticaria haemorrhagica wurde beschrieben, die bei einem Kranken nach jedem Jodpräparat auftrat. Sammeln sich in der Epidermis grössere Mengen von Serum an, dann kann wohl auch aus einer papulösen, eine Urticaria bullosa ev. mit sanguinolentem Blaseninhalt entstehen[3]).

Jodacne nennt man jenen häufig vorkommenden Zustand, bei welchem pusteltragende Knötchen vorhanden sind. Dieselben sind spitz oder platt wie Variola- oder Varicellenpusteln, entwickeln sich bisweilen mit Fieber, schon nach kleinen Jodkaliummengen, vorzugsweise auf der oberen Körperhälfte, können ihren Sitz selbst im äusseren Gehörgang haben, und enthalten eine, sich auf Druck entleerende, milchige, resp.

---

1) Koplik, New York medic. Record. 1887. 24. Sept. p. 424.
2) Maïeff, Wratsch. 1890. No. 13. p. 313.
3) Pellizari, Vierteljahrschr. f. Dermatol. u. Syphilis. 1884. p. 502.

eitrige Flüssigkeit. Sie beginnen ihre Rückbildung schon einige Stunden nach dem Aussetzen des Medicamentes und können nach 2 Tagen meist ohne Pigmentirung oder Narbe, aber auch mit solchen verschwinden. Sie sind lange bekannt und wurden als Acne, d. h. als eine wesentlich die Talgdrüsen treffende Krankheit angesprochen. Das scheint nicht der Fall zu sein, vielmehr das Befallenwerden der Talgdrüsen eine secundäre Einwirkung darzustellen. Bei der mikroskopischen Untersuchung findet man Erweiterung aller, die Talgdrüsen umspinnenden, ebenso wie der benachbarten Gefässe, sowie Ansammlung von Rundzellen in der Wand derselben. Schweissdrüsen und Haarfollikel sind normal. Die Pusteln sind als Folge einer oberflächlichen örtlichen Dermatitis anzusehen, die nicht durch Reinhaltung der Haut prophylaktisch gehemmt wird.

Grössere, gewöhnlich bei Syphilitikern auftretende Knoten, Dermatitis tuberosa, sind jetzt mit den mannigfaltigsten Namen belegt worden. Schon Ricord spricht von Hautveränderungen durch Jod, die dem Erythema nodosum ähnlich seien. Die Aehnlichkeit ist jetzt wieder hervorgehoben worden. In Deutschland bezeichnete man solche Ausschläge nach Jod schon vor 50 Jahren als Furunkel.

Die in einigen Fällen aus entzündlichen runden Flecken oder aus Papeln und Bläschen oder Bullae[1]) entstehenden, auch jodhaltigen Knoten können von $1/2$ cm bis zu Ei- und selbst Faustgrösse anwachsen und dem Baue nach der Mycosis fungoides oder der beerschwammartigen Papillargeschwulst entsprechen. Sie scheinen am häufigsten im Gesicht (Stirn, Schläfen, Wangen, Nasenrücken), am Halse, Brust und Rücken, gelegentlich auch an dem Oberschenkel und den Innenflächen des Vorderarms vorzukommen. Sie sind rund oder eiförmig, glatt, gespannt oder mit Dellen versehen, tiefroth, ohne die bläuliche Verfärbung des Centrums, wie sie bei Erythema nodosum vorkommt, und schmerzen in einigen Fällen auch bei leiser Berührung[2]), während sie in anderen vollkommen schmerzlos über ihrer Unterlage verschoben werden können. Meist fehlen Störungen des Allgemeinbefindens, bis auf gelegentliches Fieber[3]). Man sah diese oft derbteigigen oder weichschwammigen Gebilde im Unterhautzellgewebe, aber auch gestielt und breitbasig mit steil abfallenden Rändern auf resp. in der Haut sitzen. Die Stielbildung der Geschwulst war bei einem Kranken so ausgesprochen, dass das Ganze einem Champignon ähnlich sah und man leicht eine Abbindung hätte vornehmen können. Vielfach umgiebt diese Gebilde nur ein kleiner rother Hof, so dass man die vorhandene Entzündung als eine, wesentlich auf die Neubildung beschränkte ansehen muss, während in anderen Fällen die Tumoren auf einer rothen, geschwollenen und schmerzhaften Basis liegen. Bei einem Kranken erschien nach 5tägigem Gebrauch von Jodkalium (20—25 g) auf dem Nasenrücken ein rothes Knötchen, das sich schnell vergrösserte und am nächsten Tage von einem Kranz von Bläschen umgeben war. Nach 8 Tagen erhob sich ein gelblich brauner schwammiger Tumor mit verstreuten kleinen Oeffnungen über der unteren Hälfte der Nase. Er wurde nach dem Aussetzen des Medicamentes in der Chloroform-Narkose abgetragen. Das Wachsthum geht bei Fort-

---

1) Canuel et Barasch, Arch. génér. de Médec. 1896. p. 424.
2) Hallopeau, Bulletin et Mém. de la Soc. de Thérap. 1885. 13. Mai. p. 80.
3) Kaempfer, Centralbl. f. klin. Medicin. 1890. No. 6.

gebrauch des Jodkaliums ziemlich schnell vor sich. Während meistens diese Knoten eine intacte Oberfläche besitzen, kommen doch auch solche vor, bei denen bald nach dem Entstehen eine siebartige Durchlöcherung vorhanden ist. (Acné anthracoide jodopotassique[1]), Pustulosis jodica anthracoides, Acné éléphantiasique.) Aus diesen Oeffnungen entleert sich auf Druck Eiter[2]), da jede in eine minimale Abscesshöhle führt. Mit der vollen Ausbildung des Tumors können die Oeffnungen schwinden und die warzenähnliche, chagrinartige Oberfläche Secret absondern. Trocknet dieses zu gelben Krusten ein, so entsteht ein der Rupia ähnliches Bild. Der weitere Verlauf ist ebenso verschieden, wie die Gestaltung dieser Bildungen selbst. Im Unterhautzellgewebe sitzende, knotige Infiltrationen sah man nach dem Aussetzen des Jods in 24 Stunden bis längstens in 4 Tagen unter oberflächlicher Abschilferung schwinden. In anderen Fällen dauerte die Rückbildung 14 Tage, aber auch 4 Wochen. Bräunliche, blaurothe oder marmorirte Flecke, oder bräunliche, narbige Vertiefungen bleiben zurück. Eine Therapie ist kaum nöthig. Versucht man durch Kataplasmirung das Verschwinden zu beschleunigen, so kann ein erysipelasartiger Zustand mit Schwellung und unangenehmen Allgemeinerscheinungen auftreten. Die letzteren sind wohl so zu deuten, dass eiweissartige Stoffe der Rückwandlung dieser Tumoren in grösserer Menge in das Blut aufgenommen werden. Selten kommt ein acuter spontaner Zerfall solcher Knoten vor. Dieses Leiden wird, wie ich glaube, richtig als eine Dermatitis bezeichnet. An Anthrax erinnert nur die siebförmige Durchlöcherung der Tumorendecke. Die Affection beginnt in dem Corium und dem Papillarkörper. Secundär werden erst die Talgdrüsen mit ihren Oeffnungen befallen. Weiterhin findet Exsudation und zellige Infiltration in die Papillen der Haut als Folge der Entzündung statt. Auf Grund individueller Verschiedenheit kommt, da die Jodausschläge die Neigung zu wuchernden oder fungösen weiteren Veränderungen besitzen, ein sehr wechselvolles Bild derselben zu Stande. Selbst aus Narben können sich Vegetationen entwickeln.

3. Die blasigen Jodausschläge. Den Uebergang zu den rein blasigen Ausschlägen bildet das seltene Jodeczem. „Krätzähnliche Bläschen" wurden schon im Jahre 1839 nach Jodgebrauch beobachtet. Man sah ein solches Eczem am behaarten Kopf, Gesicht, Hals, Ohr, Naseneingang, seltener an den Extremitäten und in der Umgebung des Hodens erscheinen. Auf geschwollener Basis erheben sich stecknadelkopf- bis linsengrosse, durch Zusammenfliessen selbst bohnengrosse, prall gefüllte Bläschen. Einen Tag später sind dieselben theils eitrig oder krustig, theils vertrocknet. Die Epidermis kann sich an einzelnen befallenen Hautstellen ablösen und nun eine grössere nässende Fläche zum Vorschein kommen. Am Barte beobachtete man neben dem eben beschriebenen einen, dem Eczema sycosiforme ähnlichen Zustand. Starkes Jucken kann ihn begleiten. Der Ausschlag schwindet nach dem Aussetzen in 5—14 Tagen, meist unter feiner Desquamation.

Neben einem Eczem können noch andere Ausschlagsformen gleichzeitig bestehen. Den bullösen Jodausschlag oder den Jodpemphigus bemerkte man nach Jodammonium und Jodkalium, am be-

---

[1] Besnier, Annal. de Dermatol. et de Syphiligr. 1882. p. 171.
[2] Guérard, Des érupt. médicam. pathogén. 1862. p. 42.

haarten Kopf, Gesicht, Hals, Nacken und den Extremitäten, besonders der Dorsalfläche der Hände und Handgelenke, selten an dem Stamm. Selbst die Schleimhaut der Zunge, der Wangen, des Rachens und der Nase kann mit pemphigusartigen Blasen bedeckt sein, welche zwischen sich noch normale Schleimhaut lassen.

Bei älteren und cachektischen Menschen soll der Jodpemphigus häufiger vorkommen. Die Zeit für sein Erscheinen wechselt nach der individuellen Anlage, dem zeitigen Krankheitszustande u. s. w. von Stunden bis zu mehreren Tagen nach dem Beginn des Jodeinnehmens. Es entstehen dann Bläschen und Blasen von Erbsen- bis Taubeneigrösse. Die Dorsalfläche der Finger kann z. B. eine zusammenhängende Blase darstellen. Die grösseren Formen bilden sich durch Verschmelzung mehrerer kleiner Blasen oder Blasenpusteln, seltener aus Papeln. Diese Eruption besteht meist für sich allein und ist selten gleichzeitig mit anderen vergesellschaftet. Der Inhalt der, meistens eine derbere Consistenz besitzenden Blasen ist anfangs serös, später serös-eitrig, hämorrhagisch oder auch halbsolide aus sagokornähnlicher, dicker, gelblich weisser und dunklerer Masse bestehend[1]). Bleiben die Blasen längere Zeit, so kann ihr Inhalt übelriechend werden[2]). Die histologische Untersuchung ergab, dass die Blasen im mittleren Theile des theilweis zerstörten Schleimkörpers liegen. Die Blasenwände bestehen aus den stark hypertrophischen Hornschichten, dem Stratum granulosum und einem wechselnden Theil des Rete mucosum. Nach anderer Meinung bildet eine rauhe, sich theilweise auflösende Epidermis die Blasendecke. Die Blasenbildung wird als das Resultat eines Insultes der Gefässwände innerhalb einer begrenzten Fläche angesehen; Blutbestandtheile treten dadurch aus; ihr Druck verdrängt die Gewebsbündel; die Mucosa der Epidermis zerreisst und die Flüssigkeit sammelt sich unter der Hornschicht der Epidermis an. Die Talgdrüsen wurden normal, die Haut zwischen den Blasen in einzelnen Fällen infiltrirt und geröthet befunden. Als Begleiter der Eruption kann Fieber auftreten. In 5 von 9 Fällen fand man gleichzeitig Herzcomplicationen, in einigen davon Nierenerkrankung. Ob und in welchem Umfange diese an dem Zustandekommen der Hautaffection betheiligt sind, und zwar die ersteren durch Verlangsamung des Capillarkreislaufs in der Haut, die letztere durch mangelhafte Ausscheidung des Jod, lässt sich nicht bestimmt beantworten.

Der weitere Verlauf der Hauterkrankung gestaltet sich meist so, dass die Blasendecke fortgeht und dann umfangreiche, ziemlich tiefe, buchtige, erhaben- und hartrandige, mit macerirten Fetzen bedeckte und unangenehm riechende, schmerzende und ev. von trocknen, schwarzen Brandschorfen[3]) bedeckte Ulcerationen entstehen. Die Blasen können auch unter Zurücklassung vertiefter, vielfach von vorspringenden Leisten durchzogener Narben abheilen. Auf den letzteren entwickeln sich bisweilen breiten Condylomen ähnliche Wucherungen. Das Gesicht wird dadurch so entstellt, als handelte es sich um Lupus. Als leichtere derartige Störung sah man die Oberfläche nach dem Platzen der Blase fein warzig oder gröber wuchernd. Hierbei war die Cutis zum Unter-

---

1) Nevins Hyde, Journ. of cutan. and vener. Diseases. 1886. IV. p. 353.
2) Morow, Monatsh. f. prakt. Dermatol. 1887. p. 24.
3) Audry, Annales de Dermatol. 1897. No. 11. p. 97.

schiede von gewöhnlichem Pemphigus verdickt (Pemphigus vegetans jodicus).

4. **Der blutige Jodausschlag.** Schon bald nach der Einführung des Jod wurde eine Purpura jodica beobachtet. Ricord und Andere haben sie als Purpura haemorrhagica oder Morbus maculosus in Folge von Jod resp. Jodkalium beschrieben. Meistens ist es bei den dazu disponirten Individuen gleichgültig, welches Jodsalz sie nehmen. Selten kommt es vor, dass z. B. nach Jodkalium und Jodammonium Petechien entstehen, aber nicht nach Jodnatrium[1]), oder dass ein Kranker nach Jodkalium aber nicht nach Einführung von Jod eine Purpura bekommt. Das Erscheinen dieses Ausschlages ist nicht an bestehende Syphilis gebunden, und die Syphilis scheint auch nicht einmal eine besondere Prädisposition hierfür abzugeben. Vereinzelt sah man ihn auf einem bereits vorhandenen Eczem entstehen. Der Ausschlag erscheint gewöhnlich in den ersten drei Tagen nach Gebrauch von Jodkalium, seltener zwischen dem dritten und sechsten Tage. Nach seinem Verschwinden kehrt er durch jede erneute Dosis wieder. Die Höhe der letzteren scheint wenig Einfluss auf das Entstehen und die Stärke der Purpura zu haben, obschon man in einem Falle mit der Erhöhung der Dosis immer neue Nachschübe auftreten sah. Bei einigen Kranken erfolgt die Hautveränderung erst, nachdem eine grössere Jodkaliummenge eingeführt ist, so dass z. B. nach Verbrauch von 20 g die Haut noch frei, nach 24 g mit Jodkalium-Purpura bedeckt ist, bei Anderen unmittelbar nach dem Einnehmen von z. B. 0,15 g. Dem Erscheinen der Purpura ging in einem Falle Nasenbluten vorauf. Sobald das Mittel ausgesetzt wird, schwindet der Ausschlag in ca. 10 Tagen bis höchstens 3 Wochen.

Mischformen von Jodkaliumpurpura mit Jodacne[2]) und Pusteln kommen vor. Als Begleiter der Purpura beobachtete man starkes Jucken, ein Gefühl von Hitze und Schmerzen in den befallenen Theilen, besonders in den Händen, den Schenkeln und Fussspitzen, die sich auf Druck oder schon bei Berührung steigern. Nur ausnahmsweise tritt der Ausschlag im Gesicht und am Rumpf auf. Vorder- und Oberarm, die Volarflächen beider Hände, besonders aber die Unterschenkel sowie die Dorsalfläche des Fusses werden befallen. Das Vorkommen an der letzteren Oertlichkeit ist mit Unrecht bestritten worden. Die Zahl der Flecken an einer Extremität kann bis auf 100 Stück steigen. Sie selbst erheben sich selten über die oft geschwollene Hautfläche, sind miliar, meist stecknadelkopf-, selten linsengross. Es kommt auch vor, dass die anfangs winzigen Ecchymosen in 24 Stunden zu grösseren, linsenförmigen Blutherden zusammenfliessen. Druck lässt sie nicht verschwinden. Ihre Farbe ist dunkelblutroth oder schwarz. Sie war in einem Falle so dunkel, dass man, in dem Glauben, es sei eine äusserliche Schwarzfärbung, versuchte dieselbe fortzuwischen. Ihre Bildung aus anfänglich rothen Flecken konnte man einmal am Arme bei einem Kinde verfolgen.

---

1) Sidney Ringer, The Practitioner. Vol. VIII. p. 129.
2) Duffey, Dublin quarterly Journal. 1880. 1. p. 274.

Nebenwirkungen seitens des Verdauungskanals, des Harn- und Geschlechtsapparates.

Die Lippen schwellen als Theilerscheinung der Gesichtsschwellung bisweilen an. Ein Gefühl von Spannung macht sich in ihnen unangenehm bemerkbar.

Nach dem Einnehmen von Jodkalium wird häufig ein adstringirend metallischer oder bitterer Geschmack empfunden. Derselbe verschwindet schnell durch Ausspülen des Mundes mit kaltem Wasser, dem ein Esslöffel voll Spiritus Cochleariae zugesetzt wird. Bei besonders empfindlichen Individuen entsteht bisweilen nach kleinen Dosen Kratzen und Brennen, ein Gefühl der Trockenheit und Hitze im Schlunde und die Empfindung von Schmerzen und Constriction im Pharynx. In seltenen Fällen werden auch Störungen im Schluckvermögen beobachtet. Das Gefühl des Brennens kann sich vom Schlunde, das Brustbein entlang, bis zur Magengegend fortsetzen. Die Untersuchung des Mundes und des Rachens ergiebt in einigen Fällen eine ausgesprochene Angina pharyngis. Die Pharynxschleimhaut ist geschwollen, stark geröthet, bisweilen auch ecchymosirt, das Zäpfchen kann stark ödematös sein und die Schwellung sich auf die Tuba Eustachii fortsetzen[1]). Wenn an der Hautdecke Ausschläge bestehen, kommen auch in einzelnen Fällen am weichen Gaumen Bläschen und pemphigusartige Blasen, sowie Epithelabschürfungen in der Umgebung derselben vor. Die Schwellung dieser Theile kann Tubenverschluss bewirken. Eine andere nicht seltene Nebenwirkung ist der Speichelfluss, der schon in den ersten therapeutischen Jodversuchen beobachtet wurde. Reichlicher und langdauernder Jodkaliumgebrauch soll ihn besonders leicht hervorrufen. Der geringen Belästigung, die einige Kranke dadurch empfinden, stehen die Fälle gegenüber, in denen die Speichelabsonderung so stark wie nach Quecksilber ist. Schwerere Entzündungen der Mundtheile scheinen zu den Ausnahmen zu gehören, kommen aber vor. Die Kritik muss jedoch in dieser Beziehung scharf geübt werden, da ja häufig vor Jodkalium Quecksilber genommen wird, und die dann erscheinende Stomatitis berechtigter als Folge des letzteren Mittels angesehen werden muss. Ich halte es selbst nicht für unmöglich, dass eine Combination von Nebenwirkungen des Jodkaliums und Quecksilbers in zeitlichem Zusammenfallen auftreten können. So erschienen bei einem Manne, der früher viel Quecksilber genommen hatte, nach 24tägigem Jodgebrauch Schwellung des Gesichtes, Salivation und Ulcerationen im Munde. Das erste Symptom ist hier wahrscheinlich dem Jod, das letztere dem Quecksilber zuzuschreiben. Als seltenere Folgen des Jodkaliumgebrauches sah man Blutungen des Zahnfleisches, Schwellung und Rissigwerden der Zunge, vereinzelt auch Loslösung der Zähne, Schwellung der Submaxillardrüse und eine mumpsartige Schwellung der Parotis[2]) auftreten. Mit der letzteren beobachtete man einmal eine Verminderung der Speichelsecretion.

Wenngleich die Magenthätigkeit von kleinen und mittleren Dosen Jodkalium nicht afficirt wird, sich vielmehr oft ein bis zum Heisshunger gesteigerter Appetit bemerkbar macht, so beobachtet man doch ab und

---

1) Huchard, Bull. et Mém. de la Soc. de Thérap. 1885. Séance du 22. avr. p. 72.
2) Rieder, Münchener med. Wochenschr. 1887. p. 73 u. A.

zu bei Personen, die eine ausgesprochene individuelle Abneigung gegen dieses Mittel haben, Uebelkeit und Erbrechen, bei Anderen einen Schmerz im Fundus des Magens, der oft recht lebhaft ist, durch Druck nicht vermehrt wird, und auf die Verdauung keinen Einfluss zu haben braucht. Die Verdauung wird indessen nach längerem Jodkaliumgebrauch bisweilen doch gestört. Man hat gerade die Nebenwirkungen seitens des Magens auf eine Verunreinigung des Jodkaliums mit jodsaurem Kalium zurückführen wollen, weil sich dann durch Einfluss der Magensäure freies Jod bilden könne, das seinerseits die Schleimhaut des Magens mit ihren Drüsen angreife. Wenn auch diese Annahme nicht unbedingt zutreffend ist, insofern sich auch nach Eingabe reinen Jodkaliums diese Symptome ab und zu zeigen, so ist es immerhin doch möglich, dass bei manchen Personen das sich abspaltende Jod begünstigend für das Zustandekommen der genannten Symptome wirkt. Blutbrechen wurde bei Purpura gesehen.

Neben dem, auch oft wiederholten Erbrechen, aber auch ohne dieses kommen selbst nach kleinen Dosen Durchfälle vor. Das Entleerte kann auch Blut enthalten. Verstopfung ist in den ersten Tagen des Gebrauches von Jodkalium beobachtet worden. Schmerzen in der Lebergegend sollen ebenfalls entstehen können.

Die Harnabsonderung geht nach Jodkaliumgebrauch in einigen Fällen mit Schmerzen einher. Der Tenesmus vesicalis kommt auch bei leerer Blase vor. Die Vermehrung der Harnmenge sah man vereinzelt auf 4—10 Liter im Tage ansteigen. Statt der Polyurie kann auch Oligurie ev. ein Aufhören der Harnabsonderung für einen Tag und noch mehr erfolgen, besonders wenn unzulässige Dosen von 12—15 g täglich gegeben werden[1]). Eiweisshaltig wurde der Harn mehrfach während des Bestehens von blasigen, fleckigen[2]) und anderen Jodausschlägen befunden. Bei genauerer Prüfung würde sich das Vorkommen einer solchen Albuminurie wahrscheinlich häufiger darthun lassen. Bei anderen Nebenwirkungen wies in einem Falle der Harn anfangs weisse und rothe Blutkörperchen, später freien Blutfarbstoff auf.

Ob die Angabe Ricord's von einem Stärkerwerden des gonorrhoischen Ausflusses unter Jodkaliumgebrauch, oder die neuere von dem Erscheinen einer Urethritis durch diese Therapie gerechtfertigt sind, lässt sich bei dem Vereinzeltsein dieser Mittheilungen nicht entscheiden. Doch stehen sie in Uebereinstimmung mit den Beobachtungen, dass Utero-Vaginalcatarrhe durch dieselbe Ursache stärker werden können, die Menstruation in einzelnen Fällen früher eintritt und die Absonderung stärker ist als sonst. Blutungen aus den Genitalien bald nach Jodaufnahme oder durch langen Gebrauch wurden früher öfter beschrieben. Es sollen ferner vorkommen: eine gesteigerte geschlechtliche Erregbarkeit, Erectionen und Pollutionen, seltener das Gegentheil. Ganz vereinzelt wird Abort nach Jodgebrauch berichtet.

Nebenwirkungen in den Luftwegen und am Herzen.

Die häufigste aller Jodnebenwirkungen ist die eigenthümliche catarrhalische Erkrankung der Nase und ihrer benachbarten Höhlen, der so-

---

[1] Henrijean et Corin, Arch. de Pharmacodynamie. 1896. Vol. II. p. 524.
[2] Gerson, Münchener med. Wochenschr. 1889. p. 426.

genannte Jodschnupfen. Die Nase ist dabei häufig geschwollen, verbreitert und roth, ihre Schleimhaut gelockert und gewulstet. Das reichlich abgesonderte Secret ist eine farblose, schleimige, nicht eitrige Flüssigkeit. Als Begleiter treten Niesen, auch wohl heftiges Nasenbluten, Gesichtsschwellung, catarrhalisches Ergriffensein der Augen, neben einem unangenehmen Gefühl von Druck und Verstopftsein der Nase, Verlust des Geruches, heftiger Stirndruck und Kopfschmerzen auf. In einigen Fällen liess sich, entsprechend der Höhe des weiter gebrauchten Jodkaliums ein Abnehmen oder Stärkerwerden des Schnupfens wahrnehmen, in anderen machte er mehrtägige Pausen. Dagegen halte ich es für unwahrscheinlich, dass noch 5 Monate nach beendetem Jodgebrauche ein Jodschnupfen mit periodischem Auftreten, z. B. alle vier Tage, auf den Jodgebrauch zu beziehen ist. Bei einem an Gummigeschwülsten der Nase leidenden Syphilitiker bildeten sich durch Jodkaliumgebrauch in der Nähe der vorhandenen Veränderungen immer neue Ulcerationen. Dabei bestanden Coryza, Jodasthma und ähnliche Symptome. Es war vielleicht hier das Jod der Index für bisher unerkannt in der Schleimhaut vorhandene, syphilitische Veränderungen. Wie eine solche Einwirkung zu Stande kommt, ist unbekannt. Ganz allgemein betrachtet, rufen die Jodsalze gerade an bereits erkrankten, nicht immer nur syphilitischen Schleimhäuten sehr oft Reizungs- und Schwellungszustände hervor, die auch zu unangenehmen subjectiven Symptomen Anlass geben können.

So kommt es gar nicht selten zu Oedemen im ganzen Respirationsapparat, und besonders zu Glottisödem, das sehr lange bekannt ist, und auch durch neuere casuistische Mittheilungen keine Erklärung gefunden hat. Wozu immer wieder Fälle drucken lassen, die schon längst und oft gedruckt sind! In Experimenten wurde das Jod-Lungenödem zu erzeugen versucht. Man fasste es auf Grund derselben als ein Stauungsödem und die stärkere Transsudation als eine Folge directer Einwirkung des Jods auf die Lungengefässe auf.[1]). Das Larynxödem erscheint oft schon nach kleinen Dosen, angeblich auch einseitig[2]), meist im Beginn des Jodkaliumgebrauches bei Syphilitikern, Tabikern und anderen, hauptsächlich weiblichen Kranken. Mehrfach nöthigte dieser Zustand zur Vornahme der Tracheotomie. In einem solchen Falle fand sich eine ödematöse, eine Art von Geschwulst darstellende Infiltration auf der Höhe der Arytänoidgegend, in anderen erkannte man im Kehlkopf bei der Section kleine Ulcerationen und ausgesprochenes Glottisödem. Das letztere kann direct den Tod durch Erstickung veranlassen. Die Angriffspunkte für das Jodkalium liegen bisweilen noch tiefer in den Luftwegen. Halsweh und Constrictionsgefühl im Halse bestehen für sich, oder sind von Störungen in der Phonation begleitet; die Stimme wird rauh, bellend, oder kann verloren gehen. Schon Coindet beobachtete einmal nach Einnehmen von Jodkalium Zunahme des Kropfes, Schmerzen, und sehr bald darauf Stimmverlust. Nach 14 Tagen war der Kropf abgeschwollen und die Sprache wieder vorhanden, aber die Stimme blieb noch heiser. Auch bei anderen Krankheiten kann Aphonie allein oder in Verbindung z. B. mit Coryza[3]), Schwellung des Schlundes, Ery-

---

1) v. Zeissl, Zeitschr. f. klin. Medic. Bd. XXVII. H. 3 u. 4.
2) Stankowski, Münchener med. Wochenschr. 1897. No. 12.
3) Labbée, Bullet. et Mém. de la Société de Thérap. 1885. p. 76.

them[1]) zu Stande kommen. Meistens allein zeigt sich ferner ein kurzer, häufig sich wiederholender, manchmal croupartiger und hartnäckiger Husten. Serös-schleimiger, bisweilen auch blutiger Auswurf oder reines Blut kann dadurch herausbefördert werden. Der Zusammenhang einer solchen Hämoptoë mit dem Jodkaliumgebrauch trat mehrfach überzeugend bei Kranken mit Lungentuberkulose und Syphilis dadurch zu Tage, dass jede erneute Zufuhr des Arzneimittels eine solche Blutung veranlasste. Sie erneute sich auch bei Menschen, die früher an Hämoptoë gelitten, und dann wegen Bronchitis 15 g Jodkalium täglich erhalten hatten, und führte indirect zum Tode. Es kamen ferner vor: Tracheo-Bronchitis, Beklemmung und Druck auf der Brust, theilweise mit beschwerlicher, beengter, den Charakter des Asthma tragender Athmung, oder schwere Erstickungsqualen[2]) ohne dass Glottisödem vorhanden war, Schmerzempfindung in der Brust, als ob Pleuralschmerz bestünde, und nach Einspritzung von Jodkaliumlösung in eine strumös entartete accessorische Thyreoidea eine catarrhalische Pneumonie. Sehr häufig entstand nach Jodkalium primär Pulsbeschleunigung (Vagusbeeinflussung), später Pulsschwäche bis zum Unfühlbarwerden.

Nebenwirkungen am Auge und Ohr.

Es entsteht selten allein, meist in Verbindung mit Catarrh der Nase eine catarrhalische Reizung der Bindehaut sowie der Auskleidung des Thränensackes und des Thränenkanals. Periorbitale Schmerzen oder eine schmerzhaft drückende Empfindung in der Supraorbitalgegend, an der Austrittsstelle des Nerv. supraorbitalis, leiten bisweilen diesen Zustand ein und begleiten ihn. Die Augenlider schwellen ödematös an, und können durch übergelagerte ödematöse Beutel vollkommen geschlossen werden. In manchen Fällen sehen sie erysipelasartig aus. Auch bis auf die Stirn kann sich die Schwellung erstrecken und Lidkrampf den Zustand subjectiv noch verschlimmern. Die Gefässe der Conjunctiva palpebrarum und der Conjunctiva sclerae erscheinen gewöhnlich an beiden, aber auch nur an einem Auge stark injicirt, die Schleimhaut selbst geschwollen und aufgelockert. Es besteht Thränenfluss und bisweilen auch Lichtscheu. Bei manchen Menschen bildet sich eine vollkommene Chemosis serosa heraus, wie sie auch sonst bei Blutstauungen in den Venen der Lider und Orbita entsteht. Aus der geschlossenen Lidspalte sickert dünne wässrig-seröse Flüssigkeit hervor, die aber auch aus dünnem, bald zu Krusten eintrocknendem Eiter bestehen kann. In einem Falle soll eine auf diesem Wege entstandene Kerato-Conjunctivitis den Verlust des Sehvermögens an einem Auge bedingt haben. Gelegentlich erscheinen subconjunctivale und episclerale Blutaustritte. Gleichzeitig mit einer Jodacne scheinen auch Eruptionen im Bereiche der Conjunctiva bulbi und der Cornea vorzukommen. Bei einem Syphilitiker entstand gleichzeitig mit einem Jodpemphigus eine Hornhauttrübung. Beide Erscheinungen wurden anfangs auf die Syphilis zurückgeführt. Aussetzen des Mittels liess auch die leukomatösen Störungen an der Hornhaut schwinden. Diese Nebenwirkungen des Jodkaliums können, je

---

1) Billroth, Wiener med. Wochenschr. 1868. p. 763.
2) Kessler, Petersb. med. Wochenschr. 1891. No. 27. p. 231.

nach der specifischen Disposition des Individuums, nach ein- oder mehrmaligen Dosen eintreten und nach dem Aussetzen des Mittels innerhalb einiger Tage spontan verschwinden, ohne Residuen zu hinterlassen, schneller noch, wenn leicht adstringirende Lösungen zu Umschlägen benutzt werden.

Die Folgen, die aus einer gleichzeitigen Anwendung von Jodkalium mit Calomel, weissem Präcipitat und anderen Quecksilberverbindungen am Auge entstehen können, finden sich in den entsprechenden Abschnitten geschildert. Von eigentlichen Sehstörungen kam bisher vor: eine Hyperästhesie der Retina als Photophobie. Am Tage erschienen die Objecte in einer flammigen, feuerrothen und das Auge blendenden Beleuchtung, während künstliches Licht Abends · gar nicht vertragen wurde. Myosis oder Mydriasis, Amblyopie mit Diplopie, ferner vorübergehende Amaurose, sowie Einengung der Accommodationsbreite neben Abnahme der Sehschärfe[1]) verschwanden wieder nach Aussetzen des Medicamentes.

Ohrensausen, Abnahme des Gehörs neben Aphonie und anderen Jodsymptomen wurden bei einem Syphilitiker mit defectem Gaumen wahrgenommen. Auch Ohrschmerzen kommen vor.

Nebenwirkungen seitens des Centralnervensystems.

Bewegung, Empfindung und das Sensorium können vorübergehend durch Gebrauch von Jodkalium leiden. Ein Syphilitiker, der lange und reichlich, zuletzt 6 Monate lang täglich 6—10 g Jodkalium gebraucht hatte, bemerkte den Ausbruch einer Purpura an den Beinen. Dann traten plötzlich Eingeschlafensein der Glieder der linken Hälfte auf. Die betreffenden Theile waren paretisch. Mit der linken Hand drückte der Kranke schwächer; auch an der entsprechenden Gesichtshälfte zeigten sich paretische Symptome. Aussetzen des Mittels liess sämmtliche Erscheinungen in einigen Tagen schwinden. Es ist nicht unmöglich, dass, wie die Hämorrhagieen am Bein, sich auch in analoger Weise eine Blutung im Mittelhirn in diesem Falle ausbildete. Man sollte deswegen, um das Zustandekommen einer Hämorrhagie an einer so exceptionellen Stelle zu vermeiden, bei Leuten, die nach Jodkalium eine Purpura bekommen haben, das Mittel sofort aussetzen. Muskelschwäche wurde auch ohne derartige Hautveränderung nach Einnahme sehr grosser Tagesmengen von Jodkalium beobachtet. Als Bewegungsstörung sah man selbst nach kleinen Dosen, nur für eine Stunde anhaltend, Schwindel und Zittern der Glieder, ferner Parästhesieen, Kriebeln und Ameisenlaufen auftreten. Das Gliederzittern hielt bei einem Kranken mehrere Wochen an, verband sich mit Schwindel, schwankendem Gang, Trübung des Sehvermögens und endete mit einem zeitlichen Verluste der Bewegung für Lippen und Kiefer. Vereinzelt erscheinen: leichtes Sehnenhüpfen, eine gewisse Hast in den Bewegungen, Ruhelosigkeit und selbst krampfartige Bewegungen im Verlaufe des Jodkaliumgebrauches. Ich halte es jedoch für nicht erwiesen, dass epileptoide Krämpfe, mit Rollen der Augen, krampfhaftem Oeffnen und Schliessen des Mundes, schneller Athmung bei Nichterloschensein des Bewusstseins und der Empfindung nach äusserlicher Anwendung von Jodkaliumsalbe gegen Kropf durch Jod direct veranlasst wurden.

---

1) Dorval, Gazette des hôpitaux. 1856. Juin. — Corlieu, ibid. Juin. No. 56.

Eine nicht seltene Nebenwirkung des Jodkalium stellen die Schmerzen an verschiedenen Körpertheilen dar, die häufig trotz Weitergebrauchs des Mittels schwinden. So entstehen bisweilen, begleitet von Jodschnupfen und von Schwellung, ein meistens heftiger Stirnkopfschmerz, periorbitale Schmerzen, eine Neuralgia inframaxillaris, Schmerzen im Oberkiefer und den Zähnen sowie am Hinterhaupt, mit Jodschnupfen und einem, bis zu kaum erträglicher Höhe anwachsendem Kopfweh, ev. mit oder ohne Jodpurpura, und Schmerzen in den Armen, Schultern, Händen, Beinen, die intermittirend, blitzartig wie die Schmerzen der Tabischen eintreten. Bei einem Kranken waren dieselben in beiden Fusssohlen localisirt, erschienen anfangs nur beim Auftreten und auf Druck, später auch spontan, besonders Nachts und waren bohrend und klopfend. Objectiv war nur leichte Schwellung der Weichtheile wahrnehmbar. Es schien anfangs, da es sich um einen Syphilitiker handelte, ein periostitischer syphilitischer Process am Metatarsalknochen zu sein. Als aber nach Verlauf von 14 Tagen das bisher gebrauchte Jodkalium fortgelassen wurde, schwanden alsbald auch die Schmerzen. Erneute Verabfolgung liess sie wieder erscheinen, so dass der Zusammenhang mit dem Jodkaliumgebrauche dadurch erwiesen war[1]. Es geht daraus hervor, dass jede Nervenbahn schmerzhaft erkranken kann. Die Trigeminusneuralgien stellen nur einen Theil des Erkrankungsgebietes dar. Eine Erklärung ist bislang nicht zu geben. Die Annahme[2], dass es sich nur um Nerven handelt, die in ihrem Verlaufe ausserhalb der Schädelhöhle, Knochenkanäle oder Knochenfurchen passiren und dass die Schmerzen durch Hyperämie der Umhüllung dieser Nerven in den Kanälen und Compression entstehen, wird durch das Vorkommen auch in anderen Nerven widerlegt.

In seltenen Fällen erscheint im Verfolge der Jodkaliumanwendung ein leichtes Erregtsein wie nach alkoholischen Getränken. Dieser Zustand kann sich mit Schlaflosigkeit, Gedankenflucht, Beängstigung, Taumeln und anderen motorischen Störungen verbinden. Auch Angstzustände, Todesfurcht u. s. w. können auftreten. In einem Falle führte der Jodrausch in Delirien, Coma und den Tod. Statt dessen entstehen bisweilen depressive Symptome, wie Benommensein und Schläfrigkeit.

Der constitutionelle Jodismus von Rilliet — nichts anderes als eine Combination mehrerer vorgenannter, aber chronisch werdender Nebenwirkungen — stellt sich folgendermassen dar: Die Kranken zeigen eine eigenthümliche cachektische Färbung der Haut und magern trotz meist vorhandenem Appetit ganz bedeutend ab. Die Abmagerung zeigt sich im Gesichte, um die Hüften, um die Brüste und die Hoden und geht mit einem Gefühl von Mattigkeit und Körperschwäche einher. Einen solchen, der Alkoholcachexie ähnlichen Zustand sah man an einem Kranken, der täglich 20g Jodkalium erhalten hatte. Genesung erfolgte bald nach dem Aussetzen des Mittels[3]. Ausserdem können sich eine Reihe von nervösen Beschwerden einstellen, wie Angstgefühl, Unruhe, ferner eine Art von Benommenheit, Gehörsstörungen, lancinirende Schmerzen in den Extremitäten, leichtes Sehnenhüpfen, Brustbeklemmung und besonders ein nervöses Herzklopfen. Das Fortlassen des Jodsalzes

---

1) Kopp, Münchener med. Wochenschr. 1886. No. 28. p. 493.
2) Ehrmann, Wiener med. Blätter. 1890. No. 44. p. 689.
3) Paul, Bullet. et Mém. de la Société de Thér. Séance du 13. mai 1885. p. 84.

schafft nicht immer sogleich Besserung. Bei einem Kranken, der fünf Monate lang wegen einer Acne indurata Jodkalium erhalten hatte, entstanden Schwindel, Unsicherheit in den Bewegungen, Gliederzittern und lebhafte Wärmeempfindung in den Füssen, die bald in Schmerz überging. Nachdem dies mehrere Wochen gewährt hatte, wurden die Muskeln beider Gesichtshälften gelähmt, die Sprache saccadirt, und das Sehvermögen war getrübt. Alle Gegenstände erschienen ihm oft doppelt und einer rotirenden Bewegung unterworfen. Es bestand leichter Strabismus divergens. Auch das Gehör und das Gedächtniss nahmen ab. Zuletzt trat Verblödung ein[1]). Vielleicht lag in diesem Falle, wie in einigen wenigen Anderen, welche paralytische Zufälle mit Störung der Intelligenz aufwiesen, eine erbliche Belastung vor, durch welche ein so schlimmer Ausgang in eine Geisteskrankheit veranlasst wurde. Der Rilliet'sche Jodismus ist sehr selten. Langer Gebrauch von mittleren und sehr kleinen Dosen können ihn angeblich eher wie grosse hervorrufen. Mit Kropf behaftete ältere, geschwächte, reizbare Individuen sollen dafür eine besondere Empfänglichkeit besitzen. Aber gerade das Vorkommen auch bei nicht Kropfkranken beweist, dass die unter dem Einflusse des Jods vor sich gehende Resorption von Kropfmasse nicht die einzige Ursache solcher Symptome sein kann.

Die Therapie der Jod-Nebenwirkungen.

In dem grössten Theile der Fälle schwinden die Nebenwirkungen des Jodkaliums, wenn dasselbe ausgesetzt wird. Man hat aber auch mehrfach den Versuch gemacht, denselben durch Medicamente beizukommen. Die Erfolge sind nicht ermunternd. Die ältere Anschauung, dass manche Erscheinungen des Jodismus, z. B. diejenigen an der Nasenschleimhaut dadurch erzeugt werden, dass local aus Jodsalzen durch Einwirkung von salpetrigsauren Salzen des Nasenschleims, bei saurer Reaction desselben, Jod abgespalten würde und die Nasenschleimhaut reize, führte dazu die Sulfanilsäure (4—6 g mit 3—4 g Natr. bicarb.) zu empfehlen, welche salpetrige Säure bindet. In der Hälfte der wenigen beobachteten Fälle sah man eine Coupirung der Nebenwirkung. Ich glaube, dass man keinen Grund hat, dieser Therapie das Wort zu reden, zumal ich nachweisen konnte, dass die bindende Kraft der Sulfanilsäure für salpetrige Säure innerhalb des lebenden Körpers nicht wahrnehmbar ist[2]) und ferner erwiesen wurde, dass die Sulfanilsäure an sich auch die gewöhnliche Coryza unter Umständen günstig beeinflusst. Von dem doppeltkohlensauren Natron ist in dieser Beziehung auch wenig zu erwarten. Man empfahl ferner das Jodkalium in unveränderter oder mit Pepsin versetzter Milch zu geben, oder es mit Bromkalium oder mit arseniger Säure zusammen zu verabfolgen. In einem Falle erschien jedesmal nach Jodkalium eine Purpura, während sie ausblieb, wenn arsenige Säure gleichzeitig gegeben wurde[3]). Von der Solutio Fowleri soll man nach Besnier soviel Tropfen wie Gramme des Jodkaliums einführen. Ganz besonderer Nutzen wurde den Belladonna-Präparaten für die Bekämpfung von Jodnebenwirkungen nachgerühmt. Extractum Belladonnae zu 0,05 g bewirkte angeblich Toleranz für Jodkalium in Fällen, in denen eine heftige Reaction seitens der Nasen- und Rachenschleimhaut sonst jedesmal eintrat. Nachprüfungen ergaben keinen Erfolg.

---

1) Bullet. général de Thérap. T. XXXIV. p. 266.
2) L. Lewin, Archiv f. exper. Pathologie u. Pharmakologie. 1889. Bd. 25.
3) Silcock, Brit. medical Journ. II. 1885. 24. Oct.

Acidum arsenicosum.

Die pharmakologische Wirkung der verschiedenen Arsenverbindungen und nicht minder ihre Nebenwirkungen sind bis auf gewisse, durch chemische Verschiedenheit bedingte Unterschiede wesentlich gleichartig. Ich handle deswegen in dem Folgenden nur die arsenige Säure und die Lösung ihres Kalisalzes als Prototypen für alle anderen ab. Seit manchem Jahrhundert kennt man unerwünschte Wirkungen, die dieses Metalloid zu erzeugen vermag. Zu allen Zeiten gab es deswegen Aerzte, die aus diesem Grunde von einer therapeutischen Verwendung entweder ganz abriethen, oder eine solche doch sehr eingeschränkt wissen wollten, während Andere, mit der Geschichte dieses Stoffes weniger bewanderte, Rücksichten in der Anwendung fallen liessen. Das Wahre wird auch hier in der Mitte liegen. Die Nebenwirkungen müssen, da wo sie erscheinen, als kaum vermeidbar, in den Kauf genommen werden, man darf deren Bedeutung aber nicht unterschätzen; denn manche von ihnen sind schwerwiegender, unter Umständen nachhaltiger schädigend, als z.B. die nach Jod vorkommenden. Bei den verschiedenartigsten Krankheiten und Anwendungsarten sah man sie am Orte der Anwendung oder entfernt auftreten: Bei Fieberkranken, bei Tuberkulose der Lungen, wo innerlich Arsen gereicht wurde, oder Räucherungen mit Auripigment oder arsensaurem Natron vorgenommen wurden, bei Psoriasis, Chorea und anderen Krankheiten. Sie gehen meistens nach dem Aussetzen des Medicamentes vorüber, in selteneren Fällen bleiben sie lange Zeit oder für immer bestehen, oder führen auch zum Tode. Den letzteren Ausgang sah man z. B. nach Injection von Arsen in die Milz und nach Aufbringen auf Geschwülste.

Ueber den Mechanismus ihres Entstehens ist ebensowenig wie über denjenigen der normalen Arsenwirkung bekannt. Jeder Erklärungsversuch scheitert an den vielen unbekannten Factoren. Arsensäure wie arsenige Säure, metallisches Arsen wie die Schwefelarsenverbindungen geben den Anlass zu dem Auftreten von Nebenwirkungen. Auch der Befund von intravitaler Blutgerinnung bei Thieren, die Arsen erhalten haben, ist weder für die Erklärung der Nebenwirkungen noch für die der Giftwirkung zu gebrauchen, da viele harmlosere Stoffe, z. B. auch Glycerin, solche Veränderungen erzeugen sollen.

Manche Arsenverbindungen erleiden beim Stehen unter bestimmten Bedingungen Veränderungen, die vielleicht auch Nebenwirkungen veranlassen. In der Solutio Fowleri siedeln sich leicht niederste, pflanzliche Gebilde an, durch deren Lebensthätigkeit Arsenwasserstoff und damit auch eine Verminderung des Wirkungswerthes der Lösung veranlasst wird. Um ihr Gedeihen zu hindern, hat man Glycerin, ätherische Oele u. s. w. hinzugefügt. Auch Oxydation entsteht in theilweise gefüllten Flaschen von Sol. Fowleri. Es braucht kaum hervorgehoben zu werden, dass Arsenlösungen, welche Mikroorganismen enthalten, für die Einspritzung in das Unterhautzellgewebe nicht gebraucht werden dürfen.

Die Aufnahme der arsenigen Säure von Schleimhäuten, Wunden und von der Hautdecke, die durch den Arsenreiz ihre normale Beschaffenheit verloren hat, geht in so reichem Maasse vor sich, dass entferntere Wirkungen dadurch leicht ausgelöst werden können. Die Ausscheidung des Arsens erfolgt durch den Harn, bei Thieren theilweise in Form einer oder mehrerer arsenhaltiger Basen. Hier war es nach der Aetzung eines Uteruscarcinoms mit Arsenpaste frühestens nach 8, spätestens nach 15 Stunden nachweisbar, und blieb darin 4—7 Tage. Der Nachweis gelingt aber auch nach dreitägiger Einführung z. B. von 3 mal täglich 3 Tropfen Solut. Fowleri noch nach 58 Tagen, und nach 6 tägigem Gebrauch noch nach 82 Tagen. Nach Einspritzung in Tumoren findet sich Arsen auch im Magen, nach Uterusätzung im Darm, und nach jeder Art innerlicher Anwendung in der Haut. In dem Inhalte einer Blase wurde es nachgewiesen, welche auf der Haut eines mit Arsen vergifteten Menschen durch Cantharides erzeugt war. Die Schweissdrüsen scheiden es aus, besonders wenn die Haut vicariirend für die Nieren eintritt. Wird arsenigsaures Eisen eingeführt, so geht das Eisen in den Harn, während das Arsen, vielleicht als arsenigsaures Kali im Schweisse wieder erscheint. Auch in die Muttermilch geht Arsen über. Bei einer Säugenden, die je 8 mg Arsenik täglich 6 Tage hindurch erhalten hatte, fand man 0,001 g Arsen in 100 g Milch. Anlass zu einer solchen Untersuchung gab die Thatsache, dass eine mit Arsen vergiftete Frau durch Säugen ihres Kindes während ihrer Vergiftung ihr Kind tödtete. Auch bei Kühen wies man nach Arseneinführung das Metalloid in der Milch und der Butter nach. Demgegenüber ist ein vereinzelter negativer Befund bei Menschen bedeutungslos und vielleicht auf die Art der Untersuchung zurückzuführen. Somit können alle genannten Ausscheidungswege Angriffspunkte für unangenehme Wirkungen des Arsens sein.

Meistens reagirt ein Mensch immer in der gleichen Weise auf Arsenpräparate. Eigenthümliche Abweichungen von dieser Regel kommen vor. So konnte z. B. ein Kranker arsensaures Chinin nehmen, während arsenige Säure mit Bromkalium nicht vertragen wurde[1]). Vielleicht ist die Schwerlöslichkeit des ersten Präparates die Ursache gewesen. Den wesentlichsten Einfluss auf die, oft erst nach mehrtägigem oder mehrwöchentlichem Arsengebrauche erscheinenden Nebenwirkungen bildet auch hier die Individualität. Es giebt Menschen, die z. B. 0,15 g und mehr in 5 Tagen verbrauchen, ohne davon unangenehm berührt zu werden, während Andere nach viel kleineren Dosen Nebenwirkungen in den verschiedensten Organen aufweisen. Personen mit phlegmatischem Temperament sollen besonders leicht Darmaffectionen bekommen. Ob bestimmte Krankheiten eine Toleranz für Arsen gewähren, ist nicht sichergestellt worden. Deswegen kann ich auch den Satz nicht gelten lassen: dass die Toleranz des Organismus für Arsenik in geradem Verhältniss zu der Intensität der Krankheit steht, und wenn diese schwindet, sich auch jene verringert. Kinder über 5 Jahre und besonders anämische und chlorotische Mädchen vertragen relativ grössere Dosen als Erwachsene und brauchen grössere Mengen, um Heilwirkungen bei Hautkrankheiten zu zeigen[2]). Greise scheinen am wenigsten Arsen zu vertragen. Manche Krankheiten wie Bronchitis, Digestionsstörungen und acute Entzündungen des Darms, können sich durch Arsengebrauch verschlimmern, weil die betreffenden Organe auch Angriffspunkte des Arsens bilden.

---

1) Leontowitsch, Monatshefte f. prakt. Dermatologie. 1887. p. 587.
2) Anderson, The Lancet. 1870. I. 14. May. p. 687.

Die Gewöhnung an Arsen.

Die Gewöhnung kann in ziemlich weitem Umfange zu Stande kommen. Sie ermöglicht es, dass arsenbedürftige Kranke ein allmähliches Aufsteigen mit den Dosen nicht nur vertragen sondern erheischen. Sie kann es gestatten, dass ein an Psoriasis Erkrankter in einem gewissen Zeitraume 10 g arsenige Säure einnimmt, und sie schafft die Arsenikesser. Bedingung für das Ertragen von schliesslich sehr grossen Mengen ist das allmähliche Ansteigen während vieler Jahre. Arsenikesser bringen es demgemäss dazu, Einzeldosen bis 0,5 g und vielleicht noch mehr von der arsenigen Säure aufzunehmen. Die Angabe, dass ein fortwährendes Ansteigen nicht stattfindet[1]), beruht auf mangelhafter Information. Einzelne solcher Individuen beschränken sich vielleicht etwas in den Mengen, aber kaum ein Arsenikesser giebt den wahren Verbrauch an. In Oesterreich, Deutschland, Frankreich, England und anderen Ländern giebt es Menschen, die meist aus Nachahmungssucht, in dem Glauben durch dieses Mittel blühender aussehend, voller, körperlich kräftiger, leistungsfähiger und ausdauernder zu werden und sich dadurch vor Krankheiten zu schützen, ihm fröhnen. In einigen Gegenden von Steiermark, Tirol und Salzkammergut findet man dies ganz häufig, meist nur bei Männern. Diese nehmen das Mittel gewöhnlich alle 7—14 Tage, selten jeden zweiten Tag oder gar täglich zu sich.

Aber auch sonst wird Arsenik von Frauen und Mädchen reichlich verbraucht, angeblich auch in gewissen Mädchenpensionaten, wo es regelmässig und unter Aufsicht von Aerzten unter die Speisen verkocht wird[2]). Wird hier unbewusst das Mittel aufgenommen und eine Gewöhnung und eine Begierde der Zellen nach dem Reizmittel erzeugt, so giebt es Andere, die bewusst das Gleiche thun. Manche Damen, und Schauspielerinnen thun dies ebenso wie Dienerinnen der Venus vulgivaga. Ein schöner Teint, runde Formen, Glätte der Haut, Glanz der Haare sind die lockenden Aussichten, die dazu führen. Hetären, die ihre verbrauchten äusseren Reize dadurch aufzufrischen gedenken, handeln hierbei wenigstens aus dem erklärlichen Triebe, neue Stützen für ihr Gewerbe zu gewinnen. Wenn aber auch schon junge Mädchen nur aus nachahmender Eitelkeit dies thun, ja sogar auf ärztlichen Recepten der Solutio Fowleri die Dosen und ein Reiteretur fälschen, so ist es Zeit, diesem sicherlich anwachsenden Unfug ein Hemmniss entgegenzusetzen. Statt der Fowlerschen Lösung werden auch arsenhaltige Quellwässer, z. B. das von Roncegno getrunken. Wenn die Arsensäure in diesem Wasser in einer resorbirbaren Form vorhanden ist, so würde ein solcher Brunnen nur auf ärztliche Verordnung zu verabfolgen sein[3]). Dass nicht nur durch chronischen Gebrauch sondern auch acut hierdurch Schädigung erzeugt werden kann, beweist ein Fall, in welchem nach Aufnahme von noch nicht ganz einem Esslöffel dieses Wassers seitens eines 12 jährigen Kindes, unter Anderem quälende Schmerzen in der Magengegend, Erbrechen, Empfindlichkeit des Leibes auf Druck und Collaps auftraten[4]). Die

---

1) Knapp, Centralbl. f. allgem. Gesundheitspfl. Ergänzungsh. 1885. Bd. II. H.1.
2) Buchner, Die ätiol. Ther. u. Prophyl. d. Lungentuberk. Münch. 1883. p. 120.
3) L. Lewin, Berliner klin. Wochenschr. 1886. No. 18.
4) Hirt, Breslauer ärztl. Zeitschr. 1886. 13. Febr. p. 25.

Behauptung, dass aus dem arzneilichen Gebrauche des Arsens sich nicht ein chronisches Geniessen desselben entwickeln könne, weil das Mittel keine angenehmen Empfindungen erzeuge, trifft für Hautkranke und andere Leidende deswegen zu, weil sie meist in kurzer Zeit zu so hohen Dosen ansteigen, dass ein längeres Verweilen auf dieser Höhe unangenehme Nebenwirkungen zur Folge haben würde, und die letzteren so geartet sind, dass sie eine selbst vorhandene Neigung zum Fortgebrauche bald verhindern. Indessen giebt es doch Fälle, in denen Kranke, nach Beseitigung ihres Leidens Arsen weiternahmen, nicht weil es wie eines der sonstigen excitirenden oder narkotischen Mittel wirkt, sondern weil in Folge eines langen Gebrauches bereits eine gewisse Gewöhnung eingetreten war, und die oben angeführten körperlichen Vortheile dadurch erzielt werden sollten.

Ob es sich bei der Gewöhnung nur um eine Anpassung der Zellen unter Inanspruchnahme ihrer gewöhnlichen oder auch ihrer „Reservekraft" oder vielleicht gar um eine Betheiligung ihrer Gewebssäfte handelt, wird wohl nicht zu entscheiden sein. Man hat früher die Meinung ausgesprochen, dass die feste Form, in der die arsenige Säure aufgenommen wird, die Gefahr einer Vergiftung ausschliesse oder doch sehr herabmindere, weil ein bedeutender Antheil unresorbirt mit dem Kothe abginge. Ich glaube, dass auch an die leicht resorbirbare Solutio Fowleri in demselben Umfange Gewöhnung stattfinden kann wie an die arsenige Säure, sobald ein allmähliches Ansteigen innegehalten wird. Ob Arsenesser diese Toleranz, wie angenommen wurde, in einem gewissen Grade vererben können, ist mehr als zweifelhaft.

Die wichtigste Frage betrifft die Schädlichkeit oder Unschädlichkeit eines solchen Mittels. Es sind ihm in der Neuzeit mehrere Vertheidiger erstanden, die aus den Beobachtungen an Arsenikessern, die als gesunde, sehr alt werdende Männer von blühendem Aussehen bezeichnet wurden, den Schluss zogen, dass auch der langdauernde arzneiliche Gebrauch der arsenigen Säure keine Nachtheile hervorrufe. An der Thatsächlichkeit des Wohlbefindens vieler, Arsenik chronisch gebrauchender Gesunder ist nicht zu zweifeln, und auch manche Kranke können es ohne Nebenwirkungen längere Zeit hindurch nehmen. Wird doch sogar mitgetheilt, dass ein Schwindsüchtiger Dosen von 0,1—0,3 g 6—8 Wochen lang zum Theil ass, zum Theil mit Tabak rauchte ohne Nebenwirkungen aufzuweisen[1]. Indessen hängt dies von der Individualität ab. Es giebt auch Arsenikesser, die nach einiger Zeit genau in der Weise durch ihr Genussmittel erkranken wie ein Mensch, der aus Tapeten oder Gebrauchsgegenständen lange unbewusst Arsen aufgenommen hat, und, wie das Folgende lehrt, kommen bei der Anwendung zu Heilzwecken Functionsstörungen vor, die sehr ernst zu nehmen sind und ein sofortiges Aussetzen erheischen. Als wesentlichste Benachtheiligung sehe ich aber bei dem chronischen Arsenicismus an, dass die Individuen Sclaven ihrer Leidenschaft sind und es bleiben. Der Versuch der Entwöhnung schafft unangenehme Abstinenzsymptome wie sie beim Morphinismus, Alkoholismus und ähnlichen Zuständen erscheinen, besonders heftige Magenschmerzen, Diarrhoeen und Collapszustände. Die Stärke dieser Symptome hängt von der Dauer des Gebrauches und individuellen Verhält-

---

[1] La Rue, Boston med. and surgic. Journ. 1866. p. 439.

nissen ab. Dass sie in den Tod führen können, beweist jener Fall, der den Director einer Arsenikfabrik betraf. Er hatte mit 0,18 g begonnen und war nach vielen Jahren bis zu 1,38 g grob pulverförmiger arseniger Säure aufgestiegen. Als er sich des Mittels entwöhnen wollte, starb er „apoplectisch."

Nebenwirkungen seitens der Verdauungs- und Harnwege sowie des Geschlechtsapparates.

Nach längerem oder kürzerem innerlichen Gebrauche der arsenigen Säure oder ihres Kalisalzes, entstehen nicht selten Reizungen der Schleimhäute des Mundes, des Schlundes und des Magens und dadurch Störungen in der Verdauung. Die Zunge hat dann einen dicken Belag, und es tritt ein unangenehmes Brennen im Munde und Durstgefühl ein. Die Mundaffection kann den Charakter einer Stomatitis resp. einer Angina annehmen. So entstehen: Salivation schon nach sehr kleinen Arsenmengen, Schwellung und Röthung der Mundschleimhaut mit der Empfindung des Wundseins und stellenweisen Epitheltrübungen, fleckige Röthe am weichen Gaumen und Tubenverschluss. Dazu gesellen sich, oder erscheinen allein: Brennen, Kratzen und Trockenheit im Schlunde.

Bei der Anwendung der arsenigen Säure an den Zähnen kommen in einzelnen Fällen Nebenwirkungen vor, die bisher lange nicht genug gewürdigt wurden. Dies mag früher, als Pasten um Zahnnerven zu tödten noch als Geheimmittel verkauft wurden, in grösserem Umfange stattgefunden haben als jetzt. Nicht nur am Orte der Anwendung, sondern auch durch Resorption können sie entstehen. Die gewebszerstörende Eigenschaft der arsenigen Säure beginnt hier etwa nach 30—45 Minuten mit Schmerzen. Fand die Anwendung auf einer vorher entzündeten Pulpa statt, dann wächst der Schmerz von einer anfänglich nur leicht erhöhten Empfindlichkeit bald unerträglich an. Seine Stärke scheint in einem directen Verhältniss zu der Höhe der Entzündung zu stehen. Meistens hält er 3—4, seltener 12—14 Stunden an. Ist der Verschluss des mit Arsen versehenen Zahnes nicht dicht, dann können Zahnfleisch und Wangenschleimhaut ebenfalls verätzt werden. Es entstehen Aetzschorfe, die gewöhnlich bald abfallen, bisweilen aber rebellische Geschwüre hinterlassen. Die Anwendung an weit offenen Wurzeln, oder noch relativ guten Zähnen kann Periostitis schaffen, die sich ev. auch auf benachbarte Alveolen erstreckt. Im weiteren Verlaufe entsteht in einzelnen Fällen, zumal nach oft wiederholter Anwendung grosser Dosen oder nach ungeschickter Application: Ostitis, Necrose und Sequesterbildung. Der Kiefer kann in grossem Umfange zu Grunde gehen. Man beobachtete selbst totale Necrose des rechten Oberkiefers mit Ausfallen der Zähne. Die Heilung eines solchen Knochenleidens nahm bei einem Kranken 18 Monate in Anspruch. Auch ohne so grobe Veränderungen können noch andere als die direct mit Arsen behandelten Zähne geschädigt werden oder zu Grunde gehen. Es sollten in einen Zahn nicht mehr als 1—2 mg arsenige Säure eingebracht werden, obschon auch nach grösseren Dosen oft resorptive unangenehme Wirkungen fehlen. Doch kommen auch solche seitens des Magens und Darms vor. Nebenwirkungen entstehen selbstverständlich besonders stark, wenn in Folge mangelhaften Zahnverschlusses das Arsen verschluckt wird.

Eigenthümlich ist ein Metallgeschmack, der bisweilen beobachtet wurde; die geschmacklose Arseniklösung schmeckt den Kranken zuletzt wie Kupfermetall. Sobald dieses Symptom erschienen ist, verstärkt es sich bei jeder weiteren Dosis des Mittels so sehr, dass endlich ein unüberwindlicher Widerwille gegen dasselbe entsteht. Setzt man das Arsen trotzdem fort, so folgen Brechneigung, Erbrechen und Durchfall. Nach einem grösseren zeitlichen Zwischenraum bleibt bei erneuter Arsendarreichung dieses Symptom meistens aus. Seitens des Magens erscheinen recht häufig bei jeder Art der Anwendung und nach den verschiedensten Arsenverbindungen Druck- und Schmerzempfindung. Dazu kommen: Aufstossen und Brechneigung, und wenn dieses Warnungszeichen nicht beachtet wird, sehr bald Erbrechen. Die Dauer der Nausea beträgt einige Stunden oder einen ganzen Tag, wahrscheinlich so lange noch Arsenik im Magen vorhanden ist. Das bisweilen sehr hartnäckige Erbrechen kann sogar durch die äusserliche Anwendung des Auripigments auf Wunden entstehen, und das Erbrochene Blut enthalten. Auch der Darm wird häufig in Mitleidenschaft gezogen. Blähungen, vermehrter Stuhlgang, Koliken, erhöhte Schmerzhaftigkeit des Unterleibes auf Druck, Durchfälle und bei Lymphomkranken auch wohl heftiges Brennen im Mastdarm stellen sich ein. Bei Magen- und Darmleiden, besonders Darmtuberkulose, verdienen diese Wirkungen eine ernste Beachtung. Bei einem Magenleiden entstanden durch die starken Blähungen Druck auf den ohnehin sehr empfindlichen Magen und damit hochgradige Beängstigung, Athemnoth und Verfall. Die Betheiligung des Herzens an diesem letzteren Zustande ist sehr wahrscheinlich.

Die Nieren und damit auch der Harn erleiden, wie es scheint, nur nach grossen, ev. giftigen Dosen Veränderungen. Es entstehen hyperämische Zustände der Nieren, wahrscheinlich durch eine örtliche Einwirkung des in sie gelangenden Mittels, Polyurie, Albuminurie verschiedenen Grades und Hämaturie. Bisweilen findet man im Harn eine für Zucker angesprochene, reducirende Substanz. Dysurie und Ischurie kommen selten vor. Mehrfach wurde in Folge des Arsengebrauches Abschwächung bis zum Verluste der geschlechtlichen Function beobachtet. Impotenz kam in einem Falle auch durch Schlafen in einem mit arsenhaltigen Tapeten versehenen Zimmer zu Stande. Vielleicht liesse sich dieser nachtheilige Einfluss auf die sexuelle Sphäre durch eine verminderte Ernährung der jungen Epithelzellen der Samenröhrchen erklären, die in naher Beziehung zu den Samenzellen stehen. Uebermässige Arsenikdosen können eine parenchymatöse Oophoritis erzeugen. Ob die Schwangerschaft eine Contraindication für den Gebrauch von Arsenpräparaten abgiebt, ist strittig. Für die Lactation möchte ich dies bejahen.

Nebenwirkung in den Luftwegen und am Herzen.

Die oben geschilderte Reizung der Mundschleimhaut setzt sich nicht selten auf die Schleimhaut der Nase und der Luftwege fort. Doch wäre es auch wohl denkbar, dass diese Veränderung durch eine Ausscheidung von Arsenik in die genannten Organe hervorgerufen wird, da man sie auch nach Aufbringung von arseniger Säure auf eine Geschwulst beobachtete. Seitens der Nase kommen häufig Stockschnupfen mit Stirnkopfschmerz und Coryza, selten Nasenbluten vor. Auch nach Gebrauch eines Arsenik haltenden Waschwassers gegen Alopecie beobachtete man chronischen Nasen- und Pharyngealcatarrh[1]), ebenso können der Kehlkopf und die Bronchien entzündlich verändert werden. Schon Avicenna erwähnt unter den Vergiftungssymptomen mit Arsenik trocknen Husten. Ein solcher entsteht aber auch nach kleinen medicinalen Dosen, ebenso Rauhigkeit der Stimme und leichte Heiserkeit, sehr selten Sprachstörungen und Aphonie. In einem Falle fand sich die Kehlkopfschleimhaut geröthet und geschwollen. Manche Kranke zeigen unter dem Einflusse des Arseniks eine Disposition für Bronchitis. Man sah dies bei Phthisikern und fand bei ihnen auch Beimengungen von Blut zum Auswurf. Ein solcher Kranker hatte anfangs Blutstreifchen im Sputum und bekam dann plötzlich eine Lungenblutung[2]). Es ist nicht unwahrscheinlich, dass die letztere mit dem Arsengebrauche im Zusammenhang stand. Nach Verabfolgung von vier Mal täglich 6 Tropfen an 3 Tagen, und 8 Tropfen an 2 Tagen erschien bei einem an Intermittens Leidenden eine schmerzhafte, spannende Empfindung in der Brust, eine kurze, höchst beschwerliche Athmung, quälender Husten, neben einem sehr kleinen und sehr frequenten Pulse. Oppressionsgefühl auf der Brust, Präcordialangst und Collaps, kühle Extremitäten, kalte Schweisse wurden nach innerlichem Gebrauche von arseniger Säure und Roncegno-Wasser und auch nach äusserlicher Anwendung von Auripigment und Hellmuth'scher Arsensalbe beobachtet. Meist vereint sich mit diesen Symptomen Vermehrung sowie Kleinheit des Pulses.

Aenderungen in Allgemeinbefinden, Sinnesorganen und Nervensystem.

Die Angaben über die Stoffwechselvorgänge unter Arsengebrauch widersprechen sich, aber wahrscheinlich kommt eine Hemmung der Oxydation zu Stande. Bei Anwendung von Arsenik gegen maligne Geschwüre, Lymphome, Psoriasis etc. steigert sich manchmal, trotz subjectiver Erleichterung und nachdem vorher der Appetit eine Besserung erfahren hat, die bestehende Cachexie: die Kranken sehen elender aus, magern ab, ihre Haut wird welk, verliert an Turgor, und färbt sich fahl, graugelb oder icterisch. Erst wenn das Mittel ausgesetzt wird, erholen sie sich[3]).

Im Zusammenhang hiermit, aber auch allein, zeigt sich Steigerung der Körperwärme[4]), entweder nach den ersten Dosen oder auch erst nach 2—3 Wochen. Das Fieber hat in einigen Fällen einen intermittirenden Typus, z. B. den einer Quotidiana, oder ist continuirlich mit Steigerung am Abend bis 39,5 und Abfall am Morgen. Es nöthigt oft die Kur zu unterbrechen, beginnt mit Wiedereinleiten derselben und kann schliesslich zu einem deutlichen hectischen Fieber ausarten. Es verschwindet nicht immer unmittelbar nach dem Aussetzen des Arseniks,

---

1) Hood, The Lancet. 1890. 15. March. p. 595.
2) Demuth, Aerztl. Intelligenzbl. 1884. p. 90. — Rethy, Wiener med. Presse. 1897. No. 11.
3) Karewski, Berliner klin. Wochenschr. 1884. p. 263.
4) Winiwarter, Archiv f. klin. Chirurgie. 1875. Bd. 18. p. 127 ff.

sondern kann noch ziemlich lange Zeit, etwa 14 Tage länger anhalten. Andere Nebenwirkungen brauchen zur Zeit des Fiebereintritts noch nicht vorhanden zu sein. Das Allgemeinbefinden der Kranken wird zuletzt durch das Fieber geschädigt.

Die Annahme, dass dieses nur in Folge der Einspritzung in Geschwülste auftritt, ist irrig. Auch nach innerlicher Beibringung von arseniger Säure oder Jodarsen sah man es neben Ausschlägen und auch neben Symptomen seitens der Luftwege. Man machte die Beobachtung, dass so lange das Fieber anhielt, sich Lymphome verkleinerten. Darauf aber fingen sie wieder zu wachsen an und nöthigten von Neuem zur Darreichung von Arsen. Ich halte sowohl das Fieber wie auch die beschriebene Steigerung einer vorhandenen Cachexie, für Wirkungen resorbirter Geschwulstmassen resp. von Zerfallsproducten derselben. Die Analogie mit der Wirkungsweise des Jods, des Tuberkulins und anderer Stoffe, die ähnliches erzeugten, ist auffallend. Die Meinung, dass dieses Fieber nicht als Resorptionsfieber anzusehen ist, weil die Verkleinerung der Tumoren nicht in allen Fällen constant ist, trifft nicht zu, weil Resorption von Geschwulstmasse in Mengen eintreten kann, die keine Verkleinerung erkennen lassen, aber doch ausreichen, um Fieber zu erzeugen. Die Individualität schafft auch hier in weiten Grenzen Toleranz. Ich vermuthe jedoch, dass wenn häufiger Messungen der Körperwärme nach Arsenanwendung bei anderen Krankheiten vorgenommen würden, kleine Fieberbewegungen als Ausdruck ähnlicher Einwirkung sich auch hierbei öfter nachweisen lassen werden. Abmagerung und Mattigkeit finden sich neben anderen Störungen auch nach Verabfolgung gegen Haut- und andere Krankheiten.

Gleich der Nasenschleimhaut können frühzeitig die Thränenwege und die Conjunctiva catarrhalisch erkranken. Oedem kann beide oder auch nur ein Lid befallen. Bisweilen umgiebt die Lider circulär eine förmliche erysipelatöse Röthe, die später unter Abschuppung heilt. Es entstehen Jucken, Brennen, Röthung in der Bindehaut, meist des unteren Lids, auch Augenthränen, Lichtscheu und eine Amblyopie, die in einem Falle sich fast bis zur vollen Blindheit steigerte. Sehr selten beobachtet man eine icterische Verfärbung der Sclerotica, eine Erscheinung, die bei acuter Arsenvergiftung in Begleitung von Gelbsehen vorkommt. Geringer horizontaler Nystagmus fand sich in einem Falle von Arsenlähmung neben Flimmern bei längerem Fixiren. Auch Schwachsichtigkeit kommt vor.

Vereinzelt wird von Geruchs- und Geschmackstäuschung sowie von Ohrensausen berichtet.

Seitens des Centralnervensystems entstehen bei manchen Personen, unabhängig von der Art der Erkrankung: Eingenommensein des Kopfes, Kopfschmerzen, auch als Stirnkopfschmerz localisirt, bisweilen ziehende, bohrende Schmerzen in den Augäpfeln, Waden, Beinen, Füssen, Gelenkschmerzen[1] u. s. w. und Schwindel. Seltener sind symmetrische Anästhesie und Analgesie. In einem Falle fanden sich Parästhesien neben Verlust des Lagegefühls für Finger und Zehen. Spreizte man die Finger auseinander, so merkte der Kranke, dass eine Bewegung

---

1) Putnam, London med. Recorder. 1888. p. 490.

vorgenommen wurde, wusste aber nicht welche[1]). Bei der Behandlung von Lymphomen mit steigenden Arsendosen entstanden Unruhe, Aufgeregtsein, oder melancholische Gemüthsstimmung und Muthlosigkeit. Bei an Veitstanz Leidenden stellt sich häufig ein vermindertes Schlafbedürfniss ein. Die Kranken sind einige Nächte hindurch schlaflos, ohne dass diese Schlaflosigkeit am nächsten Tage von der entsprechenden Müdigkeit gefolgt ist[2]). Auch Jodarsen sowie der äusserliche Gebrauch von Auripigment können Schlaflosigkeit hervorrufen. Hyperkinetische Zustände kommen selten vor: Unruhe in den Beinen bei Malariakranken, die Arsenik erhielten, bei anderen Kranken vereinzelt auch Tremor. Kriebeln und Zittern an Händen und Füssen neben Frösteln erschien bei einem Hautkranken nach Verbrauch von 112,35 g Solutio Fowleri.

Die chronische Arsenzufuhr auch relativ kleiner Mengen bedingt bei längerem Bestehen und selbst längere Zeit nach dem Aussetzen, ev. begleitet von Arsenpigmentation oder anderen Nebenwirkungen, bei Erwachsenen und choreatischen Kindern in manchen Fällen Lähmungen und andere functionelle Störungen, wie man sie als „multiple Neuritis" bezeichnet hat. Ein durch Alkohol geschwächter Körper soll für letztere besonders disponiren. Für beide Stromesarten kann die Muskel- und Nervenerregbarkeit auch ohne weitere Erkrankung herabgesetzt sein. Man sah mit oder ohne Atrophie und Anästhesie, meist mit Verlust der Reflexe, anfangs Muskelschwäche, dann Parese der Gliedmassen[3]), mehr der Beine wie der Arme, stärker an den Extensoren wie an den Flexoren und heftiger in den distalen wie proximalen Muskelgruppen auftreten. Neben Störungen in der Empfindung und der Ernährung fanden sich z. B. bei einem Kranken Lähmungssymptome an allen Gliedmassen, so dass z. B. die Beugung der Finger zur Faust nicht gelang, Streckung und Spreizung der Finger kraftlos, und active Bewegung von Füssen und Zehen ganz unmöglich war. Patellar- und Achillessehnenreflexe fehlten, während die Hautreflexe unverändert waren. Bei einem an Chorea leidenden und mit mässigen Mengen von Fowler'scher Lösung behandelten 6jährigen Knaben erschien nach einigen prämonitorischen Symptomen seitens des Magens, Schwäche im rechten Arm und beiden Beinen. Man gebrauchte das Mittel weiter und ausgeprägte Lähmung der Unterschenkel, besonders der Extensoren der Füsse und Zehen war die Folge. Die Unterschenkel atrophirten; es entstand Entartungsreaction; der Patellarreflex fehlte. Es stellte sich später Besserung ein. Eine gleichzeitig mit dieser Lähmung aufgetretene Hautfärbung schwand fast ganz. Die Lähmung kann auch universell sein[4]), und sich mit einer mehr oder minder starken Atrophie verbinden. Es gehen ihr bisweilen heftige rheumatische Schmerzen besonders in den Gelenken voran. Neben Lähmungssymptomen, an denen wohl auch die Stimmbänder theilnehmen können, kommen Coordinationsstörungen vor. In einem Falle, in dem

---

1) Krehl, Deutsches Archiv f. klin. Medicin. 1889. Bd. 44. p. 325.
2) Hollaender, Centralbl. f. d. ges. Therapie. 1886. p. 387.
3) Clarke, Edinburgh med. Journ. 1808 Vol. IV. p. 282. — Lanceraux, Bullet. de l'Acad. de Médec. 1896. p. 41. — Potts, Médic. Magaz. 1884. p. 470. — Osler, Montreal med. Journ. 1893. April.
4) Falconer, Memory of the med. soc. of London. Vol. II. p. 224.

wegen Psoriasis grosse Dosen von Arsen genommen worden waren, stellten sich allerlei andere nervöse Symptome, und schliesslich Convulsionen, Coma und Tod ein[1]).

Nebenwirkungen an der Haut.

Hautveränderungen wurden nach Vergiftungen mit Arsenik schon um die Mitte des vorigen Jahrhunderts als Friesel und Erysipelas beschrieben. Man sah dieselben als kritisches Symptom an, als ein Bestreben des Körpers, sich der Schädlichkeit auch auf dem Wege der Hautausscheidung zu entledigen. Aber auch bei der äusserlichen und innerlichen Anwendung des Arsens zu Heilzwecken kann das Gleiche entstehen. Schon die alten Aerzte kannten diese Eigenschaft des Arseniks. Als man in früheren Zeiten in Pestepidemien arsenikhaltige Amulette auf der Brust trug, sah man schmerzhafte Pusteln wie von einem Aetzmittel hervorbrechen. Meiner Ansicht nach entstehen auch die nach innerlichem Arsengebrauche erscheinenden Hautkrankheiten durch eine directe örtliche Einwirkung des in die Haut gelangenden Mittels. Denn sein Nachweis an diesem Orte ist sicher geliefert worden und ausserdem steht fest, dass jede nach dieser Gebrauchsart sich bildende Ausschlagsform auch nach Berührung des Arsens mit der Haut entstehen kann. Die Ausschläge sitzen gewöhnlich an Hals, Gesicht, Genitalien und Händen, können aber auch jede andere Körperstelle einnehmen. Kleine und grosse Dosen geben Anlass für ihr resorptives Entstehen, aber meist nur auf Grundlage einer besonderen Empfindlichkeit. Statt der Exantheme erscheinen bisweilen auch lästige Schweisse an umgrenzten Körperstellen, oder Schwellungen. Die an den Augen auftretenden ödematösen Schwellungen habe ich bereits erwähnt. Dieselben können auch anderswo in grösserer Ausdehnung vorkommen. Bisweilen kommt es an sonst trockener und schuppiger, gebräunter Haut zu nächtlicher Schweissabsonderung, oder zu Pruritus, z. B. Pruritus vulvae ohne Hautausschläge aber bei Lähmung.

Die Angabe, dass in Folge des Arsengebrauchs eine Area Celsi entstanden sei, ist bekämpft worden. Die folgenden Veränderungen stehen fest:

a) **Dermatitis in Folge örtlicher oder innerer Anwendung.** Gelangt die arsenige Säure in wässeriger Lösung, als Salbe oder Paste, oder Auripigment mit der Oberhaut längere Zeit in Berührung, so tritt unter brennenden, irradiirenden Schmerzen und nicht selten auch unter Fieber eine entzündliche Reizung ein, deren Stärke sich nach der Höhe der Dosis, der Dauer der Einwirkung und nach der individuellen Empfänglichkeit richtet. Auf den getötheten und geschwollenen Theilen können, ohne dass sich vorerst resorptive Allgemeinerscheinungen zeigen, hirsekorn- bis erbsengrosse Bläschen oder Pusteln hervorbrechen. Ja selbst die längere Berührung von Gegenständen, die mit Arsenfarben gefärbt sind, vermag derartiges entstehen zu lassen. Wird die Entzündung stärker, dann erscheinen unter heftigen Schmerzen eine erysipelasartige Geschwulst und auf dieser missfarbige, sanguinolente Exantheme. Es kommt in verschieden weitem Umfange zu Verschorfungen. Auf Schleim-

---

1) Hutchinson, Brit. med. Journ. 1887. 20. July.

häuten und Wundflächen erscheinen bisweilen schon nach einem Tage Brandschorfe, die sich nach 2—3 Wochen abstossen und meist einen reinen Boden oder auch eine Narbe hinterlassen. Auf todtes Gewebe wirkt die arsenige Säure nicht ein.

Die geschilderten Wirkungen zeigten sich auch bei Menschen, denen sie subcutan oder in Geschwülste, oder sonstwie parenchymatös eingeführt wurde. Die Meinung ist zurückzuweisen, dass eine nicht genügende Asepsis der Flüssigkeit oder der Spritze die Ursache darstelle; denn selbst bei peinlichster antiseptischer Sorgfalt sah man bei gewissen Individuen solche Störungen entstehen. Wenig ändert auch in dieser Beziehung das Fortlassen des Spirit. Melissae aus der Solutio Fowleri. Unmittelbar nach der Einspritzung entsteht nur Brennen, 4—5 Stunden später reissende Schmerzen, die weit ausstrahlen und einige Stunden anhalten können. Wahrscheinlich beginnt in diesem Schmerzstadium erst die Bildung einer organischen löslichen Arsenverbindung. Die behandelte Geschwulst selbst ist nicht besonders empfindlich. Bei folliculären und fibrösen Kröpfen, die so behandelt werden, sieht man nach einiger Zeit ziemlich beträchtliche Vergrösserung bisweilen neben unerträglichen Schmerzen auftreten. An die Schwellung kann sich Abscedirung anschliessen. Der Inhalt des Abscesses bricht sich spontan nach aussen Bahn oder wird durch Einschnitt entleert. Hat sich die Höhle nach einiger Zeit geschlossen, so darf die Narbe und ihre ganze Umgebung später nicht wieder als Einspritzungsort gewählt werden. Bei Kropfkranken soll angeblich mit der Stärke der Entzündung auch die Grösse des erreichten Erfolges zusammenfallen. Die resorptiven Symptome gleichen den vorher beschrieben: Fieber, hin und wieder auch bei längerer Dauer der Kur Verdauungsstörungen, Abmagerung, eine constante Steigerung der Pulsfrequenz bis 140 in der Minute u. A. m.

Bemerkenswerth ist die Beobachtung, dass auch nach innerlicher Aufnahme von Fowler'scher Lösung, an Drüsengeschwülsten entzündliche Veränderungen auftreten können. Wo das Mittel einen Erfolg hat, tritt in dem Maasse, als die Geschwülste sich verkleinern, eine grössere Härte, Derbheit und ein grösseres Verschmolzensein derselben ein. In einem Falle steigerte sich die Einwirkung des Arsens bis zur Entstehung von Entzündung und Eiterung. Die Tumoren abscedirten.

b) Hautfärbungen. Diese sehr eigenthümliche, auch als Arsenmelanose bezeichnete und mit der Akrodynie eine entfernte Aehnlichkeit zeigende Veränderung ist seit mehr als 65 Jahren bekannt, in neuerer Zeit aber erst bei Psoriasis-Kranken an kranken und gesunden Hautstellen eingehender studirt worden[1]). Es kann aber auch jeder andere, Arsen Gebrauchende von ihr befallen werden. Am häufigsten handelt es sich um Kinder von 2—12 Jahren. Die Höhe der Dosen scheint keinen bedingenden Einfluss auszuüben. Nach 0,25—0,5 g der Fowlerschen Lösung, die mehrmals täglich genommen wurden, aber auch dann, wenn man mit 2 Tropfen beginnend, allmählich mit den Mengen anstieg, oder nach Einspritzung in Lymphome, erschien diese Pigmentirung durchschnittlich 4 Wochen, vereinzelt auch 10 Wochen[2]) nach Beginn der Arsenkur. Selten hält sie mit dem Arsengebrauche Schritt, doch

---

1) Devergie, Bulletin génér. de Thérap. 1869. p. 49.
2) Handford, British med. Journ. 1887. 22. Oct. p. 883.

kommt es auch vor, dass ihre Intensität mit der Zunahme der Dosen z. B. von Natrium arsenicosum wächst. Das Gesicht blieb in einigen Fällen davon frei. In anderen waren die unteren Augenlider[1]), die Nasolabialfalten, ein Ohr, Hals, Brust, Achselhöhle, Arme, Hände, unterer Rücken, Leistengegend, innere Fläche der Oberschenkel, Kniekehlen, weniger die Unterschenkel, selten Handteller und Fusssohle ergriffen. Die betreffenden Hautflächen erinnern ihrem Aussehen nach an Bronzekrankheit[2]), haben auch wohl eine Graphitfarbe, also etwa so, wie wenn man sich die Finger mit Bleistift verunreinigt hat. Auch dunkelbraun kann die Färbung sein. Sie tritt gewöhnlich nicht fleck- oder strichweis, sondern diffus, an ihren Grenzen in allmählichem Uebergange zur normalen Hautfarbe auf. Dieser Zustand kann mit der Beendigung der Arsenkur schnell oder allmählich aufhören, aber auch noch einige Wochen oder 1—5 Monate, ja selbst lebenslänglich anhalten. Das letztere war bei einer Frau der Fall, die einige Jahre unter Arsenbehandlung gewesen war[3]). Gelegentlich ist die Melanosis mit einer Keratosis verbunden[4]). Die Heilung geht mit oder ohne Abschuppung vor sich. In einem Falle war dieselbe so stark an den Füssen, dass der Gebrauch der Schuhe und Gehen unmöglich war.

Ueber die Ursache dieser Nebenwirkung liegen nur wenig begründete Vermuthungen vor. Die Färbung rührt von einem Pigment her, das in den Lymphbahnen der Cutis und der Papillen, hauptsächlich in dem Rete Malpighi, aber auch zum Theil in dem mehr oberflächlichen Epithel abgelagert ist. Die Stärke der Pigmentirung soll im geraden Verhältniss von der Entwicklung der Papillen abhängen[5]). Ob eine continuirliche Hyperämie oder vielleicht durch Arsen untergegangene rothe Blutkörperchen den Anlass hierzu geben — beides ist unwahrscheinlich! Ebensowenig glaube ich, dass diese Färbung bei Psoriasis ein Zeichen beginnender Heilung sei. Vielleicht sind manche Fälle von angenommenem Morbus Addisonii nichts anderes als Arsenpigmentirungen.

c) Erythem. Auf Gesicht, Hals, Schultern, Brust und Leib, sowie auch an den Gelenkbeugen entsteht meistens schon nach sehr kleinen Dosen, z. B. an drei aufeinanderfolgenden Tagen je 0,01 g Kalium arsenicosum, oder nach Verbrauch von 40 Tropfen Solutio Fowleri unter starkem Jucken oder nach voraufgegangener nächtlicher Unruhe, Kopfschmerzen und erhöhtem Wärmegefühl, oder leichter Anschwellung der Haut, ein kleinfleckiges, masern- oder scharlachähnliches, auf Druck blasser werdendes Exanthem. Dasselbe erhält in einigen Fällen noch 1—2 Tage nach seinem Ausbruch Nachschübe und eine weitere Verbreitung über den Körper. Nach Aussetzen des Mittels verschwindet der Ausschlag in etwa 5 Tagen. Abschuppung kann vorhanden sein und fast zwei Monate dauern. Mischformen von Erythem mit einem vesiculösen Ausschlag, sowie mit Hautpigmentirungen wurden ebenfalls beobachtet. Meistens ruft jede erneute Arsenanwendung wiederum den gleichen Ausschlag hervor. Als Begleitsymptome sah man Schwellung

---

1) Owen, British med. Journ. 1886. I. p. 985.
2) Leszynsky, Medic. News. 1889. 4. March. p. 251.
3) Cheadle, The Practitioner. 1886. Vol. XXXVI. p. 90.
4) Nielsen, Monatsh. f. prakt. Dermatologie. Bd. XXIV. H. 3.
5) Wyss, Correspondenzbl. f. schweiz. Aerzte. 1888. p. 176.

im Gesicht, gastro-intestinale Reizung oder auch nur solche, die bei Masern vorkommen. Ein erysipelatöses Aussehen mit oder ohne Blasen gewinnt dieser Ausschlag bisweilen an den Augenlidern.

d) Papeln. Meist auf gerötheter Basis erheben sich stecknadelkopfgrosse, anfangs in Gruppen auseinanderstehende, später sich in manchen Fällen zu linsengrossen und grösseren Plaques vereinigende Knötchen. Dieselben sind glänzend gelbroth, oder etwas livid und mitunter von Fieber und so starkem Jucken begleitet, dass den Kranken die Nachtruhe dadurch geraubt wird.

Der als Rötheln bezeichnete Arsenausschlag ist wohl hierherzurechnen. Die Zeit des Auftretens und die Dauer des Bestehens schwankt nach individuellen Verhältnissen. Gewöhnlich ist nach 6—8 tägigem Bestehen der Ausschlag verschwunden. Gesicht, Hals, Hände und Arme bilden den gewöhnlichen, Rumpf, Bauch, Genitalien und innere Fläche der Schenkel den seltneren Sitz für denselben. Doch können auch z. B. das Gesicht ganz frei und nur einige der vorgenannten Stellen befallen sein. Die Streckseiten der Gliedmassen scheinen besonders leicht ergriffen zu werden. Die Heilung geschieht fast immer unter Abschuppung. Eine Frau, der parenchymatöse Injektionen mit Solutio Fowleri in Lymphome gemacht waren, bekam einen solchen Papelausbruch nach einigen Wochen. Nach dem Verschwinden konnte derselbe durch innerliche Verabfolgung von arseniger Säure nicht wieder hervorgerufen werden.

Ein wegen Pemphigus lange und mit grossen Mengen von Arsenik behandelter Knabe bekam an Händen und Füssen viele längliche, den Hautnarben ähnliche Flecke und auf diesen hirsekorngrosse, wie Miliartuberkeln aussehende Gebilde, die aus Ansammlungen degenerirter Epithelzellen in den tieferen Schichten der Epidermis bestanden und nach 4 bis 5 Monaten verschwanden.

e) Urticaria. Fowler sah zuerst diese Hautkrankheit nach Arsen auftreten. Sie ist später mehrfach bei Vergiftungen beschrieben worden, und soll auch als Nebenwirkung am häufigsten von allen Hautausschlägen vorkommen, was ich nicht für richtig halte. Gesicht, Hals und Gliedmassen können davon befallen werden. Bei manchen Kranken vollzieht sich das Entstehen und Vergehen in einem Tage. Das Jucken ist beträchtlich. Bei einem an recidivirender Chorea erkrankten Knaben schwollen die gerötheten Hände, Vorderarme, Ellenbeugen, Schultern, Unterschenkel, Füsse an und erhielten Knötchen. Dieselben wurden als Urticaria bezeichnet[1]).

f) Vesikeln und Pusteln. Als krätzähnliche Pusteln, Miliaria, Herpes, bezeichnete man früher einen Ausschlag, der bei der Arsenikvergiftung und gelegentlich auch bei dem arzneilichen Gebrauch kleiner Mengen entsteht. Auf mehr oder minder entzündlicher Basis erheben sich, ev. unter Prickeln oder Schmerzen, auch auf ödematöser Basis am Vorderarm und Handrücken, oder der Palmarfläche der Hände, und der Palmar-, Dorsal- und Seitenfläche der Finger, dem Gesicht, besonders den Lippen, den äusseren Genitalien und an anderen Körpertheilen Bläschen, (Herpes labialis, praeputialis, scrotalis etc.), oder grössere Blasen, selbst über 2 cm Durchmesser[2]). Ein solcher Arsen-Pemphigus

---

[1] Escherisch, Mitth. aus der med. Klinik zu Würzb. 1886. Bd. II. p. 332.
[2] Caiger, Brit. med. Journ. 1896. I. p. 967.

kann schnell durch Eintrocknen der Blasen schwinden oder pustulös werden. Der Uebergang von Papeln in Pusteln wurde beobachtet. Die Pusteln können pocken- oder ecthymaähnlich sein und nach dem Verschwinden Narben hinterlassen. Zusammen mit Pusteln, aber auch ohne solche beobachtet man in seltenen Fällen Ulcerationen an den verschiedensten Körpertheilen, angeblich sogar an der Schleimhaut des Rachens. Vielleicht entstehen dieselben aus Pusteln. Sie wurden einmal als über 1 cm im Durchmesser haltend, leicht buchtig auf rothem, feuchtem, indurirtem Grunde sitzend, bezeichnet. Auch an den gleich zu erwähnenden Zosterbläschen beobachtete man einmal die Neigung zur Ulceration, und öfters Ulceration an Neubildungen, z. B. Lymphomen. Danach können pigmentirte Narben zurückbleiben.

In diese Gruppe ist der Herpes Zoster einzuordnen, der während des Arsengebrauches bei Chorea, Lichen ruber und anderen Affectionen in typischer Weise als Bläschengruppen an einer Körperhälfte gesehen wurde. Einige Beobachter leugnen den ursächlichen Zusammenhang derselben mit dem Arsengebrauche, andere lassen es zweifelhaft sein. Ich sehe darin nur eine eigenthümliche Ausdrucksweise abnormer Arzneimittelwirkung, wie sie ja in diesem Werke oft genug berichtet wird. Gründe, die gegen einen solchen Zusammenhang geltend gemacht werden, sind fadenscheinig; denn das umschriebene Auftreten nur in gewissen Nervenbahnen oder Hautstellen kommt auch bei anderen Arzneiexanthemen vor, und schliesslich entsteht ja in letzter Reihe auch der genuine Herpes Zoster durch eine vom kranken Körper erzeugte chemische Substanz, die sich ihre Angriffspunkte aussucht. Dass Thiere keinen Arsen-Zoster aufweisen, ist als Vergleich für Menschen überhaupt nicht heranzuziehen, da man bei ihnen Arzneiexantheme nur selten beobachtet. Ein fernerer Einwand, dass anderweitige Nebenwirkungen bei diesem angeblichen Herpes Zoster fehlten, wird durch die vorhandenen Mittheilungen widerlegt, und dass schliesslich trotz Fortgebrauch des Arseniks die einmal beobachteten Nebenwirkungen nicht wieder erscheinen, ist ein Vorgang, der bei anderen Medicamenten, z. B. dem Jod genügend sicher nachgewiesen ist. Somit ist dieser Herpes als Folge des Arsengebrauches anzusehen. Er wurde unter 557 an Psoriasis Leidenden, die nur Arsen erhielten, 10 Mal (1,8 pCt.) beobachtet. Bei 220 anders behandelten trat er nie auf[1]). Er erschien in der ersten Gruppe immer einseitig und war 7 Mal Herpes Zoster dorso-pectoralis, 2 Mal Herpes Zoster dorso-abdominalis und 1 Mal Herpes Zoster lumbo-femoralis. Mehrmals fanden sich dabei Schmerzpunkte, einige Male leichte Neuralgien. Gelegentlich kann er auch einen Herpes Zoster gangränosus darstellen. Auch Herpes Zoster frontalis, oder glutaealis kommen vor. Bei Chorea fand man diese Veränderung unter 113 Fällen 3 Mal[2]). Sie erschien meist nach längerer Zeit, wenn der Eintritt der Besserung der Chorea sich bemerkbar machte.

Es handelte sich überhaupt hierbei oft um Kranke, die in einem grösseren Zeitraume beträchtliche Mengen von Arsen, z. B. in einem Jahre 12 g arseniger Säure, oder 40 g Solutio Fowleri und 3,096 g arseniger Säure in 11 Monaten verbrauchten. Doch sind auch Fälle

---

1) Nielsen, Monatshefte f. prakt. Dermatologie. 1890. p. 302.
2) Bokai, Jahrb. f. Kinderheilkunde. Bd. 21. Heft 4. p. 411.

mitgetheilt, in denen schon nach einer Woche der Zoster kam. Mit dem Herpes können Drüsenschwellungen z. B. der Axillardrüsen bei Herpes der Intercostalnerven einhergehen. Der Ausbruch der Bläschen geschieht in einigen Fällen mit heftigem Brennen, oder unter Schmerzen und auch mit Fieber. Als Vorläufer dieser Affection können Bläschen an nicht typischen Körperstellen auftreten. Die Heilung erfolgt nach längstens 3 Wochen. In einem Falle sah man Narben mit pigmentirter Umgebung zurückbleiben.

g) Verhornung und Neubildungen. Innerliche Verabfolgung von Arsenverbindungen kann vorübergehend oder dauernd, mit Hyperhidrosis oder ohne diese, an der Hohlhand und den Fusssohlen entweder Abschuppung der Epidermis oder Verdickung durch Verhornung mit glattem, genarbtem oder warzigem Aussehen, zusammenhängend über grösseren Flächen oder an einzelnen stecknadelkopf- bis erbsengrossen Stellen, meist symmetrisch entstehen lassen. An den genannten Orten und den Seitenrändern der Finger kommen bisweilen, auch mit Melanosis vereint, auf mehr oder minder verdickter, trockener Epidermis sitzend, hornartige Auswüchse verschiedener Grösse vor, die nach dem Abschneiden schnell wieder wachsen können[1]). Eine Ansammlung degenerirter Epithelzellen in den tieferen Schichten der Epidermis wurde, wie ich bei der Besprechung des papulösen Ausschlages anführte, beobachtet. Die jahrelange Darreichung von Arsenik in vollen Dosen, z. B. bei Psoriasis, soll ev. einen eigenthümlichen Epithelialkrebs an den oberen und unteren Gliedmassen, Handtellern, Fusssohlen an der Spina ilei und am Hoden hervorrufen[2]).

h) Petechien wurden bisher nach dem Verschwinden der schlimmsten Erscheinungen einer acuten Vergiftung auf Brust und Nacken, und vereinzelt nach der medicamentösen Anwendung von Arsen beobachtet. Sie können zusammen mit einem Erythem derartig erscheinen, dass die Färbung desselben schwärzlich roth wird. Blutungen in Arsen-Blasen kommen ebenfalls vor.

Ausfallen von Haaren und Nägeln, sowie Missbildung der Nägel erzeugen grosse Arsendosen.

Die Behandlung der Nebenwirkungen besteht in dem sofortigen Aussetzen des Arsens. Da hierdurch allein schon nach längerer oder kürzerer Zeit eine spontane Rückbildung aller genannten pathologischen Processe eintritt, so ist von einer antidotarischen Behandlung etwa mit Magnesiahydrat oder Eisenoxydhydrat abzusehen. Auch schon nach der Verringerung der Dosen schwinden die Nebenwirkungen oft. In prophylaktischer Beziehung ist darauf zu achten, dass die Arsenpräparate nicht bei leerem Magen aufgenommen werden, dass die Steigerung der gewöhnlichen Dosen allmählich erfolge und dass diese Therapie nicht zu lange hintereinander fortgesetzt wird. In Fällen, wo die Hautentzündung grössere Dimensionen oder einen bösartigen Charakter angenommen, wird man neben der Beförderung der Giftausscheidung durch die Nieren durch Darreichen von diuretischen Mitteln, eine localantiphlogistische, und beim Vorhandensein von Zersetzungsproducten eine antiseptische Behandlung einleiten müssen.

---

[1] Brooke, Crocker, Pringle, Brit. Journ. of Dermatology. 1891. Jan., June, Dec. — Rasch, Annales de Dermat. et de Syphiligr. 1893. T. IV. — Heuss, Correspondenzbl. f. schweiz. Aerzte. 1894. No. 10.

[2] Hutchinson, The Lancet. 1887. II. p. 1166.

Ferrum.

Die Nebenwirkungen der innerlich verabfolgten Eisensalze zeigen sich, sobald die benutzten Präparate oder Dosen nicht für das Individuum passen. Die Empfehlung von immer neuen Eisenpräparaten lässt die Vermuthung aufkommen, dass die bisherigen in vielen Fällen unwirksam sind oder nicht vertragen werden. Kann man den letzteren Theil dieses Satzes zugeben, so folgt daraus noch nicht, dass die neueren Präparate diesem Uebelstande abhelfen. Es giebt kein solches, das man davon freisprechen kann, gelegentlich, wenn auch leichte Nebenwirkungen hervorzurufen. Dies gilt auch für die Eisenalbuminate. Ebensowenig wie Quecksilberalbuminat Vorzüge vor anderen Quecksilberverbindungen als Heilstoff hat, obschon im menschlichen Körper das Quecksilber wahrscheinlich als gelöstes Albuminat circulirt, kann man dies allgemein vom Eisenalbuminat behaupten. Die Werthbeurtheilung der Salze kann, besonders wenn die Nebenwirkungen zur Grundlage genommen werden, nur von Fall zu Fall geschehen.

Bisweilen sind zu grosse Dosen Schuld an gewissen Nebenwirkungen. Hauptsächlich ist es eine angeborene oder zeitliche, durch besondere Krankheiten bedingte Intoleranz, die hier anzuschuldigen ist. Es giebt Individuen, die auf jedes Eisenpräparat auch nach kleinsten Mengen mit Congestionen reagiren, andere, gut genährte bekommen nach längerem Gebrauche einen unangenehmen Zustand von Orgasmus, und manche hysterische und anämische Menschen, auch Kinder zeigen gegen gewisse Eisenpräparate eine unerklärliche Intoleranz. Liegt die Verdauung sehr darnieder, so wird eine eingeleitete Stahlkur den vorhandenen acuten oder chronischen Magenkatarrh meistens verschlimmern. Es ist deswegen eine nicht immer beachtete Forderung, solche Zustände erst zu beseitigen, ehe Eisen gebraucht wird. Bei Fiebernden werden durch dieses Mittel die Körperwärme und die Fiebersymptome gesteigert. Oft hängt die Möglichkeit des Vertragens von Eisen von dem zeitlichen Zustande der Eingeweide ab, insofern bestehende Verstopfung unangenehme Nebenwirkungen entstehen lassen kann. Abführmittel stellen die Toleranz wieder her. Bei vorhandener Neigung zur Congestion und zu Blutungen, Atheromatose der Gefässe, Plethora, Nierenentzündung, bei gewissen Formen von Gicht[1]) kann die Verabfolgung von Eisen unangenehme Folgen haben. Eisenpräparate sollen auch die unter dem Bilde der Chlorose beginnende Phthisis bei jungen Mädchen beschleunigen. Allen jenen Kranken, die bereits Lungenblutungen gehabt haben, bei denen die Haut fein und durchscheinend, die Venen als violettblaue Stränge sichtbar sind, sollen Eisensalze nicht gereicht werden[2]). Bei Epileptikern soll die Neigung zu Anfällen durch Eisen erhöht werden. Anämischen Nierenkranken Eisenpräparate zu geben, erregt Bedenken.

Eine nicht geringe Bedeutung für das Zustandekommen von Nebenwirkungen hat die Art und der Ort der Resorption und die Concentration der verwandten Lösung. Einer älteren Angabe nach sollen Lösungen des citronensauren Eisens von 1—20 pCt. subcutan injicirt,

---

1) Fothergill, The Practitioner. 1877. II. p. 183.
2) Jaccoud, Cliniq. de l'hôpit. Lariboisière. 1873. p. 422.

bald Eisen in den Harn übergehen lassen, nicht aber Lösungen von 1 : 1000. Gäbe man eine 1proc. Eisencitratlösung in den Magen, so fände Resorption statt, aber nicht bei 4 pCt. Dass Eisen in Versuchen an Thieren und Menschen sehr oft im Harn auch nach grösserer Zufuhr vermisst wird, ist eine Thatsache. Schon im Jahre 1834 wurde die in weitesten Grenzen schwankende Aufnahme von Eisen aus der Verschiedenheit der Darmflächen erklärt. Man ist auch jetzt noch vielfach der Ansicht, dass nur bei Erkrankung des Epithels von Magen und Darm Eisen aufgenommen wird. Da man es aber meistens bei der Verabfolgung dieses Mittels mit Menschen zu thun hat, die an jenen geringen Graden catarrhalischer Lockerung leiden, die als Magenleiden nur wenig Symptome erzeugen, so würde dadurch von vornherein eine genügende Eisenaufnahme begründet sein. Indess ist es auch sicher, dass der Magen, besonders aber der Darm aller Menschen Eisen resorbirt. Mit dem Kothe geht ein grosser Theil von Eisen fort, was aber resorbirt wird, reicht für eine Heilwirkung aus. Keinenfalls sind die Resorptions- resp. Ausscheidungsverhältnisse einfach. Dies geht schon aus der, seit langen Jahren bekannten Angabe hervor, dass bei Kranken, z. B. bei Bleichsüchtigen, vor der Anwendung des Eisens viel mehr von dem Metall im Harn sich findet, als zur Zeit des Eisengebrauchs und der Besserung des Krankheitszustandes.

Wird Eisen in das Unterhautzellgewebe gebracht, so findet schnelle Aufnahme und Ausscheidung in den Darm und durch die Nieren statt. Versuche lehrten, dass in dem Epithel und dem Lumen der gewundenen Harnkanälchen, nie in den Glomerulis das Eisen sich hierbei findet[1].

Nach Einbringung von Eisensalzen in das Blut kommt ein kleiner Theil (etwa 10 pCt.) mit dem Harn, Darmsecret und der Galle zur Ausscheidung, die Hauptmasse (gegen 50 pCt.) wird in der Leber, der Rest in anderen Organen deponirt. Innerhalb 2—3 Stunden ist die Ablagerung beendet, so dass nach dieser Zeit das Blut von dem eingeführten Metall frei ist[2].

Nebenwirkungen am Orte der Anwendung.

Um ein reichlicheres Eintreten von Eisen in die Blutbahn zum Zwecke einer allgemeinen Eisenwirkung zu erzwingen, sind manche der gebräuchlichsten Verbindungen, wie Ferrum lacticum, Ferrum natropyrophosphoricum, Ferrum albuminatum, tartaricum, sulfuricum, nitricum in 5—15 pCt. Lösung in das Unterhautzellgewebe eingebracht worden. Auch wenn die Lösungen sterilisirt werden, entstehen hierbei Brennen und Schmerzen. Es giebt kein Eisensalz, das diese Nebenwirkung ganz vermissen lässt. Noch 24 Stunden nach der Injection von Ferrum citricum oxydatum bleibt die Injectionsstelle druckempfindlich[3]. Damit geht auch nicht selten Anschwellung und entzündliche Reizung einher, die, wie man es nach Ferrum peptonatum sah, so stark werden kann, dass das Auflegen einer Eisblase erforderlich wird. Auch lange andauernde Zellgewebsinduration beobachtete man

---

1) Kobert, Archiv f. exper. Pharmakologie. Bd. 16. p. 389.
2) Jacoby, Archiv f. exper. Pathol. u. Pharmakol. Bd. 28. 1891. p. 256.
3) Glaevecke, Archiv f. exper. Pharmakologie. Bd. XVII. p. 466.

nach Einspritzung von weinsaurem Eisenoxydul und starke entzündliche Schwellung und selbst Abscesse nach Einspritzung von Ferrum pyrophosphoricum c. Ammonio citrico. Von mancher Seite wird eine Heilwirkung des so beigebrachten Eisens überhaupt bestritten[1]).

Nach Einspritzung von Eisensesquichlorid in Naevi, Gefässgeschwülste oder intravasculär in Aneurysmen und Varicen ist die Gefahr gross, dass die in den Gefässen gebildeten Coagula fortgeschwemmt werden und als Emboli Schaden stiften. Derartige Fälle mit tödtlichem Ausgange sind bekannt[2]).

Bei einem Kinde spritzte man in eine Teleangiectasie der Wange einige Tropfen dieses gelösten Stoffes ein. Schon während der Injection wurde dasselbe im Gesicht bleich, streckte sich heftig und stark nach unten, und während Cyanose eintrat, wurde die Respiration äusserst langsam und schwach. Darauf folgten convulsivische Zuckungen in den Muskeln des Rumpfes und der Gliedmassen, und nachdem unter der Anwendung äusserer Reizmittel noch einmal die Athmung oberflächlich in Gang gekommen war, erfolgte der Tod. Bei der Section fand man in der Vena jugularis externa und interna in der Nähe der oberen Brustapertur Blutgerinnsel, die sich nach unten durch die Vena subclavia und Vena cava superior bis in den rechten Vorhof sowie in die rechte Herzkammer fortsetzten. Ich glaube nicht, dass die Compression der mit der Geschwulst zusammenhängenden, und von derselben abgehenden Venen solche Zufälle sicher ausschliessen kann.

In einigen Fällen tritt nach der Einspritzung des Liquor Ferri sesquichlorati in der Umgebung der Injectionsstelle eine erysipelatöse Röthung und Schwellung und damit auch Fieber auf. Auch eine Entzündung der Lymphgefässe bildet sich bisweilen. Von der injicirten Stelle aus verlaufen rothe Streifen, an welchen sich hier und da kleine Abscesse entwickeln. Solche Zufälle treten meist bei tiefergelegenen Gefässgeschwülsten oder solchen ein, welche sich an oder unter einer Hautpartie, die durch straffes Zellgewebe an der Unterlage befestigt ist, befinden, wie z. B. am Nasenflügel[3]). Ausser der Entzündung kann sich auch Brand der Geschwulst und deren Umgebung sowie Verjauchung der betreffenden Gewebe bilden.

Aehnliche Zufälle können nach Einbringen des Liquor ferri sesquichlorati in Körperhöhlen entstehen, besonders wenn zum Zwecke der Blutstillung, zu concentrirte Lösungen gebraucht werden. So sah man die ganze Vaginalschleimhaut brandig werden und diesen Zustand von Dysurie, Hämorrhagien u. A. m. begleitet sein. Die Möglichkeit des Eindringens von coagulirten Massen in die Venen eines puerperalen Uterus ist ebenfalls vorhanden. Solche Thromben werden leicht fortgespült. Auch durch Uebertritt der Injectionsflüssigkeit in die Tuben kann der Tod in Folge von Peritonitis erfolgen.

Eine Zweitgebärende bekam nach einer normalen Geburt Blutungen, die mehrere Tage anhielten. Sie erhielt eine Injection von Eisenchlorid (1 : 7 Wasser). Als etwa die Hälfte der nicht angegebenen Menge injicirt war, fing die Patientin an zu stöhnen, klagte über einen Schmerz in der Brust, streckte sich nach rückwärts aus, that noch einige Athemzüge und war todt. Bei der Obduction fanden sich im Douglas'schen Raum einige Esslöffel einer

---

1) Hirschfeld, Bulletin et Mém. de la Société de Thérap. 1886. p. 105.
2) Zielewicz, Berl. klin. Wochenschr. 1875. p. 116. — Lancet. 1867. 17. Aug.
3) Keller, Jahrb. f. Kinderheilk. 1866. Bd. 8. III. p. 136.

dünnen, schwärzlichen Flüssigkeit (Eisenchlorid). Die Innenseite des Uterus sowie das Anfangsstück der rechten Tuba waren vom Eisenchlorid dunkelbraun gefärbt, die Fläche der Uterushöhle war uneben, höckrig, aus weichem, röthlichem Granulationsgewebe gebildet. An den Seitenfalten und am Fundus fanden sich drei flache 4—5 cm grosse Wunden, wo die Uterussubstanz mit einer unebenen faltigen Fläche bloslag. Von dieser Wundfläche ragten blattähnliche, zum Theil losgerissene Lamellen von Uterussubstanz empor. Neben denselben zeigten sich klaffende Blutgefässmündungen, einige davon so gross, dass eine feine Sonde eingeführt werden konnte. Die grösseren Venen sowie die Venae hypogastricae, iliacae und die Vena cava inferior waren mehr oder weniger von körnigen, aber auch zu grösseren Klumpen zusammengeballten, dunkelbraunen Gerinnseln und von blauschwarzer, mit Gas vermengter Flüssigkeit angefüllt. Man nahm auf Grund dieses Befundes an, dass bei der Injection der innere Muttermund sich kräftig um die Canüle zusammenzog und danach bei dem starken Druck und der Spannung in der Uterushöhle eine Zerreissung der inneren Schicht des Uterus stattfand und hierbei Injectionsflüssigkeit und Luft in die auf diese Weise eröffneten Gefässe eindrangen. Die vorsichgehende Involution und die damit verbundene geringere Festigkeit des Uterusgewebes muss als begünstigender Umstand für die Entstehung einer solchen Zerreissung angesehen werden[1]).

So starke Lösungen, wahrscheinlich auch sehr reichlich zu benutzen halte ich für unerlaubt und unnöthig, da beträchtlich dünnere einen styptischen Zweck mit geringerer Gefahr und sicherer erreichen helfen. Dass es wesentlich die Concentration ist, die schädigt, ist auch daraus zu erschliessen, dass nach tropfenweiser Einspritzung von 2 g reinem Liq. ferri sesquichl. mittelst Braun'scher Spritze in den Uterus bei chronischer Endometritis der Tod nach $2^1/_4$ Stunden eintrat. Hier fand man Thrombosirung der Uterusvenen bis zur Theilungsstelle der Vena iliaca communis.

Die Einathmung von zerstäubtem Liq. ferri sesquichlor. nach Haemoptoe kann leicht eine erneute Blutung veranlassen. Bei der Anwendung desselben als styptisches Mittel auf Flächen und in Körperhöhlen entstehen nicht selten Schmerzen, die z. Th. von einer schlechten Beschaffenheit des Präparates herrühren können, in dem sich freie Salzsäure, und selbst Salpetersäure finden. Das Gleiche gilt auch von der im Handel befindlichen styptischen Watte. Unwahrscheinlich ist es, dass der in Handelspräparaten nachgewiesene Gehalt des Liquor ferri sesquichlorati an Arsen, der von einer Verwendung unreiner Salzsäure herrührt, an dem Zustandekommen von Nebenwirkungen betheiligt ist. Liquor ferri sesquichlorati soll wegen der Möglichkeit der Reduction nie anders als in Wasser gelöst, ohne Zucker, Gummi und andere Corrigentien verordnet werden.

Von dem Ferrum sulfuricum wird angegeben, dass es im Uebermaass von Wundflächen aus aufgenommen, schwere Erkrankung und selbst den Tod veranlassen könne. Bei einem Kranken, der wegen Kopfgrind eine Waschung mit solcher Lösung bekam, erschienen heftiges Brennen und Schmerzen am Kopfe, dann Durst, Erbrechen und plötzlicher Tod unter Convulsionen.

---

1) Cederschöld, Hygiea. 1876. p. 162. — Petersb. med. Wochenschr. 1876. p. 5.

Entferntere Nebenwirkungen nach Eisenaufnahme.

Alle Eisenverbindungen können Störungen im Munde, Magen und Darm hervorrufen. Manche, wie Limatura Ferri und das Jodeisen sollen dies besonders häufig thun. Fast alle, auch die eisenhaltigen Mineralwässer, stellen für die Zähne eine Schädlichkeit dar, nicht nur dadurch, dass sie primär damit in Berührung treten, sondern auch angeblich durch secundäre Ausscheidung an der Mundschleimhaut. Nicht selten treten hierbei Congestionen der Zahnpulpa mit Schmerzen auf, die wohl nicht ohne Einfluss auf die Structur des Zahnes bleiben. Da wo die letztere nicht mehr normal ist, begünstigen die Eisensalze den Eintritt und den schnellen Verlauf der Zerstörung. Die Zähne, sehr selten auch das Zahnfleisch färben sich nach fortgesetzter Anwendung von löslichem Eisen durch An- resp. Einlagerung von Schwefeleisen schwarz. Auch durch Geniessen tanninhaltiger Speisen oder Getränke kann eine Schwarzfärbung durch Bildung von Eisentannat erfolgen. Das Aufziehen der eisenhaltigen Flüssigkeit durch einen Strohhalm oder ein Glasrohr verhindert nicht immer die Färbung. Um das Eisensesquichlorid leichter einnehmen zu können, und den sauren scharfen Geschmack, der auch in Verdünnung mit Wasser nicht verschwindet, zu verdecken, wurde empfohlen, das Mittel mit Glycerin oder Syrupus Sacchari zu mischen, und die Mischung vor dem Einnehmen mit Kuhmilch zu verdünnen.

Häufig erscheinen auch nach kleineren Eisenmengen und selbst nach Ferratin Magenbeschwerden[1]), als Magendrücken und übelriechendes Aufstossen, nach grösseren Dosen: Schmerzen im Epigastrium, Ekel und Erbrechen. Das letztere tritt bisweilen in sehr häufiger Wiederholung und auch bei Menschen ein, denen ein Eisenpräparat, z. B. Ferrum citricum subcutan eingespritzt wird. Allgemeines Unwohlsein kann dem Erbrechen vorangehen, und nebst Fieber dasselbe begleiten. Als seltenere Nebenwirkungen sind Sodbrennen und bei besonderer Disposition auch Blutbrechen anzusehen.

Seitens des Darms kommen Koliken und Stuhlverstopfung vor. Wenn nicht durch häufige, natürliche oder künstliche Diarrhoe das im Darm gebildete unlösliche Eisensulfid ausgewaschen wird, dann sehen diese Symptome manchmal ernst aus. Die Leibschmerzen können anfallsweise mit Erbrechen, Auftreibung des Leibes, Erhöhung der Körperwärme, Schlaflosigkeit und allgemeiner Depression einhergehen. Es kann sogar ein Darmverschluss durch Schwefeleisen entstehen. Das letztere verklebt, vielleicht durch den Schleim des von ihm erzeugten Darmcatarrhs, zu festen Körnchen. Der später durch Kunsthülfe entleerte Darminhalt besteht aus einer schmutzigen Flüssigkeit und einer besonders reichlichen, schwarzen, sandartigen Masse[2]). In einem solchen Falle fand man bei der Palpation in der rechten Lumbargegend eine doppelt faustgrosse Geschwulst, die sich fast bis zur Linea alba ausdehnte. Durch Klystiere wurden schwarze Fäcalmassen entleert. Bei einem Manne, der Magnesia mit Eisen öfter nahm, fand

---

1) Gerulanos, Annalen des allgem. Krankenh. München. 1896.
2) Strahan, British med. Journ. 1886. II. p. 545.

sich im Mastdarm ein Concrement von wenigstens 15" im Umfang[1]). Ausnahmsweise entstehen nach subcutaner Einspritzung von Eisen Durchfälle, nachdem vorher Erbrechen stattgefunden hat.

Verdünnte Lösungen von Eisensalzen der organischen Säuren, z. B. von **Ferrum citricum**, vermehren die Harnmenge, concentrirte bewirken das Gegentheil, und sollen selbst Blutharnen hervorrufen können. Blasenreizung mit Drang zum Harnlassen und Brennen in den Harnwegen wird nicht selten bei Frauen und Kindern, bei letzteren auch Bettpissen beobachtet. Ueber die Einwirkung des Eisens auf die **Menstruation** widersprechen sich die Erfahrungen, insofern bald Verspätung und Spärlichkeit, bald das Gegentheil angegeben wird. Individuelle Verhältnisse sowie die Dosirung werden wohl Ursache dieser Verschiedenheit sein.

Seitens des **Gefässsystems und des Herzens** beobachtet man bei nicht wenigen Eisen Gebrauchenden: Neigung zu Congestionen besonders nach dem Kopfe, ein Gefühl von Völle und Vollblütigkeit und vermehrtes Hitzegefühl, das bisweilen mit Beklemmung und Angst einhergeht, sowie Herzpalpitationen. Selbst nach sehr kleinen Mengen kann die Steigerung der Herzthätigkeit bedeutend sein. In seltenen Fällen entstehen auch Schleimhautblutungen, z. B. Nasen- und Bronchialblutung. Bei Tuberculose der Lungen ist die Gefahr einer Blutung drohend. Zunahme des Hustens wird hierbei, besonders nach Gebrauch von Jodeisen gesehen. **Eingenommensein des Kopfes** erscheint bisweilen nach Eisengebrauch. Die oft während oder am Ende einer Trinkkur beobachteten Symptome des Eingenommenseins, das Gefühl von dumpfem Druck im Kopf und Schwere mit Schwindel, Ohrensausen, Stirnkopfschmerz, Empfindlichkeit der Augen auf Licht, werden wesentlich als Folge der im Stahlwasser vorhandenen Kohlensäure angesehen. Ich glaube, dass hauptsächlich das Eisen hierfür verantwortlich zu machen ist. Auch nach subcutaner Beibringung von Eisensalzen beobachtete man allgemeines Unwohlsein, Fieber und Mattigkeit. Bei einigen Menschen wurde unter Eisengebrauch eine fieberlos verlaufende Acne an Gesicht, Brust und dem Rücken festgestellt.

Phosphor.

Die Ungleichheit in der Einwirkung bei manchen Krankheitszuständen, wie Rhachitis, Osteomalacie, und die hin und wieder beobachteten unangenehmen Nebenwirkungen sind als Grund des Wechsels der Beliebtheit des Phosphors anzusehen. Um die Nebenwirkungen seitens der ersten Wege zu vermeiden, ersann man mancherlei Formen für die Darreichung. In sehr kleinen Mengen löst sich der Phosphor in Wasser, genügend um damit arzneiliche Einwirkungen zu erzeugen. Lösungen in fetten und ätherischen Oelen rufen am meisten Widerwillen gegen das Medicament hervor. Digestionsstörungen sollen durch Verabfolgen des in Chloroform gelösten Mittels in Kapseln sehr beschränkt werden. Der Phosphor soll nur kurz vor, oder mit der Mahlzeit gereicht werden. Eine unzweckmässige Dosirung oder zu langer Gebrauch kann bei besonders empfindlichen Personen leicht unangenehme Wirkungen zur Folge haben. In einem Falle veranlassten 0,008 g bei einem epileptischen Geisteskranken, nachdem gastrische Symptome, Störungen im Allgemeinbefinden und seitens des Herzens vorangegangen waren, den Tod; das Gleiche ereignete

---

[1] Treves, Intestinal obstruction. London 1884. p. 339.

sich bei einem Kinde nach 4 wöchentlichem, bei einem anderen nach fünftägigem Phosphorgebrauch, und bei einer Osteomalacischen, die nach einmaligem Einnehmen von 12 mg Knochenschmerzen bekommen hatte, bei der aber trotzdem Phosphor nach einer achttägigen Pause weiter gereicht wurde. Hier erfolgte der Tod nach vorangegangenen Lähmungssymptomen plötzlich unter zunehmender Herzschwäche.

Ueber die Zuverlässigkeit des Mittels bei Rhachitis gehen die Ansichten auseinander. Während die Einen selten Fehlerfolge erhielten und fast immer Nebenwirkungen vermissten, haben Andere entweder sehr geringe oder nur vereinzelte Erfolge und ganz oft begleitende Functionsstörungen gesehen. So wurden unter 41 damit behandelten rhachitischen Kindern 4 Heilungen, 11 Besserungen, 8 unbedeutende Besserungen, 12 Fehlerfolge oder Verschlimmerungen und 9 Todesfälle durch Complicationen constatirt[1]. Von 14 mit Spasmus glottidis behafteten Kindern wurden 7 geheilt und 7 nicht. Bei Rhachitis der Rippen und Extremitäten fehlte in der angeführten Beobachtungsreihe ein Einfluss.

Hautausschläge scheinen bei normalen Phosphordosen sehr selten vorzukommen. Bei der Vergiftung wurde ein urticariaähnliches Exanthem beobachtet. Dagegen entstehen vereinzelt nach arzneilicher Phosphoranwendung Veränderungen an den Knochen, wie sie sonst nur der gewerbliche Phosphorismus zeitigt, bisweilen auch nur Schmerzen in den Knochen. In einem solchen Falle entwickelte sich nach 8 tägigem Gebrauch von täglich 0,0015—0,002 g eine auffällige Schwellung der rechten Inframaxillargegend, die ganz den Charakter einer diffusen Phlegmone darbot. Dieselbe zog sich von dort aus, dem Unterkiefer entsprechend, bis zur Submentalgegend hin und war auf Druck schmerzhaft. Der Appetit war gestört, das Aussehen bleich. Schmerzhaftigkeit und ein geringes remittirendes Fieber hinderten den Schlaf. Unter warmen Umschlägen kam es nach 14 Tagen zur Fluctuation. Der Einschnitt lieferte blutigen Eiter. Ein anderes Kind bekam, nachdem bereits 0,05 g Phosphor verbraucht worden waren, eine Periostitis des Unterkiefers. Nachdem auch hier durch Cataplasmen Fluctuation erzeugt und der Eiter entleert war, stiess die eingeführte Sonde auf rauhen, vom Periost entblössten Knochen. Ausserdem klagte dieses Kind über starke Schmerzen an den Epiphysen der Hand, des Oberschenkels und der Unterschenkelknochen. Nach dem Aussetzen des Phosphors schwanden die Symptome[2].

Am häufigsten, z. B. 17 Mal unter 21 Fällen erschienen die Störungen seitens des Magen-Darmkanals. Widerwillen gegen das Medicament, Geschmack und Aufstossen nach demselben, belegte Zunge, Mangel an Appetit, Druck oder Schmerz in der Magengegend und Magenkrämpfe[3] bei einigen Kranken (Tuberkulösen), die nur einige Milligramme in mehreren Tagen genommen hatten, sind oft als Nebenwirkungen beschrieben worden. Ebenso kommen anhaltendes Erbrechen, Koliken mit Durchfällen und Tenesmus, bisweilen unter Entleerung phosphorescirender Massen vor. Leichte Fieberbewegungen können die Durchfälle begleiten[4]. In einigen Fällen stellt sich Abmagerung, in anderen Icterus ein, der lange bestehen kann. Eine erdfahle Gesichtsfarbe wiesen Kranke nach ein- bis dreimaliger Einführung von 1—3 mg Phosphor auf.

Störungen der Harnabsonderung sind selten. Hämaturie und Albuminurie beobachtete man nach sechstägigem Gebrauch von 3 mg täglich. Eine erhöhte geschlechtliche Erregung, die bei Thieren öfter danach vorkommen soll, wird meistens bei Menschen vermisst. Während der Menstruation ist

---

1) Griebsch, Die Phosphorbehandlung der Rhachitis. Berlin 1885.
2) Boas, Berl. klin. Wochenschr. 1885. p. 397.
3) Félix, De l'action physiol. et thérap. du Phosph. pur. Bruxelles 1881. p. 91.
4) Kortum, Hufeland's Journ. 1800. Bd. X. 2. St. p. 42.

der Phosphorgebrauch wegen der Möglichkeit einer übermässigen Blutung ganz fortzulassen. In der Exhalationsluft nimmt man bisweilen Phosphorgeruch wahr. Die Kranken werden dadurch belästigt. Vereinzelt bleibt nach der arzneilichen Phosphoraufnahme eine gewisse Spannung und Trockenheit auf der Brust nebst Husten zurück. Bei einem Tuberkulösen beobachtete man eine übermässige nervöse Erregung. Der Kranke hatte das Gefühl erhöhter Wärme, seine Handflächen und Fusssohlen brannten, und seine unteren Gliedmassen zogen sich in der Nacht tetanisch zusammen. Neben Knochenschmerzen sah man auch Parästhesien in den Fingern, Störungen des Muskelgefühls, Lähmung der unteren Gliedmassen. Gegen die Intoleranz für Phosphor hilft das zeitweilige Unterbrechen des Gebrauchs am sichersten. Kohlensaures Magnesium ist empfohlen worden, um gelinde Eröffnung herbeizuführen.

Phosphorus amorphus. Nach dem arzneilichen Gebrauch des rothen Phosphors in Tagesdosen von 0,006—0,2 g und mehr entstanden: Erbrechen, Muskelzittern und vorübergehender Collaps.

Aurum chloratum. Auro-Natrium chloratum.

Der arzneiliche Gebrauch des Goldchlorids und seines Doppelsalzes und anderer Goldverbindungen gegen Syphilis, Scrophulose etc. schuf manche Nebenwirkungen und viele Fehlerfolge.

Durch Berührung mit organischen Substanzen werden die obengenannten Salze reducirt. Einreibung derselben in das Zahnfleisch färbt dieses oder auch die Zähne schwarz. An der Haut, noch mehr an Schleimhäuten entsteht durch Einwirkung der löslichen Goldsalze Aetzung unter heftigen, mehrere Stunden anhaltenden Schmerzen. Nach 18—24 Stunden kommen schwarze Schorfe, die nach 5 bis 6 Tagen abfallen.

Nach meist längerem innerlichem Gebrauche entwickelt sich nicht selten bei Syphilitikern und Anderen Fieber. Ich stelle dasselbe dem Quecksilberfieber an die Seite. Wie dieses, so ist auch das Goldfieber als Bedingung für einen Heilerfolg angesprochen worden. Vermehrte Drüsenthätigkeit wurde öfters beobachtet, z. B. stärkere Schweisssecretion mit oder ohne Brennen und Hitzegefühl in der Haut, sowie Speichelfluss. Mundentzündung findet sich bei dem letzteren nicht oder nur in sehr geringem Umfange, dagegen Röthung des Pharynx. Manche Kranke klagen über metallischen Geschmack, Trockenheit im Munde, Druck in der Magengegend, gastrische Störungen, Ekelgefühl, Erbrechen, Schmerzen in der Oberbauchgegend, Koliken und häufige, flüssige Stuhlgänge, seltener über Verstopfung. Es scheint für diese Nebenwirkungen eine besondere zeitliche Disposition erforderlich zu sein.

Nach Einreibung einer Goldsalbe entstanden: Heiserkeit mit heftigem Fieber und stechenden Schmerzen unter den Rippen, Herzklopfen und Beklemmung. Die Harnabsonderung wird bei jeder Art der Anwendung meistens beträchtlich vermehrt. Ich halte dies wie die erwähnten gastrischen Störungen für Folgen örtlicher, reizender Einwirkung des Metalls auf das Gewebseiweiss. Vereinzelt sah man Priapismus mit gesteigertem Geschlechtstrieb, und Vermehrung der Menstrualblutung eintreten. Auch frieselartige oder pustulöse Hautausschläge, die man früher als kritische ansprach, kommen vor. Seitens des Centralnervensystems beobachtete man nach längerem Gebrauche als Nebenwirkungen: Kopfschmerzen in der Supraorbitalgegend verbunden mit Schwellung der Augenlider, Schlaflosigkeit, auch allgemeine Unruhe und Zittern. Auf eine eigenthümliche Steifigkeit der Zunge, die das Sprechen behinderte, wurde besonders hingewiesen.

Die subcutane Anwendung des Goldmagnesiums bei Tuberkulösen liess in einigen Fällen Frost, subnormale Körperwärme und Kopfschmerzen erscheinen. Werden die Dosen zu hoch gegriffen, dann entsteht Dyspnoe, vermehrter Husten und blutiger Auswurf[1]).

Platinum chloratum. Reibt man die Haut mit einer Lösung von Platinchlorid (4:60), so empfindet man nach 2—3 Minuten Jucken; die gelb gefärbte Haut bedeckt sich auch bald mit ganz schwach rosenrothen Bläschen, welche nach 2—3 Minuten verschwinden. Wäscht man die Eichel und Vorhaut mit einer Platinlösung, so folgt dem anfänglichen Jucken eine Empfindung von Wärme und sehr lästiges Stechen. Es stellen sich Schmerzen beim Harnlassen und Symptome einer Urethritis ein. Einige Stunden später kommen um die Eichel herum livide Bläschen von der Grösse eines Nadelkopfes zum Vorschein, die man bei oberflächlicher Untersuchung für Schanker halten könnte. Nach 8—12 Stunden ist Alles wieder normal. Nach innerlichem Gebrauche von Platinchloridlösungen (0,025 : 180 Wasser) sah man bei besonders dazu disponirten Menschen Speichelfluss, Nausea, Vermehrung der Harnmenge, leichten Icterus und auch Kopfweh auftreten. Dass es auch für Platinpräparate eine individuell besondere Empfindlichkeit giebt, beweist jener Mann, der schon beim Oeffnen einer Flasche mit Platinoxydammoniak oder salpetersalzsaurem Platinoxyd, selbst wenn er von der Mündung der Flasche mit dem Gesicht entfernt war, eine erysipelatöse Gesichtsröthe mit der Empfindung von Hitze und Jucken bekam. Das gleiche geschah, wenn auch nur das kleinste Theilchen dieser Präparate mit dem Gesicht oder den Fingern in Berührung gelangte.

Barium chloratum.

Chlorbarium ruft mitunter bei scrophulösen und anderen Individuen nach kleinen Mengen (0,02—0,05 g) Functionsstörungen in einigen Organen hervor. Aeussere und individuelle Verhältnisse spielen hierbei eine bestimmte Rolle. So soll z. B. die arzneiliche Wirkung dieses Mittels eine ungleiche sein und in den südlicheren Klimaten bedeutend grössere Gaben und besser als in nördlichen vertragen werden[2]). Von zwei Geschwistern, einem Knaben und einem Mädchen, die Chlorbarium in gleichen Mengen längere Zeit hindurch erhielten, wies nur der erstere ca. 3 Wochen lang Nebenwirkungen auf. Erst später stellten sich solche bei dem Mädchen ein. Auch Gewöhnung an diesen Stoff kann eintreten. Ein Mann, der unangenehme, 14 Tage lang anhaltende Veränderungen im Munde dadurch bekommen hatte, nahm ihn nach seiner Wiederherstellung ohne jede Nebenwirkung. Auf epidermislosen Stellen erregt das Mittel in dünnerer Lösung Reizung und Brennen, in concentrirter Aetzung.

Nach innerlicher Einführung kommen als Störungen des Allgemeinbefindens vor: Fieber, Hitze- und Frostgefühl, Trockenheit der Zunge und Durst. Nach 24 tägigem Barytgebrauche bekam ein Kranker Speichelfluss, Anschwellung der Speicheldrüsen und des Gaumens, üblen Geruch aus dem Munde wie bei der Quecksilbersalivation und Lockerwerden der Zähne. Ein vorgängiger Quecksilbergebrauch liess sich ausschliessen. Es handelte sich hier sehr wahrscheinlich um eine örtliche Wirkung des durch den Speichel secundär ausgeschiedenen Baryts. Dieser Ausscheidungsweg ist erwiesen worden[3]).

Seitens des Digestionsapparates sind als Nebenwirkungen zu nennen: Erschwerung des Schluckens, Ekel, Uebelkeit, Würgebewegungen und Er-

---

[1] Blake White, New York med. Journ. 1891. No. 12.
[2] Lisfranc, Gazette médicale de Paris. 1836. 2. Sér. T. IV. p. 215.
[3] Neumann, Archiv f. die ges. Physiologie. Bd. XXXVI. p. 576.

brechen, selbst Blutbrechen, Druck oder Schmerz in der Magengegend, Appetitverlust, kolikartige Schmerzen und Diarrhöen. Letztere entstehen auch nach Jodbarium. Nur einzelne, besonders „atonische Menschen" weisen danach Verstopfung auf. Nach längerem Gebrauche medicinaler Dosen können sich die angegebenen Zufälle in übermässiger Weise bis zur ausgebildeten Gastroenteritis steigern. Meistens findet eine Gewöhnung des Magens an das Mittel statt.

Bisweilen zeigt sich Catarrh der Conjunctiva, der Nasen- und Respirationsschleimhaut. Scrophulöse Drüsen nehmen anfänglich an Umfang zu. Als Folge einer Nierenreizung ist die oft vorkommende Vermehrung der Harnsecretion anzusehen. Vereinzelt sah man Pollutionen durch Barytgebrauch entstehen. Dagegen wird auch angegeben, dass dieser Stoff so wie kein anderer die Geschlechtsthätigkeit mindere. Zu den gastrischen Störungen gesellen sich nicht selten ein kleiner, wenig frequenter Puls, Schwindel, grosse Beängstigung, wüste Kopfschmerzen, Ohnmachten, Muskelschwäche, Zittern, selbst convulsivische Bewegungen. Auch Hautausschläge kommen danach vor.

Als Nachwirkung beobachtete man, dass selbst nach dem Fortlassen des Mittels die Reizerscheinungen seitens der verschiedenen Organe sich steigerten und noch mehrere Wochen anhielten. Für solche Fälle habe ich früher eine cumulative Wirkung durch langsame Ausscheidung des Mittels durch Harn und Koth angenommen und muss diese Ansicht, trotz der Thierversuche, bei denen nur eine geringe Ablagerung von Baryt in den Knochen erwiesen wurde, aufrecht erhalten. Denn wenn auch im Thierversuch nach 24 Stunden kein Baryt mehr im Harn erscheint, so kann dies doch vielleicht wieder in 6 oder 7 Tagen oder später der Fall sein, nämlich wenn das z. B. in den Knochen Deponirte löslich wird. In welcher Form sich der Baryt hierbei im Körper findet, ist bisher unbekannt. Schwefelsaurer Baryt scheint nicht zu entstehen.

Aussetzen des Mittels, Demulgentien für die Magenstörungen und Diuretica lassen Nebenwirkungen schwinden. Ein antidotarischer Eingriff, der die Anwendung von schwefelsauren Salzen nöthig machen würde, ist nur in Vergiftungsfällen angezeigt.

Strontium lacticum. Die Strontiumsalze sind vielleicht nicht ganz so giftig wie die Barytsalze, Nebenwirkungen treten aber auch nach ihrem Gebrauche auf. Nach Einnehmen des milchsauren Salzes in Pulverform entstanden Uebelkeit, Brechreiz und Erbrechen[1]), und auch bei anderer Art der Anwendung eigenthümliche Schmerzen die, vom Nacken beginnend, an verschiedenen Stellen der Wirbelsäule empfunden wurden. Strontiumbromid häuft sich bei arzneilichem Gebrauch im Körper an.

Cadmium sulfuricum. Dasselbe bewirkt Reizung des Magen- und Darmkanals, die jedoch transitorischer Natur ist. Man beobachtete nach 0,06 g Speichelfluss, Kolik und häufige von Tenesmus begleitete Stuhlgänge. Eine Salbe aus Cadmiumsulfat erzeugt Pusteln, die den durch Brechweinsteinsalbe bewirkten ähnlich sind.

Radix Sarsaparillae.

Antisyphilitische Wirkungen wurden dem Glycosid Smilacin ganz, aber mit Unrecht auch den galenischen Präparaten der Sarsaparillwurzel abgesprochen.

Nebenwirkungen wurden nach Aufnahme des Wurzelpulvers, des wässrigen Decoctes (10—30:300) und Extractes sowie nach Smilacin beob-

---

1) Ried, Wiener klin. Wochenschr. 1894. No. 17.

achtet. Nach dem Genuss frischer Sarsaparille entsteht Speichelfluss. Diese Wirkung ist durch die local reizende Eigenschaft des Smilacin erklärbar. Das letztere rief bei Kranken zu ca. 0,5 pCt. Magendrücken, Ekelgefühl und Brechneigung hervor. Concentrirte Abkochungen (aus 120 g Wurzel), aber auch das Pulver erzeugen in manchen Fällen Ekel und Erbrechen, und das wässrige Extract: Kolikschmerzen und Durchfall. Ein neutralisirtes Infuso-Decoct der Sarsaparille hindert besonders stark die Pepsinwirkung, während andere Fermente davon unberührt bleiben.

Als entferntere Wirkungen wurden Beklemmung auf der Brust, Kopfschmerzen, Schwere in den Gliedern und Mattigkeit beschrieben. Bei mehreren Kranken sah man danach ausserdem einen Fieberanfall von grösserer oder geringerer Heftigkeit, welcher vereinzelt den Charakter eines Wechselfieberanfalls annahm, und auch ein oder zwei Mal wiederkehrte. Nach dem Verschwinden desselben blieben bei Einigen noch Kopfschmerzen und Schwere in den Gliedern zurück. Den Grund, der gegen die Richtigkeit dieser Beobachtung angeführt wird, halte ich für hinfällig. Weil Tausende von Menschen ein Sarsaparilldecoct ohne Wechselfieber genommen haben, kann die Möglichkeit einer solchen Nebenwirkung nicht überhaupt ausgeschlossen werden. Auf mancher Seite dieses Werkes wird eine solche Deduction durch sehr sorgfältige klinische Beobachtungen widerlegt.

Guajacum. Das Holz von Guajacum officinale wurde durch die damit vollzogene Heilung U. v. Hutten's als antisyphilitisches Mittel besonders bekannt. Als Nebenwirkungen fand man sowohl nach Einführung von Decocten des Holzes als nach dem Guajakharz Kratzen und Brennen im Halse, auch Ekel, Magendrücken, Flatulenz, Kolikschmerzen und Durchfall. Die Menstrualblutung soll dadurch verstärkt werden und bisweilen auch Herzklopfen, Eingenommensein des Kopfes und Schwindel entstehen. Mehrfach wurden auch in früheren Zeiten in Folge dieser Therapie Hautausschläge wahrgenommen. Dieselben waren masernartig und über den ganzen Körper verbreitet. Nach Verabfolgung des Harzes zu 0,6 g in Honig gelöst, sah man neben sehr starken Entleerungen einen, dem Copaivrash ähnlichen Ausschlag auf Armen und Beinen mit starkem Jucken entstehen.

Sassafras officinalis liefert die Wurzel resp. das Holz, die Rinde und das ätherische Oel (Safrol) als Medicamente. Grössere Dosen des Oels machen Bewusstlosigkeit mit Kälte und Blässe der Haut. Nach dem Verschwinden dieses Zustandes bleibt noch Schwäche und Mattigkeit in den Gliedern einige Zeit zurück. Die Harnabsonderung wird durch Zubereitungen aus der Pflanze vermehrt. Nach grösseren Gaben findet man nicht selten ein bläschenförmiges Exanthem. Es giebt Individuen, die den Geruch des Sassafras nicht vertragen und danach kalte Schweisse bekommen und blau werden.

Chelidonium majus. Die Nebenwirkungen des Schöllkrautes umfassen locale Reizzustände des Magen-Darmkanals, aber auch Einwirkungen auf das Centralnervensystem. Das Chelerythrin reizt, wie der Saft der Pflanze Schleimhäute, Wundflächen und die intacte Haut selbst bis zur Blasenbildung. Bei manchen Kranken sah man nach Einnahme des Extractes oder der Tinctur aus Chelidonium Uebelkeit und Magendrücken, und nach grossen Dosen Erbrechen, blutende Phlyctänen im Munde, Durchfall mit Entleerung auch blutiger Massen, Blutharnen, Drang zum Harnlassen, Brennen in der Harnröhre, sowie knötchen-, bläschenförmige und eitrige Hautausschläge. Mit Nebenwirkungen seitens des Magens können sich Schwindel, der das Stehen unmöglich macht, so wie ein eigenthümlicher Zustand von Benommensein verbinden. Ein Kranker verfiel nach Einnehmen von 2 Esslöffeln einer Mixtur aus 12 g Extr. Chelidonii und Extr. Taraxaci auf 120 Wasser in einen halb wachen, halb träumenden Zustand, in dem er phantasirte. Chelidonin erzeugte zu 0,05—0,3 g bisweilen anhaltenden Speichelfluss, Nausea und Gliederschwäche[1]).

Teucrium Scordium. Ein Extract des knoblauchduftenden Gamander sollte bei Localtuberkulose und Tumoren parenchymatös injicirt, einen Congestivzustand erzeugen, der Heilwirkungen zu Wege brächte. Es entstehen in der Nähe der Injectionsstellen Röthe, Schmerzen und Oedeme, und wenn man in die Cutis injicirt, Blasen und Mortification. Als Resorptionswirkung des zerfallenden Gewebes entstehen: Fieber, Durst, Pulsbeschleunigung[2]).

Oleum jecoris aselli.

Der Leberthran ist durch Surrogate nicht ersetzbar. Weder das in den Handel kommende, theilweise verseifte Olivenöl, noch ein ähnlich behandeltes Butterpräparat sind ihm gleichwerthig. Damit er jedoch die verlangte Wirkung äussere, muss er wirklich Dorschleberthran sein, und nicht Haifisch-, Robben- und Walfischthran oder japanisches Fischöl enthalten, auch nicht von anderen Gadus-Species stammen. Aber selbst der Dorschleberthran kommt schon in sehr verschiedenem Aussehen und verschiedener Güte in den Handel. Im Leberthran findet sich u. A. Jod, Phosphor, Cholesterin, Trimethylamin. Dem erstgenannten Stoff kommt vielleicht eine Betheiligung an Wirkungen und Nebenwirkungen zu, falls der Thran lange gebraucht wird. Wesentlich handelt es sich aber hierbei um die Wirkung des Oeles selbst, dessen freie Fettsäuren ohne Zuthun des pancreatischen Saftes in Seifen übergeführt werden; die Seifen emulgiren aber das vorhandene Oleïn, machen es der Resorption zugänglich und gestatten dadurch dem Individuum, mehr Fett zu assimiliren, als es sonst wohl möglich ist. Welche Rolle den in Leberthranen aufgefundenen Alkaloiden zukommt, ist bisher nicht erforscht worden. Es ist nicht unwahrscheinlich, dass auch sie, wenn in grösserer Menge vorhanden, an den beobachteten Nebenwirkungen Theil haben können; denn z. B. das Morrhuin, das den dritten Theil der gesammten im Leberthran vorhandenen Basen darstellt und zu ungefähr 0,002 g in einem Esslöffel Leberthran enthalten ist, reizt den Appetit und wirkt harn- und schweisstreibend. Der braune Leberthran wird leichter als der farblose resorbirt.

Die örtliche Wirkung des Leberthrans auf Schleimhäuten hängt von seinem Gehalte an freien Säuren ab. Bringt man gewöhnlichen blanken Leberthran mit einem Pinsel auf die Augenlidränder, so entsteht starkes Brennen, das bei häufigerem Gebrauche an Dauer abnimmt. Das Auge röthet sich und thränt, bekommt aber meist bald wieder sein normales Aussehen. Vereinzelt sah man jedoch eine erysipelatöse Schwellung der Lider eintreten.

Für das Einnehmen des Thranes ist sein schlechter, leicht Ekel erzeugender Fischgeschmack unangenehm. Kratzen im Halse wird durch ältere Thransorten hervorgerufen. Im Anfange des Gebrauchs ist Aufstossen häufig. Dasselbe soll um so mehr vorkommen, und länger

---

1) Guth, Ther. Monatsh. 1897. p. 516.
2) v. Mosetig-Moorhof, Wiener med. Presse. 1893. p. 201.

dauern, je dunkler die Farbe des Thrans ist. Bei mehreren Kranken, welche den Leberthran Jahre lang genommen hatten, bemerkte man zeitweilig einen eigenthümlichen, fast aashaften Geruch aus dem Munde, der auf keine Anomalie der gerade in diesen Fällen sehr geregelten Verdauung zurückgeführt werden konnte. In manchen Fällen entstehen Uebelkeit, Brennen und Drücken im Magen, Verdauungsstörungen, Erbrechen, Kolikschmerzen, und nach grossen Dosen Durchfall, oder auch Durchfall mit Verstopfung wechselnd. Zumal bei Darmtuberculose wird der Thran selten gut vertragen. Bisweilen geht er ohne alle kothige Beimischung durch den Darm bei Kindern ab. Wahrscheinlich ist die schlechte Beschaffenheit des Thrans, aber theilweise auch die Individualität der Kranken, als Ursache dieser Nebenwirkungen anzusprechen. Verstärkung der Menstruation, die man danach beobachtete, ist wohl als eine Folge der veränderten Ernährung zu bezeichnen. Ob Congestionen zur Lunge und ev. Hämoptoë dadurch entstehen können, ist noch fraglich. Bei sehr sensiblen Personen sollen sich bisweilen im Anfange der Kur eigenthümliche Unruhe, nervöse Spannung, sowie Störung des Schlafes zeigen.

Eine gewisse Individualität reagirt darauf jedesmal mit Erbrechen und Eingenommenheit des Kopfes. Den Schweiss fand man mehrfach nach Leberthran riechend. Brennen und Jucken an der Haut kommt ohne oder mit Exanthemen vor. Die letzteren erscheinen am ganzen Körper oder localisirt, z. B. an beiden Handrücken, und wurden in früherer Zeit als ein kritisches Symptom angesprochen. Dass diese Bedeutung ihnen nicht zukommt, braucht kaum erwähnt zu werden. Schon die Seltenheit ihres Auftretens spricht dagegen. Der Ausschlag ist meistens vesiculärer Natur. Aeltere Autoren bezeichneten ihn als krätzartig. Bei einem scrophulösen, mit Caries versehenen Knaben erschien er nach Verbrauch von 240 g Thran am ganzen Körper. Er blieb nur kurze Zeit bestehen und trocknete von selbst ein. Ebenso wird von einem papulösen, frieselähnlichen Ausschlag berichtet. In einigen Fällen von Lungentuberculose bildete sich ein „flechtenartiger, dunkelrother Ausschlag" unter heftigem Jucken an der ganzen Haut, und verschwand nach einigen Wochen unter Abschilferung. Auch kleine, rothe, juckende Flecke sollen vorkommen. Damit identisch ist vielleicht auch jener Ausschlag nach Leberthran, der als „Kleienflechte" früher beschrieben worden ist. Bei Caries wurden einige Male in der ersten Zeit der Thrankur locale, entzündliche Reactionen als Vorläufer besserer Eiterung gesehen.

Die Versuche, den Leberthrangeschmack zu verbessern, sind wenig erfolgreich. Weder die Emulgirung resp. Verseifung durch Zusatz von Natr. carbonicum oder Kalkwasser, noch die Mischung mit Walrath oder das Verabfolgen in Semmelkrume oder in Zuckerpulver ändern etwas in dieser Beziehung.

Anilin. Die Verwendung des Anilins gegen Schwindsucht in Inhalationsform schuf mehrfach Verschlimmerung und schnellen Tod. In den Harn geht dieser Stoff als Amidoschwefelsäure über; nur nach Aufnahme übermässiger Mengen findet sich reines Anilin im Harn. Anilin coagulirt Eiweiss, und lässt die Absorptionsstreifen des Blutes schwinden. Schwefelsaures Anilin erzeugt ausserhalb des Thierkörpers und im lebenden Blute den Streifen des Hämatins in saurer Lösung. Zweifellos spielt dieses Verhalten bei den unerwarteten Nebenwirkungen eine wesentliche Rolle. Von dieser Blutveränderung ist die blaugraue Verfärbung der Haut abhängig.

Die örtliche Anwendung ruft bisweilen Eczem und Pustelausschläge hervor. Die resorptiven, auch nach Aufbringen auf erkrankte Haut vorkommenden Nebenwirkungen, die meist bald nach dem Aussetzen schwinden, bestehen in Uebelkeit, Appetitlosigkeit, Strangurie, Harndrang, Frost, Hustenreiz, Athembeschwerden und Dyspnoe. Am häufigsten stellt sich eine Verfärbung der Haut ein. Hände, Gesicht, Lippen werden blaugrau. Dazu gesellen sich noch Eingenommensein des Kopfes, Schwindel, eine eigenthümliche geistige Depression und Somnolenz. Ausnahmsweise kommt es bei dem medicinalen Gebrauch des Mittels zum Verlust des Bewusstseins.

Die Proteïntherapie.

Unter dem Sammelnamen der Proteïntherapie werde ich die Nebenwirkungen beschreiben, die nach der arzneilichen Einführung von Eiweiss oder eiweissartigen Stoffen verschiedenster Herkunft beobachtet wurden. Man wird aus dieser Darstellung z. Th. eigenthümliche, und unter sich übereinstimmende, unangenehme Wirkungen entnehmen, die bei dieser Gruppe von Stoffen am allerwenigsten erwartet werden dürften, aber daraus auch erkennen, was dieses Werk auf so vielen Seiten lehrt, dass jeder functionell reactive, d. h. auch chemisch reactive Körper an sich, und auf Grundlage besonderer angeborener oder erworbener Eigenthümthümlichkeit unerwünschte Wirkungen äussern kann.

1. Die Therapie mit Thierorganen.

a) Einführung gesunder Organe oder deren Extracte.

Thyreoidea.

Nebenwirkungen erzeugte die Schilddrüse des Schafes, Kalbes etc., bei den verschiedensten Krankheiten (Myxödem, Kropf, Psoriasis etc.) und Dosen, bei Kindern und Erwachsenen[1]). Mannigfache Gründe sind für ihr Entstehen angeführt worden, ohne dass einer derselben als ausschlaggebend angesehen werden könnte. Es ist sicherlich nicht die jähe Stoffwechselstörung, oder eine faulige Zersetzung in dem verabfolgten Schilddrüsenpräparat, sondern wesentlich der Gehalt des letzteren an eigenthümlichen wirksamen Bestandtheilen, die z. Th. immer, z. Th. nur bei einer vorhandenen Disposition hierfür, Unangenehmes erzeugen. Die Empfindlichkeit ist sehr verschieden. Dafür sprechen die dadurch erzeugten tödtlichen Ausgänge. Während eine Frau nach Verzehren von 92 g roher Drüse in 11 Tagen zwar einen schweren Thyreoidismus bekam, aber davon genas, starb eine andere, die nur $1/4$ Lappen einer Schafsdrüse aufgenommen hatte, in 24 Stunden im Coma, eine dritte 11 Wo-

---

1) Vermehren, Hosp.-Tid. 1893. 4. R. p. 125 u. 389. — Fletcher-Ingals, New York med. Journ. 1895. 7. Dec. — James, N. York med. Times. 1894. — Marie et Guerlain, Bull. de la Soc. méd. de Paris. 1894. 10. févr. — Ewald, Berl. med. Ges. 1894. 18. Juli. — München. med. Wochenschr. 1896. No. 16. — Howitz, Ugeskr. for Laeger. Bd. 26. — v. Noorden, Zeitschr. f. prakt. Aerzte. 1896. p. 3. — Stabel, Berl. klin. Wochenschr. 1896. p. 93. — Bokai, Virchow's Arch. CXLIV. Suppl. — Angerer, München. med. Wochenschr. 1896. No. 4. — Béclère, Bullet. de la Soc. méd. de Paris. 1895. — Magnus Levy, Berliner klin. Wochenschr. 1895. p. 650.

chen nach Beginn der Kur und eine vierte am 17. Tage plötzlich. Die Zahl der mitgetheilten Todesfälle beläuft sich auf 12, die der Nebenwirkungen ist enorm hoch. Manche Krankheiten, wie der Morb. Basedowii, begünstigen dieselben so, dass sie als Contraindicationen für den Gebrauch angesehen werden.

Die Störungen im Allgemeinbefinden. Das Stoffwechselgleichgewicht wird gestört, die Eiweisszerlegung gesteigert, der Sauerstoffverbrauch und die Kohlensäureproduction erhöht. So kann es zu sehr störenden Gewichtsverlusten, z. B. 17 k in 2 Monaten und damit zu Schwäche und Hinfälligkeit kommen. Sehr häufig wird während der Kur eine Erhöhung der Körperwärme beobachtet, die als Resorptionsfieber anzusprechen ist, und nur vereinzelt eine subnormale, dem Collaps entsprechende Temperatur.

Seitens der Haut entstehen Schweisse, Hautjucken, eine Urticaria, die schon nach 12 Stunden schwinden kann, ein Eczem und ev. Furunkelbildung.

Meistens klagen die Kranken über unstillbaren Durst, wohl eine Folge der Wasserverarmung des Körpers durch Schweisse, Speichelfluss, Diarrhoen und Vermehrung des Harns, und ferner erscheinen: Anorexie, Uebelkeit, Albuminurie, Cylindrurie und Glycosurie ev. bis zu 6pCt. Die letztere kam unter 17 Fällen 5 mal auch bei Psoriasiskranken vor, bleibt gewöhnlich bis zu ca. 10 Tagen bestehen, weicht oft erst einer antidiabetischen Ernährungsweise oder lässt einen geringen Zuckerbetrag dauernd im Harn bleiben. Eine besondere Disposition ist zum Entstehen dieser Glycosurie erforderlich. Die charakteristischste Nebenwirkung ist ein, ev. bis 160 Schlägen gesteigerter, und bisweilen wochenlang so hoch bleibender Puls. Damit einhergehen können Herzpalpitationen mit Gesichtsröthe, Exophthalmus, stenocardische Anfälle mit kleinem frequentem Pulse und leichte Ohnmachten. Durch sehr grosse Dosen wurde ein typischer Morb. Basedowii erzeugt. Auch die Athmung nimmt an Häufigkeit zu, oder wird erschwert, oder stellt sich als Kurzathmigkeit dar. Vereinzelt nahm man in der Exhalationsluft den Acetongeruch wahr.

Nächst der erhöhten Pulszahl kommen am häufigsten Schmerzen in den verschiedensten Nervenbahnen vor, oft mit dem Gefühl von Brennen verbunden: Kopfschmerzen, Gliederschmerzen, Rücken- und Lendenschmerzen und Schmerzen in der Milzgegend. Es zeigen sich ferner: Schlaflosigkeit, Schwindel, Zittern oder unvollständige Paraplegie, bei Vielen auch psychisches Aufgeregtsein, das bis zu einer deutlichen Intoxikationspsychose mit den Symptomen eines Verfolgungswahnsinns auswachsen kann. In einem solchen Zustande sah man einen Mann, der die Schilddrüse nur zum Magerwerden gebraucht hatte, an acutem Hirnödem zu Grunde gehen. Vereinzelt erschienen auch depressive Zustände, wie Weinerlichkeit etc.

Thyraden und ähnliche Fabrikpräparate der Schilddrüse unterscheiden sich in den Nebenwirkungen nicht von dem frischen Präparate.

Thymus. Die entwicklungsgeschichtlich der Thyreoidea sehr nahe stehende Thymus wurde gegen Kropf mit demselben Erfolge wie die erstere gegeben. Einmal erschienen hierbei im Beginne der Behandlung Kopfschmerzen[1]).

Hoden. Hodensaft. Die Anwendung der zahlreichen aus Hoden dargestellten Präparate liess nur geringe Nebenwirkungen und selten Wirkungen erkennen. Die subcutane Einspritzung des Testikelsaftes bei Epileptikern liess sehr oft die Zahl der Anfälle beträchtlich ansteigen z. B. bei 20 von 28 Kranken. Trotz grösster Vorsicht machten die Injectionen bei Geisteskranken oft Schmerzen, Röthung, ödematöse Schwellung und Induration der Einstichstelle, bisweilen auch grosse Abscesse. Bei einem solchen Kranken

---

1) Mikulicz, Berl. klin. Wochenschr. 1895. p. 344.

schlossen sich, als der Abscess bereits im Heilen war, apoplectiforme und epileptiforme Anfälle mit Fieber und Delirien an, die in den Tod führten[1]).

Ovarium. Ganz vereinzelt rief die Einführung von Tabletten oder dem Glycerinextract aus den Eierstöcken bei Menopause etc. als Nebenwirkungen hervor: Uebelkeit, Gefühl der Leere im Magen, Erbrechen, Empfindung der Schwere im Unterleib und Nierenschmerzen.

Gehirn. Rückenmark. Flüssige Extracte aus Thiergehirnen oder dem Rückenmark, die bei Chorea u. s. w. injicirt wurden, sollen nur gelegentlich an der Einstichstelle Erythem und Schmerzen veranlasst haben.

Nebennieren. Das Extract der Nebennieren erzeugt eine besonders starke Blutdruckerhöhung. Im Harn fand sich danach zeitweise Eiweiss. Ein junger Mann, der wegen Morbus Addisonii ein Vierteljahr lang täglich eine Hammel-Nebenniere erhalten hatte, starb plötzlich unter den Erscheinungen einer acuten Vergiftung[2]), die, wie ich glaube, auf die Therapie causal zu beziehen ist. Die subcutane Einführung eines Glycerinextractes liess Entzündung und Neigung zur Abscessbildung entstehen.

b) **Einführung isolirter Eiweissstoffe auch aus Pflanzen.**

Thyreoidinum depuratum. Bezüglich der Nebenwirkungen unterscheidet sich dieses, zwei Globuline und ein Enzym enthaltende Präparat nicht von der Thyreoidea. Jodothyrin (1 g = 3 mg Jod) soll kein Eiweiss enthalten, aber die Stoffwechselvorgänge so wie frische Thyreoidea beeinflussen.

Gelatina. Der Leim wurde zu Anfang dieses Jahrhunderts als ein Mittel gegen Wechselfieber gebraucht. Dabei beobachtete man bei einigen Kranken Druck in der Magengegend, Durchfälle, Kopfschmerzen, die zuweilen mit Nasenbluten endeten und Hautausschläge. Die letzteren entstanden dann, wenn der Leim schwärzlich war und einen unangenehmen Geschmack besass. Alle diejenigen, die von diesem Präparate nahmen, bekamen auf der Haut rothe Pusteln. Ich stelle diesen Ausschlag mit demjenigen in eine Reihe, der nach der Fleischvergiftung nicht selten sich herausbildet.

Nukleïn. Bei dem Gebrauche von Nukleïnen als Ersatz von Tuberkulin entstanden neben einer starken Leucocytose, Steigerung der Körperwärme, Unbehagen, Müdigkeit, Kopfweh und Collaps[3]).

Abrin.

Die Jequirity-Samen (Abrus precatorius) enthalten einen Eiweisskörper, der in sehr kleinen Mengen Entzündung erzeugt. Wenn man mit einer 1—5proc., filtrirten, 3—24stündigen Maceration der gemahlenen Samen die Bindehaut der umgestülpten Augenlider bestreicht, so treten nach circa drei Stunden die ersten Entzündungserscheinungen am Auge auf. Die Augenlider sind verklebt, geschwollen, heiss und bei Druck empfindlich. Die Conjunctiva tarsi bedeckt sich mit einer graugelblichen Haut, welche bisweilen brückenförmig von der umgeschlagenen Falte des unteren Sackes ausgeht, um sich auf den Tarsalrand des oberen Augenlides auszubreiten, und so vollkommen die Lidspalte verschliessen kann. Der Sack erscheint dunkelroth mit einem graugelblichen Schleier bedeckt, während die Conjunctiva bulbi in

---

1) Legrain et Bourdin, Annales de la Policlin. de Paris. 1894. p. 61.
2) Schilling, Münchener med. Wochenschr. 1897. No. 7.
3) Mourek, Prag. med. Wochenschr. 1893. p. 197. — Sée, Bullet. de l'Acad. de Médec. 1893. p. 502.

einem gelbröthlichen Wulst erhoben ist. Die Kranken sind unruhig, klagen über Kopfschmerzen und Schlaflosigkeit und zeigen vereinzelt Erhöhung der Körpertemperatur. Bisweilen schwellen die vor dem Ohre gelegenen Lymphdrüsen an und es entwickelt sich ein reichlicher Schnupfen. Die Höhe des Processes ist nach einer einmaligen Application des Mittels, nach circa 16 Stunden erreicht und erhält sich einen Tag lang. Am fünften bis sechsten Tage erlangt die Bildung der Häute an der Conjunctiva tarsi und der Schnupfen sein Ende. Sobald sich die Häute lösen, tritt eine reichliche Absonderung von Eiter ein. Bis zum vollkommenen Normalwerden der Bindehaut vergehen aber circa 2—3 Wochen.

Mit Purulenz behaftete Augen sollen nicht mit Abrin behandelt werden. In solchen Fällen ruft das Mittel dann nicht eine Ophthalmia jequiritica hervor, sondern steigert nur die bestehende Purulenz. Auf einer trockenen Conjunctiva wird dadurch jedesmal die charakteristische croupös-diphtheroide Ophthalmie erzeugt. Man soll sich deswegen, da, wo man den Verdacht auf chronische Ophthalmia purulenta hat, vor dem Gebrauche der Jequirity hüten, und dieselbe nur in Fällen von trockenen Granulationen oder solchen, die man durch vorhergegangene Cauterisation in diesen Zustand versetzt hat, anwenden. Bei zu häufiger oder sonst unzweckmässiger Anwendung kann auch die Hornhaut von der Entzündung befallen werden. Eitrige Geschwüre, die zu unaufhellbaren Narben und zu bleibenden Sehstörungen führten, wurden beobachtet, ebenso soll es vereinzelt zu Entzündungen des ganzen Auges gekommen sein. Die Gegner dieses Mittels behaupten, dass neben wenigen auffallend schnellen Besserungen keine einzige Heilung, einige Verschlimmerungen, schwere Erkrankungen der Cornea und, um dem Misserfolge die Krone aufzusetzen, eine necrotische Abstossung der ganzen Cornea zu Stande komme. Deswegen sei der Gebrauch des Mittels in jedem Falle absolut unerlaubt, besonders da, wo es sich noch um sehende Augen handelt. Knapp sah Diphtherie der Conjunctiva eintreten. Einer von diesen Fällen endete noch glücklich mit Hinterlassung schwacher Trübungen der Hornhaut aber guter Sehschärfe, der andere mit dem Verluste beider Augen (Phthisis bulbi), welche vor der Behandlung eine Sehschärfe von $5/200$ gehabt hatten. Man beobachtete ferner Dacryocystitis allein und begleitet von Periostitis der Nasen- und Thränenbeine, ausgedehnte Infiltration der Hornhaut, Symblepharon, Exophthalmus, acuten Glaucomanfall, Lidabscess oder Hypertrophie der oberen Lider, Erythema faciei, Erysipelas.

Man injicirte auch Jequirity-Aufgüsse bei chronisch granulöser Metritis und wusch dann noch das Collum uteri damit. Nach 12 Stunden erschienen starke Uterus-Schmerzen und Fieber mit Frösteln. Vier Tage lang bestand Fieber bis $39{,}2^0$ C. Die Schmerzen hielten an und das Harnlassen wurde beschwerlich und schmerzhaft. Erst nach einer Woche konnte die Kranke das Bett verlassen. Durch die Vagina entleerten sich Schleim und membranöse Fetzen.

c) Einführung pathologisch veränderter Organe.

Medulla oblongata und Rückenmark wuthkranker Thiere. Die Behandlung der Lyssa durch postinfectionelle Schutzimpfung hat in der Neuzeit zu einzelnen schweren Klagen über dadurch erzeugte Nebenwirkungen Anlass gegeben. Uebereinstimmend zeigten sich in ca. 7 Fällen nach einigen antirabischen Injectionen wesentlich folgende Symptome: Unwillkürliche Kothentleerung, Unmöglichkeit den Harn zu entleeren, so dass catheterisirt werden musste, leichtes Fieber und eine mehr oder minder starke, aber immer ausgesprochene aufsteigende myelitische Lähmung, die in volle Paraplegie übergehen kann. Nebenher erschienen in einem Falle ein scharlachartiger Ausschlag auf Brust und Armen, foetider Athem, Muskelschmerzen, Gürtelgefühl, stellenweise Hyperästhesie u. s. w.[1]). Ich halte es für sehr wahrscheinlich, dass diese Zustände auf das injicirte Mittel zurückzuführen sind, und meine, dass wenn auf 20000 Schutzimpfungen einige solcher Fälle kommen, der Werth der Methode dadurch nicht im geringsten alterirt wird. Zeigt doch dieses Werk manches schlimmere Vorkommniss bei anderen unentbehrlichen Heilmethoden!

2. Die Therapie mit Bacterienproducten.

Streptococcen-Toxine. Die Einspritzung von Mischcultursterilisaten von Streptococcus longus und Bacill. prodigios. gegen maligne Tumoren liess folgende Nebenwirkungen auftreten: Herpes facialis über Lippen, Kinn, Wangen etc., meist auf beiden Gesichtshälften, auch einen Herpes der Mundschleimhaut am hinteren Umfange des oberen Alveolarfortsatzes und an der Schleimhaut des harten Gaumens, frühestens nach 30, spätestens nach 50 Stunden unter Anstieg der Körperwärme auf 40° C. Voran gingen bisweilen: Schüttelfrost, Kribbeln, Jucken und ziehende Schmerzen[2]). Schwellung und Abscedirung der Einstichstelle waren selten, dagegen ziemlich constant: Appetitmangel, Unruhe, Schlaflosigkeit[3]), Schwindel, Kopfweh, Ohrensausen, Benommensein oder sogar Delirien, quälender Durst, Harnverhaltung und auffallende Gesichtsblässe. Bei einem Kranken wiederholten sich diese bedrohlichen Symptome nach jeder Injection. Nach häufig wiederholten Einspritzungen stellen sich Appetitlosigkeit, Abmagerung, Blutleere und Apathie ein[4]).

Cancroin. Als solches wird das citronensaure Salz des Neurins bezeichnet und behauptet, dass dieses ein Product des Krebsparasiten, eines Protozoën, sei. Die Injection erzeugt schwere Allgemeinerscheinungen: Fieber, Collaps, Hautausschläge u. A. m.

Tuberkulin.

Man kann jetzt an der, von unwissenschaftlichem Treiben durchtobten Tuberkulin-Episode, in welcher Oberflächlichkeit in der klinischen Beobachtungskunst und Gewinnsucht untergeordneter Organe ihr Spiel trieben und die in Angriffen auf den Entdecker ausklangen, das Kranke und das Gesunde übersehen und von einander scheiden.

Eine an sich zweifellose Thatsache, dass ein Stoffwechselproduct der Tuberkelbacillen, in das Unterhautbindegewebe gespritzt, zumeist an den Körperstellen, wo Tuberkelbacillen nisten, resp. in deren Umgebung, entzündungserregend und zerstörend wirken kann, gab den Anlass, auch Versuche an Menschen anzustellen. Am auffälligsten war eine zeitliche Besserung bei Lupuskranken.

Aus Reinkulturen von Tuberkelbacillen durch Behandeln mit Glycerin gewonnen, stellt das Tuberkulin eine Flüssigkeit dar, in der sich sehr verschiedenartige Stoffe, wahrscheinlich in nicht immer gleichen Verhältnissen finden. Diesem Umstande ist es auch wohl zuzuschreiben, dass manche Beobachter bei annähernd ähnlichem Krankenmaterial mit Präparaten derselben Quelle so verschiedenartige Resultate erhielten, wie sie aus Abweichungen in der individuellen Empfänglichkeit allein nicht erklärt werden können. Es ist ausserdem zu bedenken, dass Zersetzungsproducte eines Culturbodens, besonders wenn sie sich in Mischungen wie dem Tuberkulin finden, kurzlebig sind. Sie befinden sich meist in einem so labilen Zustande, dass auch nach Unterbre-

---

1) Gros, Bull. de l'Acad. de Méd. 1897. p. 797. — Rendu, ibid. p. 720.
2) Friedrich, Berl. klin. Wochenschr. 1895. p. 1094.
3) Senn, Journ. Americ. Medic. Associat. 1895.
4) Czerny, Münch. med. Wochenschr. 1895. No. 36.

chung ihrer Bildungsquelle, Luft, Licht, Feuchtigkeit und gegenseitige, chemische Wahlverwandschaft weitere Veränderungen an ihnen hervorrufen können. Ich halte es auch für mehr als unwahrscheinlich, dass die auf dem Wege der Reinkulturen der Tuberkelbacillen gewonnenen Stoffe mit denen identisch seien, die in tuberkulös kranken Organen, wie z. B. den Lungen, sich bilden. Im Wesentlichen wird die Verschiedenheit durch die Art des Nährbodens bedingt. Gesundes Lungengewebe muss sich in dieser Beziehung anders als eine Nährgelatine, eine kranke Lunge anders als eine gesunde, und eine kranke Lunge anders als ein kranker Knochen verhalten. Auch die physikalischen Verhältnisse, sowie die chemische Wechselwirkung zwischen den Eiterstoffen einer kranken Lunge und den Stoffwechselproducten der Tuberkelbacillen müssen andere sein als in Reinkulturen in einem Brütschranke.

Eingehende Beobachtungen erwiesen, dass in der Umgebung des Tuberkels eine Entzündung hervorgerufen wird, die ihrerseits zur Vereiterung von peripherisch vascularisirten Tuberkeln führt[1]). Vielleicht ist es ein Chemotropismus, der die Wirkung veranlasst.

Es ist zweifellos, dass in derselben Weise wie bei anderen Mitteln, so auch hier eine Abstumpfung der zuerst beobachteten Wirkung durch Gewöhnung zu Stande kommen kann. Man beobachtete aber auch, dass z. B. eine anfangs reactionslos gebliebene Injectionsstelle nach einer später an einer anderen Stelle gemachten Einspritzung anschwoll und schmerzhaft wurde. Für eine Wirkungslosigkeit bei der gleichen Krankheit ist auch eine Ungleichheit der Präparate angeschuldigt worden. Manche Menschen starben selbst nach kleinen Dosen, z. B. 0,002 g. Die Zahl der überhaupt in Folge dieser Therapie Gestorbenen unter allen Altersklassen ist beträchtlich. Der Tod erfolgte meistens im Collaps, gewöhnlich unter Convulsionen. Hierbei handelte es sich nicht im engeren Sinne um eine Beschleunigung der Krankheit, sondern um sehr schnell ablaufende Vergiftungen. Es kommt aber auch eine Verbreitung von Infectionskeimen in Gebiete hinein vor, die bisher von denselben frei waren und dadurch zu acuten Allgemeininfectionen, die meistens unter dem Bilde acuter Miliartuberkulose verlaufen. Durch die Nekrose in der Umgebung bacillärer Herde wird der schützende Wall fortgerissen und der Invasion der Tuberkelbacillen oder deren Stoffwechselproducte in bisher unberührte Organe die Hemmung genommen. So sah man z. B. frische tuberkulöse Herde an den Tonsillen, am Gaumen, der Epiglottis, an der Pleura, im Auge und vor Allem an den Meningen entstehen. Obschon bestritten, kommen doch auch im Blute gelegentlich Tuberkelbacillen vor. Es scheint, als wenn Tuberkulose innerhalb des Schädels, Meningitis, Nephritis, Pleuraergüsse, cachectische Zustände, Amyloid, Darmtuberkulose, vielleicht auch Herzfehler u. A. m. eine besondere Disposition für Nebenwirkungen liefern. Der Factor der Gewöhnung, der nach längerem Gebrauche dieses Mittels in Frage kommt, verträgt sich wohl mit einer anfänglichen Cumulation. Diese kann selbstverständlich in weitem Umfange Anlass zu Schädigungen geben.

Störungen des Allgemeinbefindens.

Der Stickstoffumsatz wird unter dem Gebrauche des Tuberkulin anfängsich gesteigert, um später zu sinken. Das Körpergewicht nimmt ab und die Kräfte verfallen. Das Tuberkulin-Fieber sah man als einen Kampf des Organismus mit der Schädlichkeit und als ein Reagens auf Tuberkulose an. Selbst als die Misserfolge dieser Behandlung klar waren, wurde diese Auffassung des Fiebers immer noch als eine Errungenschaft der Forschung angesehen. Wie wenig kannten die Vertreter dieser Meinung die Geschichte der Pharmakologie! Auf vielen Seiten dieses Werkes finden sich die älteren

---

1) Kromeyer, Deutsche med. Wochenschr. 1890. No. 49.

Anschauungen über die teleologische Bedeutung von Arzneiausschlägen, Arzneifiebern etc. wiedergegeben. Niemals bewahrheiteten sich dieselben. Sie sind nichts anderes als unregelmässig erscheinende Nebenwirkungen. Das Tuberkulinfieber ist ein Resorptionsfieber; es erscheint durchschnittlich nach 6 bis 8, aber auch erst nach 20—36 Stunden, oder nach einer Erhöhung der Dosen, oder 24 Stunden nach dem Abbrechen der Kur, und hält bis zu 2 Tagen an. Die fieberhafte Reaction hängt wesentlich von der Individualität, weniger von der Stärke der Dosis, der Gewöhnung, der Zeit der Einspritzung und der Schwere der Erkrankung ab. Auch bei Nichttuberkulösen beobachtete man es mehrfach. Schüttelfrost leitet meistens ein Ansteigen der Körperwärme ev. bis $41,5^{\circ}$ C. ein. Seltener wird die Körperwärme subnormal. Bei einem Kinde fand man bei gleichzeitigem Vorhandensein von Durchfällen, eine mehrtägige Temperatur von $35,4^{\circ}$ C. Es kommen ferner vor: Eine acute Leucocythose, die nach dem Aussetzen des Mittels wieder schwindet[1], und Icterus mit und ohne Gallenfarbstoff im Harn.

Nebenwirkungen an der Haut.

Die Einspritzung verursacht bisweilen örtliche Veränderungen z. B. Hautnekrose, wodurch ein etwa markstückgrosses, ziemlich scharf begrenztes Stück Haut in ihrer vollen Dicke zur Abstossung kam. Man sprach dieses als Wirkung des mit dem Tuberkulin eingeführten todten Bacillus an. Viel häufiger sieht man örtlich, besonders aber als resorptive Wirkung enorme Röthung, Schwellung und Oedem in der Umgebung und weiterer Entfernung vom Krankheitsherde auftreten. Gesunde und bereits kranke Drüsen können anschwellen, wie man dies z. B. sogar an den längs der Trachea unter der Bifurcation und an der Lungenwurzel fand. An gesunden und tuberkulösen Gelenken kommt es bisweilen zu einem stärkeren Erguss in der Kapsel, sowie zu heftigen, in der Nacht sich steigernden Schmerzen. Auch nicht erkrankte Gelenke können in derselben Weise befallen werden.

Vereinzelt beobachtete man einen stärkeren Haarausfall, häufig Enantheme und Exantheme. Die letzteren erscheinen nach dem Verschwinden, wenn das Mittel wieder verabfolgt wurde, entweder in derselben oder in einer anderen Gestalt. Bei 15 von Lupus befallenen Kranken sah man 14 Mal Enantheme. Von Exanthemen entstanden:

1. Erythem. Besonders am Stamm, aber auch an den Extremitäten, Gesicht, Hals tritt es als masern-, scharlach- und erysipelasähnlicher Ausschlag auf. In einzelnen Fällen röthete sich nur die Nase oder die Nasenspitze. Die Heilung erfolgt unter Abschuppung.

2. Papulöser Ausschlag. Man beobachtete eine Mischform aus Flecken und Papeln, aber auch nur Papeln, die bald nach der Einspritzung auftraten und schon am anderen Morgen theils mit oberflächlichen Schuppen bedeckt, theils exulcerirt waren. Auch Papeln mit Vesikeln kamen z. B. an den Inguinalfalten und Oberschenkeln vor. Der Ausschlag dehnte sich kreisförmig aus. Eine Gruppe desselben war stets von der anderen durch einen breiten Saum normalen Gewebes getrennt. Nach drei Tagen war die Hautveränderung geschwunden. Nach erneuter Zufuhr des Mittels kehrte sie wieder.

3. Bläschen und Pusteln. Ausser einem Herpes labialis beobachtete man Bläschen an den Ohren, sowie Pusteln. Als Erysipelas bullosum beschrieb man eine solche Erkrankung, bei der auf stark infiltrirter, tiefgerötheter Basis, mächtige, mit trübem Serum gefüllte Blasen an Rücken, Brust, Hals, Bauch, Oberschenkel und nur zungenförmig an den Unterschenkeln ohne Fieber auftraten. Die Blasen platzten und hinterliessen am Rücken grosse Ulcerationen. Später erfolgte Schälung in grossen Fetzen. Nach einer erneuten Einspritzung entstand ein Exanthem ohne Infiltration und Blasen[2].

---

1) Bischoff, Blutunters. an mit Tuberkulin beh. Tuberkulosen. Berlin 1891.
2) Lindner, Deutsche Gesellsch. f. öff. Gesundheitspflege. 1890. 8. Dec.

4. **Urticaria.** Eine solche bildete sich bei nicht an Tuberkulose Erkrankten, besonders da wo die Haut durch Druck von Bekleidungsgegenständen zu leiden hatte.

Störungen im Gastro-Intestinal-, und Uro-Genitalapparat.

Es kommen in mannigfaltiger Combination vor: eine eigenthümliche Glossitis, Geschwüre an der Zunge, dem Zahnfleisch und der Lippenschleimhaut, acute Parotitis, Milzschwellung, Appetitlosigkeit, Magenschmerzen mit Ekelgefühl und anhaltendes, unstillbares Erbrechen, Darmschmerzen und Durchfälle. Bei Darmtuberkulose kam es mehrfach zu Darmperforation, und bei Lupösen fand man in der Schleimhaut des Ileum und im Dickdarm mehrfache Defecte. Vereinzelt erschien eine Periomphalitis mit starker Schwellung und Schmerzhaftigkeit[1]). Die Harnmenge wurde bis zu 6000 ccm vermehrt gefunden. Fieber kann diese Polyurie begleiten, aber auch fehlen. Andere Fälle weisen dagegen Oligurie auf, die sich bei einem Kranken auf die Entleerung von nur 60 ccm Harn beschränkte. Bei der Section fand man mehrfach eine Nephritis. Blutergüsse in die Bowman'sche Kapsel wurden neben Entzündung des interstitiellen Gewebes nachgewiesen.

Albuminurie entsteht besonders leicht an schon lädirten Nieren. Sie ist keine Fieberwirkung, da sie die Einspritzungen überdauern, ja sogar bleiben kann. Peptonurie wurde 33 Mal unter 200 Einspritzungen mit Beginn des Fiebers beobachtet. Auch Urobilinurie, Acetonurie und Glycosurie[2]) kommen vor. Morphotische Bestandtheile: Epithelialcylinder, Nierenepithel, weisse Blutkörperchen können ebenso wie Blut im Harn erscheinen. Bei Tuberkulose der Harn- und Geschlechtswerkzeuge trat Anschwellung der Harnröhre oder des Blasenhalses ein, die zur Behinderung der Harnabsonderung führte. Bei Epididymitis tuberculosa erschien acute doppelseitige Hydrocele. Bei einer lupösen Frau stellte man nach den Injectionen Verzögerung der Menstruation fest. Schwangere können danach abortiren.

Nebenwirkungen seitens der Luftwege und des Herzens.

Schwellung und Geschwüre kommen an und in der Nase und im Kehlkopf vor. Die Epiglottis kann anschwellen, sich röthen und am Rande Hämorrhagien aufweisen. Bei Kehlkopftuberkulose soll selbst Brand auftreten können. Man beobachtete ferner starken Stridor, Kitzeln im Halse, Heiserkeit und verstärkten Husten. Acute Larynxstenose bewirkte mehrfach den Tod der Kranken. Die Athmung ist meistens beschleunigt, seltener verlangsamt. Es kommen ferner vor: Kurzathmigkeit, Oppressionsgefühl auf der Brust, auch Dyspnoe mit Cyanose, Zufälle von Angina pectoris, anfangs verstärkter, später verminderter eitriger Auswurf aus den Lungen sowie geringe oder umfangreiche, kurzdauernde oder auch mehrtägige, bisweilen erst nach langer Behandlung eintretende Lungenblutungen. Die Dyspnoe kann anfallsweise noch wochenlang nach dem Aussetzen anhalten. Ausgesprochene pleuritische Symptome, Schmerzen, Reibegeräusche, sowie auch neues, resp. vermehrtes Rasseln, Zeichen ganz frischer Verdichtungen, Dämpfung, Rhonchi, Bronchialathmen wurden bei an Lungentuberkulose Leidenden sowie bei Kranken mit gesunden Lungen häufig beschrieben. In einem dieser Fälle, bei einem Phthisiker, bestand trotz Knisterrasseln kein Fieber. Die Pleura kann perforiren und so Anlass zu einem tödtlichen Pneumothorax geben. Sections-Statistiken ergaben ein ausserordentliches Ueberwiegen von käsigen Pneumonien und Miliartuberculose der Lungen bei Tuberkulin-Behandelten.

Störungen im Blute resp. am Herzen kommen nach Tuberkulinge-

---

[1] Kahler, Gesellsch. d. Aerzte. Wien 1890. 28. Nov.
[2] Ganghofner, Wiener med. Presse. 1891. p. 11.

brauch bei Tuberkulösen und Nichttuberkulösen vor, z. B. eine Verminderung des Hämoglobingehaltes[1]), Beängstigungen, Herzklopfen und Beschleunigung der Herzthätigkeit, Aenderungen in der Gefässspannung sowie Dikrotie. Die Pulsbeschleunigung ist gewöhnlich 6—10 Stunden nach der Einspritzung am stärksten. Der Blutdruck sinkt hierbei. Bisweilen entstehen Aenderungen im Rhythmus der Herzcontractionen, endocarditische Symptome und noch häufiger als diese Collaps, der mehrere Stunden anhalten und mit ausgesprochener Cyanose der Lippen, des Gesichts, der Finger, mit Icterus, Albuminurie, Erniedrigung der Körperwärme und Aussetzen der Herzthätigkeit einhergehen kann. Herzlähmung wurde mehrfach als Todesursache durch Tuberkulin angesprochen.

Centralnervensystem und Sinnesorgane.

Somnolenz und Sopor kommen vor. In manchen Fällen stellten sich so heftige Kopfschmerzen ein, dass das Mittel ausgesetzt werden musste, in anderen: Schlaflosigkeit, ziehende Schmerzen in den Gliedern, im Kreuz, in den Intercostalnerven. Einige Male erschienen auch nach Beendigung der Injectionsperiode geistige Störungen, Benommensein, Verwirrtheit, Hallucinationen und Illusionen. Die Kranken verkannten ihre Umgebung und delirirten stark. Dieser Zustand wurde als Fieberpsychose oder Collaps resp. epikritisches Delirium angesprochen. Befunde von Meningitis tuberculosa bei beginnender oder nicht weit vorgeschrittener Lungentuberkulose zeigten sich mehrfach. Sechs Tage nach der letzten Einspritzung erschienen bei einem Kranken die Symptome der Meningitis und nach 3 weiteren Tagen ging er zu Grunde. Hyperämie und Oedem des Gehirns fand man öfter. Von Bewegungsstörungen kamen Schwäche oder Steifigkeit der Gliedmassen, aber auch Lähmung vor. So entstanden bei einem Manne: Schmerzen in den Beinen, motorische und sensible Lähmung beider Beine und des Rumpfes, Harnverhaltung, unfreiwilliger Abgang von Koth und Tags darauf Decubitus am Kreuzbein und den Fersen. Ataxie mit Schwäche und Schwere in den Beinen, Schwanken bei geschlossenen Augen und Fehlen der Patellarreflexe wies eine Frau auf.

Am Auge entstanden nicht selten Hyperämie der Conjunctiva palpebrarum mit Lichtscheu, auch Farbensehen und Trübung des Sehvermögens. Um so heftiger waren diese Nebenwirkungen, je mehr das Auge sich von dem normalen Zustande entfernte. Miliare Herde in der Hornhaut sah man sich bei tuberkulöser Erkrankung des Auges entwickeln.

Tuberkulin R. Das neuere, trockne Tuberkulin enthielt mehrfach Pneumo-Strepto- und Staphylococcen; es wird als schlechter wie das alte bezeichnet[2]). Seine Wirkung erschien bisweilen ungleich, da kleine Dosen schlecht und grössere gut vertragen wurden. In vielen Fällen erfolgte dadurch unter mehr oder minder stürmischen Reactionserscheinungen: der Ausbruch von Miliartuberkulose an bisher freien Stellen, z. B. im Kehlkopf und auf dem Trommelfell, oder Verschlimmerung der bestehenden Lungentuberkulose. Wie mir scheint, erfolgte einmal dadurch der Tod im Herzcollaps. Das Allgemeinbefinden verschlechterte sich oft, die Kranken wurden müde, schwach, hatten Prostrationsgefühl und bekamen, nach vorangegangenem Schüttelfrost Fieber auch schon nach kleinsten Dosen, wie auch profuse Schweisse für 1—2 Stunden.

An der Injectionsstelle erfolgt meistens nach Stunden eine starke örtliche Reaction; die Haut röthet sich und kann starr infiltrirt sein, bisweilen

---

1) Mikulicz, D. m. Wchschr. 1891. No. 10. — Univers. med. Magaz. 1891. No. 2.
2) Müller, Deutsche med. Wochenschr. 1897. p. 542. — Leick, ibid. p. 538. — Roszmann, ibid. No. 34. — Baudach, ibid. p. 544. — Slavyk, ibid. p. 475. — Pfeiffer, Zeitschr. f. pr. Aerzte. 1897. p. 520. — Scheuber, Arch. f. Dermat. u. Syph. Bd. 42. H. 2 u. 3. — Starck, Münch. med. Wochenschr. 1898. p. 517.

entsteht eine ausgesprochene phlegmonöse Entzündung, oder auch eine fluctuirende Geschwulst, und Röthung ev. Abscessbildung an alten Narben und früheren Injectionsstellen.

Als resorptive Wirkungen kamen: Urticaria mit Jucken am ganzen Körper, auch Erythem, Herpes, Zoster, Schwellung der benachbarten Lymphdrüsen, Uebelkeit, Leibschmerzen ohne Diarrhoe, Milzschwellung, Schmerzen in der Harnblase und Harnzwang bei einem Manne, der früher einmal Blasencatarrh gehabt hatte, Albuminurie, Vermehrung von Husten, Auswurf aus der Lunge mit Bacillen, Rasselgeräusche, die vorher nicht vorhanden waren, und Collaps, der 22 Stunden nach der Injection erschien, einen Tag anhielt und mit Apathie, aschfahler Gesichtsfarbe, Eingesunkensein der Augen, Cyanose, einer Pulszahl bis 186 und 96 Athemzügen einherging. Von nervösen Symptomen traten bisher Kopfschmerzen, Schwindel, Reissen in den Gliedern, Schmerzen im Rücken und Zittern am ganzen Körper auf.

3. Die Serumtherapie.

Pferdeserum. Nach Einspritzung von Pferdeserum wurden manche derjenigen Symptome, die das Diphterieheilserum erzeugen kann, auch bei nicht diphtheritischen Kindern und Erwachsenen beobachtet, z. B. Erhöhung der Körperwärme nach 5—13 Stunden und 2—12 Stunden anhaltend[1]), Appetitlosigkeit, Erbrechen, Hautausschläge (Erytheme, Papeln, Blasen), die nach 1 bis 11 Tagen eintraten, und in einigen Fällen recidivirten, Mattigkeit, Muskel- und Gelenkschmerzen, Schwellung der Axillardrüsen, Uebelbefinden und Albuminurie. Aehnliche Erscheinungen veranlasste das Syphilitikern eingespritzte Serum von Pferden, die Quecksilberinjectionen erhalten hatten. Schafserum, das bei Syphilitikern injicirt wurde, erzeugte starke Schmerzen und Erhöhung der Körperwärme.

Das Diphterieheilserum.

Dass es kein wirksames Mittel geben kann, das frei von Nebenwirkungen wäre, ist ein Axiom. Das Heilserum jeder Herkunft kann solche bei 10—20 pCt. der damit behandelten Fälle, in kleiner und grosser Dose und bei den verschiedensten Altersstufen hervorrufen, ja manchmal hatte es recht deutlich den Anschein, als wenn die Schutzimpfung mit dem Mittel eine Erkrankung an Diphterie zur Folge gehabt hätte. Die Schwierigkeit der Beurtheilung dieser Verhältnisse liegt wesentlich darin, dass jede unerwünschte Wirkung auch als Ausdruck der proteusartigen Gestaltungskraft des diphteritischen Processes angesehen werden kann, und dass somit die subjective Auffassung des causalen Zusammenhanges nach beiden Richtungen hin falsche Schlüsse zeitigen kann. Nichtsdestoweniger lässt sich schon jetzt bestimmt sagen, dass das Heilserum nicht nur die Schuld von Nebenwirkungen, sondern auch von einigen tödtlichen Ausgängen trägt, die sich meistens nach einigen Tagen nach vorausgegangenen Serum-Nebenwirkungen oder ohne solche, mit oder ohne vorläufiges Fieber, im Collaps oder unter anderen Symptomen auch bei Nichtdiphteritischen ereigneten[2]). Der grössere Theil derselben baut sich zweifellos auf besonderen zeitlichen pathologischen oder angeborenen individuellen Verhältnissen auf, die gerade bei der Diphteritis so mannigfaltig sind, dass eine auch nur annähernde Klärung ihres Mechanismus unmöglich ist. In einem Falle erfolgte der Tod durch Er-

---

1) Johannessen, Deutsche med. Wochenschr. 1895. p. 855.
2) Altmann, Deutsche med. Wochenschr. 1895. No. 14. — Zielenziger, ibid. No. 35. — Moisard et Bouchard, Soc. des hôp. 5 juill. 1895. — Variot, Soc. méd. des hôp. de Par. 1896. 24 avr. — Mengus, L'Indépend. méd. 1896. p. 283.

stickung angeblich durch die schnelle Abstossung der Bronchialbeläge bei Mangel der Expectoration[1]), in anderen wird eine Streptococceninvasion in die Lungen angenommen.

Veränderungen an der Haut.

An der Haut der verschiedensten Körpertheile entstehen recht oft Oedeme. Dieselben können an der Injectionsstelle localisirt sein und hier eine grössere Geschwulst bilden, oder localisirt an entfernteren Körperstellen auftreten und z. B. die Nase bis zu entstellender Unförmigkeit und bis zur Aufhebung der Nasenathmung anschwellen lassen[2]), oder sich diffus über Gesicht und Extremitäten ausdehnen und den Eindruck erzeugen, als sollte die Haut platzen. Nach drei Tagen entstanden bei einem solchen Kranken stinkende Schweisse und nach 4 Tagen war das Oedem geschwunden. Auch Indurationen und Abscesse kommen nicht nur an der Einstichstelle, sondern auch an anderen Körperstellen als Nachkrankheit vor[3]).

Die Lymphdrüsen schwellen häufig an, vorzugsweise diejenigen des Halses, des Nackens, der Achseln, ferner die Retroauricular- und Inguinaldrüsen[4]). Exantheme kommen in 8—30 pCt. der Fälle vor, gewöhnlich nicht nach einigen Stunden, meist nach Tagen, seltener 12—30 Tage nach der Einspritzung und gewöhnlich in Begleitung anderer Störungen oder unter allgemeinem Unwohlsein. Die Höhe des dabei beobachteten Fiebers scheint proportional der Schwere der Begleiterscheinungen zu sein. Die Hautausschläge können in ihrer ersten oder in neuer Gestalt und in anderer Localisation nach einigen Tagen zwei- oder dreimal recidiviren. Sie sind mono- oder polymorph, können auch auf Schleimhäuten auftreten und mit oder ohne Abschuppung nach 1—12tägiger, durchschnittlich 5—6tägiger Dauer verschwinden. Als Ausschlagsformen erscheinen:

a) Erytheme als Flecken verschiedener Grösse in der Umgebung der Injectionsstelle oder universell, mit dem Aussehen des masern- oder scharlachartigen Ausschlages oder des Erythema exsudativum multiforme[5]). Bei einem Kinde erschien an der Injectionsstelle des Unterbauches eine harte, grüngelb verfärbte, roth umsäumte Induration. Die Beine waren geschwollen und ebenfalls hart infiltrirt und mit einem erythematösen Ausschlag versehen. Jeder rothe Fleck war von einer breiten, hellgrünen Zone und diese von einem rothen Ring umgeben[6]).

b) Urticaria. Sie ist das häufigste Serumexanthem (70 pCt. der Ausschläge), entsteht bisweilen mit Jucken und Schmerzen am 6. oder 8. Tage oder später aus einem masern- oder scharlachartigen Ausschlag oder wechselt mit dem letzteren ab, und dehnt sich über verschieden grosse Hautgebiete oder über den ganzen Körper unter Fieber und Störungen des Allgemeinbefindens aus. In einem Falle waren von den Quaddeln handtellergrosse quadratische Flächen eingenommen, die sich durch rothe Streifen von der übrigen Haut absetzten[7]).

c) Papeln. Stecknadelkopf- bis linsengross erheben sich rothe, über das Niveau der Haut erhabene Knötchen. Die darüber gleitende Hand hat die Empfindung eines Reibeisens.

---

1) Wieland, Correspondenzbl. f. schweiz. Aerzte. 1896. No. 3.
2) Barth, Deutsche med. Wochenschr. 1896. p. 396.
3) Gaucher, Soc. des hôp. de Paris. 1896. janv.
4) Lenhartz, Centralbl. f. Kinderheilk. 1896. p. 2. — Johannessen, Biologisch. Centralbl. 1895. p. 647. — Seibert, N. York med. Rec. 1895.
5) Berger, Deutsche med. Wochenschr. 1895. p. 871.
6) Teufel, Württemb. Correspondenzbl. 1898. No. 3.
7) Adolph, Deutsche med. Wochenschr. 1896. p. 42.

d) **Bläschen oder Blasen.** Herpes labialis erschien 2mal unter 22 Fällen[1]), vereinzelt auch ein als Herpes Zoster angesprochener Ausschlag, und Pemphigusblasen.

e) **Purpura.** Mehrfach bildeten sich erbsengrosse blaurothe Flecke, oder deutlichere, dichtstehende Petechien an einzelnen Körpertheilen z. B. den unteren Gliedmassen oder um die Malleolen, selbst nachdem Genesung von der Diphteritis erfolgt war. Petechien erschienen bei einem Kranken auch auf der diffus görötheten Conjunctiva[2]).

Anderweitige Nebenwirkungen.

Gelenkerkrankungen entstehen allein oder mit Hautausschlägen, überdauern meistens die letzteren um einige Tage, befallen die verschiedensten Gelenke, am häufigsten jedoch die Knie- und Fussgelenke und ähneln in allen Begleiterscheinungen dem acuten Gelenkrheumatismus. Am 3.—13. Tage nach der Einspritzung beginnen, öfters mit Fieber, die Function behindernde Schmerzen bei Bewegung und Ruhe; die Gelenke röthen sich und schwellen. Primär kann ein kleines Gelenk, z. B. das Daumengelenk ergriffen sein und von diesem aus weitere Gelenke in Mitleidenschaft gezogen werden. Die benachbarten Drüsen können ebenfalls anschwellen. Auch zu einem Erguss in ein Kniegelenk kam es in einem Falle. Die Reconvalescenz von den Gelenkveränderungen kann lange dauern.

Unabhängig von den Gelenkerkrankungen erscheinen nicht selten **Störungen seitens des Herzens und der Athmung**, die bei manchem Beobachter schwere Bedenken gegenüber der gerühmten Harmlosigkeit des Heilserums haben entstehen lassen. Der Puls wird in den meisten Fällen schnell, selten verlangsamt, oft klein, fast unfühlbar und unregelmässig, gelegentlich auch für 3—4 Tage arhythmisch. Die Herztöne können von Reibegeräuschen begleitet sein, und Herzasthenie bestehen. Es kommt bisweilen zu Ohnmachtsanfällen mit Schwindelgefühl aus Herzschwäche; die Pupillen sind dann weit, und reagiren träge, die Haut kühl, und die Körperwärme meistens erhöht. In einem Falle mit schwerer Prostration, in dem auch ein Ausschlag bestand, betrug die Körpertemperatur 40,6° C. und dabei zählte man 150 Pulse. Es ist wahrscheinlich, dass ein solcher Collaps mehrfach den tödtlichen Ausgang veranlasst hat. Vereinzelt erschien bei einem Gesunden nach einer prophylaktischen Einspritzung ein der Angina pectoris ähnlicher Zustand.

Diphteritische Beläge zeigten sich bei einem Kranken auf den Tonsillen, obschon vorher während der ganzen Krankheitsdauer Mund und Rachen von Belägen frei waren. Pneumonien wurden mehrfach als Folge der Serumeinspritzung angesprochen. Bei einem Kinde, das von seiner Diphteritis geheilt entlassen werden sollte, trat der Tod 15 Tage nach dem Erscheinen eines Exanthems ein, und bei der Section fanden sich pneumonische Herde neben Hämorrhagien in der Niere. Unter 109 Kranken kamen 18mal lobuläre Pneumonien vor, von denen vier tödtlich endeten. Eigenthümlich ist die Beobachtung, dass das Serum gleich dem Tuberkulin Miliartuberkulose auslösen könne.

Schlingbeschwerden bis zum Schluckunvermögen kamen vereinzelt vor, ebenso **Uebelkeit** und **Erbrechen**, letzteres noch viele Tage nach der Injection[3]), und meistens bei oder nach Gelenkschwellungen oder Hautödemen.

---

1) Clessin, Münch. med. Wochenschr. 1896. p. 150. — Haller, Berl. klin. Wochenschr. 1895. p. 211.

2) Sevestre, Gaz. méd. de Paris. 1892. 27 juillet. — Krückmann, Therap. Monatshefte. 1896. Juni. — Heimann, Berl. klin. Wochenschr. 1895. p. 210. — Rauschenbusch, ibid. 1897. No. 32.

3) Kaupe, Berl. klin. Wochenschr. 1895. No. 10.

Auch Durchfälle und Milzschwellung können aus der gleichen Ursache entstehen.

Vielumstritten sind die Nebenwirkungen seitens der Nieren. Das Folgende scheint mir festzustehen. Es kommen vor: Harnverhaltung, Dysurie und Verminderung der Harnabsonderung bis zu ausgesprochener, auch 24 Stunden anhaltender Anurie. Albuminurie ist nach den bei Gesunden gemachten Erfahrungen ein recht häufiges Vorkommniss. So trat bei 59 von 82 Kranken, die vorher eiweissfreien Urin entleerten, Eiweiss auf[1]) und hielt sich mit oder ohne Unterbrechungen mehrere Tage bis Wochen im Harn. Andere Beobachter sahen Eiweiss sogar in allen Fällen auftreten[2]). Somit kann kein Zweifel an der Richtigkeit der Anschauung bestehen, dass von künstlich geschaffenen Nierenleiden abhängige Phänomene oft dem Serum zu danken sind, besonders wenn als weitere Thatsachen hinzugefügt werden können, das Erscheinen einer hämorrhagischen Nephritis, die Ausscheidung von rothen und weissen Blutkörperchen, verfetteten Epithelien und Cylindern im Harn. Man muss schon dem klinischen Blick, der den Nutzen des Heilserums an der veränderten Verlaufsart diphteritischer Affectionen beurtheilte, zutrauen, dass er auch die Abhängigkeit dieser Nebenwirkungen von dem Heilserum in den entsprechenden Fällen zu erkennen und ihr Nichtzugehören zu der diphteritischen Affection festzustellen vermag, und dass ein Kliniker, der viel Sectionen an Diphteritis gestorbener Kinder vorgenommen hat, sich nicht gerade grob irren kann, wenn er meint, dass die parenchymatösen Degenerationen der Nieren bisweilen so schwer sind, wie sie sonst nicht beobachtet werden.

Das Heilserum scheint einen Einfluss auf den Eintritt und die Stärke der Menstruation zu haben, da man sie mehrfach 10—12 Tage früher und stärker wie gewöhnlich erscheinen sah.

Postdiphteritische Augenmuskel- und Gaumensegel-Lähmungen sollen nach der Serumbehandlung häufiger wie sonst sein. Lidödem mit Röthung kommt vereinzelt vor, ebenso Ohrensausen nebst Schwindelgefühl, allgemeine Müdigkeit und Hinfälligsein, Ziehen in den Gliedern sowie unangenehme Neuralgien. Diese können auch ohne vorangegangenes Exanthem eintreten und als blitzartige oder mehr gleichmässige Schmerzen in den verschiedensten Nervenbahnen (Nn. brachial., median., crural., digitales plantares etc.) localisirt sein. Vereinzelt wird von einer dem Serum zur Last gelegten Lähmung der unteren Gliedmassen sowie von Krampfanfällen, die nach der Einspritzung auftraten, berichtet.

Als Nachwirkungen des Serums wurde oft ein mehrtägiges, hohes Nachfieber, Diarrhoe und Erbrechen, ausser denen beobachtet, die in dem Vorstehenden bereits besprochen wurden. Eine vieljährige weitere Anwendung des Mittels wird — das lehrt die Geschichte der Nebenwirkungen anderer Arzneistoffe — deren eine noch reichlichere Zahl zu erkennen geben.

Tetanusheilserum. Sowohl nach dem Tetanusserum von Tizzoni-Catani als nach dem Behring-Knorr'schen sind in den wenigen bisher damit behandelten Fällen als Nebenwirkungen gesehen worden: ein scharlachähnliches Exanthem, oder ein 5 Tage lang auf Armen und Beinen bestehendes Erythem, Schweisse und Sudamina[3]) sowie Albuminurie (Nucleoalbumin). Nach Einspritzung des Behring'schen Heilserums trat in drei Fällen eine auffallende Verschlechterung des Zustandes ein, und zwar: sofort eine höhere Körperwärme, die langsam weiter stieg. Der Puls wurde bedeutend schlechter, frequent, klein, schwirrend, in geringem Grade irregulär und kehrte nie zu der früheren Stärke und Frequenz zurück, und damit verband sich eine leichte

---

1) Soltmann, Ueber die Erfolge mit Diphtherieheils. Leipzig 1896. — Alfödi, Deutsche med. Wochenschr. 1895. No. 15.
2) Fleury, Bullet. de la Soc. de méd. de Rouen. 1895. p. 76.
3) Jacob, D. m. Wchschr. 1897. Ther. Beil. p. 5. — Teichmann, ibid. p. 37.

Benommenheit des Sensoriums[1]). Die Heilwirkung versagte etwa in mehr als der Hälfte der Fälle.

Tuberkulose-Serum. Der Gebrauch des Serum antituberculosum von Maragliano schuf bisher: Röthung der Injectionsstelle, Schwellung und Schmerz an derselben, Fieber für 2—3 Tage, Albuminurie und Schwellung der in der Region der Injectionsstelle liegenden Lymphdrüsen.

Antistreptococcen-Serum. Das in seinen therapeutischen Erfolgen mehr als zweifelhafte Marmorek'sche Serum hat trotz seiner bisher seltenen Anwendung unangenehme Nebenwirkungen und wahrscheinlich auch tödtliche Ausgänge bei septischen Puerperalaffectionen veranlasst. Nachdem bei einer Kranken drei Tage lang je 20 ccm des Serums ohne Nutzen injicirt waren, erfolgte der Tod am 14. Tage unter hohem Fieber, und in einem anderen Falle erschienen am Abend nach der Injection qualvolles Erbrechen, Meteorismus, ein comatöser Zustand und der Tod am 11. Tage. Man beobachtete ferner ein Erythem auf der Brust und den Gliedmassen, und in 2 Fällen den Eintritt einer Pneumonie. Auch Albuminurie soll dadurch entstehen.

Antisyphilitisches Serum. Das Serum von Hunden und Eseln, denen das Blut von Syphilitikern beigebracht worden war, erzeugte bei Syphilitikern Schwindel, Fieber und Exantheme[2]).

Krebsserum Emmerich und Scholl. Sterilisirtes Blutserum von Thieren, welche mit Erysipelas inficirt wurden, injicirte man in maligne Tumoren, und sah danach ausser dem üblichen ev. 8 Tage anhaltendem Fieber mit Schüttelfrost auch Collaps, schwere Athmungs- und Herzstörungen, Nephritis, ziehende Gliederschmerzen, Schmerzen, Röthung und Schwellung der Haut, die einem artificiellen, vielleicht auch infectiösen Erysipel zugehörten. Eine Heilwirkung kommt dem Mittel nicht zu.

---

1) Bruns, Deutsche med. Wochenschr. 1898. p. 219.
2) Héricourt et Richet, Compt. rend. de la Soc. de Biol. 1895. janv.

IV. Antifebrilia. Antiseptica.

Chinin.

Bald nach der Einführung des Chinins in die ärztliche Praxis wurden Nebenwirkungen davon mitgetheilt. Die Zahl derselben ist im Laufe der Jahrzehnte bedeutend angewachsen, und viele von ihnen werden jetzt als Neuheiten mitgetheilt, die man schon frühzeitig kannte. Ueber einige Nebenwirkungen herrschen heute wie vor langer Zeit noch Meinungsverschiedenheiten, insofern ihre causale Zusammengehörigkeit mit dem Chiningebrauch bezweifelt und ihr Entstehen dem Fieber oder anderen Ursachen zugeschrieben wird. Die Kenntniss dieser Wirkungen ist erforderlich, da bislang Chinin für manche Krankheitszustände trotz des Wettbewerbes anderer Fiebermittel noch immer das allein verwerthbare Heilmittel geblieben ist, und ein Gebrauch desselben ohne Berücksichtigung der für das Entstehen von Nebenwirkungen in Frage kommenden Umstände vielleicht nicht als Kunstfehler anzusehen ist, immer aber einen pharmakologisch nicht genügend gebildeten Arzt erkennen lässt. Ein „gefährlicher Stoff" ist Chinin nicht mehr und nicht minder wie andere sehr energisch wirkende Alkaloide. Der urtheilslose Gebrauch beschwört eine drohende Gefahr herauf und vor diesem, nicht vor dem Chinin, muss gewarnt werden. Dies schliesst nicht aus, dass eine Feststellung maximaler Dosen wünschenswerth ist.

Das Chinin soll frei von anderen Basen der Chinarinde und von sonstigen fremden Zumengungen sein, weil andernfalls weder die Wirkungsart noch die Wirkungsbreite den berechtigten Forderungen des Arztes und der Kranken entspricht. Dass es vielfach als ein bequemes Object der Fälschung benutzt wird, steht fest. Die griechische und italienische Regierung wollen den Chininhandel zum Staatsmonopol machen, weil die fortwährenden Rückfälle der Wechselfieber, welche die Gesundheit der Bevölkerung einiger Provinzen untergraben, grösstentheils der schlechten Beschaffenheit des in den Handel kommenden Chinins zuzuschreiben seien. Im Allgemeinen haben die Verfälschungen als Hauptwirkung nur einen Vermögensvortheil der Fälscher, und als Nebenwirkung ein Fehlen des Heileinflusses zur Folge. Unangenehme Symptome werden direct nicht dadurch hervorgerufen, wenn nicht gerade Salicylsäure zur Fälschung benutzt wird.

Dagegen ist eine Verunreinigung des Chinins mit Chinidin, Cinchonin und Cinchonidin wohl von Einfluss auf das Entstehen von Nebenwirkungen. Wenn nach subcutaner Anwendung von Chininsalzen krampfartige Symptome auftreten, so ist dies mit grosser Wahrscheinlichkeit auf einen Gehalt an Chinidin zurückzuführen. Bei Thieren lassen sich epileptiforme Zuckungen durch Einspritzung dieses Alkaloids erzeugen. Diese Verunreinigung soll nicht selten sein. Der Preis der Chinidinsalze ist niedriger als der der Chininsalze. Auch Cinchonidinsulfat wurde im Chininsulfat des Handels aufgefunden. Die experimentell durch Cinchonidin hervorzurufenden Krämpfe sind bei der Beurtheilung dieser Verunreinigung des Chinins sehr in Rechnung zu stellen. Aehnliches gilt von einer Beimengung des Cinchonins, wie genauer bei der Besprechung dieser und der vorgenannten Stoffe ausgeführt werden soll. Auch die Chinarinde wird in mannigfaltiger Weise auf dem Wege bis zum Patienten gefälscht. Ein häufiges Mittel hierfür scheinen die gepulverten Hülsen der süssen Mandeln zu sein.

Nebenwirkungen können alle Chininsalze, sogar Chininum ferrocitricum und die galenischen Präparate aus der Chinarinde hervorrufen.

Auf das Vorkommen von Schimmelpilzen in dem käuflichen Chininsulfat lege ich kein besonderes Gewicht, wünschte aber doch, dass diese Verunreinigung lieber fehlte. Man sah beim Auflösen verschiedener Proben von Chininum sulfuricum kleine, von Baumwolle oder Leinwand herrührende Fädchen in der Lösung schwimmen, an denen sich Wucherungen von Aspergillus glaucus fanden. Bedeutung würde ein solcher Gehalt einer Chininlösung an Pilzen oder deren Sporen gewinnen, wenn dieselbe in das Unterhautzellgewebe eingeführt werden sollte. Es ist deswegen vielleicht rathsam, durch Aufkochen und Filtriren eine Beseitigung dieser Gebilde herbeizuführen, um locale Nebenwirkungen zu vermeiden.

Das Zustandekommen einer Aenderung in der typischen Chininwirkung kann neben der Unreinheit des Präparates noch durch die Art der Verordnung begünstigt werden. Es ist als unzulässig zu bezeichnen, das erst im Verhältniss von 1:800 Wasser lösliche Chininum sulf. in Pulverform bei fieberhaften Zuständen, bei denen die Säuremenge im Magen eine Verringerung erlitten hat, zu geben. Eine häufige Folge hiervon ist das Auftreten von Magenbeschwerden. Für das Nachtrinkenlassen von verdünnter Säure ist deswegen Sorge zu tragen. Das Zusammenverordnen von Chininum sulfuricum und Jodkalium kann Nebenwirkungen seitens des Magens und Darms, sowie Störungen im Allgemeinbefinden durch Freiwerden von Jod hervorrufen. Die Combination von Chininsulfat mit einem Salepdecoct ist wegen der eintretenden Coagulation zu vermeiden. Chininsulfat mit salicylsaurem Natron und Wasser verordnet, giebt wegen der theilweisen Bildung von Chininsalicylat und der Schwerlöslichkeit des nicht umgesetzten Chininum sulfuricum keine klare Lösung. Die Dosirung ist deswegen unverlässlich.

Hohe Dosen der Chininsalze rufen fast immer bei Kranken unangenehme Folgen hervor. Es wäre wünschenswerth, um dem, heute wie auch früher vorgekommenen, urtheilslosen Gebrauch wenigstens in etwas zu wehren, für Chininum sulfuricum und hydrochloricum als maximale Einzeldosis 1,0 g, als maximale Tagesdosis 2 g, und für Chininum bisulfuricum entsprechend 1,5 und 3 g festzusetzen. Es ist ein Irrthum zu glauben, dass viel Chinin mehr hilft und dass erst von ca. 1 g ab die malariawidrige Eigenschaft erscheine[1]). Die Verordnung von 8—12 g Chinin an einem Tage, gegen Schwarzwasserfieber sollte bestraft werden. Ich sehe hier von den Fällen ab, bei denen aus Irrthum mehr als verordnet genommen wurde, oder bei denen aus Versehen, oder von Kindern durch Verwechselung Chinin verschluckt wurde[2]). Wenn in einem solchen Falle 11 g schwefelsaures Chinin nur mehrtägiges, anfangs schweres Kranksein und nicht den Tod herbeiführte, und in einem anderen das einmalige Einnehmen von 30 g Chininsulfat nur leichte Taubheit und Stupor erzeugte, so beweist dies nur, dass entweder die Bestimmung der Dose keine zuverlässige war, oder bei dem, vielleicht besonders widerstandsfähigen Kranken ein grosser Antheil des Mittels der Resorption, z. B. durch Einbettung in den Koth entgangen ist; denn in einem anderen Falle, in dem etwa ebensoviel Chininsulfat aus Verwechselung genommen war, erfolgte der Tod. Bei Kranken sind tödtliche Ausgänge nach kleinen und grossen Chininmengen mehrfach beobachtet worden, z. B. nach Verbrauch von 0,48 g in 2 Dosen oder von 1,7 g in Dosen von 0,12 g[3]), zweimal nach Anwendung von je 2 g Chininsulfat bei an Abdominaltyphus Erkrankten, und auch sonst mehrfach. Nebenwirkungen verschiedener Schwere kommen auch nach sehr kleinen Chininmengen vor. Nach einer älteren Angabe sollte das schwefelsaure Chinin erst nach 0,9 g, das salzsaure in etwas kleinerer Menge Nebenwirkungen erzeugen. Es ist dies nicht richtig, da letztere z. B. schon nach Gebrauch von 0,03 g Chininsalz zur Beobachtung kamen, Dosen von 0,06—0,1—0,2 g sie ziemlich häufig hervorriefen, und 0,54 g, sogar psychische Störungen veranlassten.

Es ist begreiflich, dass man bei dem Suchen nach Gründen für das Entstehen von Nebenwirkungen auch angeborene oder erworbene individuelle Verhältnisse und mit voller Berechtigung auch gewisse bestehende Krankheiten zur Erklärung herangezogen hat, freilich ohne hierbei etwas über das Wesen dieser abnormen Einwirkungen gefunden zu haben. Wir sind hierbei ganz auf empirische Thatsachen angewiesen und je reichlicher diese im Laufe der Zeit zur Kenntniss kommen werden, um so grösser ist die Wahrscheinlichkeit, hier und da einen Einblick in diese proteusartigen, oft ganz paradox erscheinenden Verhältnisse zu gewinnen. So kann ein kräftiger Mann durch Chinin tief erschüttert werden, während ein cachektischer es gut verträgt. Frauen erleiden verhältnissmässig häufig Nebenwirkungen nach Chinin. Bei Greisen ist dasselbe nur mit grosser Vorsicht zu gebrauchen. Eine derartige Idiosynkrasie für Chininsalze oder galenische Chinapräparate ist meist angeboren, bei nicht wenigen Menschen gewöhnlich während des ganzen Lebens zu finden. Reicht man solchen besonders disponirten Individuen, die einmal abnorme Chininwirkungen aufgewiesen hatten, nach vielen Jahren wieder Chinin, so ist der Erfolg der gleiche wie früher. Ja diese Disposition scheint sogar erblich sein zu können, da z. B. eine Frau durch Chinin Hautveränderungen erlitt, wie sie ihr Vater und ihre Schwester unter dem gleichen Einflusse bekamen. Es sind nicht immer bestimmte Nebenwirkungen, die bei solchen Menschen er-

---

1) Farquarson, Practitioner. 1876. I. p. 372.
2) Husemannn, Wiener klin. Wochenschr. 1888. p. 208.
3) Baldwin, London med. Record. 1882. p. 221.

scheinen, sondern es wechselt auch deren Art. So besass in einem Falle eine Frau anfangs die Disposition, nach der Chininanwendung Blutspeien zu bekommen, während sie später eine petechiale Hauterkrankung erlitt[1]. Eine Gewöhnung an das Chinin findet kaum einmal bei Arbeitern in Chininfabriken statt, selbst wenn sie mehrfach von den Wirkungen des Mittels heimgesucht worden sind[2]. Eine Idiosynkrasie gegen dieses Mittel kann auch erworben werden, da manche Menschen, die dasselbe vielmals ohne Nebenwirkung gebraucht hatten, solche ohne erkennbaren Grund plötzlich bekamen und nun die dauernde Empfänglichkeit dafür zurückbehielten.

Bestehende Krankheiten, oder nur die Disposition zu solchen, sogar schon die Menstruation können einen Einfluss auf das Entstehen von Chinin-Nebenwirkungen äussern. Bei Menstruirten erschienen z. B.: Schmerzen im Hypogastrium, Kräfteverlust und Schwäche des Pulses. Menschen mit leicht verletzlicher Haut, und solche, die anfallsweise an acuten Hautkrankheiten z. B. Eczemen leiden, scheinen Chininexanthemen leichter ausgesetzt zu sein als andere. Congestionszustände des Gehirns bedingen oft cerebrale Nebenwirkungen beim Chiningebrauch, und bei geistig hereditär belasteten Menschen kann der letztere den Anstoss zum Ausbruch von geistiger Erkrankung geben. Im Abdominaltyphus veranlasst das Chinin ziemlich häufig unangenehme Magenstörungen, bisweilen auch Delirien bei gewissen Formen des Typhus, und in schweren Fällen von Malaria bei cachektischen Individuen: Icterus, Fieber und Hämaturie. Auch in der Pneumonie sind grosse Chinindosen nicht selten von unerwünschten Symptomen gefolgt[3], und bei bestehenden Augen- und Ohrenkrankheiten soll wegen der Gefahr der Verschlimmerung Chinin nicht gebraucht werden. Bei durch Fieber erschöpften, herabgekommenen, anämischen Kindern ist Chinin gefahrvoll und in fieberhaften Affectionen mit beginnender Herzschwäche erzeugt es leicht Collaps. Ebenso sollen organische Herzfehler bei Fieberzuständen und Mittelohrentzündungen Vorsicht bezüglich des Chiningebrauches erheischen.

Durch Aufnahme grosser Chinindosen seitens einer Säugenden bei leerem Magen kann nicht nur sie sondern auch der Säugling geschädigt werden, der die chininhaltige Milch aufnimmt. Die Toleranz für die letztere steigt mit dem Alter der Kinder. Hat die Mutter das Chinin bei vollem Magen aufgenommen, so schadet die Milch dem Kinde wenig oder nicht. Deswegen soll man das Mittel mit der Nahrung geben. Kinder, vor deren Geburt die Mütter Chinin erhielten, waren manchmal in schlechterem Ernährungszustande als andere, und wenn die Mutter im Beginne der Geburt 1,5 g Chinin nahm, ging bei dem Kinde unter der Geburt sehr häufig Mekonium ab und die Kinder wiesen während der ersten 10 Lebenstage einen grösseren Gewichtsverlust als andere auf[4].

Ein Ausbleiben oder nur ein Theilerfolg der üblichen Chininwirkung kann z. B. bei Abdominaltyphus durch Verabfolgung des Mittels

---

1) Gauchet, Bullet. génér. de Thérapeut. T. LXXXX. p. 373.
2) Bergeron et Proust, Ann. d'hygiène publ. II. Sér. 1876. T. XLVI. p. 19.
3) Ripley, Practitioner. 1887. I. p. 289.
4) Runge, Centralbl. f. Gynäkologie. 1880. No. 3.

in Pulverform zu Stande kommen[1]), da pulverförmiges Chinin überhaupt nicht den sicheren und bedeutenden Temperaturabfall zur Folge hat, wie gelöstes. Fehlerfolge, oder Rückfälle bei Malaria kommen aus unbekannten Gründen vor, und werden auch aus jenen Zeiten berichtet, in denen nur die Chinarinde für diesen Zweck benutzt wurde. Selbst durch den Gebrauch von mehreren Pfunden Chinarinde liess sich bei solchen Menschen eine Wirkung nicht erzwingen. In den Fällen, bei denen nach dem Chiningebrauch sogar eine Verschlimmerung der Fieberparoxysmen eintrat, nahm man früher einen „erethischen Zustand" des betreffenden Individuums an, und machte zuvor, angeblich mit Erfolg, Blutentleerungen.

Die Angriffspunkte für die Nebenwirkungen sind zahlreich. Manche, wie die Störungen in den Sinnesorganen überragen die anderen an Häufigkeit. Die Zeit ihres Eintritts schwankt sehr. Schon 15—20 Minuten nach dem Einnehmen wurden Störungen im Allgemeinbefinden, im Magen und Hautausschläge, nach 30 Minuten Convulsionen, nach 1 resp. 3 Stunden Geistesstörungen beobachtet. Der grösste Theil der Nebenwirkungen schwindet mit dem Aussetzen des Mittels. Manche derselben, besonders die des Seh- und Gehörvermögens, verbleiben viele Jahre oder dauernd.

Von der unverletzten Haut aus findet keine Chininaufnahme in das Blut statt. Die Angabe, dass in die Handfläche eingeriebenes Chinin resorbirt sei und Ohrensausen und Schwindel erzeugt habe, ist unwahrscheinlich. Je löslicher die Verbindung ist, um so schneller und vollständiger findet die Aufnahme von Schleimhäuten aus statt. Sind ausserdem die Nieren gesund, so erscheint nach subcutaner oder stomachaler Einführung von Chininchlorhydrat schon nach 13—17 Minuten, nach Resorption von der Rectalschleimhaut aus nach 20—30 Minuten die Chininreaction im Harn (grüne Farbe nach Zusatz von frischem Chlorwasser und Uebersättigen mit Ammoniak[2]). Thalleiochinreaction), und hält sich darin 48 Stunden lang. Chininsulfat wird nach 45 Minuten im Harn nachgewiesen und bleibt darin ca. 60 Stunden lang. Die Speicheldrüsen sollen Chinin nicht abscheiden, die Brustdrüse thut es sicher. Schon vor 100 Jahren liess man zur Bekämpfung des Wechselfiebers von Säuglingen diese die Milch der Mutter oder Ammen trinken, welche, ohne selbst krank zu sein, Chinarinde nehmen mussten, eine Methode, durch die, wie ich schon angab, der Säugling unangenehm betroffen werden kann. Es empfiehlt sich, die Milch drei Stunden nach der Zuführung des Chinins aus der Drüse zu entleeren, damit der Säugling nicht die chininreichste Milch bekommt. Für und gegen die Ausscheidung durch die Haut liegen Befunde vor. Die positiven sind beweisender als die negativen. Viel bliebe freilich für die genannten Ausscheidungswege, zu denen sich noch die Galle resp. der Darm gesellen würde, nicht übrig, wenn es richtig wäre, dass höchstens 5—10 pCt. der genommenen Chinindosis nicht durch die Niere hindurchgehen. Es wird aber auch behauptet, dass Chinin wenigstens zu 50 bis 75 pCt. im Körper zerstört wird und das durch den Harn eliminirte unverändert ist. Bei den verschiedenen Krankheiten kommen sicherlich in Bezug auf die Menge des Ausgeschiedenen Abweichungen vor. So kann bei Typhuskranken ein Deficit an nachweisbarem Chinin bis zu fast 24 pCt. vorhanden sein. Subcutan angewandtes Chinin wird auch in den Magen abgesondert. Das der Mutter gereichte Chinin geht in den foetalen Kreislauf zu ungefähr $1/9$ der angewandten Dosis. Die grösste Menge findet sich 2 Stunden nach Aufnahme seitens der Mutter im Harn des Neugeborenen. Intrauterin

---

1) Oeffner, Die Anw. d. Chinins b. d. Beh. d. Typhus. München 1874. p. 16.
2) Ist Chinin mit Phenacetin oder Methacetin gemischt, so wird die Farbe blau.

eliminirt der Foetus das Chinin in etwas mehr als 48 Stunden, das Neugeborene sicher in 72 Stunden.

Oertliche Nebenwirkungen.

Suppositorien mit 1—1,5 g Chininhydrochlorat wirken zuweilen reizend auf die Schleimhaut des Mastdarms, so dass namentlich ungeberdige Kinder dasselbe rasch ausstossen, und man deswegen das Medicament in viel kleinerer Dosis verabfolgen und hoch über den Sphincter einführen soll. Die Versuche Chininverbindungen aufzufinden, die ohne örtliche Reizung subcutan injicirt werden können, sind, wenn man von dem Chininbihydrochlorat absieht, das in über 100 Injectionen keine derartigen Nebenwirkungen bis auf einen unbedeutenden Schmerz gezeigt haben soll, aber doch auch gelegentlich Abscesse und trockene Nekrosen macht[1]), bisher ohne Erfolg gewesen. Weder das lauwarm injicirte, in Wasser und Glycerin gelöste Chininhydrochlorat, noch das Chininum carbamidatum, noch das bromwasserstoffsaure Salz, noch das milchsaure Chinin lassen dies vermeiden, selbst wenn die betreffenden Lösungen frisch und rein sind, obschon Fälle vorkommen, in denen solche Einspritzungen ohne Nachtheil ausgeführt werden können. So erschienen unter 116 Injectionen mit Chininbromhydrat nur 10 Mal Schorfe, während andere Beobachter ungünstigere Ergebnisse hatten. Selbst wenn man zweckmässigere Stellen als den Vorderarm auswählt, bleiben örtliche Veränderungen selten ganz aus. Leichte Empfindlichkeit an der Einstichstelle für 1—2 Tage, wie man sie nach dem milchsauren Chinin beobachtete, ist das Geringste; häufiger ist ein spontan oder auf Druck hervortretender Schmerz. Dazu entstehen bald Erythem und Schwellung, die sich über den Injectionsbezirk ausdehnen, und mit Oedem verbunden sein können. Manchmal bildet die mehr begrenzte Schwellung eine bleibende rothe Erhabenheit. Der anfangs lebhafte Schmerz schwindet und macht einer Unempfindlichkeit Platz. Man bemerkt durchschnittlich nach 3—5 Tagen, selten erst nach Wochen eine harte Verdickung der Haut, die in einigen Fällen als solche geraume Zeit bestehen bleibt, oder zu einem Abscesse wird.

Unter 102 Fällen kamen 21 Mal Induration, 4 Mal Brandschorfe und 15 Mal Abscesse vor[2]). Fette Individuen und Kinder, aber auch Geschwächte scheinen besonders für die letzteren disponirt zu sein. Bis zweimarkstückgrosse, necrotische Partieen wurden bei Kindern beobachtet[3]). Die Abscesse sind meist oberflächlich und sehr fluctuirend. Selten enthalten sie phlegmonösen Eiter, häufiger entleert sich aus ihnen eine dünne, gelbliche, ein wenig fadenziehende, auch blutige Flüssigkeit, in welcher Eiterklümpchen schwimmen. Chinin ist nicht mit Sicherheit darin nachgewiesen worden. In einzelnen Fällen sehen die Geschwüre wie gelocht aus[4]). Die Gewebszerstörung beschränkt sich bisweilen nicht auf die Injectionsstelle, sondern erstreckt sich weiter in die Breite und

---

1) Beurmann et Villejean, Bull. gén. de Thér. T. LVII. 15. et 30. mars. — Clermont, ibid. T. CXII. p. 511.
2) Arnould, Bullet. général de Thérapeut. 1867. T. LXXII. p. 109.
3) Fervers, Jahrb. f. Kinderheilkunde. 1887. p. 117.
4) Harris, Therapeutic Gazette. 1885. p. 698.

Tiefe bis auf den Muskel. Immer heilen solche cutanen und subcutanen Necrosen langsam, meist erst nach mehreren Wochen. Bei Typhösen nahmen sie zur Heilung mehr Zeit in Anspruch als die Reconvalescenz vom Typhus. Auch Entzündung im Verlaufe der Venen, sowie eine lang dauernde Ischias wurden als Folge solcher Einspritzungen beobachtet[1]). Ich glaube, dass von dem Hinzufügen von Cocaïn oder Morphium, Atropin, Carbolsäure oder anderen Stoffen zu der Chininlösung nichts Erspriessliches zu erwarten ist. Keine dieser Substanzen vermag, die auch bei Thieren nachgewiesene entzündungserregende Eigenschaft des Chinins aufzuheben, und die Schaffung einer kurzdauernden localen Anästhesie durch dieselbe ist hierbei ohne Bedeutung. Das einzige was Nutzen stiften könnte, wäre die Anwendung warmer Umschläge, die eine schnellere Resorption der Lösung von dem Unterhautzellgewebe aus veranlassen. Mit Rücksicht aber auf die mehrfach beobachteten tetanischen Zustände, die man nach Chinineinspritzungen sah, ist es besser, falls nicht noch weitere so günstige Erfahrungen über das neutrale Chininhydrochlorat gemacht werden, von dieser Anwendungsform überhaupt Abstand zu nehmen.

Exanthematische Nebenwirkungen an der Haut.

Die nach Chinin auftretenden Exantheme zeichnen sich durch Häufigkeit und Vielgestaltigkeit aus. Bemerkenswerth für die Erklärung des Zustandekommens derselben sind die Beobachtungen, dass Arbeiter in Chininfabriken vielfach durch die Berührung mit Chinin einer Hautaffection unterworfen sind, die an den verschiedensten Körperstellen (Extremitäten, Stamm, Genitalien, Gesicht) nach 8—15tägiger, gewöhnlich erst vierwöchentlicher Beschäftigung mit dem Alkaloid plötzlich unter Begleitung von anderen allgemeinen Symptomen ausbricht und sich als Flecken, Knötchen, Bläschen, Pusteln und noch in anderen Formen darstellt. Auch diese Ausschläge werden nicht als eine Gewerbekrankheit im gewöhnlichen Sinne aufgefasst, sondern als einer Idiosynkrasie dem Chinin gegenüber entsprungen. Auf experimentellem Wege kann man ein solches Chininexanthem hervorrufen. Lässt man durch einen Körpertheil einen Strom gehen, nachdem man die Elektroden mit einer Lösung von schwefelsaurem Chinin getränkt hat, so zeigen sich die betreffenden Hautstellen nach der Unterbrechung des Stromes blutleer, eingesunken und trocken, schwellen in einer Stunde beträchtlich an, so dass sie über die übrige Haut hervorragen, ohne jedoch ihre Farbe zu verändern. Die Anschwellung bildet sich im Laufe mehrerer Stunden zurück und macht einer Hyperämie Platz, innerhalb welcher stecknadelkopfgrosse Blutextravasate zum Vorschein kommen.

Die äusserliche Anwendung des Chinins zu Heilzwecken hat mehrfach zu solchen Hautexanthemen Veranlassung gegeben. Nach Waschen des Kopfes mit chininhaltigem Haarwasser treten bei einigen Menschen Hautröthe, eine stärkere dermatische Reizung und selbst Blasen auf. Diese Veränderungen können mit Jucken und Brennen einhergehen. Nach Gebrauch einer Chininsulfat enthaltenden Salbe wurde eine pruriginöse Hautveränderung und nach Einreiben der Kopf-

---

[1] Aitken, British med. Journ. 10. Oct. 1885. p. 695.

haut mit einer aus Chininsulfat und Vaseline bestehenden Pomade ein Knötchenausschlag der Kopfhaut beobachtet. Als noch mehr eingerieben wurde, entwickelte sich sehr schnell ein papulöses Exanthem über Kopf und Hals; zugleich schwoll das Gesicht an und es trat heftiger Juckschmerz, besonders an den Augenlidern auf. Der Schlaf wurde dadurch gestört. Mehrere Wochen verblieb der Ausschlag und verlor sich sehr allmählich unter Desquamation. Versuchsweises Einreiben von ein wenig dieser Salbe auf die normale Haut des Unterarms, schuf alsbald die gleichen Knötchen wie auf dem Gesicht. Auch eine Urticaria kann durch Berühren von Chininsalzlösungen mit der Haut entstehen. Die Efflorescenzen waren in einem solchen Falle, in dem eine Waschflüssigkeit aus 3,6 g Chlininsulfat: 500 ccm Alkohol benutzt wurde, reichlich und über die ganze Körperoberfläche vertheilt. Zwei bis drei Tage lang bildeten sich immer neue Quaddeln, bis das Aussetzen des Mittels sie zum Verschwinden brachte[1]). Auch nach Gebrauch von Chininbädern sind erythematöse Flecke beobachtet worden.

Ich führe diese Thatsachen hier an, um positive Unterlagen für das Verständniss des Zustandekommens der Chininexantheme nach interner Aufnahme dieses Mittels zu schaffen. Es ist in der That die directe Berührung des Chinins mit der Haut, d. h. seine Ausscheidung in und durch die Haut resp. die Schweissdrüsen unter allen Möglichkeiten diejenige, welche am meisten als Erklärung zusagt. Wohl käme ja noch eine Reizung des Magens und des Darms in Frage, wodurch auf reflectorischem Wege Erythem oder Urticaria entstehen könnte — aber einmal ist nur in wenigen dieser Fälle ein Magen- oder Darmleiden nachweisbar, sodann ist aber das Entstehen der schwereren Formen der Hauterkrankung auf diese Weise nicht zu erklären. Auch die dritte Möglichkeit, nämlich die Einwirkung des im Blute kreisenden Chinins auf vasomotorische oder trophische Nervengebilde hat eine positive Unterlage, kommt jedoch allein für Chinin gewiss nicht in Frage. Immerhin ist es möglich, dass solche Wirkungen in einzelnen Fällen sich mit der, direct die Hautgewebe reizenden vereinigen, um besonders die unangenehmeren Formen des Chininexanthems zu erzeugen.

Chininexantheme können nach innerlichem Gebrauche aller chininhaltigen Präparate auftreten, und zeigen sich auch an den Frauen und Kindern von Chininarbeitern, die das Alkaloid an ihren Kleidern in ihre Wohnungen mitbringen. Die Resorption geschieht hier theilweise wohl auch von den Luftwegen aus. Sie sind mono- oder polymorph, treten meist schnell, bisweilen schon in einer halben Stunde auf und halten nach dem Aussetzen des Mittels in acuter Gestalt noch 2—4 Tage, selten länger an. Da in dem grösseren Theil der Fälle das Exanthem von Abschuppung gefolgt ist, so kann sich die definitive Heilung auf mehrere Wochen, ja selbst auf 2—3 Monate erstrecken und in seltenen Fällen sogar eine Pigmentirung der Haut zurückbleiben. Als einleitende oder begleitende Symptome werden Störungen im Allgemeinbefinden und in den verschiedensten Organfunctionen beobachtet. Selten besteht die Hautaffection ohne solche. Der Charakter der Hautausschläge ist gutartig. Als Ausschlagsform wird am häufigsten das Erythem beobachtet; doch kommen auch viele andere Elementartypen hierbei zu Stande.

---

1) Morrow, Drug Eruptions. New York 1887. p. 105.

Hervorzuheben ist, dass bei dazu veranlagten Menschen ein Mal nach Chiningebrauch ein bestimmtes Exanthem, ein anderes Mal aber ein von dem ersten verschiedenes auftreten kann[1]). Die Ausschläge können auf einen (z. B. die Glans penis) oder mehrere Körpertheile beschränkt sein, sich aber auch über den ganzen Körper verbreiten, und bei manchen Menschen jedesmal an den gleichen Körpertheilen z. B. auf beiden Handrücken, der Innenfläche beider Oberschenkel, den Fussrücken, der Glans penis und dem Praeputium erscheinen[2]).

1. Pruritus. Er ist vielfach bei Arbeitern beobachtet worden, welche die Entrindung von Cinchonen vornehmen. Nach Einnehmen von Chinin erscheint das meist heftige, zu energischem Kratzen veranlassende Jucken gewöhnlich in Begleitung von Hautausschlägen. Jede Form der letzteren kann dadurch complicirt sein. Es kommt indess auch Jucken ohne Hautausschlag z. B. an der Glans penis vor. In einem Falle trat es nach jedesmaligem Chiningebrauche am ganzen Körper, besonders aber an den Händen, zwischen den Fingern auf und hielt 2 bis 3 Stunden an.

2. Erytheme werden isolirt am Stamm, dem Kopf oder den Extremitäten oder auch gleichzeitig an mehreren dieser Theile, oft auch nach Chininklystieren mit oder ohne Oedeme gesehen. So bekam ein Kranker am 3.—4. Tage des Gebrauchs kleiner Chinindosen erythematöse Flecke an Armen und Beinen, die mehrere Tage lang anhielten, beim Aussetzen verschwanden, bei erneutem Gebrauch wiederkehrten[3]). Nach ca. 0,007 g erschien bei einem anderen Kranken neben Kopfschmerzen, Ohrensausen und Trockenheit im Halse ein Erythem des Gesichtes. In einem Theile der Fälle endete der Ausschlag mit Abschuppung[4]).

Roseolaartige, disseminirte, nicht die Haut überragende Flecke entstanden unter lebhaftem Jucken, meist erst nach mehrmaliger Verabreichung des Mittels, in einem Falle sogar erst 8 Tage nach der letztgenommenen Chinindosis. Die Verbreitungsart war die bereits geschilderte. Auch einen masernartigen resp. rubeoliden Charakter kann das Exanthem annehmen. Bei einem Knaben traten nach 14tägigem Gebrauch von Chinin am ganzen Körper flache, leicht erhabene rothe Flecke unter Jucken, aber ohne irgend eine andere Nebenwirkung auf[5]), und auch nach Einnehmen eines Chinindecoctes erschien ein solches Exanthem zuerst im Gesicht, verbreitete sich dann über den ganzen Körper und endete in ca. 8 Tagen mit Abschuppung. Die Localisation des Ausschlages kann sehr verschieden sein. So fand er sich z. B. nur an den Unterschenkeln und theilweise an den Oberschenkeln und an den Streckseiten eines Armes oder noch begrenzter[6]). Bei einer Frau, die immer nach Chininaufnahme Hautveränderungen unter Brennen bekommen hatte, erschien einige Stunden nach dem Einnehmen von 2 Pillen mit zusammen ca. 0,12 g Chininum sulf. unter Stechen in den Hand- und Fingergelenken an der Haut der Volarfläche der dritten Phalange des

---
1) Heusinger, Berl. klin. Wochenschr. 1877. p. 361.
2) Allen, Medic. Record. 1895. No. 4.
3) Cairns Wicks, Lancet. 1878. II. p. 795.
4) Vernon, British med. Journal. 1888. I. p. 944.
5) Farquarson, The Lancet. 1878. II. 16. Nov. p. 697.
6) Scheby-Buch, Berliner klin. Wochenschr. 1877. p. 547.

Ring- und Mittelfingers rechts, und an der Volarfläche der hinteren Hälfte der dritten und der vorderen Hälfte der zweiten Phalange des linken Zeigefingers eine gleichmässig gelbrothe Färbung ohne Schwellung. Dieselbe sah so aus, als ob die Frau Feuerlilien in der Hand gehabt hätte, mit deren Blüthenstaub sich die Kinder gern färben. Nur Pelzigsein bestand an diesen Stellen¹). Nach dem Aussetzen des Medicaments verschwand die Färbung, die ich als Erythem auffasse, das durch individuelle Verhältnisse den gelbrothen Ton angenommen hat.

3. Das scharlachartige Erythem ist das häufigste der Chininausschläge. Verschiedenheiten in dem Verlaufe, der Ausbreitung und den Begleiterscheinungen kommen in grosser Zahl hierbei vor. Sowohl Chininsalze als Chinadecocte sind bisher die Ursachen desselben gewesen. Mehrfach wurde auch bei einer Häufung der Chininmengen anfangs ein masern- später bei Wiederverabfolgung des Chinins ein scharlachartiges Exanthem gesehen. In einem Theile der Fälle geht Fieber dem Ausbruch des Exanthems voran. Schon nach 0,03 g oder mehr Chininsulfat oder einem anderen Salz kommt dasselbe vor. Frösteln oder ein heftiger Schüttelfrost mit darauf folgender Erhöhung der Körpertemperatur, in einem Falle auf 39,7° C., wohl auch begleitet von Ohrenklingen, Kopfschmerzen, Kälte und Schmerzen in den Extremitäten, Erbrechen, Prostration und Vermehrung der Pulszahl leiten dasselbe ein. Der Ausschlag kann die ganze Körperoberfläche, selbst die behaarte Kopfhaut, einnehmen. Er besteht aus kleinen confluirenden Flecken, so dass die Haut gleichmässig roth dadurch erscheint. Den Ausgang nimmt er meistens vom Gesicht. Schwellung der befallenen Theile ist ein häufiges, Jucken oder Brennen an den Händen, der Planta pedis und anderen Körpertheilen ein ziemlich constantes Vorkommen. Zu den genannten Störungen in den Sinnesorganen und im Allgemeinbefinden können sich noch Angst, Aufregungszustände, selbst Delirien gesellen. Für die Diagnose ist die Thatsache zu berücksichtigen, dass bisweilen auch die Schleimhäute des Schlundes, der Nase und des Auges mit den entsprechenden subjectiven Symptomen an dem Krankheitsbild betheiligt sein können. In einigen Fällen dehnt sich der Ausschlag nicht über den ganzen Körper aus, sondern ergreift nur Gesicht und Theile der Extremitäten. Wird die Ursache nicht erkannt und das Mittel fortgebraucht, so dass also auch mehr Chinin im Blute circulirt, so kann die ganze Körperdecke erkranken. Auch wurde beobachtet, dass ein nach einem Chinadecoct entstandener Ausschlag viel weniger heftig auftrat und weniger umfangreich war, als ein später nach Verabfolgung von Chininsulfat sich zeigender. Die Heilung dieses scharlachartigen Exanthems erfolgt nicht lange nach dem Aussetzen des Medicamentes, fast immer unter Abschuppung, bisweilen schon nach 2 Tagen. Nur eine leichte Pigmentirung der Haut bleibt zurück. Gewöhnlich dauern die Folgen dieser Hautvergiftung länger an. Die Desquamation erstreckt sich nicht selten über Wochen und kann kleinere oder grössere Epidermisfetzen liefern.

4. Die Dermatitis erysipelatoidea ist ein höherer Grad der vorigen Affection. Die Begleiterscheinungen sind ebenso heftig, die entzündlichen Symptome, besonders die Schwellung nehmen in manchen

---

1) Werner, Württemb. Correspondenzbl. 1888. 6. Febr. p. 35.

Fällen einen ganz ungewöhnlichen Umfang an. Bei einem Kranken schwollen die Hände zu unförmlichen Klumpen an und auch Gesicht und Arme waren in ähnlicher Weise ergriffen. Selbst die Haut der Genitaltheile, besonders des Hodens können befallen werden. Die Heilung erfolgt unter ev. mehrwöchentlicher Desquamation. Die Epidermis löste sich in einem Falle[1]) in Form grosser Lamellen, in rinnenförmig gestalteten Schuppen an den Fingern, im Gesicht, an der behaarten Kopfhaut ab, während an einzelnen Stellen des Stammes dünne Schüppchen sich lostiessen. Die Epidermis von den Händen kann sich fast zusammenhängend, einem zerzausten Handschuh nicht unähnlich, abstossen. In einem als Erythema ferox bezeichneten Falle erhielt der Arzt die ganze Epidermis von beiden Handflächen, von den Handgelenken bis zu den Fingerwurzeln[2]).

5. Die Dermatitis gangraenosa. Nur zweimal wurde bisher ein Brandigwerden durch Chinin entzündeter Hautstellen beobachtet, das eine Mal nach Gebrauch von 0,4 g-Dosen. Die Gangrän betraf den Hodensack.

6. Erythema exsudativum multiforme, beziehungsweise eine diesem ähnliche Form ist bisher nur einmal erwähnt worden, kommt jedoch gewiss häufiger vor. Bei einer Frau entstand nach 0,025 g Chininsulfat ein auf das Gesicht (Augenlider, Wangen und einen Theil der Stirn) beschränktes Exanthem. Es bildeten sich Knoten wie bei Erythema exsudat. multif., während gleichzeitig die ergriffene Hautpartie anschwoll und die Augenlider so stark ödematös wurden, dass die Lidspalte kaum geöffnet werden konnte. Aussetzen des Medicamentes liess diese Erscheinungen bald schwinden. Nach etwa 4 Tagen war nur noch eine kleienartige Abschilferung an der Haut bemerkbar[3]). In einem anderen Falle war die Localisation des Exanthems die gleiche. Stirn, Augenbrauen und die Region des unteren Augenlides wurden selbst durch die kleinste Dosis jedweden Chininpräparates von einem „Erythem mit Infiltration" befallen[4]).

In grosser Zahl sind Mischformen erythemato-papulöser Natur nach Chiningebrauch beschrieben worden. Eine Frau, die zweimal je 0,15 g Chinin genommen, wurde 15 Minuten später unruhig, bekam Hitze im Gesicht, die Lider schwollen an, Nausea, Erbrechen und Oppressionsgefühl fanden sich dazu und unter quälendem Jucken entstand ein polymorpher Hautausschlag: neben erythematösen Flecken, scharlachartige Röthe und stellenweis Papeln[5]). Die Nasenschleimhaut sonderte stark ab; Puls- und Athemfrequenz waren erhöht. Bei einer anderen Kranken, die 0,22 g Chinin. sulfur. genommen hatte, entstand nach voraufgegangenem Schüttelfroste, Präcordialangst, Erbrechen und Brennen der Haut ein scharlachähnliches Exanthem, und nach einer erneuten Chininverabfolgung wurde das Gesicht leicht gedunsen und bedeckt von einer gleichmässigen, dunklen Röthe, welche sich auch über den behaarten Kopf, Ohren, Hals, sowie über die Extremitäten erstreckte.

---

1) J. Neumann, Vierteljahrschr. f. Derm. 1879. p. 125.
2) Watt, British med. Journ. 1888. I. p. 569.
3) Heusinger, Berliner klin. Wochenschr. 1877. p. 361.
4) Ducrey, Revue méd. de la Suisse romande. 1887. T. VII. p. 741.
5) Dumas, Journ. de Thérap. 1876. p. 288.

An den Armen waren noch einige normale Hautstellen; am unteren Drittheil beider Oberschenkel waren die Beugeseiten normal, an den Streckseiten befanden sich dunkelrothe, einzelstehende Papeln, deren Zwischenräume normal waren und deren Epidermis feine Fältchen zeigte. Mit Fieber und heftigem Jucken ging in einer anderen Beobachtung eine die ganze Körperoberfläche deckende, himbeerfarbige Röthe einher. Papeln fanden sich zahlreich auf dieser Unterlage, besonders an den Extremitäten. Auch der Zungenrand war in diesem Falle leicht geröthet.

7. Urticaria stellt einen nicht unbeträchtlichen Theil der Chininexantheme dar. Die Art des Verlaufes ergiebt sich aus den folgenden Beispielen. Eine Frau bekam 2 Stunden nach dem Einnehmen von 0,3 g Chininsulfat Schwellung des Gesichtes und Halses, Dyspnoe, Präcordialangst, Dysphagie, Taubheit, Erstickungsanfälle, Kopfweh, Unruhe und Jucken über den ganzen Körper mit Urticaria. Dabei bestand subcutanes Oedem. Am zweiten Tage trat Desquamation ein[1]). Sehr selten gesellen sich zu dem Ausschlag Delirien hinzu. Bei einer Frau, die in 48 Stunden 5 g Chininsulfat genommen hatte, erschien auf Rumpf, unteren Extremitäten und Leib eine stark juckende Urticaria und ein Delirium mit starkem Bewegungsdrange. Nach einem durch Morphin erzeugten, längeren Schlaf verschwand das Delirium[2]). Nicht immer sind die Begleiterscheinungen so heftiger Art. Mehrfach begleiteten den Ausbruch und das Bestehen des Exanthems nur bronchiale Erscheinungen nach Einnehmen von Chinin. hydrobrom. Meistens schwindet diese Ausschlagsform schon nach einem bis mehreren Tagen. Es kam auch vor, dass, nachdem bei demselben Individuum dreimal nach Chiningebrauch eine Urticaria aufgetreten war, der Ausschlag nicht wiederkehrte, als das Medicament zusammen mit einem Abführmittel verabfolgt wurde. Es wurde hier, wie mir scheint mit Unrecht, angenommen, dass ein bestehender gastrischer Zustand indirecte Ursache des Chininausschlages gewesen sei. Die Ansicht, dass die nach Chinin beobachtete Urticaria nicht vom Chinin herrühre, sondern ein Symptom der Malaria sei[3]), beweist nur Unerfahrenheit auf diesem Gebiete.

8. Eczeme unter Chinineinwirkung sind wohl zuerst bei Arbeitern in Chininfabriken, ja sogar bei einer Seidenspulerin, die mit Thalleiochin gefärbte Seide verarbeitete, gesehen worden. Die Bläschen, die sich auf erythematöser oder scarlatinaartiger Basis entwickeln, stehen bisweilen, z. B. an der Aussenfläche der Vorderarme und dem Handrücken, isolirt, und sind dann von einem Hof umgeben; meist confluiren sie. Vom Kopf bis zu den Zehen können sie, je nach der Schwere des Falles mehr oder weniger ausgedehnt vorkommen. Bei manchen Arbeitern finden sie sich besonders dicht an der inneren Fläche der Schenkel und den Genitalien. Der individuelle Zustand der Haut, z. B. ihre grössere oder geringere Feuchtigkeit ist für das Aussehen der Eczembläschen maassgebend. Ein Theil derselben ist an ihrer Spitze exulcerirt, ein anderer Theil zeigt eingetrocknetes Serum. Im Gesicht sieht man auf einer rothen, geschwollenen Haut dichte Eczemplaques und Krusten neben Oedem der Lider und thränenden, injicirten Augen, die kaum wegen

---

1) King, Vierteljahrschr. f. Dermat. u. Syphilis. 1879. Bd. 11. p. 370.
2) Gautier, Revue médic. de la Suisse romande. 1887. T. VII. p. 356.
3) Claiborne, New York Medical Record. 1877. p. 814.

des Oedems zu öffnen sind. Die Nasenlöcher können von Krusten erfüllt und dadurch fast verschlossen sein. Diese Zustände bestehen nur einige Tage und verschwinden, sobald die Ursache beseitigt ist, bald ganz unter Desquamation. Gewöhnung findet selten statt, da diese Affection auf der Grundlage einer eigenen Empfänglichkeit entsteht. Ein solcher Arbeiter erkrankt, selbst wenn er die Beschäftigung längst aufgegeben hat, wieder an einem Chinineczem, wenn er zu Heilzwecken das Mittel einnimmt. So verursachten 0,75 g Chininsulfat in einem derartigen Falle unter lästigem Jucken an den Handflächen, Handrücken, Schenkeln, Penis, Knieen und Fussrücken eine fleckweise, auf Druck schwindende Hautröthe mit leichter Hautfaltung. Am anderen Morgen nässte die Fläche reichlich. Durch Aussetzen des Mittels ging dieses Leiden unter Auftrocknung und Abschuppung in einigen Tagen über.

Das Jucken kann auch fehlen. So sah man[1]) nach Verbrauch von 0,8 g Chinin in 4 Tagen bei einem Knaben ein ohne Jucken und schwerere Störungen des Allgemeinbefindens sich über die ganze Hautoberfläche ausdehnendes, auf Fingerdruck erblassendes, scharlachrothes Exanthem mit zahlreichen, stecknadelkopfgrossen, gelben Bläschen, die am Halse, in der Achselhöhle und über dem Sternum dicht aneinander standen. Nach dem Aussetzen des Mittels fingen die Bläschen an zu zerfallen und einzutrocknen. Die Desquamation erfolgte in kleinen Schüppchen und grossen Lamellen. Der Bläschenausschlag kann auch mit Jucken am ganzen Körper oder beschränkt auf einen Körpertheil, z. B. den Wangen, entstehen und einen herpesartigen Charakter tragen.

9. Das bullöse, dem Pemphigus ähnelnde Chininexanthem bildet sich bei Chininarbeitern und bei der Verabfolgung des Mittels zu Heilzwecken durch Zusammenfliessen von Eczembläschen oder seltener primär. So entwickelten sich bei einem Kranken nach 0,24 g Chininum bisulfuricum an verschiedenen Körperstellen anfangs Flecke, sodann auf diesen nach 24 Stunden grosse Blasen. Nach dem Eintrocknen der Blasen blieb eine blaubraune Pigmentirung zurück, die erst nach drei Monaten schwand[2]).

10. Die petechiale Form des Chininexanthems hat vielleicht eine zeitliche oder angeborene Abnormität der Gefässwände zur Grundlage. Bei Kindern und Erwachsenen, Männern und Frauen ist dieselbe gesehen worden. Die Flecke erscheinen entweder nur an einzelnen Körperstellen, wie z. B. den Schultern, dem Nacken und der Brust, oder am ganzen Körper. Schon Briquet führt an, dass ein an Abdominaltyphus leidender Mann, der täglich 3 g Chininsalz nahm, Ecchymosen an den Glutäen und den Lenden mit gleichzeitigen, blutigen Diarrhoeen bekam. In einem anderen Falle nahm eine Dame anfangs sechsstündlich 0,1 g, am anderen Tage 0,15 g Chininsulfat. Man legte ihr auch wegen einer Herzaffection ein Blasenpflaster. Der Inhalt der Blase wurde blutig und der ganze Körper bedeckte sich mit Purpuraflecken. Nach 9 Tagen war der Körper wieder heil. Dieselbe Kranke bekam später wieder eine Purpura, nachdem sie wenige Dosen Chinin genommen[3]). Wird Chinin fortgebraucht, so dehnt sich der Ausschlag weiter aus.

---

1) Denk, Wiener med. Wochenschr. 1880. p. 946.
2) Fowler, New York Medical Times. 1883. p. 33.
3) Vipan, The Lancet. II. 8. July 1865. p. 37.

Gelegentlich erschien ein derartiger Ausschlag, auf der Schulter localisirt, erst nach 14tägigem Chiningebrauch. Neben solchen Blutflecken können auch Zahnfleischblutungen, subconjunctivale Blutungen, Blutergüsse in die Augenlider und blutige Diarrhoeen erscheinen. Blutauswurf durch Zahnfleischblutungen wurde bei einer Frau neben einer Purpura haemorrhagica nach kleinen Chinindosen gesehen[1]). Die Purpura entwickelt sich auch auf primär erythematöser Basis. Eine Frau nahm eine Pille mit 0,06 g Chinin. Eine Stunde später wies sie am linken Vorderarm einen scharlachähnlichen, etwa markstückgrossen juckenden Fleck auf. Daneben erschienen Nausea, Kopfschmerzen, Ohrenklingen. Die Flecke vermehrten sich nach Maassgabe des Weitergebrauchs von Chininpillen und waren nach 7 Tagen hämorrhagisch. Die Heilung geschah unter Abschilferung[2]).

Die differentielle Diagnose der Chininexantheme von ähnlichen genuinen, infectiösen oder nicht infectiösen Hauterkrankungen ist sicher nur durch anamnestischen oder chemischen Nachweis des Chinins zu führen. Dies geht wohl unwiderleglich aus den vorstehenden Schilderungen hervor, in denen die mannigfaltigsten Symptome, wie bei Dermatosen aus anderen Ursachen, vorkommen. Immerhin wird eine vergleichende Berücksichtigung der Nebenwirkungen, z. B. mit den Krankheitserscheinungen des Scharlachs neben dem Chininnachweis nothwendig sein.

Nebenwirkungen am Auge und Ohr.

Eine grössere Bedeutung als die Hauterkrankungen erheischen diejenigen des Sehapparates. Abgesehen von erhöhter Thränenabsonderung, Jucken und Oedem der Augenlider, vereinzelt auch Lichtscheu beobachtet man, häufig mit Gehörsstörungen verbunden, aber auch ohne diese, Störungen des Gesichts, die gewöhnlich bald vorübergehen, indess auch etwas gebessert oder Jahre hindurch, jeder Behandlung trotzend, bestehen können. Farben- und Ringesehen, sowie Schmerzen im Augapfel leiten nicht selten neben entfernteren Symptomen die Amblyopie resp. Amaurosis ein. Experimentell hat sich bisher nur ermitteln lassen, dass Hunde, die mit Chinin vergiftet werden, ein Erblassen der papillären Venenstücke bekommen. Als Erklärung wurde eine zeitweise Compression an der Papille durch die bei der Chininvergiftung vorkommenden klonischen Krämpfe angegeben. Es lässt sich dies nicht auf menschliche Verhältnisse übertragen, weil sich hier nur in Ausnahmefällen unter Krämpfen Sehstörungen herausbilden. Die letzteren können darstellen:

1. Veränderungen an den Pupillen. Dieselben sind gewöhnlich erweitert, und die Dilatation kann verschiedengradig, bis maximal sein. Auch Pupillenstarre, sowie ungenügende, oder häufiger ganz fehlende Reaction der Pupillen auf Lichtwechsel kommen während der totalen Blindheit vor. Doch ist in einem Falle bei maximaler Erweiterung noch accommodative Contraction derselben nachweisbar gewesen, sobald

---

1) Gruening, Archiv f. Augenheilkunde. Bd. XI. 1882. p. 145.
2) Wigglesworth, Boston med. and surg. Journ. Vol. CIX. 1883. p. 587.

man die Kranke veranlasste, stark zu convergiren. Pupillenerweiterung und verminderte Reaction können noch viele Monate bestehen bleiben.

2. **Herabminderung des Sehvermögens** bis zum absoluten, meist vorübergehenden Verlust. Solche amblyopischen resp. amaurotischen Zustände sind gewöhnlich, aber nicht immer doppelseitig, und entstehen entweder in langsamer Entwickelung, oder häufiger plötzlich. Accommodationslähmung wurde dabei nachgewiesen. Schwerere Fälle setzen als Bedingung für ihr Entstehen grosse Dosen voraus, die auf einmal oder im Laufe weniger Tage verabreicht werden. Die Art der Chininaufnahme ist unerheblich. So ist z. B. plötzlicher Verlust des Sehvermögens nach einem Klystier von 2,1 g Chininsulfat beobachtet worden[1]). In einem Falle wurde die Amblyopie resp. Amaurosis von Nystagmus begleitet. Die Bewegungen des Augapfels gingen nach unten und oben vor sich. Während andere Nebenwirkungen des Chinins bald schwinden, bleibt die Herabsetzung der Sehschärfe durch längere Zeit, ja selbst viele Jahre lang bestehen, und war bei einem Kranken noch nicht nach 20 Jahren ausgeglichen[2]). Sie kann aber auch wieder ganz schwinden. Bemerkenswerth ist die Thatsache, dass die einmal eingetretene Amblyopie sich zu verschlimmern vermag, obschon Chinin längst dem Körper nicht mehr zugeführt wird. In einem solchen Falle betrug, trotzdem das Sehvermögen sich inzwischen gebessert hatte, $S = 1/10$, und nach ca. 1 Jahre beiderseits $S = 2/7$, ohne dass Gläser Besserung herbeiführten[3]). Verschlimmerungen des bereits gebesserten Sehvermögens wurden auch durch den Eintritt der Menstruation beobachtet. Gerade die Bedeutung der Ischämie des Augenhintergrundes wird dadurch in das rechte Licht gerückt. Solche Recidive können auch schon durch kleine Dosen Chinin hervorgerufen werden. Die Heilung geht bei ihnen langsamer vor sich.

3. **Die Einschränkung des Gesichtsfeldes** lässt sich, wenn nur ein Bruchtheil der Sehschärfe erhalten ist, nachweisen. Sie kann ein- oder doppelseitig, fast bis zum Fixationspunkte gehen, ist concentrisch und elliptisch. In allen genau verfolgten Fällen wurde eine bleibende concentrische Gesichtsfeldbeschränkung nach der völligen Wiederherstellung des Sehvermögens constatirt. Nie erreichte das Sehfeld seine natürlichen Grenzen wieder. Das centrale Sehen kann relativ gut sein. Bei einer Frau, die wegen eines Puerperalfiebers im Ganzen 15 g Chininsalz erhalten hatte, und bei der nach 4 Tagen Amblyopie erschien, so dass sie Finger auf 10′ zählte, hatte das Gesichtsfeld nach 1 Jahr und 4 Monaten eine nach oben und unten etwas zusammengedrückte Gestalt (vergl. die Zeichnung auf der folgenden Seite).

Die grösste permanente Sehfeldverengerung unter den perimetrisch untersuchten Kranken betrug bei einem Kranken 20^0 horizontalen Durchmessers im rechten, 30^0 im linken Auge. Ein seltenes Verhalten bei der Chinin-Amblyopie ohne ophthalmoskopischen Befund stellt ein centrales Scotom dar.

4. **Herabsetzung des Lichtsinnes.** Eine Kranke gab noch nach 2 Jahren an, dass ihr wäre, als ob ein Schleier vor den Augen

---

1) Goedorp, The Lancet. 1840. p. 307. — Buchner's Repert. Bd. 71. p. 359.
2) Baldwin, London medical Record. 1882. 15. June. p. 221.
3) Mellinger, Klin. Monatsbl. f. Augenheilkunde. Bd. XXV. 1887. p. 57.

läge; sie könne nicht sagen, ob ihre Wäsche, wenn sie dieselbe von der Wäscherin bekäme, weiss oder grau ist. Eine andere Kranke klagte über eine allgemeine Verdüsterung der Atmosphäre und eine graue Verschleierung der Dinge.

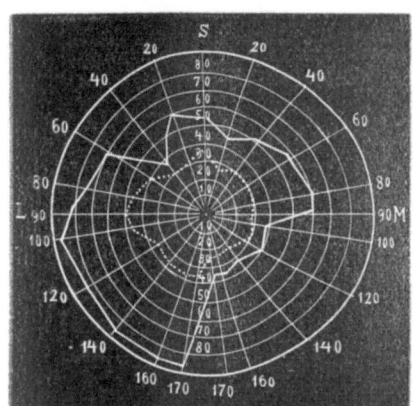
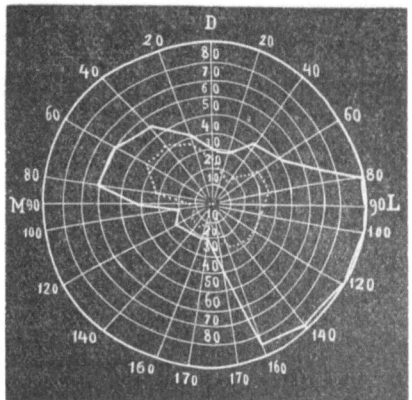

5. **Verminderung des Farbensinnes.** In den meisten Fällen besteht **Farbenblindheit**. Während sie anfangs vollkommen zu sein scheint, tritt später nur Rothgrünblindheit ein, dann werden nur Grün und Grau unvollkommen erkannt, bis sich die volle Farbenwahrnehmung wieder einstellt[1]). Bei der Zurückbildung der Sehstörung hat man auf die Wiederkehr des Farbensinns gewöhnlich länger als auf Wiederherstellung des Sehvermögens zu warten. So vermochte eine Frau circa 3 Monate nach dem Auftreten der Sehstörung keine Farbe zu unterscheiden; alle Buchstaben erschienen ihr grau, und die gelben heller als die übrigen und im Spectroskop sah sie nur eine Anzahl grauer Streifen von verschiedener Schattirung. Nach 6 Monaten konnte sie gelb, blau, roth und grün unterscheiden, die beiden letzteren jedoch nur, wenn ihr grössere Oberflächen derselben gezeigt wurden. In einem anderen Falle[2]) waren 7 Dosen zu 1,2 g genommen, als Blindheit mit weiten reactionslosen Pupillen eintrat. Um die kirschrothe Macula bestand eine graue Netzhauttrübung. Nach 60stündiger Blindheit begann Besserung einzutreten. Blau und Roth wurden nach 5 Tagen wieder unterschieden. Am 8. Tage wurden bei gedämpftem Licht alle Farben erkannt.

Vereinzelt wurde **Anästhesie der Cornea** und **Nystagmus** beobachtet.

In Bezug auf die **ophthalmoscopischen Veränderungen bei der Chininblindheit** sind manche bemerkenswerthe Thatsachen gefunden worden. In den von Graefe[3]) berichteten Fällen findet man darüber noch keine positiven Angaben.

Bei einem Manne, der Chinin in steigender Dosis bis zu 0,9 g, zusammen aber ca. 30 g genommen hatte, trat, als die Dosis täglich um ein Drittheil gesteigert wurde, Schwachsichtigkeit nur des rechten Auges auf, der in einigen Tagen vollkommene Erblindung folgte. Die drei Monate später

---

1) Knapp, Archiv f. Augenheilkunde. 1882. Bd. XI. p. 156.
2) Buller, Archiv f. Augenheilk. 1884. Bd. XI. p. 233.
3) v. Graefe, Archiv f. Ophthalmologie. 1857. Bd. III. p. 396.

vorgenommene Untersuchung ergab nichts Abnormes. Die quantitative Lichtempfindung war aber rechts geschwunden. Da man eine intracranielle Circulationsstörung als Ursache annahm, wurde an der Schläfe mittelst des Heurteloup'schen Blutegels Blut entzogen. Es stellte sich allmählich zuerst die quantitative Lichtempfindung ein, dann konnte die Bewegung der Hand wahrgenommen werden, und einige Zeit später war das Auge wieder normal. In einem anderen Falle, in dem gleichfalls wegen Intermittens täglich 1,8 g Chininum sulfuricum genommen wurde und hochgradige, beiderseitige Amblyopie eintrat, stellte sich die Sehkraft des linken Auges spontan wieder ganz her, das rechte erlangte nur die Fähigkeit, grössere Schrift zu erkennen.

Erst später wurde angegeben, dass in ausgesprochenen Fällen das ophthalmoskopische Bild den Eindruck einer Sehnervenatrophie mache. Die Netzhaut erscheint nicht getrübt; nur einmal wird von einer Trübung und Abnahme der Transparenz berichtet; die Papille weiss, flach, aber durchscheinend, die Ränder der Papillen gelegentlich auch verwischt oder mit einer leichten Wolke bedeckt, die sich in die Retina fortsetzte[1]). Die Arterien und Venen der Retina sind hochgradig verengt. Von letzteren ist in manchen Fällen keine Spur zu sehen, in anderen konnte man sie im aufrechten Bilde als zusammenhängende, sehr schmale Streifen unterscheiden, welche plötzlich in feine Punkte ausliefen. In keinem Falle bestanden an den brechenden Medien des Auges Veränderungen. Entzündliche Processe fehlten. Bei einem Kranken zeigte sich an der Macula lutea ein kirschrother, von einer opaken, graublauen Zone umgebener Fleck, der nach zehntägigem Bestehen verschwand, während die Papillen und Retinalgefässe ihren eigenartigen Zustand noch bewahrten. Die Chorioidea wurde einmal blass[2]) und in einem anderen Falle die Chorioidealgefässe leer befunden.

Die langsame Entwickelung der Veränderungen am Augenhintergrund liess sich ophthalmoskopisch verfolgen.

Bei der erwähnten Puerpera, die nach Verbrauch von 15 g Chininsulfat amblyopisch wurde, war die Färbung der Papillen normal, die Begrenzung scharf, die Gefässe sehr dünn. Trotz Aufhörens des Chiningebrauches nahm die Amblyopie in den folgenden Wochen zu. Nach 5 Monaten hatte sich das Sehvermögen gebessert. Die Papillen haben ihre scharfe Begrenzung beibehalten, sind aber jetzt leicht graulich gefärbt, ganz blass und blutleer. Nach 7 Monaten ist S immer noch $1/10$. Die Retinalgefässe sind sehr eng, die Arterien kaum sichtbar. Nach 1 Jahr und 4 Monaten erscheinen beide Papillen ausserordentlich blass, weissgrau, nicht glänzend. Sämmtliche Gefässe, besonders die Arterien sind sehr verdünnt. Das Gesichtsfeld stellt sich nach der umstehenden Zeichnung dar.

Das Wesentliche bei der Chininamaurose scheint die hochgradige Verengerung der Gefässe zu sein. In dem eben besprochenen Falle liess sich nachweisen, dass zuerst die grösseren Gefässe blutleer wurden, während die Capillaren noch unverändert blieben. Bei einem anderen Kranken[3]) sah man neben starker Blässe anfangs nur der lateralen Papillenhälfte, später der ganzen Sehnervenscheibe ein Angefülltsein der Venen der Netzhaut mit sehr kleinen Blutkörperchen, zwischen denen lichte Punkte sichtbar waren. Dieses körnige Aussehen der Blut-

---

1) Manolescu, Bullet. de la Soc. d'Ophthalm. Paris 1890. p. 348.
2) Michel, Archiv f. Augenheilk. 1882. Bd. VI. p. 153.
3) Garofolo, Wiener med. Blätter. 1890. No. 15.

masse war bis in die feinsten Venenverzweigungen verfolgbar und verschwand später. Bekanntlich wird dieser Zerfall des Veneninhalts in Körner als Folge der Verlangsamung der Blutbewegung aufgefasst, und auch bei verschiedenen Krankheiten, die mit Verminderung der Netzhautblutmenge einhergehen, besonders bei Embolie der Centralarterien gesehen. Bei der ersten Untersuchung ist die Färbung der Papille, die ja von dem Füllungsgrade der Capillaren abhängt, noch unverändert. Erst später ergreift die Ischaemie auch die Capillarverzweigungen und damit ist dann die Bahn der progressiven Atrophie betreten. In einem Falle wurde neben starker Verengerung der Arterien eine vollständige Obliteration einzelner Gefässe beobachtet[1]). Charakteristisch und differentiell diagnostisch wichtig ist es, dass während bei den gewöhnlichen Atrophien bei weiterem progressiven Zerfall der Nervensubstanz auch die Function proportional sinkt, bei der Chininamaurosis die letztere im Gegentheil sich wieder zu heben beginnt. Damit ist auch der Chininatrophie des Opticus ihr eigenartiges Gepräge aufgedrückt, und durch sie es wahrscheinlich gemacht, dass die Nervensubstanz für eine mangelhafte Blutzufuhr in gewissen Grenzen anpassungsfähig ist.

Die Störungen am Gehörapparat sind schon seit dem Jahre 1824 bekannt. Sie können durch jede Chininverbindung plötzlich oder in allmählich anwachsender Schwere hervorgerufen werden, auch durch Chininum tannicum, das früher in dem Rufe stand, weder Ohrensausen noch Schwerhörigkeit zu erzeugen. Die Resorptionsart und die Dosenhöhe sind hierbei gleichgültig. Die Störungen können ein oder beide Ohren vorübergehend[2]) oder als unheilbares Gehörleiden[3]) treffen. Alle Abstufungen der Gehörsstörungen, von kurzdauernder Ungleichheit des Hörens mit Ohrenklingen resp. Ohrensausen oder einseitiger Taubheit bis zu vollkommener Taubheit auf beiden Ohren für 12—24 Stunden kommen vor. Meistens handelt es sich um eine combinirte Störung des schallleitenden und percipirenden Apparates. In ca. 90 pCt. aller Fälle wird als leichteste hierhergehörige Wirkung, meist bei gleichzeitigem Vorhandensein anderweitiger nervöser Störungen Ohrensausen, ein Brausen oder Klingen in einem oder beiden Ohren angegeben. Dasselbe ensteht ca. $1/2$—$1^{1}/_{2}$ Stunden nach dem Einnehmen des Mittels und hält bis zu einem Tage an. Auch gesunde Menschen bekommen dieses Symptom ziemlich constant.

Nicht ganz so häufig kommt die Schwerhörigkeit vor. Dieselbe wurde ebenfalls bei Gesunden nach 1 g Chinin beobachtet; die Hörfähigkeit für die Uhr und bisweilen für die gewöhnliche Sprache nahm in 2—$2^{1}/_{2}$ Stunden ab, schwand aber niemals. Gerade aus dieser letzten Angabe ist der Unterschied zwischen den Ergebnissen an gesunden Individuen angestellter Versuche und den Erfahrungen am Krankenbette ersichtlich. Müsste man danach doch annehmen, dass Taubheit nach Chinin überhaupt nicht vorkomme, während jeder Arzt diese Beobachtung zu machen Gelegenheit hatte! Es ist wichtig, auf den sehr beschränkten Werth derartiger Prüfungen hinzuweisen, die früher in reicher Anzahl angestellt, später verlassen wurden und in

---

1) Uhthoff, Berliner med. Gesellsch. Sitzung vom 21. Mai 1890.
2) Peschel, Wiener med. Wochenschr. 1889. p. 227.
3) Pritchard, Semaine méd. 1888. p. 366. — Bailly, Gaz. méd. 1850. 9.

neuerer Zeit wieder vereinzelt gepflegt werden. Wir haben es hier mit kranken Menschen zu thun, d. h. solchen, bei denen abnorme chemische Vorgänge innerhalb gewisser Zellgruppen ablaufen. Auf dieses veränderte chemische Substrat müssen aber Arzneistoffe anders einwirken als auf ein normales. Die Richtung, nach der dies geschieht, wird in erster Reihe durch die Art der Erkrankung, sodann aber durch die Menge und die Beschaffenheit des Arzneimittels und andere äussere und individuelle Umstände gegeben. Thatsächlich kommt nicht nur vorübergehende, sondern auch bleibende Taubheit nach Chinin zu Stande. Schleichend verlaufende Mittelohraffectionen können danach exacerbiren und sich verschlechtern. Nicht selten verbindet sich die Taubheit mit Schmerzen in der Tiefe des Ohres, die zuweilen intermittirend und hochgradig auftreten. Als Complication wird auch Otitis externa beobachtet. Aehnlich wie bei Syphilis findet man auch bei Chinintaubheit Mangel der Perceptionsfähigkeit für eine auf die Kopfknochen aufgesetzte tönende Stimmgabel, ferner mangelnde Perception für hohe Töne[1]). Auch hochgradige, schon längere Zeit bestehende Schwerhörigkeit ist vereinzelt noch einer Therapie zugänglich.

Ueber die Ursache dieser Gehöraffection geben experimentelle und klinische Beobachtungen Auskunft. Bei Thieren fanden sich bei der Section Hyperämie und Ecchymosen der Paukenschleimhaut. Bei einem entkalkten Gehörorgan einer mit Chininhydrochlorat gefütterten Katze wurde im Schneckenkanal ein Extravasat aus rothen und weissen Blutkörperchen nebst zahlreichen Körnchen gefunden. Dasselbe bedeckte Theile des Sulcus spiralis, der Vasa spiralia, die Gehörstäbchen, Cortische Bögen und die Membrana basilaris. Bei Menschen wurde schon eine Stunde nach dem Einnehmen des Chininsalzes eine leichte Injection der Hammergriffgefässe und erhöhtes Wärmegefühl in den Ohrmuscheln beobachtet[2]). Auch Trübung des Trommelfells mit weisser, sehnenartiger Färbung sowie Einziehung — Zustände, die in der Regel als Residuum eines chronischen Entzündungsprocesses in der Paukenhöhle mit Verdickung an der inneren, mit der Paukenschleimhaut überkleideten Fläche des Trommelfelles anzusehen sind — kommen durch Chinin zu Stande. Somit handelt es sich bei der Chinintaubheit nicht um einen einfachen Reizzustand, um eine einfache nervöse Erregung, sondern um Entzündungsprocesse. Möglicherweise liegt die Veranlassung zu dem Zustandekommen derselben in vasomotorischen Störungen, die zu einer Lähmung der Gefässe mit Stauung und Exsudation in den verschiedenen Gewebstheilen des Gehörorgans führt. Es ist aus diesen Gründen nicht nur die Warnung durchaus berechtigt mit grossen Chinindosen, von denen solche Wirkungen zu erwarten sind, vorsichtig zu sein, sondern vielleicht in noch höherem Masse diejenige, bei bestehenden Krankheiten des inneren Ohres möglichst den Gebrauch des Chinins zu beschränken oder ganz zu unterlassen.

Störungen seitens des Centralnervensystems.

Gleich den Sinnesorganen werden auch andere centrale und peripherische nervöse Gebilde durch das Chinin bisweilen in unange-

---

1) Kirchner, Berliner klin. Wochenschr. 1881. p. 726.
2) Roosa, New York medical Journal. 1883. 10. Febr. p. 175.

.nehmer Weise beeinflusst. So beobachtet man: Benommensein, auch mit rauschartigem Charakter, Schwindelgefühl, das etwas bei horizontaler Lage nachlässt, und auch bei Gesunden entsteht, Mattigkeit und das Gefühl grosser Schwäche[1]), sowie Kopfschmerzen mit Verstärkung vorhandener Schlaflosigkeit besonders da, wo Congestion des Gehirns vor der Chininanwendung bestand. Bei Typhuskranken sind Kopfschmerzen ein ziemlich häufiges Vorkommniss. Bei der Vereinzelung der Angabe lässt sich nicht entscheiden, ob eine Störung des Gedächtnisses für kurz vergangene Dinge, die nach Chinin beobachtet wurde, wirklich auf diese Ursache zurückzuführen ist. Häufiger sind geistige Störungen, die in ähnlich verschiedener Weise auftraten, wie andere Arzneipsychosen. Ich schliesse hier die Collapszustände mit Bewusstlosigkeit aus, die in Folge einer veränderten Herzthätigkeit zu Stande kommen. Es sind depressive und maniakalische Formen, die wahrscheinlich durch eine directe Einwirkung von Chinin auf das Gehirn sich herausbilden. Die Chininsalze sowie auch galenische Chinapräparate haben in zulässigen Mengen derartiges, besonders bei psychisch hereditär belasteten Menschen erzeugt.

Uebermässige Chinindosen können dies aber auch ohne solche Unterlage veranlassen. Ein fieberndes Kind wurde mit Chinin überladen[2]), und unbekümmert um die vollkommene Blindheit, die sich bald herausgebildet hatte, das Mittel noch weiter verabfolgt, als sich Delirien und zeitweilige Alienation des Bewusstseins hinzugesellten. Der Zustand besserte sich erst, als endlich Chinin ausgesetzt wurde. Bei einem anderen Kranken beobachtete man nach Verbrauch von 3 Dosen zu 0,18 g Chininsalz einen Zustand von Melancholie mit Erregtheit, und Gehörshallucinationen begleitet von beträchtlichen Sehstörungen. Zur Heilung bedurfte es 6 Wochen. In einem weiteren Falle bildete sich 3 Stunden nach dem Einnehmen von 0,6 g, und ein anderes Mal schon nach 0,3 g Chinin hochgradige Dementia heraus. Der Kranke konnte nur wenige Worte sprechen, vernachlässigte sich und seine Umgebung und bedurfte zur Wiederherstellung eines dreimonatlichen Aufenthaltes in einer Anstalt. Tiefe nervöse Depression mit Somnolenz kommt durch Chinin nicht selten bei fieberhaften Krankheiten, z. B. der Lungenentzündung und dem Abdominaltyphus zu Stande. Die Dauer solcher comatösen Zustände kann sich auch nur auf Stunden beschränken[3]).

Erregungszustände nach Chiningebrauch sah man schon nach relativ kleinen Dosen auftreten. Sie ähneln bisweilen dem Alkoholrausch und können sich mit Störungen in den Sinnesorganen, Blindheit, Taubheit und anderen vergesellschaften. Magendie meinte, dass ein Ueberschreiten von 0,6 g Aufregung bedinge. Es ist dies in solcher Allgemeinheit unrichtig, wenngleich oft wiederholte noch kleinere Dosen nicht nur Ruhelosigkeit, Aengstlichkeit, Präcordialangst, Unruhe mit nervösem Zittern, sondern auch schon schwerere Symptome erzeugt haben. Bei Typhösen und Pneumonikern sind Chinindelirien ein nicht seltenes Ereigniss. Sie traten auch ein, nachdem Tags zuvor Bewusstlosigkeit, Fieber und andere Nebenwirkungen bestanden hatten[4]). Nicht selten

---

1) Merkel, Deutsches Archiv f. klin. Medicin. 1885. p. 356.
2) Whitall, bei Knapp, Archiv f. Augenheilkunde. 1882. Bd. XI. p. 157.
3) Lente, New York medical Record. 1878. p. 388.
4) Rosenbusch, British medical Journal 1888. I. p. 980.

vereint sich mit heftigem Kopfweh Ideenjagd. Diese geradezu als transitorische Manie bezeichneten Zustände halten gewöhnlich nur sehr kurze Zeit an. Ein Intermittens-Kranker nahm 3,75 g Chininsulfat, war nach 1 Stunde verwirrt und tobsüchtig und blieb in diesem Zustande 2 Stunden. Bei einem Mädchen beobachtete man nach Verbrauch von ca. 1,5 g Chininsulfat ein eintägiges Delirium, und bei einem an Gelenkrheumatismus Leidenden traten nach Gebrauch von grossen Chinindosen neben brennender Gesichtsröthe und erweiterten Pupillen Delirien auf, welche die Anlegung der Zwangsjacke nöthig machten.

Das peripherische Nervensystem kann ebenfalls vom Chinin beeinflusst werden. Eine Frau, die wegen Malaria eine Pille mit 0,1 g Chininsulfat eingenommen hatte, bekam eine dreitägige Anästhesie an den Händen[1]. Die Beobachtung ist vereinzelt und ich halte sie besonders wegen der mitgetheilten Hysterie der Frau für nicht zuverlässig. Dagegen sind schmerzhafte Zustände an den Extremitäten, besonders an den Gelenken mehrfach als Folge des Chiningebrauches erwähnt worden. Der „China-Rheumatismus", der sich meistens an den Kniegelenken zu erkennen giebt, hält nur kurze Zeit an. Auf eine solche Einwirkung ist vielleicht auch die von älteren Aerzten bisweilen beobachtete Verschlimmerung gichtischer Schmerzen durch Chinapräparate zurückzuführen.

In der motorischen Sphäre kommen durch Chinin als Störungen vor: allgemeine Muskelunruhe und Muskelzittern, und nach grossen therapeutischen Dosen bei ungetrübtem Bewusstsein convulsivische Bewegungen des ganzen Körpers, die wenige Minuten anhielten und alle 10 bis 12 Minuten wiederkamen, zeitweilig sich auch nur an den Armen localisirten. Zwei Male wurde Opisthotonus gesehen. Nach Verbrauch von 4,8 g in 30 Stunden erschien bei einer Kranken bald nach der letzten Chinindosis ein convulsivischer Anfall, welcher sich in Zuckungen der Gesichtsmuskeln sowie in stossweisen Bewegungen der unteren und oberen Extremitäten äusserte. Nach Ablauf der Krämpfe war die Frau blind und taub. Eine besondere Beachtung verdienen die hierhergehörigen tetanischen Zustände, die jetzt schon oft nach subcutaner Chininanwendung zur Beobachtung kamen. Der ursächliche Zusammenhang zwischen einer solchen Chininanwendung und Tetanus und Trismus ist sicher. So bewirkten 3 g Chininsalz, die in 3 Tagen innerlich genommen wurden, bei einem Kranken eine besonders hohe Steigerung der Reflexerregbarkeit. Beklopfen der Patellarsehne oder Stechen mit einer Nadel hatte allgemeines convulsivisches Zusammenzucken des ganzen Körpers mit Auffahren vom Stuhle, und schüttelkrampfähnliches Zucken beider Arme zur Folge. Am nächsten Tage waren diese wie andere Nebenwirkungen verschwunden[2]. Es ist aber auch hervorzuheben, dass Ursache und Wirkung zeitlich so weit auseinanderliegen, dass man ausser der Chinininjection als mittelbarer Ursache noch ein weiteres, unbekanntes Moment als unmittelbares anzunehmen berechtigt sein könnte. Denn es wäre nicht einzusehen, weshalb das vom Unterhautzellgewebe in einigen Stunden resorbirte Chinin diese Wirkung nicht dann erzeugen sollte, wenn genügend davon an das Centralnervensystem gelangt ist, sondern erst nach 1—12 Tagen. Gewöhnlich haben sich dann schon Reiz- resp.

---

[1] Rizu, Wiener med. Presse. 1887. p. 450.
[2] Erlenmeyer, Centralbl. f. Nervenheilkunde. 1890. N. F. Bd. 1. Juni.

Entzündungszustände an der Injectionsstelle herausgebildet. Wollte man annehmen, dass diese entzündlichen Veränderungen allein die Ursache des Tetanus darstellen, dass es sich also um einen Tetanus traumaticus handle, so würde dem gegenübergehalten werden müssen, dass auch manche andere Injectionsflüssigkeit analoge Entzündungen hervorruft ohne einen Tetanus zu erzeugen. Vielleicht handelt es sich bei diesem Chinintetanus um eine functionelle Cumulation. Unter 1000 Fällen sollen die Krämpfe bei Menschen etwa zweimal, in Tropengegenden häufiger vorkommen[1]). So wird berichtet[2]), dass ein Arzt in Indien mehr als 500 solcher Einspritzungen ohne unangenehme Folgen ausführte, dann aber mehrere, zum Theil tödtliche Fälle von Tetanus kurz aufeinander erlebte.

Die Dosen brauchen nicht hoch zu sein, um diesen traurigen Ausgang hervorzurufen. Man sah ihn schon nach zwei Einspritzungen von je 0,3 g Chininum bisulfuricum eintreten, nachdem am Oberschenkel ein kleiner Abscess sich herausgebildet hatte. Bei einem Tuberkulösen waren die Einspritzungen von Chininhydrochlorat am Ober- und Vorderarm gemacht worden und der Tetanus erfolgte am vierten Tage nach der letzten Einspritzung. Unter den mannigfachen ähnlichen Berichten hebe ich nur noch einen hervor, um daran zu zeigen, wie auch die missbräuchliche Anwendung eines, doch immerhin heroisch wirkenden Mittels einen typischen toxischen Tetanus erzeugen kann. Bei einem malariakranken Menschen war Chinin innerlich und subcutan so verabreicht worden, dass der Körper damit überschwemmt war; darauf injicirte man aber noch, da das intern verabreichte erbrochen wurde, 4 g Chininsalz in das Rectum. In der darauf folgenden Nacht trat Trismus ein. Nach zwei Tagen hörte das Schluckvermögen auf und Tetanus machte dem Leben ein Ende. Und dies nennt man noch Therapie?

Es wird auch mitgetheilt, dass nach Verbrauch von drei Chininsulfatdosen zu je 0,48 g in Zwischenräumen von 4 Stunden, bei einem Manne neben den gewöhnlichen Erscheinungen des Cinchonismus, Benommenheit und allmählich Hemiplegie entstanden sei, die nicht wieder wich. Ob das Chinin wirklich die Ursache darstellte, ist nicht sicher.

Das Chininfieber.

In einigen der Berichte über Tetanus wird von Fieber Mittheilung gemacht, das den Krämpfen vorangegangen sei. Dieses viel besprochene und umstrittene und vereinzelt sogar aus Unwissenheit geleugnete Chininfieber kommt ziemlich häufig allein oder in Verbindung mit anderen Nebenwirkungen des Chinins, z. B. den Hautausschlägen vor. Es findet seine Analogie mehrfach bei anderen Fiebermitteln, so dass diese eigenthümliche Erscheinung nicht mehr unvermittelt ist und allein steht. Es kann keinem Zweifel unterliegen, dass zu ihrem Auftreten nur eine besondere Individualität die Veranlassung geben kann. Dann rufen schon sehr kleine Chininmengen, z. B. 0,06 g diesen Zustand jedesmal hervor[3]). Thierversuche, die nach einer anderen, aber hiermit im Zusammenhang stehenden Richtung unternommen wurden, ergaben, dass z. B. eine un-

---

1) Bertolazzi, Gazetta degli Ospitali. 1884. No. 80.
2) Roberts, Lancet. 1876. I. p. 736. — Harris, Therap. Gaz. 1885. p. 698.
3) Peters, The Lancet. 1889. 5. Oct. p. 727.

zureichende und ungeeignete Ernährung bei Kaninchen eine conträre Reaction gegen Heujauche veranlasste: statt der fiebererzeugenden Wirkung dieses Stoffes trat dann ein Fallen der Körpertemperatur ein[1]). Nicht unmöglich ist es, dass ähnliche Umstände, wie langes Siechthum, bei Menschen auf das Entstehen einer paradoxen Temperatursteigerung Einfluss haben können. Andererseits sind aber auch Fälle beobachtet, in denen Chininfieber auch da eintrat, wo die Körperschwächung nicht vorhanden war. Die Selbstbeobachtung von Hahnemann, der nach Einnahme einer grösseren Menge Chinarinde von einem kalten Fieber, ähnlich dem Sumpfwechselfieber, befallen wurde, ist deshalb als richtig anzusehen. Der Fieberanfall ähnelt in manchen Fällen einem Wechselfieberparoxysmus: Frost, dann trockene Hitze mit Kopfschmerzen und endlich zum Schluss, unter Sinken des Fiebers, Schweiss. Handelt es sich um einen Wechselfieberkranken, so können beide sich so ähnliche Fieberzustände aufeinander folgen. So bekam ein 7jähriges Mädchen nach der dritten Dose von 0,06 g Chininsulfat Frösteln und Frostschauer, nach etwa 14—20 Minuten allgemeine Hitze und nach weiteren 30 Minuten Schweiss. Der eigentliche Wechselfieberparoxysmus trat dann zur gewöhnlichen Stunde ein. Weitere Verabfolgung von Chininsulfat rief noch mehrfach Fieber hervor, bis dieses und die ursprüngliche Erkrankung schwanden. Gewöhnlich gehen einem solchen Anfalle ein rauschartiger Zustand, Ohrenklingen oder andere Gehörstörungen vorauf.

Auch ohne Schweiss kann derselbe enden. So wurde in einem Falle 1. Stunde nach Einführung von 0,2 und schon 0,1 g Chininhydrochlorat Benommensein des Kopfes, Mattigkeit und ein Gefühl grosser Schwäche beobachtet. Daran schloss sich nach 2 Stunden ein Schüttelfrost, während die Temperatur im Rectum auf 40,3°C. stieg. Ohne Schweiss sank sie dann wieder zur Norm ab. Diese Symptomengruppe wiederholte sich jedesmal nach dem Eingeben von Chinin. Dass dieselbe auch nach Aufnehmen eines Chinadecoctes eintreten kann, ist bereits erwähnt. Nach dem 21. Löffel eines Decoct. Chinae (30,0:200,0) entstand Schüttelfrost und heftige Fieberbewegung mit daran sich anschliessendem Hautausschlag.

Der Verlauf eines solchen Chininfiebers kann sich folgendermassen gestalten: Eine anämische Malariakranke nimmt Abends 8 Uhr 0,5 g Chininsulfat. In der Nacht stellen sich Schüttelfrost, Hitze und alle Erscheinungen eines typischen Intermittensanfalles ein. Die Körpertemperatur beträgt: am nächsten Morgen 39,0, Mittags 39,7, Abends 38,8° C. Der einige Tage später wiederholte Versuch ergab Folgendes: Abends um 8 Uhr wurden 0,75 g Chininsulfat gereicht. Körpertemperatur: Nachts 12 Uhr 40,0° C., am nächsten Morgen 40,0° C., allmählich absinkend am Abend 38,0° und noch am dritten Tage Morgens 38,2° C.[2])

Ich zweifle nicht daran, dass zu einem solchen Fieber Icterus und Blutharnen hinzutreten können. Die hierhergehörigen Beobachtungen[3]) brauchen keine andere Deutungen zu erfahren. Bei „dyskrasischen" Malariakranken wurde 1—6 Stunden nach der Chininbeibringung ein Fieberparoxysmus von 24stündiger Dauer beobachtet. Die Körperwärme

---

1) Aronsohn, Deutsche med. Wochenschr. 1888. No. 3 u. 4.
2) Herrlich, Charité-Annalen. 1885. Bd. X. p. 232.
3) Tomaselli, Semaine médicale. 1888. p. 405.

stieg schon nach 1—2 Stunden auf 41,5 oder 42,5° C. Erbrechen, Diarrhoe, Harndrang mit Entleerung von Hämoglobin oder unverändertes Blut und Gallenfarbstoff enthaltendem Harn gesellten sich dazu. Wird das Chinin nicht ausgesetzt, so kann der Tod eintreten. Das Vorkommen von Blutungen ist sichergestellt, auch das von Fieber, so dass mir die erhobenen Zweifel an dem combinirten Erscheinen beider Symptomengruppen ungerechtfertigt erscheinen. Das Fieber kann auch nur mit Blutbrechen, blutigen Durchfällen und Prostration einhergehen und schon durch 0,2 g Chinin jedesmal bei vorhandener Idiosynkrasie erzeugt werden.

Die individuelle Ursache einer solchen conträren Wirkung ist unbekannt und wird wohl auch niemals gefunden werden. Ich kann mich nicht jener Ansicht anschliessen, nach welcher der Fieberanfall dadurch zu Stande kommt, dass das Chinin bei seiner auf die Milz zielenden Angriffsrichtung, die feindlichen Malariakeime bei einer vorhandenen bestimmten Idiosynkrasie in explosiver Weise in Bewegung setze, sie aufrüttele und in die Blutbahn bringe. Wie wären dann jene Fälle zu deuten, bei denen Chininfieber entsteht, ohne dass es sich um Malaria oder überhaupt um eine Infectionskrankheit handelt? Zusagender scheinen die Erklärungen, die im wesentlichen eine eigenthümliche Reactionsweise der Wärmecentren anschuldigen[1]). Diese thermogenetischen Centra sollten bei paradoxer Temperatursteigerung durch Veränderungen an ihrem Gefässsystem gereizt werden. Diese Centra liegen am gefässreichsten Gehirngebiete in unmittelbarer Nähe des Plexus chorioideus, und zwar nur an der medialen Seite des Corpus striatum und am Thalamus opticus.

Gerade hier sind aber Alterationen an den Gefässen häufig. Dies und die sehr oft beobachtete Beeinflussung der Haut- und anderer Gefässe durch Chinin zusammengenommen, sollte bei vorhandener gesteigerter Empfänglichkeit für solche Wirkungen diese entstehen lassen.

Nebenwirkungen seitens des Herzens und der Athmung.

Beeinflusst das Chinin in kleinen oder grossen Dosen in abnormer Weise die Herzthätigkeit, so entsteht gewöhnlich Collaps; die Pulszahl sinkt, Gesicht und Lippen werden blass, auch cyanotisch und die Haut kalt und feucht. Selten schwindet das Bewusstsein. Neben ausgesprochener Herzschwäche wurde auch Dicrotie des Pulses 1—2 Stunden nach Chiningebrauch bei einem Pneumoniker beobachtet. Bei erhöhter, aber auch normaler Körpertemperatur kann eine Vermehrung der Pulszahl bis zu 158 Schlägen wahrgenommen werden.

Die Athmung wird oft gestört, und die Störungen bisweilen von Präcordialangst oder Oppressionsgefühl in der Brust oder auch einem trockenen Husten, Hautausschlägen und Fieber eingeleitet und begleitet. Längstens halten sie 48 Stunden, meist nur wenige Stunden[2]) nach dem Aussetzen des Mittels an. Sie werden gewöhnlich als asthmatisch bezeichnet. Das Individuum athmet unregelmässig, keuchend, röchelnd, zischend, 72 Mal und noch mehr in der Minute. Das Gefühl des Er-

---

1) Leichtenstern, Deutsche med. Wochenschr. 1884. No. 52. p. 849.
2) Rivet, L'Union médicale. 1881. Novembre 1. p. 729.

stickens herrscht zeitweilig als quälendstes Symptom vor. Auch zu Collaps kann sich die Dyspnoe gesellen.

Nach Chiningebrauch in Tagesdosen von 0,3—0,5 g und nach Verbrauch von nur wenigen solchen Dosen kam Blutspeien bei Menschen mit gesunden Lungen und Herzen vor[1]). Nach dem Aussetzen des Mittels schwand die Hämoptoë, bei erneutem Gebrauche kehrte sie wieder. Bei drei der robusten Kranken handelte es sich um Malaria, bei dem vierten um Gelenkrheumatismus. Dass hierbei wirkliche Lungenblutungen vorhanden waren, geht daraus hervor, dass unter den drei erstbezeichneten Kranken sich auch der Berichter dieser Zustände selbst befand. Er giebt an, dass ihm das Blut ohne jegliche Anstrengung in den Mund gekommen sei, und dass er dabei nur eine Empfindung der Völle in der Herzgegend empfunden habe. Es ist bisher nicht aufgeklärt worden, wie diese Wirkung zu Stande kommt. Zum Verständnisse dürfte jedoch die Thatsache beitragen, dass nach innerlicher Verabfolgung des Chinins dieses sich im Bronchialschleim findet. Immerhin wird eine besondere Verletzbarkeit des Gefässsystems vorausgesetzt werden müssen, die erst eine weitere örtliche Einwirkung ermöglicht. Diese individuelle Eigenthümlichkeit der Gefässe kann sich auf die verschiedensten Körperbezirke erstrecken. So wurde in einem Falle neben Hämoptoë eine Purpura beobachtet. Nasenbluten wurde seit langer Zeit nach Gebrauch der Chinarinden-Präparate und von Chininsalzen constatirt. Bei Pneumonikern, die mit den letzteren behandelt wurden, erschien es in 12 pCt. der Fälle. Mit Purpura vereint, kam es bei einer Dame, die einige wenige Dosen von Chininum bisulfuricum genommen hatte. Oedem der Nasenflügel oder Coryza war in den berichteten Fällen nicht vorhanden, wurde aber in anderen ohne Blutungen beobachtet.

Abgesehen von Heiserkeit wird auch Sprachverlust nach Chininanwendung bekundet. Nach einem Klystier von ca. 2 g Chininsulfat hielt derselbe über 60 Stunden an, und nach dem Einnehmen von 0,72 g in drei Dosen seitens einer nervösen, an Intermittens leidenden Frau 24 Stunden. Heftiges Kopfweh, ein geschwollenes Gesicht und vollständiges Stummsein mit der absoluten Unmöglichkeit, irgend einen Ton hervorzubringen waren miteinander vereint, leichtes Schwindelgefühl blieb zurück[2]). Bei einem Knaben, der eine nicht genau gekannte Menge von Chinarindenpulver gegen Malaria einnahm, blieb das Fieber, aber auch die Sprache aus. Derselbe vermochte über 1 Jahr lang trotz aller Mittel nicht den geringsten Laut hervorzubringen. Aehnlich verlief ein anderer Fall, in welchem ein 2jähriger Stimmverlust durch Chinin veranlasst wurde. In beiden Fällen erfolgte Genesung nach dem Wiedererscheinen des Fiebers.

Störungen im Magen-Darmkanal.

Seitens der ersten Wege kommen als Nebenwirkungen zur Beobachtung: Jucken an den Lippen, Oedem derselben, Durst, Trockenheit und wohl auch Anschwellung der Zunge besonders da, wo Chinin Fieber oder Hautveränderungen hervorgerufen hatte. Viel häufiger als die fieberhafte

---

1) J. Simon, Gaz. des hôpitaux. 19. Janvier 1861. p. 30.
2) Ménage, Gazette médicale de Paris. 2. Sér. T. VIII. 1840. p. 262.

Trockenheit des Mundes ist Speichelfluss. Man sah denselben nach Gebrauch des Pulvers der Chinarinde oder daraus bereiteter Pillen schon fast vor 200 Jahren auftreten. Glaubhaft ist die Angabe, dass nach endermatischer Anwendung von Chinin eine bisweilen mehrtägige Salivation sich eingestellt habe. Man würde nur anzunehmen haben, dass die experimentell nachgewiesene, durch subcutane Injection, also auch auf endermatischem Wege zu Stande kommende Ausscheidung des Chinins in den Magen oder vielleicht auch durch die Speicheldrüsen den directen Anlass zu dieser Wirkung gebe. In einem mir mitgetheilten Falle trat Speichelfluss etwa $1/2$ Stunde nach Aufnahme von 1 g Chininsulfat per os ein und hielt ca. $3/4$ Stunden an. Aehnliches wurde auch schon früher beobachtet. **Blutungen** aus dem **Zahnfleisch** und anderen Mundtheilen bestanden bisher immer nur zusammen mit anderweitigen Blutungen, vorzugsweise an der Haut. Ebenso gesellte sich vereinzelt eine Schwellung der Schleimhaut des Schlundes zu einem Hautausschlag hinzu.

Von Störungen am Magen sind Druck- und Schmerzempfindung beobachtet worden. Ihr Vorkommen auch nach endermatischer oder subcutaner Anwendung von Chinin spricht dafür, dass als Ursache nicht immer ein unzweckmässiger Gebrauch des Mittels angesprochen werden kann. In vielen Fällen kommt der letztere jedoch in Frage, z. B. bei der kritiklosen Verabfolgung grösserer Chininmengen in Pulverform an Fiebernde. Bisweilen sind die Schmerzen heftig. Sie entstanden bei einem Arzte nach 0,06 und 0,18 g, strahlten längs dem Oesophagus bis zur Zunge, zum Rücken und zur Brust aus und dauerten ca. $1/2$ Stunde. Sehr häufig verbinden sie sich mit Ekel, Uebelkeit, Würgen und **Erbrechen** von galligem oder galligblutigem Mageninhalt. Hält das letztere, was auch berichtet wurde, länger an, so ist Collaps zu befürchten. Bei sensiblen Personen dauern die Magenbeschwerden selbst bis zu mehreren Wochen an[1]. Gar nicht selten erstrecken sich dieselben auch auf die Assimilation der Nahrung. Die gestörte Magen- und Darmthätigkeit veranlassen Appetitverlust und mangelhafte Verdauung und Ausnutzung der Nahrungsstoffe. Für Thiere (Frösche) ist eine Störung der fettresorbirenden Thätigkeit der Darmepithelien durch Chinin nachgewiesen.

Aehnlich wie die Magenschleimhaut wird auch bisweilen die **Darmschleimhaut** unangenehm vom Chinin beeinflusst. Ob es immer ein Entzündungsreiz ist, der dies veranlasst, ist nicht zu entscheiden. Als beweisend dafür könnte angeführt werden, dass in manchen Fällen Chininsuppositorien einen unerwünschten Reiz auf den Mastdarm ausüben[2], und dass besonders bei entzündlichen Zuständen des Darms, Chinin eine verstärkte Darmthätigkeit veranlasst. Diese Reizwirkung ist auch aus abdominalen Temperatursteigerungen bei Typhösen ersichtlich gewesen. Nach jeder Art der Anwendung kann es zu **Durchfällen** kommen. Meist werden dieselben von anderen Nebenwirkungen begleitet. Kolikschmerzen auch neben Tenesmus sind selten, wurden aber in Verbindung mit allgemeiner Prostration und theilweiser Alienation des Bewusstseins, nach 0,6 g bei einer Dame beobachtet. Als selten zu bezeichnen sind **Darmblutungen**. Bei einem Malaria-Kranken, der

---

1) Sehrwald, Correspondenzbl. d. ärztl. Vereins f. Thüringen. 1888. No. 6.
2) Pick, Deutsche med. Wochenschr. 1884. No. 18.

1,25 g Chininsulfat erhalten hatte, zeigten sich nach 1 Stunde neben Magenschmerzen mit gallig-blutigem Erbrechen mehr als 20 blutige Stühle. Mit Purpura haemorrhagica und Nasenbluten zusammen wurden letztere auch bei einer Frau nach Verbrauch von wenig Chininbisulfat gesehen. Vielleicht mit Unrecht wird das Chinin angeschuldigt, bei einem an Gastroënteritis leidenden Manne, der ca. 4 g Chinin in 36 Stunden eingenommen, eine tödtliche Mastdarmblutung veranlasst zu haben.

Langer Gebrauch von Chinin sowie der Chinarinde soll einen ungünstigen Einfluss auf die Bauchspeicheldrüse ausüben.

Harn- und Geschlechtsapparat.

Hämoglobinurie, Hämaturie und Methämoglobinurie können durch Chinin veranlasst werden. Die Erfahrung hat die Zweifel, die diesem Satze gegenüber erhoben wurden, widerlegt. Aus Malariadistricten verschiedener Länder sind seit dem Jahre 1858 solche Fälle vielfach mitgetheilt worden. Unter sieben derselben befand sich nur ein weibliches Individuum. Gewöhnlich bekommen die dafür prädisponirten Menschen, unter denen sich auch zeitlich Gesunde vorfinden können, nach jedesmaligem Chiningebrauche diesen Zufall. Es soll aber auch vorkommen, dass das Chinin denselben einmal hervorruft, das andere Mal nicht.

Meistens erfolgt die Blutung innerhalb der beiden ersten Stunden nach dem Einnehmen, auch kleiner Dosen und hält von einigen Stunden bis zu einem Tage und noch länger an, wahrscheinlich so lange noch das Alkaloid sich im Körper findet. Sie kann von Chininfieber, oder von einer allgemeinen Steifigkeit, Blässe des Gesichts und einem Gefühl von Schwere in der Lumbargegend begleitet sein. Nach einer sehr kleinen Chinindosis entstand sie bei einem Pseudoleukämiker[1]). Beweisend für den Zusammenhang von Blutung und Chininverabfolgung ist u. A., dass ein Kind jedesmal wenn es Chinin bekam, Schmerzen in der Harnröhre empfand und einige Tropfen Blut mit dem Harn verlor. Ein 13jähriges Kind entleerte nach jedesmaliger Anwendung von Chinin oder Chinindecocten grössere Mengen von Blut im Urin.

Bei cachektischen Malariakranken wurde eine solche Hämaturie gleichzeitig mit Fieber constatirt. Ich halte den Widerspruch, der sich gegen den ursächlichen Zusammenhang dieses Symptoms mit der Chininverabfolgung erhob, wesentlich deswegen für unbegründet, weil es mehrfach gelungen ist, bei Menschen, die, obschon gesund, von früherer Zeit her die Prädisposition für solche Blutungen besassen, experimentell nach jeder Chinindosis dieselben hervorzurufen. Die Zurückführung des sogen. „Schwarzwasserfiebers" auf übermässigen Chiningenuss deckt sich durchaus mit meinen seit Jahren in diesem Werke gemachten Ausführungen über Chininhämaturie.

Die Erklärungsversuche für das Zustandekommen einer solchen Erkrankung sind recht schwierig, zumal weil es sicher zu sein scheint, dass auch Hämoglobinurie durch die gleiche Ursache entstehen kann. Auch hiergegen ist freilich Einsprache erhoben worden, indem man solche Fälle als periodische Hämoglobinurie zu deuten versuchte. Damit kommt

---
1) Carderelli, La Sémaine médicale. 1888. p. 405.

man aber angesichts von zwingenden Thatsachen nicht weiter. Wenn man auch selbst von jenen Fällen absieht, in denen bei schwerer Malaria dieses Symptom mit Icterus und Fieber vereint, sich zeigte, so bleiben doch andere übrig, bei denen Ursache und Folge noch directer in die Erscheinung traten. So entstand Hämoglobinurie bei zwei nicht cachektischen Malariakranken unmittelbar nach der Verabfolgung des Chinins[1]). Dasselbe Leiden wurde bei einem mit Intermittens behafteten Soldaten gesehen, der 1,2 g Chininum tannicum in 4 Pillen verschrieben erhielt, obwohl er den Arzt bat, ihm wegen der zu Stande kommenden Blutung, die er schon an sich beobachtet hatte, kein Chinin zu geben. Etwa $^3/_4$ Stunden nachdem er die zweite Pille genommen hatte, empfand er Schmerzen im Epigastrium und im Harn erschien Blut ohne rothe Blutkörperchen. Die Hämoglobinurie hielt 8 Stunden an, ohne dass sich der Mann sonst unwohl fühlte. Als man später einen zweiten derartigen Versuch anstellte, dauerte die Hämoglobinurie 36 Stunden. Bemerkenswerth ist, dass Cinchonin diese Wirkung nicht hatte[2]). Dass auch ein zeitlich gesunder Mensch eine solche Hämoglobinurie durch Chinin bekommen kann, beweist der Fall eines Mediciners, der früher an Malaria gelitten und dabei nach Chinin Blutharnen beobachtete. Jedesmal wenn er später des Versuches wegen Chininsulfat z. B. zu 0,18 g erhielt, bekam er nach $1^1/_2$ Stunden Schwere und Schmerzen in der Lumbargegend, Frostschauer und vier Stunden anhaltendes Fieber, während dessen ein blutiger, von Blutkörperchen freier Harn entleert wurde. Am nächsten Tage war der letztere wieder normal und blieb es.

Albuminurie nach Chininaufnahme wurde seit lange bei Arbeitern in Chininfabriken gefunden und auch bei Menschen beobachtet, die zu Heilzwecken das Mittel erhielten. Nimmt man damit die Erfahrungen zusammen, dass vereinzelt auch neben Schmerzen in der Nierengegend Dysurie, volle Harnverhaltung, Hämaturie vereint mit Blasenkrampf, selbst cystitische Erscheinungen, und Reizung der Harnröhre mit Brennen und Schmerzempfindung nach Chinin vorkommen, so kann kein Zweifel darüber herrschen, dass die örtlich reizende Wirkung, die durch Chininsalze in den ersten Wegen hin und wieder beobachtet wird, bei manchen Menschen, vielleicht in Folge von schlechter Beschaffenheit der Präparate oder individuellen Verhältnissen, auch am Urogenitalapparat sich herausbildet und z. B. acute Hyperämie der Niere hervorruft.

Eine hervorragend praktische Bedeutung kommt der Einwirkung des Chinins auf den Uterus zu. Es handelt sich hierbei weniger um das gelegentliche Vorkommen von Blutungen, wie sie bei Arbeiterinnen in Chininfabriken gesehen wurden, oder um eine Steigerung[3]) oder Hervorrufung nichtmenstrueller oder menstrueller, auch wohl übermässiger Blutung, sondern wesentlich um die Frage, ob Chinin wehenerregend wirkt und somit auch vorzeitige Bewegungen des Uterus anzuregen vermag. Seit nahezu 40 Jahren sind Angaben, die dafür oder dagegen sprechen, mitgetheilt worden. Im letzten Jahrzehnt hat dieser Gegenstand auch mehrfach zu einer Aussprache Veranlassung gegeben, ohne dass ein bestimmtes Ergebniss dadurch erzielt worden ist. Wie sollte

---

1) Giuffré, La Semaine médicale. 1888. p. 405.
2) Foustanos-Savas, La Semaine médicale. 1886. 27. Nov.
3) Délioux de Savignac, Bulletin général de Thérap. T. LXXXI. p. 298.

auch ein solches erlangt werden, angesichts der kaum zu übersehenden Vielfältigkeit der individuellen und äusseren Verhältnisse, die hierbei in Frage kommen können? Ein entscheidendes Resultat lässt sich auch nicht erwarten, wenn man versucht auf statistischem Wege zu Gunsten der einen oder anderen Meinung etwas beizutragen, da ja nur ein kleiner Bruchtheil der hierher gehörigen Erfahrungen mitgetheilt wird. Eine Durchforschung der vorliegenden Mittheilungen ergiebt aber die nothwendige Folgerung, dass wenn auch vielleicht einige der berichteten Fälle, in denen Abort und Chininverabfolgung in einen Causalzusammenhang gebracht wurden, einer strengen Kritik nicht Stand halten, dennoch an der wehenerregenden Wirkung des Chinins bei Malaria- und andersartigen Kranken nicht zu zweifeln ist. Man braucht selbst die vielfachen Thierversuche, die zur Erhärtung dieser Anschauung angestellt wurden, nicht als beweiskräftig anzusehen und muss dennoch in der Breite, innerhalb welcher Nebenwirkungen auch sonst vorkommen, diese hier zugeben. Es ist eben ein Attribut des grössten Theils der Nebenwirkungen, nicht immer zu erscheinen. Deshalb ist es auch eine völlig unrichtige Auffassungsweise wenn man angiebt[1]), dass von vielen Seiten dem Chinin ein wehenerregender Einfluss zugeschrieben, von vielen Aerzten, die in Malariagegenden thätig sind, ein solcher aber bestritten wird, und auf die letzteren Angaben mehr Gewicht als auf die ersteren zu legen sei.

Thatsächlich wird diese Nebenwirkung des Chinins aber gerade aus Malariagegenden sehr oft berichtet und wurde auch sonst als beweiskräftig häufig genug gesehen. Wollte man nun, um das Chinin als schuldlos darzustellen, den nicht gerade verständnissvollen Ausweg finden, die Malaria oder irgend eine andere fieberhafte Affection, derentwegen man Chinin verabfolgt hat, für das Zustandekommen des Aborts verantwortlich zu machen, so entzöge man sich den Boden für die Beurtheilung jeglicher Arzneiwirkung. Denn mit einer ähnlichen Berechtigung kann man auch angeben, dass die Vis medicatrix naturae und nicht das Chinin Malaria heile, weil reichlich viel Fälle vorkommen, in denen das Chinin seine Wirkung versagt. Arbeiterinnen, welche mit dem Einfüllen des Chinins in Flaschen beschäftigt sind und dabei Chininstaub einathmen, bekommen häufig Abort und verlieren die Fähigkeit Früchte auszutragen. Chinin in heissem Thee gelöst wird in China, um Abort einzuleiten, häufig genommen. Nach medicinalem Gebrauche des Chinins ist Wehenerregung und Abort sehr oft beschrieben worden[2]). Es ist nicht unwahrscheinlich, dass für das Zustandekommen derselben eine zeitliche, durch gewisse Krankheiten, wie Fieber, Neuralgien, Ernährungsstörungen etc. bedingte, oder eine individuelle, dauernde Prädisposition erforderlich ist. Zarte nervöse Frauen werden besonders zu einer solchen Chininwirkung neigen. Die Dosen waren in einzelnen Fällen klein. So wurde aus Ostindien berichtet, dass Abort nach 0,3 g Chininsalz und mehr so häufig bei Malariakranken erfolgte, dass von einer therapeutischen Anwendung des Chinins Abstand genommen werden musste[3]). Nach Gaben von 0,15—0,5 g wurden Uterinbewegungen auch

---

1) Schroeder, Lehrbuch d. Geburtshülfe. 1882. p. 484.
2) Haussmann, Berliner klin. Wochenschr. 1882. No. 37. p. 562 u. A.
3) Benson, Practitioner. 1879. Vol. XXIII. p. 428 u. A.

bei Chinesinnen beobachtet. Aehnliche Erfahrungen machte man auf Trinidad, wo alle Typen von Malaria zu den gewöhnlichen Krankheiten und Chinin deswegen zu den gebrauchtesten Mitteln gehört. Hier wurde bei intermittirendem Fieber nach mässigem Chiningebrauch häufig vorzeitige Ausstossung der Frucht beobachtet[1]). Auch die Erfahrung ist anzuführen, dass während bei Malariakranken in Fieberdistricten immer nach Chininverabfolgung Abort erfolgte, die Darreichung von Arsen gegen Fieber ihn nicht hervorrief.

Die Zeit, innerhalb welcher die Wirkung auf den Uterus erscheint, lässt sich nicht genau bestimmen. Schon 5 Minuten nach Verabfolgung von 0,5 g Chininsulfat trat in einem Falle eine 15 Minuten anhaltende Unruhe der Frucht ein. Bei einer Mehrgebärenden, die gegen eine Neuralgie Chinin erhalten hatte, stellten sich bald nach der Einnahme von 0,36 und andere Male schon nach 0,18 g Chinin wehenartige Schmerzen und Uteruscontractionen ein. Nach ca. 0,6 g erfolgte bei einer Primipara im achten Monate die Geburt in weniger als einer Stunde. Es wurde angegeben, dass das Mittel diese Wirkungen nur in den frühen Schwangerschaftsmonaten äussere[2]). Dies trifft für viele Fälle zu, aber wahrscheinlich ebenso oft für die spätere Zeit der Fruchttragung.

So wurden bei einer an Fieber leidenden Primipara zu Beginn des 9. Monats 24 Stunden nach Einnahme von 0,9 g Chininsulfat Wehen erregt. Bei einer anderen, im achten Monate schwangeren Erstgebärenden, die wegen einer Intermittens Dosen von 0,3 g vierstündlich einnahm, erfolgte, nachdem am dritten Tage Rückenschmerzen aufgetreten waren, die Geburt[3]). Bei einer Drittgebärenden trat das Gleiche schon nach zwei Dosen von je 0,18 g ein[4]). Eine 6½ Monate tragende Frau bekam nach ca. 0,9 g rhythmische Schmerzen im Abdomen, und eine mit Pleuro-Pneumonie behaftete, im 4.—5. Monate schwangere Dame abortirte, nachdem sie im Ganzen 0,6 g Chininsalz in vierstündlichen Dosen von 0,12 g eingenommen hatte, während eine andere Wehen bekam und einen Tumor ausstiess. Bei einer 5½ Monate Schwangeren, die vorher an einer Retroversio uteri gelitten hatte, traten nach Gebrauch von 0,6—0,9 g Chinin Blutungen sowie rhythmische Schmerzen im Leibe auf. Die Schwangerschaft wurde nicht unterbrochen. In einem genau verfolgten Falle traten diese Nebenwirkungen in der zweiten Hälfte des dritten Schwangerschaftsmonats ein. Die betreffende, zu Aborten neigende Person bekam zwei Stunden nach dem Einnehmen von schwefelsaurem Chinin gegen Malaria, fast gleichzeitig mit dem Beginn des Ohrensausens wehenartige Leibschmerzen. Die Gebärmutterzusammenziehungen dauerten zwei Stunden, führten am ersten Tage zu einer schwachen Genitalblutung, verschwanden aber beim Liegen von selbst. An den folgenden Tagen begannen die Wehen 4—6 Stunden nach dem Einnehmen des Chinin, dauerten weniger lange und waren auch weniger heftig wie in den ersten Tagen. Als später 1,5 g Chininsulfat bei leerem Magen eingenommen wurden, begannen die Wehen fast unmittelbar nach dem Einnehmen und währten mit Pausen bis zum Abend. Dagegen traten weder an den Tagen, an welchen kein Chinin verordnet worden war, noch nach seinem Aussetzen Wehen ein. In mehreren anderen Fällen wurden die durch Chinin erregbaren Uteruszusammenziehungen auch in Bezug auf die Ausstossung der

---

1) Doyle, British medic. Journ. 1889. II. p. 689.
2) Josch, Wien. m. Presse. 1872. p. 817. — Merz, Brit. m. Journ. 1890. Suppl. p. 3.
3) Atkinson, Americ. Journ. of medic. Sciences. 1890. Vol. XCIX. p. 139.
4) Roberts, Practitioner. 1877. I. p. 256.

Placenta oder von Placentarresten beobachtet. Da wo Ergotin diese Wirkung versagte, wurde sie vom Chinin noch geleistet[1]).

Der Unterschied, der von amerikanischen Autoren zwischen einem Mittel gemacht wird, das die Schwangerschaft unterbricht und Abort verursacht, und solchen, die bei bereits vorhandenen Wehen eine Verstärkung derselben hervorrufen, mag an sich richtig sein, beweist aber nicht, dass, wenn das Chinin zu den letzteren gerechnet wird, es nicht auch Abort, besonders in grossen Dosen veranlassen kann. So wurde bei einer an Placenta praevia leidenden Drittgebärenden schnelle Ausstossung des Uterusinhaltes durch Chinin gesehen, und doch leugnete der Beobachter, dass Chinin ein Abortivum sei[2])! So selten auch ein Abort durch Chinin veranlasst werden mag — nie ist aus dem Auge zu lassen, dass die Möglichkeit hierfür jedesmal vorliegt[3]).

Chinin verzögert bei directer Einwirkung die Theilung der Eizelle. Der Bestätigung bedarf noch die Angabe, dass nach dem längeren Gebrauch von Chinin bei Individuen im vorgerückteren Alter der Geschlechtstrieb bis zur vollen Aufhebung geschwächt werde[4]).

Chinin als Genussmittel.

In den Kreis derjenigen Mittel, an die eine krankhafte Gewöhnung stattfindet, scheint sich auch das Chinin einfügen zu wollen. Bisher ist nur ein derartiger Fall berichtet worden, der vielleicht nichts anderes als eine individuelle Geschmacksentartung darstellt. Man beobachtete einen Mann, der 4—6 Mal täglich, schon drei Jahre lang in einen Drogenladen ging, sich selbst gegen Entrichtung des Preises mit einem Spatel etwa 0,1—0,2 g Chininsalz aus dem Gefässe nahm, es auf die Zunge schüttete, und, ohne ein Geschmackscorrigens oder Wasser nachzutrinken, diese Dose verschluckte. Nach dem Grunde dieses eigenartigen Verlangens gefragt, gab er an, dass er die Wirkung des Mittels gern möchte. Wenn er es zu nehmen aufhörte, würde er verworren und könnte seinen geschäftlichen Pflichten nicht mehr ordentlich nachkommen. Dieses letztere Eingeständniss trifft ja auch für jedes andere narcotische Genussmittel zu, und erklärt die Zwangslage, in welcher sich solche Menschen befinden. Ob ein derartiger Chiningenuss aber häufiger vorkommt und, was wahrscheinlich sein würde, Gesundheitsstörungen bedingt, müsste noch erst erforscht werden.

Die Heilung der Nebenwirkungen.

Mancherlei therapeutische Eingriffe sind gegen die Nebenwirkungen des Chinins empfohlen worden, obschon der grösste Theil derselben nach dem Aussetzen schwindet. Als bekämpfenswerth erscheint zuvörderst der schlechte Geschmack. Das beste Mittel hierfür sind die Blätter von Gymnema silvestre. Dieselben haben die Eigenschaft, den Geschmack von Süss und Bitter aufzuheben, aber salzigen, herben brennenden und sauren Geschmack zu belassen. Chininsulfat verliert seinen eigenthümlichen Geschmack nach dem Kauen einer grösseren Menge der Blätter, so dass man glaubt, Sand im Munde zu haben. Nach einigen Stunden verschwindet diese Wirkung wieder. Leichter erhältlich und absolut zuverlässig ist eine alkoholische Tinctur aus Eriodictyon glutinosum, die an die Zunge gestrichen sofort Chinin ohne Ge-

---

1) Cordes Journ. de Thérapeutique. 1881. T. VIII. p. 734, 770, 812.
2) Plumb, American Journ. of the Medic. Sciences. Vol. LXVI. 1873. p. 128.
3) Micas, Contrib. à l'étude de l'influence du Sulf. de Quinine etc. 1890. p. 52.
4) Mackinon, L'année médicale. 1887. p. 418.

schmacksempfindung einnehmen lässt. Gegenüber diesen beiden Pflanzen verschwinden alle folgenden Maassnahmen an Bedeutung.

Milch soll die Bitterkeit des Chinins verdecken und sich besonders für die Kinderpraxis eignen. Eine Lösung von 0,05 g und selbst 0,1 g Chininsulfat in 30 g Milch, wird kaum bitter empfunden, eine solche von 0,25 : 60 Milch kann noch gut genommen werden, und wenn man die gleiche Menge auf ein Glas Milch nimmt, wird keine Bitterkeit mehr wahrgenommen. Als Geschmacksverbesserung wurde auch die Mischung des Chininsalzes mit doppeltkohlensaurem Natron und Milchzucker angegeben. Es ist dies unzweckmässig, weil hierbei Chinin aus Salzen unlöslich ausfällt. Sacharin ist zwecklos. Das Glycyrrhizin soll zu gleichen Theilen zu Chininsalzen gesetzt, dieselben geschmacklos machen. Empfohlen wurde auch eine Mischung von 1 Theil Chinin, 1 Theil Ammonium muriaticum und 4 Theile Extr. Liquiritiae. Die beiden letzteren Bestandtheile sollen fein pulverisirt und innig gemengt sein. Mischt man die einzunehmende Chininmenge mit Weinsäure und einigen Tropfen Wassers, so verdeckt die Säure den Chiningeschmack. Eine solche, selbstbereitete Chininpille lässt sich leicht mit einem Schluck Wasser herunterspülen. Oft empfiehlt es sich Chinin in Suppositorien zu reichen, wodurch die Frage der Correction hinfällig wird.

Die Hauterkrankung durch Chinin bedarf keiner Behandlung. Sie weicht mit dem Fortlassen des Mittels. Bei Eczem würde das Pudern mit Reis- oder Weizenmehl zweckmässig sein. Alkalische Waschungen des Körpers und innerer Gebrauch liessen in einem Falle das Chininexanthem schnell schwinden. Auch eine Bromnatriumlösung ($2^{1}/_{2}$ pCt.) wurde in einem solchen Falle mit Erfolg gebraucht. Zur Verhütung der häufig eintretenden Kopfschmerzen wurde die Bromwasserstoffsäure empfohlen und auch von anderer Seite für zweckmässig befunden. Man verordnete von der durch Fällen einer Lösung von 47 Theilen Bromkalium in 350 Theilen Wasser mit 58 Theilen Weinsäure erhaltenen Säureverdünnung, 2—12 g in Verdünnung mit Wasser.

Als prophylaktisches Mittel gegen Gehör- und Sehstörungen soll sich die gleichzeitige Verabfolgung von Secale cornutum oder Ergotin bewähren. Zu 1 g Chinin muss mindestens 1,5 g frisch gepulvertes Secale cornutum oder 1 g Ergotin hinzugefügt werden. In 9 Fällen traten keine Gehörsstörungen auf, wenn diese Zumischung zum Chinin vorgenommen war[1]. Auch zur Vermeidung der Amblyopie soll dieselbe nützlich sein. Ich halte die häufigere Verabfolgung dieses Mittels nicht wegen der hierbei nachgewiesenen Blutleere des Augenhintergrundes, sondern auch wegen der Gefahr anderer Vergiftungssymptome für contraindicirt. Bereits ausgebildete Gehörsstörungen sind durch Anwendung der Luftdouche und zeitweise Injection einiger Tropfen einer 3 pCt. Chloralhydratlösung per tubam in die Paukenhöhle gebessert worden. Lange bestehendes Ohrensausen verschwand fast vollständig, die Hörfähigkeit wurde gehoben. Jetzt wird Atropin (0,5 mg : 0,4 g Chinin) auch gegen andere Chinin-Nebenwirkungen gerühmt. Die „depletorische Therapie", welcher v. Graefe die Heilung in einem seiner Amblyopie-Fälle zuschreibt, wird heutzutage kaum noch Anhänger finden, nachdem man eine hochgradige Netzhaut- und Sehnervenischämie als hervorragendes Symptom der schweren Fälle beobachtet hat. Amylnitritinhalationen hatten keine Wirkung. Strychnin und andere Mittel, ebenso Elektrizität erwiesen sich als wirkungslos oder wenig wirkungsvoll, da beide z. B. in einem Falle nach fünfmonatlicher Anwendung zwar das Gesichtsfeld für Weiss normal machten, aber die Beschränkungen für Farben bestehen liessen. Horizontale Lage scheint wohlthätig zu sein, solange die allgemeine und cerebrale Anämie ausgesprochen sind. Kräftige Kost mit leichten Stimulantien und, sobald es angeht, Aufenthalt und Be-

---

[1] Schilling, Aerztl. Intelligenzbl. 1883. No. 3. p. 23.

wegung in gesunder, stärkender Luft, dürften als rationelle Mittel empfohlen werden, um den Kräftezustand zu heben und die Netzhaut mit dem fehlenden Blut zu versorgen. Ich habe die Ansicht, dass alle den Blutumlauf, oder die Herzthätigkeit steigernden Mittel, unter Anderem auch Dampfbäder sich hierbei nützlich erweisen könnten. Bei Collapszuständen sind neben Frottirungen, Sinapismen, die üblichen excitirenden Mittel, unter welchen in erster Reihe an die subcutanen Injectionen von Moschustinctur zu denken wäre, anzuwenden. Ebenso könnte Alkohol gegeben werden, der nach einer älteren Angabe die Ausscheidung des Chinins aus dem Körper befördert. Um Abort zu vermeiden, ist Opium vor dem Chinin verabfolgt worden. Erfolge sollen dadurch gesichert sein. Auch die Verabfolgung kleiner Mengen von Digitalis mit dem Chinin soll nutzbringend sein.

Euchinin. Das Chininäthylcarbonat soll die Nebenwirkungen des Chinin nur in geringem Grade besitzen. Nichts ist verkehrter als ein solches Urtheil auf Grund von selbst mehreren hunderten Beobachtungen abzugeben, da beinahe in 60 Jahren das an Millionen von Menschen angewandte Chinin in dieser Beziehung noch nicht einmal ganz erforscht ist. Vorläufig wies das bitter schmeckende Euchinin schon auf: Ohrensausen und nach Gaben von 2 g „leichten Chinismus." Der schwere wird auch kommen, wenn dadurch die Malaria bekämpft werden soll.

Chinidin.

Das dem Chinin isomere, die Thalleiochinreaction gebende schwefelsaure Chinidin (Conchinin) heilte von 376 Malariakranken 365. In Lösung eingeführt, scheint die Wirkung des Präparates grösser zu sein, als bei der Verabfolgung in Limousins Kapseln. Die Anwendung in Klystierform befriedigt nicht, weil die Resorption vom Dickdarm aus langsamer vor sich zu gehen scheint als vom Magen. Bei hectischem Fieber ist die Wirkung unbedeutend. Die subcutane Verwendung des Mittels erscheint nicht zulässig, weil danach epileptiforme Convulsionen entstehen[1]. Die Resorption und die Ausscheidung verhalten sich wie bei Chinin. Namentlich in Harn, Speichel, Schweiss und Thränen lässt sich die Base auffinden. Nebenwirkungen sind mehrfach auch nach Dosen von 1 g gesehen worden. Darniederliegende Verdauungsfunctionen sollen die hauptsächliche Ursache darstellen. Zwei Mal wurde der nach Gebrauch des Chinidins eintretende Tod, wie es scheint, mit Recht, diesem Mittel zur Last gegeben. Seitens des Magens kommt es bisweilen zu Schmerzen, häufig zur Brechneigung und zum Erbrechen. Meist erfolgt das letztere erst geraume Zeit nach der zweiten Dosis, selten nach der ersten, in nur wenigen Fällen nach beiden Dosen. So erschien es unter 86 Malen, 43 Mal nach der zweiten, und nur 6 Mal nach der ersten Dosis, meistens $1/4$—3 Stunden nach der Einführung[2], und besonders häufig bei Typhuskranken nach dem Einnehmen grösserer Dosen. Opiate als Zusatz zu dem Mittel scheinen diese Wirkung einzuschränken. Durchfälle nach Chinidin sind ebenfalls sehr häufig. Unter 50 Kranken hatten solche 27[3].

Die Pulszahl vermindert sich meistens um 12—36 Schläge in der Minute. Ein Parallelismus zwischen der antifebrilen Wirkung und derjenigen auf den Puls besteht indess nicht. Collapserscheinungen können sich an langdauerndes Erbrechen anschliessen, und wie es scheint, auch nach ihrem Verschwinden schlimmer wiederkehren. Aehnliches sah man in einem Falle nach eigenmächtigem Verbrauch von 4 g Chinidin bei einer Typhuskranken, bei der einen Tag nach Beseitigung des Collapses tiefe Bewusstlosigkeit neben

---

1) Chirone et Curci, Journal de Thérapeutique. 1881. T. VIII. p. 798.
2) Strümpel, Berliner klin. Wochenschr. 1878. p. 679.
3) Freudenberger, Deutsches Archiv f. klin. Medicin. 1880. p. 600.

Aussetzen des Pulses und der Athmung und nach 7 Tagen, ohne dass die Bewusstlosigkeit geschwunden wäre, der Tod erfolgte.

Schweisse kommen auch nach mehrfacher Verabfolgung vor. Das **acute Auftreten von Transsudaten** wurde einmal nach Verbrauch von 9 g, aber auch schon nach 2,5 g beobachtet. Es localisirten sich dieselben zunächst nur auf Gesicht und Unterschenkel, verbreiteten sich aber in 24 Stunden über die ganze Körperoberfläche. Gleichzeitig bestand ein mässiger Grad von Ascites. Nach dem Aussetzen des Mittels entwickelte sich starke Diurese und die Transsudate schwanden[1]).

Seitens der **Sinnesorgane** kommt es ebenfalls nicht selten zu unerwünschten Störungen. Ohrensausen wurde bald nur ausnahmsweise, bald sehr oft, aber nicht so heftig wie bei Chinin beobachtet. Ebenso kommt Schwerhörigkeit in verschiedenen Graden vor und Funkensehen. Die Einwirkungen auf das Sensorium sind gewöhnlich gering. Empfindliche Kranke klagen zuweilen über leichtes Benommensein. Allgemeine Schwere in den Gliedern, Kopfweh, Schwindel, Delirien sind selten. Schwere des Kopfes sah man noch 7—8 Stunden nach der Einführung des Mittels auftreten. In den oben erwähnten, tödtlich verlaufenden Fällen bestanden Beschwerden seitens des Digestionsapparates, Erbrechen, Magenschmerzen, Unruhe und Sausen im Kopfe. Der Tod erfolgte plötzlich ohne Convulsionen einmal unter Collaps, das andere Mal ohne solchen. Als Erklärung wurde angenommen, dass in beiden Fällen vom Magen aus eine energische Reizung des Vagus stattfand und dadurch secundär rasch eintretende Respirations- und Herzlähmung veranlasst wurde. Mir scheint selbst der durch die grösste Chinidindosis zu erzeugende Reiz nicht ausreichend, um eine derartige Reflexwirkung hervorzurufen. Das lässt sich kaum einmal von stark Eiweiss coagulirenden Stoffen wie Carbolsäure, Mineralsäuren und ähnlichen Substanzen behaupten.

Als **Contraindication** für den Gebrauch des Mittels ist Herzschwäche oder ein bestehender Reizzustand des Vagus bezeichnet worden. Um den bitteren Geschmack zu verdecken, wurde ein Chinidinglycirrhizinat dargestellt.

Cinchonin.

Das Cinchonin wird aus dem Körper langsamer als Chinin ausgeschieden. Ein Versagen der Wirkung bei Intermittens wurde hier wie bei den übrigen Chinaalkaloiden beobachtet, z. B. unter 19 Fällen 4 Mal, unter 410 Fällen 10 Mal[2]) und bei 693 Intermittenskranken 26 Mal.

Nebenwirkungen sind im Ganzen nicht häufig berichtet worden, obschon gerade dieses Alkaloid, sowie das Cinchonidin als Krämpfe erzeugende auf Grund des Thierexperimentes bezeichnet worden sind. In einer Beobachtungsreihe kamen bei 23 Kranken 12 Mal leichte unerwünschte Wirkungen zur Beobachtung. Dieselben stellten sich $1/4$—$1/2$ Stunde nach der Zufuhr, bisweilen fast augenblicklich ein und dauerten ca. $3/4$ Stunden an. Trockenheit im Halse, Uebelkeit und Erbrechen, Auftreibung der Regio epigastrica, neben lebhaften, bisweilen an Heftigkeit leicht zunehmenden Magenschmerzen, und Durchfälle auch mit Tenesmus wurden seitens der ersten Wege beobachtet. Angeblich erscheint das Erbrechen nur, wenn Cinchonin in Pulverform gegeben wird und die Zunge reizt; es kommt aber auch nach Verabfolgung in Lösung vor. Unter 23 Kranken stellte es sich 2 Mal ein[3]). Eine ungünstige Beeinflussung des **Herzens** scheint vorzukommen, da Pulsverlangsamung und Zustände von allgemeiner Depression, die damit im Zusammenhange stehen könnten, bei Kranken mehrfach gesehen wurden. Die Schwäche

---

1) Steffen, Jahrbuch f. Kinderheilkunde. 1882. p. 71.
2) Moutard-Martin, Mémoires de l'Académie de Méd. 1860. T. XXIV. p. 447.
3) Bulletin génér. de Thérap. 1877. T. XCII. p. 179.

wies verschiedene Grade bis zu drohender Syncope mit Blässe des Gesichtes auf. Sehr selten entstehen Excitation und Schwindelgefühl, dagegen wird Kopfweh als ein ziemlich regelmässiger Begleiter dieser Medication bezeichnet. Dasselbe steigert sich bisweilen bis zur Unerträglichkeit und sitzt immer an Stirn und Schläfe, nie am Hinterkopf.

Hautveränderungen sind bisher nur bei Arbeitern, die sich mit der Reinigung des Cinchonins abgaben, gesehen worden[1]. Bei ihnen entstand zuerst auf Stirn und Wangen ein diffuses Erythem, dann ein nässendes Eczem mit Schwellung der Augenlider und einem Gefühl von Brennen und Hitze an den Augen. Bald wurden auch die Hände und Vorderarme in gleicher Weise befallen und durch reichliche Krustenbildung entstellt. Es folgte die Brust und der Penis, an denen nur Schwellung und stellenweis eine erysipelasartige Röthe vorhanden waren. Rückbildung erfolgte unter Abschuppung. Gleichzeitig entstanden aber in der bisher unbetheiligt gebliebenen Hohlhand Phlyctänen, die heftige Schmerzen und Schlaflosigkeit verursachten, und als sie sich auch unter den Nägeln bildeten, zum Abfallen dieser führten. Bronchitis begleitete die Affection.

Cinchonidin.

Auf das Vorkommen des Cinchonidins im Chinin wurde bereits bei letzterer Substanz hingewiesen. Das schwefelsaure Salz giebt nicht die Thalleiochinreaction. Bei der therapeutischen Anwendung sah ein Untersucher gar keine Nebenwirkungen, ein anderer unter 29 Fällen nur 1 Mal eine ernstere. Die Individualität spielt bei dem Entstehen derselben eine hervorragende Rolle[2], insofern es oft schwache Menschen besser als starke vertragen. Das Cinchonidin ist schon nach $1/2$ Stunde im Harn nachweisbar. Ein Fehlschlagen der Wirkung bei Intermittens kommt selbstverständlich auch bei dieser Behandlung vor. Es wurde beispielsweise bei 13 von 359 Kranken und in einer anderen Reihe 3 Mal bei 27 Kranken[3] beobachtet.

Zum Unterschiede von Chinin macht subcutan injicirtes Cinchonidin keine Abscesse. Nach Einführung in den Magen stellt sich bei den Kranken bald stärkeres, bald schwächeres Uebelsein ein. Die Häufigkeit schwankte in den verschiedenen Beobachtungsreihen zwischen 22 und 55 pCt. Auch Magenschmerzen und Erbrechen sind nicht selten und thun dar, dass das Mittel im Allgemeinen nicht gut vom Magen vertragen wird. Ziemlich ebenso häufig wie Uebelkeit und Erbrechen zeigte sich Durchfall, auch von Kolikschmerzen begleitet.

Mit dem Chinin theilt das Cinchonidin Nebenwirkungen seitens des Gesichts und Gehörs. Ungefähr 1 Stunde nach dem Einnehmen, bisweilen auch schon nach $1/4$ Stunde stellt sich bei einzelnen Menschen Schwachsichtigkeit und Verdunkelung des Gesichtes ein, die länger andauern können. Ohrensausen fehlte in keinem von 9 Fällen einer Beobachtungsreihe. Dagegen ist die, vereinzelt das Ohrensausen begleitende Taubheit immer sehr leicht. Manche Kranke schlafen bei der Cinchonidinbehandlung erst 4—5 Stunden später wie gewöhnlich ein, und auch stärkere Schlaflosigkeit kann dadurch entstehen. Häufig ist Kopfweh. Dieses sowohl, als auch Schwindelgefühl, sollen nach manchen Berichten in 44—100 pCt. der Fälle vorkommen.

Pulserniedrigung und Pulsbeschleunigung werden beobachtet, ebenso ganz vereinzelt profuse Schweisse und Lungencongestion in Begleitung des Fieberabfalls. Ein besonderes Interesse nehmen die beobachteten motorischen Störungen in Anspruch, die gewöhnlich nach einer Stunde, aber auch früher oder später auftreten können und 2—3 Stunden nach der Einführung,

---

1) Bergeron et Proust, Ann. d'hygièn. publiq. T.XLV. 2.Sér. 1876. p.494.
2) Marty, Bulletin général de Thérapeutique. 1884. T. CVI. p. 394.
3) Bourru, Bulletin général de Thérapeutique. 1880. T. XCVIII. p. 387.

seltener 4 Stunden später ihren Höhepunkt erreichen. In leichteren Fällen zeigt sich nur Schwäche in den Beinen. Nach grösseren Dosen wird diese Schwäche stärker und es gesellt sich Zittern besonders an den Händen und Beinen, selten am Kopfe hinzu. Dasselbe schwindet meistens zugleich mit dem Kopfweh, kann aber auch, wie letzteres, hartnäckiger sein. Tonische Krämpfe werden selten beobachtet. Es ist auf diese Nebenwirkungen gerade deswegen Rücksicht zu nehmen, weil ihr Auftreten nach grösseren Dosen etwas gewöhnliches ist. Bei der vorhandenen Neigung, gerade von den nicht maximal dosirten Fiebermitteln recht grosse Mengen zu verabfolgen, liegt die Möglichkeit eines schlimmen Ausganges, falls diese Neigung auf das Cinchonidin übertragen wird, sehr nahe. Wahrscheinlich sind auch öfter convulsivische Zustände durch dieses Mittel hervorgerufen, als damit in Zusammenhang gebracht worden sind[1]). In schweren Fällen erscheinen auch Sehnenzuckungen; die Herzschläge werden tumultuös und der Puls hebt sich bis auf 140. Der Schwindel wird so heftig, dass selbst das Erheben des Kopfes vom Kissen unmöglich wird. Wenn sich der Zustand noch weiter verschlimmert, dann zeigt sich volle Prostration: das Gesicht wird bleich, das Bewusstsein schwindet, ebenso Gehör und Gefühl, die Respiration wird stertorös, unregelmässig und die Pupillen erweitern sich. Strittig ist die Möglichkeit, mit Cinchonidin Bewegungen der Gebärmutter hervorzurufen. Grosse Dosen sollen Abort bewirken können. Andere leugnen die Einwirkung auf den Uterus. Auch Hautausschläge können durch Cinchonidin hervorgerufen werden[2]). Es kommen besonders bei Kindern Urticaria und andere Ausschlagsformen neben Schwellung des Gesichtes und anderer Körpertheile dadurch zu Stande. Heilung erfolgt unter Abschuppung. Inwieweit Beimengungen von Chinin hieran vielleicht betheiligt sind, entzieht sich der Beurtheilung.

Chinoidin.

Das von Chininfabrikanten gern angebrachte Präparat hat als Antipyreticum gar keinen Werth, da es bei hoher Köperwärme versagt und als Malariamittel wird es durch das schneller und sicherer wirkende Chinin ersetzt. Ein Versagen bei Malaria kommt bisweilen ohne erkennbaren Anlass zu Stande, ebenso eine unvollkommene Wirkung. Die Häufigkeit der Rückfälle danach ist seit Jahrzehnten bekannt.

Die Einführung in das Unterhautzellgewebe soll nach einigen Beobachtern keine örtlichen Reizerscheinungen zur Folge haben. Dagegen sahen Andere kleine Hautinfiltrationen und Reizungen, über deren weiteren Verlauf nichts bekannt gegeben wurde. Nach dem Einnehmen des harzartigen Chinoidins in Lösung oder Pillen kommen Störungen des Magens, seltener des Darms vor. Schlechter Geschmack, Kratzen im Halse, Durst durch Brennen auf der Rachenschleimhaut, häufig widerwillige Empfindungen und Uebelkeit bei lebhafter Speichelabsonderung, Erbrechen trotz Zusatz von aromatischen Stoffen, auch nach Einnehmen der Tinctura Chinoidini, und Verdauungsstörungen sind mehrfach beschrieben worden. Hin und wieder vergesellschaftet sich das Erbrechen mit Kolik und Diarrhoe, wobei selbst Opium nicht seine sonst typische Wirkung zu entfalten vermag.

Salicylsäure.

Durch Sublimation gereinigte Salicylsäure [$C_6H_4(OH)(COOH)$] zersetzt sich nach einiger Zeit freiwillig in Carbolsäure und Kohlensäure und färbt

---

1) J. Simon, Les succédanés en Thérapeutique etc. Paris 1883. p. 68.
2) Lente, New York medical Journal. 1878. 16. Nov. p. 388.

sich röthlich; sie soll dann medicinisch nicht gebraucht werden. Das kristallinische salicylsaure Natron färbt sich in Substanz und Lösungen durch Licht und Luft. Eine mit Quellwasser bereitete Lösung bräunt sich in einigen Stunden, mit destillirtem Wasser dagegen tritt keine Veränderung ein. Salicylsaures Natron und Antipyrin liefern als Zersetzungsproduct einen öligen Körper, während sie in Lösung ohne Zersetzung gemischt werden können. Dass die Unreinheit der Salicylpräparate befähigt ist, Nebenwirkungen zu erzeugen, ist zweifellos, aber die Meinung ist zurückzuweisen, dass reine Präparate dies nicht thun. Eine natürliche, d. h. aus Salicin oder Gaultheriaöl dargestellte Salicylsäure, und das daraus gewonnene salicylsaure Natron soll für Thiere in solchen Mengen kein tödtliches Gift sein, die von den künstlichen sicher tödten. Das synthetische Präparat soll Beimengungen besitzen, welche diese Giftwirkung bedinge. Dieser Verunreinigung werden manche bei Menschen beobachteten Nebenwirkungen, wie die Unruhe, die Delirien u. A. m. zur Last gelegt[1]). Es scheint sich um Kresotinsäuren zu handeln, von denen die Ortho- und Parakresotinsäure giftig sind. Vielleicht spielen auch Unterschiede in der Schnelligkeit der Ausscheidung der verschiedenen Salicylsäuren hierbei eine Rolle.

Für das Entstehen von Nebenwirkungen kommen hauptsächlich individuelle Verhältnisse in Frage. Die Empfindlichkeit der Menschen für Salicylsäure schwankt beträchtlich. Da wo eine Intoleranz für dieselbe besteht, wächst sie bei dem Fortgebrauche proportional der Höhe der Dosen[2]). Doch kommen auch hierbei Fälle vor, wo in paradoxer Weise trotz Weiteranwendung die einmal aufgetretenen Symptome schwinden. Eigenthümlich ist auch die Erscheinung, dass bei manchen Menschen die Art und Intensität der Salicyl-Nebenwirkungen bei fernerem Gebrauche wechselt.

Die leicht vor sich gehende, übermässige Resorption des Mittels von grossen Wunden aus nach Anlegung eines Pulververbandes und die dadurch bewirkte Ueberschwemmung mancher entfernteren Organe durch das ziemlich differente Mittel kann unerwünschte, ja tödtliche[3]) Wirkungen erzeugen, selbst da, wo keine individuelle Disposition zur Erlangung solcher vorhanden ist. Die keratolytische Eigenschaft der Salicylsäure lässt sie auch durch die Haut resorbirt werden, und in alkoholischer Lösung kann dies so reichlich stattfinden, dass, wenn damit Umschläge gemacht werden, ev. schwere Nebenwirkungen die Folge sind[4]). Es geben ferner häufig Krankheiten, wie der Typhus abdominalis, den Anlass zur Erzeugung von schweren Nebenwirkungen, insofern eine oder die andere der durch die Salicylsäure an Organen hervorrufbaren Functionsstörungen sich zu den in der betreffenden Krankheit bestehenden hinzufügen. Auch die Behinderung der Ausscheidung des Mittels durch Erkrankung der Harnwege (Nierenentzündung etc.) vermag in Folge von Anhäufung zu grosser Salicylmengen im Körper unangenehme Wirkungen zu bedingen. Die Salicylsäure wird auch durch die Brustdrüse abgeschieden und deswegen können Säuglinge leicht Nebenwirkungen

---

1) Charteris and Maclenan, Brit. med. Journ. 30. Nov. 1889. p. 1208.
2) Dreschfeld, Medical chronicle. Vol. I. Dec. 1884. p. 238.
3) Küster, Berliner klin. Wochenschr. 1882. No. 15. p. 233.
4) Schweiz. Wochenschr. f. Chemie. 1893. p. 381.

aufweisen. Bezüglich der Zuverlässigkeit der Heilwirkung der Salicylsäure walten ähnliche Verhältnisse vor, wie bei anderen Medicamenten. Unter 181 Fällen, bei denen das Mittel verwandt wurde, blieb 7 Male (3,8 pCt.) der Erfolg aus. Dieses refractäre Verhalten einiger, besonders mit acutem Gelenkrheumatismus behafteter Individuen gegen Salicylate ist so ausgesprochen, dass selbst sehr grosse, nach und nach bis zu 70 g genommene Dosen eine Einwirkung auf das Leiden vermissen lassen. Abgeschwächte Salicylwirkung wird häufig beobachtet. Ausserdem zeigen die verschiedenen erkrankten Gelenke eines Individuums, sowie die gleichen Gelenke bei verschiedenen Individuen nicht selten graduelle Unterschiede hinsichtlich der Reaction auf Salicylsäure.

Entsprechend den eben gemachten Angaben kann der Höhe der Dosis für gewöhnlich nur ein mässiger Einfluss auf das Zustandekommen von Salicylnebenwirkungen oder selbst einem tödtlichen Ausgange zugeschrieben werden, da die Fälle, in welchen nach Verabfolgung zulässiger Mengen solche auftraten, bei Weitem jene vereinzelten überwiegen, in denen Unkenntniss der deletären Wirkung grosser Mengen traurige Vergiftungen schuf. Man findet in der Literatur Todesfälle verzeichnet, die bei einem an Gelenkrheumatismus erkrankten Kinde nach Verbrauch von 5 g in 2 Tagen[1]), oder nach 3,6 g[2]), auch nach 2,4 g, ja selbst nach circa 0,7 g zu Stande kamen, und Berichte über üble Nebenwirkungen, die sich nach Bruchtheilen von Grammen bei gewissen Menschen herausbildeten. Die Zeit des Eintrittes derselben ist ganz individuell, und deshalb von Factoren abhängig, die insgesammt zu erkennen wir in einem bestimmten Falle nicht in der Lage sind. Bisweilen machen sich erst nach sehr langem Gebrauch des Mittels Störungen bemerkbar. So wurden in einem Falle in 22 Tagen 120 g salicylsaures Natron, also 5,5 g täglich ohne Nachtheil vertragen, während der weitere ca. sechswöchentliche Gebrauch von 3,5 g täglich, schwere Erkrankung hervorrief[3]).

Die chronische Aufnahme der Salicylsäure in Nahrungs- und Genussmitteln, denen sie zu Conservirungszwecken hinzugefügt wurde, ist als gesundheitsschädlich anzusehen, obschon ein oder der andere Mensch eine Zeit lang 0,5 g Salicylsäure pro Tag in Bier ohne Schaden nehmen kann. Schon mit Rücksicht auf die Thatsache, dass unter dem Salicylsäuregebrauch eine grössere Zersetzung stickstoffhaltiger Materialien im Körper stattfindet, muss ein solcher Zusatz untersagt werden. Es kommt aber ferner in Betracht, dass die Versuchsobjecte für den Nachweis der Unschädlichkeit der Salicylsäure im Bier gesunde Individuen waren, dass aber viele Menschen Bier trinken, die vorübergehende und an und für sich bedeutungslose Nierenaffectionen besitzen, die aber nichtsdestoweniger zu einer zeitweiligen Cumulation und dadurch bedingten unangenehmen Wirkung der Salicylsäure Anlass geben können. Und schliesslich ist darauf zu verweisen, dass manche unangenehme Nebenwirkung auch nach kleinen Mengen auftreten kann. Diese

---

1) Seiler, Jahresber. d. Ges. f. Nat.-u. Heilk. in Dresden. 1876. Oct.-Juni. p. 158.
2) Goodhart, Brit. med. Journ. 1880. 24. Jan. p. 130.
3) Hampeln, Petersburger med. Wochenschr. 1885. No. 33. p. 281.

von mir schon vor längerer Zeit geäusserte Anschauung[1]) ist auch von anderer Seite adoptirt worden.

Die localen Nebenwirkungen.

In pulverförmigem Zustande auf Schleimhäute oder Wunden gebracht, bilden sich schon nach wenigen Minuten weisse Aetzplaques, die mehrere Stunden hindurch bestehen bleiben können, um dann einer Abstossung des mortificirten Gewebes Platz zu machen. Die Aetzung greift nicht sehr in die Tiefe. Abgeschwächt bewirkt die in Wasser (1 : 15) vertheilte Säure das Gleiche. Ausser dem Aetzschorfe an Wunden entsteht nicht selten als Einwirkung auf die benachbarte gesunde Haut Ablösung der Epidermis in Fetzen[2]). Auch Salicylsäuresalben (1 : 20) rufen bisweilen Blasen mit klarem Inhalt in der Nachbarschaft von Wunden hervor. Die subcutane Injection von Lösungen der Salicylsäure oder ihres Natronsalzes ruft nicht nur an der Injectionsstelle ev. mehrtägige Schmerzen und Brennen hervor, sondern es breitet sich dieses auch auf entferntere Nerven aus, wobei sich gleichzeitig meist ein Gefühl von Schwäche in den betreffenden Extremitäten bemerkbar macht. Auch Abscedirung kann eintreten.

Die Inhalation der Salicylsäure in wässeriger Lösung veranlasst bei einzelnen Kranken alsbald nach dem Beginn Hustenanfälle, so dass man auf ihre Weiteranwendung verzichten muss. Im Munde bewirkt sie eine höchst unangenehme Empfindung und nicht minder auch das salicylsaure Natron, dessen süsslicher, widerlich laugenhafter Geschmack sich durch Corrigentien nicht beseitigen lässt, und das deshalb bei Kranken, die dagegen Ekel empfinden, nicht angewandt werden kann. Der Widerwille dagegen ist bei manchen so gross, dass sie lieber Gelenkschmerzen behalten, als das Mittel einnehmen.

Die Zahnsubstanz wird durch Salicylsäure angegriffen[3]). Bei noch bestehendem Stoffwechsel im Zahn findet aber eine viel grössere Resistenz gegenüber der Salicylsäure statt, als in einem ganz todten. In letzteren wurde eine unter dem Salicylsäureeinfluss zu Stande kommende Decalcination und Erweichung nachgewiesen. Wundsein der Zunge nach Salicylsäure wurde in 3 von 50 Fällen beobachtet[4]). Irritation des Schlundes entsteht bisweilen bei Kindern in so heftiger Weise, dass Schlucken und Saugen unmöglich wird. Bei einem Kinde, das 0,7 g Salicylsäure bekommen hatte, fand man den Mund und Schlund mit einem weissen Niederschlag, den Pharynx mit Schleim bedeckt.[5]) Auch Oedem der Lippen, Schwellung und Röthung des Zahnfleisches und des Gaumens[6]), aphtöse Flecke oder sogar Blasen kommen gelegentlich vor. Schlund-, Kehlkopf- und Nasencatarrh[7]), Schwellung der Pharynxschleimhaut und selbst hämorrhagische Pharyngitis, mit lästigem, anhaltendem

---

1) L. Lewin, Real-Encyclopaed. f. d. ges. Heilk. 2. Aufl. Bd. 17. p. 218.
2) Schmid, Deutsche Zeitschr. f. Chirurgie. 1881. Bd. XIV. p. 23.
3) v. Mosengeil u. Gottstein, Deutsche med. Wochenschr. 1876. No. 31, 32.
4) Greenhow, Brit. med. Journ. 1880. 29 May. p. 813.
5) Abelin, Medic. Times and Gaz. 1877. 13. Jan. p. 41.
6) Sykes, Brit. med. Journ. 1897. I. p. 972.
7) Stuart, Edinburgh med. Journ. 1876. Nov. p. 392.

Räuspern erscheint bei Erwachsenen häufiger, besonders nach Verabfolgung von Salicylsäure in Schüttelmixtur. Auch Speichelfluss kommt vor.

Im Magen wurden häufig unangenehmer Druck, Brennen und Schmerzen empfunden. Heisshunger als Folge des Salicylsäuregebrauches fand sich bei Kranken aller Art, bei Typhösen, Polyarthritikern, Phthisikern und hielt meist einige Stunden bis zu einem halben Tage an. Längere Uebelkeit, Brechneigung und Erbrechen sind häufige Vorkommnisse. Das letztere entsteht etwa in 40 pCt. der Fälle auch schon nach kleinen Dosen und kann mehrere Tage anhalten. Das Erbrochene kann auch Blutstreifen enthalten[1]). Nach 4—6 g der Säure sollen niemals Veränderungen an der Schleimhaut der ersten Wege auffindbar gewesen sein. Aber ausser den functionellen Störungen, die für das Vorhandensein solcher sprechen, sind bei Thieren durch Salicylsäure hämorrhagische Herde an der Magenschleimhaut und bei einem an Miliartuberculose leidenden Menschen nach Verabreichung von insgesammt 12 g des Mittels mehrere erbsengrosse, tiefe, wahrscheinlich aus hämorrhagischen Erosionen hervorgegangene Schleimhautgeschwüre des Magens gefunden worden. Appetitverlust erscheint bisweilen. Die nach äusserlicher Anwendung resorbirte Salicylsäure kann ebenfalls in den Magen hinein abgeschieden werden, und den eben besprochenen analoge Symptome erzeugen. Auch der Darm leidet, wenngleich sehr viel seltener als der Magen. Es kommen Kolikschmerzen und Durchfälle vor, mehr nach Gebrauch der Säure als ihres Natronsalzes. Unter 50 Fällen wurden letztere nur 2 Mal beobachtet. Frauen scheinen mehr davon befallen zu werden. Phthisiker bekommen nach Salicylklystieren häufiger Koliken. Auch Darmblutungen sind vereinzelt gesehen worden.

Nebenwirkungen an der Haut.

Die Hautexantheme scheinen in vielen Fällen wesentlich ihren Grund in einer besonderen vasomotorischen Reizbarkeit der Haut zu haben, wie sie in der Einleitung geschildert wurde. So wurde in einem Falle nach Verbrauch von 22 g salicylsauren Natrons eine Störung in der vasomotorischen Sphäre in der Art gesehen, dass sich wandernde, fleckweise Gefässerweiterungen an Gesicht, Hals, Brust und Oberschenkel bemerkbar machten. Bisweilen entsteht eine ausgedehnte cyanotische Färbung des Oberkörpers. Die Hautaffectionen treten nicht immer bald nach dem ersten, selbst consequenten Salicylgebrauche auf. Bisweilen rufen spätere Dosen solche hervor. Als Grund könnte gelten, dass die ersten Salicyldosen eine Art von cumulativer Wirkung entfalten und allmählich eine krankhafte Erregbarkeit gewisser Theile des Nervensystems herbeiführen, welche sich dann bei geringen, erneuten Gaben in den eigenartigen Störungen kundgiebt. Bei manchen dafür empfänglichen Menschen ruft Salicylsäure, genau so wie Chinin, äusserlich auf die Haut gebracht, die gleichen Veränderungen wie der innerliche Salicylgebrauch hervor. Man beobachtete:

1. Erythem. Die Begrenzung desselben wechselte sehr in den bisher mitgetheilten Fällen. Entweder breitete sich der Rash, das Erythema fugax, nur über einzelne Körpertheile, wie das Gesicht, die

---

1) Boscher, Württemberg. Correspondenzbl. 1876. p. 123.

Arme etc. aus, oder der ganze Körper wurde von dem diffus auftretenden Exanthem ergriffen. Dasselbe erschien auch anfangs auf einzelne Körpertheile beschränkt und nahm erst allmählich den ganzen Körper in Besitz. Die Localisirung gestaltet sich bisweilen eigenartig. So kam in einem Falle ein diffuses Erythem der linken Gesichtshälfte, der unteren Extremitäten und der rechten Brustseite[1]). Gewöhnlich besteht dabei Jucken, Prickeln und Oedem einzelner Theile, z. B. des Gesichtes, besonders der Augenlider und Lippen und der Beine. Die Heilung erfolgt unter Abschilferung.

Der Ausschlag kann auch ein masernartiges Gepräge tragen. Scharlachartig erwies er sich in einem Falle, in welchem eine Woche lang bis 36 g salicylsaures Natron ohne Nebenwirkungen gegeben worden waren. Nach zweitägiger Pause erschienen Flecke, als man 6,5 g im Laufe eines Tages verabfolgte[2]). An Gesicht, Hals und Rumpf zeigte sich ein fast confluirendes, hochrothes Exanthem, während an den Armen und Beinen eine mehr fleckige Röthe ohne papulöse Erhabenheiten sichtbar wurde. Erst nach 6 Tagen verschwand alles. Die Conjunctivae waren geröthet, ebenso der Rachen. Hände und Finger erschienen bläulich verfärbt.

In diagnostischer Hinsicht ist die Unterscheidung dieses Salicylexanthems von ausgesprochenen Formen von Scharlach oder Masern nicht schwierig. Vom Scharlach ist es zu unterscheiden durch sein Auftreten vor oder mit den ersten Fiebererscheinungen, durch die intensive Röthung des ganzen Gesichts, durch die Injection der Conjunctiven und selbstverständlich durch den weiteren Verlauf; von den Masern durch das Fehlen des Prodromalzustandes und der catarrhalischen Symptome von Seiten des Respirationsapparats, durch die diffuse Röthe an Gesicht und Rumpf, das Fehlen aller papulösen Erhabenheiten etc. Da es aber auch anomale Formen von Scharlach giebt, und da nicht alle Fälle von ihrem Beginn an sorgfältig, mit thermometrischer Controle untersucht werden und die frühzeitige Erkennung der acuten Exantheme ja so häufig von einschneidender praktischer Bedeutung ist, wird der sichere Nachweis einer Verursachung der Erkrankung durch Salicylsäure, z. B. durch den Salicylnachweis im Harn, manchmal von praktischem Werth sein.

2. **Mit Exsudation verbundene Erytheme.**

Ein maculo-papulöses Exanthem (Erythema papulatum), an das sich eine Urticaria anschloss, wurde einmal beobachtet. Die Papeln waren in diesem Falle hauptsächlich auf Vorderarm, Unterschenkel und Fuss localisirt. Ein dem Erythema nodosum ähnlicher Hautausschlag, der auch die Lippen und die Schleimhaut des Mundes befiel, trat jedesmal ohne Fieber bei einer Dame nach Salicylsäure auch dann ein, wenn das Mittel äusserlich z. B. in Gestalt einer Vaginalinjection zur Anwendung kam.

3. **Urticaria.** In einem Falle verschlimmerte sich ein solcher Quaddelausschlag trotz Fortgebrauch des Mittels nicht. Mehrfach trat bei Wiederholung der Salicylmedication eine Urticaria auf, nachdem durch die erste Anwendung ein Erythem entstanden war.

4. **Dermatitis vesiculosa.** Mit diesem Namen will ich, obschon sie verschiedene anatomische Grundlagen haben, die unter verschiedenen

---

1) Heinlein, Bayer. ärztl. Intelligenzblatt. 1878. April. p. 145.
2) Erb, Berliner klin. Wochenschr. 1884. No. 29. p. 445.

anderen Bezeichnungen mitgetheilten, blasigen Salicylexantheme zusammenfassen, die entweder auf diffus erythematöser oder relativ intacter Basis entstehen können. So beobachtete man mehrfach einen Herpes labialis[1]), und eine mit starkem Schweisse erschienene Miliaria rubra[2]). Blasenausschläge zeigten sich zuweilen auch ganz localisirt, z. B. an Hand und Fuss, oder an den oberen und unteren Extremitäten[3]).

5. Dermatitis bullosa oder pemphigoidea. Dieselbe bildet sich mit oder ohne Fieber, auch schon nach kleinen Salicyldosen bei Individuen mit besonderer Idiosynkrasie bald nach dem Einnehmen unter Brennen der Haut. Sie kann als solche entstehen und kurze Zeit bleiben, oder entwickelt sich auf vorher bereits entzündeter Haut, jedesmal, wenn das Medicament eingeführt wird an den verschiedensten Körpertheilen: Gesicht, hinterer Ohrgegend, Lippen, Handrücken, Oberarm, Glutäen, Zehen, Schenkeln, ja selbst am Perineum und den kleinen Labien[4]). Die Blasen können z. B. am Nacken und den seitlichen Halsgegenden so dicht stehen, dass Haut kaum noch zu sehen ist[5]). Die Blasen besassen in einem Falle, in welchem nach Erscheinen eines Erythems durch 4 g salicylsauren Natrons noch 7 g verabfolgt wurden, einen Durchmesser von ca. 1,5 cm, hatten einen gelblichen, alkalischen Inhalt und fanden sich besonders am Rücken und den Extremitäten auf bläulich rothen Flecken. Nach 3 Tagen fingen sie an einzutrocknen, und dann folgte eine kleienförmige Abschuppung, während die Flecke sich braun färbten. Bei diesem Individuum rief ebenfalls eine Salicylsalbe unter Brennen ein Exanthem hervor. Ein solcher Ausschlag kann auch da auftreten, wo früher ohne Nachtheil Salicylsäure genommen worden war, und nach wiederholter Veranlassung kann er an Stärke abnehmen.

6. Purpura. Diese Exanthemform trat z. B. bei einer marastischen Person auf, nachdem 5 Tage lang je 5 g des salicylsauren Natrons verabreicht waren. Die sehr juckenden Petechien, von denen einige die Grösse eines Fünfmarkstückes besassen, hatten anfänglich ihren Sitz auf dem Rücken, verbreiteten sich jedoch am nächsten Tage über die Brust, Schultern, Oberarme, Hüften und Oberschenkel. Im Verlaufe von acht Tagen wurden die Flecke blasser und an den erkrankten Stellen löste sich die Epidermis in grossen Fetzen ab. Nach vollständiger Restitution wurden 5 g Salicylsäure in Kapseln mit dem gleichen Erfolge gegeben[6]).

7. Gangraen. Es ist wohl denkbar, dass bei Individuen mit besonderer Empfänglichkeit für derartige Einwirkungen, die durch Salicylsäure hervorgerufenen vasomotorischen Störungen Anlass zu örtlichem Gewebstode geben können. Abgesehen von der Angabe, dass Decubitus nach Salicylsäure eingetreten sei, wurde bei einem, an acutem Gelenkrheumatismus Leidenden nach Verbrauch von 45 g in 6 Tagen, nachdem Schmerzen in der rechten Wade und Kälte im rechten Fuss erschienen waren, am neunten Tage Brand am ganzen rechten Fuss beobachtet, während am elften Phlebitis des linken Beins, am zwölften Blutungen

---

1) Dixneuf, Étude sur la médication salicylée. Thèse. Paris. 1878.
2) Lenhartz, Charité-Annalen. 1885. Bd. X. p. 259.
3) Wheeler, Boston medic. and surgic. Journ. 1878. 17. Oct. II. p. 502.
4) Raff, Münchener med. Wochenschr. 1894. p. 515.
5) Beier, Archiv f. Dermatol. 1894. p. 125.
6) Freudenberg, Berliner klin. Wochenschr. 1878. p. 630.

aus Lunge und Darm und am dreizehnten Tage der Tod eintrat. Bei einem anderen Kranken kam es nur zu Kälte in einer Extremität[1]).

Ob und inwieweit das Auftreten von Knochennekrose in einen ursächlichen Zusammenhang mit der Salicylsäuremedication gebracht werden kann[2]), vermag ich nicht zu entscheiden. Die einzige derartige Beobachtung wurde als falsch gedeutet bezeichnet. Bezüglich des Auftretens von Oedemen ist anzuführen, dass dieselben mit oder ohne Hautausschläge erscheinen und die verschiedenartigsten Körpertheile befallen können. Sie wurden an den Unterarmen und Unterschenkeln, an Hand-, Finger- und Fussgelenken, seltener am Oberschenkel, häufig im Gesicht, an den Augenlidern und der Oberlippe beobachtet. Vermehrung der Schweisssecretion kommt in etwa 66 pCt. aller Fälle zu Stande. Sie zeigt sich schon 20 bis 30 Minuten nach dem Einnehmen, seltener nach einigen Stunden, fällt den Kranken äusserst lästig und hält bisweilen mehrere Stunden an. Manche Kranke klagen noch nach Tagen über die Neigung zum Schwitzen.

Störungen seitens des Harn- und Geschlechtsapparates.

Der Drang zum Harnlassen kann so stark werden, dass der Kranke 30 Mal in einer Nacht uriniren muss. Gelegentlich zeigt sich für 10 bis 12 Stunden Anurie. Die Harnmenge ist in Folge directer Nierenreizung meistens erhöht, und vermindert, wenn der Reiz zur Entzündung geführt hat. Vereinzelt war der Harn dunkel oder grünlich. Eine Linksdrehung desselben nach Aufnahme von 2—3 g salicylsauren Natrons mag ihren Grund in einer Beimengung von Salicin gehabt haben. Bei Gesunden und Kranken wurde in Folge des Salicylgebrauches ein Harn entleert, der alkalische Kupferlösung reducirte, aber keine andere Zuckerreaction aufwies. Trotzdem kann nach grossen Salicyldosen eine merkliche, bald wieder schwindende Glycosurie auftreten und der Zucker durch Gährung, Polarisation etc. nachweisbar sein. Harnsäure wird nach Einnehmen von Salicylsäure reichlicher ausgeschieden, und die weissen Blutkörperchen im Blute erfahren eine beträchtliche Vermehrung[3]). Relativ häufig kommt ferner eine, wahrscheinlich einer Nierenreizung resp. Nierenentzündung entstammende und bei Thieren experimentell erzeugbare Albuminurie schon nach kleinen Dosen vor. Eigenthümlich ist die Beobachtung, dass ein Kranker, der dieselbe nach drei Dosen von insgesammt 3 g bekam, später nach Verbrauch von 15 g in 2 Tagen einen normalen Harn entleerte — also auch hier, wie event. bei Hautexanthemen eine Art Gewöhnung[4]). Das erste Auftreten von Eiweiss nach der Salicyleinführung erfolgt nach einigen Stunden oder erst nach einigen Tagen. Bei einem Epispadiäus erschien es nach 10 Stunden, in einem anderen Falle 2 Tage nach dem Eingeben des Mittels, um 2 Tage nach dem Aussetzen wieder zu verschwinden. Das prompte Verschwinden der Affection nach dem Aussetzen scheint, wie dies unter Anderem auch bei Typhuskranken beobachtet wurde, die Regel zu sein. Ausser

---

1) Watelet, Bulletin génér. de Thérap. Tom. XCIII. 1877. p. 324.
2) Lilley, The Lancet. 1877. II. No. 17 u. 18. p. 606.
3) Bohland, Centralbl. f. innere Medicin. 1896. p. 70.
4) Loeb, Centralbl. f. klin. Medicin. 1883. No. 37. p. 593.

Eiweiss sind noch hyaline Cylinder und Eiterkörperchen im Harn eines Kindes gefunden worden, das nach Einnahme von 0,7 g Salicylat zu Grunde gegangen war[1]). Wenig klar sind die Bedingungen, unter denen nach Salicylgebrauch Hämaturie erscheint, obschon dieses Symptom mehrfach beschrieben wurde. In der weitaus grösseren Zahl der Fälle handelte es sich ersichtlich um unpassende, zu hohe Dosen. Doch rufen auch mässige Dosen hier und da Blutharn hervor.

Das Blut entstammt sehr wahrscheinlich den Nieren. Meist verschwand es aus dem Harn mit dem Aussetzen des Mittels. In einem Falle bestand die Hämaturie 10 Tage lang. Nur bei einem mit Gelenkrheumatismus behafteten Individuum machte man die auffällige Beobachtung, dass die Hämaturie trotz 14tägigen Fortgebrauchs des Mittels schnell schwand und sprach deswegen die Meinung aus[2]), dass es sich nicht um eine Salicylwirkung, sondern um eine hämorrhagische Nephritis gehandelt habe, die den Ausdruck eines in der Niere localisirten Gelenkrheumatismus darstellen sollte. Es ist zweifellos, dass nach Verabfolgung der Salicylsäure bei Gelenkrheumatismus am häufigsten derartige Blutungen entstehen, aber auch solche aus anderen Organen, wie Nase, Gaumen etc., in denen man gewiss nicht eine Localisation dieser Infectionskrankheit annehmen kann. Dazu kommt, dass nach Salicylsäuregebrauch auch in anderen Krankheiten gelegentlich ein blutiger Harn vorkommt, so dass vielleicht der Gelenkrheumatismus eine besondere Disposition für diese Salicyl-Nebenwirkung schafft, der Salicylsäure als solcher aber eine die vasomotorischen Apparate beeinflussende und direct entzündungserregende Wirkung zuzuschreiben ist. Dementsprechende Veränderungen mit tödtlichem Erfolge wurden mehrfach nach Salicyldosen gesehen. In einem solchen Falle waren die Nieren gross, die Oberfläche dunkel geröthet, mit reichlicher Gefässfüllung auch auf dem Querschnitt und die Pyramiden stark hyperämisch[3]). Auch das Vorkommen schwerer Nierenentzündung wird erwähnt.

Ganz vereinzelt stehen die Beobachtungen[4]), dass nach längerem Gebrauche von Salicylsäure ein Verlust des Geschlechtstriebes eintreten kann, und demzufolge die Salicylsäure als ein wirkliches Anaphrodisiacum anzusehen ist. Bei zwei sonst gesunden Männern wurde unter dem Einfluss der Säure eine selbst noch mehrere Wochen nach dem Aussetzen derselben anhaltende Impotenz — wahrscheinlich nur ein Verlust der libido sexualis — constatirt.

Vielfach wurde die Frage discutirt[5]), ob Salicylsäure Abort hervorrufen könne? Mässiggrosse, nicht toxisch wirkende, aber längere Zeit hindurch gegebene Dosen scheinen bei Thieren nicht abortiv zu wirken. Grössere Dosen riefen jedoch bei trächtigen Kaninchen stets Abort hervor. Der Uebergang des Mittels von der Mutter in den Foetus erfolgt auch bei Menschen sicher. Es sind Fälle berichtet worden, in denen ein Zusammenhang zwischen Abort und Salicylwirkung nicht

---
1) Abelin, Medical Times and Gazette. 13. Jan. 1877. p. 41.
2) E. Israel, Centralbl. f. klin. Medicin. 1884. Bd. V. p. 201.
3) Quincke, Berliner klin. Wochenschr. 1882. p. 709.
4) Dubrisay, Annales d'hygiène publiq. 3. Série. 1881. Tom. V. p. 435.
5) Schuchardt, Correspondenzbl. d. allg. ärztl. Vereins v. Thür. 1886. No. 7. —
Vineberg, N. York Med. Journ. 1894. p. 785.

gut von der Hand gewiesen werden kann, wenngleich auch andere Momente, wie Fieber, für einen Abort vorhanden waren. Es handelte sich meist um an Gelenkrheumatismus Leidende.

So erhielt eine im letzten Monate Schwangere vier Tage lang je 10 g salicylsaures Natron. Am ersten Tage nach dem Aussetzen des Mittels wurden die Kindesbewegungen heftiger und nach 34 Stunden folgte eine Fehlgeburt. In einem anderen Falle erschien das gleiche Resultat bei einer Person, bei der vorher Schwangerschaft gar nicht erkennbar war, nach Aufnahme von 8 g des Salzes in zwei Dosen. Bei einer anderen Frau gab man, gerade weil man Abort fürchtete, nur 6 g in drei Dosen innerhalb 24 Stunden. Schon nach der zweiten Dosis erfolgten Kolikschmerzen und Abort. Man sah ferner in einem Falle, $1^{1}/_{4}$ Stunden nach Verabfolgung von 3 g des Natriumsalicylat, und bei zwei im 2. resp. 4. Monate schwangeren Frauen nach Tagesdosen von 3 g dieses Ereigniss eintreten, während es in einem andern erst 7 Tage nach dem Aussetzen der Salicylmedication erschien.

Dass für das Zustandekommen einer solchen Wirkung, auch abgesehen von der Höhe der Dosis, besondere individuelle Umstände massgebend sein müssen, ist nicht zu bezweifeln, besonders angesichts der Thatsache, dass oft trotz grosser Salicyldosen bei Schwangeren z. B. nach Verbrauch von 4 g täglich zwei Wochen lang, kein Abort eintrat. Immerhin ist in jedem Falle Vorsicht am Platze. Aehnlich liegen die Verhältnisse bezüglich des Zustandekommens von Gebärmutterblutungen, oder des Auftretens von verstärkten und länger anhaltenden Menstruationsblutungen unter dem Einflusse von Salicylaten. So wird mitgetheilt, dass eine an Gelenkrheumatismus Leidende, jedesmal wenn sie Natrium salicylicum nahm, Metrorrhagieen bekam, die nach dem Aussetzen des Mittels aufhörten. Bei einer anderen sah man am vierten Tage nach Verabfolgung des Präparates Blutungen erscheinen. In 6 von 14 Fällen erfolgte nach 3 g Salicylsäure täglich Verstärkung bestehender oder Wiedereintritt der schon sistirten Blutung. In einem Falle trat tödtliche Blutung am fünften Tage post partum in Folge der Salicylsäure ein[1]). Eine andere Frau bekam nach der 2.—4. Salicyldosis Kreuzschmerzen, welche ihr Sitzen, Liegen wie Stehen gleichmässig erschwerten. Die Menstruation dauerte bis zur doppelten Zeit, war ungemein reichlich und ging mit Schmerzen einher[2]).

Blutungen sind auch aus anderen Gefässbezirken zur Beobachtung gekommen. Unter 174 Kranken constatirte man in 6 pCt. Hämorrhagieen[3]). Nasenbluten erschien in 14—30 pCt. einzelner Beobachtungsreihen. Dasselbe kann so stark werden, dass die Tamponade erforderlich wird. Die verabfolgten Dosen brauchen nicht sehr gross zu sein. Neben der Epistaxis kommen bisweilen Ohrensausen, Kopfschmerzen und andere cerebrale Symptome vor. Es waren einem Manne stündlich 0,6 g Salicylsäure gegeben worden. In der zwölften Stunde zeigte sich leichte Epistaxis, in der siebzehnten entstanden Ohrenklingen, starkes Nasenbluten und Delirien melancholischer Natur. Die Körpertemperatur war erhöht, und Prostration machte sich bemerkbar. Es erfolgte Restitution. Auch Blutungen aus dem Munde, Schlunde, Magen und Darm sind beschrieben worden. Besonders im Abdominaltyphus ist die

---

1) Wacker, Centralbl. f. Gynäkologie. 1889. No. 39.
2) Linhart, Wiener med. Presse. 1889. No. 49. p. 1939.
3) Lauriston E. Shaw, The Lancet. 1889. I. 19. January.

Gefahr der letzteren gross und deswegen von der Verabfolgung der Salicylate hierbei möglichst Abstand zu nehmen.

Störungen am Herzen, der Athmung und der Körperwärme.

Die Veränderung des Pulses nach Salicylsäure ähnelt der durch Carbolsäure erzeugten. Sowohl nach Einführung in den Magen als nach äusserer Anwendung grosser und kleiner Dosen entsteht eine, bisweilen sehr starke Vermehrung der Schläge. So beobachtete man nach 3,6 g in 12 Stunden eine Frequenz von 160[1]), in einem anderen Falle einen unzählbaren Puls. Dabei kann er schwach, fadenförmig, dicrot, unregelmässig und zeitweilig intermittirend sein. Dieses Verhalten kennzeichnet sich besonders deswegen als abnorm, weil man gewöhnlich etwa 1 bis 2 Stunden nach dem Einnehmen der Salicylsäure eine Verringerung der Pulszahl für 1—2 Stunden beobachtet.

Collapszustände nach diesem Medicament können verschiedene Grade aufweisen und mit Athmungsstörungen und Krämpfen verbunden sein. Die leichten Anfälle sind am häufigsten. Der Eintritt geschieht meist plötzlich, das Gesicht wird dabei bleich, auch wohl cyanotisch und die Haut kühl. Bei einem Individuum wurde hierbei in zwei getrennten Anfällen ein systolisches Geräusch am Herzen wahrgenommen[2]). Der ungewöhnliche, aber beobachtete Ausgang eines solchen Collapses ist der Tod.

Eigenthümlich sind die häufigen, an der Athmung vorkommenden Störungen, an denen wahrscheinlich, neben wirklichen Veränderungen in den Luftwegen auch eine directe Erregung der Centralorgane der Respiration betheiligt ist und die theilweise auch experimentell bei Thieren erzeugt werden kann[3]). Directe Berührung von Salicylstaub mit den Luftwegen kann Rhinitis, Bronchitis und asthmatische Beschwerden erzeugen. Man beobachtet eine auffallende, sehr hochgradige, mit Einziehung der untersten Rippen, innerer Unruhe und Angstgefühl einhergehende Dyspnoe. Die Athmung wird schnaufend und stöhnend; Trachealrasseln begleitet, und Hustenparoxysmen unterbrechen sie. Zeitweilig wird sie wieder normal. Auch den Cheyne-Stokes'schen Athemtypus beobachtet man hin und wieder hierbei. Diese Salicyldyspnoe entsteht nach mässigen, wie nach grossen, aber häufiger und intensiver nach mehrmaligen wie einmaligen Dosen, sicherlich aber nur bei hierzu besonders prädisponirten Individuen. Bei einer Frau sah man nach einer sehr grossen Dosis (15 g) die Athmung, was das Gewöhnliche ist, nicht in der Frequenz erhöht, aber sie ging so geräuschvoll vor sich, dass man es weit hörte. Die Kranke schnappte in halbsitzender Stellung nach Luft und stiess sie wieder ebenso gewaltsam aus. Der Zustand zeigte Aehnlichkeit mit dem Keuchen eines Hundes. Meist ist die subjective Empfindung des Erstickens vorhanden[4]). Auch vereint mit Collaps wurde diese, unter Zuhülfenahme der accessorischen Athemmuskeln ablaufende, den ganzen Brustkasten in heftige Thätigkeit setzende

---

1) Goodhart, Brit. med. Journ. 1880. 24. Jan. p. 130.
2) London, Berliner klin. Wochenschr. 1883. No. 16. p. 241.
3) Bochefontaine, Compt. rend. hebd. de la Société de Biologie. 1884. p. 414.
4) Weckerling, Deutsches Archiv f. klin. Medicin. 1877. Bd. 19. p. 319.

Nebenwirkung nach Verbrauch von 8 g salicylsauren Natrons in 4 Stunden gesehen.

Das Wesentliche dieser Störung ist eine sonst selten in dieser Intensität vorkommende Vertiefung der Athmung, so dass die Verschiebung der unteren Lungengrenze 4—5 cm betragen kann. Sie hat die grösste Aehnlichkeit mit der das Coma diabeticum einleitenden Respirationsstörung. Diagnostisch zu verwerthen ist die Dauer, der Verlauf und die Coincidenz mit der Medication. Nach dem Aussetzen des Mittels schwinden die Symptome bald wieder. Doch können dieselben auch, wie es scheint, zu einem tödtlichen Ausgange führen. Ist der acute Gelenkrheumatismus mit Lungenerkrankung complicirt, so wird die letztere nach Salicylverabfolgung schlimmer.

Eine paradoxe Temperatursteigerung entsteht wie bei den meisten antipyretischen Mitteln nach Salicylanwendung, bisweilen unabhängig von der Höhe der Dosis. Sie zeigt sich $^{1}/_{2}$—1 Stunde nach dem Einnehmen und wird gewöhnlich von einem, manchmal über eine Stunde anhaltenden[1]) Schüttelfrost eingeleitet. Diesem folgt starkes Hitzegefühl und Ansteigen der Körpertemperatur selbst bis auf 41°C. Auf dieser Höhe kann das Fieber bis zu zwei Tagen bleiben[2]), um dann spontan zu verschwinden. In diesen Fällen fehlt, was mir auffiel, meistens die sonst nach Salicylsäure ziemlich regelmässig auftretende Schweisssecretion. Die Individuen, die einmal durch eine gewisse Dosis eine solche conträre Wirkung des fieberhemmenden Mittels aufweisen, erkranken jedesmal nach Verabfolgung desselben in ähnlicher Weise, auch wenn die Dosis verringert wird. So trat in einem Falle zum ersten Male nach 6,5 g Salicylsäure das Fieber auf, während es später auch nach 1,0 g Natr. salicyl. erschien. Als seltene Abweichung von diesem Verhalten ist anzuführen, dass Verringerung der Dose z. B. von 1 g auf 0,5 g diese Nebenwirkung nicht wieder auftreten liess. Selten ist das Salicylfieber mit Hautausschlägen, oder mit psychischer Erregung und Krämpfen vereint. Ob eine solche Hyperthermie an sich, wie angenommen wurde, zum Tode führen kann, möchte ich bezweifeln. Therapeutisch gegen dieselbe einzuschreiten ist überflüssig, da sie nach dem Aussetzen des Mittels spontan schwindet. Chinin setzte sie in einem Falle herab. Bei Cyanose und Gehirnstörungen kann die Körperwärme auch subnormal sein.

Sprachstörungen in Gestalt von Schwerfälligkeit beim Sprechen, Stottern und Heiserkeit nach Gebrauch von Salicylsäure sind mehrfach beschrieben worden[3]).

Nebenwirkungen in Sinnesorganen und Nervensystem.

Seitens der Augen beobachtet man Pupillenerweiterung und Strabismus divergens. Doch kommt auch Myosis vor. Sie erschien z. B. 8 Stunden nach dem Beginn der Salicylatanwendung gleichzeitig mit Verlust der Pupillenreaction auf directen Lichtreiz. Der abnorme

---

1) Baruch, Berliner klin. Wochenschr. 1883. No. 23.
2) Luermann, Berliner klin. Wochenschr. 1876. p. 477.
3) Petersen, Deutsche med. Wochenschr. 1877. p. 13 u. 29. — Koelin, Correspondenzbl. f. schweiz. Aerzte. 1897. No. 16.

Zustand schwand 22 Stunden nach dem Aussetzen des Mittels, erneuter Gebrauch liess ihn wieder eintreten, und zwar wie beim ersten Mal verbunden mit Störungen im Gehörorgane[1]). Flimmern vor den Augen und Schwachsichtigkeit können für sich allein vorhanden sein und die letztere selbst noch nach dem Aussetzen eine Zeit lang bestehen bleiben. Sie stellen die häufigste Nebenwirkung der Salicylsäure am Auge dar. Ophthalmoskopisch wurde bei einer Herabminderung der Sehschärfe eine Verengerung der Netzhautgefässe in ähnlicher, wenn auch geringerer Weise wie beim Chinin beobachtet[2]). Eine Frau, die in 10 Stunden 8 g salicylsaures Natrium nahm, war, als sie drei Stunden nach der letzten Dosis aus dem Schlafe erwachte, blind. Hier war der Augenhintergrund normal. Die Blindheit schwand nach 10 Stunden.

Seitens des Gehörorgans erscheint Ohrensausen etwa in 54 bis 60 pCt. aller Fälle. Die Individualität übt hierbei nicht nur in Bezug auf das Auftreten, sondern auch auf die Stärke des Symptoms einen Einfluss auf. Solche subjectiven Geräusche schwinden meist, aber nicht immer nach dem Aussetzen des Mittels. Es sind Fälle bekannt, in denen dieselben mehrere Jahre lang mit und ohne intermittirenden Charakter bestehen bleiben. Neben dem Ohrensausen kann Schwerhörigkeit resp. Taubheit bestehen. Die Kopfknochenleitung kann fehlen.

Versuche an Thieren ergaben, dass Fütterung mit grösseren Salicylsäuregaben Hyperämie in unmittelbarer Nähe des Trommelfelles, und Entzündung des letzteren in seiner oberen Partie hervorrufe. Die Paukenschleimhaut zeigte sich einseitig oder doppelseitig glanzlos und verschiedentlich mit Ecchymosen versehen. In mehreren Fällen fand sich nach Eröffnung des Labyrinths intensive Röthung an der inneren Fläche des Steigbügels und im Vestibulum, das mit einer röthlichen Flüssigkeit gefüllt war. Auch die Endo- und Perilymphe der Schnecke zeigte dieselbe röthliche Färbung[3]).

Bei Menschen sind pathologische Veränderungen im Ohr mehrfach gefunden worden. Bei einem Manne, der durch Gebrauch von salicylsaurem Natron taub geworden war, fand sich die Schnecke gesund, aber in den Bogengängen der ganze perilymphatische Raum mit Bindegewebsbündeln von verschiedener Dicke erfüllt. Nach Tagesdosen von 7—10 g und einem Gesammtverbrauch von 60—90 g Natriumsalicylat fanden sich Trübungen und Verdickungen des Trommelfells. Man hat somit wahrscheinlich — dies stimmt auch mit dem anderweitigen Verhalten der Salicylsäure überein — die Ursache der beschriebenen Veränderungen in vasomotorischen Störungen zu suchen. Dieselben können sich nicht nur als kurzdauernde Hyperämie, sondern auch als Gefässlähmung mit Stauung und Exsudation in den verschiedenen Gewebstheilen des Gehörorgans darstellen. Die Annahme, dass das Ohrensausen nicht Folge von Circulationsstörungen, sondern von directer Erregung von Hörnerven abhängt[4]), scheint mir weniger berechtigt zu sein.

Aphasie wurde bei einem typhuskranken Kinde nach viermaliger Darreichung von je 0,5 g des salicylsauren Ammons beobachtet. In mannigfaltiger, bei den verschiedenen Individuen der Art und der

---

1) Gibson and Felkin, Practitioner. 1889. Januar 4. p. 17.
2) Knapp, Wiener med. Wochenschr. 1881. p. 1237.
3) Kirchner, Berliner klin. Wochenschr. 1881. p. 726.
4) Sée, L'Union médicale. 1877. No. 77.

Intensität des Auftretens nach sehr wechselnder Weise, kommen Störungen im **Centralnervensystem** durch Salicylsäure zu Stande. Allgemeines Schwächegefühl und die Empfindung einer tieferen Unbehaglichkeit gesellen sich zu anfallsweise auftretendem oder ununterbrochen anhaltendem Kopfschmerz, der localisirt in der Stirngegend oder über den ganzen Kopf verbreitet sein und sich als reissender Schmerz, oder als Druck oder als Gefühl von Klopfen im Kopf darstellen kann. Schwindel wurde unter 50 Fällen 14 Mal beobachtet. Hallucinationen des Gesichts und Gehörs kommen für sich allein ohne weitere Erregungszustände selten vor, dagegen häufig Eingenommensein des Kopfes, Gedächtnissschwäche und eine auffallende Schläfrigkeit.

Diese depressiven Erscheinungen können sich beim Hinzutreten anderer ähnlicher zu einem beängstigenden Bilde gestalten. So erschienen in einem Falle nach Verbrauch von 108 g in ca. 6 Wochen, nachdem schon früher 120 g in 22 Tagen ohne Nachtheil verbraucht waren, neben den ebengenannten Symptomen noch Unsicherheit in den Bewegungen, Tremor der Hände, Vernachlässigung der Haltung und Kleidung, eine theilnahmlose gleichgültige Stimmung, während die Intelligenz nicht gestört war. Ehe man an einen Zusammenhang dieses Zustandes mit der Salicylsäure dachte, war sogar seitens eines Specialisten der Verdacht auf Dementia paralytica vorhanden. Nach dem Aussetzen des Mittels trat Restitution ein.

Bei einzelnen Menschen erscheinen **local anästhetische Herde** an verschiedenen Körperstellen, z. B. an den Füssen, am Gaumensegel und der Urethra. Während rein comatöse Zustände selten auftreten, sind Depressionszustände, auch gefolgt von **psychischer Erregung**, nicht ungewöhnlich. So sah man bei einer anämischen, an Gelenkrheumatismus leidenden Frau, die in 10 Tagen 18 g Natriumsalicylat verbraucht hatte, nachdem die eigentlichen Krankheitserscheinungen gewichen waren, plötzlich am 11. Tage tiefe, geistige Depression eintreten, die am 12. Tage in Aufregung überging. Dieselbe stellte sich als Delirium mit vorwiegend erotischem Charakter dar, war mit Hallucinationen des Gesichts und Gehörs verbunden und verschwand nach 3 Tagen auf Gebrauch von Bromkalium. Bei Diabetikern fand man einen bis an Stupor grenzenden Grad von Benommenheit des Sensoriums, Schwanken, Straucheln, Stürzen[1]).

Primäre Erregungszustände ohne vorangegangenes depressives Stadium kommen bei Personen, die für Salicylsäure sehr empfindlich sind, meist nach grossen Gaben derselben vor. Trinker, Diabetiker und Frauen scheinen hierfür prädisponirt zu sein. In manchen Fällen stellen sich dieselben als heiteres Delirium dar[2]). Eine lärmende Fröhlichkeit erfasst die Kranken, sie jubeln, singen, lassen aber an ihren weiteren Aeusserungen alsbald erkennen, dass sie unter dem Einflusse von Sinnestäuschungen stehen. Sie hören z. B. Engel musiciren, sehen fremde Leute, und werden auch von Illusionen heimgesucht. Andere verfallen in Zustände, die einem leichten Fieberdelirium ähnlich sind. Sie träumen lebhaft, sprechen im Schlafe mit ihren Traumbildern, spinnen dieselben auch wohl noch fort, wenn sie erwacht sind, bleiben den Tag über benommen, wissen aber auch, dass sie nur phantasirt haben[3]). Noch

---

1) Bartels, Deutsche med. Wochenschr. 1878. No. 32ff.
2) Diehl, Württemb. ärztl. Correspondenzblatt. 1879. No. 5. p. 33.
3) Krueg, Wiener med. Presse. 1886. No. 13. p. 405.

andere werden alsbald schlaflos, verworren, lassen Wahnvorstellungen erkennen, schelten und zanken, hören Geschrei, das Geräusch des Sensenschärfens, Singen und Klavierspielen. Einem Kranken schienen die Wandbilder körperlich zu werden und sich zu bewegen. Verfolgungsdelirien sind die Folgen solcher Sinnestäuschungen. Nahrung oder Medicamente werden zurückgewiesen, vielleicht veranlasst durch die Vorstellung, dass dieselben Gift enthalten. Hierbei giebt sich bisweilen ein gesteigerter Bewegungsdrang als übermässige Thätigkeit der Arme und Beine kund. Bei Wöchnerinnen kann ein solcher Zustand mit Puerperalmanie und sonst auch mit Delirium tremens verwechselt werden[1]). In leichten Fällen schwinden die Erscheinungen nach dem Aussetzen des Mittels, während sie in schweren, trotz des Fortlassens, entweder noch einige Tage bestehen bleiben oder überhaupt nicht mehr weichen. Bei einem an Polyarthritis leidenden Manne stellten sich nach 5 g in 7 Stunden, nachdem Ohrensausen und Kopfschmerzen vorangegangen waren, die maniakalischen Anfälle bei vollständiger Bewusstlosigkeit und gesunkener Körperwärme anfallsweise ein[2]). Ausgänge in bleibende Geisteskrankheit sind berichtet. In einem derartigen Falle erfolgte der Tod in Melancholie.

An Stelle der psychischen können sich auch lähmungs- und erregungsartige motorische Störungen herausbilden. So beobachtete man bei intactem Sehvermögen neben Unsicherheit in der Bewegung ein paretisches Hinüberhängen des Körpers nach einer Seite und Anstossen an Gegenstände[3]), in einem anderen Falle eine transitorische Hemiplegie, und bei einem Diabetiker Hemiparese. Andererseits wurde auch von einem tonischen Krampf der Arme und Beine nach der Salicylmedication berichtet. Die Gelenke, die vorher normal waren, wurden steif, und Arme und Beine eine Stunde lang so gestreckt, dass sie nicht bewegt werden konnten, und der Versuch einer Beugung die Kranke laut aufschreien liess. Auch der Rücken verhielt sich wie bei Tetanus. Ein eclamptischer Anfall mit $1/4$ stündiger Bewusstlosigkeit und einzelnen tetanischen Stössen entstand nach Verbrauch von 6 g in 3 Stunden. Nach der Resorption des Mittels von einer Wundhöhle aus sah man klonische Krämpfe neben Unbesinnlichkeit und anderen Störungen und localisirte Zuckungen in den Gesichtsmuskeln nach kleinen Dosen von salicylsaurem Ammon bei einem an Typhus erkrankten Kinde auftreten.

Prophylaxe und Therapie der Nebenwirkungen.

Wenn auch die bisher berichteten Nebenwirkungen für ihr Entstehen eine gewisse, nur zum Theil erkennbare Disposition des Individuums voraussetzen, so lassen sich doch aus den vielen derartigen Vorkommnissen einige Schlüsse ziehen, die für die Prophylaxe der Nebenwirkungen von Bedeutung sein können. So würde bei Kindern wegen der Gefahr des Collapses von vornherein die grösste Vorsicht in Bezug auf die Verabfolgung von Salicylaten zu beachten sein, und bei nicht ganz unversehrten Nieren ist ebenfalls die Salicylmedication wegen der gehinderten Ausscheidung mit Gefahren verbunden. Es ist ein schlechter Rath, der ertheilt wurde, da wo eine Nephritis acuta

---

1) Wagner, Wiener klin. Wochenschr. 1888. No. 38. p. 778.
2) Koelin, Correspondenzbl. f. schweiz. Aerzte. 1896. 16.
3) Müller, Berliner klin. Wochenschr. 1877. p. 29.

den acuten Gelenkrheumatismus complicirt, dreist Natriumsalicylat zu verabfolgen, da dieses einmal angeblich einen günstigen Einfluss auf den Zustand der Nieren ausgeübt habe. Bestehende Gehirnstörungen, nervöse Disposition, Alkoholismus, Lungenleiden, Endocarditis und vielleicht auch gichtische Tophi, wegen der Gefahr der gesteigerten Harnsäureproduction, sollten vielleicht als Contraindication für Salicylsäure, jedenfalls aber als Vorsicht erheischende Momente betrachtet werden. Vorhandene, schleichende Mittelohraffectionen exacerbiren sehr leicht durch Salicylsäure. Contraindicirt soll der Gebrauch des Mittels bei Abdominaltyphus mit Gehirnsymptomen sein. Natriumsalicylat ist nicht geeignet die bestehende Cerebralerkrankung zu mindern. Während es die Haut abkühlt, legt es der Arbeit der Nervenapparate, des Herzens und der Lunge schwer zu beseitigende Hindernisse in den Weg. Ohrensausen, Schwerhörigkeit und Schwindelgefühl addiren sich zu den schon vorhandenen. Der soeben noch leidlich sensoriell freie Kranke verfällt in Delirien oder Sopor, aus dem er nicht zu erwecken ist[1]). Besondere Rücksichtnahme ist der Dosirung zu schenken. So grosse Dosen werden jetzt glücklicherweise nicht mehr verabfolgt wie zur Zeit der Einführung des Mittels. Trotzdem kommen unerwünschte Wirkungen durch zu grosse Mengen noch immer vor. Kleine Dosen leisten auch bei dem acuten Gelenkrheumatismus was an Einwirkung verlangt wird und verringern die Möglichkeit von Nebenwirkungen besonders seitens der Sinnesorgane[2]) um ein ganz Beträchtliches.

Prophylaktisch suchte man einige der Salicylnebenwirkungen durch anderweitige Zusätze zu dem Mittel zu bekämpfen. Um der Uebelkeit und dem Widerwillen vorzubeugen, soll man nicht concentrirte Natriumsalicylatlösung, sondern das verordnete Quantum in einer halben Tasse Wassers trinken lassen, da der eigenthümlich süsslich herbe Geschmack, welchen es verursacht, dadurch bedeutend abgeschwächt wird. Zusatz von etwas Rum, Cognac oder Chloroformwasser begegnet in etwas dem Erbrechen, ebenso Nachtrinkenlassen von viel Milch. Gegen die Ausbildung von Hyperämie und Gefässlähmung im Gehörorgan soll die Verbindung von Natriumsalicylat mit Secale cornutum schützen. Unter 87 so behandelten Kranken (Gelenkrheumatismus, Puerperalfieber etc.) blieben 66 frei von Gehörstörungen, aber andere bekamen sie doch, so dass eine Verlässlichkeit diesem Vorgehen nicht zukommt. Für unerlaubt halte ich den Gebrauch dieses Arzneigemisches bei Schwangeren. Auch die Digitalis ist zur ev. prophylaktischen Beseitigung des Ohrensausens und cerebraler Erscheinungen empfohlen worden. Hat das Gehörvermögen gelitten, so darf der Zustand sich nicht selbst überlassen bleiben, in der Hoffnung, dass er sich wieder von selbst bessern werde. Man wird in dem einen Falle veranlasst sein, antiphlogistisch durch Blutentziehung oder Anwendung von Jodtinctur, oder grauer Salbe in der Umgebung des Ohres zu verfahren, in einem anderen, wo es sich um chronische Schwellungszustände in der Paukenhöhle handelt, können günstige Resultate durch warme Kochsalz- und Salmiakdämpfe, die man in die Paukenhöhle zu treiben sind, erzielt werden. Auch 2—3 pCt. Lösungen der genannten Stoffe, oder 2 pCt. Lösung von Jodkalium oder Argentum nitricum dienen diesem Zwecke. Bei sehr lästigen Ohrgeräuschen mit verminderter Perceptionsfähigkeit des Nerv. acusticus für die Kopfknochenleitung, wo es sich also um eine Affection des nervösen Endapparates handelt, erzielt man durch den constanten Strom noch zuweilen Erfolge. Die Anwendung der Luftdouche und zeitweise Injectionen einer etwa 3proc. Chloralhydratlösung per tubam in die Paukenhöhle beseitigte in einem Falle die Schwerhörigkeit, liess aber das Ohrensausen bestehen[3]).

---

1) Stricker, Deutsche militärärztl. Zeitschr. Bd. 6. 1877. p. 181.
2) Voltolini, Monatsschr. f. Ohrenheilkunde. 1882. No. 10.
3) Schwabach, Deutsche med. Wochenschr. 1884. No. 11.

Oleum Gaultheriae. Das aus Gaultheria procumbens gewonnene Wintergreenöl besteht im Wesentlichen aus Salicylsäuremethylester. Es wird von der Haut aus resorbirt und in 24 Stunden zu ca. 80 pCt. durch den Harn, ein Theil auch durch den Darm ausgeschieden. Sein Geschmack ist brennend, kratzig. Im Magen entsteht ein fast als Schmerz empfundenes Wärmegefühl. Während von einigen Beobachtern die Toleranz der Kranken für dieses Mittel gerühmt wird, sahen andere den Appetit in kurzer Zeit dadurch verloren gehen und das Mittel auch sonst schlecht auf den Verdauungsapparat einwirken[1]). Nausea und Erbrechen ist nach grösseren Dosen als 0,6 g zweistündlich beobachtet worden. Länger dauernde Anwendung soll gastritische Zustände schaffen. Dass auch entferntere Salicyl-Nebenwirkungen zu Stande kommen, kann bei der Zusammensetzung des Oeles nicht Wunder nehmen. Nach Einnahme desselben wurde im Harn Salicylsäure nachgewiesen. Ohrensausen und Schwerhörigkeit, Eingenommensein des Sensoriums, Kopfschmerzen, eine dem Delirium tremens ähnliche Symptomengruppe und Muskelzittern wurden nach mässigen Mengen mehrfach beobachtet. Sehr grosse Dosen erzeugen cerebrale Symptome, wie sie nach grossen Salicylmengen oder bei besonders disponirten Individuen vorkommen, z. B. Schwindel, Schläfrigkeit, Delirium, Myosis, vertiefte Respiration, Hallucinationen des Gesichtes und Gehörs, Sehstörungen, Blindheit. Ein vereinzelt beobachtetes Symptom war eine linksseitige Hemiparesis [2]).

Benzacetin. Die Acetoamidomethylsalicylsäure rief bei ihrer vereinzelten Anwendung Magendrücken, Erbrechen, Schweisse, schlechteren Schlaf, Erregung und Gliederschmerzen hervor [3]).

Bismutum salicylicum.

Die Nebenwirkungen der Wismuthsalicylate, von denen das basische Salz 64 pCt. Wismuthoxyd, das saure 40 pCt. enthält, sind diejenigen des Wismuths und der Salicylsäure. Sie erscheinen besonders bei sparsamer Ernährung und gleichzeitiger Verstopfung[4]), meist zuerst als Unbehaglichkeit, belegte Zunge, unbestimmtes Wehgefühl im Magen und Bauche und Widerwillen gegen das Präparat. Hierzu gesellt sich gern, wie dies auch nach äusserlicher Anwendung des Magisterium Bismuti (vid. dies.) beobachtet wurde, eine fleck- oder strichweise Verfärbung der Mundtheile (Zunge etc.). Giebt man Kindern das Mittel in Oblaten, so entstehen leicht Magenreizung und sogar kleine Blutungen. Mehrfach fand man einen fleckigen Ausschlag am Gesicht und Körper [5]). Der Stuhlgang wird grauschwarz oder schwarz von Schwefelwismuth.

Mässige Dyspnoe sah man bei zwei Kranken, die 10 g von dem Mittel erhalten hatten. Dieselbe schwand nach dem Aussetzen. Sicherlich werden sich bei weiterer Anwendung des Mittels auch anderweitige, vorzüglich der Salicylsäure zugehörige Nebenwirkungen zeigen. Der Gebrauch desselben ist genau zu überwachen, und als Contraindication sind ectatische Zustände des Magens, ganz besonders aber die Pylorusstenose zu berücksichtigen. Leichte Nebenwirkungen seitens des Verdauungskanals schwinden nach einer Dosis Ricinusöl.

Lithium salicylicum. Die Aufnahme von 4—5 g ruft Nebenwirkungen hervor, die zum grössten Theile denen der Salicylsäure ähnlich sind.

---

1) Leubuscher, Correspondenzbl. d. allg. ärztl. Vereins in Thür. 1884. No. 10.
2) Mc L. Hamilton, New York medical Journal. 1875. p. 602.
3) Reiss, Ther. Monatsh. 1896. p. 319.
4) Solger, Deutsche med. Wochenschr. 1886. No. 22.
5) Ehring, Archiv f. Kinderheilkunde. Bd. IX. 1887. p. 90.

Die bisweilen auftretenden Leibschmerzen und Diarrhoen werden dem Lithium zugeschrieben. Man findet ferner: Kopfschmerzen, Schwindelgefühl und eine oft recht beträchtliche Schwerhörigkeit. Neigung zu Metrorrhagien soll dadurch nicht erzeugt werden.

Natrium dithiosalicylicum ($Na_2C_{14}H_8O_6S_2$) liess bisher an Nebenwirkungen der Salicylsäure und des Schwefelwasserstoffs erkennen: Schweisse, Diarrhoen, Kolikschmerzen und Ohrensausen.

Salicin.

Der Umfang der Fiebererniedrigung steht nicht immer im Verhältniss zur Menge des einverleibten Salicins. So können in manchen Fällen kleine Mengen ebenso wirksam und wirksamer als grössere Gaben in anderen Fällen sein. Für das Zustandekommen von Nebenwirkungen kommt die Bildung von Salicylsäure aus diesem Stoff in Frage. Die beobachteten Symptome decken sich im Wesentlichen mit den bei der Salicylsäure angegebenen. Dass in den zahlreichen älteren klinischen Versuchen mit Salicin im Gegensatze zur Neuzeit keine oder immer nur sehr geringfügige Nebenwirkungen zur Beobachtung kamen, lag an der niedrigen Dosirung, indem davon selten über 1,5 g als Einzeldosis verabfolgt wurde. Gesunde vertragen viel von dem Mittel. Dies beweist ein Selbstversuch, bei welchem 96 g in 3 Tagen resp. 220 g in 3 Wochen ohne Nachtheil verbraucht wurden. Vereinzelt wurde über Trockenheit und Wundsein im Halse geklagt. Auch Schmerzen im Epigastrium, Uebelkeit und Erbrechen sah man nach mässigen Mengen auftreten[1]).

Bei Wechselfieber-Kranken beobachtete man Retardation der Darmentleerungen. Steigen die Mengen des Mittels, so fehlen bei manchen dazu disponirten Personen auch nicht cerebrale Erscheinungen, wie Kopfschmerzen, besonders Stirnkopfschmerzen, Schwindel und Wüstsein im Kopfe. Bei einem an acutem Gelenkrheumatismus Erkrankten traten nach Verbrauch einer Schüttelmixtur von 30 g auf 120 g Wasser in 14 Stunden starker Schweiss, fast vollkommene Taubheit und Paraesthesieen im Bereiche der Sinnesorgane auf. Der Patient klagte über starkes Summen im Kopf, war sehr unruhig, liess sich nicht im Bette halten und gab verwirrte Antworten. Fünf Stunden später stellte sich Diarrhoe und darauf häufiges Erbrechen ein. Bei einigen an Diarrhoe leidenden Kranken zeigte sich nach dem Einnehmen von Salicin bald Tenesmus. Sehstörungen, Flimmern, Funkensehen, Nebel vor den Augen etc. kommen ebenfalls vor und können mit Kopfschmerzen, Schwindel etc. noch anhalten, selbst nachdem der Urin salicylfrei geworden ist[2]). In einem Falle dauerten die Paraesthesieen des Gesichts 5 Tage. Zu Herzschwäche kann sich leichtes Delirium gesellen. Primäres Ansteigen der Temperatur nach Dosen von 9 g Salicin ist mehrfach beobachtet worden. Nasenbluten wurde nach 6 tägigem Gebrauch des Mittels zweimal festgestellt. Auch anders localisirte Blutungen können vorkommen. Der Puls wird bisweilen beschleunigt, klein und schwach befunden, während die Athmung beschleunigt und tiefer sein und nach grossen Dosen einen Typus annehmen kann, den ich bei der Salicylsäure geschildert habe[3]).

Von motorischen Störungen sind Muskelschwäche, Zittern, erhöhte Muskelerregbarkeit und leichte Krampferscheinungen mehrfach vorgekommen. Der Schweiss soll neutral oder alkalisch werden.

Collaps erschien mehrfach, z. B. bei einem an Typhus erkrankten Mädchen nach zwei Dosen von je 12 g in beträchtlicher Schwere und war kaum zu beseitigen. Nicht unmöglich ist es, dass in einem solchen Collapse der

---

1) Greenhow, Brit. med. Journ. 1880. 29. May. p. 812.
2) Buchwald, Ueb. Wirk. u. therap. Werth d. Salicins. Breslau 1878. p. 27.
3) Ringer u. Bury, Journ. of Anatomy and Physiol. 1877. Vol. XI. p. 590, 591.

Tod erfolgen kann. In einem nicht näher beschriebenen Falle starb ein Kranker angeblich, nachdem ein Tag lang zweistündlich 3,0 g, am zweiten Tag zweistündlich 3,5 g Salicin genommen waren.

Saligenin. Der Orthooxybenzylalkohol, ein Spaltungsproduct des Salicins, hat bisher keine Nebenwirkungen erkennen lassen. Falls grössere Mengen von Salicylsäure im Körper daraus entstehen, würden auch dessen Nebenwirkungen gelegentlich erscheinen müssen.

Salol.

Salol ($C_6H_4 \cdot OH \cdot COOC_6H_5$) enthält ca. 60 pCt. Salicylsäure und 40 pCt. Phenol. Das Mittel soll im Darm unter dem Einflusse des Pancreassaftes und der Galle in seine Componenten zerlegt werden. Die Ausscheidung geht durch den Harn ziemlich langsam vor sich. Nach 12—24 Stunden nimmt dieser stets die Farbe des Carbolharns an. Er wird entweder durchweg olivengrün bis braunschwarz, oder es zeigt nur die mit der Luft in Berührung gekommene Schicht eine solche Färbung. Die auf Zusatz von Eisenchlorid eintretende violette Phenolreaction hält bisweilen auch nach Verabfolgung von kleinen Mengen 2—5 Tage nach der letzten Dosis an[1]. Aeusserliche Anwendung von Salol kann soviel von dessen Zersetzungsproducten in die Brustdrüse der Mutter übergehen lassen, dass der Säugling dadurch erkranken kann[2].

Die grössten Dosen können ohne unerwünschten Zufall gegeben werden — so wird von Jemand behauptet[3], der dadurch bekundet, nicht viel Erfahrungen über die Wirkungsart von Stoffen wie das Salol zu besitzen. Es sollte diese „absolute Unschädlichkeit" dadurch bedingt sein, dass immer nur ein kleiner Theil des Mittels im Darm zerlegt wird, während der Rest unzersetzt mit dem Koth fortgeht. Die schon theoretisch haltlose Behauptung absoluter Unschädlichkeit des Salols wird aber auch durch Mittheilungen aus der Praxis, nach denen es nur Nachtheile und kaum einen nennenswerthen Vortheil gegenüber den bisher üblichen Mitteln bietet, besonders aber durch folgenden Fall widerlegt[4]. Eine an chronischem Gelenkrheumatismus leidende Frau nahm in drei Tagen 24 g, am dritten Tage 10 g. Danach trat unter allen Erscheinungen des Carbolismus stürmisches **Erbrechen** ein, Tage lang anhaltend, mit Anorexie und einer gewissen Depression des Allgemeinbefindens, welche nicht anders als auf eine Carbolintoxication bezogen werden konnte. Erst in Tagen gingen die Störungen zurück. Dabei bestand ein auffälliger Grad von Dysurie, von Druck und Drang auf die Blase bei reichlichem, stark phenolhaltigem Urin. Auch Harnverhaltung wurde neben tiefem Sopor bei einer an Gelenkrheumatismus Leidenden nach 8 g Salol in 8 Stunden beobachtet[5]. Der mit Katheter entleerte Harn enthielt neben geringen Spuren von Eiweiss Phenol. Der Tod erfolgte nach viertägigem Sopor. Die Section ergab neben

---

1) Georgi, Berliner klin. Wochenschr. 1887. No. 9. p. 147.
2) Vialle, Actual. méd. 1891. p. 177.
3) Lombard, Recherches sur les propr. du Salol. Paris 1887. p. 64, 68.
4) Herrlich, Verh. d. Vereins f. innere Medicin. Berlin 1887. Jahrg. VI. p. 216.
5) Hesselbach, Untersuchungen über das Salol. Halle 1890.

Anderem das Vorhandensein von Schrumpfniere. Die Epithelien in den gewundenen Kanälchen waren verfettet. Die degenerirten Epithelien erschienen theilweise von der Wandung losgelöst und im Lumen angehäuft. Auch kernlose Epithelzellen fand man. Die Glomeruli waren ebenfalls erkrankt. Von den geraden Harnkanälchen waren manche verödet, eng, manche stark erweitert, ihr Epithel fehlend, losgelöst oder verfettet.

In einem anderen Falle nahm ein an Gelenkrheumatismus Leidender in 4 Tagen 22,5 g Salol. Am 5. Tage erschien Lumbalschmerz und spärliche Harnsecretion mit Abscheidung eines trüben, dunkel-olivgrün, fast schwarz gefärbten, sehr viel Eiweiss, aber keine morphologischen Elemente enthaltenden Harns[1]). Auch Blut kam im Harn vor.

Selbst 0,9 g soll bei einem an Magenbeschwerden Leidenden, nachdem Bewusstlosigkeit, Pupillenerweiterung, Unregelmässigkeit des Pulses, anhaltendes Erbrechen und Dunkelfärbung des Harns vorangegangen waren, nach 12 Tagen zum Tode Veranlassung gegeben haben[2]).

Es verhält sich das Salol bezüglich der Nebenwirkungen wie viele andere, in diesem Werke abgehandelten Stoffe. Je grösser die Zahl der damit angestellten Versuche wird, umsomehr bewahrheitet sich auch hier die alte Erfahrung, dass die Toleranz für ein solches Mittel etwas durchaus Individuelles ist, und dass die Abstraction von dem Verhalten selbst vieler Kranker, die ein solches Mittel gut vertragen, nicht für andere zuzutreffen braucht.

Schwere Schädigung des Säuglings wurde beobachtet, nachdem die Mutter in Folge äusserlichen Salolgebrauches Nebenwirkungen bekommen hatte.

Salolmundwasser sollte wegen der dadurch veranlassten Schädigung der Zähne nicht gebraucht werden. Scheidet sich aus einem solchen beim Zusatz von Wasser das Salol in Krümchen und Klümpchen wieder aus, so können beim Gurgeln leicht Kehlkopf und Rachen irritirt werden[3]). Gegen das Einnehmen des Medicaments zeigen vereinzelte Kranke Widerwillen. Andere nehmen es wegen seines nicht schlechten Geschmackes gern. Vereinzelt entstanden Abstumpfung der Empfindung und Constrictionsgefühl im Munde und Rachen, und recht oft Magenstörungen. Manche Gruppen, z. B. die Rheumatismuskranken, blieben in einer Beobachtungsreihe davon frei, während angegriffene Typhuskranke mit schwerem Allgemeinleiden häufiger derartige Störungen erfuhren. Es wurden Appetitstörung[4]), Magendruck, Vollsein, Uebelkeit, Erbrechen, auch Blutbrechen und nach Einnahme von 8 g Schmerzen in der Magengegend wahrgenommen. Auch Koliken und Durchfälle können entstehen. Eigenthümlich ist die Beobachtung, dass nach häufigerer Einführung von pulverförmigem Salol im Koth harte, zusammengeballte Salolklumpen bis zu 2 g Gewicht erschienen, die ihrerseits Anlass zu Kolikschmerzen hervorriefen.

Reichliche Schweisssecretion und paradoxe Temperatursteigerung kommt ebenfalls vor, letztere im Ganzen selten. In einem Falle bekam

---

1) Josefowicz, London medical Recorder. 1888. p. 443.
2) Chlapowski, The Lancet. 1891. 23. May. p. 1167.
3) Georgi, Berliner klin. Wochenschr. 1887. No. 9. p. 150 u. 169.
4) Leopold, Zur Behandl. d. Diabetes mell. mit Salol. 1890. p. 24.

ein Typhuskranker fast jedesmal bei eintretender oder nachlassender Salolwirkung Schüttelfröste. Die Temperatur schnellte unter dem Froste rapid in die Höhe. Ohrensausen, das manchmal längere Zeit anhielt, bald nur schwach, bald sehr stark war, so dass der Kranke nicht leise gesprochene Worte verstehen konnte, zeigte ebenfalls eine Uebereinstimmung mit der analogen Erscheinung nach Salicylsäure. Einzelne Kranke klagen ferner über ein Gefühl von aufsteigender Wärme; Kopfschmerzen mit und ohne Fieber, Schwindel, Hitze zum Kopf und Eingenommenheit desselben, und auch Delirien sollen wie nach Salicylsäure auftreten können. Leichte, bald vorübergehende Störungen in der Herzaction wurden wahrgenommen.

Auch mono- oder polymorphe **Hautveränderungen** bringt das Salol zu Wege. Bei einem Typhuskranken entstand nach Verordnung von 0,3 g Salol alle 4 Stunden, am 3. Tage am Oberkörper bis zur 10. Rippe ein juckendes, rothes, herpesartiges schmerzhaftes **Exanthem**[1], das in 3—4 Tagen schwand. **Scharlachartig** war der Ausschlag bei einer Kranken nach 3 g Salol in 2 Tagen auf den inneren Schenkelflächen, **rubeolaartig** auf der Hinterfläche eines Oberschenkels, und **papulös** auf den Wangen. Nach 2 g Salol erschien bei einem Knaben ein universelles scharlachartiges **Erythem**[2]. **Der äusserliche Gebrauch des Salol** kann die Haut am Orte der Anwendung selbst oder in weiterer Entfernung davon krank machen. So fand man nach Einblasung von gepulvertem Salol in die Nase in zwei Fällen ein **Eczem** an den Nasenlöchern und der Oberlippe. In einem dritten Falle dehnte es sich über einen grossen Theil des Gesichts aus. Das Gleiche rief eine 10 proc. Salol-Vaselinsalbe hervor.

Im Anschluss an Saloleinblasungen in das Ohr bei einer Syphilitischen entstand ein örtliches Erythem am Ohr, das sich, nach innen fortschreitend, zum Schlunde fortsetzte und eine **Angina oedematosa** hervorrief[3]. Die subcutane Einspritzung von Salol in Oel aufgeschwemmt erzeugt Knoten.

Chlorsalol. Beide Chlorsalole, die sich im Körper in Salicylsäure und Chlorphenol spalten, müssen gelegentlich die Nebenwirkungen ihrer Componenten zeigen.

Salophen. Das Acethylparamidosalol enthält 51 pCt. Salicylsäure, die durch Alkali sich abspalten. Wenn bisher nur wenig Nebenwirkungen gesehen wurden, so liegt dies an der nicht ausgedehnten Anwendung des Mittels und der Abscheidung eines grossen Theiles der Dosen mit dem Koth. Ein Theil des Mittels soll mit den oft reichlich erscheinenden Schweissen an der Haut kristallinisch zur Abscheidung kommen[4]. Es treten ferner mitunter auf: Pulsverlangsamung, Ohrensausen und auch Schwindelgefühl.

Salicylamid, Orthoamidosalicylsäure, Salacetol und andere Salicylverbindungen müssen nach Maassgabe des Freiwerdens der Salicylsäure im Körper unter gewissen individuellen Verhältnissen deren Nebenwirkungen in mehr oder minder grossem Umfange aufweisen.

---

1) Church, New York Medical Record. 1888. 3. March. p. 144.
2) Morel-Lavallée, Annal. de Dermatologie. 1894. No. 12.
3) Morel-Lavallée, Bull. Soc. franç. de dermat. et syphil. 1891. p. 229.
4) Hitschmann, Wiener klin. Wochenschr. 1892. No. 49.

Chinolin.

Gegensätzliche Resultate wurden mit diesem Stoff nicht nur in therapeutischer Beziehung, sondern auch soweit Nebenwirkungen in Frage kommen erhalten. Schreibt der Eine, dass „ihn die äusserst traurigen Erfahrungen und Resultate so deprimirt hätten, dass er jetzt nicht mehr den Muth haben würde, einen erneuten Versuch damit anzustellen, dass er es geradezu für inhuman erachte, weiterhin mit diesem verbannungswürdigen Präparat zu experimentiren"[1]), so berichtet der Andere auf Grund von 100 Fällen, die keuchhustenkranke Kinder betrafen, dass weder Nebenwirkung noch Widerstreben gegen das Einnehmen, sondern ziemlich gute Heilerfolge nach der Anwendung folgten[2]). Eine Vereinigung so verschiedenartiger Angaben ist unmöglich. Die Art der Krankheit, die Individualität und die Dosen sowie die Reinheit des Präparates haben zweifellos einen Einfluss — aber eine solche Divergenz in den Berichten lässt erkennen, dass das Subjective in der Beurtheilung seitens des Autors hierbei eine grosse Rolle spielt. Nebenwirkungen wurden nach dem Gebrauch als subcutane Einspritzung, als Clysma und per os gefunden. Eine besondere Empfindlichkeit scheinen Lungenschwindsüchtige für das Präparat zu haben. Ganz regelmässig zeigte sich bei ihnen Magenreizung[3]).

Oertliche Einwirkungen erschienen bei einem Kranken nicht unmittelbar nach der Einspritzung einer erwärmten 10 pCt. Lösung an der Einstichstelle, aber nach einigen Tagen stiess sich dort die Cutis in der Grösse eines Markstückes ab, nachdem sich vorher ein Abscess gebildet hatte. Bei einem anderen Kranken verursachte die Einspritzung sehr heftige Schmerzen, während es trotzdem nicht zu einer Abscedirung kam. Die zu Stande kommenden Abscesse schwanken von Erbsen- bis Thalergrösse und zeigen im Allgemeinen eine geringe Neigung zum Heilen, so dass mehrere Wochen die Wunden vorhanden sind. Auch die Pinselung diphtheritischer Flächen mit verdünntem Chinolin (10 pCt.) kann, wenn sie zu lange fortgesetzt wird, schwer heilende Geschwüre veranlassen. Als Ausdruck einer solchen reizenden, localen Einwirkung sind auch die gastrischen Störungen aufzufassen, die bei Fiebernden und nicht Fiebernden häufig auftreten. Empfindliche, auch schwindsüchtige Personen leiden in dieser Beziehung vielleicht mehr als andere. Es giebt aber auch viele Menschen, die nicht dadurch angegriffen werden. Uebelkeit, Aufstossen, Erbrechen und Appetitlosigkeit sind die wesentlichen hierher gehörigen Symptome. Ist Erbrechen einmal eingetreten, so lässt es sich in einzelnen Fällen trotz Einnehmen von Citronensäure, Eispillen und ähnlichen Antemeticis nicht stillen, in anderen mildern Eisstückchen den Zustand. Es liegen Berichte vor, in denen das Erbrechen fast ausnahmslos bei gewissen Personen nach jeder Dosis eintrat, und dadurch eine unangenehme Schwäche hervorrief.

Zu den Magenstörungen können sich noch hinzugesellen: heftige, als kolikartige Einschnürungen und Gürtelgefühle bezeichnete Leibschmerzen sowie Durchfälle, die auch nach Chinolinklystieren beobachtet wurden. Kopfschmerzen, das Gefühl allgemeiner, über den ganzen Körper, zumal den Kopf verbreiteter Hitze, sowie Schwindelgefühl wurden in manchen Beobachtungsreihen häufig gesehen, ebenso gesteigerte Respirationsfrequenz, unregelmässiger, sehr schneller Puls und collapsartige Erscheinungen, wenn die Dosen des Mittels auf 2—3 g erhöht wurden[4]). Bei einem Typhösen entstanden, durch die Brechbewegungen veranlasst, Darmblutungen.

---

1) Bodenhausen, Vers. über die Wirk. des Chinolins. 1882. p. 33.
2) Koch, Berliner klin. Wochenschr. 1882. No. 13. p. 198.
3) Seiffert, Unters. über d. Wirkung einiger neuer Arzneimittel. 1883. p. 126.
4) B. Roeber, Correspondenzbl. f. schweiz. Aerzte. 1882. Bd. XII. p. 244.

Chinosol. Das oxychinolinschwefelsaure Kalium beeinflusst in Lösungen das Schankergift sogar weniger als die Carbolsäure. Das auf die Wunde gebrachte Pulver erzeugt Jucken, Brennen und Schmerzen, kann ausserdem nach der Resorption Schaden hervorrufen, da Kaninchen durch 0,5 g sterben und bei der Section das Blut als schwarzroth, also wahrscheinlich methämoglobinhaltig angegeben wird[1]).

Kairin.

Das salzsaure Salz des Oxychinolinäthyltetrahydrür ruft bei Tuberkulösen einen gesteigerten Hustenreiz hervor. Nicht selten wird von den Kranken über ein bald nach dem Einnehmen auftretendes Brennen oder einen Schmerz in der Nase geklagt, der in die Stirnhöhle übergreift[2]). Bei Recurrenskranken wurde auch Nasenbluten und sonst auch Brennen in den Augen beobachtet[3]).

Seitens des Magen-Darmkanals kommen Trockenheit und Kratzen im Halse, Abnahme des Appetits, Uebelkeit sowie Erbrechen vor, letzteres häufig bei Recurrens-Kranken und auch bei Abdominaltyphus, bei anderweitigen Erkrankungen nur in 3 resp. 6 pCt. der Fälle. Zwei Male (bei einem Pneumoniker und einem Tuberkulösen) wurden bei der Section Erosionen der Magenschleimhaut gefunden. Ueber Leibschmerzen wurde auch geklagt. Häufig sind bei Fiebernden Schweisse und Fröste. Es kann auch Frost mit Schweiss abwechseln, der Schweiss aber auch nicht nur beim Fallen der Temperatur, sondern während der ganzen Dauer der Wirkung bestehen. Während die Neigung zu Frostanfällen bei einigen Kranken gar nicht eintritt, kehren sie bei anderen täglich wieder und dauern bisweilen $1^{1}/_{2}$ Stunden und mehr. Der Schüttelfrost fällt nicht immer mit dem Wiederansteigen der Temperatur zusammen.

Grosse Dosen rufen leicht Herzschwäche und Cyanose und fast moribunde Zustände[4]) hervor. Nach einer zweiten Dosis von 0,75 g trat in einem Falle Herzschwäche auf, die zum Tode führte. Nach Einnahme von 1,5 g Kairin in 3 Stunden erschien Blässe des Gesichts, während der Körper mit kaltem Schweisse bedeckt war; der Kranke fühlte sich so schwach, dass er kaum reden konnte, und der Puls war klein, weich und verlangsamt. Beängstigende Cyanose kommt mit oder ohne Collaps vor. Das bleigraue Gesicht, die blauen Lippen, die kühle Haut, der kleine, leicht wegdrückbare Puls erinnern in ihrer Gesammtheit an das Stadium algidum der Cholera. Vereinzelt wurden Ohrensausen, Eingenommensein des Kopfes, Schwindel sowie Kopfschmerzen wahrgenommen. Leichte Delirien mit Hallucinationen begleiten bisweilen die ersten grossen Dosen. Der nach Kairingebrauch gelassene Harn ist bei saurer Reaction grün oder braunroth und bisweilen eiweisshaltig.

Nach subcutaner Einspritzung von erwärmten 10—50 pCt. Lösungen erscheinen entweder nur leichte Schmerzhaftigkeit oder wenige Stunden nach der Einspritzung wachsende Schmerzen, und an jeder Einstichstelle Infiltration des Unterhautgewebes zu einem harten, druckempfindlichen Buckel, dessen Dauer mehrere Wochen betragen kann, oder Nekrose mit Eiterung und Putrescenz.

Analgen. Das bittere Aethoxybenzolamidochinolin rief in Dosen von 0,5—1 g als Nebenwirkungen hervor: Uebelkeit und Erbrechen, Congestionen nach dem Kopfe, Kopfschmerzen und Verstärkung bestehender Kopf-

---

1) Ahlfeld u. Valle, Deutsche Zeitschr. f. Chir. Bd. 42. H. 4 u. 5.
2) Filehne, Berliner klin. Wochenschr. 1883. No. 6. p. 77.
3) Freymuth u. Poelchen, Dtsch. med. Wochenschr. 1883. 4. Apr. p. 202.
4) Pribram, Prager med. Wochenschr. 1883. No. 29.

schmerzen, Ohrensausen, Cyanose und einen scharlachähnlichen Ausschlag, der mit Jucken einherging und sich über den ganzen Körper verbreitete.

Antipyrin.

Die Frage, ob dem Phenyl-Dimethyl-Pyrazolon [$NC_6 H_5 . (CH_3)_2 NC . CO . CH$] Nebenwirkungen zukommen, wurde anfangs verneinend beantwortet. Mit dem steigenden Umfange des Gebrauches traten aber auch solche hervor. Die Angaben über die Schwere dieser Nebenwirkungen schwanken zwischen den beiden möglichen äussersten Grenzen.

Wegen entstehender Umsetzungen soll Antipyrin nicht verordnet werden mit: Chloralhydrat, auch nicht mit Extr. Chinae, oder mit Natriumsalicylat, Spiritus aethero-nitrosus, Gerbsäure, Carbolsäure, Sublimat, Jodtinctur, Amylnitrit u. a. m. Die Resorption geht schnell vor sich. Im Körper findet, verschiedenen Angaben nach, keine Zersetzung statt. Wenn ich aus eigener Wahrnehmung hierüber urtheilen darf, so möchte ich eine partielle Zersetzung annehmen. Mir ist mehrfach begegnet, dass nach dem Einnehmen von Antipyrin sich in der Nase ein eigenthümlicher Reizzustand entwickelte, welcher, nach der Geruchsempfindung, die gleichzeitig dadurch entstand, zu urtheilen, nicht von dem Antipyrin als solchem erregt worden sein konnte. Dass aber auch unverändertes Antipyrin auf den gewöhnlichen Ausscheidungswegen den Körper verlässt, ist sichergestellt. Mit dem Harn wird es in 1—2 Tagen ausgeschieden. Es geht auch in kleinen Mengen in die Milch nach 1—2½ Stunden über, und ist nach etwa 20 Stunden daraus wieder verschwunden. Kinder, die eine antipyrinhaltige Milch aufnehmen, bekommen Durchfall. Vielleicht handelt es sich auch hier um Zersetzungsproducte. Bei Thieren ändert Antipyrin die Gesammtstickstoffausscheidung im Harn nicht, bewirkt dagegen eine Vermehrung der Harnsäureausscheidung, welche im Mittel 65,2 pCt. über die normale, und im Maximum über das Doppelte der normalen Ausscheidung beträgt[1]). Analoges ist bei Menschen bisher nicht erwiesen worden. Die Stickstoffmenge wurde besonders bei Fiebernden vermindert gefunden[2]). Es handelt sich um eine Verminderung des Eiweisszerfalls.

Unter den Anomalien in der Heilwirkung nach Antipyrineinführung ist zuvörderst ein Fehlen der Wirkung hervorzuheben. So sah man bei Sonnenstich die Körperwärme trotz subcutaner Anwendung von 6 g Antipyrin sich nicht erniedrigen. Schwache Erfolge oder fehlende wurden auch bei eitriger Pericarditis und Pleuritis mit septischem Fieber, bei Endocarditis ulcerosa, oft bei Migräne, Neuralgia intercostalis und Ischias, bei Angina pectoris und anderen Krankheiten gesehen. Es ist kein Zweifel, dass abgesehen von der Individualität des Kranken und der Schwere seines Leidens, das letztere an und für sich verschieden auf dieses Mittel zu reagiren vermag. So wird angegeben, dass bei Pneumonie und Erysipelas nicht der schnelle und andauernde Effect erzielt wird, wie etwa bei Abdominaltyphus[3]). Auch conträre

---

1) Kumagawa, Archiv f. pathol. Anatomie. Bd. 113. 1888. p. 198.
2) Engel, Mitth. aus d. med. Klinik zu Würzb. 1886. Bd. II. p. 23.
3) v. Noorden, Berliner klin. Wochenschr. 1884. No. 32. p. 503.

Wirkungen werden berichtet. Statt eines schmerzstillenden wurde ein schmerzerregender Einfluss[1]), statt Fieberminderung Fiebererregung gesehen.

Selbst eine Gewöhnung an Antipyrin findet statt. Phthisikern, die auf Dosen von 3 g des Mittels anfangs mit einer Temperaturerniedrigung von 3—4⁰ C. in 5 Stunden reagirten, zeigten später, als dieselben Dosen unter fast denselben Bedingungen gegeben wurden, eine solche nur um einige Zehntel Grade. Ebenso stumpft sich die schmerzstillende Wirkung ab. Es macht in dieser Beziehung keinen Unterschied, ob das Mittel direct in den Magen oder in das Unterhautzellgewebe gebracht wird. Diese Abschwächung in der Wirkung bedingt bereits gar nicht mehr selten, dass an Neuralgieen leidende Menschen allmählich bis zu recht hohen Tagesdosen aufsteigen müssen und aufsteigen um noch eine Wirkung zu erzielen. Beispiele von solchem Antipyrinismus sind schon mehrfach mitgetheilt. Das Antipyrin wird vielfach nicht nur gebraucht, sonder missbraucht. Wenn auch vorläufig nicht gut angenommen werden kann, dass Jemand ohne von Schmerzen gequält zu werden, das Mittel chronisch gebraucht, so ist doch darauf hinzuweisen, dass der Arzt die Pflicht hat, bei Kranken, die häufig wegen Kopfweh etc. Antipyrin nehmen auf die ev. Folgen eines solchen chronischen Gebrauches hinzuweisen, die abgesehen von Störungen seitens des Magens in Erregtheit und Zittern der Hände und Zunge, Schlaflosigkeit, Ohrenklingen und Muskelschwäche bestehen. Es kann nothwendig werden, solche Menschen einer strengen Entziehungskur zu unterwerfen. Soweit man von Toleranz in Bezug auf diesen Stoff reden kann, scheint sie Geisteskranken zuzukommen, da diese grosse Dosen ohne Beeinträchtigung vertragen können[2]).

Eigentliche Nebenwirkungen nach Antipyrin treten in manchen Beobachtungsreihen eigenthümlicher Weise gar nicht oder nur in geringfügiger Zahl hervor, z. B. unter 96 Fällen nur drei Mal, in anderen sehr häufig. Die Gründe sind ebenso zahlreich wie diejenigen für die Nebenwirkungen selbst. Das Auftreten der letzteren ist keineswegs immer als Ersatz einer, bei solchen Personen nicht eintretenden normalen Antipyrinwirkung anzusehen. Es kommt dies vor, bildet aber nicht die Regel. Mehrfach machte man die schlechte Beschaffenheit des Antipyrins für die Nebenwirkungen verantwortlich. Es ist möglich, dass hier und da ein unreeller Zwischenhändler Manipulationen mit dem Präparat vornimmt.

Eine zu hohe Dosirung des Mittels ist gewiss manchmal als Ursache von Nebenwirkungen anzusprechen. Indessen riefen auch kleine Dosen solche hervor, z. B. 0,25 g Heiserkeit und 0,4 g Collaps[3]). Langes Krankenlager mit bedeutendem Verlust an Körpergewicht sah man dadurch bedingt werden. Kleine Dosen sind in einzelnen Fällen angeschuldigt worden, den Tod herbeigeführt zu haben. So sollen zwei Gaben von 2 und 1 g bei einer nach Abort fiebernden Frau in drei Stunden gereicht, Collaps und 32 Stunden später den Tod durch schweren Collaps bei erhaltenem Bewusstsein bedingt haben. Ist auch

---

1) Müller, Correspondenzbl. f. schweiz. Aerzte. 1888. p. 681.
2) Maire et Combemale, Gaz. hebdom. de Médecine. 1887. p. 838.
3) Rapin, Revue médic. de la Suisse romande. 1888. p. 687.

dieser Fall vielleicht zweifelhaft, so liegen doch andere vor, bei denen der Zusammenhang des Medicamentes mit dem Tode nicht bezweifelt werden kann. Gewöhnlich war es der Collaps, der vielleicht auf Grundlage einer besonderen Schwäche in den Tod hinüberführte. Dies geschah nach Verbrauch von 1,5 g bei einem Phthisiker, und bei einem Pneumoniker, eine Stunde nach dem Einnehmen[1]) und in zwei anderen Fällen, in denen Angina pectoris vorhanden war, trat der Tod sehr bald nach Einnehmen von je 1 g des Mittels ein. Ein 56 Jahr alter Pneumoniker, der ca. 2 g 6 stündlich genommen, verfiel alsbald, die Kräfte nahmen ab, das Allgemeinbefinden verschlechterte sich, und nach Verlauf von einer Stunde erschien Collaps, der nicht zu bekämpfen war, und in Herzparalyse endete[2]). Die kleinste Dosis, die ein an Influenza erkranktes Kind tödtete, betrug 0,2 g. Unter Convulsionen erfolgte der Tod zwei Mal nach Antipyringebrauch[3]). Die Möglichkeit des Zusammenhanges mit dem letzteren wird durch die auch später erwiesenen schweren Krämpfe dargethan.

Eine grössere ätiologische Bedeutung für das Entstehen der Nebenwirkungen kommt der zeitlichen oder dauernden Individualität des Kranken zu. In ersterer Beziehung ist der Umstand zu erwähnen, den ich bereits in der Einleitung zu diesem Werke als besonders wichtig bezeichnet habe, nämlich das Verhalten der Nieren. Eine mehr oder minder ausgesprochene Insufficienz dieses Organs, auf einfacher functioneller Störung, oder Verletzung mit verminderter Harnabsonderung beruhend, kann eine Ansammlung des Antipyrins im Körper bis zu bedenklicher Höhe veranlassen. Um so mehr ist dies zu befürchten, als das Antipyrin an und für sich die Eigenschaft besitzt, die Harnabscheidung herabzusetzen. Die Körperstärke hat keinen Einfluss in Beziehung auf die Nebenwirkungen. Schon nach 0,6 g sah man solche bei einem kräftigen Mann auftreten, während schwache oft sehr viel mehr ohne Nebenwirkungen vertragen. Die Disposition dazu liefern sehr häufig bestehende Krankheiten. Es ist mehrfach vorgekommen, dass Antipyrin ohne Nebenwirkungen so lange gut vertragen wurde, bis gröbere Störungen des Allgemeinbefindens durch gewisse Organerkrankungen eintraten. Ein Mann nahm vor dem Ueberstehen des Typhus jede Antipyrindosis, später erzeugten schon 0,08 g Blasen in der Genital- und Analgegend, die mit Schorfen heilte[4]). Ferner würden hierher zu rechnen sein: Arteriosclerose, Angina pectoris, Abdominaltyphus in der Schwangerschaft, weil die nicht selten hier bestehende Nierenverfettung eine Behinderung der Antipyrinausscheidung bedingt, Leberleiden, ferner die Menstruation und Herzschwäche resp. alle Zustände, die zu einer solchen neigen. In Bezug hierauf ist z. B. daran zu erinnern, dass bei schwerer diphtherischer Infection vom Antipyrin Abstand zu nehmen ist wegen der hierbei drohenden Herzschwäche und nicht so seltenen myocarditischen Schädigung des Herzmuskels. Das Gleiche gilt von körperlich heruntergekommenen Personen mit Herzschwäche. In der Kinderpraxis verlangt der Gebrauch des Mittels Vor-

---

1) Hafft er, Correspondenzbl. f. schweiz. Aerzte. 1888. No. 23. p. 743 u. A.
2) Posadsky, Deutsche med. Wochenschr. 1888. p. 638.
3) E. Israel, Hospital-Tidende. Kjöbenhaven 1884. 3. R. II. p. 1129.
4) Briquet, Journ. de Méd. et de Chir. 1896. 25. Déc.

sicht in der Dosirung und eine intelligente Ueberwachung der Kranken. Tuberkulöse zeigen auf die ersten Antipyrindosen fast durchgängig eine unangenehme Reaction. Es schwindet dieselbe freilich oft allmählich beim weiteren Gebrauch, indess scheint es auch vorzukommen, dass solche Tuberkulöse, die behufs Erzielung einer normalen oder geringeren Eigenwärme häufig antipyrinisirt werden, in auffallend kürzerer Zeit sterben als andere[1]). Besonders leicht tritt bei solchen Kranken beim Hervorrufen subnormaler Temperaturen Collaps auf. Ein solcher ist auch mehrfach bei Bronchopneumonie gesehen worden.

Bisweilen zeigen sich Nebenwirkungen erst nach mehrfachem Gebrauch des Mittels. So sah ich an mir selbst, nachdem ich den Stoff mehrfach genommen und nie Unbequemlichkeit dadurch erfahren hatte, plötzlich nach dem Einnehmen von 0,5 g ein Exanthem erscheinen. Das Einnehmen geschah auf nüchternen Magen und es wurde Kaffee nachgetrunken. Auch das Gegentheil kommt vor, dass anfangs Nebenwirkungen entstehen, bei Wiederholung der Dosen nach einiger Zeit aber nicht mehr, und auch dass dieselben trotz Fortgebrauchs des Mittels schwinden. Sie entstehen in einzelnen Fällen schon nach 3—5 Minuten, in anderen erst nach fünf und noch mehr Stunden und halten von Stunden bis zu mehreren Tagen an.

Die Störungen im Allgemeinbefinden und der Ernährung können gewaltig sein. Sie dauerten bei einer Frau, die 0,3 g Antipyrin genommen hatte, das erste Mal 26 Tage und schufen einen Gewichtsverlust des Körpers von 24 Pfund. Nachdem sie wieder 0,3 g Antipyrin genommen, wurde sie 16 Tage bettlägerig und verlor 6 Pfund und ein drittes Mal blieb sie 10 Tage an das Lager gebannt.

Die Nebenwirkungen an der Haut.

Bei der epivulnerären Benutzung gegen Unterschenkelgeschwüre beobachtete man nach dem Aufstreuen, wenn, was schnell geschieht, das Mittel sich im Wundsecret löst, einen stechenden und brennenden Schmerz, der in seiner Stärke je nach der individuellen Sensibilität verschieden ist. Er dauert 5—15 Minuten und ist in den ersten Minuten so quälend, dass die Kranken ihre Schmerzen laut äussern. Eine entzündliche Reaction wird dabei nie gesehen[2]). Die zweite Möglichkeit für das Entstehen von Nebenwirkungen bilden die subcutanen Injectionen. Die grosse Löslichkeit des Antipyrins in Wasser ermuthigte ganz besonders zu dieser Einführungsart. In dem grösseren Theil dieser Fälle kam es zu localen Veränderungen. Es liegen aber auch Berichte von besonders glücklichen Beobachtern vor, die niemals hierbei einen Zufall zu beklagen hatten. Das Gewöhnliche ist, dass nach Einspritzung einer 50 pCt. Lösung an der Injectionsstelle, und von dort weiter ausstrahlend, Schmerzen entstehen. Diese sind meist heftig, so dass die Kranken die Zähne aufeinander beissen oder schreien. Bei Frauen kommt es in Folge der Heftigkeit des Schmerzes bisweilen zu Ohnmacht[3]). Es scheint gleichgültig zu sein, ob eine erwärmte oder kalte Lösung einge-

---

1) Mahnert, Mittheil. d. Vereins d. Aerzte in Steiermark. 12. März 1888.
2) Bosse, Berliner klin. Wochenschr. 1886. p. 550.
3) Hess, Berliner klin. Wochenschr. 1888. p. 793.

spritzt wird. Der erste Schmerz hält bis zu 10 Minuten an. An der Einstichstelle entsteht nach mehreren Stunden eine entzündliche, schmerzende Anschwellung, die einige Tage als solche bestehen bleibt und sich dann allmählich zurückbildet. Auch das Hinzufügen von Cocain zu dem Antipyrin ändert wenig an diesem Verhalten. Als z. B. 0,25 g Antipyrin mit 0,005 g Cocain in die Schläfengegend injicirt wurde, entstand in der Injectionsgegend leichte Schwellung. Die Stelle war gegen Druck empfindlich, blieb 6—8 Tage geschwollen, und die Schwellung dehnte sich bis zu den unteren Augenlidern aus[1]). Es kann aber auch Gewebszerfall an der Einstichstelle entstehen. So beobachtete man in einem Falle nach Einspritzung einer 50proc. Antipyrinlösung gegen Brachialneuralgie Schwellung, und nach 2 Tagen leichte Fluctuation. Die Haut in der Umgebung der Injectionsstelle war handbreit blauroth verfärbt. Die Erscheinungen bildeten sich unter Anwendung der Kälte zurück. Es kommt ferner vor, dass aus der geschwollenen Stelle ein Abscess wird, der mehrerer Wochen zur Heilung bedarf. Die Einstichstelle kann, wie dies bei einem Typhösen beobachtet wurde, gangränös werden[2]). Nach subcutaner Einspritzung von Antipyrin gegen Ischias resp. Neuralgie der Zehen entstanden in zwei Fällen Gangrän, die sich ausdehnte und zum Verluste eines halben Fusses resp. Beines führte[3]). Es würde bei solchen Neuralgieen gerathen sein, die Einspritzungen zu unterlassen.

Demnächst beanspruchen die Hautausschläge, welche nach Verabfolgung des Antipyrins gar nicht selten auftreten, ein Interesse. Ich halte dieselben nicht für besonders nachtheilig. Wohl kann das Brennen und Jucken lästig werden, indessen fällt die etwa dadurch veranlasste Erhöhung des Fiebers kaum ins Gewicht und für die Haut selbst haben sich diese Ausschläge, selbst wenn sie bei Typhus die Nates und den Rücken befielen, nicht als gefährlich erwiesen. Dieselben sind nach jeder Anwendungsart, der innerlichen, subcutanen und rectalen gesehen worden. Jedes Alter und jedes Geschlecht kann gleichmässig davon betroffen werden. So wurden unter 122 Kranken 6 Männer und 7 Frauen davon befallen[4]). Der Ausschlag erscheint nicht immer nach der ersten Dosis, meistens sogar erst nach mehreren bis zu 6 Tagen der Darreichung. Danach scheint es, als wenn erst eine Sättigung des menschlichen Körpers mit dem Mittel zu Stande kommen müsse, um Hautausschläge entstehen zu lassen. Dem steht aber einmal die Erfahrung gegenüber, dass die letzteren auch nach ein- resp. zweimaliger kleiner Dose entstehen und andrerseits die Möglichkeit, dass je nach der Individualität, also auch der zeitlichen Erkrankung, das eingeführte Antipyrin bei den überhaupt hierzu disponirten Menschen unter allen Umständen die gleiche Bedingung erst schaffen muss, welche die Hauterkrankung veranlasst. Es erfordert dies bei dem einen Menschen sehr viel, bei dem anderen wenig von dem Mittel. Ob es sich hierbei um eine directe Einwirkung des letzteren auf die besonders vulnerable Haut oder um eine Einwirkung auf den vasomotorischen Apparat han-

---

1) Grandclément, La Semaine médicale. 1888. p. 188.
2) Hays, New York Medical Record. 1887. Vol. XXXII. p. 486.
3) Verneuil, Bullet. de l'Académie de Médecine. 1891. p. 602.
4) Welt, Deutsches Archiv f. klin. Medicin. 1885. Bd. 35. p. 81.

delt, ist weder im einzelnen Falle noch allgemein zu erweisen. Dass Antipyrin an sich eine Erweiterung der Hautgefässe veranlasst, ist experimentell nachgewiesen. Damit allein ist aber für den vorliegenden Fall nur wenig erklärt.

In vielen Fällen verschwindet der Ausschlag trotz Weitergebrauches des Mittels. In anderen dehnt er sich hierbei immer mehr aus. Gewöhnlich geht er bald nach dem Aussetzen des Antipyrins fort. Es kommt jedoch auch vor, dass er trotz Fortlassen des letzteren nicht nur nicht schwindet, sondern sich sogar ausbreitet[1]). Schliesslich ist auch beobachtet worden, dass ein solcher Ausschlag, der nach dem Aussetzen des Mittels fortging, nach der erneuten Anwendung desselben nach einiger Zeit nicht wieder erschien. Die hohe einzelne und die gesammte verbrauchte hohe Menge des Antipyrin ist hier bedeutungslos. Man gab Menschen im Laufe einiger Zeit über 100 g davon, ohne dass sich irgend etwas derartiges zeigte. Die Anschauung ist deswegen irrig, dass Hauterkrankung nur bei Menschen sich zeige, welche Antipyrin lange und in grossen Dosen nehmen. Es kommt vielmehr auf die Beschaffenheit der Haut eventuell der Gefässe und der vasomotorischen Apparate an. Der Ausschlag, an dem in einer Familie z. B. nur die Mutter und eines ihrer Kinder erkranken kann, entsteht bilateral symmetrisch, aber auch an einer Körperhälfte. Er kann sich über den ganzen Körper, oder auch nur über einzelne Theile z. B. auf Brust und Bauch oder untere Vorderarme und Hände, oder nur linkerseits an den Wangen und an der ganzen Stirn verbreiten. Häufig zeigten die Extensorenflächen ein überwiegendes Befallensein, was vielleicht auf besondere Gefässanordnung zurückzuführen ist. Der Ausschlag ist z. B. bei Tuberkulose, acutem Gelenkrheumatismus, Puerperalfieber, Migräne gesehen worden, so dass man keinen Grund zu der Annahme hat, dass bestimmte Krankheiten eine besondere Disposition für sein Entstehen abgeben. Mir fiel indess doch auf, wie häufig er gerade bei Abdominaltyphus auftritt. So erschien unter 13 Fällen das Antipyrinexanthem 12 Mal bei Typhösen, in anderen Beobachtungsreihen ausschliesslich bei solchen. Die Form des Ausschlages ist gewöhnlich eingestaltig, das Gegentheil selten. Es kommt aber auch vor, dass nach erneutem Auftreten desselben die Localisation und die Gestalt von der erstmaligen abweicht, so dass z. B. zuerst ein Erythem, und später eine Urticaria auftritt. Beobachtet wurde auch, dass, nachdem ein monomorpher Ausschlag sich herausgebildet, ein Nachschub eine andere Form wie die erste Affection hatte. An einem Kranken kamen gleichzeitig zur Beobachtung: Ein Eczem am Anus, ein bullöser Ausschlag an Händen und Füssen, eine ödematös entzündliche Schwellung an Zunge und Lippe, Geschwüre am Penis und Geschwüre mit Pseudomembranen im Munde.

Neben dem Exanthem besteht, wahrscheinlich viel häufiger als es vermuthet wird, ein Enanthem. Dasselbe ist bisher nur ganz vereinzelt constatirt worden. Jucken kann dem Ausschlag vorangehen oder ihn begleiten. Das Gleiche gilt von Magenschmerzen und sonstigen Störungen dieses Organs. Fieber wird häufig vor und, wie auch Collaps, bei dem Exanthem gesehen, kann aber auch vollständig fehlen. Ebenso verhält

---

1) Blomfield, The Practitioner. 1886. Vol. XXXVI. I. p. 261.
2) Huber, Correspondenzbl. f. schweiz. Aerzte. 1897. p. 737.

sich die Störung des Allgemeinbefindens. Die Dauer dieser Nebenwirkung ist verschieden. Sie kann in einigen Minuten, in einem halben Tage, aber auch erst nach einer Woche oder nach 11 Tagen verschwinden. Die Heilung erfolgt gewöhnlich mit kleienförmiger Abschilferung, die manchmal Tage lang währt, oder durch allmähliches Verblassen. Es handelt sich nicht immer nur um Hyperämie, sondern auch um exsudative Vorgänge. In Bezug auf die Häufigkeit des Vorkommens der Ausschläge lässt sich nach dem vorhandenen Material kein sicherer Schluss ziehen. Man fand sie in 3—38 pCt. der Fälle. Bei Frauen scheinen dieselben häufiger wie bei Männern zu sein. Die Ausschlagsformen sind folgende:

1. Erythem. Die rein hyperämische Form ist selten. Es treten bei ihr am Stamm, den Extremitäten, und auch auf dem Gesicht verschieden grosse, ev. bis 8 cm im Durchmesser haltende, unregelmässige, juckende Flecke auf, die nicht selten so zusammenfliessen, dass sie grössere zusammenhängende Flächen bedecken. Sie bestehen meist nur wenige Stunden und verschwinden ohne Schrumpfung. Die gewöhnliche Form ist masernartig. Sie hat einen erythemato-papulösen Charakter. Hier findet also Exsudation statt. Wie bei Masern beobachtet man indess auch hier Mischformen der vorgenannten mit dieser Art. Es stehen kleine, unregelmässig begrenzte, rundliche, meist scharf berandete, seltener verwaschene, stecknadelkopf- bis bohnengrosse, röthliche oder tiefrothe, etwas erhabene Stippchen dicht beisammen; sie confluiren zu leicht über dem Hautniveau prominenten Plaques[1], die durch normale Hautbrücken mannigfach unterbrochen, eine rosaroth marmorirte, oder landkartenähnliche Zeichnung bilden. Die grösseren, meist unregelmässig begrenzten Flecke zeigen bisweilen heller gefärbte Partien, bald in ihrer Mitte, bald an den Rändern[2]. Manche Körpertheile, wie z. B. die Handflächen, weisen in einigen Fällen eine ganz diffuse Röthe auf, es kann aber auch nur ein Fleck, z. B. an der Hand auftreten[3]. Neben dem ziemlich constanten Jucken beobachtet man auch das Gefühl der Spannung. Das Jucken fehlte z. B. bei einem tuberkulösen Säufer, bei dem auch die Ausbreitung des Exanthems eigenthümlich war. Die Hauttemperatur wurde als erhöht bezeichnet.

Im Stadium floritionis weicht das Exanthem dem Fingerdruck ohne Flecken zu hinterlassen. Es kommt aber auch vor, dass die Röthe der Flecken auf Fingerdruck nicht überall vollständig schwindet, sondern eine gelbe Färbung zurückbleibt. Im Stadium restitutionis nimmt der Ausschlag fast immer den Charakter bräunlicher, dem Fingerdruck nicht weichender Pigmentflecke an. In dem grösseren Theil aller Fälle beginnt der Ausschlag an den Extremitäten und erreicht an deren Extensorenfläche seine grösste Intensität. So wurde er mehrfach zuerst an der Streckseite der Ellenbeuge und des Kniegelenks oder des letzteren allein constatirt, während später die Ausdehnung über die ganzen Extremitäten, Rumpf u. s. w. erfolgt. Auch der Unterarm oder die Füsse resp. die Beine können den Ausgangspunkt bilden. Die Beugeseiten der Extremitäten werden auffallend weniger befallen. In zweiter Linie wird

---

[1] Ernst, Centralbl. f. klin. Medicin. 1884. No. 23. p. 521.
[2] Alexander, Breslauer ärztl. Zeitschr. 1884. 26. Juli. No. 14.
[3] Benzler, Deutsche militärärztl. Zeitschr. 1894. p. 241.

meistens erst der Rumpf angegriffen. In vielen Fällen sind der Rücken mehr als Bauch und Brust verändert. Doch ist auch das intensive Befallensein von Brust, Bauch, Rücken und Glutaealgegend, oder das ausschliessliche von Brust und Bauch berichtet worden. Seltener beharrt das Exanthem auf dem Entstehungsort. Die Ausbreitung erfolgt bald schneller, bald langsamer über den Körper. Frei bleiben sehr oft: der behaarte Kopf, Hals, Handfläche und Fusssohle[1]), sehr selten Brust, Leib und Rücken. Doch kommt es auch an den beiden letzteren und, wie Andere und ich fanden, am Gesicht und dem Hals vor. Das Stadium floritionis kann bis zu 5 Tagen währen. Nach dieser Zeit beginnt gewöhnlich das Abblassen. Da, wo früher ein Ausschlag, wie z. B. eine Roseola typhosa bestand, kommt er jetzt nicht mehr durch das Antipyrinexanthem zum Vorschein. Mehrere Tage gehen dann noch bis zum völligen Verschwundensein der ganzen Affection hin. Reste werden bisweilen noch am Ende der zweiten Woche gesehen. Wenn Abschuppung eintritt, ist sie meist kleienförmig, kann aber auch in grossen Fetzen vor sich gehen, die eine feuchte, sich mit Krusten bedeckende Fläche zurücklassen. Die differentielle Diagnose zwischen diesem Antipyrinexanthem und Masern kann unter Umständen schwer werden. Der erste Anblick entscheidet nicht. Man meinte aus der Art der Verbreitung am Körper einen Schluss ziehen zu können. Dies ist sicherlich nicht möglich, da dieselbe sich der bei Masern vorkommenden analog verhalten kann. Einen Anhalt liefert nur die bei Masern constante Betheiligung der Schleimhäute und das Fieber. Ich hebe jedoch hervor, dass beide Symptome auch zufällig einmal bei dem Antipyrinexanthem sich vorfinden können, und dass für solche Fälle nur der Nachweis von Antipyrin im Harn entscheidet.

In selteneren Fällen besitzt der Ausschlag von vornherein ein scharlachartiges Gepräge, oder nimmt ein solches erst an, nachdem das masernartige Exanthem einen bis zwei Tage lang bestanden hat. Derselbe kann mit Fieber eingeleitet werden und von Jucken begleitet sein. Die Verbreitung ist eine ähnliche, wie sie die masernartige Eruption besitzt. Die Kranken sehen so roth wie ein gekochter Hummer aus. Das Allgemeinbefinden ist meist schlecht, besonders wenn sich Schwellung der vom Ausschlag befallenen oder davon frei gebliebenen Theile, wie der Augenlider und Lippen daran schliesst. Die Heilung geschieht gewöhnlich unter Abschuppung in grossen Lamellen.

2. Urticaria. Uebergänge von der vorigen zu dieser Form sind mehrfach beschrieben worden. So entstand in einem Falle ein Exanthem mit scharlachartigem Charakter, nahm aber nach kurzem Bestehen das Aussehen eines Erythema urticatum an, indem die Flecke besonders an den Streckseiten der Handgelenke und Vorderarme confluirten und sich über die Haut emporhoben. Gleichzeitig bestand eine ähnliche Eruption am Gaumen. Die Dauer des Ausschlages betrug 11 Tage. Bei einem anderen Kranken bildeten sich zu einem scharlachartigen Ausschlage auf dem Gesichte, besonders an der Stirn leichte, urticariaähnliche Erhebungen. Gelegentlich kann ein solches Erythema urticatum, z. B. am Penis, auch in langsam heilende Geschwüre übergehen[2]). Eine

---

1) Geier, Deutsche med. Wochenschr. 1884. No. 45. p. 730.
2) Möller, Therap. Monatsh. 1892. p. 580.

reine Urticaria fand sich bei verschiedenen Krankheiten. Unter sechs Fällen von Antipyrinexanthem war sie zweimal[1]). Typhöse stellen hierzu das grösste Contingent. Auch zum Entstehen dieser Ausschlagsform muss eine besondere Prädisposition vorhanden sein. So bekam ein Typhuskranker regelmässig, wenn er am Nachmittage Antipyrin nahm, am anderen Morgen eine starke Urticaria. Eine Dame wurde davon einseitig befallen, nachdem sie vorher Antipyrin mehrfach ohne Nebenwirkungen genommen hatte[2]).

Meistens verläuft die Affection mit Jucken. Dasselbe kann sich bis zur Unerträglichkeit steigern, so dass die Kranken sich die Haut zerfleischen. Die Verbreitung geht verschiedenartig vor sich. Entweder wird ein Körpertheil, wie z. B. das Gesicht oder die Gegend zwischen Lenden und Bauch[3]) befallen, oder der Ausschlag ergreift allmählich vorschreitend oder im ersten Ansturm, selbst schon zehn Minuten nach dem Einnehmen[4]) den ganzen Körper. Mannigfaltige Symptome, wie Magenschmerzen, Niesen, allgemeines Unbehagen, Angst gehen ihm bisweilen voran oder begleiten ihn. Athmungs- und Herzstörungen sah man bei universeller Urticaria entstehen. Die Dosen, die zu ihrer Hervorrufung ausreichten, sind meist nur klein gewesen, z. B. 3 g in zwei Tagen oder 3 Dosen von je 0,15 g, oder auch eine einzige von 0,25 g[5]). Sie besteht selten nur einige Minuten oder $1/2$ Stunde, meist einen halben bis zu mehreren Tagen. So traten bei einem an Typhus erkrankten Mädchen, das täglich 2 g Antipyrin erhalten hatte, am 9. Tage an den Wangen und dem Kinn zahlreiche dunkelrothe Quaddeln von Linsengrösse auf, die auf Druck blasser wurden. Nach der zehnten Dosis fingen die Gesichtsknoten an zusammenzufliessen. Aehnliche, sich wie kleine Knoten anfühlende Quaddeln entstanden dann in der Lumbargegend, an der inneren Fläche der Vorderarme und Hände, an den Handrücken und dem oberen Drittheil der hinteren Fläche des Oberschenkels. In den nächsten Tagen erfolgten noch Nachschübe auf dem Fussrücken, während im Gesicht Rückbildung eintrat. Am 6. Tage verschwand die Urticaria mit Desquamation[6]). Im Gesicht kann die Schwellung so stark werden, dass die Züge nicht mehr zu erkennen sind. Die Urticaria kann auch alle anderen gleichzeitig entstandenen Nebenwirkungen überdauern und ca. 3 Wochen anhalten. Nachdem sie geschwunden, besteht bisweilen noch für mehrere Wochen Jucken[7]).

3. Eczem. Unter den Mischformen des Antipyrinexanthems sind auch vereinzelt eczematöse Schübe, z. B. am Anus, beobachtet worden. So sah man, dass bei der masernartigen Form an den Unterschenkeln ein Theil der Knötchen sehr deutlich den Haarbälgen entsprach, indem auf der Mitte des Knötchens ein Härchen aufsass. Viele dieser Knötchen an den unteren Extremitäten trugen im Centrum ein kleines Bläschen. Was in diesem Falle nicht erfolgte, nämlich ein Platzen der Bläschen,

---

1) Cattani, Giorn. ital. dell. mal. ven. della pelle. 1886. XXVII. p. 129.
2) Schwabe, Deutsche Medicinalzeitung. 1890. p. 501.
3) Allen Sturge, British med. Journ. 1888. I. p. 243.
4) Stack, The Lancet. 1888. II. 1. Dec. p. 1112.
5) Northrup, Medical News. 1889. 27. April. p. 1461.
6) Jozefowicz, London medical Record. 1887. 15. June. p. 264.
7) Salinger, Americ. Journ. of medic. Scienc. 1890. May. Vol. XCIX. p. 487.

kommt in anderen zu Stande. An ein erst masern-, dann scharlachartiges, von grosslappiger Desquamation gefolgtes Exanthem reiht sich ein Zustand, der darauf schliessen lässt, dass vorher ein Bläschenausschlag bestanden haben muss, nämlich eine nässende Fläche, welche sich mit dünnen Krusten bedeckt. In anderen Fällen wandelt sich das bestehende gewöhnliche Antipyrinexanthem, trotzdem das Mittel nicht mehr verabfolgt wurde, in ein mehr oder minder umfangreiches crustöses Eczem um, das schnell schwindet oder, wie dies bei einem Typhuskranken gesehen wurde, 4 Wochen anhält. Vielleicht gehört auch jener Fall hierher, bei dem nach subcutaner Injection von 0,5 g Antipyrin an drei aufeinanderfolgenden Tagen gegen Ischias, ein in Gruppen stehendes papulöses Exanthem, und nach viertägiger Dauer desselben auf den Spitzen der Papeln Bläschen aufschossen. Daran schloss sich angeblich ein typischer Herpes Zoster. Ein Zweifel an dem Zusammenhang zwischen Exanthem und Eczem in diesem Falle kann kaum erhoben werden, da die Vertheilung beider über den Körper hin eine völlig analoge war und das letztere sich allmählich an die Stelle des ersteren setzte.

4. Bullöser Ausschlag (Antipyrin-Pemphigus). Blasige Antipyrinausschläge sind auch irrthümlich als Miliaria alba bezeichnet worden, obschon es sich sicherlich dabei nicht um Folgeerscheinungen der Schweissansammlung innerhalb der Schweissdrüsen-Ausführungsgänge handelt, und dagegen auch die Grösse der Blasen spricht. Dies schliesst natürlich nicht die Möglichkeit des Auftretens einer Miliaria bei Antipyrin-Schweissen aus.

Die Blasen können überall am Körper, symmetrisch oder regellos, auf dem Rumpf und den Gliedmassen, am Hoden, Penis, den Labien und dem Kreuzbein, im Gesicht, an den Lidern und am Kopfe, an den Lippen und an den Wandungen und Organen der Mundhöhle entstehen. Es ist vollkommen unrichtig, dass sie mit Vorliebe an den Uebergangsstellen von Epidermis und Schleimhaut vorkommen. Ihre Grösse schwankt zwischen derjenigen einer Erbse und eines Fingergliedes. Der Inhalt ist serös, gelblich, kann aber auch eitrig werden. Ihre Unterlage und Umgebung ist meist geröthet. Die Dosis hat im Allgemeinen keinen Einfluss auf Schwere und Ausdehnung des bullösen Exanthems. Doch kommt es auch vor, dass ein Kranker auf kleinere Dosen nur Erythem, oder Erythem mit Oedemen, und bei Erhöhung der Mengen einen pemphigusartigen Ausschlag erhält. Als Begleiterscheinung kann heftiges Jucken und Fieber vorhanden sein. Am häufigsten vergesellschaftet sich dieses Exanthem mit anderen Ausschlagsformen. Derselbe Reiz, der an der Haut ein Erythem erzeugt, kann auch eine seröse Infiltration in die oberen Schichten des Papillarkörpers, Schwellung der Epidermis und Talgdrüsen, Ansammlung von Flüssigkeit unter der ersteren und Blasenbildung veranlassen.

Als Mischform kommt auch ein bullöses Exanthem mit urticariaähnlichen Flecken vor. Bei einem Kranken erschien bald nach dem Einnehmen Jucken in den Handflächen, Lippen, Fusssohlen und Glans penis. Die Lippen schwollen an und bekamen grosse Blasen. Zwei solcher entstanden auch am harten Gaumen und zwischen den Zehen. Auf Sohlen und Handflächen fand sich ein tiefrother, scharf contourirter urticariaähnlicher Ausschlag, der 3—4 Tage lang juckte. Die Blasen trockneten in 4—8 Tagen ein. Die übrige Hautveränderung heilte unter

Abschuppung erst nach 3 Wochen[1]). Der Ausschlag heilt entweder so, dass die Blasen platzen und sich die Epidermis allmählich in grossen Fetzen abschält, oder dass der Blaseninhalt resorbirt wird und sich die recht feste Blasenwand nach Tagen oder Wochen abstösst.

5. **Purpura.** Man sah diese Form sich aus einem masernartigen Erythem bilden. Nachdem ein solches bestanden hatte und nach dem Aussetzen des Mittels verschwunden war, bewirkte die erneute Anwendung des Antipyrin, dass zahlreiche der früheren erhabenen Flecke besonders an den Extremitäten petechial wurden[2]). Eine solche Purpura kann aber auch direct entstehen. Unter 13 Antipyrinexanthemen wurde sie drei Mal beobachtet. Sie tritt nach einigen wenigen Dosen oder erst nach länger dauernder Verabfolgung kleiner Mengen auf[3]), localisirt sich vorzugsweise an den Extremitäten und dem Rücken, und geht mit Jucken einher. Bei einem Gichtkranken erschien nach mehrmaligem Antipyringebrauch ein urticariaähnliches Exanthem mit leicht blutigem Extravasat unter der Haut und lebhaftem Jucken. Nach dem Verschwinden desselben blieb eine 3—4 Tage dauernde, braune Pigmentirung zurück.

6. **Tuberöser Hautausschlag.** Vereinzelt sollen, nachdem Brennen vorangegangen war, an den Augenbrauen, der Stirn, den Jochbögen, der Wange und zu beiden Seiten des Kinns wallnussgrosse Geschwülste von halbkugeliger Form und excoriirter, leicht blutender, höckeriger Oberfläche entstanden sein, die das Bild einer Mycosis fungoides darboten[4]).

7. Vereint mit den Hautausschlägen, aber auch ohne sie, und häufig in Begleitung eines paradoxen Antipyrinfiebers, entstehen ziemlich häufig nach Antipyrinanwendung **congestive Oedeme**. Meistens wurden das Gesicht oder der Hals, das Präputium[5]), die Vulva[6]), oder auch ausserdem noch die Hände und der ganze übrige Körper[7]) betroffen. Durch die Schwellung der ersten Luftwege können Erstickungsanfälle und auch Blutungen auftreten. In einem Falle hatte eine Dame eine derartige Schwellung am ganzen Körper einschliesslich der Schlundgegend erfahren, so dass sie 6 Stunden mit Erstickungsgefahr zu kämpfen hatte. Dabei war die Haut roth, juckte nicht und sonderte sehr viel Schweiss ab. Bisweilen macht die Erkrankung den Eindruck, als wenn Jod genommen worden wäre. Die Oedeme der Conjunctivae und der Lider, welche bis zum Verschlusse der Augen führen können, die schnelle Anschwellung der Oberlippe, die das Doppelte ihres früheren Umfanges erreichen kann[8]), das starke Augenthränen und die Secretion von Nasenschleim lassen eine symptomatische Uebereinstimmung beider Zufälle erkennen. Diese Oedeme bestehen entweder nur wenige Stunden oder auch 1—2 Tage. In einem länger andauernden Falle bestand, ausser der Schwellung des Gesichts und leichten Oedemen der Unterarme und Hände, das Gefühl des Brennens und Spannens am ganzen Körper, besonders aber im Gesicht. Auf ein

---

1) Veiel, Archiv f. Dermat. u. Syphil. 1891. Heft 1. p. 33.
2) Bielschowski, Breslauer ärztl. Zeitschr. 1884. No. 16. p. 193.
3) Grandclément, Lyon médical. 1889. XXI. p. 414.
4) Bruck, Allgem. med. Centralzeitg. 1898. 6. April.
5) Freudenberg, Centralbl. f. klin. Medicin. 1893. No. 5.
6) Goldschmidt, Bullet. gén. de Thérap. 1897. p. 277.
7) Jennings, The Lancet. 1888. 25. Febr. p. 364.
8) Watkins, The Lancet. 1889. 2. Nov. p. 903.

solches Oedem der Lippen und Zunge folgten nach Einnehmen von 0,3 g Antipyrin Athemnoth, Krämpfe der Gesichts- und Kopfmuskulatur, Cyanose, Ausbruch einer Urticaria zwischen den Fingern und Zehen und 36 stündiges Coma. Alsdann bildeten sich auf den Lippen, der Zunge, dem Pharynx Pseudomembranen und Abscedirungen. Brandschorfe sollen am Os sacrum entstehen können.

8. Pigmentirungen. Nach allen angeführten Ausschlagsformen bleiben bisweilen gelbe bis schwarze Pigmentflecke der verschiedensten Gestalt und Anordnung für Wochen oder Monate zurück.

Störungen in den Athmungsorganen.

Die Luftwege werden in manchen Fällen unangenehm durch Antipyrin beeinflusst. Bei einigen Personen erscheinen auch nach dem Einnehmen kleiner Dosen Brennen, Stechen oder lebhaftes Jucken in der Nase, am Zahnfleische, den Lippen, der Zunge, der Wange und am Schlund — Empfindungen, die sich auch auf benachbarte Theile, wie Augen und Ohren, fortsetzen und sich mit Bohren im Kopf vereinen können. Zu diesen schmerzhaften Zuständen gesellt sich, bisweilen schnell, ein Niesanfall[1]), der bis zu $1/4$ Stunde fast ohne Aufhören anhalten kann, von starker, schnupfenartiger Schleimabsonderung der Nase gefolgt ist, und eine Schwellung oder auch geschwürige Veränderungen der Nasenschleimhaut erkennen lässt. Dabei wird gleichzeitig in einigen Fällen Schwellung, Congestionirung des Gesichts bis zur Unkenntlichkeit, hauptsächlich der oberen Lippen- und Nasengegend[2]), Augenthränen und Schwellung der Conjunctivae mit reichlicher Secretion beobachtet. Zu den catarrhalischen und Schwellungserscheinungen gesellen sich bisweilen Functionsstörungen des Kehlkopfes. Ein Gefühl von Constriction auf der Höhe der Glottis oder ein Stechen in der Gegend der Cartilago thyreoidea oder die Empfindung, als ob zahllose Nadeln am Halse stächen, leiten einen Husten, oder auch ohne diesen Veränderungen in der Stimme ein. Diese wird bei Einigen umschleiert, heiser, rauh, beschwerlich. Wenn der Kranke grössere Anstrengungen macht, um Töne hervorzubringen, so entweicht ein Schrei und die Stimme bleibt so heiser, wie sie war. Diese Störung kann an Stärke abnehmend 1—20 Stunden bestehen bleiben. Sie tritt an demselben Menschen bei jedesmaliger Antipyrinanwendung auf, jedoch etwas schwächer nach einer kleineren Dose als die erste war. An Stelle der Heiserkeit ist auch absolute Aphonie beobachtet worden, die nur 2 Stunden anhielt.

Das Allgemeinbefinden leidet selbstverständlich bei solchen Störungen. Schwindel und Kopfschmerzen begleiten dieselbe häufig. Das Gefühl von Hämmern im Kopf war in einem Falle, in welchem 0,6 g Antipyrin wegen Migräne verabfolgt worden war, so stark, dass die Kranke wie rasend umherlief und laut schrie.

Für einen Theil der hierher gehörigen Fälle sind zur Vervollständigung des soeben gezeichneten Bildes noch Respirationsstörungen zu erwähnen, die in verschiedener Gestalt auftreten. Brustbeklemmung, Schmerzen in

---

1) Taylor Robb, The Lancet. 1888. 18. July. p. 163 u. A.
2) Grognot, Bulletin général de Thérapeutique. 1888. T. CXV. p. 134.

der Brust, mühsame, bis zur Dyspnoe sich steigernde, und mit dem Gefühl der Erstickung einhergehende Athmung vereinen sich mit den Reizerscheinungen der Nase, des Kehlkopfes u. s. w. und verdanken ihr Entstehen wahrscheinlich der gleichen anatomischen Veränderung, nämlich der Schwellung der Schleimhäute der Respirationswege. Athmungsstörungen ev. mit dem Cheyne-Stokes'schen Typus können aber auch zu anderen Symptomengruppen gesellt erscheinen, z. B. als Vorläufer des Antipyrinexanthems. Die stertoröse Athmung des Collapses wird später noch erwähnt werden. In einem Falle entstand 5 Minuten nach Verbrauch von 0,5 g Antipyrin Druck auf der Brust mit Erstickungsgefühl, wobei die Respiration beschleunigt und mühsam wurde. Alsdann erschien ein Ausschlag[1]). Die Dyspnoe ist bisweilen von Pulsarhythmie, Syncope und Urticaria begleitet. Die Störungen in den Luftwegen können sich noch schwerer gestalten. Bei einer an Supraorbitalneuralgie leidenden Frau traten 4 Stunden nach dem Einnehmen von 1 g Antipyrin ausser Erbrechen und Schüttelfrost Fieber, und beim Athmen stechende Schmerzen in den Lungen ein. Ueber beiden Lungen wurde tympanitischer Schall nachgewiesen. Die Erscheinungen waren nach 3 Tagen bis auf ein Erythem des Oberkörpers geschwunden, konnten jedoch auf eine erneute Antipyrindosis wieder hervorgerufen werden[2]). Eine Lungenentzündung kann hier wegen der ganzen Art des Verlaufes wohl ausgeschlossen werden. Schüttelfrost und Fieber sind als paradoxe Beeinflussungen der Körpertemperatur durch Einwirkung auf die der entsprechenden Centren anzusehen. Das Zustandekommen von Blutungen in den Luftwegen als seltenere Nebenwirkung des Antipyrins ist als sicher anzusehen. So erschien bei einer Kranken bei wiederholter Verabfolgung des Antipyrins jedesmal Nasenbluten, begleitet von Uebelkeit und Herzklopfen[3]). Bei Flecktyphuskranken wurde Nasenbluten, sowie Bronchialblutung beobachtet[4]), und bei einem an Hämoptoë erkrankten Menschen trat, nachdem das Blut vollständig aus dem Sputum geschwunden war, im Schweissstadium der Antipyrinwirkung eine erneute Lungenblutung auf. Tuberkulöse scheinen die letztere leicht zu bekommen.

An der Brustdrüse wurde im Verein mit Schwellungen im Gesicht und Respirationsbeschwerden lebhafte Spannung wahrgenommen. Auch auf die Milchsecretion soll gelegentlich ein hemmender Einfluss zu Stande kommen, der Anlass zur vorsichtigsten Handhabung des Antipyrin bei Säugenden geben würde. Nach drei Tagesdosen von je 0,5 g sah man die Milch vollständig versiegen. Die Verallgemeinerung dieses Vorkommnisses[5]) ist indessen nicht angängig.

Nebenwirkungen seitens des Digestions- und Urogenitalapparates.

Die Zähne, die sich angeblich in einzelnen Fällen durch Antipyringebrauch schwärzen sollen, und zwar um so mehr, je weniger Schmelz

---

1) Wingrawe, The Lancet. 1889. 17. Aug. p. 313.
2) Leitzmann, Berliner klin. Wochenschr. 1887. p. 531.
3) Peter, Rev. méd. de la Suisse rom. 1888. T. VIII. p. 634.
4) Pribram, Wiener med. Wochenschr. 1886. No. 47.
5) Guibert, Bullet. méd. de Paris. 1897. 5. Sept.

sie besitzen, können schmerzen. Ein an Gelenkrheumatismus Erkrankter empfand 5 Minuten nach Verschlucken von 1 g Antipyrin plötzlich Schmerzen in allen Zähnen des Unterkiefers, hinter beiden Ohren und im Ohre, die das erste Mal 3—4 Stunden, bei erneutem Antipyringebrauch 12 Stunden anhielten und sich mit Catarrh der Augen und Nase verbanden[1]).

Es kann Speichelfluss entstehen, und dabei Druck auf die Parotis und Submaxillaris schmerzhaft sein. Damit und mit Schwellung der Zunge vereint, sah man bei einem Kranken nach jedesmaliger Antipyrinanwendung kleine weisse Flecke auf der Buccal- und Labialschleimhaut bis an die Fauces heranreichend, die das Kauen unmöglich machten und nach 24 Stunden durch kleine, schnell heilende Geschwüre ersetzt wurden. Bei einem anderen Kranken waren, nachdem Niesen und Lidanschwellung vorangegangen waren, Uvula und Arcaden geröthet, ödematös, ebenso die Plicae ary-epiglotticae und an der Zunge, den Lippen und im Pharynx fanden sich weisse Flecke. Mit oder ohne Hautexanthem und Fieber kann sich auch eine schwerere Stomatitis herausbilden und ev. mehrere Wochen anhalten. Die Mundschleimhaut schwillt excessiv an, das Zahnfleisch blutet, und an Zunge, Lippen und Wangen erscheinen fibrinöse Exsudationen resp. Pseudomembranen mit Ulcerationen und reichlicher, übelriechender Absonderung[2]). Dieselben machen bisweilen den Eindruck aphtöser Geschwüre. Blasen an den Wandungen der Mundhöhle oder der Zunge kommen ebenfalls vor. Wahrscheinlich bilden sich aus ihnen Geschwüre.

Aufstossen, Magendrücken, Brennen im Magen und besonders Schmerzen erscheinen nicht selten nach innerlicher oder auch subcutaner Anwendung des Antipyrin. Die letztere Art des Zustandekommens legt die Annahme nahe, dass das Antipyrin in den Magen hinein ausgeschieden wird und hier entweder als solches, oder, was mir wahrscheinlicher dünkt, durch ein Zersetzungsproduct derartige Wirkungen äussert. Für das Entstehen der letzteren ist ein leerer Magen nicht Bedingung, doch kann ein solcher wohl die Disposition abgeben. Die Schmerzen halten meist nur 5—10 Minuten an, können aber so stark werden, dass, wie es in einem Fälle geschah, der Kranke sich niederwirft und schreit. Bisweilen bilden diese Schmerzen die Einleitung zu dem Antipyrinexanthem.

Häufiger zeigen sich Ekelgefühl, Uebelkeit, Brechreiz und Erbrechen. Man beobachtete das letztere[3]) in 6—29 pCt. der Fälle, am häufigsten bei Erysipelaskranken. Der Gebrauch des Antipyrin vom Rectum aus konnte meistens diese Nebenwirkung nicht hintanhalten. Auch dies würde nicht für eine reflectorische, sondern für eine directe Wirkung durch das in den Magen ausgeschiedene Antipyrin sprechen. Frauen scheinen mehr davon befallen zu werden (50 pCt.) als Männer (8 pCt.). Ebenso sollen leicht erregbare Menschen häufiger als andere daran leiden. Auch bei Typhösen ist die Frequenz des Erbrechens hoch. Die Schnelligkeit des Eintritts schwankt. Mitunter erfolgt es erst, wenn

---

1) Brandenburg, Correspondenzbl. f. schweiz. Aerzte. 1888. p. 611.
2) Drasche, Wiener klin. Wochenschr. 1888. p. 594. — Dalché, Bull. gén. de Thér. 1897. p. 29.
3) Steinacker, Med. Correspondenzblatt. 1886. Bd. LVI. p. 82, 84, 87.

die Hauptmasse des Medicamentes zur Resorption und Wirkung gelangt ist, und mitunter gleich nach dem Einnehmen, seltener 2—3 Stunden später. Es hält bis zu 12 Stunden an. Bei Kindern ist dasselbe in vereinzelten Fällen so störend, dass man die Anwendung des Mittels aufgeben muss. Eine Abstumpfung dieser Empfindlichkeit ist übrigens bei Erwachsenen öfter gesehen worden. Von einem hindernden Einfluss soll es sein, dass vor und nach Verabreichung des Mittels keine grösseren Flüssigkeitsmengen aufgenommen werden. Ganz vereinzelt kommt Blutbrechen, selten Leibschmerzen und Diarrhoen vor. Die letzteren stellten sich bei einer an acutem Gelenkrheumatismus erkrankten Frau jedesmal nach der Dosis von 4 g ein, hörten jedoch nach Anwendung von Opium und Wismuth leicht auf. Dass Säuglinge Durchfall bekommen, wenn die Mütter Antipyrin nehmen, ist bereits erwähnt worden. Darmblutung nach Antipyringebrauch wurde bei Flecktyphus-Kranken gesehen.

Seitens des Urogenitalapparates kommt als häufigste Nebenwirkung die Verminderung der Harnsecretion vor. Manche Kranke verweigern Antipyrin zu nehmen, weil es sie 2—3 Tage lang am Harnlassen hindere. Mehrfach wurde eine 24stündige Harnverhaltung gesehen, auch Ischurie und Blasenkrämpfe, letztere namentlich bei Phthisikern, und nur vereinzelt unfreiwilliger[1]) Harnabgang. Der Harn wies in einem Falle, in welchem nach 1 g Antipyrin unter anderem auch Oedeme an verschiedenen Körperstellen aufgetreten waren, kleine Mengen von Eiweiss und Zucker einen Tag lang auf. Häufigerer und stärkerer Eiweissgehalt wurde im Harn von Pneumonikern dargethan. Auch Peptonurie, und ausnahmsweise auch Gallenfarbstoff kommen hierbei vor. Bei einem Kranken zeigten sich nach Einnehmen von 3,6 g Antipyrin in 30 Stunden tiefdunkle Färbung des Harns und in ihm Eiweiss, rothe Blutkörperchen und zahlreiche hyaline Cylinder. Erst nach 2—3 Tagen schwanden diese Stoffe[2]).

Unangenehme Beeinflussungen der Schwangerschaft sind bisher nicht mitgetheilt worden, sie könnten sich jedoch immerhin noch im Laufe der Zeit ergeben. Dass eine Störung der Menstruation zu Stande kommen kann, wird durch folgende Beobachtung bewiesen. Eine an Dysmenorrhoe leidende Frau bekam 0,9 g Antipyrin. Alsbald hörte die Menstruation ganz auf, und es zeigten sich Frost, Gesichtscyanose, Kopfschmerzen und Syncope, die allmählich erst wieder schwanden[3]). Mehrfacher Antipyringebrauch kann, wie schon erwähnt, die Milchsecretion zum Aufhören bringen.

Störungen am Auge und Ohr.

Im Vergleiche zum Chinin sind die an den Sinnesorganen durch Antipyrin hervorgerufenen Nebenwirkungen an Häufigkeit, Stärke und Mannigfaltigkeit auffallend gering. An den Augen kommen die bereits beschriebenen Reizzustände: Schwellung der Lider, Injection und Schwellung der Conjunctivae, sowie Thränenfluss vor. Hierzu gesellt sich sehr selten

---

1) Müller, Centralbl. f. klin. Medicin. 1884. No. 36.
2) Biggs, New York Medic. Journ. 1891. Vol. LIII. No. 2.
3) Huchard, Revue génér. de Clinique et de Thérap. 1889. 14. janvier.

eine kurzdauernde Amaurose. Eine Dame, die früher Antipyrin gut vertragen hatte, wurde ca. 20 Minuten nach Einnehmen von 1 g desselben nach der Mahlzeit vollkommen blind und blieb es eine halbe Stunde, um erst allmählich wieder ihr Augenlicht zurückzuerhalten. Diesem Zustande waren druckartige Schmerzen im Hinterkopfe, Ohrensausen, Schwindel und Angstgefühl, sowie Herzklopfen vorangegangen. Die Untersuchung ergab starke Hyperämie des N. opticus mit leichter Verwischung der Papillenkontur. Die Conjunctiva bulbi war hyperämisch und neben reichlicher Thränensecretion bestand etwas Exophthalmus. Auch schon nach Einnehmen von 0,5 g Antipyrin verlor eine Kranke bei vorhandenem Antipyrinexanthem, aber ohne Cyanose und Lidschwellung, vorübergehend das Gesicht. Bei einem Manne erschien Schwachsichtigkeit erst nach mehrmonatlichem Gebrauch von Antipyrin. Wie wenig meistens Specialisten ev. zum schweren Schaden des Kranken bei solchen oder anderen acuten Erkrankungen an medicamentöse Nebenwirkungen denken, geht daraus hervor, dass man bei einem nach Verbrauch von insgesammt 10 g Antipyrin amaurotisch gewordenen Manne als Erkrankungsursache eine 20 Jahre zurückliegende Syphilis annahm. Vereinzelt ist Nystagmus bei einem Antipyrinexanthem gesehen worden. Ebenso selten sind bisher Gehörsstörungen gewesen. Ohrensausen und Summen im Kopfe, sowie leichte Schwerhörigkeit sind die einzigen hierbei berichteten Nebenwirkungen.

Das Antipyrinfieber.

Uebereinstimmung mit den entsprechenden Chinin-Symptomen besteht in Bezug auf einige, bei der Entfieberung durch Antipyrin auftretende Nebenwirkungen. Das Antipyrin ruft dieselben jedoch häufiger und in viel belästigenderer Weise als Chinin hervor. Die Entfieberung geht oft unter mehr oder minder starker Schweisssecretion vor sich, die 1—5 Stunden anhalten und einen Wechsel der Wäsche nothwendig machen kann. Meistens tritt sie innerhalb der ersten, selten erst im Laufe der zweiten Stunde ein. Beobachtet wurde, dass wenn mit dem Beginne des Temperaturabfalles Schweiss eintrat, sich Gesicht und Extremitäten, letztere namentlich an den Streckseiten stark cyanotisch färbten und kühl wurden. Es kam die Schweisssecretion bei an Erysipelas Erkrankten in 25,9 pCt., und bei Pneumonikern in 47,0 pCt. der Fälle vor. Beim Wiederanstieg der Körperwärme, aber auch ohne diesen kann nur Frösteln[1]) oder ein kräftiger Schüttelfrost mit Zähneklappern durch Antipyrin veranlasst werden. Der letztere wurde unter 4,9 pCt. beobachtet. Die Dauer desselben schwankt von 10 Minuten bis zu $1/2$ Stunde. Abschwächung dieser Wirkung scheint beim Fortgebrauch nicht vorzukommen, wohl aber ein Stärkerwerden. So bekam ein Typhöser, der anfänglich wiederholt nur leichtes Frösteln aufwies, im weiteren Verlaufe mehrfach ausgesprochene Schüttelfröste. Eine weitere unangenehme Nebenwirkung ist die durch Antipyrin bisweilen hervorgerufene Hypothermie. Dieselbe soll bei Phthisikern besonders drohend sein. Die tief subnormalen Temperaturen können auch schon durch kleine Antipyrindosen entstehen. Bei einer an Typhus erkrankten Schwangeren

---

1) May, Deutsche med. Wochenschr. 1884. No. 27. p. 369.

sank nach Verabfolgung von zwei Dosen von je 0,5 g die Körperwärme nach 7 Stunden auf 35,5° C. und trotz Anwendung von excitirenden Mitteln und künstlicher Erwärmung noch weiter bis auf 34,5° C.[1]) bei gleichzeitigem Bestehen von Cyanose. Als letzte hierhergehörige Erscheinung ist das Antipyrinfieber, jene paradoxe Temperatursteigerung, zu erwähnen, die ihr Analogon bei anderen fieberwidrigen Mitteln findet. Ziemlich häufig ist dieses Fieber Vorläufer, aber auch noch Begleiter eines Antipyrinexanthems. Es vergesellschaftet sich auch mit anderen Nebenwirkungen und wird meistens von einer ziemlich beträchtlichen Pulsvermehrung begleitet. Bisher hat der acute Gelenkrheumatismus am häufigsten zum Entstehen desselben Anlass gegeben, sodann Tuberculose und andere Krankheiten. Mehrfach erfolgte die Temperatursteigerung durch Antipyrin erst nach längerem Gebrauche desselben. Das Absinken geht allmählich vor sich. So waren bei einem Gelenkrheumatiker 6 Tage lang täglich 5 g Antipyrin gegeben worden, als ein Exanthem mit gleichzeitiger Erhöhung der Körperwärme auf 40° entstand. Auf dieser Höhe verharrte die Temperatur bis zum Verblassen des Exanthems[2]). Ein Phthisiker nahm 10 Tage lang 2—5 g Antipyrin mit Erfolg[3]). Als nach einem Intervall wiederum 2 g genommen waren, stellte sich Schüttelfrost von zweistündiger Dauer und bis 40,7° C. neben erhöhter Pulsfrequenz ein.

Wie eine solche conträre Antipyrinwirkung auch ohne Ausschläge, aber mit gewissen anderen Aequivalenten, einhergehen kann, beweist der folgende Fall: Ein Kind, das an acutem Gelenkrheumatismus litt, erhielt täglich 0,75 g Antipyrin. Der Einfluss auf die Schmerzen war ein guter, aber jeder Dosis folgten Erbrechen, Schwindel, Bangigkeit und Hitzegefühl im Kopfe. Ein anderes Mal erschienen Schmerzen in der Brust, Frost und Collaps mit Verlust des Bewusstseins, und als die Medication noch einmal wiederholt wurde, traten dieselben Symptome neben stertoröser Athmung, Prominenz der Augäpfel, Gedunsensein des Gesichtes und einer Erhöhung der Körperwärme auf 40° ein. Ebenso können an nicht fieberhaften Krankheiten Leidende solche Temperatursteigerungen erfahren. Eine Dame, die wegen Supraorbitalneuralgie Antipyrin erhielt, bekam danach neben anderen Symptomen Schüttelfrost und eine Körpertemperatur von 39°. Die höchste Temperatur, die bisher das Antipyrin neben einem Exanthem hervorrief, betrug 41,5° C. bei einem Phthisiker. Bezüglich der Erklärungsversuche für diese Nebenwirkungen verweise ich auf das beim Chinin Gesagte. Die Annahme, dass dieselben „durch ptomainähnliche Zersetzungs- oder Ausscheidungsproducte veranlasst werden, die aus der chemischen Verbindung von im Blute kreisenden Stoffen mit dem eingeführten Arzneimittel resultiren", enthält vielleicht etwas richtiges, ist aber in dieser unbestimmten Form von der Hand zu weisen. Beim Wiederanstieg der durch Antipyrin heruntergedrückten Körperwärme kann ein Hinausschnellen über den früheren Stand vorkommen. Auch äusserlich wahrnehmbare, verschiedenartige Wärmezustände des Körpers kommen vor. So hatte eine Dame, die neben anderen Nebenwirkungen nach 1 g Antipyrin blind

---

1) Lutaud, Journal de Médecine de Paris. 1887. p. 824.
2) Fraenkel, Deutsche med. Wochenschr. 1886. No. 43.
3) Laache, Centralbl. f. klin. Medicin. 1886. p. 545.

geworden war, starkes Hitzegefühl in der gesammten rechten, dagegen starkes Kälte- und Taubheitsgefühl in der linken Körperhälfte. Dieser subjectiven Empfindung entsprach eine durch Befühlen wahrnehmbare entsprechende Differenz in der Hautwärme.

Die Störungen am Herzen und der Athmung.

Als die unangenehmsten und unter Umständen folgenschwersten Nebenwirkungen sind die seitens des Herzens auftretenden anzusehen. Sie lieferten bisher ausschliesslich die bereits angeführten Todesfälle, die dem Gebrauche des Antipyrins zugeschrieben werden. Sie treten entweder bald nach dem Einnehmen, oder 1—4 Stunden später auf. Als leichteste hierhergehörige Einwirkung ist das mehrfach beobachtete **Herzklopfen** anzusehen, das bei verschiedenen, auch fieberlosen Zuständen sich bemerkbar machte. Bedrohlicher ist der Collaps, für den, wie es scheint, Kinder und besonders Diphtheritiskranke eine erhöhte Disposition besitzen. Es kommen bei ihnen wie auch bei Erwachsenen, auch schon nach kleinen Mengen, drei Grade desselben vor und zwar: 1. **Leichter Grad**. Kühle der Haut bei gleichzeitigem Schweiss und erhöhte Pulsfrequenz. 2. **Schwerer Grad**. Unregelmässiger, langsamer Puls, eiskalte Extremitäten, subnormale Temperatur, weite, reactionslose Pupillen, Benommenheit des Sensoriums. 3. **Sehr schwerer Grad**. Herzschwäche, flatternder, unzählbarer Puls. Mannigfache Combinationen von Symptomen können das Bild eines solchen Collapses zusammensetzen, und es ist deswegen unmöglich, einheitliche symptomatologische Gruppirungen zu gestalten, oder bestimmte Veränderungen, z. B. die des Pulses, als mehr oder minder gefährlich anzusprechen.

So fand man z. B. bei einem an Typhus erkrankten Kinde, das 0,8 g Antipyrin in 4 Dosen alle 10 Minuten bekam, nach 5 Stunden starke Schweisse, kühle Haut, eisig kalte, blaue Lippen, kühles Zahnfleisch, kalte Wangenschleimhaut und ein Coma, aus dem ein Erwecken fast unmöglich war. Dabei bestand Pulsverminderung und bedeutende Schwäche des Herzschlages. Nach 2 Stunden erfolgte jedoch völlige Wiederherstellung. In einem anderen Falle[1] dagegen wies ein Typhuskranker, der an 2 Tagen je 4 g Antipyrin erhalten hatte, auch wohl Schweisse, Kälte und Cyanose des Gesichtes und der Glieder und Collaps auf, aber sein Puls war unzählbar und fadenförmig. Aehnlich erging es einer Dame, die nach Einnehmen von 1 g Antipyrin alsbald Erbrechen bekam und wie todt hinfiel. Ein Priester wurde geholt, um ihr die letzte Oelung zu geben. Die Lippen waren blau, Puls klein und beschleunigt. Die Cyanose nahm noch am nächsten Morgen zu. Nach 24 Stunden waren diese Symptome, einschliesslich eines Exanthems geschwunden.

Collaps kann auch erfolgen, ohne dass der Puls Veränderungen zeigt, wie dies bei einem Phthisiker der Fall war, der nach Einnehmen von zwei Dosen von je 1 g subnormale Temperatur, Uebelkeit, Erbrechen aufwies und collabirte. Hier ist als Ursache die Hypothermie anzuschuldigen, die mehrfach als Folge zu jäher Antipyrinwirkung, wahrscheinlich auf Grundlage einer besonderen zeitlichen oder angeborenen Disposition entstanden, solche Collapse hervorrief[2]. Die Erniedrigung der Körperwärme kann bis auf 34,5° C. gehen und sich mit cholera-

---

[1] Drasche, Wiener med. Wochenschr. 1888. p. 672.
[2] May, Deutsche med. Wochenschr. 1884, No. 24. p. 369.

artigen Symptomen: Erbrechen, Durchfall, Wadenkrämpfen, heiserer Stimme, Ohrensausen und amaurotischen Zuständen verbinden. Der Collaps ist auch öfters mit Hyperthermie, dem Antipyrinfieber, beobachtet worden, so dass Cyanose des Gesichtes, stertoröse Athmung, Verlust des Bewusstseins und eine Körpertemperatur von 40° vereint waren.

Erwähnt zu werden verdient, dass ohne Collaps auch hochgradige Cyanose mit Luftmangel, Herzklopfen und erhöhte Respirations- und Pulsfrequenz, sowie sehr vermehrte Pulsfrequenz mit Herzklopfen und ohne Cyanose vorkommen kann. Die Dosirung scheint bei dem Zustandekommen der vorgenannten Wirkungen wenig betheiligt zu sein, da solche von 0,5—4 g sie hervorgerufen haben. Die Restitution kann in einigen Stunden, aber auch erst nach 2—3 Tagen erfolgen.

Störungen im Centralnervensystem.

Die letzte Gruppe von Nebenwirkungen umfasst die am Centralnervensystem ablaufenden. Mehrfach wurde Benommensein des Kopfes, leichter Stupor, eine geringe Somnolenz sowie Schlaffheit und allgemeine Apathie gefunden. Seltener ist Schlafsucht, sowie tiefer Sopor, in der Art, wie es der weiter unten erwähnte Bericht darthut. In einem Falle soll eine achtzehntägige Amnesie erzeugt worden sein[1]). Schwindelgefühl zeigt sich gelegentlich neben Erbrechen, kommt aber häufiger als Vorläufer von Collaps zur Beobachtung.

Die Schmerzempfindungen, die das Antipyrin bei einzelnen Individuen hervorruft, können sich nur auf gewisse Regionen, wie Gesicht, Mund, Zähne, Nase, Brust u. s. w. erstrecken, oder als lancinirende den ganzen Körper befallen. Manche bezeichnen sie in leichtem Grade als eine Art von Reissen oder Nadelprickeln. Dazu gesellt sich bisweilen eine eigenthümliche Unruhe in den Beinen, Ziehen, Ameisenlaufen, mehr quälend als unangenehm, welche die Kranken nöthigen, die Glieder zu beugen, zu bewegen und sie nicht lange auf einem Flecke zu lassen. Zittern der Hände mit allgemeinem Uebelbefinden und Schwäche, sowie bald vorübergehende Krampferscheinungen in einzelnen Gliedern[2]) sind ganz vereinzelt mitgetheilt worden. So bekam eine an Nephritis leidende Frau nach ca. 6 g Antipyrin neben anderen schweren Symptomen, Krämpfe in der Muskulatur des Gesichts, Nackens und Kehlkopfs.

Bald nach der ersten Anwendung des Antipyrins wurde es für möglich erwiesen, dass Convulsionen dadurch hervorgerufen werden können. Der causale Zusammenhang konnte damals, zumal es sich um tödtliche Ausgänge handelte, nicht sicher dargethan werden. Die Individualität der Menschen und ihre Reactionsfähigkeit auf Medicamente ist aber so unendlich verschiedenartig, dass sich, falls hier wirklich eine solche unangenehme Nebenwirkung vorlag, im Verlaufe mehrjähriger Anwendung des Mittels eine Wiederholung derselben vorhersagen liess. In der That wurden auch später nicht nur leichtere Krampfzustände, sondern auch eine Antipyrinepilepsie beobachtet. Ein an Keuchhusten leidender, sonst gesunder Knabe, bei dem jede andere Möglichkeit für das

---

1) Hardy, Bullet. de l'Académie de Médec. 1888. p. 245.
2) Purdon, Brit. medical Journ. 1889. I. p. 1345.

Entstehen der nachbenannten Symptome ausgeschlossen werden konnte, erhielt drei Wochen lang täglich 1,2 g Antipyrin in je 3 Dosen. Darauf zeigt sich wiederholtes Erbrechen, gefolgt von Somnolenz. Diese geht bald in tiefen Sopor über. Der Harn wird unwillkürlich gelassen. In diesem Zustande stellen sich motorische Reizerscheinungen stürmischer Art ein, gehäufte, epileptische Krampfanfälle, serienweise, theils complete mit allgemeinen Convulsionen, die in bestimmter Reihenfolge eintreten, theils incomplete mit partiellen, einseitigen Zuckungen und Muskelspannungen, Zähneknirschen, Jactation; eigenthümlicher Athemtypus — schnüffelnde Inspiration und längere Pausen nach Art des Cheyne-Stokesschen Phänomens — Arhythmie der Herzthätigkeit, Pupillenerweiterung. Gleichzeitig entsteht ein maculöses Exanthem bei subnormaler Temperatur und verlangsamtem, gespanntem Puls. Am dritten Tage nach der Erkrankung begann sich das Bewusstsein aufzuhellen. Die Krämpfe klangen ab und kehrten vom vierten Tage nicht wieder. Einige Tage hielt noch eine Ermüdung an, dann erfolgte volle Genesung. Während der ganzen Krankheit bestand Acetonurie[1]).

Auch Delirien kommen vereinzelt als Antipyrin-Nebenwirkung vor und ebenso Lähmungen, resp. Paresen der Schliessmuskeln von Mastdarm und Blase. Nach Einnehmen von 0,5 g Antipyrin entstand neben Athembeschwerden und Collaps eine Lähmung der linken Seite.

Manche der unangenehmen Symptome können sich als Nachwirkungen noch mehrere Wochen lang wiederholen.

Besondere therapeutische Maassnahmen sind gegen die Nebenwirkungen durch Antipyrin nicht zu ergreifen. Die Collapszustände müssen symptomatisch, wie jeder andere derartige Zustand, mit warmen Einwicklungen, Frottirungen, reizenden Klystieren, innerlichen und subcutanen Analepticis (Tctr. Moschi etc.) bekämpft werden. Empfohlen wurde auch die Injection von 1 mg Morphin. Diese kleine Menge kann keinenfalls schaden, man kommt aber auch ohne sie zum Ziele. Die lästigen Schweisse kann man durch gleichzeitige Darreichung von 0,005 g Agaricin, oder 0,0005—0,001 g Atropin in Pillenform 10—15 Minuten vor der Antipyrineinführung mindern. Man wird sich aber nur ganz ausnahmsweise dazu entschliessen, weil die häufigere Benutzung jener beiden Stoffe bedenkliche Wirkungen zeitigen kann. Auch gegen sonstige Nebenwirkungen des Antipyrin, zumal die Hautexantheme, ist Atropin als Antagonist zu ca. 0,5 mg empfohlen worden. Da diese aber spontan weichen, so liegt kein Grund für eine solche Therapie vor.

Riechen an starkem Essig liess in einem Falle den Niesreiz augenblicklich aufhören. Die Mischung von Antipyrin mit Cocaïn, um die subcutane Injection des ersteren schmerzlos zu machen, wird nur dann ihren Zweck erfüllen, wenn Cocaïn in zur localen Anästhesie genügender Menge eingeführt wird; alsdann liegt aber die Möglichkeit vor, entferntere Nebenwirkungen des Cocaïn entstehen zu sehen, welche unangenehmer als die localen des Antipyrin sind.

Migraenin (Antipyrin + Coffeïn + Citronensäure) erzeugte Nebenwirkungen (Hautausschläge, Pulsarhythmie, starke psychische Erregung, Betäubung, Collaps etc.) wie Antipyrin, auf dem sich seine Nebenwirkung aufbaut.

Pyramidon. Bisher rief das Mittel vereinzelt hervor: Belästigung des Magens und so starke Schweisssecretion, dass von einer weiteren Verabfolgung desselben abgesehen werden musste.

---

1) Tuczek, Berliner klin. Wochenschr. 1889. No. 17. p. 374.

Salipyrin. Dieses Fiebermittel enthält 57,7 Theile Antipyrin und 42,3 Theile Salicylsäure. Schon 3 g können alarmirende Symptome erzeugen. Die Entfieberung geht unter Schweiss vor sich. Gleichzeitig mit der Temperatur sinkt die Pulsfrequenz. Als **unangenehme Nebenwirkungen** dieses Stoffes seitens der Haut kommen Exantheme vor. Dieselben können sich über den ganzen Körper ausdehnen und ein papulöses, hier und da auch ein der Urticaria ähnliches Aussehen haben[1]). Sie verschwinden nach 3—4 Tagen unter allmählicher Abblassung, und nur vereinzelt sah man am Hoden eine stellenweise Necrose eines rothen infiltrirten Fleckes eintreten, die ein Geschwür hinterliess. Ferner entstand nach Einnehmen mehrerer Dosen von je 1 g Schweiss, häufiges Erbrechen und Mattigkeit. Diese Symptome schwanden in einem Falle bald, und als nach 5 Tagen wiederum in 12 Stunden 3 Dosen von je 1 g gegeben worden waren, traten neben einem Exanthem auch ein: Unruhe, Stöhnen, Erbrechen, Sprach- und Bewusstlosigkeit. Die Pupillen reagirten nicht und waren erweitert. Urin und Stuhl gingen unwillkürlich ab. Im ersteren war Eiweiss und Zucker nachweisbar. Allmählich kehrte das Bewusstsein wieder. Als Nachwirkung blieben heftige Kopfschmerzen, Durst, Schlingbeschwerden und Trockenheit der Zunge zurück[2]).

Tolypyrin und **Tolysal** ermangeln ebenfalls nicht der Nebenwirkungen. Das erstere erzeugt z. B. bei Phthisikern starkes und lange anhaltendes Schwitzen, Uebelkeit, Erbrechen, Hautexantheme (Urticaria), das letztere: Uebelkeit, Kopfschmerzen, Schwindel, Gefühl aufsteigender Hitze u. a. m.[3]).

Antifebrin.

Das schwer in Wasser lösliche Acetanilid oder Phenylacetamid ($C_6H_5 \cdot NH \cdot C_2H_3O$) wird nicht unverändert mit dem Harn von Menschen abgeschieden, die das Mittel in gewöhnlichen Dosen eingenommen haben. Es wird vielmehr bei Menschen ein Theil desselben zu Acetylparaamidophenol oxydirt und als eine Aetherschwefelsäure ausgeschieden. Nicht festgestellt ist, ob daneben noch eine andere Schwefelsäure, etwa Paramidophenolätherschwefelsäure gebildet wird. Nur wenn ein Uebermaass von Acetanilid genommen wird, z. B. 30 g, dann erscheint auch die unveränderte Substanz im Harn. Phenol oder Anilin wurden auch bei sorgfältigster Nachforschung vermisst.

Unangenehme Wirkungen sind mehrfach dadurch hervorgerufen worden, dass von Laien ohne ärztliche Verordnung Antifebrin in zu grossen Dosen, z. B. zu 4 g eingenommen wurde. Schuld daran ist die häufig rücksichtslose Reclame von Händlern und Fabrikanten, denen die „summa salus" nur ihr Gelderwerb ist, und die vielleicht trotz besseren Wissens Dinge in Tageszeitungen für unschädlich anpreisen, die schwere Schädigung der Gesundheit hervorzurufen im Stande sind. Zu rügen ist aber auch das Verfahren der Apotheker, die ohne ärztliche Verordnung derartige Präparate, so lange sie nicht in die Pharmacopoe aufgenommen sind, abgeben, obschon sie wissen müssen, dass sie nicht indifferent sind. Die Dose sollte für den Tag nicht mehr als 3 g betragen, es wurden aber auch von Menschen ohne sichtbaren Schaden selbst 6 g genommen. Die Individualität spielt auch hierbei

---

1) Guttmann, Berliner klin. Wochenschr. 1890. p. 837.
2) Kollmann, Münchener med. Wochenschr. 1890. No. 47. p. 831.
3) Bothe, Münchener med. Wochenschr. 1894. p. 634.

eine Rolle. Im Allgemeinen sollen kräftige Männer mehr brauchen um fieberhafte Wirkungen zu erfahren als schwache Frauen. Die gewöhnliche Wirkungsart besteht darin, dass etwa $\frac{1}{2}$ Stunde nach der Darreichung die Entfieberung beginnt, die Körpertemperatur nach 3—5 Stunden den tiefsten Stand erreicht und alsdann ein zuerst langsames, später rascheres Ansteigen erfolgt.

Von diesem Normalverhalten kommen nun in mannigfacher Weise Abweichungen vor, bis zu den schlimmsten, dem **tödtlichen Ausgang**. Die Schuld des Antifebrin an einem solchen ist sichergestellt[1]). Die **Ursachen eines solchen atypischen Verhaltens** sind, sobald Fehler in der Verabfolgung auszuschliessen sind, einer besonderen individuellen Empfindlichkeit oder dem zeitigen Leiden des Betreffenden zuzuschreiben. Weder für die erste noch die zweite Gruppe ist eine Erklärung möglich. Gerade deswegen ist es aber nothwendig, das vorhandene thatsächliche **Material** zu beherrschen. Ein Unterschied in der Einwirkung kann durch den fieberhaften oder fieberlosen Zustand bedingt sein. So beobachtet man im ersteren sehr oft Hautröthe, im letzteren fast nie[2]). Fiebernde zeigen eine besondere Neigung zu Herzschwäche, und Nebenwirkungen treten leicht bei Personen mit allgemeiner Körperschwäche ein. Bei Phthisikern scheint bei höheren Dosen leichter als bei anderen Menschen Collaps einzutreten. Frauen zeigten besonders leicht Cyanose. Von der längerdauernden Verabfolgung bei Blutarmen wird abgerathen; denn man kann durch längere Zeit gegebene Tagesdosen von 2—3 g bei Gesunden künstlich eine, der Anilincachexie ähnliche Blutarmuth erzeugen, indem die rothen Blutzellen bei intensiver Methämoglobinbildung ausgelaugt werden und der Farbstoffgehalt des Blutes successive sinkt[3]). Bei Menschen, die chronisch dies Mittel in grossen Mengen gebrauchten, sind ebenfalls Zustände gesehen worden, die auf eine schwere Blutveränderung schliessen liessen.

Die **Nebenwirkungen** erscheinen entweder sehr bald nach der ersten Dosis, oder nach Stunden. In manchen Fällen rief erst die zweite oder eine spätere Dosis dieselben hervor. So blieb z. B. eine Kranke 10 Stunden lang nach Einnahme eines Theelöffels voll Antifebrin von Nebenwirkungen frei; sie traten dann aber bald nach einer weiteren Dosis ein. Eine andere Kranke nahm in 4 Tagen 8 Mal 0,2 g des Mittels ohne Nachtheil, erkrankte aber eine Stunde nach der neunten Gabe. Das auf **Wunden** gebrachte Acetanilid kann resorbirt werden und schwere Nebenwirkungen erzeugen. Ausser solchen beobachtet man bei einzelnen Kranken und Krankheiten eine **Unsicherheit in der Wirkung oder ein volles Versagen**, für die eine Erklärung auch nicht vorhanden ist. Die angeborene Individualität, noch mehr aber jene, in der Einleitung zu diesem Werke hervorgehobene unübersehbare Verschiedenheit der, wenn auch mit gleichen Namen belegten Krankheitszustände besonders nach der chemischen Seite hin, sind vorzüglich als ätiologische Factoren anzusprechen. Die Höhe der Dosis kommt, von der niedrigsten wirksamen aufwärts an, kaum in Betracht. So erhielt

---

1) Hardy, Bulletin de l'Académie de Médecine. 1888. Tom. XIX. p. 246.
2) Sécretan, Revue médic. de la Suisse romande. 1887. No. 6. p. 305.
3) Herczel, Centralbl. f. d. medic. Wissensch. 1887. No. 30. p. 550.

man[1]) in einer Beobachtungsreihe von 85 Einzelfällen bei 26 Kranken (Typhus, Tuberculose) nach 0,25 g Temperaturerniedrigungen von 0,1—3,0° C., nach 0,5 g von 0,4—4° C., nach 1—2 g von 1—3° C. Bei Lungentuberculösen ist mehrfach eine auffallende individuelle Schwankung in Bezug auf die Wirkung des Medicamentes gesehen worden, derart, dass oft 0,25 g eine volle Apyrexie, dagegen 1 g eine wenig intensive Wirkung aufwies.

Die grösste Abnahme der Körperwärme durch Antifebrin scheint bei Abdominaltyphus zu Stande zu kommen, dann folgt die croupöse Pneumonie, Pleuritis, chronische Pneumonie, Rheumatismus und zuletzt das Puerperalfieber. Bei nicht frischen Fällen von acutem Gelenkrheumatismus versagte meist die fieberwidrige Wirkung des Mittels. Bei 15 damit Behandelten fehlte 6 Mal der Erfolg[2]). Ja meistens zeigte sich die antipyretische Wirkung erst am anderen Tag oder nach einigen Tagen. In einem solchen Fall vermochte das in genügender Stärke gegebene Mittel erst am fünften Tage die Temperatur auf die Norm herabzudrücken, und auch dieser Erfolg war nur vorübergehend, und bei einem Pneumoniker trat einmal selbst nach einem Tagesverbrauch von 4,5 g keine Wirkung ein[3]). Dass es sich in solchen Fällen wahrscheinlich um eine fehlende Relation zwischen dem Medicament und den Krankheitsursachen handelt, während ein anderes Heilmittel dabei erfolgreich sein kann, beweisen Fälle von Erysipelas, in denen Antifebrin keine Wirkung, wohl aber Antipyrin eine solche hervorrief[4]). Auch das Fieber bei Scharlach wird fast nicht durch Antifebrin beeinflusst. Malariakranke zeigen dem Mittel gegenüber ein refractäres Verhalten. Auch bezüglich der schmerzstillenden Wirkung des Antifebrin sind individuelle Verschiedenheiten gesehen worden. So schwinden bei einzelnen Tabischen die Schmerzen schnell, bei anderen wenig oder garnicht.

In gewissen Grenzen findet auch an das Antifebrin Gewöhnung statt[5]), wenn es längere Zeit gebraucht wird. Es gilt dies besonders von der schmerzstillenden, weniger von der temperaturerniedrigenden Wirkung. Ausnahmen hiervon kommen selbstverständlich häufig vor. So verbrauchte ein Typhöser 11 Tage lang Antifebrin ohne jeglichen Verlust in der Wirkung, und ein an Neuralgie leidender Mann nahm in 12 Monaten 509 g ohne Schaden und ohne Abschwächung in der Schmerzstillung[6]). In einem anderen Falle jedoch, in dem eine Nekrose der Tibia bestand, war Antifebrin, um Schlaf zu erzeugen, Monate hindurch insgesammt zu 1800 g genommen worden. Obschon Schlaf durch das Mittel jederzeit hervorgerufen werden konnte, hatte der chronische Gebrauch desselben tiefer gehende Störungen in der Oeconomie des Körpers resp. dem Blute erzeugt, wie dies das bleiche Aussehen von Lippen und Extremitäten bewiesen. Von einer cumulativen Wirkung kann nach den vorhandenen Mittheilungen nur insoweit die Rede sein, als in einigen

---

1) Bernheim et Simon, Revue médicale de l'Est. 1888. No. 4. p. 97.
2) Seiffert, Ueb. Antifebrin u. seine Anw. b. Gelenkrh. Berlin 1887. p. 25, 26.
3) Huber, Correspondenzbl. f. schweiz. Aerzte. 1887. p. 2.
4) Sippel, Münchener med. Wochenschr. 1887. p. 216.
5) Weill, Bullet. génér. de Thérapeut. 1887. Févr. p. 150.
6) Richter, Deutsche Medicinalzeitung. 1888. No. 68. p. 814.

Fällen[1]) bei besonders hierzu disponirten Menschen, erst nach längerem Gebrauche des Antifebrins ein Kleinerwerden des Pulses sowie einige andere Nebenwirkungen auftreten.

Störungen im Allgemeinbefinden, im Blute und am Herzen.

Eine besonders für Fiebernde unangenehme Beigabe zu der Wirkung dieses Mittels ist die starke Anregung des Stickstoffwechsels. Bei Hunden rufen Tagesdosen von 4—5 g eine bedeutende Vermehrung des Eiweisszerfalles hervor, im Mittel 30,8 bis 35,7 pCt., im Maximum 77,7—78,8 pCt. über den normalen Eiweissumsatz. Thiere, die Acetanilid in grösserer Menge erhalten haben, bekommen ein schmutzigbraunes Blut, in welchem Methämoglobin ist. Die Blutkörperchen werden bald normal, bald insofern abnorm befunden, als sie sich nicht mehr in Geldrollenform anordnen; sie erscheinen mehr kuglig, scharf begrenzt, in einzelnen Fällen blass, etwas granulirt, selten in „Schatten". Die Zahl scheint nicht wesentlich alterirt. Bei Hunden, die mehrere Tage lang grössere Mengen Antifebrin erhalten, zeigen sich variable Mengen gelösten Blutfarbstoffs im Serum. Die entsprechenden Untersuchungen am Menschen ergaben Aehnliches. So wurde sicher bei 3 von 5 an Gelenkrheumatismus Leidenden, die Tagesdosen von 2 g Antifebrin erhalten hatten, Methämoglobin im Blute nachgewiesen[2]). Beim Schütteln des Blutes mit Luft verschwand der Methämoglobinstreifen nicht, als Beweis dafür, dass ein Theil des Blutfarbstoffs für den Respirationsprocess unbrauchbar geworden. Erst nach mehrtägigem Gebrauch, und nicht bei allen Individuen erscheint also dieses Product im Blute. Es bleibt darin auch nach dem Aussetzen des Antifebrins noch $1/2$—2 Tage nachweisbar, so lange wie die dasselbe begleitende grauviolette Hautfarbe. Anfänger im Spektroskopiren und auch solche, von denen man diese Kenntniss erwarten durfte, haben die positiven spectroskopischen Befunde Anderer geleugnet. Manche Divergenzen in Bezug auf dieses oder andere Producte des Blutfarbstoffs, besonders das Hämatin, das aus dem Methämoglobin hervorgehen kann, erklären sich auf diese Weise.

Die Untersuchung auf Methämoglobin hat für das erste Feststellen dieses Stoffes in so dicker Blutschicht zu geschehen, dass nur rothe Strahlen durchgelassen werden. Der im Roth erscheinende Absorptionsstreifen verschwindet auf Zusatz von Schwefelammonium. Eine mässige Methämoglobinämie ist nicht sonderlich zu fürchten, da sie mit dem Fortlassen des Mittels meist schnell schwindet. Längeres Bestehen beschwört aber die Gefahr einer Hämatinbildung im Blute herauf, da nachgewiesen wurde[3]), dass schon die Einwirkung der Bluttemperatur ausreicht, um Methämoglobin in Hämatin überzuführen. Hämatin erleidet aber keine Rückbildung zu normalem Blutfarbstoff; die Functionen der rothen Blutkörperchen sind dann gestört oder aufgehoben und die mannigfaltigsten functionellen, meist schweren Störungen, wie Somnolenz, Be-

---

1) Lang, Wiener med. Presse. 1887. p. 768.
2) Müller, Deutsche med. Wochenschr. 1887. No. 2. p. 27.
3) L. Lewin u. Posner, Centralbl. f. d. med. Wissensch. 1887. No. 20.

wusstlosigkcit, Athmungsstörungen sind die Folgen einer solchen Blutvergiftung[1]).

Die Methämoglobinämie ist oft von einer, nicht mit Circulations- und Respirationsstörungen verbundenen blaugrauen, als cyanotisch bezeichneten Verfärbung der Haut begleitet. Diese beiden Erscheinungen hängen ursächlich zusammen. Die Färbung rührt wesentlich von dem bräunlichen Methämoglobin her. Dass sie ohne nachweisbare Methämoglobinämie bestehen kann, darf zugegeben werden. Man wolle aber bedenken, dass ein Blut methämoglobinhaltig sein kann, ohne dass das Spectroskop dies anzeigt, und dass, wenn die „Cyanose" mit Methämoglobinämie bestanden hat, und die letztere alsdann, soweit dies nachgewiesen werden kann, schwindet, immer noch 1—2 Tage Methämoglobin in der Blutbahn vorhanden ist. Die Möglichkeit ist nicht von der Hand zu weisen, dass an dem Zustandekommen der Hautfärbung auch eine venöse Ueberfüllung betheiligt ist — doch immer nur in zweiter Reihe.

Bald nach dem Bekanntwerden dieser Antifebrinwirkung nahm ich an[2]), dass sie möglicherweise auf einer Anilinwirkung beruhen könne. Die Disposition für das Entstehen dieses Symptoms ist individuell sehr verschieden. Unterschiede in der Stärke desselben wurden z. B. bei Epileptikern beobachtet, die in ca. $2^{1}/_{2}$ Monaten 100—167 g Antifebrin verbrauchten. Nase und Kinn verfärben sich bläulich, die Augen sind von blauen Ringen umgeben, auf der Höhe der Stirn erscheint ein blauer Streifen, auch die Endphalangen der Finger und gar nicht selten die Schleimhäute zeigen dieselbe bläuliche Färbung. Wie bei dem analogen Zustand nach Anilinaufnahme, weiss der Kranke nichts von seinem eigenthümlichen Aussehen, bevor er sich im Spiegel gesehen hat. Bisweilen ist die Blaufärbung sehr intensiv, besonders, wenn die Dosen zu hoch waren. Nach Aufnahme von 6 g in 2 Dosen innerhalb 4 Stunden[3]) erschien das Gesicht bleich, Ohren, Lippen, Nasenspitze, Nägel dunkelblau, die Sclerae grauschwarz, die Zunge dunkelblaugrün. Nach Einnehmen von 2,5 g war dieses Blausein so stark, als wenn die hochgradigste Larynxstenose bestände, die Haut livid wie bei einem Sterbenden und die Extremitäten kühl, und nach 30 g Acetanilid war der ganze Körper einschliesslich der Nägel und Schleimhäute blauschwarz geworden und blieb es 3 Tage. Danach stellte sich am Auge erkennbarer Icterus ein[4]). Allgemeiner Icterus, der sich ja meist bei acuter oder chronischer echter Blutvergiftung einstellt, erschien auch nach dem Gebrauche des wesentlich aus Antifebrin bestehenden Geheimmittels „Kaputin"[5]). Wo vorher Exantheme bestanden, da nehmen diese ebenfalls eine bläuliche Färbung an, wie dies z. B. bei Erysipelas beobachtet wurde[6]). Die Blaufärbung kann von Stunden bis zu Tagen bestehen bleiben.

Ist in den eben gezeichneten Fällen die „Cyanose" ein für sich ohne anderweitige Störungen bestehendes Symptom, so kommen doch

---

1) L. Lewin, Archiv f. experim. Pathologie u. Pharmakologie. 1889. Bd. XXV.
2) L. Lewin, Berliner klin. Wochenschr. 1887. No. 5.
3) Freund, Deutsche med. Wochenschr. 1888. No. 41.
4) Hartge, Petersburger med. Wochenschr. 1890. No. 8. p. 69.
5) Brindley, Brit. med. Journ. 1896. II. p. 195.
6) Widowitz, Wiener med. Wochenschr. 1887. No. 17. p. 529.

gar nicht selten auch solche vor, in denen sie sich mit wirklichem Collaps paart. Es ist selbstverständlich, dass solche Collapse besonders bei Fiebernden, Typhösen, Pneumonikern u. A. m. zu fürchten sind. Depression der Herzthätigkeit, Herabsetzung der kinetischen Energie dieses Organes sind Einwirkungen, die vielleicht mehr dem Mittel selbst als der Individualität der Kranken zuzuschreiben sind. Der Puls war bei anämischen, lungenkranken Kindern immer klein, leicht wegdrückbar, fadenförmig. Die Nachwirkung auf das Herz dauerte 24—48 Stunden und darüber an. Die insufficiente Herzthätigkeit gab sich vornehmlich im Bereiche des Pulmonalkreislaufs kund, was bei der geringen Druckkraft des rechten Ventrikels unschwer zu erklären ist[1]). Die Pulsfrequenz kann selbst bis zu 160 Schlägen in der Minute[2]) betragen, und der Puls arhythmisch, klein und flattrig sein. Schon beim Beginn des Schweissausbruches haben manche Kranke neben Cyanose ein Gefühl der Schwäche und des Abgeschlagenseins, etwa in der Art, als wenn ein Collaps drohte. Meist geht es ohne einen solchen vorüber; doch wurde er auch nach relativ kleinen Dosen, z. B. 3—4 Stunden nach einer zweiten Dosis von 0,5 g neben lang dauernder Nausea, in einem anderen nach ca. 0,4 g in 2 Dosen[3]) beobachtet. Die Prostration ist meist nicht gefahrdrohend.

Ohnmacht mit Verlust des Bewusstseins kommen seltner vor, doch sind Fälle berichtet, in denen solche comatösen Zustände viele Stunden anhielten. Ein Kind, das 0,24 g erhalten hatte, wurde bald bewusstlos, die Pupillen reagirten nicht mehr, die Respiration war oberflächlich, der Puls beschleunigt und der ganze Körper tiefblau[4]). Diesen Zustand kann der intentivste Schweiss begleiten, wie die folgende Beobachtung lehrt: Ein tuberkulöser Mann erhielt 0,6 g Antifebrin in Milch. Nach 15 Minuten war er über und über in Gluth; nach 30 Minuten erschien der ganze Körper roth und übermässig mit Schweiss bedeckt; nach 1 Stunde war die Körperwärme bedeutend gesunken, der Kranke klagte über Kälte und Frösteln, während allmählich die Röthe des Körpers schwand. Nach 2½ Stunden war er bewusstlos, todtbleich, kalt, während der Schweiss fortdauerte. Dieser Zustand hielt mehrere Stunden an. Athmung und Herzthätigkeit waren schwach, der Puls unfühlbar. Es bedurfte des ganzen analeptischen Apparates (Alkoholica, Senfteige in der Herzgegend etc.), um Wiederherstellung herbeizuführen. Nach Einnehmen sehr grosser Dosen sah man die Collapszustände sich häufiger wiederholen und schliesslich erst nach einer Kochsalzinfusion dauernde Besserung eintreten[5]). Dass auch Collaps, Verfall der Kräfte ohne Cyanose, besonders beim schnellen Fallen der Temperatur vielleicht gar unter die Norm vorkommen kann, braucht kaum erwähnt zu werden.

Die Beeinflussung der Körperwärme.

Die längstens eine Stunde nach der Zufuhr des Antifebrins eintretende Entfieberung geht meistens mit Schweiss vor sich. Derselbe

---

1) Lang, Wiener med. Presse. 1887. p. 769.
2) Armstrong, The Therapeutic Gazette. 1890. p. 246.
3) Meyer, Allgem. med. Centralzeitung. 1889. 20. April.
4) Marechaux, Deutsche med. Wochenschr. 1889. 10. Oct. p. 845.
5) Vierhuff, Petersburger med. Wochenschr. 1890. No. 16. p. 139.

erscheint sehr bald nach dem Einnehmen, bisweilen schon 5 Minuten später, kann von wenigen Minuten bis zu mehreren Stunden selbst tagelang anhalten und in allen Graden, von mässiger bis zu reichlichster Absonderung, die ein Durchnässen der Leib- und Bettwäsche veranlasst, auftreten. Bisweilen hört er, wie man bei einigen Typhuskranken beobachtete, nach einer zweiten Dosis des Medicamentes auf, um später wieder zu erscheinen. Durst begleitet ihn meistens. Kleine Atropinmengen sollen ihn beseitigen. Unangenehmer ist der in einer nicht unbedeutenden Zahl der Fälle gewöhnlich bei plötzlichem, aber auch bei langsamem Wiederanstieg des Fiebers erscheinende Frost resp. Schüttelfrost, der mit leichterem oder stärkerem Zittern am Körper resp. mit Zähneklappern einhergehen kann. Manchmal wird derselbe durch eine erneute kleine Dosis des Mittels coupirt. Es wurde auch bei Typhösen beobachtet, dass er nach mehrmaliger Anwendung ganz fortbleibt und sich dann gewöhnlich nicht wieder einstellt[1]). Doch ist dies nicht die Regel, vielmehr kann man länger dauernden Frost bei Typhuskranken auch an mehreren aufeinanderfolgenden Tagen sehen. Typhöse scheinen besonders zu dieser Nebenwirkung zu neigen, und unter ihnen hauptsächlich das weibliche Geschlecht. Auf die Differenzirung, ob Frost oder Schüttelfrost, scheint die Höhe der Dosis keinen Einfluss zu haben. Auch andere Fieberkranke können davon betroffen werden. So hatten von 30 Fiebernden ein Typhöser, ein Pneumoniker und ein Phthisiker einen solchen Frost. Auch bei Variola wurde er gesehen[2]).

Hypothermie wird nicht selten beobachtet. Es sind nicht immer heruntergekommene, elende Menschen, die auf mittlere Dosen schon ein solches Sinken der Körperwärme bisweilen bis auf ca. 36°C. aufweisen. Bei einer Typhuskranken fiel die Körperwärme nach 0,25 g Antifebrin in 2 Stunden von 39,0° auf 35°, um nach Ablauf von 6 Stunden wieder auf 40,4° zu steigen. Die Pulszahl schwankte in gleicher Weise. Eigenthümlicherweise kam es bei dieser Patientin nicht zu einem Frost. Nach nur 0,5 g Antipyrin fiel übrigens bei derselben Person am drittfolgenden Tage die Körperwärme von 39,3 auf 36,4°C.

Eine primäre Hyperthermie, ein eigentliches Antifebrinfieber kommt ebenfalls vor.

Bei einem Typhuskranken erfolgte die paradoxe Temperatursteigerung nach 0,75 g, bei einem anderen nach viermaligem Einnehmen von 0,25 g. Auch eine secundäre Hyperthermie kommt vor. Nach einem subnormalen Stande kann die Temperatur bedeutend über ihren alten Stand hinaus schnellen.

Störungen in Centralnervensystem und Sinnesorganen.

Als Nebenwirkungen können auftreten: ein sehr ausgesprochenes Angstgefühl, Pochen in den Schläfen, tobende Kopfschmerzen, Schwindel und Eingenommensein des Kopfes. Besonders bei Typhösen zeigte sich mehrmals in der Zeit der tiefsten Temperaturerniedrigung ein gewisser Grad von Umnebelung und cerebraler Betäubung. Die comatösen Zustände habe ich bereits erwähnt. Bei einem Epileptiker, der 3 Mal täg-

---

1) Grueneberg, Berliner klin. Wochenschr. 1886. p. 850.
2) Haas, Wiener med. Presse. 1887. p. 1610.

lich 0,5 g Antifebrin nahm, erschienen neben Uebelkeit, Hallucinationen und Schwäche. Mehrfach kamen Delirien und vereinzelt maniakalische Zustände vor, die von comatösen gefolgt sein können[1]). Nach 4 Monate langem Gebrauch des Mittels wegen Kopfschmerzen machte sich eine Abnahme des Gedächtnisses bemerkbar. Nach dem Aussetzen schwand dieses Symptom wieder.

Von motorischen Störungen kamen vor: Eine Art von Starre und Steifigkeit in Armen und Beinen und Schwanken im Gange. Einige Male werden auch Zittern und Krämpfe[2]), klonische Zuckungen im Gesicht[3]) und den Extremitäten, sowie Zähneknirschen und Bewusstlosigkeit mitgetheilt. Sehr selten ist der Seh- und Gehörapparat Sitz von Nebenwirkungen. Vereinzelt entstehen Thränenlaufen und ein Gefühl von Stechen in den Augen und Trägheit der Pupillenreaction, Doppelsehen und Mydriasis neben Schwerhörigkeit[4]). Letztere kann auch allein oder mit Ohrensausen gepaart vorkommen.

Anderweitige Nebenwirkungen.

Gelegentlich erscheinen Nasenbluten und bei Perimetritis profuse Uterinblutungen. Digestivstörungen verschiedenen Grades, Appetitverlust, ferner Nausea, die in mehreren Fällen eine ganze Nacht hindurch anhielt, und Erbrechen ist mehrfach als Folge der Antifebrinanwendung bei Kindern und Erwachsenen meist in Begleitung von Collaps, seltener mit Magenschmerzen beschrieben worden. Grosse Dosen scheinen besonders hierzu Anlass zu geben. Ebenso kommen, wenn auch selten, Durchfälle zur Beobachtung.

Seitens der Niere ist eine Vermehrung der Harnsecretion als Begleiterin der Temperaturerniedrigung angegeben worden. Das Gegentheil hat sich aber als zutreffender herausgestellt. Eine solche deutliche Verminderung wurde z. B. mehrfach bei Typhuskranken beobachtet. Gelegentlich kommt auch, bei Schwindel und allgemeiner Schwäche, unwillkürliche Harnentleerung vor. Der Antifebrin-Harn ist vereinzelt als dunkelgefärbt oder chocoladenbraun bezeichnet worden[5]). Er enthält selten Eiweiss und dann nur wenig, dagegen oft nicht unbedeutende Mengen Hydrobilirubin und viel Indican. Blutfarbstoff wurde, obschon dies möglich ist, bisher nicht in ihm aufgefunden. Das angebliche Vorkommen in einem Falle[6]) ist wohl auf vorhandenes Menstrualblut zurückzuführen.

Die Veränderungen an der Haut stehen, den bisherigen Erfahrungen nach, gegenüber den beim Antipyrin beobachteten an Zahl und Intensität weit zurück. Lästiges Hautjucken sah man nach 0,25 g auftreten. Häufiger wurde ein diffuses oder grossfleckiges, mit zackigen Rändern versehenes, $1/2$—1 Stunde nach dem Einnehmen erscheinendes Erythem beschrieben, das den ganzen Körper oder nur Theile desselben einnahm. Dasselbe ist nicht nur ein Begleiter sehr starken Schweisses

---

1) Stein, Prager med. Wochenschr. 1889. No. 48. p. 559.
2) Biró, Pester med. chirurg. Presse. 1887. No. 22. p. 446.
3) Fürth, Wiener med. Presse. 1889. No. 16.
4) Heinzelmann, Münchener med. Wochenschr. 1887. p. 37.
5) Salm, Neurologisches Centralblatt 1887. No. 11. p. 247.
6) Wolff, Deutsche Medicinalzeitung. 1890. p. 535.

und davon abhängig; denn man beobachtete es, auch wohl mit Hautschwellung einhergehend, bei Nichtfiebernden und später erst erschien bei diesen der Schweiss. Andererseits kann das Erythem auch schwinden und der Schweiss fortbestehen. Im Zusammenhang mit dem Schweissausbruch bilden sich eine Miliaria cristallina und rubra.

Das Erythem kann auch stellenweis papulös prominiren. So traten bei einer typhuskranken Frau, die 2 Tage nach einander je 0,5 g Antifebrin erhalten hatte, in der dritten Krankheitswoche eine grosse Zahl dunkelrother, stecknadelkopf- bis erbsengrosser, nirgends confluirender Flecke im Gesicht, besonders der Stirngegend, weniger auf der Brust und wieder reichlicher an den Vorderarmen und Händen auf. Dieselben erhoben sich papelartig, zumal im Gesicht und schwanden vollkommen auf Druck. Bei einem anderen Typhösen entstand ein mittelgrosses, papulöses Exanthem über den ganzen Körper, verschwand unter Fortgebrauch des Mittels nach 2—3 Tagen, um dann wieder von Neuem aufzutreten.

Urticariaähnlich war der Ausschlag[1], der bei einem an Gelenkrheumatismus leidenden Mädchen nach 5 maligem Gebrauch von 0,25 g Antifebrin an der Streckseite der Ellenbogengelenke und an der Innenseite der Kniegelenke entstand. Derselbe setzte sich aus stecknadelkopf- bis linsengrossen, ringförmigen, mit dunkler gefärbter wallartiger Randzone versehenen Flecken zusammen, die nach einem Tage zum Theil verschmolzen. Der Ausschlag dehnte sich über die Extremitäten und den Rücken aus und verblasste erst 4 Tage nach dem Aussetzen des Mittels. Erneute Verabfolgung des letzteren liess ihn wieder entstehen. Dieser Ausschlag gehörte wohl zu der vorigen Gruppe.

Eine besondere Therapie ist bei den durch Antifebrin hervorgerufenen Nebenwirkungen nicht einzuschlagen. Nur im Falle einer übermässigen Methämoglobinämie, die, wie ich glaube, dann auch zu einer gefahrdrohenderen Hämatinämie werden kann, ist eine ergiebige Venäsection und eventuell eine Infusion einer 0,6 proc. Kochsalzlösung vorzunehmen. Der Collaps muss durch die üblichen innerlichen und äusserlichen Excitantien bekämpft werden.

Antinervin ist ein etwa 50 pCt. Antifebrin, Salicylsäure und Bromammonium enthaltendes Gemisch, das zu 0,5 g nach 30 Minuten Röthung des Gesichts, Verwirrtsein, dann Cyanose, Somnolenz, aussetzenden Puls und oberflächliche Athmung, Schweisse und Sprachstörungen veranlasste[2].

Exalgin.

Orthomethylacetanilid ($C_6H_5 . N . CH_2 . C_2H_3O$) erzeugt bei Thieren klonische epileptiforme Krämpfe mit freien Intervallen, Speichelfluss und Athmungslähmung. Eine gewisse Gewöhnung an die Giftwirkung dieses Stoffes ist insofern wahrzunehmen, als Thiere, die denselben schon erhielten, später grössere Dosen von ihm als anfangs vertragen, und auch Menschen, die anfangs einen Heilerfolg danach an sich sahen, diesen später gar nicht oder nur in sehr geringer Weise erfuhren, wenn man nicht mit den Dosen sehr stieg. Ein Versagen in der schmerzstillenden Wirkung fehlt auch hier nicht. So zeigten unter 88 verschiedenen Kranken 67 vollen Erfolg, 21 keinen oder einen zweifelhaften. Die bisher beim Menschen in relativ vereinzeltem Gebrauche beobachteten Nebenwirkungen scheinen im Wesentlichen denselben

---

[1] Herrmann, Deutsche Medicinalzeitung. 1890. p. 876.
[2] Wefers, Deutsche med. Wochenschr. 1896. p. 384.

Charakter wie die bisher abgehandelten, ähnlich gebauten Stoffe zu tragen, und besonders nach Einnehmen bei leerem Magen zu kommen.

Im Zusammenhange mit Collaps erschienen: Uebelkeit, Erbrechen und Speichelfluss. Mehrfach entstand Gelbsucht. Selten besteht länger dauernde Anurie. Für gewöhnlich nimmt die Harnmenge ab, der Zucker bei Diabetikern angeblich zu. Der Harn kann Eiweiss und rothe Blutkörperchen enthalten. Einen kleinen, aber in der Frequenz sehr erhöhten Puls sah man bei Cyanose und Collaps nach mehrtägigem Exalgingebrauche. Auch Intermittenz desselben kommt vor. Bei Thieren bildet sich nach Zufuhr dieses Mittels Methämoglobin im Blute, während das Blut selbst kaffeebraun verfärbt wird. Bei Menschen kommt das Gleiche zu Stande, und ebenso liegt die Möglichkeit vor, dass sich ein weiteres Umwandlungsproduct des Blutfarbstoffs, das Hämatin, bilde, wie ich dies beim Acetanilid auseinandergesetzt habe. Auf einer solchen Bildung von Methämoglobin beruht die bei Menschen beobachtete „Cyanose". So wurden bei einem an Myelitis leidenden Mädchen, das 7 Tage lang drei Mal täglich 0,12 g Exalgin erhalten hatte, am siebenten Tage die Lippen und Wangen blau, der Puls klein und leicht wegdrückbar. Das Mittel wurde weitergebraucht, aber Brandy nebenher gegeben. Uebelkeit und Schwindel zeigten sich, die Verfärbung der Haut nahm zu. Am Nachmittag gesellte sich Erbrechen hinzu, die Nägel, Lippen, Wangen waren stark blau, schaumiger Speichel lief aus dem Munde, die Kranke delirirte und erkannte Niemand. Am Abend war sie wieder hergestellt. Unter anderen wurden dagegen subcutane Strychnineinspritzungen vorgenommen[1]). Die Methämoglobinämie kann viele Tage anhalten.

Neben Collaps kommen auch Athmungsstörungen vor. Mit leichter Dyspnoe beginnend, wuchsen dieselben in einem Falle, in dem 0,18 g in zwei Malen genommen waren, bis zu einem schweren asthmatischen Anfall an, nachdem Schwindel und Unvermögen zu sprechen und sich zu bewegen vorangegangen waren. Cyanose fehlte, der Zustand besserte sich, nachdem Erbrechen aufgetreten war. Als Begleitsymptom erschien auch starke Dysurie[2]). Mehrfach sprangen die Kranken plötzlich mit einem lauten Schrei auf und wurden dys- oder apnoisch, rangen nach Athem und bekamen erweiterte Pupillen, rigide Glieder, Kräfteverfall und Herzpalpitationen[3]). Auch Cheyne-Stokes'sche Athmung kommt in Begleitung anderer schwerer Symptome vor.

Zu verzeichnen sind ferner: ein Gefühl von Trunkenheit, Flimmern vor den Augen, heftige Kopfschmerzen, Ohrensausen und was besonders zu berücksichtigen ist, neben Schwindel und Verlust des Bewusstseins auch convulsivische Zuckungen in den Gliedern, die einem epileptischen Anfall ähnlich sein und mit Schäumen des Mundes, Intermittenz des Pulses, Bissen in die Zunge u. a. m. einhergehen können. Diese Krämpfe sind den bei Thieren durch das Mittel zu erzeugenden ähnlich, kehren in Zwischenräumen von einigen Minuten bis ½ Stunde wieder, können sich mit Rückenschmerzen verbinden, schon nach Verbrauch von 0,6 g in 2 Tagen auftreten[4]) und lange anhalten. Es ist auch möglich, dass der Kranke 10—15 Minuten nach dem Einnehmen einer kleinen Dosis bewusstlos mit einem Schrei hinfällt, steif wird, und erst daran sich klonische Krämpfe schliessen. Nach dem Aufhören derselben kann Bewusstsein und Amnesie in Bezug auf die vorangegangenen Ereignisse bestehen[5]). Die letztere kommt auch ohne Krämpfe vor.

---

1) Bokenham and Jones, Brit. med. Journal. 1890. I. p. 288.
2) Johnston, Brit. med. Journal. 1890. 3. Mai.
3) Hartley, The Lancet. 1891. 7. March. p. 541.
4) Dyer, Brit. med. Journ. 1890. 30. Aug. p. 506.
5) Vetlesen, Norsk Magaz. for Laeger. 1893. p. 820.

Taubsein über den ganzen Körper, ein Gefühl von Todsein in Fingern und Zehen, Zucken der Augenlider, entstanden bei einem Kranken neben Oppressionsgefühl nach 2 Dosen von je 0,3 g, die in 8 Stunden verbraucht worden waren. Erst nach erfolgtem Erbrechen besserte sich der Zustand, obwohl das Allgemeinbefinden noch länger schlecht war und die Taubheit in den Fingern und Zehen noch den ganzen nächsten Tag dauerte[1]).

Hautausschläge, die ebenfalls beobachtet wurden, schliessen nur vorläufig die Reihe der Nebenwirkungen des Exalgins.

Monobromacetanilid.

Die Nebenwirkungen des Monobromacetanilid ($C_6H_4Br . NH . C_2H_3O$) unterscheiden sich wenig von denen des Acetanilids, vielleicht, dass der Bromcomponent noch eine Erschwerung nach der Seite der Hautexantheme bedingt. Im Blute kommt dadurch Methämoglobinbildung zustande. Eine Frau, die 2 Pulver des Mittels zu je 0,25 g in $1/2$ Stunde genommen hatte, bekam Blaufärbung der Lippen, ohne dass sie dadurch wesentlich belästigt wurde.

Energischer gestaltete sich die Einwirkung in zwei anderen Fällen. Nach Verbrauch von 0,6 g in 2 Dosen in 8 Stunden waren nach 11 Stunden Lippen, Wangen und Finger cyanotisch, und der Puls 120, klein, weich; die Kranke klagte über Kopfweh und ein Gefühl, als wenn sie sterben müsste. Um Mitternacht betrug die Pulsfrequenz 140. Es bestanden Ohrensausen und Zuckungen, wie nach einem grossen Blutverlust. Als sie am anderen Morgen das Bett verlassen wollte, wurde sie ohnmächtig. Bald darauf erfolgte Restitution. Die Menstruation trat 10 Tage zu früh ein[2]). Eine andere Kranke, die in der Nacht insgesammt 0,5 g Monobromacetanilid genommen hatte, war am anderen Morgen bläulich verfärbt und schwach, und der Gang war taumelig. Bis zum Abend verlor sich dieser Zustand.

Bei dem Gebrauche des Monobromacetanilid gegen Phthisis, Pneumonie etc. beobachtete man Kältegefühl, Kopfschmerzen und bei der letztgenannten Krankheit stärkeres Blausein. Es heisst nun aber dem Kranken mehr als zulässig ist zumuthen, gegen diese und ähnliche Nebenwirkungen, Inhalationen von Sauerstoff zu gebrauchen, und sich gegen die Kopfschmerzen und das Kältegefühl noch Morphiuminjectionen machen zu lassen. Bei solchen Forderungen wird wohl nicht allein der Kranke, sondern auch der Arzt das Mittel von vornherein zurückweisen.

Benzanilid. Das Mittel ($C_6H_5NH . COC_6H_5$) scheint an verschiedenen Tagen ungleich fieberwidrig zu wirken, insofern bald grosse Remissionen, bald nichts oder wenig von Wirkung eintritt. Individuelle Verhältnisse sind wahrscheinlich als Ursache hierfür anzusprechen. Andererseits kommt ihm eine cumulative Wirkung zu, vielleicht auf Grund einer langsamen Ausscheidung. Die Entfieberung erfolgt unter Schweiss. Derselbe dauert drei Stunden an. Zuerst werden von ihm die Handflächen, dann Gesicht und Rumpf befallen. Frost wurde bei Collaps beobachtet. Es stellte sich eine Eigenwärme von 35° und 34,8° ein, ohne dass anderweitige bedrohliche Allgemeinerscheinungen sich zeigten. Cyanose wurde nicht beobachtet. Bei einer Kranken aber trat ein **grossfleckiges Exanthem** auf, das keine Aehnlichkeit mit dem Antipyrinexanthem zeigte. Es erschien an den Unterarmen, dem Halse und der unteren Gesichtshälfte und bestand aus 2 cm im Durchmesser haltenden Flecken, die hochroth, am Rande unregelmässig gestaltet waren. Auf Fingerdruck erblassten sie. Am anderen Morgen war der Ausschlag ohne Aussetzen des Mittels verschwunden[3]).

---

1) Sample, Brit. med. Journ. 1890. II. p. 85.
2) Worthington, Brit. med. Journ. 1890. 15. Febr. p. 357.
3) Kahn, Jahrb. f. Kinderheilkunde. 1887. p. 400.

Formanilid ($C_6H_5NH \cdot CHO$), das fieberwidrig und antineuralgisch wirken soll, ist wegen einer danach auftretenden resorptiven Anilinwirkung nur mit Vorsicht zu gebrauchen. Es entsteht Herzklopfen, ev. mehrstündiges Blausein der Lippen, Finger etc. in Folge von Methämoglobinbildung, und dazu können sich Herzklopfen und Oppressionsgefühl gesellen. Schon die Benutzung eines 2 proc. Gurgelwassers oder wenige Cubikcentimeter einer 3 proc. Lösung zur Blasenausspülung können Cyanose veranlassen. Ein 50 proc. Formanilid-Pulver erzeugte an den Tonsillen und der Uvula für 24 Stunden weisse Beläge[1]).

Phenetidin veranlasst schon in kleinen Mengen Nephritis.

Phenacetin.

Dem Aethyläther des acetylirten Paraamidophenols ($C_6H_4 \cdot OC_2H_5 \cdot NH \cdot C_2H_3O$) wird nachgerühmt, dass er gegenüber anderen neueren Fiebermitteln verschwindend wenige Nebenwirkungen besitze. Wenn man indessen bedenkt, dass Jahrzehnte hingingen, ehe nur ein kleiner Bruchtheil der Chininnebenwirkungen mitgetheilt wurde, und wie noch jährlich neue entdeckt werden, so wird man die kurze Gebrauchsdauer des Phenacetins für die relativ geringe Kenntniss seiner Nebenwirkungen verantwortlich machen, aber nicht glauben, dass es nicht solche besässe, und dass deren Zahl sich nicht noch sehr erheblich vergrössern wird. Die ganze Structur desselben schliesst schon aus Analogiegründen die Nothwendigkeit dieser Annahme ein. Phenacetin ist für Thiere ein Gift. Nach kurzem Reizzustande folgt schnell Lähmung der Centralorgane, des Rückenmarks, Lähmung der Muskeln, Aufhören des Empfindungs- und Reflexvermögens. Die Meinung, dass die Toleranz des menschlichen Organismus für Phenacetin gross sei, ist durchaus falsch. Ein folgeloser Verbrauch von 53 g in 19 Tagen, oder 36 g in 12 Tagen beweist nur, dass diese betreffenden beiden Menschen es gut vertrugen, nicht aber, dass dies bei jedem Menschen der Fall sein wird. Es liegen im Gegentheil mehrere Todesfälle durch Phenacetin vor. Die kleinste tödtliche Dosis scheint 1 g gewesen zu sein.

Die Resorption geht in unverändertem Zustande vom Magen aus vor sich, obschon es nicht gelingt, durch verdünnte Säuren, oder Pepsinchlorwasserstoffsäure ausserhalb des Magens das Mittel zur Lösung zu bringen. Die Ausscheidung erfolgt, soviel bis jetzt bekannt ist, durch den Harn, aber nicht als unverändertes Phenacetin, sondern als Phenetidin. In die Milch gehen Acetphenetidin, oder Spaltungsproducte desselben, was für den therapeutischen Gebrauch von Wichtigkeit ist. Mehrfach wurde beobachtet, dass an Phenacetin bei Fiebernden und Nichtfiebernden Gewöhnung stattfinden kann. Nicht nur eine Wirkungsabnahme oder ein Ausbleiben des fieberwidrigen Einflusses kann dadurch bedingt werden, sondern auch Nebenwirkungen, die ein- oder mehrmals auftreten, schwächer werden, ev. ganz fortbleiben. In ersterer Beziehung ist z. B. zu erwähnen, dass während bei schmerzhaften Zuständen der Schmerz in den ersten Tagen schnell und sicher coupirt wird, in vielen Fällen dies später nur wenig und auf kurze Zeit geschieht[2]). Für das Auftreten von Nebenwirkungen ist bisher, abgesehen von einer

---

[1] Preisach, Meisels, Ungar. Arch. f. Medic. Bd. II. 191 u. 195.
[2] Ott, Prager med. Wochenschr. 1888. No. 40. p. 432.

angeborenen Disposition, eine zeitliche, durch lange Krankheit und gleichwerthige Verhältnisse bedingte Körperschwäche angeschuldigt worden. Ein Versagen bei chronisch fieberhaften Kranken ist nicht selten, meistens auch auf Grundlage der Gewöhnung.

Der Temperaturabfall erfolgt im Laufe von 1—4 Stunden und die Apyrexie dauert 3—5 Stunden. Alsdann beginnt der Wiederanstieg. Man kann es dahin bringen, dass die Kranken statt einer Febris continua eine Febris intermittens darbieten. Doch ist damit den Kranken wenig gedient, sie werden durch den häufigen Wechsel von Temperaturabfall und Anstieg beunruhigt[1]). Auch die continuirliche Verabfolgung ist nicht von Erfolg gekrönt. Bei den meisten Fällen steigt auch während der fortgesetzten Darreichung die Körperwärme von Zeit zu Zeit wieder schroff und hoch an, und ausserdem tritt bald Angewöhnung ein, so dass man zu immer höheren Dosen schreiten muss, um überhaupt Apyrexie zu erzielen; schliesslich kommt man zu so hohen Tagesdosen, dass sie gefährlich werden. Sehr häufig zeigen sich bei der Entfieberung durch Phenacetin auch Schweisse. Sie sind meist stark, beginnen ca. $^1/_2$ Stunde nach dem Einnehmen und dauern 1—4 Stunden an. Werden sie unterdrückt, was übrigens weder durch Atropin noch Agaricin immer ganz gelingt, so erleidet der Temperaturabfall Einbusse. Der Wiederanstieg des Fiebers geht meist ohne Frost resp. Schüttelfrost vor sich. Doch wird ein solcher hier und da bei Kindern und Erwachsenen beobachtet. Ebenso kommt ein ausgesprochenes Kältegefühl bisweilen bei abnorm tiefer Erniedrigung der Körperwärme zu Stande. So sah man ein solches bei einem Phthisiker, der zweistündlich 0,3 g Phenacetin nehmen sollte. Die zweite Dosis wurde gereicht, als die erste ihre Wirkung noch nicht ganz entfaltet hatte. Bei profusem Schweisse stellte sich Kältegefühl und Hypothermie ein. Im Rectum wurden 35°C. gemessen[2]). Auch sonst ist unternormale Körperwärme mehrfach, fast immer bei Phthisikern gefunden worden.

Dass auch eine primäre Hyperthermie zu Stande kommen kann, dafür liegen ebenfalls, obschon a priori eine solche Einwirkung für möglich angesehen werden musste, praktische Erfahrungen vor. So stieg in einigen Fällen die Temperatur 2—3 Stunden nach dem Einnehmen immer erst um einige Zehntel[3]). Bei einer Pleuritis exsudativa hob sich 10 Minuten nach dem Einnehmen von 0,5 g die Eigenwärme um 0,3° C., obgleich sie vorher Neigung zum Sinken hatte. Auch bei nicht fieberhaften Zuständen, z. B. bei Ischias, kommt ein Phenacetin-Fieber vor.

Phenacetin kann Cyanose mit und ohne Collaps hervorrufen. Schon in den ersten Versuchen an Thieren zeigte sich z. B. bei Hunden, welche grosse Dosen erhalten hatten, Cyanose der Schleimhäute. In einigen solcher Fälle enthielt das Blut Methämoglobin. Bei Menschen wurden diese Funde mehrmals gemacht. Die Einwirkung des Phenacetins auf das Blut ist kaum geringer als die des Antifebrins. Bei Lungentuberkulose, Gesichtserysipelas, die continuirlich mit Phenacetin in Tagesdosen bis 6 und 8 g behandelt waren, zeigte sich bläuliches Verfärbtsein und Methämoglobinämie ohne Collaps. Beides verschwand

---

1) F. Müller, Verhandl. d. Ver. f. innere Medic. Jahrg. VIII. 1888/1889. p. 68.
2) Kobler, Wiener med. Wochenschr. 1887. No. 26. p. 865.
3) Hoppe, Ueber die Wirkung des Acetphenetidin. Berlin 1887. p. 20.

schnell. Der gleiche Befund ergab sich bei einem Kinde[1]). Schwerer wurde eine Frau getroffen, die 2 g Phenacetin in 3 Stunden verbrauchte. Während nach dem ersten Gramm vorzugsweise nervöse Symptome wie Schwindel und Zittern aufgetreten waren, erschienen nach dem drei Stunden später genommenen zweiten Gramm intensives Kältegefühl, starke Cyanose der Finger, Hände, Nagelglieder, Lippen, Wangen, tiefblaue Färbung der Haut mit kaltem Schweisse, Angstgefühl und Dyspnoe. Vier Stunden nach dem Beginn dieser Verfärbung bestand sie noch. Auch die Schleimhäute, der Gaumen etc. waren cyanotisch. Der Puls war gut. Erst nach ca. 12 Stunden erfolgte Abnahme dieses Zustandes[2]). Wie bei jeder Blutzersetzung kann auch hier trotz der durch Methämoglobin bedingten Blaufärbung stellenweis Icterus zu erkennen sein. Das Blut weist, wie dies ja oft bei Methämoglobinämie der Fall ist, auch bei Phenacetin Veränderungen der rothen Blutkörperchen auf, aus denen der Farbstoff entweder ganz weicht, oder sich an einer Stelle zusammenballt.

Leidet der Puls bei solchen Zuständen, dann bietet der dadurch hervorgerufene Collapszustand im Vereine mit der Cyanose ein bedrohlicheres Bild und kann ziemlich lange anhalten. So hatte eine Frau 3 Dosen von Phenacetin, jede zu 0,45 g zweistündlich verbraucht, als sie sich plötzlich so schlecht fühlte, dass der Arzt geholt wurde. Er fand sie im Collaps, mit starken Präcordialschmerzen, Dyspnoe, Lividität der mit kaltem Schweisse bedeckten Körperoberfläche, besonders der Nägel, der Lippen, der Conjunctivae und in grosser Unruhe. Sie konnte weder liegen noch stehen und musste in halbliegender Stellung erhalten werden. Die Körpertemperatur betrug 38,4° C. Der Puls war weniger häufig als normal, klein, schwach, die Pupillen leicht erweitert. Zehn Stunden etwa verblieb sie in diesem Zustande, während die Cyanose noch mehr als drei Tage anhielt. Die Reconvalescenz ging sehr langsam vor sich. Ueber eine Woche lang war die Frau unfähig sich im Hause zu beschäftigen[3]). War auch in diesem Falle die Disposition für solche Nebenwirkungen des Phenacetins eine besonders ausgesprochene, so liegen doch auch andere Beobachtungen vor, aus denen ersichtlich ist, dass Collaps wenn auch in geringerem Grade nicht etwas ungewöhnliches ist, und beispielsweise in Verbindung mit Pulsschwäche bei Erwachsenen und Kindern schon nach 0,2—0,3 g auftreten kann. Hervorzuheben ist, dass auch ohne Cyanose Veränderungen des Pulses, Schwäche, Vermehrung und Arhythmie desselben, verbunden mit Aussetzen, sowie Beklemmungen mit Herzklopfen nach Phenacetin vorkommen. Es betrifft nicht nur Anämische, Geschwächte, oder Phthisiker, sondern auch andere Kranke.

Theils mit den vorgenannten Symptomen verbunden, theils allein kommen Nebenwirkungen seitens des Centralnervensystems zur Beobachtung, z. B. Eingenommensein des Kopfes, Kopfweh, Schwindelgefühl, Schlafsucht, Ohrensausen, oder Abnahme des Gehörs, ausgesprochene Abgeschlagenheit, Mattigkeit bei schwächlichen, anämischen Menschen, Flimmern vor den Augen und Zittern der Glieder. Epilepti-

---

1) Tripold, Wiener klin. Wochenschr. 1889. No. 8. p. 151 u. 178.
2) Lindmann, Therap. Monatsh. 1888. p. 307.
3) Hollopeter, Medical News. 1890. II. Vol. VL. p. 335.

forme Krämpfe entstanden mehrfach bei Frauen nach kleinen Phenacetinmengen[1]).

Als locale Reizwirkung sind wohl die Nebenwirkungen aufzufassen, die bei manchen Menschen sich in den ersten Wegen zeigen, umsomehr als das Thierexperiment nach Phenacetingaben leichte Schwellung und Röthe der Magenschleimhaut ergab. Dahin gehören: Trockenheit und Kratzen im Halse, Aufstossen, Appetitlosigkeit, Uebelkeit, auch Magenschmerzen[2]), Brechreiz, Erbrechen, Leibschmerzen und Durchfall. Speichelfluss ist selten. Die Beschaffenheit des bisweilen auffallend vermehrten in anderen Fällen sehr verminderten, oft dunklen Harnes ist mehrfach, z. Th. mit widersprechenden Ergebnissen untersucht worden. Es wurde bereits erwähnt, dass mit dem Harn nur Phenetidin ausgeschieden wird, welches sich als Diazoverbindung durch Versetzen des Harns im Reagensglase mit einigen Tropfen Salzsäure und 1 pCt. Natriumnitritlösung, und Hinzufügen von alkalischer α-Naphtollösung nachweisen lässt. Es entsteht dabei eine rothe Farbe, die beim Ansäuern violett wird. Statt α-Naphtol kann auch Carbolsäure genommen werden, nur wird die Farbe dann gelb, beim Ansäuern roth. Auch die im Harn bisweilen auftretende Eisenchloridreaction (tiefburgunderrothe Färbung) ist wohl zum Theil auf das Phenetidin zu beziehen. Es findet sich ferner im Harn eine Glycuronsäure- und Aetherschwefelsäureverbindung des Paramidophenols. Schliesslich konnte aus dem Harn einer mit grossen Dosen Phenacetin behandelten fiebernden Kranken ein kristallinischer rother Farbstoff dargestellt werden, der mit concentrirten Säuren violett wurde. Es fehlt ebenfalls nicht die Angabe, dass unverändertes Acetphenetidin sich im Harn vorfinde. Auch eine reducirende, linksdrehende Substanz soll sich gelegentlich darin zeigen. Vereinzelt wird Albuminurie beobachtet, seltener Gallenfarbstoff und Blut[3]). Letzteres fand man bei einem an Pleuritis Leidenden. Doch wurden auch einige Chinindosen verabfolgt, so dass dieser Fall nicht ganz zweifelsfrei ist.

Seitens der Luftwege sah man als Nebenwirkung, abgesehen von anhaltendem Gähnen, auch dyspnoëtische Zustände. So stellte sich bei einer an Ovarialneuralgie leidenden Frau, nachdem sie mehrere Tage 1 g Phenacetin genommen, ein eigenthümliches Beklemmungsgefühl auf der Brust ein, das mit leichter Athemnoth einherging, aber nach einiger Zeit ohne weitere Störungen verschwand[4]). Ausgesprochenere Dyspnoe mit Angstgefühl können den cyanotischen, resp. den Collapszustand begleiten.

Die Reihe der Nebenwirkungen schliessen die an der Haut ablaufenden. Ob die Eigenschaft des Mittels, eine vasomotorische Lähmung zu verursachen, an dem Zustandekommen derselben betheiligt ist, kann bestimmt in keinem Sinne beantwortet werden. Ihr Vorkommen ist sichergestellt. So können gewisse Kranke Phenacetin allein vertragen, sie bekommen aber, wenn sie moussirende alkoholische Getränke nehmen, Röthung des Gesichts, die erst allgemein, dann von weissen Stellen unterbrochen ist, Suffusion der Augen, Erweiterung der Conjunctival-

---

1) Illoway, Medic. News. 1893. p. 240.
2) Gaife, Bulletin génér. de Thérap. 1888. T. CXV. p. 76.
3) Cattani, Gazetta medica Italiana-Lombard. 1888. No. 46. p. 457.
4) Rumpf, Berliner klin. Wochenschr. 1888. p. 459.

gefässe, Pochen der Temporalgefässe und Erweiterung der Stirnvenen. Die Hautexantheme kommen bei Fiebernden und Nichtfiebernden ein- und vielgestaltig, hauptsächlich an den Extremitäten vor. Bis jetzt erschienen:

1. Erythem. Es entstehen rothe, zusammenfliessende Flecke, welche Beissen und Brennen verursachen, am anderen Tage aber schon erblassen. Es kommt auch vor, dass an einer Körperstelle, z. B. dem Handrücken, der Ausschlag dunkelfarben und leicht petechial ist, an anderen, wie der Schulter, den gewöhnlichen Erythem-Charakter hat[1]).

2. Erythema papulosum. Eine maculo-papulöse Mischform wurde bei einer Frau beobachtet, die mehrmals Abends 0,6 g, 8 Tage später aber 1 g Phenacetin genommen hatte. Nach den erstgenannten Dosen fühlte sie nur Hitze im Gesicht, 2 Stunden nach der Dose von 1 g erschien verstärktes Hitzegefühl und der ganze Körper bedeckte sich mit rothen Flecken. Am anderen Morgen war sie leicht fieberhaft (38,6°C.). Die Flecke standen an Armen und Beinen sehr dicht, am Stamm spärlich; die meisten waren nicht über linsengross, zum Theil spitz erhaben. Das erhabene Centrum war bedeutend dunkler als der Rand. Einzelne waren auch ganz flach. Alle blassten unter dem Fingerdruck ab. Am folgenden Tage schwand das Exanthem.

Eine Uebergangsform vom Erythem zur Urticaria, ein Erythema urticatum, wurde ebenfalls mitgetheilt. Eine Typhuskranke bekam während des Schweisses nach 0,5 g Phenacetin an den Schultern, Armen, Oberschenkeln eine bis handgrosse, nicht erhabene, gleichmässige Röthung der Haut zunächst mit Jucken. Letzteres war am nächsten Tage geschwunden, während das Exanthem fortbestand. Nur auf einer grossen Zahl von Flecken hatte sich Urticaria entwickelt.

3. Urticaria. Eine solche wurde im reichsten Maasse bei einer nervösen Dame durch 0,9 g Phenacetin im Gesicht und auf der Brust hervorgerufen.

4. Miliaria alba. Diese kam mehrfach in Begleitung übermässiger Schweissabsonderung zur Beobachtung.

5. Hautschwellungen. Nach dem einmaligen abendlichen Einnehmen von 2 g Phenacetin sah man bei einem an Ischias leidenden Manne am nächsten Morgen eine ödematöse Anschwellung beider unteren Augenlider. Nach weiterem Verbrauche von 3 g in 2 Dosen entstand eine ebensolche Schwellung der Augenlider, der Stirn, des Nasenrückens und der oberen Theile der Wangen, welche die grösste Aehnlichkeit mit den Gesichtsödemen bei Nephritis hatte. Ausserdem schwollen sämmtliche Finger an und zwar derart, dass es unmöglich war, sie in den Gelenken zu biegen. Beim Betasten derselben fühlte man namentlich an den Seitenflächen eigenthümliche Unebenheiten, wie wenn eine Menge Sandkörner unter der Epidermis verborgen lägen. Die Sensibilität war herabgesetzt. Der Kranke klagte über lästige Spannung im Gesicht und den Fingern. Die gleichen Erscheinungen wiederholten sich später nach Gebrauch von vier Mal 0,5 g Phenacetin[2]).

---

1) Betts, Brit. med. Journ. 1896. I. p. 146.
2) Oeffinger, Aerztl. Mittheilungen aus und für Baden. 1889. p. 110.

Lactophenin.

Das Lactylphenitidin wird von manchen Kranken zu 1—2 g vertragen, von vielen aber auch nicht in viel kleinerer Dosis. Eine Art von Cumulation machte sich in der Weise bemerkbar, dass öfter 0,5 g ohne Schaden genommen wurden, sehr unangehme Nebenwirkungen aber eintraten, wenn 0,25 g und einige Zeit später 0,5 g eingeführt wurden. An der Haut können Ausschläge entstehen und mit Unbehagen, Prickeln, Hitze im Kopfe, Schüttelfrost, Fieber (39,5°C.) erhöhter Pulszahl und Kopfweh eingeleitet werden. Ein fleckweises Erythem kann für sich bestehen, oder sich so mit Blasen und Geschwüren verbinden, wie ich es beim Antipyrin geschildert habe. Eine an chronischer Nephritis leidende Frau bekam auf dem geschwollenen Gesicht ein Erythem. Die Unterfläche der geschwollenen Oberlippe wies eine Blase und ein blutendes Geschwür auf; fibrinös belegt war ein solches an dem Rande der verdickten Zunge. Dazu kam Foetor ex ore. Brennen und Jucken an der Vagina und ein Geschwür an einem ödematösen Labium minus lehrte die resorptive Natur dieser Hautveränderung. Die Reconvalescenz nahm 8 Tage in Anspruch. Ein ausgedehnterer Gebrauch des Mittels muss noch vielgestaltigere Ausschläge kennen lehren[1]).

Als Nebenwirkungen kommen ferner vor: Schweisse, Erbrechen, Leibschmerzen und Icterus. Dieser ist bisher 16 Mal beschrieben worden. Es ist ein catarrhalischer Icterus, der mit Anorexie, Zungenbelag, Foetor ex ore, leichter Leberschwellung und Jucken einhergeht; der Stuhl ist dabei gallenfrei und der Harn braun, reich an Gallenfarbstoff. Der Zustand kann 2 bis 3 Wochen bestehen und sehr starke Schwäche hinterlassen[2]). Bläuliche Hautfärbung, wahrscheinlich auf Grundlage einer Methämoglobinämie, entsteht gelegentlich mit oder ohne Collaps. Der letztere braucht mittelbar nicht durch einen bestehenden Herzfehler veranlasst zu werden, da er auch bei Herzgesunden beobachtet wurde. Der Puls kann beschleunigt und aussetzend sein. Schwindel mit Sehstörungen, Nebligsehen und leichter Bewusstseinstörung können einen fragmentären Collaps darstellen.

Apolysin. Das Monocitrylphenetidin ($C_{14}H_{17}O_7N$) besitzt eine nur geringe antipyretische und schmerzstillende Einwirkung. Bisweilen nimmt sogar bestehender Schmerz zu. Die Harnmenge steigt. Unangenehme Nebenwirkungen fehlten bisher, werden aber noch kommen. Sie sind eine Nothwendigkeit.

Malakin. Das Salicylphenetidin ($C_{15}H_{15}O_2N$) kann in grösseren Dosen phenacetinartige Nebenwirkungen aufweisen: Schweisse, Hautausschläge, Magenstörungen, Aufstossen von eigenthümlichem Geruche, Erbrechen, Collaps und Methämoglobinämie (Cyanose).

Phenocollum hydrochlor. Das Amidoacetphenetidin ($C_{10}H_{14}O_2N_2$ + HCl) lässt wegen seiner Schwerlöslichkeit seine Wirkungen nur langsam eintreten. Die Ausscheidung erfolgt ziemlich schnell und zum grössten Theil durch den Harn. Das Mittel ist für Kinder wegen der Gefahr schweren Collapses nur mit grösster Vorsicht zu gebrauchen. Aber auch Erwachsene werden bisweilen von einem solchen heimgesucht. Der Puls ist häufiger, sehr klein, fadenförmig und auch intermittirend, die Körperdecke kalt, der Kranke hat Frösteln, fühlt sich matt, schwach und weist auch wohl Cyanose auf. Die letztere kann sich als echte Cyanose mit Dyspnoe vergesellschaften, stellt aber für gewöhnlich nur ein Bläulichsein durch Methämoglobinämie dar.

---

1) Huber, Correspondenzbl. f. schweiz. Aerzte. 1897. p. 743.
2) Strauss, Therap. Monatsh. 1894. H. 9 u. 10. — Hahn, Deutsche med. Wochenschr. 1898. No. 9. Ther. Beil. — Wenzel, Centralbl. f. inn. Med. 1896.

Erbrechen, Diarrhoen, allgemeine Unruhe und ein erythematöser Hautausschlag wurden zu einigen der vorgenannten Symptome oder allein bei Kindern und Erwachsenen beobachtet. Die Entfieberung erfolgt stets unter starken Schweissen.

Benzokoll. Nach Einnehmen von 1 g entstanden: eine zwölfstündige Cyanose, Dyspnoe und eine eigenthümliche dunkel-gelbrothe Harnfärbung[1].

Kryofin. Das Methylglycolsäurephenetidid erscheint schon nach 15 bis 20 Minuten in dem braunrothen oder burgunderfarbenen Harn, der angeblich keinen Absorptionsstreifen besitzen soll. Lösungen des Mittels sind bitter und beissen im Munde. Nach 0,5 g entstehen Schweisse bei der Entfieberung. Es kommen auch Uebelkeit, schlechteres Befinden und Cyanose vor. Ein Phthisiker bekam danach einen Collaps für 24 Stunden, bei einer Körperwärme von 34—35°, kalten, feuchten, cyanotischen Extremitäten etc., erholte sich wieder leidlich, starb aber am 3. Tage[2].

Jodophenin. Dieses Jodderivat des Phenacetins giebt bei Berührung mit Wasser enorme Mengen von Jod ab. Deshalb ist die Wirkung wesentlich die einer Jodlösung. Auf der Haut verrieben, entsteht Braunfärbung und bei längerem Liegenlassen dieselben Reizerscheinungen wie bei reinen Jodlösungen. Innerlich aufgenommen, muss die Reizwirkung am Digestionstractus sich in gleicher Weise abspielen und die Gefahr von resorptiven, jäh erscheinenden Nebenwirkungen ist eine drohende.

Methacetin.

Das Paraacetanisidin ($C_6H_4 . OCH_3 . NH . C_2H_3O$) tödtet Thiere unter Krämpfen. Ihr Harn zeigt reducirende Eigenschaften.

Die Erniedrigung des Fiebers erfolgt allmählich, bleibt verschieden lange, eine bis mehrere Stunden bestehen, um dann nach und nach wieder einer Steigerung Platz zu machen. Fällt die Darreichung mit den physiologischen Tagesremissionen zusammen, so ist der Abfall etwas rascher[3] und kann unter Prostration 3,3° C. betragen[4]. Ein Fehlschlagen der Wirkung oder nur eine geringfügige wurde unter 30 Fällen viermal gesehen. Recht häufig erscheint bei Fiebernden nach 1/2—1 Stunde Schweiss, der um so stärker ist, je schwächer und elender das Individuum ist. Er soll an Mächtigkeit den durch ähnliche Antifebrilia erzeugten übertreffen. Bei Phthisikern scheint nach Einnahme des Methacetins mehrere Tage hintereinander eine Neigung zu Schweissen zurückzubleiben, und insbesondere die Nachtschweisse bedeutender zu werden. Schüttelfrost fehlte in einigen Beobachtungen[5], kam aber auch nach 0,4 g in 1/2 stündiger Dauer vor.

Bei einem tuberkulösen Mädchen kam es 2 Stunden nach 0,2 g Methacetin zu Collaps, der 3 Stunden anhielt. Die Eigenwärme sank bei kleinem Pulse auf 35° C. Schweiss und Cyanose gesellten sich ebenfalls hinzu. Nach 6 Stunden trat Wiederherstellung ein. Auch in Verbindung mit Schüttelfrost kommt Collaps vor. Im Harn von Menschen, die 0,2—0,3 g von dem Mittel erhalten haben, ist die Paramidophenolreaction auffindbar. An der Hand eines Typhuskranken entstand nach der Verabreichung des Methacetins, zugleich mit dem Schweissausbruch am Rumpfe, Schweissfriesel, das am folgenden Tage wieder verschwand.

---

1) Raphael, Arb. des Pharmak. Instit. Dorpat. Bd. X. p. 110.
2) Eichhorst, Schreiber, Deutsche med. Wochenschr. 1897. p. 258 und Ther. Beil. p. 73.
3) Mahnert, Wiener klin. Wochenschr. 1889. No. 13. p. 251.
4) Gogrewe, Beitr. z. arzneil. Wirk. des Methacetins. 1890. p. 11.
5) Seidler, Berliner klin. Wochenschr. 1890. No. 15. p. 336.

Phenylurethan. Dieses auch als Euphorin bezeichnete Product ($CO.OC_2H_5.NH[C_6H_0]$) erzeugt Entfieberung unter Gefühl von Hitze und profusem Schweiss. Manchmal ist die Körperwärme bald nach dem Einnehmen erhöht, um dann erst zu sinken. Während der Apyrexie entsteht bei einigen Kranken Frösteln, in sehr wenigen Fällen Cyanose. Durch Verabfolgen des Mittels in Wein soll sich diese, ferner der Collaps und andere unangenehme Wirkungen vermeiden lassen. Angeblich soll Methämoglobinämie immer fehlen, was ich nicht glaube. Im Harn wurde nach Anilin oder Phenol vergeblich gesucht. Der Anstieg der Temperatur erfolgt plötzlich unter Frost, der verschieden lange anhalten kann. In Oblaten gereicht, verursacht Euphorin ein brennendes Gefühl im Magen, sowie Erbrechen[1]). Auf Wundflächen ruft es Schmerzen hervor.

Neurodin. Das Acetylparaoxyphenylurethan entfieberte Menschen unter starken Schweissen, und liess das Fieber wieder mit Frost, Cyanose u. a. m. ansteigen[2]). Auch Durchfälle mit oder ohne Leibschmerzen, Collaps, Verminderung der Herzschläge und ein masernartiges Exanthem am Rumpf kamen bisher vor.

Thermodin. Das Acetyläthoxyphenylurethan hat bisher ausser Schweissen bei der Entfieberung noch einen masernartigen Ausschlag veranlasst. Andere Nebenwirkungen werden später dazu kommen.

Thallin.

Dem Tetrahydroparachinanisol, $C_9H_{10}N.OCH_3$, kommen unangenehme, belästigende Nebenwirkungen zu, die nicht so für sich allein, als in Verbindung mit der häufigen, umständlichen, den Kranken und das Krankenpersonal ermüdenden Art der Verabfolgung und der steten Beaufsichtigung der Wirkung, den Gebrauch des Mittels fast unmöglich machen. Die Lösung bräunt sich allmählich am Lichte und wird in verdünntem Zustande durch Eisenchlorid tiefgrün gefärbt. Diese Färbung geht nach einigen Stunden in tiefroth über. Resorption und Ausscheidung des Mittels erfolgen schnell. Schon nach $1/4$ Stunde ist es im Harn nachweisbar. Wahrscheinlich befindet es sich darin als gepaarte Schwefelsäure. Auch in den Schweiss, die Thränen und sogar den Samen soll das Thallin übergehen. Die Gründe für das Zustandekommen von Nebenwirkungen sind, soweit nachweisbar, die gleichen wie bei anderen Arzneimitteln. Die Dosirung spielt hierbei eine wesentliche Rolle. Die sogenannte progressive Thallinisation, d. h. die stündliche Verabfolgung von 0,03—0,08 g kann zweifellos unangenehme Wirkungen seitens der verschiedensten Körperfunctionen zur Folge haben. Eine solche dauernde Ueberfluthung des Organismus mit kleinen Dosen dieses Mittels hat Schädigung der Stoffwechselvorgänge im Blute und den Organen zur Folge, die nicht so leicht zum Ausgleiche kommen als andere Nebenwirkungen. Die individuelle Veranlagung wird auch hier nach der einen oder anderen Seite von Einfluss sein. Beobachtet man doch sogar bei Hunden je nach der Individualität verschiedene Wirkung, derart, dass der eine nach 0,7 g kein auffälliges Symptom, der andere dagegen schon nach 0,2 g schwere Vergiftungserscheinungen erkennen lässt. Auch zeit-

---

1) Sansoni, Deutsche Medicinalzeitung. 1890. p. 659.
2) v. Mering, Ther. Monatsh. 1893. p. 577.

liche Unterschiede in der Toleranz des Mittels bei demselben Kranken kommen vor, so dass man nicht einmal sicher ist, ob eine hohe Dosis, die einmal vertragen wurde, immer vertragen wird. Kranke mit Herzfehlern und Nierenentzündung sollten von dem Gebrauche des Thallin ausgeschlossen werden. Der Bericht über einen zu Tode „thallinisirten" Typhuskranken und die dabei vorgenommene Section lässt erkennen, dass solche Ausgänge sich ereignen können, wenn eine genügende Abfuhr des Thallins durch die Nieren verhindert ist und vielleicht noch Herzhypertrophie besteht.

Auch in Hinsicht auf die therapeutische Wirksamkeit ist keine Constanz vorhanden. Es rührt dies zum Theil von der Höhe der Dosis, mehr noch von der Art und der Intensität der Krankheit, hauptsächlich aber von individuellen Verhältnissen her. Die gleiche Dosis hat bisweilen selbst bei derselben Person und bei gleich hoher Körperwärme zu verschiedenen Zeiten verschieden starke Wirkung[1]). Am besten wird das Fieber bei Abdominaltyphus und bei Erkrankungen der Respirationsorgane, weniger bei Erysipelas, Diphtheritis, Scharlach und Masern[2]) beeinflusst. Auch ein volles Versagen selbst bei Typhus kommt vor.

Thallin äussert auch Nachwirkungen, welche sich meistens seitens des Herzens in Form einer qualitativen und quantitativen Schwächung seiner Thätigkeit kundgeben.

Die bereits erwähnte Beeinträchtigung der Stoffwechselvorgänge findet auch im Experiment ihren Ausdruck. An gesunden Hunden beobachtete man nach Einführung grosser Thallindosen einen vermehrten Eiweisszerfall, welcher im Mittel 6,6 pCt., im Maximum 25,8 pCt. über die normale Ausscheidung beträgt. Auch für die schwefel- und phosphorhaltigen Organe ist Thallin als ein Gift anzusehen, insofern es deren Bestand erschüttert. Bei Menschen zeigte sich nach wochenlangem Thallingebrauch eine sehr langsam fortschreitende Reconvalescenz. Das Aussehen solcher Patienten war blass und schlecht. Die Ursache ist wohl in einer ungünstigen Beeinflussung der Gesammternährung ohne nachweisliche Schädigung bestimmter Organe zu suchen[3]). Die respiratorische Capacität des Blutes wird herabgesetzt. Dasselbe nimmt unter Thallineinfluss weniger Sauerstoff auf. In einem Falle sank die respiratorische Capacität von 23 auf 2,8[4]). Bei Thieren wurde eine Abnahme des Oxyhämoglobins um 7 pCt. beobachtet. Methämoglobinämie entsteht beim directen Zusammenbringen von Thallinsulfatlösung mit Blut, aber auch bei Thieren und wahrscheinlich auch bei Menschen, besonders dann, wenn Cyanose aufgetreten ist. Die genannten Veränderungen erklären die Annahme, dass die verlängerte Anwendung des Thallins Anämie und einen mehr oder minder ausgesprochenen nervösen Verfall hervorruft.

Die subcutane Einspritzung von Thallin soll angeblich keine unangenehmen Folgen haben, und Einspritzungen von 2 pCt. Lösungen in die Urethra gegen Gonorrhoe nur in einzelnen Fällen leichte Reizerscheinungen verursachen.

---

1) Riedinger, Ueber Thallin als Antipyreticum. München 1886. p. 12.
2) Steffen, Jahrbuch f. Kinderheilkunde. 1886. Bd. XXV. p. 29.
3) Ehrlich, Deutsche med. Wochenschr. 1886. No. 48. p. 849, 889.
4) Brouardel, Bull. de l'Académie de Médecine. Séance du 15. oct. 1889.

Ziemlich schnell nach Anwendung des Thallins tritt eine mehr oder minder starke **Schweissabsonderung** von $^1/_4$—1 Stunde Dauer ein. Bei sehr hoher Körperwärme erfolgt dieselbe aber bei manchen Kranken gar nicht. Sie scheint sehr von den jeweiligen individuellen Verhältnissen des Kranken und von der Hartnäckigkeit des Fiebers abzuhängen, weniger von der Grösse der verabfolgten Dosis. Manchmal tritt auf die grössten Gaben, namentlich bei acuten Krankheiten, gar kein Schweiss ein, manchmal aber schon auf kleinere Gaben und bei demselben Kranken. Bei Phthisikern bildet reichliche Schweisssecretion die Regel. Bisweilen ist die Stärke der letzteren proportional der Grösse der Temperaturabnahme. Das Aufhören der antipyretischen Wirkung des Thallin geschieht meist plötzlich, wahrscheinlich in Folge der schnellen Ausscheidung der wirksamen Substanz durch die Nieren.

Beim Wiederansteigen der Körpertemperatur wird sehr häufig **Frost** oder **Schüttelfrost** von 15 Minuten bis 1 Stunde Dauer, auch mit Zähneklappern und sehr elendem Allgemeinbefinden des Kranken gefunden. Die Dosirung hat ätiologisch nichts mit diesem Symptom zu thun. Gar nicht selten kommt es in diesem Stadium der Thallinwirkung zu einem Hinausgehen der Körperwärme über ihren alten Stand. Eine solche **Hyperthermie** sah man bei Scharlach, Erysipelas[1]), Pneumonie und Typhus. Auch **Hypothermie**, sowie eine eigenthümliche **Unregelmässigkeit im Temperaturverlauf** mit zackenförmigem Character kommt, jede für sich allein oder mit einander vergesellschaftet, vor. So sah man bei einem phthisischen Kranken, der 1 g schwefelsaures Thallin in viertelstündigen Dosen von 0,25 erhalten hatte, eine Temperaturabnahme von 5,6° C.

Die unangenehmsten Nebenwirkungen des Thallin sind diejenigen **seitens des Herzens**: Starkes Herzklopfen, Verminderung der Herzpulsationen und Herabsetzung des arteriellen Druckes[2]) um $^1/_2$—$^1/_3$ der Norm. Man hat das Thallin deswegen direct als ein Herzgift angesprochen, besonders aber, weil Collaps auch ohne jähes Sinken der Körperwärme dadurch gar nicht selten hervorgerufen wird. Selbst bei vorsichtiger Dosirung ist ein solcher oft schwer zu vermeiden. Bei Phthisikern sah man ihn manchmal schon nach 0,25 g; ebenso kommt er bei Typhus, Pneumonie und anderen Krankeiten vor. Er erscheint bei ein- und mehrmaliger und continuirlicher Thallinisation, bei Erwachsenen und Kindern[3]) und kann so hochgradig sein, dass nur durch intensive Anwendung analeptischer Mittel Wiederherstellung ermöglicht werden kann. Ob für dieses leichte Eintreten von Collaps die Idiosynkrasie und Disposition des Kranken oder das Mittel an und für sich das Bestimmende ist, lässt sich nicht mit Sicherheit beantworten. Als Begleiterin des Collapses oder von Schüttelfrost, häufiger noch allein, macht sich **Cyanose** bemerkbar, bei Kindern nicht selten bei der Entfieberung. Die Cyanose kann sehr ausgesprochen sein, die Wangen, die Schleimhäute und Nägel betroffen haben und einen beängstigenden Eindruck machen. Bei einigen Typhösen sah man sie tagelang von der Höhe des Processes an bis zur Entfieberung und Reconvalescenz bestehen. Auch noch lange nach der

---

1) Demuth, Münchener med. Wochenschr. 1886. No. 4. p. 53.
2) Weinstein, Wiener med. Blätter. 1886. No. 28. p. 857.
3) Moncorvo, Arch. di patolog. inf. 1886. T. IV. p. 197.

letzten Verabfolgung des Thallins beobachtet man Depression seitens der Herzkraft, subjective Schwäche, selbst Collaps, schwerere Resorption von Exsudaten und Aehnliches.

Polyurie kann lange dauern. Sie schloss sich in zwei Fällen an Typhusreconvalescenz an. Die 24stündige Harnmenge betrug über 3000 ccm. Der Harn war eiweissfrei. In einem unter Thallinwirkung tödtlich verlaufenden Falle ergab die Section Vergrösserung der Nieren und hämorrhagische Infarcte in den Nierenpapillen — Veränderungen, die auch bei Thieren zu erzeugen sind. Ohne Polyurie wurde Eiweiss im Harn bisweilen bei Kindern und Erwachsenen gefunden. Auch kommen Harncylinder neben Eiweiss vor. Die Farbe des Harns wird nach Thallingebrauch dunkler. Nach längerer Darreichung grosser Gaben wird er olivgrün bis grünschwarz, ähnlich dem Karbolharne. Die an Farbstoff armen Urine nehmen nach Thallingebrauch eine gelbgrüne Farbe an.

Mit Eisenchlorid färben sich die Thallinharne am stärksten 2—3 Minuten nach dem Hinzufügen des Reagens purpurroth. Die Farbe geht beim Stehen schon nach 3—4 Stunden in schwarzbraun über[1]). Nach Einnahme von 0,2 g der Thallinsalze gelingt der Nachweis nach $^3/_4$ Stunden. Die Reaction ist etwa nach 6 Stunden noch deutlich. Die Dauer der Nachweisbarkeit vergrössert sich mit der Höhe der Dosis. Schüttelt man den Harn mit Aether, so geht in diesen eine Substanz über, die sich mit verdünnter Eisenchloridlösung intensiv dunkelgrün färbt. Die Farbe macht nach einer Stunde allmählich einem braunrothen Farbentone Platz. Ist der Harn reich an Thallin, so färbt sich der Aether nach dem Schütteln vor dem Eisenchloridzusatz rosenroth.

Einige Male beobachtete man leichtere und ausgedehnte hydrämische Oedeme. Dieselben wurden eigenthümlicherweise nicht auf entzündliche Veränderungen in den Nieren, sondern auf übermässige Wasseraufnahme in Folge einer dursterregenden Wirkung des Thallins und dadurch hervorgerufene Stauungserscheinungen bezogen. Kämen so die hydrämischen Oedeme zu Stande, dann würden sie wohl zu den täglichen Erscheinungen gehören. Es sind Nierenveränderungen, wodurch dieselben bedingt werden.

Von nervösen Symptomen sind bei Nichtfiebernden und Fiebernden Kopfschmerzen, Schwindel und Ohrensausen vereinzelt beschrieben worden.

Auch der Verdauungskanal betheiligt sich an dem Zustandekommen von Nebenwirkungen. So musste in einem von 20 Typhusfällen nach 4tägiger Thallinisation wegen stets zunehmenden unüberwindlichen Ekels gegen das Medicament in jeder Form, dasselbe ausgesetzt werden. Bei Nichtfiebernden kommt es bisweilen zu Schmerzen im Epigastrium.[2]) Häufiger sind Uebelkeit, Neigung zum Brechen, sowie Erbrechen. Unter 17 Kranken mit 141 Einzelgaben beobachtete man es 10 Mal. Es tritt bald nach dem Einnehmen, ev. bis 3 Stunden später auf und kann sehr lange anhalten. In zwei Fällen verband es sich mit starkem Icterus und Leberschwellung. Es war in einem derselben 22 Tage lang progressiv thallinisirt und zuletzt stündlich 0,3—0,4 g genommen worden — ein Vorgang, der wohl nie mehr Nachahmer finden

---

1) v. Jaksch, Zeitschr. f. klin. Medicin. Bd. VIII. p. 61.
2) Karst, The Practitioner. 1886. I. p. 258.

wird. Borborygmen, sowie Durchfälle mit Kolikschmerzen erschienen mehrfach bei Kindern und Erwachsenen. Von Hautexanthemen nach Thallingebrauch wird nicht berichtet. Nur einmal fand ich die Angabe, dass Thallin viel seltener einen Rash mache als Antipyrin.[1])

Pyrodin.

Pyrodin ist ein Gemenge verschiedener Stoffe, unter denen das Acetylphenylhydrazin (Hydracetin, $C_6H_5 . NH . C_2H_3O$) das wirksame Princip darstellt. Dasselbe wirkt in reinem Zustande viermal so stark als das Pyrodin, und soll allein in dem Folgenden Gegenstand der Betrachtung sein. Mehr als 0,1 g täglich kann schwere Nebenwirkungen hervorrufen. Menschen erlagen dieser Therapie. Die Resorption scheint sehr schnell vor sich zu gehen, da schon oft nach $1/4$ Stunde Schweiss auftritt. Die Ausscheidung erfolgt langsam; noch nach 14 Tagen besitzt der Harn eine Dunkelfärbung. Deshalb ist auch die Nachwirkung des Medicamentes eine langdauernde. Das Fieber wird bisweilen entweder gar nicht oder nur in geringem Grade beeinflusst. Meist treten dann Nebenwirkungen an die Stelle der normalen Wirkung.

Bei Thieren entstehen durch Hydracetin[2]) Cyanose, Blaufärbung von Lippen, Zunge, Zahnfleisch, Brechreiz, Mattigkeit, Schwäche der hinteren Extremitäten, Lähmung, Verlangsamung und Beschwerlichkeit der Athmung, Verminderung der Harnmenge bis zum Nullpunkt, Hämaturie und Bilirubinurie. Die Untersuchung der Niere ergiebt Vollgepfropftsein der Nierenkanälchen mit gleichmässig gelbhyalin aussehenden Hämoglobinschollen. Während des Lebens verringert sich die Zahl der rothen Blutkörperchen und es erscheint Methämoglobinämie[3]). Nach 24 Stunden sind sie geschrumpft, sehen wie angenagt aus, während in ihrem Centrum glänzende Körnchen erscheinen. Schon 20 Stunden vor dem Tode findet sich keine auch nur annähernd normale Form derselben. Die Nebenwirkungen bei Menschen kommen nach äusserlichem und innerlichem Gebrauche zu Stande. Am bedeutungsvollsten ist eine eigenthümliche Anämie. Schon nach der 4.—7. Einreibung einer 20 pCt. Salbe aus Hydracetin gegen Psoriasis fühlten sich die Kranken matt, bekamen eine fahle, wachsartig-blasse Gesichtsfarbe, so dass sie den Eindruck von Menschen machten, die soeben eine schwere Krankheit überstanden haben. Dabei kann die Körperschwäche so anwachsen, dass sogar die Bewegungsfähigkeit erschwert wird, und Icterus sowie Cyanose und Erbrechen entstehen[4]). Das Gleiche verursachte der innerliche Gebrauch des Mittels, bisweilen schon nach der ersten Dosis von 0,2 g. Zwei Frauen, von denen jede einmal 0,5 g Hydracetin erhalten hatte, wurden nicht nur sehr anämisch, sondern auch für 8 Tage icterisch. Ausserdem zeigen sich: Schlaflosigkeit, Muskelunruhe, Prostration und ähnliche Erscheinungen schwerer Anämie. Die Erholung von dieser Anämie findet nur sehr langsam statt, so dass Einzelne noch nach Wochen durch ihre Blässe auffallen. Die Untersuchung des Blutes bei einem Menschen, der 6 Mal 0,1 g erhalten hatte, ergab am neunten Tage Faltenbildung an vielen Blutkörperchen und Verminderung ihrer Zahl. Bei einem kräftigen, an Gelenkrheumatismus erkrankten Mädchen sank der Hämoglobingehalt des Blutes von 95⁰ auf 45 und 35⁰ trotz Aussetzen des Mittels, und die Zahl der rothen Blutkörperchen von ca. 4 Millionen im Cubikmillimeter auf 2,800,000, nachdem 0,5 g Pyrodin in 3 Tagen verbraucht worden waren. Erst nach vierwöchentlicher Pflege stieg der Hämoglobingehalt auf

---

1) Johnson, The Lancet. 1886. II. p. 386.
2) Ziegler, Deutsches Archiv f. klin. Medicin. 1889. Bd. 45. p. 366, 368.
3) Lépine, La Semaine médicale. 1888. p. 481.
4) Oestreicher, Berliner klin. Wochenschr. 1889. No. 28. p. 639, 728.

85° und die Zahl der rothen Blutkörperchen auf 3,200,000[1]). Bei Thieren fand man im Blute Methämoglobin. Im Zusammenhange mit Blutveränderungen steht auch die mehrfach beobachtete Cyanose, die mit einer Verminderung der Pulszahl und der Respiration einhergehen kann. Daran schliesst sich auch ein schwer zu bekämpfender Collaps. Grössere Dosen des Mittels vermehren anfangs die Pulsschläge, um sie dann an Zahl selbst bis zum Verschwinden herabzusetzen. Am Herzen werden anämische Geräusche wahrgenommen.

Der Harn wurde auffallend hochgestellt befunden, färbte sich bei weiterer Anwendung eigenthümlich portweinroth, nach grösseren Dosen schwarzroth. Trotz Aussetzens des Hydracetin hält eine solche Dunkelfärbung noch mehrere Tage an, und selbst nach 14 Tagen erschien der Harn in einem Falle noch hochgestellt. Hämoglobinurie und Hämaturie ist beobachtet worden. Manchmal findet sich Eiweiss in Spuren, in grösserer Menge nur bei längerem Einnehmen und bei Dunkelfärbung des Harns.

Einige der bisher erwähnten Nebenwirkungen werden von nervösen Störungen sowie solchen des Allgemeinbefindens begleitet. Schwäche, Mattigkeit, Apathie, Schlaflosigkeit, Schwindelgefühl und selbst Delirien[2]) können sich nach längerem Gebrauche oder nach grossen Dosen von Hydracetin herausbilden.

Erbrechen fehlt nicht und gelegentlich auch nicht eine Netzhautblutung. Wegen einer Psoriasis wurden in 4 Tagen ca. 30 g Hydracetin in Salbenform über den ganzen Körper verrieben. Nach einigen Tagen erschienen hochgradige Cyanose, Erbrechen und Fieber, der Harn wurde mahagonibraun und eiweisshaltig. Am zehnten Tage der Erkrankung folgte Nasenbluten, und am elften klagte der Kranke über dunkle Wolken vor dem linken Auge, bei normaler Sehschärfe. Am linken Auge erkannte man zwei kleine Netzhautblutungen. Die eine (im umgekehrten Bilde) dicht unter dem Sehnerveneintritt, war streifenförmig, die andere lag etwas oberhalb des blinden Fleckens und hatte eine birnenförmige Gestalt. Jede dieser Blutungen betrug etwa den vierten Theil des Umfanges der Papille. Nach vier Wochen waren die Blutungen verschwunden[3]).

Die bei der Entfieberung auftretenden Nebenwirkungen stimmen mit den bei anderen Fiebermitteln beobachteten überein. Schweiss stellt sich 10--25 Minuten nach dem Einnehmen ein und beginnt gewöhnlich am Kopf und Hals. In einigen Fällen hört er mit dem erreichten Temperaturminimum auf, in anderen hat er bereits früher ein Ende. Bei Phthisikern wiederholt er sich gern noch einmal des Morgens stärker als gewöhnlich und schwächt die Kranken sehr. Frösteln und Schüttelfrost sowie subnormale Temperaturen bis 35° C. vergesellschaftet mit Collaps, erscheinen gelegentlich, ebenso wie ein Hydracetin-Fieber von 40°.

Von Hautausschlägen kommen vor: 1. Ein masernartiges Exanthem und 2. Urticaria. Dieselbe juckte stark, verschwand nach 3 Tagen, während noch nach 14 Tagen ihre Spuren in Form ausgedehnter Pigmentirung zu sehen waren. 3. Petechien.

Agathin. Das Salicyl-Methylphenylhydrazon ist in seiner Wirkung unzuverlässig und rief in den seltenen Fällen seiner Anwendung bisher als Nebenwirkungen hervor: Kopfschmerzen und Druckgefühl im Kopf, Benommenheit, Schwindelgefühl, Schlaflosigkeit und Hinstürzen in Bewusstlosigkeit, Erbrechen, Durchfall, Brennen beim Harnlassen, Hitzegefühl und vermehrten Durst.

---

1) Renvers, Deutsche med. Wochenschr. 1889. p. 964.
2) Zerner, Centralbl. f. d. ges. Therapie. 1889. März. p. 129.
3) Gruenthal, Centralbl. f. Augenheilkunde. 1890. März. p. 73.

Antithermin. Phenylhydrazin-Lävulinsäure wurde als harmlos geschildert, kann es aber wegen seiner Phenylhydrazin-Componenten nicht sein. Nach 0,5 g erzeugte es: Uebelkeit, Kopfschmerzen, Benommensein und starke Schweisse[1]).

Orthin. Die Wirkung der Orthohydrazinparaoxybenzoësäure ($C_6H_3 \cdot OH \cdot N_2H_3 \cdot COOH$) ist unzuverlässig[2]). In manchen Fällen erfolgte nach 0,4 g eine so erhebliche Abnahme der Körperwärme, dass man den Muth verlor, bei weiteren Kranken mit solchen Dosen zu beginnen, während in anderen Fällen jede Wirkung vermisst wurde. So erhielt ein Typhuskranker Mittags 0,4 g Orthin. Um 6 Uhr betrug die Rectaltemperatur 35,6° C. Es erfolgte Collaps und ein Schüttelfrost. Die Körperwärme stieg bis 39,9°, um dann wieder auf 37,3° zu fallen. Am nächsten Tage zeigte sich ein erneuter Schüttelfrost und die alte Temperaturhöhe wurde wieder erreicht. Nochmals sank die Temperatur und stieg dann Abends 8 Uhr ohne Frost wieder an. Solche Schwankungen darf selbstverständlich kein in der ärztlichen Praxis zu verwerthendes Mittel veranlassen. Bisweilen entstehen Hyperthermie und fast immer gastrische Störungen: Uebelkeit, Aufstossen, Erbrechen, Druck und Unbehagen in der Magengegend, häufige Stuhlentleerungen, Kopfschmerzen, Schwindel, Unruhe, Schlaflosigkeit, Müdigkeit und allgemeines Unbehagen. Uebelkeit und Erbrechen bleiben selbst dann nicht aus, wenn das Mittel per anum angewandt worden ist.

Hydrochinon.

Das Paradioxybenzol ($C_6H_4[OH_2]$) liess bei seiner Anwendung als Antisepticum und Fiebermittel einige Nebenwirkungen erkennen, die wesentlich von der Individualität, der Art der bestehenden Krankheit oder der Beschaffenheit des Präparates abzuhängen scheinen. In reinem Zustande, noch mehr aber, wenn es zersetzt ist, kommt dem gelösten Hydrochinon eine locale Reiz- resp. Aetzwirkung zu. Dies macht sich nach der Einspritzung von 1—2 pCt. Lösungen in die Urethra bemerkbar. Während frische Lösungen nur ausnahmsweise starke Schmerzempfindung erzeugen, ist bei zersetzten Lösungen eine auch subjectiv zur Empfindung kommende Aetzwirkung das Gewöhnliche. Lösungen von 1—3 pCt. Hydrochinon, in den Conjunctivalsack eingeträufelt, bewirken eine rasch verschwindende Reizung.

Nach Einführung in den Magen wurden beobachtet: Aufstossen[3]), Druck im Magen, Uebelkeit, die bei Kranken mit remittirendem Fieber fast immer fehlt, und meist erst einige Zeit nach dem Einnehmen Erbrechen. Das Erbrochene war gewöhnlich, vielleicht durch Zusammensetzungsproducte des Hydrochinon, grünlich gefärbt. Auch die Stühle zeigen eine hell- oder dunkelgrüne Farbe. Das Harnlassen scheint häufiger vor sich zu gehen und die Harnmenge vermehrt zu sein. Der Harn erleidet eine Farbenveränderung. Die Intensität ist verschieden je nach der Dosis des Hydrochinons und der Menge des Harns. Bei kleineren Dosen Hydrochinon und reichlicher Diurese zeigte sich im frisch gelassenen Harn eine blassgrünliche, bei grösseren Dosen und geringer Diurese eine bräunlich grüne Färbung von hoher Intensität. Nach 12—14 stündigem Stehen werden die blassgrünen Harne etwas dunkler grünbraun, und die von vornherein grünbraunen nach der gleichen Zeit schon schwärzlich-grün. Mit der Dunkelfärbung tritt eine schwach alkalische Reaction ein. Bald nach dem Aussetzen des Mittels, nach Ablauf von 12 bis 24 Stunden, nimmt der Harn wieder seine normale Farbe an. Rauchende Salpetersäure unter den Harn geschichtet, lässt, besonders wenn dieser blassgrün ist, von oben nach unten eine violette, grüne, rothe und gelbe Schicht

---

1) Drobner, Wiener med. Presse. 1892. No. 14.
2) Unverricht, Deutsche med. Wochenschr. 1890. p. 22.
3) O. Seifert, Unters. üb. die Wirk. neuerer Arzneimittel. Würzb. 1883. p. 15.

erkennen. Bei kleinen Kindern findet man, wenn der Harn eben erst entleert ist, Flecken von bräunlicher Farbe in den Windeln. Nach kurzer Zeit werden die Flecke röthlich und dann schmutzig-braun. Sie lassen sich nicht durch Waschen beseitigen, sondern verlangen die Anwendung von Eau de Javelle.

Auch nach kleinen Dosen sind Symptome von Collaps beobachtet worden. Hierfür scheint die Art der Krankheit von Einfluss zu sein. So wird bei Scharlach die Pulsfrequenz so gut wie gar nicht beeinflusst, während sie im Abdominaltyphus fast jedesmal in verschiedenem Grade verringert wird. Hierbei kann der Puls klein und weich werden. Blässe des Gesichts oder bläulicher Schimmer von Lippen und Wangen leiten den eigentlichen Collaps ein und begleiten ihn. Er soll durch Herabsetzung der Triebkraft des Herzens bedingt werden, was jedenfalls nicht den ausschliesslichen Grund darstellt. Mit dem Eintritt der Entfieberung, welche durch Hydrochinon eingeleitet wird, aber auch schon vorher oder erst nachher wird Schweiss beobachtet. Ebenso begleitet bei einigen Kranken Frost oder auch Schüttelfrost den Niedergang oder den Wiederanstieg der Temperatur. Von Gehirnerscheinungen kamen in einigen Fällen zur Beobachtung: Schwindel, Eingenommensein des Kopfes, Ohrensausen und ganz vereinzelt Delirien[1]). Während der Temperaturabnahme zeigten sich bei Kindern Unruhe und leichte Zuckungen.

Resorcin.

Die Nebenwirkungen des Metadioxybenzols ($C_6H_4[OH]_2$) sollten die Folge von Verunreinigungen des Mittels sein und beim Gebrauche chemisch reinen Resorcins, das sich übrigens beim Stehen an der Luft langsam verfärbt und zersetzt, nicht auftreten. Dies ist nicht richtig.

Salben mit Resorcin werden auf der Haut blau oder anfangs schmutzig-grün, später braun bis schwarz. Diese Verfärbung sollte aus einer Verbindung des Resorcins mit Basen, die sich krankhafter Weise in der Haut bilden, entstehen. Die Ursache des Blauwerdens wird vielleicht richtiger auf einen Gehalt der Hautausscheidungen an Ammoniak resp. kohlensaurem Ammoniak zurückgeführt. Diese Resorcinflecke lassen sich durch Wein- oder Citronensäure entfernen. An der Haut wurde nach Resorcingebrauch eine Dermatitis beobachtet. Nach Einspritzung einer 2 pCt. Resorcinlösung in das Unterhautzellgewebe erhält die anästhetisch werdende Einstichstelle einen braunen, erst allmählich heller werdenden Entzündungshof[2]). Auf die Conjunctiva in Salbenform gebracht, entsteht Reizung bis zur Entzündung. In der Harnröhre verursachen 2 pCt. Lösungen bei manchen Menschen heftige Schmerzen. So wurden in einer Versuchsreihe von 56 Kranken mit Gonorrhoe 3 pCt. Resorcinlösungen nur in 7 Fällen nicht vertragen; in 2 Fällen entstand schmerzhafter Priapismus und in einem Falle schien diese Behandlung geradezu das Uebergreifen des gonorrhoischen Processes auf den Blasenhals provocirt zu haben. In allen übrigen 49 Fällen war dagegen keine Reizung zu bemerken. Allmähliches Ansteigen in der Concentration soll jede Reizung vermeiden lassen[3]). Die Einspritzung von 5 pCt. Resorcinlösungen in die Blase bei Blasencatarrh rief heftige Schmerzen hervor, so dass das Mittel ausgesetzt werden musste. Bei einem Kranken, dessen Blase mit 600 ccm einer 5 pCt. Lösung ausgespült wurde, traten heftige Schmerzen in der Blasengegend mit Harndrang auf. Am folgenden Tage war der Harn intensiv blutig gefärbt, enthielt Blutkörperchen, Eiterkörperchen und Blasenepithelien. Erst nach einigen Tagen schwanden die Kopfschmerzen und der blutige Harn[4]). Auch ohne Nebenwirkungen sind solche Ausspülungen gemacht worden.

---

1) Rostoshinsky, The London medical Record. 1885. XIII. p. 26.
2) Andeer, Einleitende Studien über das Resorcin. Würzburg 1880. p. 39.
3) Letzel, Allgem. med. Centralzeitung. 1885. No. 66. p. 1054.
4) Guttmann, Deutsche med. Wochenschr. 1882. No. 4.

Der innerliche Gebrauch hat Nebenwirkungen in reichem Maasse kennen gelehrt. Eine Abhängigkeit des Auftretens derselben von der Dosirung ist fälschlicher Weise behauptet worden. Mengen von 1 g stündlich bis insgesammt 5 g rufen sie freilich immer hervor, aber auch nach kleineren Dosen können sie bei manchen Individuen auftreten. Bisweilen schon wenige Minuten nach dem Einnehmen zeigen sich Schwindel, Ohrensausen, Röthung des Gesichtes, vereinzelt auch ein rauschähnlicher Zustand[1]). Alsdann kann die Sprache lallend, schwer verständlich werden. Delirien und Wahnvorstellungen gesellen sich hinzu, Hände oder Finger gerathen in convulsivisches Zittern; der anfangs beschleunigte, auch etwas unregelmässige Puls sinkt nach dem Temperaturabfall um mehr als $1/3$ seiner früheren Frequenz, kann auch im Stadium der tiefsten Temperaturerniedrigung klein, fadenförmig und fast unfühlbar werden, während die Respiration beschleunigt und die Exspiration stöhnend wird. Die Erregungserscheinungen lassen nach dem meist reichlich eintretenden Schweissausbruch nach. Mit dem letzteren sinkt gewöhnlich die Körperwärme, bisweilen unter die Norm. Frostgefühl, livide Färbung der Haut und Collaps können Begleiter dieses Wärmeabfalls sein. Häufiger verläuft der Wiederanstieg der Körpertemperatur, die ihr früheres Maximum hierbei überschreiten kann, unter Frost, der sich zu einem lebhaften Schüttelfrost von $1/4$—$1/2$ stündiger Dauer steigert. Dass bei grossen Dosen der Collaps ein gefahrdrohender werden kann, beweist jener Fall, in welchem — freilich nach 8 g Resorcin — ein schweres Coma mit Respirations- und Circulationsstörungen auftrat, nachdem vorher Schwindel und völlige Insensibilität erschienen waren[2]).

Der Harn nach Resorcingebrauch wird an der Luft rasch dunkelbraunschwarz. Nach dem Aussetzen des Mittels schwinden die geschilderten Symptome. Nur der Collaps würde die Anwendung von Excitantien erfordern.

Brenzcatechin. Das Orthodioxybenzol ($C_6H_4[OH]_2$) zersetzt sich in Lösungen nach einiger Zeit. Alkalische Lösungen lassen bald eine Farbenveränderung von grün bis schwarz erkennen. Die im Pflanzenreiche weit verbreitete Protocatechusäure geht im Thierkörper theilweise in Brenzcatechin über. Daher ist Brenzcatechin im menschlichen Harn zu finden. Die local reizenden Wirkungen des Mittels sind denen der Carbolsäure ähnlich, aber schwächer. Von den drei Dihydroxylbenzolen (Hydrochinon, Resorcin, Brenzcatechin) kommen jedoch dem Brenzcatechin die stärksten localen und allgemeinen Wirkungen zu. Das Verhalten im menschlichen Körper ist bis jetzt nicht untersucht worden. In gewissen Dosen wirkt es bei Thieren auf das Rückenmark wie Phenol. Nur in solchen Mengen, die giftig wirken, entgeht es der Oxydation. Die letztere verhält sich auch verschieden, je nach der Art der Beibringung[3]). Im Guajacol, dem Brenzcatechin-Methyläther kommt es zur Wirkung.

Acidum benzoicum.

Das aus Siamharz dargestellte benzoësaure Natron soll eine kräftigere und bessere Wirkung haben als das mit künstlicher Säure bereitete. Die subcutane Anwendung der in Alkohol gelösten Benzoësäure ist sehr schmerzhaft.[4]) Lange erkannt ist die Eigenschaft derselben, in irgend einer Arzneiform mit der Schleimhaut der Nase in Berührung gebracht, Niesen zu erregen.

---

1) Lichtheim, Correspondenzbl. f. schweiz. Aerzte. 1880. No. 14.
2) Murrell, Medical Times and Gaz. 22. Oct. 1881.
3) Colasanti u. Moscatelli, Ber. der d. chem. Gesellsch. No. 7. Ref. p. 268.
4) Rohde, Berliner klin. Wochenschr. 1871. p. 116.

Die Inhalation von 2—5 pCt. und stärkeren Lösungen des benzoësauren Natrons ruft bei manchen Individuen Brennen und Kratzen im Halse sowie brennende Halsschmerzen und Hustenreiz, der im allgemeinen mässig ist, aber auch heftig und anhaltend sein kann, hervor. Vielleicht ist eine hierbei beobachtete Hämoptoe als Folge dieser Einwirkung anzusehen.[1]) Verschiedenartige Athembeschwerden können ebenfalls hierdurch entstehen. Nach übermässiger Inhalation kam es in einem Falle auch zu einer Conjunctivitis. Ferner wurde mehrfach bei dieser Form des Arzneigebrauches Uebelkeit, meistens von Erbrechen gefolgt, nach einzelnen oder mehrmaligen Sitzungen beobachtet. Das Erbrochene enthielt in einem Falle Blutbeimischungen. Bei fortgesetztem Gebrauche dieser Einathmungen erschienen vereinzelt Kopfschmerzen, Durchfälle, sowie Strangurie. Diese Nebenwirkungen können einige Tage anhalten und ein Gefühl hochgradiger Schwäche hinterlassen. Durch die locale Einwirkung der zerstäubten Benzoësäure und ihrer Salze können auch Excoriationen an Kinn und Wangen entstehen.

Reizerscheinungen seitens des Intestinaltractus machen sich häufig nach innerlicher Verabfolgung des benzoësauren Natrons bemerkbar. Solche Symptome können auch auftreten, wenn das Mittel subcutan oder im Klystier gebraucht wurde. Hierzu gesellen sich, zumal wenn die Dosen etwas grösser waren, Schwere im Kopf sowie Ohrenklingen. Der Puls ist hierbei unverändert.

Es fehlen auch nicht bei hierzu veranlagten Individuen Veränderungen an der Haut. Schon nach Einathmung des Dampfes von 4 g Friar's Balsam, einer Modification der amerikanischen Tctr. Benzoës composita, wurde eine fieberlose, juckende Purpura urticans beobachtet, die auf dem Rumpf und den Armen confluent mit Schwellung der Haut einherging, auf den Beinen mehr urticariaähnlich und discret an bis Markstück grossen Stellen auftrat. Die diffuse Röthe am Rumpf verschwand auf Druck, um alsbald wiederzukehren.[2]) Nach Eingabe von Benzoësäure in kleinen Dosen sah man einen maculo-papulösen Hautausschlag am vierten Tage entstehen. Die Haut des Rumpfes war mit blass rosenfarbenen, in Form und Ausdehnung unregelmässigen Flecken, und mit mohnsamen- bis hirsekorngrossen Knötchen bedeckt, die stellenweise einzelständig, oder zusammenfliessend erschienen, und der Haut dadurch ein gleichmässig erhöhtes Ansehen gaben. Die Haut in der Nachbarschaft der Papeln und Flecke war normal. In Folge des Fortgebrauches des Medicamentes verbreitete sich der Ausschlag über Gesicht, Hals, Arme und Beine mit Ausnahme der Oberschenkel. Vier Tage nach dem Aussetzen des Mittels schwanden die Flecke, nach 10 Tagen die Papeln.

Einen analogen Ausschlag rief auch mehrfach das benzoësaure Natron hervor. Nach Verbrauch von etwa 5 g desselben in ca. 20 Stunden wurde bei einem Knaben eine diffuse, den Hals, Rumpf und die Oberarme bedeckende Röthe entdeckt. Die Grenzen des juckenden Ausschlages waren deutlich umschrieben. Längs seines Randes auf den Oberarmen waren zahlreiche rothe flache kleine Knötchen zu sehen und ebensolche auf den Handrücken. Er unterschied sich wegen seiner

---

1) Fritsche, Berliner klin. Wochenschr. 1879. p. 762.
2) Foy, The Lancet. 1874. Vol. I. 7. Febr. p. 195.

Gleichmässigkeit von der feingefleckten Scharlachröthe. Nach dem Aussetzen des Medicamentes schwand das Exanthem bald ohne Desquamation. Nach einer erneuten Verabfolgung zum Zwecke der Sicherstellung der Diagnose auf ein Arzneiexanthem stellte sich dasselbe wieder ein, aber nicht wie das erste Mal diffus verbreitet, sondern in mehreren handgrossen Flecken.[1]) In einem anderen Falle verschwand ein ebensolcher Ausschlag mit geringer Desquamation.

Natrium paracresotinicum. Das als Antipyreticum benutzte, bitter schmeckende parakresotinsaure Natrium lässt bisweilen die antipyretische Wirkung vermissen. Das Fieber sinkt unter Schweiss. Collaps mit Sinken der Körperwärme auf $36{,}5^0$ C. entstand bei einem Phthisiker, der eine zu grosse Dose auf einmal eingenommen hatte. Mehrfach beobachtete man ein Erythema fugax nach Resorption des Mittels. Selten treten Erbrechen oder Diarrhoe ein.

Methylenblau.

Die mannigfachen Heil- und Nebenwirkungen des Tetramethylthioninchlorid ($C_{16}H_{18}N_3S$. Cl) bauen sich, wie ich es nennen möchte, auf der „reinen Farbstoffwirkung" auf, d. h. auf der Eigenschaft verschiedener Zellen oder Zellgruppen, den Farbstoff aufzunehmen oder zwangsweise von ihm überfluthet zu werden, und dabei Functionsstörungen zu erleiden. Besonders die so entstehenden Nebenwirkungen decken sich im Wesentlichen mit denjenigen anderer Farbstoffe, die in diesem Werke abgehandelt wurden. Das Mittel erwies sich gegen Schmerzen und gegen Malaria als sehr unzuverlässig, und mit unangenehmen Eigenschaften versehen.

Man beobachtete bisher als Nebenwirkungen: starke Schmerzen in der Nierengegend[2]), spastische Blasenreizung, Strangurie, vermehrten Harndrang und Harnvermehrung, oder auch Harnverhaltung[3]), vereinzelt Albuminurie, auch Hämaturie, häufig Blaufärbung des Harnes, auch des Speichels und Schweisses, Stuhldrang, Durchfälle und Blaufärbung der Fäcalien. Die Blaugrünfärbung des Harnes erfolgt nach 2 Stunden, die Dunkelblaufärbung nach 4 Stunden und hält ev. 2—8 Tage an. Auch das Fruchtwasser wird blau und der Harn des Neugeborenen kann mehrere Tage blau entleert werden. Bei vielen Menschen entstehen nach mehrmaligem Gebrauch: Brennen im Rachen und Schlund, Ekelgefühl, Brechreizung, Erbrechen (in 16 pCt.), und von nervösen Symptomen: Mattigkeit und Hinfälligkeit, drückender Schmerz in der Stirngegend und im Hinterkopf, Muskelzucken im Gesicht, Armen und Beinen, Flimmern vor den Augen, Schwindel und leichte Delirien. Diese Symptome schwanden nach 2 Tagen. Der Stuhl- und Harndrang soll sich durch gleichzeitige Verabfolgung mit Magnesia usta oder Muskatnuss, die Störungen im Magen durch Eingeben unmittelbar nach dem Essen vermeiden lassen.

Piperin. Das Piperin des schwarzen, weissen und langen Pfeffers erzeugte nach Dosen von 0,3—0,5 g als Nebenwirkungen bisweilen ein brennendes Gefühl im Rachen, Magen, auch wohl Hitze im After und ganzen Unterleibe. Bei zwei Kranken wurden die Augen roth und die Lider, Nase, Lippen schwollen an. Vom Alterthume bis in unsere Zeit hat sich der Gebrauch des Pfeffers als eines fieberwidrigen Mittels erhalten. Locale Reizwirkungen im Munde und Schlunde, Brennen und Schmerzen im Magen sind öfter, besonders nach dem Einnehmen der ganzen oder gepulverten Körner mit Spiritus beobachtet worden. Nach grossen Dosen kam es vereinzelt auch zu

---

1) Hampeln, St. Petersburger med. Wochenschr. 1881. No. 3. p. 21.
2) Althen, Münchener med. Wochenschr. 1892. p. 7.
3) Marshall, Indian Medic. Gaz. 1893. XXVIII. p. 409.

Brennen beim Harnlassen, Brennen in der Haut und „Urticaria evanida" im Gesicht, Fieberschauern, heftigem Fieber, Besinnungslosigkeit nach vorheriger Excitation oder auch Zuckungen.

Eucalyptus globulus. Der Blaugummibaum steht in dem Rufe, endemische Malaria durch Assanirung, von Sumpfboden vermindern zu können. Das Eucalyptusöl erzeugt nicht selten Uebelkeit. Unter Eucalyptol ($C_{10}H_{18}O$) versteht man einen Körper, welcher zwischen 176 und 177° siedet. Was im Handel als Eucalyptolum purissimum vertrieben wird, ist meist Ol. Eucalypti rectificatum. In vielen Fällen wurde die berühmte malariawidrige Wirkung des Mittels vermisst. Das Gleiche gilt von der Tinctur. Eucalyptol und Oleum Eucalypti e foliis können, eingeathmet, bei Menschen und Thieren Albuminurie hervorrufen, für deren Eintritt, wie es scheint, auch eine subjective Disposition erforderlich ist.

Sedum acre. Das reizende Princip des Mauerpfeffers macht sich auch in therapeutischen Dosen bemerkbar. Hunde gehen durch 60—120 g des Saftes der Pflanze zu Grunde. Magenreizung oder Entzündung stellt einen constanten Sectionsbefund dar. Ausser Symptomen, die auf Magenreizung schliessen lassen, kommen auch noch cerebrale, wie Convulsionen vor. Das scharfe Princip, das auch auf der unverletzten Haut einwirkt, scheint durch energisches Austrocknen der Pflanze nicht verloren zu gehen, da selbst das so getrocknete Kraut, zu 0,9 — 3,6 g gereicht, Erbrechen und Durchfall hervorruft. Bei längerem Gebrauche desselben findet eine Abstumpfung der Reizempfindlichkeit statt. Die Magen- und Darmreizung kommt auch zu Stande nach Gebrauch der frischen Pflanze, sowie nach Einnehmen des mit Bier gekochten, oder des mit Wein aus der Pflanze ausgepressten Saftes.

Carbolsäure.

Die Carbolsäure kommt auch mit Kresol und anderen Producten der aromatischen Reihe verunreinigt in den Handel. Wirken Licht und Luft auf sie ein, so färbt sie sich bräunlichroth, vielleicht wegen der Bildung von Phenerythren; die Färbung könnte von einem Metallgehalte der Carbolsäure bei gleichzeitiger Gegenwart von Ammon und Wasserstoffsuperoxyd abhängig sein. Es ist unwahrscheinlich aber nicht unmöglich, dass eine solche in der Farbe veränderte Säure Abweichungen von der normalen Wirkung aufweist.

Der Enthusiasmus, der in Folge der glücklichen Verwendung der Carbolsäure in der Chirurgie dem Mittel sowohl auf diesem als anderen specialistischen Gebieten entgegengebracht wurde, liess die Gefahren übersehen, die ein blindes Zutrauen zu solchen Stoffen stets im Gefolge haben muss und vor denen ich schon in der ersten Ausgabe dieses Werkes warnte. Manche Nebenwirkung und mancher rein antiseptische, aber darum doch nicht minder zu beklagende Tod in Folge der Carbolsäureanwendung kam zu Stande und wurde auf andere Ursachen geschoben, bis die kritische Beobachtung[1]) den wahren Grund erkennen liess — und selbst dann noch gab es Chirurgen und Geburtshelfer, die sich dieser Erkenntniss verschliessen zu müssen glaubten, und offenbare Intoxicationssymptome, wie sie nach Uterusirrigationen auftraten, als „reflectorische" durch die Einspritzung bedingte Symptome deuteten. Dass die Indivi-

---

1) Küster, Berliner klin. Wochenschr. 1878. No. 18. p. 260.

dualität bei dem Zustandekommen von manchen unerfreulichen Nebenwirkungen eine bedeutende, wenn auch nicht ausschliessliche Rolle spielt, wird durch vielfältige Beobachtungen sichergestellt. Die Reactionsfähigkeit verschiedener Menschen schwankt sehr, nach jeder Art der Beibringung. Es giebt auch eine Idiosynkrasie gegen dasselbe[1]), die sich nach ein- oder jedesmaliger Anwendung selbst der schwächsten Lösung bemerkbar macht. Quantitäten des Mittels, welche bei anderen Personen ohne Schaden gereicht wurden, können bei solchen schon giftartig wirken. Ob auch das gleiche Individuum zu verschiedenen Zeiten auf Carbolsäure verschieden zu reagiren vermag, ist nicht ganz sicher zu beantworten. Die Angabe, die dafür zu sprechen scheint, dass nämlich bei Ovariotomirten oft keinerlei Symptome und erst 5—6 Tage später in Folge des ersten Verbandwechsels solche auftreten,[2]) lässt noch eine andere Erklärung zu, nämlich die, dass eine Cumulation der Substanz im Körper stattfindet, besonders dadurch, dass die Haut durch die Einwirkung des ersten Verbandes viel resorptionsfähiger geworden ist. Es kann indess auch vorkommen, dass z. B. eine nach Carbolanwendung entstandene Hauteruption nach dem Abheilen eine Toleranz gegen den erneuten Gebrauch des Mittels zurücklässt. Angeblich sollen Tetanische eine besondere Widerstandsfähigkeit gegen Carbolsäure besitzen, da sie 0,3 bis 0,7 g davon täglich subcutan ohne Nebenwirkungen vertrugen.

Eine zarte Haut giebt zu localen Nebenwirkungen durch Carbolsäure Anlass und Kinder, namentlich Säuglinge und ältliche, mit schlaffer Haut versehene Frauen sind sowohl für örtliche als allgemeine abnorme Wirkungen mehr als Männer disponirt. Körperschwäche, Anämie, langwierige Eiterungen und vorhergegangenes Fieber, besonders septisches und pyämisches Wundfieber, begünstigen ebenfalls den Eintritt von Nebenwirkungen. Die unversehrte Haut resorbirt alle derartigen Stoffe, besonders wenn an ihr durch die Proceduren des Abseifens, Rasirens und Abschabens die Schweissdrüsen, welche wohl am meisten als Eingangspforten anzusehen sind, offengelegt werden,[3]) auch ohne dass der jetzt ganz verlassene, die Resorption mächtig fördernde Spray in Thätigkeit zu treten braucht. Besonders die Inguinal- und Axillargegend, wo sich sehr grosse Schweissdrüsen vorfinden, lassen beim Carbolverbande viel von der Säure in den Körper eintreten. Selbstverständlich wird die von der letzteren resorbirte Menge in gewissen Grenzen auch von der Grösse der mit ihr in Berührung gebrachten Haut- oder Schleimhautfläche abhängen. Indessen wurden Nebenwirkungen auch nach dem Verbinden von kleinen Wunden beobachtet. Entzündetes Gewebe disponirt zu einer reichlicheren Aufnahme des Phenols. Die Einpinselung des Mittels bei Hautkrankheiten, wie Scabies, kann ebenso wie die Einbringung in seröse und Gelenkhöhlen, Abscesshöhlen, Fisteln, in das Rectum, den Uterus, der Verband nach der Circumcision bei Kindern unangenehme resp. tödtliche Folgen haben. Eine bestimmte Scala der Gefährlichkeit je nach dem Resorptionsorte lässt sich nicht aufstellen. Klystiere sind gefährlicher als die innerliche Darreichung, oder die An-

---

1) Zwaardemaker, Ned. Tijdschr. f. Geneesk. 1887. T. XXIII. p. 41.
2) Olshausen, Berliner klin. Wochenschr. 1878. p. 261.
3) Langenbuch, Berliner klin. Wochenschr. 1878. p. 412.

wendung an der Haut und auf eiternden Flächen. Doch ist auch schon die Verabfolgung von 5 g per Clysma ohne jegliche Erscheinung und andererseits die Anwendung kleiner Mengen zu Umschlägen von schweren örtlichen Veränderungen wie Brand und Befindensstörungen unangenehmerer Natur gefolgt gewesen. Vielleicht am besten werden Einathmungen von Carboldampf ertragen. Vereinzelt hatten auch diese schlimmere Folgen. Im Allgemeinen kann man annehmen, dass die abnormen entfernteren Wirkungen am stärksten nach Gebrauch von dünnen, Eiweiss nicht fällenden Carbollösungen (1—2 pCt.), die örtlichen dagegen nach ätzenden, nekrotisirenden, resp. coagulirenden Concentrationen derselben auftreten. Durch die Coagulation, welche die letzteren hervorrufen, bauen sie sich selbst einen Wall gegen eine übermässige, weitere Penetration in die Gewebe hinein und gegen eine Resorption seitens der nunmehr zerstörten resorbirenden Apparate. Dünnere, aber noch leicht Eiwiss fällende und entzündend wirkende Lösungen können auch ihre Wirkung weiter tragen, so dass es möglich ist, dass ein Neugeborenes durch den auf die unterbundene Nabelschnur und um den Nabel gemachten Umschlag mit einer 3 pCt. Carbollösung an acuter Peritonitis zu Grunde geht, die ihren Ursprung in der Nabelverätzung resp. Entzündung hat.[1])

In jeder Arzneiform und in jedem Lösungsmittel vermag die Carbolsäure Nebenwirkungen zu erzeugen. Oelige Lösungen scheinen solche, vielleicht wegen erschwerter Resorption, oft erst nach Wochen auftreten zu lassen. Doch kamen auch schon nach dem dritten Umschlag einer 0,3 proc. Carbolöl-Kalkwasser-Mischung bei einem 6 Wochen alten Säugling schwere Symptome vor, die ebenfalls durch Verbände von Carbolwatte oder anderes, trockenes, mit Carbolsäure imprägnirtes Verbandmaterial entstehen können[2]). Die Höhe der angewandten Dosen ist hierbei nicht von Ausschlag gebender Bedeutung, sondern das wirklich Resorbirte, und das oben erwähnte zeitliche oder angeborene individuelle Verhalten des Kranken. Immerhin giebt es eine untere Grenze für das Erzeugen von Carbol-Nebenwirkungen. Ich glaube, dass sie für kleine Kinder zwischen 0,05 und 0,1 g liegt, so dass diese Mengen, die sich als Conservirungsmittel in Serumflüssigkeiten finden, als nicht gefährlich angesehen werden können. Ich habe ferner die Ueberzeugung, dass, wie bei anderen Mitteln so auch hier, die Natur der Krankheit, d. h. der Zustand der Gewebe oder der Functionsumfang der Organe bestimmend für den Ablauf der Wirkungsart der angewandten Carbolsäure ist. Der Eintritt der Nebenwirkungen kann alsbald nach dem Gebrauche, oder nach Tagen erfolgen. Ein Versagen typischer, oder an demselben Individuum schon beobachteter Carbolwirkung kommt nicht selten vor. So fand man bei Kranken mit entzündlichen Gelenkaffectionen in der ersten Zeit in Folge von Carbolinjectionen Abnahme von Schmerz und Schwellung, während bei späteren Wiederholungen diese Therapie ganz im Stich liess. In anderen Fällen sah man von vornherein dadurch keinen Effect oder sogar locale Verschlimmerung. Es stellt dies eine wirkliche Gewöhnung dar.

---

[1]) Cohn, Vierteljahrschr. f. ger. Medicin. N. F. Bd. XI. H. 2.
[2]) Simon, Revue mensuel. des malad. de l'enf. 1887. Bd. V. p. 119.

Oertliche Nebenwirkungen.

Schon an der gesunden Haut des mit der Carbolsäure in Berührung kommenden Operateurs zeigen sich bisweilen, wenn eine Disposition dazu vorhanden ist, Parästhesieen, wie Kriebeln, Ameisenlaufen und Pelzigsein. Statt dessen wird auch wohl Pruritus beobachtet — Jucken, Brennen, selbst Schmerzen, auch ohne dass die Haut krankhaft verändert erscheint. Subcutane Injectionen von 1—2 proc. Lösungen rufen im Allgemeinen keine Schmerzen hervor, nur am Thorax machen sich die Injectionsstellen unangenehm bemerkbar.

Eine eigenthümliche, gelbbräunliche Hautverfärbung, die zuerst im Gesichte sich zeigte und sich dann über den ganzen Körper erstreckte, wurde in Verbindung mit Allgemeinerscheinungen bei einem Säugling beobachtet, der Umschläge einer 0,2 proc. Carbollösung wegen grösserer Excoriationen erhalten hatte. Die Verfärbung erreichte am dritten Tage ihren Höhepunkt, worauf sie zunächst am Stamm, dann nach neun Tagen am Gesicht und den Extremitäten allmählich schwand. Sehr bekannt ist die Eigenschaft der Carbolsäure, die Vernarbung der Wunden bei vielen Kranken zu verzögern. Die Weichtheile sehen durch die Verätzung wie gekocht aus[1]).

Die Hautexantheme, die beim Carbolverbande bisweilen entstehen, sind vielgestaltig, und können in 5 pCt. und mehr der Fälle eintreten. Sie nehmen meistens ihren Ausgang von der Wunde und verbreiten sich über grössere oder kleinere Körpergebiete. Oft sind sie von Albuminurie, auch von Fieber, begleitet, und heilen mit oder ohne Desquamation. Man beobachtete:

1. Erytheme. Es entsteht ein hellscharlachrother Rash, der an den Wundrändern beginnt und sich über die nächsten und weiteren Flächen, z. B. von der Brust über den Leib und die Arme verbreitet[2]), den Eindruck eines Scharlachausschlages macht und unter Desquamation verschwindet. Ein solches, generalisirt nach einer Beschneidung auftretendes Erythem, liess noch für mehrere Wochen die Neigung zur Bildung von Furunkeln zurück[3]).

2. Papulöse Hautexantheme sind unter der Bezeichnung Erythema multiforme[4]), Erythema papulatum als Folgen des Carbolverbandes beschrieben worden. Auch auf sonst gesunder Haut kann z. B. beim längeren, mehrfachen Benetztwerden mit dem Mittel ein solcher Ausschlag entstehen. Eine Mischform von Erythema maculopapulatum mit Urticaria zeigte sich vorzüglich an den Beugeseiten der Extremitäten. An den Beinen beschränkte sich der Ausschlag auf die Haut der Innenfläche und die Wadenhaut. Fussrücken und Fusssohle waren frei. Nebenher ging in diesem Falle noch eine diffuse Dermatitis am Rücken, namentlich zwischen beiden Schulterblättern. Ausserdem bestand Fieber.

Auch nach innerlicher Einverleibung von Carbolsäure kann

---

1) Landerer, Trockenes Wundverfahren. Wiener Klinik. 1890. p. 35.
2) Browne, British med. Journ. 1885. 10. Octob. p. 692.
3) Dreyfous, La France medic. 1885. p. 149.
4) Janovsky, Allgem. Wiener med. Zeitung. 1880. No. 11. p. 111.

eine papulöse Eruption an den Armen und der vorderen oberen Region des Stammes nach voraufgegangenem heftigen Jucken entstehen.

3. Urticaria. Diese Form kommt meistens als Mischform mit anderen Ausschlägen vor. Eine mit Carbolsäure behandelte Hautstelle ist fast immer der Ausgangspunkt. Von ihr können sich regellos die juckenden, auf geschwollenem Boden stehenden Quaddeln mit Blasen über den Körper verbreiten und nach einer Reihe von Tagen ohne Abschuppung verschwinden. Um die Art des Verlaufes und ihre Uebereinstimmung bei verschiedenen Menschen zu kennzeichnen gebe ich folgende Belege:

Acht Tage nach der Verletzung und nach sechsmaligem Verbandwechsel, als die Wunde, die anfangs mit 5 pCt. Carbolsäure gewaschen, schon zum grössten Theil geheilt war, schwoll der operirte rechte Unterschenkel an, und bald confluirende, platzende und ihr gelbes Serum entleerende Bläschen bildeten sich auf ihm ohne Fieber. Am zehnten Tage heben grosse Blasen die Epidermis empor. Am elften Tage greift die Röthe über den Verband hinaus und der Umfang des Unterschenkels ist doppelt so gross als der des gesunden. Am zwölften Tage bedeckt sich die Haut des gesunden linken Oberschenkels, der Brust und des Gesichts mit hirsekorn- bis erbsengrossen Quaddeln, welche heftiges, nicht zu stillendes Jucken erregen und sich am nächsten Tage über den ganzen Körper verbreiten. An den zumeist ergriffenen Theilen confluirten die Quaddeln und an verschiedenen Hautstellen waren zum Theil ausgebreitete, rothe Flächen mit eingestreuten Quaddeln vorhanden. Diese Form des Erythema urticatum ist auch sonst beobachtet worden. Am 17. Tage waren sowohl die Schwellung als auch die Ausschläge ohne Abschuppung verschwunden. Am 22. Tage trat der Tod nach plötzlichem Collaps ein.

Bei einem anderen Kranken war ebenfalls mit 5 pCt. Carbolsäure gereinigt worden. Beim zweiten Verbande war die Haut, soweit der Verband reichte, roth, beim dritten die ganze Hand geschwollen und auf der stark gerötheten Haut viele Bläschen und Blasen. Am vierten Tage erschienen auf Gesicht, Brust, Armen zahlreiche kleine, rothe, heftig juckende, auf Druck sich entfärbende Quaddeln. Die Lippen und Augenlider schwollen an. Am nächsten Tage dehnte sich die Urticaria auf Rücken, Bauch und untere Extremitäten aus. Die Wunde war bereits geheilt. Die Quaddeln standen auf der sonst unveränderten Haut drei Tage lang und verschwanden dann plötzlich ohne Abschuppung. In einem dritten Falle traten Schwellung und Bläschenbildung, aber erst 15 Tage später hirsekorngrosse, juckende Quaddeln am ganzen Körper mit Ausnahme des Gesichtes auf. An einigen Stellen confluirten sie zu grösseren Plaques. Das Gesicht wurde einen Tag später befallen. Die Heilung ging ohne Abschuppung vor sich. Nach erneuter Carbolanwendung zeigte sich keine derartige Einwirkung.

4. Eczem. Schon in den vorgenannten Fällen sind primäre eczematöse Eruptionen erwähnt worden. Sie kommen auch für sich allein unter Jucken, oft mit Oedem mancher Körpertheile verbunden vor.

5. Pemphigusartige Blasen können sich auf erythematöser Basis bilden. Nach Entleerung ihres wässrigen Inhaltes ist die Epidermis in beträchtlicher Ausdehnung abgehoben. Schmerzen und Schwellung sowie Fieber sind Begleiter dieses Zustandes, und langwierige Hauteiterung kann sich anschliessen. Solche, nicht selten vorkommende Hautulceration ist eine Folge localer Carbolwirkung und braucht nicht, wie es geschehen ist, als carbolgeätzter Druckbrand der Haut, hervorgerufen durch ungleichmässige Vertheilung des Verbandmaterials, Jute, Watte etc. betrachtet zu werden.

6. Dermatitis diffusa. Dieselbe entsteht gewöhnlich nur bei Weiteranwendung der Carbolsäure auf bereits dadurch erkrankter Haut, selten gleichzeitig mit weiterer exanthematischer Erkrankung der Körperdecke. Die Haut wird durch reine Carbolsäure anfangs weiss, anästhetisch, später bräunlichroth. Diese Färbung bleibt bisweilen zwei bis drei Monate bestehen.

7. Gangraen. Mehrfach ist trockne Mumification von Haut, Wunden und Schleimhäuten nach Carbolanwendung gesehen werden. Oft handelt es sich um den Gebrauch flüssiger, resp. concentrirter alkoholischer Lösungen vor. Carbolsäure. Kranke kauften reine Carbolsäure, gossen etwas Wasser auf dieselbe und benetzten damit beim jedesmaligen Verbinden der Finger- resp. Zehwunde die Compresse unter Umschütteln der Flasche[1]). Auch das Hineinhalten eines Fingers in eine Carbolflasche führte zu dem gleichen Resultate[2]), ebenso wie Gangrän eines Fingers nach Application carbolisirter Watte, welche sehr intensiv nach Carbolsäure roch und noch feucht war, erfolgte. Eigenthümlich ist aber, dass auch 1—3 proc. aber längere Zeit (mehrere Stunden bis zu einem Tage) zum Baden von Fingern oder Zehen benutzte Lösungen, oder das Auflegen von damit getränkten Compressen Gangrän von Fingertheilen oder des ganzen Fingers oder von Zehen oder des Präputiums erzeugen kann. Die längere Berührung auch so dünner Lösungen veranlasst Anästhesie. Voraufgegangene oder bestehende Circulationsstörungen in dem Glied bei zarter Haut (Umschnürung, Entzündungen, Verletzungen, Blutleere und auch mangelhafte Herzthätigkeit), scheinen eine wesentliche Prädisposition für das Entstehen dieser abnormen Wirkung zu liefern. Begünstigend für den Brand gerade an Fingern und Zehen kann vielleicht auch die circuläre Einwirkung der Carbolsäure und die Möglichkeit ihres coagulirenden, resp. gefässverengernden Eindringens bis zu den Capillaren des Knochens wirken. Dies kann auch eintreten, wenn aus Unverstand eine Unterlippe über einen Tag lang mit einer 1 proc. Carbolsalbe bedeckt gehalten wird. Die Verhältnisse liegen hier ähnlich wie bei den Extremitäten und so nimmt die erfolgte Abstossung der ganzen Unterlippe nicht sonderlich Wunder. Es wird auch andrerseits dadurch verständlich, dass längeres Benetzen z. B. des Kinns oder eines Unterarms nur begrenzte Flächengangrän veranlassen kann. Meistens werden die ergriffenen Theile ohne Schmerzen schwarz, kalt und so empfindungslos, dass man eine Nadel bis auf den Knochen stechen kann. Die gangränösen Theile können sich abstossen oder unter beträchtlicher Gewebsschrumpfung heilen.

Dass leichtere, oberflächliche Aetznekrosen an Schleimhäuten durch zu concentrirte Carbollösung entstehen können, ist wegen der Eiweiss fällenden, die Blutkörperchen angreifenden und Stase in den Capillaren erzeugenden Eigenschaft dieses Mittels leicht zu verstehen. Eine 3 proc. Lösung trübt Eiweiss noch deutlich. Solche Aetzungen mit Entzündung und Schwellung benachbarter Gebiete kommt nicht selten vor, wenn Kranke concentrirte Carbollösungen in den Irrigator giessen und mit dem dann zur Verdünnung hinzugefügten Wasser nicht mischen. Es fliesst

---

1) Tillaux, Bulletin génér. de Thérap. 1871. Vol. 81. p. 275. — Brochin, Gazette des hôpitaux. 1871. No. 122. p. 486.

2) Poncot, Bullet. génér. de Thérap. 1872. Vol. 83. p. 68.

dann die concentrirte Lösung zuerst aus, z. B. in die Vagina, und kann hier die Gewebe empfindlich verändern.

Carbolsäure mit Glycerin oder reinem Alkohol gemischt erzeugt ebenfalls Aetzwirkungen an der Haut. Einspritzung von 2—5 Tropfen Carbol-Glycerin in Hämorrhoidalknoten erzeugt zumeist bei acuter Entzündung derselben heftige, aber vorübergehende Schmerzen, und bisweilen auch an der Einstichstelle oberflächliche Gangrän und Blutungen, welche erst mit Fortschreiten der Granulation aufhören. Auch ein ganzer Knoten kann brandig werden. Das Gleiche betrifft mitunter den Hodensack nach Einspritzung grosser Dosen bei Hydrocele. Es scheint aber auch hier eine gewisse unangenehme individuelle Disposition zu sein, die bisweilen unerwartete Wirkungen hervortreten lässt. In einem Falle trat mehrere Stunden nach der Injection von 3,5 g 95 pCt. Carbolsäure bei Hydrocele so bedeutende Schwellung und Schmerzhaftigkeit des Hodens ein, dass zur Radicaloperation geschritten werden musste, bei der auch der Hoden zum Opfer fiel. Ob hier die, wie mir scheint, nicht gesicherte Annahme einer bestehenden Hämophilie oder die Methode der Injection an dem Ausgang Schuld war, lässt sich schwer entscheiden. Es würde in solchen Fällen genügen, eine Entspannung der Geschwulst herbeizuführen, aber im Uebrigen exspectativ zu verfahren.

Entferntere Nebenwirkungen.

Allgemeinerscheinungen als Nebenwirkungen des Carbolsäuregebrauchs können im verschiedensten Umfange und bei jeder Resorptionsart entstehen. Die intrauterine Irrigation mit 2—3 pCt. Lösungen z. B. hat in dieser Beziehung viel Unglück geschaffen. Ein Theil der Nebenwirkungen ist unzweifelhaft cerebrospinalen Ursprungs. Für alle diesen gleichen Angriffspunkt anzunehmen, liegt kein Grund vor. Die in Folge der Aufnahme des Mittels von Wunden und Schleimhäuten aus auftretenden sind im Ganzen vielgestaltig, lassen aber doch in der Mehrzahl der Fälle entweder Collaps mit oder ohne Bewusstlosigkeit, Krämpfe und Fieber, oder auch Störungen in der Magen- und Nierenfunction als wesentliche Symptome entstehen. Prämonitorische Symptome, wie Kopfweh, Unruhe, Jactation, Schlaflosigkeit, Mattigkeit gehen den schwereren bisweilen vorauf, können aber auch fehlen. Die Prostration, die häufig besonders bei Kindern gesehen wird, ist meist hochgradig. Die Kranken liegen bleichen Antlitzes, mit von kaltem Schweiss bedeckter Haut da. Das Auge ist starr, unbeweglich, der Blick todesmatt, ängstlich; die Pupillen sind weit und reagiren auf Licht träge oder gar nicht. Mehrfach kam Myosis vor. Die Körpertemperatur sinkt beträchtlich, während der Puls meist klein, weich, kaum fühlbar, auch flattrig, gewöhnlich aber sehr beschleunigt ist und bis zu 160 Schlägen[1]) in der Minute anwachsen kann. Die Athmung wird unregelmässig, oberflächlich, schwach, kaum wahrnehmbar oder stertorös, dyspnoëtisch und sehr beschleunigt. Vereinzelt besteht in diesem Zustande totale Anästhesie am Körper, oder Anästhesie der Conjunctivae[2]), gelegentlich auch einmal Hyperästhesie. Der Collaps kann bald nach dem Carbolverbande auftreten, 1—3 Stunden und noch

---

[1] Bradford, Boston med. and surg. Journ. 1882. Vol. I. p. 324.
[2] D. Hamilton, Brit. med. Journ. 1873. I. 1. March. p. 226.

länger andauern und in Genesung oder in den Tod übergehen, der durch Lähmung des Athmungscentrums erfolgt.

Sehr häufig besteht bei dem Collaps Bewusstlosigkeit. Eine Puerpera erwachte erst nach 4 Tagen aus derselben und wies dann neben somatischen Störungen eine gewisse Schwäche des Gedächtnisses und eine lähmungsartige Schwäche eines Armes auf[1]). Ein Kind starb 20 Stunden nach dem Auflegen von Carbolsäure und Mandelöl auf eine oberflächliche Verbrennung am linken Arm und Bein. Nach 2 Stunden war es in Stupor gefallen. Die Augen waren starr, die Pupillen verengt, die Pulszahl erhöht, die Athmung schwach und das Schlucken beschwerlich.

Gar nicht selten gesellen sich zu anderen Symptomen motorische Erregungszustände. So entstanden Krämpfe im Collaps oder auch für sich allein, z. B. nach Einathmung einer, über eine 5 pCt. Carbollösung getriebenen, Luft. In selteneren Fällen beschränken sich die Krämpfe auf gewisse Körpertheile, z. B. die Augenlider oder die oberen oder unteren Extremitäten. Nach der Resorption des Mittels von der Haut aus traten bei einem Kinde Convulsionen auf, die sich in 12 Stunden drei Male wiederholten und in Zuckungen der gesammten Muskulatur bestanden. Es kommt auch vor, dass anfangs leichte Zuckungen des ganzen Körpers erscheinen, die langsam bei zuerst erhaltenem, später geschwundenem Bewusstsein zunehmen, anfallsweise am ganzen Körper auftreten und zuletzt in Schüttelkrämpfe übergehen. Tonische Krämpfe der Gliedmassen sind seltener. Auch Contracturen wurden beobachtet. Neben motorischen entstehen vereinzelt auch psychische Excitationszustände, vielleicht häufiger bei Potatoren und Frauen. So sah man nach der Einführung von mit Carbolsäure imprägnirten Wattetampons in die Vagina, Singultus, Uebelkeit, Frostschauer, Anasarca bei mangelhafter oder unterdrückter Harnsecretion, sowie Delirien entstehen und schliesslich den Tod erfolgen, und leitete diese Erscheinung von einer durch die Carbolsäure bedingten acuten Nephritis mit folgender Urämie ab.

Die Carbolsäure kann ein „aseptisches" Fieber veranlassen, das ich auf den vorstehenden Seiten mehrfach geschildert habe. Ueber die Umstände, welche ein Hervortreten desselben veranlassen, sind wir nicht unterrichtet. Die Ursache ist wahrscheinlich in einer Einwirkung der Carbolsäure selbst oder von Gewebszerfallsproducten, die sich unter deren Einfluss bilden, auf das cerebrale Wärmeregulationscentrum zu suchen. Exanthematische Veränderungen an der Haut können gleichzeitig bestehen, haben jedoch keinen ursächlichen Zusammenhang mit dem Fieber. Letzteres kann bis 40° C. und höher steigen, und ist besonders bei dem Wechseln des Verbandes gesehen worden. Rückkehr zur Norm erfolgt beim Fortlassen der Carbolsäure.

Von leichteren Nebenwirkungen sind zu nennen: Kopfschmerz, der ungefähr 15 Minuten anhält, bei der jedesmaligen Carbolmedication wiederkehrt und bei manchen Personen in der Stirngegend, bei anderen im Hinterhaupte am intensivsten ist. Nach Einnehmen des Mittels in Pillenform wurden neben Schwere und Eingenommensein des Kopfes, Schwäche der Beine, Schwindel, Ringesehen, Ameisenlaufen und starke Schweisssecretion beobachtet. Auch nach Einbringung von dünnen Car-

---

[1] White, New York med. Gazette. 1871. 15. April. p. 274.

bollösungen in das Rectum, den Uterus und die Vagina[1]) entstehen Parästhesien im Bereiche der Sinnesorgane, wie Ohrensausen und Flimmern vor den Augen mit Ohnmachtsanwandlungen.

Die ersten Wege können nach innerlicher oder äusserlicher Carbolanwendung leiden. Im letzteren Falle findet sehr wahrscheinlich eine Ausscheidung des Mittels in den Intestinaltractus hinein statt. Ich erschliesse dies einmal aus der Analogie mit anderen Substanzen, sodann aus der Thatsache, dass Kranke, die Carbolinjectionen beispielsweise in den Pleurasack erhielten, bisweilen nach jeder Injection einen als süsslich bezeichneten Geschmack auf der Zunge ausser weiteren Nebenwirkungen haben. Welche Veränderungen hierbei im Intestinaltractus zu Stande kommen, ist nicht bekannt. Die Carbolsäure kommt in diesem Falle in zu verdünntem Zustande beispielsweise in den Magen, um gröbere Läsionen hervorrufen zu können. Es müsste sich demnach, wenn man nicht vorzieht, als Erklärung eine centrale Einwirkung anzunehmen, um leichtere Reizwirkungen handeln, die bei besonderer Disposition des Individuums reflectorisch eine oder die andere der folgenden Functionsstörungen herbeiführen. Man beobachtete: Verminderung oder völlige Aufhebung des Appetits, Speichelfluss, allein oder mit Anschwellen des Zahnfleisches und der Lippen, Ekel, anhaltende Würg- und Brechbewegungen, quälendes Erbrechen, das paroxysmenweis auftreten und minutenlang anhalten kann und Dysphagie oder vollkommene Unfähigkeit zu schlucken. Auch nach Einführung kleiner Carbolmengen in den Magen wurde Nausea und Erbrechen constatirt und hierbei die Meinung ausgesprochen, dass diese Störungen bei anderer Art der Carbolanwendung verschwänden. Die vorstehenden Angaben zeigen jedoch, dass auch bei nicht primärer Berührung mit dem Magen dieselben aufzutreten vermögen.

Durchfälle kommen vor und auch Icterus, der letztere immer erst einige Tage nach der Einspritzung der Carbolsäure oder nach Anlegung eines Carbolverbandes[2]). Der Icterus ist wohl auf einen Duodenalcatarrh zurückzuführen, den das auch von Wundflächen resorbirte und in den Darm ausgeschiedene Mittel hervorruft. Unwillkürliche Stuhlentleerung kommt nicht nur in der Bewusstlosigkeit des Collapses, sondern auch nach dem Erwachen aus derselben neben unwillkürlicher Harnentleerung vor.

Eine transitorische Amaurose wurde einmal nach Einspritzung einer Carbollösung in die Pleurahöhle beobachtet[3]). Frühere Injectionen bei demselben Individuum hatten nur bald vorübergehende Benommenheit des Kopfes oder auch mehrstündigen Kopfschmerz hervorgerufen. Als die Injectionsmenge einmal erhöht wurde, stürzte der Kranke bewusstlos hin, athmete stertorös, hatte einen kleinen, wenig frequenten Puls und Würgebewegungen. Nach zwei Stunden trat Besinnung ein, und nun bemerkte der Patient den Verlust des Sehvermögens auf beiden Augen. Die Pupillen waren fast reactionslos. Die brechenden Augenmedien erwiesen sich normal, nur eine leichte Verschleierung der Grenzen der Sehnervenpapille in ihrer nächsten Umgebung, besonders am rechten Auge

---

1) Löhlein, Berliner klin. Wochenschr. 1878. p. 25.
2) Landau, Deutsche med. Wochenschr. 1891. p. 753.
3) A. Nieden, Berliner klin. Wochenschr. 1882. No. 49. p. 748.

wurde wahrgenommen. Dieses gänzliche Aufgehobensein der Lichtempfindung, bei nur unbedeutend von der Norm abweichendem Augenspiegelbefund des Augenhintergrundes und gleichmässig starker Erweiterung der reactionslosen Pupillen, dauerte ungefähr 20 Stunden und verschwand dann ganz allmählich, so dass am vierten Tage nach dem Anfalle nur noch leichtes Eingenommensein des Kopfes und eine geringe Abgeschlagenheit der Glieder übrig blieb.

Seitens des Kehlkopfes wird häufig Hustenreiz wahrgenommen. Nur in einem Falle[1]) zeigte sich, nachdem ein Kropf exstirpirt und die Wunde mit einer 2 pCt. Lösung gewaschen war, alsbald Verlust der Stimme, während sich im Laufe der nächsten zwei Stunden allmählich Dyspnoe entwickelte. Der Puls stieg auf 160, die Respiration auf 40. Nach 3 Tagen erfolgte der Tod durch Schluckpneumonie. Ob hier die Carbolsäure an der Recurrenslähmung und den Störungen Schuld war, die einer Vagusaffection ähnlich sahen, ist möglich, aber nicht als sicher zu erweisen.

Vielfach wurde angenommen, dass das Erscheinen des dunkel gefärbten Carbolharns ein Zeichen des Carbolismus darstelle. Dem ist nicht so, vielmehr ist diese Harnveränderung nur ein Symptom für den erfolgten Uebergang der Carbolsäure in das Blut, resp. deren weitere Umwandlung. Der dunkle Carbolharn enthält neben gefällten Producten Hydrochinon als Hydrochinonschwefelsäure. Demnach geht eine nicht unerhebliche Menge von der dem Körper beigebrachten Carbolsäure durch Oxydation in Hydrochinon über. Dieses wird zu einem Theile schon im Organismus zu unbestimmbaren, gefärbten Producten weiter oxydirt, die in den Harn übergehen und ihn färben, zum grösseren Theile erscheint es im Harne als Hydrochinonschwefelsäure. Die bei manchen Carbolharnen erst beim Stehen eintretende Dunkelfärbung geschieht durch Spaltung der Hydrochinonschwefelsäure. Es erfolgt dies um so schneller, je alkalischer der Harn ist. Der Harn ist auch mehrfach eiweisshaltig, seltener eiter- oder hämoglobinhaltig befunden worden. Die Anschauung, dass diese Albuminurie nicht von der Carbolsäure herrühre, sondern eine Fieber-Albuminurie darstelle, ist zurückzuweisen, da es, wie ich meine, keinen gewebsreizenden Stoff giebt, der nicht Albuminurie zu erzeugen befähigt wäre, und zudem auch experimentell für die Carbolsäure diese Fähigkeit nachgewiesen wurde. Bei jungen Kindern und bei Leuten, die viel mit Carbolsäure zu thun haben, ohne gerade Wunden zu besitzen, kommen dumpfe Schmerzen in der Nierengegend, von leichteren oder schwereren Nierenreizungen oder Nierenentzündungen herrührend, vor. Eine solche Nephritis ist auch an der Leiche, besonders nach Einspritzungen von Phenol intra vitam in den puerperalen Uterus nachgewiesen worden [2]). Bei einem an Gangrän des Unterschenkels Leidenden wurde Carbolsäure applicirt. Tags darauf erschien Carbolharn. Derselbe enthielt zahlreiche, mittelbreite Cylinder, die meisten hyalin, einzelne verfettet, wenige mit rothen Blutkörperchen oder Nierenepithel besetzt. Nach dem Tode ergab die mikroskopische Untersuchung der Nieren die Harnkanälchen weit, ihre Epithelien gross, weit ins Lumen vorspringend, stark verfettet, im Lumen zahlreiche Protaplasmakugeln, sowie zackig

---

1) Riedel, Centralbl. f. med. Wissenschaften. 1882. No. 34. p. 609.
2) Wagner, Deutsches Archiv f. klin. Med. 1880. p. 529.

glänzende Massen. Nach intrauteriner Carbolanwendung beobachtete man in einem Falle Hämoglobinämie und Hämoglobinurie[1]).
Die Harnmenge schwankt oft nach Carbolaufnahme. Sie wurde sparsam und bis zur Anurie vermindert, in späteren Stadien vermehrt gefunden. Vereinzelt wurde eitriger Blasencatarrh beobachtet. Ebenso selten erschien bisher nach Ausspülung des Uterus mit Carbolsäure eine vorübergehende Blasenlähmung[2]).

Die Therapie der Nebenwirkungen.

Die Maassnahmen gegen Carbol-Nebenwirkungen erheischen in erster Reihe ein Aussetzen des Gebrauchs und Beseitigen des Mittels von den Orten, an denen es sich, wenn auch in kleiner Menge noch finden sollte, durch Ausspülungen, Irrigationen, Waschungen. Die Verabfolgung von schwefelsaurem Natron, um die Carbolsäure in ungiftige Phenolschwefelsäure überzuführen, ist erfolglos, sobald ernstere Symptome sich herausgebildet haben, während leichtere auch ohne dies bald verschwinden. Die gesunkene Herzthätigkeit kann durch Moschus, Hautreize und ähnlich wirkende Substanzen zu heben gesucht werden. Das Erbrechen lässt durch Eisstückchen, kleine Mengen von Rad. Colombo, oder Trinken von kohlensäurehaltigen Wässern nach. In schweren Fällen wären Magenausspülungen mit reinem Wasser angezeigt. Besondere Beachtung verdient die Diurese. Unter allen Umständen ist eine möglichst reiche Harnentleerung herbeizuführen, um das Phenol oder dessen Umwandlungsproducte aus dem Körper zu schaffen. Je ergiebiger dies bewerkstelligt wird, um so besser ist die Prognose für den Verlauf der Nebenwirkungen zu stellen. Selbstverständlich dürfen nur solche harntreibende Mittel gewählt werden, welche die Nieren nicht reizen. Am besten dürften sich hierfür die pflanzensauren, vorzugsweise die weinsauren Salze eignen. Um prophylaktisch die Einwirkung der Carbolsäure auf die Haut der Hände abzustumpfen, ist die Waschung der letzteren mit Borax und Seife, oder die Einreibung derselben mit Ung. emolliens, Waschen mit Spiritus saponatus, Abtrocknung und Waschen mit warmem Wasser empfohlen worden. Die von Entzündung ergriffenen Hautpartien sollte man mit Salmiakgeist oder Liq. Kalii caust., Aq. ana betupfen und nach dem Eintrocknen der Bläschen mit Collodium bepinseln.

Trichlorphenol. Das Trichlorphenol ($C_6H_2Cl_3OH$) soll stärker desinficirende Eigenschaften als die Carbolsäure besitzen und in Substanz nur schwach ätzende, in Lösungen aber gar keine reizenden Wirkungen äussern. Der letztere Satz ist keinenfalls richtig. Kaum hätte es zum Beweise hierfür jenes Falles bedurft, bei dem der Gebrauch einer 1—2 pCt. Lösung gegen ein syphilitisches Ekthyma auf der Glans penis in wenigen Tagen Zerstörung eines bedeutenden Theiles der Glans herbeiführte[3]). Bei exulcerirter, primär syphilitischer Induration, gummösen Wunden der Haut und des Unterhautzellgewebes musste das Mittel wegen zu grosser Reizung aufgegeben werden. In der Umgebung der Wunden waren fast stets Entzündungserscheinungen sichtbar. Resorptive Carbol-Wirkungen müssen bei ausgedehnterer Verwendung des Mittels erscheinen.

Chlorphenole. $C_6H_4Cl(OH)$. Alle Chlorphenole reizen resp. ätzen gesunde und kranke Gewebe, mit denen sie in Berührung kommen proportional der angewandten Concentration. Das Parachlorphenol z. B. erzeugt auf

---

1) Krukenberg, Zeitschr. f. Geburtshülfe. 1891. Bd. XXI. p. 167.
2) Hoffmann, Gaz. des hôpitaux. 1884. p. 780 u. A.
3) Tomaschewski, Centralblatt f. Chirurgie. 1883. No. 48. p. 773.

croupösem Gewebe für einige Stunden eine diffuse grauweisse Aetzung, die dann einer Röthung und Schwellung Platz macht, worauf blutiges Serum aussickert und ein nach 8—10 Tagen sich lösender Schorf entsteht. Nach sehr energischer Aetzung fehlt das Aussickern des Serums, dafür ist aber die Schwellung der geätzten Theile bedeutender. Die dabei erscheinenden subjectiven Symptome sind wesentlich: Schmerzen, Brennen, Stechen, die noch stundenlang nach der Bildung des weissen Schorfes anhalten. Nach Aetzung an der Gesichtshaut entsteht auch für 1—3 Stunden lästiges Thränenträufeln, durch dissociirtes Chlor.

Jodoform.

Die Erkenntniss und richtige Würdigung der unangenehmen Einwirkungen des Jodoforms (CHI_3) auf den menschlichen Körper brachte erst die neueste Zeit, obschon dasselbe 1837 durch gute Thierversuche als intensives Gift erkannt und bis 1857 als solches mehrfach bestätigt worden war. Selbst die schon anfangs der vierziger Jahre angestellten therapeutischen Versuche und Empfehlungen für manche der Indicationen, die später von „Wiederentdeckern" als neu angegeben wurden, haben wenig Aufklärung über eventuelle Gesundheitsschädigungen durch dieses Mittel gegeben. Nunmehr sind diese selbst und manche Momente, die zu ihrer Entstehung Veranlassung geben können, gut beobachtet und gesichtet worden. Jede Gestalt, in der Jodoform zur Verwendung kommt, kann sie hervorrufen: Pillen, ölige oder ätherische Lösungen, Pulver, Dampf, Suppositorien, Stäbchen, Salben u. a. m. Ebenso fällt der Resorptionsort in dieser Beziehung wenig ins Gewicht, da die zugänglichen Schleimhäute, Wunden, Fistelgänge, seröse Häute, ja auch eine nur geringfügig krankhaft veränderte Oberhaut dem Mittel den Eingang in den Körper gestatten. Die Häufigkeit des Gebrauches ist ebenfalls fast ohne Bedeutung, da sowohl nach einmaligem als nach mehrmaligem Nebenwirkungen beobachtet wurden. Dass diese nach äusserlicher Anwendung so oft erscheinen, liegt nur an der relativen Seltenheit der internen Jodoformmedication. Bei der Behandlung von Syphilitikern damit vertrug es nur der siebente Theil ohne Nebenwirkungen, während $3/5$ schon nach einigen Dosen Unannehmlichkeiten hatten. Statistische Angaben bezüglich der Häufigkeit des Vorkommens der letzteren beim Wundverbande sind nicht mitgetheilt, und die vorhandenen Zusammenstellungen[1]) sind nur als Paradigmata anzusehen. Glückliche Praktiker, die sogar unter 7000 mit Jodoform behandelten Kranken in 4 Jahren nie unerwünschte Wirkungen desselben gesehen haben, giebt es auch hier.[2])

Unter den Gründen, die für das Entstehen von Nebenwirkungen, zumal den entfernteren verantwortlich gemacht wurden, halte ich die Verunreinigung des Präparates für nicht besonders werthig, obschon ich wie Andere die Bedeutung von unreinem Jodoform nicht unterschätze. So wird angegeben, dass eine wegen zu starker Verunreinigung (8 pCt.) auf einer Klinik nicht angenommene, aber in einer anderen Stadt verkaufte und angewandte Partie Jodoform in fast der Hälfte der grösseren Operationen, zu denen es dort gebraucht wurde,

---

1) Cutler, Boston med. and surgic. Journal. 1886. Vol. CXV. p. 73, 101; 110.
2) v. Mosetig-Morhof, Centralbl. f. Chirurgie. 1882. No. 11. p. 170.

ernste Erscheinungen hervorgerufen habe. Ja es wird direct behauptet, dass alle Jodoformpräparate, welche derartiges bewirkten, folgende Reaction gezeigt hätten: Schüttelte man dieselben mit destillirtem Wasser und liess das Filtrat 24 Stunden mit einer zugesetzten Höllensteinlösung stehen, so zeigte sich ein schwarzer Niederschlag von reducirtem Silber, während reines Jodoform nur eine schwach grauweisse Trübung auf dem Boden des Reagirglases lieferte. Welcher Natur diese in Wasser löslichen Stoffe sind, ist bisher nicht zu bestimmen versucht worden. Nur einmal ist ein bestimmter Stoff, die Pikrinsäure, als ein Fälschungsobject angeschuldigt worden. Wenn auch manche Symptome schädlicher Pikrinsäurewirkung mit denen des Jodoforms sich decken, so stimmen in den beschriebenen Fällen perverser Jodoformwirkung die Erscheinungen doch derart überein, dass nur dieses und nicht eine so plumpe, leicht zu erkennende Fälschung als Ursache herangezogen werden kann. Zu erwähnen ist ferner, dass Lösungen von Jodoform in Aether, Chloroform und Fetten sowie Jodoformcollodium sehr licht- und luftempfindlich sind, und sich durch Abscheidung von freiem Jod bräunlich färben. Eine solche zersetzte Lösung kann in der That locale Reizerscheinungen bewirken. Auch einige als geruchsmildernde Mittel dem Jodoform zugeführten Stoffe, wie ätherische Oele, Tonkabohne u. a. m. sollen — dieser Nachweis ist aber nicht geführt worden — eine theilweise chemische Zersetzung des Jodoforms herbeiführen. Eine solche lässt sich sicher in dem von manchen Aerzten als Streupulver für syphilitische Geschwüre verordneten Gemisch von Jodoform und Calomel darthun, sobald es dem Lichte ausgesetzt ist. Nie darf, wenn Jodoform im Körper ist, am Auge oder an anderen Schleimhäuten Calomel zur Verwendung kommen, weil sich ätzendes Jodquecksilber bildet.

Einen weiteren Anhalt zur Erklärung der Jodoformnebenwirkungen giebt für eine Reihe von Fällen die besonders früher geübte Dosirung des Mittels. Grosse Wundhöhlen, eröffnete Gelenke, wurden mit 150 bis 300 g desselben bis an den Rand ausgepackt. Man schüttete es löffelweise in seröse Höhlen hinein, ohne an seine von pharmakologischer Seite längst begründete ausserordentliche Giftigkeit zu denken, die einerseits, was ich besonders betone, durch die Wirkung des Mittels als Ganzem, sodann durch die zweifellos an gewissen Körperstellen zu Stande kommende Jodabspaltung bedingt ist. Andererseits sind genügende Fälle vorhanden um erkennen zu lassen, dass auch schon geringfügige Dosen Nebenwirkungen intensiver Natur hervorrufen können. In manchen derselben lässt sich ein Moment darthun, das ebenso schwer wiegt wie die Höhe der Dosis, nämlich der zeitige Zustand der Nieren. Die Erfahrung tritt auch hier in ihr Recht, dass manche schädlichen Stoffe längere Zeit hindurch deswegen vertragen werden, weil entsprechend jeder neu aufgenommenen Menge eine dieser gleiche den Organismus durch die natürlichen Ausscheidungswege verlässt. Dieser Gleichgewichtszustand zwischen Einnahmen und Ausgaben, der es nie zu einer Ansammlung schädlicher Mengen im Körper kommen lässt, ist wesentlich an die Integrität der Nieren gebunden. Demgemäss werden, wenn diese nicht normal arbeiten, auch kleine Mengen dann plötzlich schädlich wirken können, wenn eine genügende Anhäufung des Stoffes im Körper stattgefunden hat. Dies kann bei von vornherein Nierenkranken der Fall sein, aber auch dann, wenn kurz vor oder mit dem

Jodoform krankmachende Stoffe wie Carbolsäure oder Sublimat in den Körper aufgenommen wurden. Dies ist ein wesentlicher, nicht genug auch für andere Stoffe zu beherzigender Punkt. Von untergeordneter Bedeutung ist eine etwaige, durch Carbolsäure oder Sublimat zu Stande kommende Zersetzung des Jodoforms. Die erstere soll bei Körpertemperatur und Sauerstoffzutritt Jod aus Jodoform frei machen, das Sublimat aber Quecksilberbijodid und Jodchloroform bilden.

Neben der Behinderung der Ausscheidung, an der übrigens auch die Blase betheiligt sein kann, kommt noch die Grösse der Anwendungsfläche in Betracht, obwohl auch durch Jodoformverband relativ kleiner Wunden Nebenwirkungen unangenehmer Natur hervorgerufen wurden.[1])

Durch eine besonders günstige Aufnahme des Mittels z. B. von Markhöhlen, oder von grossen frischen Wundflächen mit ihren offenliegenden Gefässen und Lymphwegen aus, werden die Gefahren der Ansammlung im Körper direct heraufbeschworen. Um so drohender werden diese, wenn das Jodoform in der Wunde reichlich Fett als Lösungsmittel findet oder die Temperatur der Wundhöhle aus äusseren oder inneren Gründen hoch ist, so dass eine stärkere Verdampfung erfolgt. Dass das Jodoform sich ziemlich stark verflüchtigt, geht aus directen Nachweisen hervor. Wird auch ein solcher Jodoformdampf an einer feuchten Wundfläche bald wieder seinen alten Aggregatzustand annehmen, so befähigt doch gerade der zeitweilige Dampfzustand, dass das Mittel in Gewebsspalten und die Anfänge der Lymphbahnen hineindringt und dadurch die Resorption räumlich und zeitlich so begünstigt, wie es das entsprechende Quantum der Substanz an sich nicht bewirkt hätte. Ich betone die Resorption des Jodoforms als Ganzes gegenüber anderen Angaben. Wohl werden kleine Mengen desselben in der Wunde selbst schon durch die Thätigkeit von Körperzellen oder Mikroorganismen und auch durch fertige Wundsecrete zerlegt — der weitaus grössere Theil wandelt als solcher in den Körper und verlässt denselben zum Theil nur als Jodalkaliverbindung, die sich auf die gewöhnliche Art nachweisen lässt. Ein nicht unbeträchtlicher Theil des Jods findet sich jedoch in organischer, nur durch Einäscherung des Harns nachweisbarer Bindung. Es ist ferner hervorzuheben, dass ein stärkerer, auf das Jodoform in der Wunde ausgeübter Druck z. B. durch Anlegen eines strammen Verbandes, die Aufnahme des Mittels in frischen oder auch granulirenden Wunden begünstigt, und dass auch die Beschaffenheit des Jodoformpulvers nicht ganz ohne Einfluss auf Schnelligkeit und Massigkeit der Resorption desselben ist, insofern beides durch eine grössere Feinheit begünstigt wird.

Den bisher angeführten Umständen stehen an Werthigkeit für das Zustandekommen allgemeiner Nebenwirkungen die angeborenen oder nur zeitlichen individuellen Verhältnisse gleich. Eine kritisch gesichtete Sammelforschung giebt in dieser Beziehung einige Anhaltspunkte.[2]) Das Geschlecht scheint keine Unterschiede zu bedingen, obschon ein Prävaliren des weiblichen Geschlechts in dieser Beziehung behauptet wurde. Unter 48 Fällen ereigneten sich 26 bei Männern, 22 bei Frauen. Dagegen ist das Lebensalter hierbei von Bedeutung. Von

---

1) Beger, Deutsche Zeitschr. f. Chirurgie. 1882. XVI. p. 190.
2) Koenig, Centralbl. f. Chir. 1882. No. 7. p. 101. No. 8. p. 117. No. 17. p. 273.

47 Kranken kamen 15 auf die Zeit vor 35, und 32 auf die danach folgenden Jahre und zwar so, dass von 35—50 Jahren im Ganzen 10, nach dem 50. Lebensjahre dagegen 22 erkrankten. Am niedrigsten ist die Erkrankungsziffer bei Kindern. Trotz reichlichen Jodoformgebrauches bei Kindern unter 10 Jahren sind aus dieser Zeit nur 3 Erkrankungen mitgetheilt. Ob die verringerte Leistungsfähigkeit aller Organe, zumal des Herzens, als prädisponirend für die Nebenwirkungen bei älteren Leuten angesehen werden kann, ist mit Bestimmtheit nicht anzugeben. Es ist indessen wahrscheinlich, dass proportional der Lebhaftigkeit des Blutkreislaufs auch der Umtrieb der im Blute enthaltenen fremdartigen Stoffe geschieht. Dementsprechend wird Jodoform bei älteren Leuten länger an solchen Stellen z. B. dem Gehirn verweilen können, wo eine Einwirkung sich alsbald durch drohende Symptome bemerkbar macht. Diesem Zustand an die Seite zu stellen sind Erkrankungen des Herzens wie Myocarditis u. a. m. Es ist aber auch begreiflich, dass bei Menschen, die eine krankhafte Anlage besitzen, z. B. die Disposition zu Geisteskrankheiten, ein auf das Gehirn einwirkender Stoff wie Jodoform leichter krankmachend wirkt wie unter normalen Verhältnissen, und dass sich der gleiche Vorgang bei einem durch gewisse äussere Einflüsse, wie Alkohol, schon beeinflussten Gehirn bemerkbar machen wird. Ein bestehender Icterus, eine veränderte Blutbeschaffenheit und Fettleibigkeit sollen ebenfalls die Ursache für Jodoformnebenwirkungen abgeben können.

Der wesentliche Antheil, welchen vorhandene Nierenerkrankungen an solchen haben, ist bereits gekennzeichnet worden, und als letztes ist hervorzuheben, dass, wie dies für andere Jodverbindungen gilt, manche Menschen eine nicht zu bekämpfende Idiosynkrasie gegen Jodoform besitzen, d. h. bei der vorsichtigen Anwendung und ohne dass sonst Momente anschuldbar wären, die zum Entstehen von Nebenwirkungen Anlass geben könnten, durch das Mittel erkranken. Gewiss sind auch hier greifbare Ursachen vorhanden, die nur leider unserer Erkenntniss nicht zugänglich sind. Sieht man doch sogar, dass Thiere derselben Gattung sich gegen gleiche Mengen Jodoform verschieden verhalten, derart, dass bei einer Gruppe die wiederholte Application des Mittels ganz ohne Erfolg blieb, welche bei einer anderen als einmalige Dosis den Tod herbeiführte.[1])

So verschiedenartig, wie die oben geschilderten Verhältnisse, sind auch die Zeiten des Eintritts und die Arten des Verlaufes der Nebenwirkungen, die von dem ersten bis vierzehnten, ja selbst 20. Tage nach dem Jodoformgebrauche gesehen wurden. In einigen Fällen von so langer Frist war dasselbe sogar nur einmal angewandt worden. Oft erschienen die gefahrdrohendsten Symptome plötzlich ohne jegliche Vorboten — bisweilen wuchsen dieselben aus leichten Anfängen allmählich bis zur vollen Schwere an, um dann entweder in allmähliche Genesung oder, selbst wenn alles in der betreffenden Wunde noch erreichbare Jodoform so gründlich wie möglich herausgeschabt wurde, in dauerndes geistiges Siechthum oder den Tod überzugehen. Ja, es ist sogar möglich, dass eine Bepinselung eines Unterschenkelgeschwürs mit Jodoform nicht nur ein Erythem mit miliaren Bläschen hervorruft, sondern sich

---

1) Hoepfl, Aerztl. Intelligenzbl. München 1883. No. 7. p. 68.

daran Albuminurie, Dyspnoe, Kopfschmerzen, allgemeiner Verfall schliessen und nach ca. 20 Tagen der Tod erfolgt. Glücklicherweise verbleibt es meistens bei leichterem Kranksein, das nach dem Erkennen des ursächlichen Zusammenhanges bald beseitigt wird.

Gleich den Nebenwirkungen kann auch ein Fehlen von Wirkung eintreten. Dasselbe ist meist auf individuelle Ursachen zurückzuführen, selten ist eine unzweckmässige Anwendung daran Schuld. Wo dem Jodoform Gelegenheit gegeben wird, Gewebe zu berühren, da wird die von ihm erhoffte Wirkung nicht ganz vermisst werden. Die Meinung, dass die Wirkung des Jodoforms auf eine daraus entstehende Bildung von Ameisensäure zurückzuführen sei, und dass wenn der Organismus nicht genügend über Oxydationskraft zur Zerlegung der Verbindung in Ameisensäure und Jodwasserstoffsäure verfügt, die Wirkung ausbleibe, ist nichts als Meinung.

Nebenwirkungen an der Haut.

Sie entstehen nach innerlichem und äusserlichem Gebrauch des Jodoforms, mitunter bei solchen Menschen, die früher gegen Jodoform tolerant waren. Im Verlauf der Syphilisbehandlung mit Jodoformpillen wurde nach 10—34 Tagen eine Acne beobachtet. Bei einem Phthisiker erschienen nach 6 wöchentlichem Gebrauch von Kapseln mit 0,06 g Jodoform und Kreosot anfangs an einem Knöchel, später über Fuss und Schenkel zerstreut, Purpuraflecke und auch an dem anderen Fuss Petechien[1]). Ungleich häufiger sind die Veränderungen nach äusserlicher Anwendung des Mittels. Die Einspritzung von in Aether oder Ricinusöl oder Glycerin gelöstem oder suspendirtem Jodoform in das Unterhautzellgewebe verursacht bisweilen heftige Schmerzen, selten Infiltrationen an der Injectionsstelle und ganz vereinzelt in geringer Stärke eine Acne. Locale, sonst fast immer fehlende Reizung übt auch reines Jodoform bisweilen bei mit besonders leicht verletzbarer Haut versehenen Individuen aus.

Diese mit Ausschlägen einhergehenden Hautveränderungen sind sehr verschiedenartig aufgefasst und beschrieben worden. Nicht immer hat man den Eindruck, dass diese Darstellungen auf einem vollen Ueberblick über die thatsächlichen Vorkommnisse beruhen. Die Anschauung, dass die Hauterkrankung eine locale oder allgemeine reflectorische Neurodermie sei, hat keine Begründung gefunden. Es ist auch nicht richtig, dass der „chirurgische Jodoformismus"[2]) sich in drei Stadien darstelle, nämlich: a) als Herpes jodoformicus mit entzündlichem Hof und einem Bläschenkranz, ev. mit Petechien, b) darauf folgend die Zona jodoformica mit Pruritus, Blasenbildung im Verlaufe der Fingernerven und einer „areolären oder pseudoerysipelatösen" Lymphangoitis, c) Phlegmone jodoformica mit Zunahme der Lymphangoitis, Allgemeinstörungen und Zellgewebs- und Knochennekrosen. Die folgenden Seiten lehren, dass es hier keine Regel giebt, sondern die Individualität bald das eine bald das andere Symptom zu schaffen vermag. In dreifacher Weise treten die Hauterkrankungen auf:

---

[1]) Jennings, Journ. of cutan. and genito-urin. diseases. Vol. VI. No. 5. 1888.
[2]) Tissaud, La Semaine médic. 1896. No. 56.

1. Als mehr oder minder locale, die directe Anwendungsstelle des Jodoforms meistens überschreitende Erkrankung.

2. als eine Affection, die nicht nur örtlich, sondern alsbald oder nach einiger Zeit sich an ganz entfernten, mit dem Mittel direct nicht in Berührung gekommenen Körpertheilen bemerkbar macht, und

3. als ein ausschliesslich und von vornherein nur entfernte Körpertheile oder den ganzen Körper einnehmendes Exanthem.

1. Nach der Anwendung von reinem Jodoform bei einer Mastdarmfistel entstand starke Röthung und Eczem des ganzen Gesässes, die ein Aussetzen des Mittels nothwendig machten[1]). Bei einem Kranken erschien jedesmal nach dem Verbinden der Ellenbogengegend mit Jodoform ein Eczem, das sich über den ganzen Arm verbreitete. Auch anderweitig beobachtete nässende Eczeme liessen eine Aehnlichkeit mit dem durch graue Salbe hervorgerufenen erkennen[2]). In anderen Fällen zeigte sich derartiges erst in der 2.—3. Woche der Jodoformanwendung. Neben der Röthung erschien hier noch Schwellung und Bläschenbildung ähnlich dem Carboleczem, ohne dass die Kranken dadurch belästigt wurden. Bildet sich ein solches Eczem, z. B. nach Gebrauch einer Jodoformsalbe im Gesicht, so kann es auch mit Schwellung der Lippen und Oedem der Lider verbunden sein. Eine eben solche, erst 9 Tage nach der Jodoformanwendung entstehende Affection ging mit Fieber, unregelmässigem Puls und Delirien einher. Die Schwellung kann sich über grössere Flächen, z. B. Gesicht, Kopfhaut, Nacken erstrecken, wenn primär einer dieser Theile erkrankt war[3]). Die linsengrossen, mit wasserheller Flüssigkeit gefüllten Bläschen führen in Folge von Aufkratzen, Scheuern etc., oder abhängig von der geringeren oder grösseren Dicke der Epithel- und Hornschichten entweder zum Nässen und bedecken sich mit Krusten oder zu mehr pustulösen und circumscript impetiginösen Zuständen. Auch roseolaähnliche, dunkelrothe, fleckige Ausschläge können in der Wundnähe entstehen, oder, wie dies am Gesicht beobachtet wurde, ein diffuses, Erysipelas faciei vortäuschendes Erythem sich nach jedesmaliger Jodoformanwendung herausbilden.

Aber nicht nur an Schleimhäuten und Wunden sondern auch schon an intacter Haut entstehen bei besonders dazu prädisponirten Individuen solche zur ersten Gruppe gehörige, immer nur local an der Berührungsstelle des Jodoforms mit der Haut oder in deren Umgebung aufschiessende, juckende Eczembläschen. Dieselben wachsen, gehen mit Schwellung der betreffenden Körpertheile einher, bedecken sich mit Krusten und schwinden nach einigen Wochen. Ja selbst furunkulöse Bildungen scheinen in solchen Fällen die Folge von Jodoformberührung zu sein, selbst wenn das Mittel in winziger Menge auch nur an die Haut, z. B. des Gesichts heranfliegt[4]).

---

1) Rydygier, Berliner klin. Wochenschr. 1883. No. 16. p. 240.
2) Taylor, Vierteljahrschr. f. prakt. Dermatologie. 1887. p. 883.
3) Fifield, Boston med. and surgic. Journal. Vol. CVI. No. 11. 1882. p. 250.
4) Fürst, Münchener med. Wochenschr. 1886. No. 50. p. 909.

2. **Die zweite Gruppe liefert die meisten Fälle.** Sehr oft wurde hier ein Uebergreifen von der ursprünglich mit Jodoform behandelten Stelle auf gesunde beobachtet. Meistens ist es die äussere Genitalgegend die den Ausgangspunkt liefert. Von Ausschlagsformen, die auch mit Fieber und anderweitigen Störungen des Allgemeinbefindens einhergehen können, sind zu nennen:

a) **Erythem.** Ein solches entstand nach dem Verbinden eines weichen Schankers mit Jodoform an den Schenkeln, im rechten Hypogastrium und der Lumbalgegend unter Temperaturerhöhung. In 3 Tagen verblasste es und verschwand unter Abschuppung[1]. In einem anderen Falle brach 24 Stunden nach dem Verbinden eines Bubo mit Jodoform ein aus stecknadelkopfgrossen rothen Flecken bestehendes Exanthem an der Bauchhaut, und am dritten Tage am linken Vorderarme hervor. Beide bildeten sich zu einem diffusen Erythem heraus. Am vierten Tage erschien das Erythem in der Gesässgegend. Bei einem an ulcerösem Syphilid Erkrankten trug das an den Schenkeln auftretende Exanthem den deutlichen Typus eines Erythema iris. Erysipelasartig trat das Erythem 3—4 Stunden nach Anwendung des Jodoforms am Auge auf[2].

b) **Petechiale Formen.** In ein aus punktförmigen Efflorescenzen bestehendes Erythem, das z. B. von der Inguinalgegend seinen Ausgang nimmt und nach oben und hinten ausstrahlt, können Hämorrhagieen von Stecknadelkopfgrösse zu Stande kommen. Aber auch ohne Erythem sah man Purpuraflecke nach Verband eines Lupus am Oberschenkel mit Jodoform entstehen, die sich allmählich bis auf die Brust ausdehnten.

c) **Blasen.** Auch diese können als Mischform mit einem Erythem oder anderen Ausschlagsformen in sehr verschiedener Grösse meist auf geschwollener Basis und unter Jucken erscheinen. Ein an einem Hautgumma an der Wade leidender Kranker, bekam nach Jodoformanwendung ein handflächengrosses Erythem am Thorax und Rücken, während die ursprünglich ergriffenen Stellen Blasen von Pemphigus charakter trugen, die nach 3 Tagen zusammenfielen, nach 5 eintrockneten und nach 13 abfielen. Die Idiosynkrasie gegen Jodoform kann soweit gehen, dass derjenige, der Wunden damit verbindet, oder es in das Auge einstäubt, selbst wenn die Hände durch Handschuhe von der Berührung mit dem Mittel abgeschlossen waren, schon nach wenigen Stunden unter Jucken über den ganzen Körper Anschwellung des Gesichtes und der Hände bis zum Ellenbogengelenk und an diesen Theilen Blasen, wie beim stärksten Pemphigus bekommt, während andere Male das Jucken an den jodoformfreien Fingern schon nach 10 Minuten eintritt, und weiterhin sich beide Hände, das Gesicht, ja selbst die Haut hinter den Ohren mit rothen Punkten bedecken[3]. Als primären Ort der Einwirkung nehme ich hierbei die zugänglichen Schleimhäute (Nase, Mund, Auge) an, die durch Verstäuben mit wenn auch noch so kleinen Mengen des Mittels in Berührung kommen.

d) **Eczem.** Bei einer Dame entstand 8 Stunden nach dem Aufstreuen von Jodoform auf Papillome des Orificium ein fieberloses Eczema

---

1) Janowsky, Vierteljahrschr. f. Dermatol. u. Syphilis. 1884. Bd. XVI. p. 495.
2) Trousseau, Centralbl. f. prakt. Augenheilkunde. 1887. p. 485.
3) Köster, Deutsche Medicinalzeitung. No. 34. p. 381.

rubrum, das sich über die Genitalien, die Nates, den Leib bis zum Nabel und die Oberschenkel verbreitete. Es verschwand in 4 Tagen. Nach Verbinden eines phagedänischen Geschwürs am Penis mit Jodoform und innerlichem Gebrauche von Jodnatrium bekam ein Kranker Brennen an der Haut. Penis und Scrotum waren stark angeschwollen, infiltrirt und letzteres mit Bläschen bedeckt. An dem Bauche bis über den Nabel und den Oberschenkeln war ein hellrothes punktförmiges Erythem sichtbar, das juckte und dem Scharlach glich. Nach Aussetzen des Jodoforms und trotz Fortgebrauches des Jodnatrium verschwand die Affection nach sechs Tagen ganz[1]). Auch unter fetziger Abschuppung kann ein solcher Ausschlag heilen.

Wie weit die Polymorphie solcher Ausschläge an demselben Individuum gehen kann, zeigte ein Kind, dem auf eine Armwunde Jodoform aufgebracht worden war. Es entstanden danach am Vorderarm ca. 30, 2—3 Linien von einander stehende Bläschen. Nach dem Fortlassen des Jodoforms heilten dieselben nach vorgängiger Umwandlung in Pusteln ab. Fünf resp. sechs Tage später erschien jedoch, ohne dass Jodoform weiter gebraucht war, an Arm, Schulter, Gesicht, Brust, beiden Halsseiten ein fleckiges Exanthem. Die unregelmässig runden Flecke bestanden aus kleiner als stecknadelkopfgrossen, auf gerötheter Basis stehenden, blässer als die umgebende Haut aussehenden Papeln. Nach ca. 24 Stunden verschwand die ganze Affection.

3. Die von der Applicationstelle des Jodoforms entfernt auftretenden Dermatosen der dritten Gruppe entstehen ebenfalls bei jeder Form der Anwendung des Mittels (Pulver, Salben, Gaze, Lösung) meist nach längerer Zeit. Man beobachtete diffus erythematöse Ausschläge an der Flexorenseite der Arme und der inneren Schenkelfläche, heftig juckende, masernähnliche, die unter kleienförmiger Abschuppung in ca. 8 Tagen aufhörten und bei Neuanwendung des Mittels wiederkehrten[2]), kleinfleckige über den ganzen Körper verbreitete Exantheme, urticariaartige am Rumpf und den Extremitäten und papulöse, die wie die anderen nach dem Fortlassen des Mittels schnell schwanden.

Ganz selten zeigen sich nach zu reichlicher Anwendung von Jodoform, besonders in den Weichtheilen, Jodoformabscesse. Es bildet sich eine circumscripte Anschwellung, die auf Druck schmerzhaft ist, über der sich die Haut röthet und die nicht deutlich fluctuirt; eine Incision befördert reines Jodoform, vermischt mit etwas schleimigem Secret zu Tage.

Nebenwirkungen an dem Centralnervensystem, den Sinnesorganen und anderen Körpertheilen.

Locale Veränderungen können sich auch an den Augen abspielen. Nach Einführung von Jodoform in den Magen entstand Catarrh der Conjunctiva, und bei besonderer Idiosynkrasie gegen das Mittel phlyctänuläre Conjunctivitis beiderseits, an welche sich wiederholte Vereiterungen Meibom-

---

[1] Cooper, Brit. med. Journ. 1889. I. 5. 15. June.
[2] Kuhlen, Deutsche Medicinalzeitung. 1882. p. 202.

scher Drüsen an den Augenlidern anschlossen. Augenthränen ist seltener. Im Zusammenhange mit Nebenwirkungen seitens des Centralnervensystems kommt bisweilen, hauptsächlich im soporösen Zustande, pupillenenge, aber auch das Gegentheil bei Reactionslosigkeit, Strabismus[1]) und leichte einseitige Ptosis vor. Mehrfach ist auch eine Jodoformamblyopie beobachtet worden, die eine gewisse Aehnlichkeit mit der durch Alkohol oder Tabak erzeugten aufwies. Sie erscheint meist nach grossen, äusserlich oder innerlich gereichten Dosen, und kann von cerebralen excitativen und depressiven Symptomen eingeleitet und begleitet sei. Peripherische Gesichtsfeldbeschränkungen sind selten. Centrale absolute Scotome für Weiss und auch Farbenscotome kommen vor. Die Pupillenränder erscheinen gelegentlich verschwommen. Ein Mädchen an dem eine Hüftgelenksoperation vorgenommen worden war, und das einen Jodoformverband bekommen hatte, konnte Finger nur auf 10 resp. 6′ zählen, so dass ihre Sehkraft auf etwa $1/20 - 1/30$ zu veranschlagen war. An jedem Auge war ein centrales Scotom (von 4 bis 8° Radius) in der Mitte des sonst normalen Gesichtsfeldes. Ebenso war der Augengrund normal[2]). Die Restitution, die in diesem Falle in 8 Tagen erfolgte, kann in anderen vier und mehr Wochen auf sich warten lassen.

Die Jodoform-Nebenwirkungen cerebralen Ursprungs treten je nach der, vielleicht auch von der Individualität abhängigen Schwere in verschiedener Gruppirung auf, so dass meistens nur generell übereinstimmende Krankheitsbilder beobachtet wurden. Am häufigsten sind die allein, oder als Vorläufer schwererer Erkrankung auftretenden Anomalieen der Selbstempfindung und Stimmung. Jene gegenstandslosen Gefühle, welche Geisteskrankheiten so oft einleiten, wie Angst, Verstimmtheit, Weinerlichkeit, allgemeines Unbehagen und Unruhe, zeigen sich auch hier, selten mit dem Gegentheil: Lachen, Singen, Ausgelassenheit abwechselnd, und können mit Schwindel, Kopfschmerzen, Steigerung der Körpertemperatur, Kleinheit und in manchen Fällen sehr bedeutender Vermehrung des Pulses und Schlaflosigkeit verbunden sein. Vereinzelt wurde als primäres Symptom eine Paraphrasie, beobachtet[3]). Die Pulsfrequenz kann aber auch bei relativ geringen oder fehlenden Störungen des Allgemeinbefindens plötzlich und jäh ansteigen und sogar die Grenze der Zählbarkeit erreichen, während die Körperwärme normal bleibt, und andererseits die letztere für mehrere Tage 40° und darüber betragen und das Individuum sich in dieser Zeit dennoch nicht besonders unwohl fühlen. Die fieberlose Pulssteigerung ist bei älteren Personen gefahrdrohend.

Der Grundcharakter der cerebralen Jodoformwirkung, die Melancholie, erhält sich in den meisten Fällen, in denen sie einmal aufgetreten ist. Sinnestäuschungen mannigfacher Art, Hallucinationen, Illusionen und Visionen gesellen sich dazu und der vorhandene Angstzustand artet in Verfolgungswahn mit Selbstmordabsichten aus. Meistens in der Nacht springen diese Kranken aus dem Bett in der Ab-

---

1) Elischer, Centralblatt f. Chirurgie. 1887. p. 234.
2) Hirschberg, Centralbl. f. pr. Augenheilk. 1885. p. 93. — Russel, Lancet. 1897. II. p.1608. — P. Smith, Ophthalm. Review. 1893. April. p.100.
3) Wille u. Riedmann, Correspondenzbl. f. schw. Aerzte. No. 18. 1882. p. 609.

sicht zu entfliehen, sich aus dem Fenster oder ins Wasser zu stürzen, versuchen die Verbände abzureissen, zerstören das Bettzeug, schwatzen anhaltend verwirrt, stampfen mit den Füssen, toben und erkennen ihre Umgebung nicht. Dieser Zustand kann nach einigen Stunden, während deren ein mürrisches oder weinerliches Wesen vorherrscht, auch wohl noch verkehrte Antworten gegeben werden, ohne weitere Störung zu hinterlassen verschwinden. Die Erinnerung an den abnormen psychischen Zustand kann später vorhanden sein oder fehlen. Wir haben es diesen Fällen mit einer typischen Melancholia transitoria zu thun, wie sie vielleicht in ähnlich abgerundeter Weise sonst nicht zu beobachten ist. Vereinzelt sieht man jedoch auch die anfangs auftretenden leichten depressiven Stimmungen und Affecte an Stärke anwachsen, es bildet sich eine vollkommene Melancholia cum stupore aus, die Kranken können nicht aus dem vollständigen Insichversunkensein und der scheinbar stumpfsinnigen Gleichgültigkeit aufgerüttelt werden, verweigern die Nahrung und gehen bald zu Grunde.

In einer anderen Gruppe von Fällen halten die Zustände angstvoller Erregtheit und Verwirrtheit auch am Tage entweder continuirlich oder paroxysmenweise an und können sich über Tage und selbst Wochen erstrecken. Krämpfe, Cyanose und Respirationsbeschwerden treten vereinzelt dazu. Findet Entlastung des Körpers von dem Jodoform statt, indem es entweder gründlich von Wunden entfernt oder die Ausscheidung durch den Harn angeregt wird, so erfolgt oft allmähliche Restitution. Andernfalls dauern die tiefe Apathie, die Unempfindlichkeit gegen äussere Eindrücke, die Wahnvorstellungen und die intercurrenten oder allein im Vordergrund des Krankheitsbildes stehenden Tobsuchtsanfälle mit ihren ungeheuerlichen, der Angst entspringenden Bewegungsimpulsen immer länger an. Stundenlang schreien und toben die Kranken bei vollkommenem Verluste bewussten Vorstellens und Denkens. Das Gesicht ist geröthet, die Augen treten vor, glänzen eigenthümlich, der Blick ist starr. Die Körperwärme kann normal sein. Die Remissionen, in denen vereinzelt das Bewusstsein wiederkehrt, sind kurz oder fehlen und unter zunehmender Schwäche, oder schnell eintretendem Collaps, bisweilen unter Athemnoth erfolgt der Tod nach Tagen oder Wochen. Uebrigens sind schwerer Collaps[1]) und tiefer Schlaf auch bald nach der Einspritzung von Jodoformäther bei Kindern und Erwachsenen gesehen worden.

Vielleicht noch erschütternder sind schliesslich die Fälle, in denen die Kranken aus der sie umgebenden Geistesnacht nicht mehr erwachen, bei denen melancholische Verwirrtheit mit Sinnestäuschungen unveränderlich bleiben. Als besondere Erkrankungsform könnte noch diejenige erwähnt werden, die als hochgradiger Marasmus auftritt, oder sich unter dem Bilde acuter Meningitis darstellt[2]), und neben hoher Pulsfrequenz, Erbrechen, Störungen des Sensoriums von einfacher Schwerbesinnlichkeit, dauernder Schlafsucht bis zum tiefen Coma, Contracturen einzelner Muskelgruppen, z. B. Flexionscontractur der oberen Extremitäten, Nackenstarre, Trismus, auch klonischen Krampf der mimischen Gesichtsmuskeln

---

1) Routier, La Semaine médicale. 1889. p. 35.
2) Schede, Centralbl. f. Chir. 1882. p. 37. — Cazin et Iscovesco, La France méd. 1888. II. p. 1637.

aufweist. Nicht unwahrscheinlich ist es schliesslich, dass auch bei vollkommen freiem Sensorium nach lange anhaltender hoher Körpertemperatur und hoher Pulsfrequenz bei vollkommen aseptischer Wunde, oder durch rasch zunehmenden Collaps nach Jodoformeinbringung in die Wunde der Tod erfolgen kann. Zuckungen einzelner Glieder, z. B. der Hände, können auch in Verbindung mit nur leichteren cerebralen Störungen, wie Kopfschmerzen, Schwindel und Ohnmacht auftreten. Eigenthümliche Krampfsymptome zeigten sich bei einem Knaben, der an einem Retropharyngealabscess durch Wirbelcaries litt. Nach Eröffnung des Abscesses wurde ein Jodoformbougie in den Fistelgang und Jodoformgaze und Pulver für die Wunde gebraucht. Drei Tage später entstanden Kopfschmerzen und Uebelsein. Trotzdem legte man vier Tage später ein zweites Jodoformbougie ein. Danach bildeten sich Convulsionen, die in Chorea übergingen. Nach dem Fortbringen des Jodoforms verschwanden die Zuckungen in 14 Tagen.

Auch nach interner Beibringung von Jodoform, z. B. in Pillen, treten Nebenwirkungen cerebraler Natur auf, die sich mit den vorstehend geschilderten decken.

Eine an Gummiknoten leidende Kranke nahm in 80 Tagen 42,0 g Jodoform in Pillen. Es traten nach Ablauf dieser Zeit für 2½ Tage Schwindel, Schwächegefühl und Doppelsehen ein. Trotz des Aussetzens der Pillen fing sie zu brechen an und verfiel in einen tiefen Schlaf, aus dem sie nur mit Mühe zu erwecken war. Mehrere Tage lang wechselte diese Schlafsucht mit Aufregungszuständen, Irrereden, Angstgefühl und Zuckungen der Gesichts- und Rumpfmuskeln. Erst am 12. Tage konnte sie allein stehen und eine kurze Strecke gehen. Eine andere mit Rachengeschwüren behaftete Kranke, die innerhalb 7 Tagen 5 g Jodoform in Pillenform bekam, verfiel in Somnolenz, der Gang wurde schwerfällig, unsicher und es zeigten sich Kopfschmerzen an der ganzen Circumferenz des Schädels. Nach eintägigem Bestehen dieses Zustandes folgte ein 5 Tage lang anhaltender comatöser Zustand, in dem die Reflexerregbarkeit erhalten war, und Nahrungsmittel geschluckt wurden. Der Harn zeigte Jodreaction. Vierzehn Tage nach dem Auftreten der ersten Krankheitssymptome konnte die Patientin erst als geheilt betrachtet werden. Eine Verwechselung mit Hirnsyphilis ist in diesen Fällen ausgeschlossen.

Zu den bedeutungslosen Nebenwirkungen ist der unangenehme Geruch des Jodoforms, den manche Kranken auf die Dauer nicht vertragen, und worauf sie mit Kopfschmerzen reagiren, hervorzuheben. Fast alle Geruchsverbesserungsmittel (Tonkabohne, Ol. Neroli, Ol. Menthae, Ol. Caryophyllorum, Ol. Sassafrass, Moschus, Carbolsäure, Holzkohle, Campher, Menthol, Fenchelpulver, gebrannter Kaffee) leisten nicht das, was von ihnen verlangt wird. Unangenehmer als der Geruch ist der Geschmack nach Jodoform, über den manche Kranke klagen. Dass sowohl der Geruch als der Geschmack durch eine directe Beeinflussung der diese Empfindung vermittelnden Nerven auch nach der Resorption des Mittels von beliebigen Körperstellen aus bedingt ist, geht aus den bei dem Gebrauche desselben zu subcutanen Einspritzungen gegen Syphilis beobachteten Erscheinungen hervor, und aus der Thatsache, dass sich im Speichel in solchen Fällen Jod, vielleicht auch noch als Jodoform fand. Catarrh des Pharynx, widerliches Aufstossen nach Jodoform, selten Salivation, ferner Appetitmangel, Brechreiz und mitunter

Diarrhoen wurden bisweilen nach Jodoformeinführung in den Magen beobachtet.

Appetitlosigkeit und temporäres, sehr selten länger andauerndes Erbrechen kommt bei einigen Individuen auch nach dem Wundverbande mit Jodoform oder auch nach Einspritzung von Jodoformäther in Abscesse, oder bei eitriger Coxitis, Caries der Rippen und ähnlichen Zuständen zur Beobachtung. Die Abneigung gegen das Mittel kann so stark sein, dass man zum Aussetzen desselben genöthigt ist. Der Widerwille gegen Speisen stellt sich manchmal schon einige Stunden nach dem ersten Jodoformverband ein und überdauert das Aussetzen desselben noch um mehrere Tage. Im Speichel lassen sich dann Jodverbindungen nachweisen. Der unangenehme Geschmack soll besonders stark auftreten, wenn ein silberner Löffel gebraucht wird. Silbergegenstände, mit Jodoform in Berührung gebracht, entwickeln einen ekelhaften Geruch. Acetylen entsteht hierbei. Dieser Geruch wurde auch zur Erkennung der Resorption von Jodoform von Wundflächen aus vorgeschlagen. Man solle ein mit dem Speichel der Kranken benetztes Silberstück mit einem Leinwandlappen reiben; das Auftreten des Geruches beweise das Gesuchte. Nach Einspritzung von Jodoformäther sah man diesen bizarren Geschmack 8 Tage lang bestehen. Ich zweifle nicht daran, dass der in schlimmeren, besonders psychischen Erkrankungen durch Jodoform vielfach beobachtete Ekel vor Nahrung ebenso wie die Nahrungsverweigerung einer secundären Ausscheidung des Mittels resp. von Jod in den Magen ihren Ursprung verdankt. Die dadurch im Magen hervorgerufenen rein subjectiven oder objectiven Veränderungen reflectiren dann auf das erkrankte Vorstellungsvermögen, schaffen z. B. den Wahn, dass die Nahrung Gift enthalte und bewirken Enthaltung von derselben. Statt einfachen Erbrechens von Mageninhalt kann auch Blutbrechen und zugleich damit Epistaxis erfolgen[1]). In Verbindung mit cerebralen Symptomen wurden auch Durchfälle beobachtet.

Erwähnenswerth ist auch der nach parenchymatöser Einspritzung einer Jodoformäther-Oellösung in weiche Kröpfe, abgesehen von localem Brennen oder nach dem Kopf oder Arm hin ausstrahlenden Schmerzen beobachtete, spastische, innerhalb einer Stunde schwindende Hustenanfall. Bei der Behandlung von Halsabscessen mit der ätherischen Jodoformlösung wurden Erstickungserscheinungen durch Compression der Trachea beobachtet. Als Ursache ist wohl der Druck der in der Abscesshöhle sich entwickelnden Aetherdämpfe anzusehen. Die dadurch erzeugte Spannung ruft auch die heftigen Schmerzen hervor. Ja selbst Aetherwirkungen, wie soporöser Schlaf, können auf diese Weise entstehen.

Zahlreiche weitere somatische Krankheitssymptome können sich zu den functionellen cerebralen Störungen hinzugesellen. Harn und Koth werden bisweilen unwillkürlich entleert. Seltener ist Harnverhaltung, die bei einem Kinde nach Aufstreuen von Jodoform auf eine Präputialwunde gesehen wurde[2]). Der Harn kann eiweisshaltig, auch mit zahl-

---

1) Wolovski, Deutsche Medicinalzeitung. 1887. p. 235.
2) Bronstein, Petersburger med. Wochenschr. 1882. No. 15. p. 129.

reichen körnigen Cylindern versehen[1]), bluthaltig, und an Menge verringert sein. Zu den selteneren Erscheinungen gehören Icterus und Schweisse.

Einige Chirurgen beobachteten durch die Jodoformbehandlung eine Verschlechterung der Hospitalhygiene und schoben besonders das häufigere Auftreten von Erysipelas und Phlegmone auf diesen Umstand[2]).

In Uebereinstimmung mit dem Befunde bei Thieren, die durch Jodoform vergiftet wurden, fand man auch bei der Section von Menschen, die dem Mittel erlagen, fettige Degeneration des Herzmuskels, der Leber und Nieren, theils noch im Beginn, im Uebergang aus „trüber Schwellung", theils schon weiter vorgeschritten. Im Gehirn wurden entweder keine Veränderungen oder Oedem der Pia und chronische Leptomeningitis beobachtet. Acute Nephritis sowie Oedem der Lungen wurden ebenfalls als Befund angegeben.

Die prophylaktische Therapie ergiebt sich aus den einleitenden Bemerkungen in unzweideutiger Weise. Die curative Behandlung der aufgetretenen Erscheinungen bedingt ein sofortiges Aufhören der Jodoformanwendung und ein energisches Ausräumen der gesammten Wunde von allem erreichbaren Jodoform. Auf Grund theoretischer Erörterungen, die ich aber an sich und in ihren Schlüssen für falsch halte, wurde, um eine angebliche Alkalientziehung durch Jodoform zu paralysiren, die Verabfolgung von Kalium bicarbonicum in 10—15 pCt. Lösung empfohlen[3]). Auch von dem für den gleichen Zweck gebrauchten Bromkalium ist nichts zu erwarten. Die in schwereren Fällen vorhandene Schlaflosigkeit wird, soweit dies aus den Mittheilungen darüber hervorgeht, wenig oder garnicht von Morphium oder Chloralhydrat beeinflusst. Die Verabfolgung des letzteren schliesst gerade mit Rücksicht auf die geschilderte Einwirkung des Jodoforms auf das Herz, eine ausserordentliche Gefahr in sich und ist contraindicirt. In verzweifelten Fällen kann die Kochsalzinfusion, die sich, zu 500 g injicirt, einmal als hülfreich erwiesen hat, angewandt werden. Die Hauterkrankungen durch Jodoform werden nach den bekannten dermatologischen Principien behandelt. Sie schwinden am leichtesten spontan nach dem Aussetzen des Mittels. Die Eczeme sollen eigenthümlicherweise durch Einnehmen kleiner Jodkaliumdosen schneller zurückgehen. Auch Eintauchen in kaltes Wasser gegen den starken Juckreiz oder Umschläge von 5 pCt. essigsaurer Thonerde, Waschungen mit 2 pCt. Carbolspiritus und Gebrauch von Streupulver sind empfohlen worden. Von der Ansicht ausgehend, dass die Jodoform-Dermatitis meistens die Folge des durch das Jucken bedingten Kratzens ist, wurde Cocain gegen dieselbe angewandt. Der Kranke soll die betreffenden Hautstellen 2—3 Mal mit 10 bis 15 pCt. salzsaurer Cocainlösung einpinseln. Mit dem sofortigen Aufhören des Juckens schwindet angeblich auch die Dermatitis. Ist dieselbe jedoch einigermassen ausgebildet, so sistirt das Cocain wohl das Jucken, lässt aber die Hautaffection als solche unverändert. Heisse, nur einen Augenblick dauernde Bäder sollen die Jodoform-Dermatitis lindern. Gegen die Jodoform-Amblyopie sind subc. Strychnininjectionen zu verwenden (1—3 mg), wenn in acht Tagen nach dem Aussetzen des Jodoforms nicht spontane Besserung erfolgte.

Jodol.

Die Nebenwirkungen des Jodoform gaben Anlass nach Jodverbindungen zu suchen, die sorgloser als jenes angewandt werden könnten. Eine solche

---

1) Kocher, Centralbl. f. Chirurgie. 1882. No. 15. p. 234.
2) Görges-Kuester, Centralbl. f. Chirurgie. 1882. No. 10. p. 153.
3) Behring, Deutsche med. Wochenschr. 1884. No. 5. p. 68.

sollte im Tetrajodpyrrol (C_4J_4NH) gefunden sein. Alle einigermassen concentrirten alkoholischen Jodollösungen sind schon von Anfang an mehr oder minder braun gefärbt, ebenso Mischungen des Jodols mit Fett oder Vaseline. Die Resorption des Mittels von Wunden scheint etwas langsamer als die des Jodoforms vor sich zu gehen. Die Meinung, dass selbst vollständiger Ausfüllung grosser Höhlen mit Jodolpulver und Jodolgaze nur ganz geringe Mengen Jod aufgenommen werden, und in den meisten Fällen kein Jod im Harn nachweisbar ist, erscheint mir in Bezug auf die Fundamentalgesetze der Resorption in keiner Weise haltbar zu sein, zumal nach äusserer Anwendung des Mittels bei Thieren Jod sich bis 5 Wochen im Harn vorfand. Mit Wundsecret wird dadurch kein Schorf gebildet. Doch scheint eine leicht ätzende Wirkung stattzufinden, da die Wundfläche viele Stunden nach der Anwendung wie mit einem leichten weisslichen Schleier bedeckt aussieht[1]. Es ist mir wahrscheinlich, dass diese Wirkung durch das aus dem Präparat unter Einwirkung von Licht und Luft und anderen Einflüssen freiwerdende Jod bedingt wird. Die Dissociation des letzteren kann in der Wunde übrigens schon nach einem Tage so stark vor sich gegangen sein, dass dieselbe braun gefärbt wird.

Nach dem Einbringen in das Auge wurde eine stärkere locale Reizung als durch Jodoform erzielt[2]. Abgesehen von dem Fehlen wesentlicher Erfolge beim therapeutischen Gebrauche des Mittels, das mehrfach beobachtet wurde, interessirt die Frage, ob das Jodol frei von Nebenwirkungen ist. Ich habe schon früher darauf hingewiesen[3], dass die Wesenheit des Präparates es in sich schliesst, dass Nebenwirkungen dadurch erzeugt werden müssten, wenn die Bedingungen für eine reichliche Zerlegung desselben und Resorption des freiwerdenden Jods vorhanden wären. Am Thiere erwies sich dies als richtig. Ein analoger Symptomencomplex während des Lebens und der gleiche Sectionsbefund (Verfettung parenchymatöser innerer Organe) wie nach schwerer Jodoformeinwirkung, zeigte sich auch hier. Meine Voraussage traf auch beim Menschen ein[4]. Einem 20 jährigen Patienten mit Necrose des Schlüsselbeins wurde die Sequestrotomiewunde mit 5,0 g Jodol bestreut. Am Abend desselben Tages stellte sich Schwindel ein; der Kranke wollte aus dem Bette springen und war nur mit Mühe daran zu hindern, dass er sich den Verband abriss. Am anderen Tage hatte er 39° Körperwärme, 136 kleine, unregelmässige Pulse, Erbrechen und Apathie. Im Harn fanden sich Spuren von Eiweiss und schwache Jodreaction. Trotzdem der Verband nun rasch gewechselt, sämmtliches Jodol aus der Wunde gespült und durch Wismuth ersetzt wurde, dauerten die Erscheinungen noch 4 Tage lang an und 14 Tage hindurch konnte noch Jod im Harn nachgewiesen werden. In einem bereits beim Jodoform erwähnten Falle eines Knaben, der nach Einbringung von Jodoform Convulsionen bekam, wurde nach vollständiger Beseitigung aller geschilderten Nebenwirkungen und nachdem einige weitere Wochen vergangen waren der Verband mit Jodol ausgeführt. Es erschienen die gleichen Convulsionen und der gleiche choreaartige Zustand, wie nach Jodoform. Auffallend ist es, dass nach einem neueren Berichte bei Kindern 0,5—1,5 g täglich, ca. 2—3 Monate lang ohne jeden Schaden verabfolgt worden sind. Nur einmal kam bei einem Kinde eine leichte Acne des Gesichtes zur Beobachtung[5].

Gleichzeitig mit Jodol darf nicht Calomel an einer Schleimhaut Verwendung finden, da das aus dem Jodol frei werdende Jod unter solchen Verhältnissen ätzendes Jodquecksilber bildet.

---

1) Mazzoni, Berliner klin. Wochenschr. 1885. No. 43. p. 695.
2) Glaeser, Centralbl. f. Augenheilkunde. 1886. p. 16.
3) L. Lewin, Deutsche Medicinalzeitung. 1886. No. 68.
4) Pallin, Centralbl. f. Chirurgie. 1887. No. 37. p. 693.
5) Cervesato, Berliner klin. Wochenschr. 1889. No. 2. p. 26.

Jodtrichlorid. Dieses 54,39 pCt. Jod enthaltende Präparat ist sehr flüchtig, riecht durchdringend stechend und reizt zu Husten und Thränen. Auch wässrige Lösungen geben freies Jod ab. Jodtrichloridlösungen werden für den Wundverband als unschädlich gerühmt, weil nur wenig Jod dabei zur Resorption kommen kann, wenn man überflüssige Lösung schnell wieder aus der Wunde entfernt. Ich habe demgegenüber die Ansicht, dass bei einem Verbrauche von ca. 1000 ccm. für eine Operation in den allermeisten Fällen, bei gewöhnlichem Vorgehen, so viel Jod aufgenommen wird, dass die maximale Joddosis von 0,2 g nicht nur erreicht, sondern überschritten wird, weil das Jod sich dauernd aus einer solchen Lösung abspaltet und besonders in grossen Hohlräumen leicht zur Resorption kommt. Verarbeitet schon der Organismus complexe unlösliche Jodverbindungen zu leicht löslichen, um wie viel leichter muss beim Jodtrichlorid Jod in das Blut gelangen! Nicht nur Beschleunigung des Pulses, sondern auch andere Jodnebenwirkungen werden sich kundgeben, falls das Mittel nur genügend ausgedehnt gebraucht werden sollte. Dass die Individualität des damit Behandelten in Bezug auf das Erscheinen von Nebenwirkungen auch in Frage kommt, braucht nicht erst betont zu werden.

Airol. Das Wismuthoxyjodogallat sollte frei von Nebenwirkungen sein und das Jodoform im Wundverbande ersetzen können. Dies ist nicht der Fall. Sowohl Jod- als auch Wismuth-Nebenwirkungen müssen dadurch entstehen können, weil sich diese Componenten abspalten. Nach Einspritzung einer 10 pCt. Aufschwemmung in einen tuberkulösen Senkungsabscess erschienen: ein brennender Schmerz der erkrankten Theile, Jodschnupfen, Kopfschmerzen und nach drei Tagen eine Wismuth-Stomatitis: Entzündung der Mundschleimhaut und des Zahnfleisches, ein dunkelblaurother Zahnfleischsaum, Schwellung der Lippen, graublaue Verfärbung des Mundinnern, Brechreiz, Appetitmangel, Kopfweh und Mattigkeit[1]).

Herba Thymi.

Das **Thymiankraut** ruft, wenn es in Tisanen (10—15,0 : 1 Liter) genommen wird, schon nach 2—3 Tagen einen Widerwillen wegen des unangenehmen Nachgeschmacks hervor. Das **Thymianöl** wird, wie viele andere ätherische Oele, vielfach mit Terpentinöl verfälscht oder kommt bisweilen seines Thymolgehaltes beraubt in den Handel. Es wird theilweise durch Schweiss und Lungen ausgeschieden. Auf Schleimhäuten erzeugt das Oel Faltung, Contraction, Weisswerden und Zusammenballen des Schleims zu kleinen Klümpchen. Subjectiv wird je nach der Menge und der Concentration des verwandten Mittels Brennen und Hitze wahrgenommen. Nebenwirkungen kommen hierbei meist nach grösseren Dosen zur Beobachtung, z. B. Aufstossen, Uebelkeit, Appetitverlust und Diarrhoen. Der Puls wird dann klein und fieberhaft. Bei Individuen, die vorher eine Bronchitis hatten, oder bei denen sonstwie die Respirationsschleimhaut schwach ist, entwickelt sich bisweilen nach dieser Medication ein trockener, beschwerlicher Husten und das Gefühl von Brennen im Schlunde. Die Expectoration wird mühsamer und seltener. Untersucht man in diesem Zustande den Kehlkopf mit dem Spiegel, so entdeckt man auf dessen Schleimhaut ein Exanthem, das dem durch grosse Terpentinöl-Dosen erzeugten ähnlich ist. Der Harn riecht nach Veilchen, aber fast immer schwächer als nach Einnehmen von Terpentinöl. Nachts kommt es häufig zu Erectionen ohne Pollutionen, und der Schlaf kann gestört werden. Die Haut weist in einigen Fällen nach Dosen bis 0,8 g leichte Exantheme, scarlatinöse Roseola nnd auch rothe Papeln auf.

---

1) Aemmer, Correspondenzbl. f. schweiz. Aerzte. 1897. No. 16. p. 486.

Thymol.

Das Thymol, das Stearopten des Thymianöls, wurde auf Grund seiner antiseptischen Eigenschaften[1], die wesentlich in dem Immunmachen eines geeigneten Nährbodens gegenüber der Invasion von pathogenen Pilzen bestehen, besonders aber mit Rücksicht auf das Fehlen von Nebenwirkungen beim Gebrauche von selbst concentrirten wässrigen Lösungen (1 : 1100) zum Wundverbande an Stelle anderer, meist giftig wirkender Stoffe empfohlen. Wie es einerseits in der Fäulnissbehinderung die Carbol- und Salicylsäure bei Weitem übertrifft, besitzt es andererseits eine sehr viel geringere Giftigkeit als z. B. die Carbolsäure. Eine Verschlechterung der antiseptischen Wirkung tritt ein, wenn Thymol mit Salicylsäure und Borsäure gemischt verwandt wird. Ausserdem ist aber darauf hinzuweisen, dass im Handel verschiedenwerthige Thymolsorten vorkommen, die sich auch in ihrer antiseptischen Wirkung graduell von einander unterscheiden.

Die localen Wirkungen, welche reines Thymol auf Schleimhäuten und Wundflächen äussert, sind nicht auf seine, kaum nennenswerthe Fähigkeit Eiweiss zu fällen, zurückzuführen. Die concentrirte wässrige Lösung lässt eine solche Einwirkung vermissen. Die schnell vorübergehende, mit keiner Reizung der Wundfläche verbundene, brennende Empfindung[2], welche auf Wunden nach Anwendung conc. Thymols entsteht, ist mit der gleichen Einwirkung der meisten ätherischen Oele in Parallele zu stellen. Dieselbe rührt wahrscheinlich von einer primären Reizung sensibler Nervenendigungen her. Die subcutane Einspritzung concentrirter öliger Lösungen ist selbstverständlich schmerzhaft. Dagegen bewirkt die Einathmung wässriger und alkoholischer Lösungen keine nachtheiligen reizenden Nebenwirkungen an der Schleimhaut der Respirationsorgane. Ebenso fehlen jegliche Allgemeinerscheinungen nach dem Wundverbande mit Thymol. Die Zahl der damit behandelten chirurgischen Fälle ist eine so grosse, dass diese Thatsache als eine sichere angesehen werden kann. Angegeben wurde, dass den Kranken der aromatische Geruch des Thymols bald zuwider werde und dass viele über Kopfschmerzen klagen. Vereinzelt treten, jedoch bedeutend seltener als bei der Carbolbehandlung, bei Individuen mit zarter Haut Eczeme auf[3].

Der innerliche Gebrauch des Thymols in sehr grossen Dosen, z. B. zur Vertreibung von Anchylostoma duodenale, hat einige Nebenwirkungen kennen gelehrt. Die individuelle Empfindlichkeit für das Mittel ist verschieden. Auf der Zunge und im Schlunde entsteht, wenn es nicht in Oblate oder Kapsel eingeführt gegeben wird, ein scharf kratzender Geschmack. In einer unzulänglichen Prüfung mit ganz kleinen Dosen an einigen Gesunden und Kranken wurde ausser Brennen in der Magengegend Magendrücken, Magenschmerzen und Erbrechen mit Blutstreifen beobachtet. Demgegenüber wird angegeben[4], dass bei Dosen von

---

[1] L. Lewin, Archiv f. path. Anatomie. 1875. Bd. 65.
[2] L. Lewin, Deutsche med. Wochenschr. 1878. No. 15.
[3] Füller, Deutsche med. Wochenschr. 1879. Jahrg. V. p. 528.
[4] Bälz, Archiv f. Heilkunde. Jahrg. 18. 1877. p. 344.

mehreren Grammen brennendes Gefühl im Magen die Regel sei, ohne dass indessen die Heftigkeit der Magenschmerzen denen nach dem inneren Gebrauch der Carbolsäure gleichkommt. Diese Empfindung geht auch schnell vorüber und der Magen functionirt bald wie früher. Andere[1] sahen niemals Epigastralgieen. Symptome von eigentlichem Magencatarrh oder Indigestion wurden nicht beobachtet. Dieses Ungestörtsein der Verdauung, das auch bei der künstlichen Digestion während des Vorhandenseins von Thymol constatirt wurde, konnte selbst nach mehrtägigem Gebrauch von 8 g bestätigt werden. Ganz vereinzelt trat Erbrechen auf, und nur einmal wird von einer Verdauungsstörung berichtet[2]. Durchfall erschien bei mehreren Kranken, so oft sie Thymol bekamen. In 14 unter 26 Fällen zeigte sich kürzere oder längere Zeit nach dem Einnehmen, meist nach $1/2$—1 Stunde, unter Vorangehen von lebhaftem Wärmegefühl ein Schweissausbruch, der bald nur von mässiger Intensität und auf einigen Stellen, namentlich auf Gesicht und Brust beschränkt, bald reichlich und über den ganzen Körper verbreitet war. An Intensität blieb derselbe weit hinter dem durch Salicylsäure erzeugten zurück.

Der Harn zeigte wiederholt mässige Vermehrung, enthielt aber nicht Eiweiss oder Blut, war dunkel gefärbt, häufig trübe und dichroistisch. Beim Stehen wird er, wenn er anfangs bräunlichgelb war, rothbraun oder schwarzbraun. Es handelt sich nicht, wie angenommen wurde, um vermehrte Indicanausscheidung. Angeblich soll einmal nach Thymol in zu grossen innerlichen Dosen Nephritis entstanden sein[3]. Die Harnentleerung kann nach hohen Dosen anfangs erschwert sein, und sich leichtes Brennen längs der Harnröhre während des Durchganges des Harns bemerkbar machen.

Die Kreislaufsorgane waren nur bei starken Temperaturabfällen — es kommen solche von 2—5° C. zu Stande — entweder gar nicht oder nur gering beeinflusst. Die Pulszahl sinkt dann, während die Kraft des Herzstosses, die Füllung der Arterien, die Beschaffenheit des Pulses keine Abweichung von der Norm aufweisen. Sehr grosse Einzeldosen vermögen wohl auch, proportional dem Sinken der Körpertemperatur den Blutdruck zu erniedrigen. Ein einziger Versuch bei einem Diabetiker sollte nachweisen, dass Thymol eine höhergradige Mehrung der Stickstoffabgabe hervorruft.

Ohrensausen wurde mehrfach danach beobachtet. Dasselbe ging meist mit einem Gefühl von Druck im Kopf, oder Hämmern in den Schläfen einher, oder stellte sich auch als eine Art von Rauschzustand dar. Schwerhörigkeit, einige Male bis zur Taubheit gesteigert, zeigte sich nach grösseren Dosen. Drei Male wurden dadurch bei Typhuskranken cerebrale Erscheinungen hervorgerufen und zwar nur Delirien, die sich mit dem Abfallen des Fiebers verloren, Bewusstlosigkeit mit Delirien, gefolgt von einem comatösen Zustand mit Collaps und in einem Falle Delirien und Sopor. Es trat jedesmal bald völlige Erholung ohne Nachwehen ein.

---

1) Martini, Annali univers. di Medic. e Chirurg. Milano 1887. Vol. 279. p. 81.
2) Henry, Medical News. Septemb. 3. 1887. p. 262.
3) Leichtenstern, Naturforscherversamml. in Heidelb. 1889. 17.—23. Sept.

Myrthol.

Unter Myrthol versteht man den Antheil des Myrthenöls, der zwischen 160—170° überdestillirt. Die Ausscheidung des Myrthols findet zu einem Theil, wie dies ja von allen ätherischen Oelen gilt, durch die Lungen statt. Die Ausathmungsluft besitzt nach grösseren Dosen den Myrthengeruch. Derselbe zeigt sich schon nach 10—20 Minuten und hält ca. 24—48 Stunden an. Ein anderer Theil erscheint im Harn in Paarung.

Im Munde rufen einige Tropfen Myrthol das Gefühl von Wärme, gefolgt von Speichelfluss hervor. Grössere Mengen verursachen Aufstossen mit dem Geschmack des Mittels, Schwere im Magen und Verdauungsstörungen. Selbst Uebelkeit und Tympanitis können die Folgen sein. Die Harnmenge ist meistens vermehrt. Der Harn nimmt Veilchengeruch und bisweilen eine violette Farbe an. Auf Zusatz von Salpetersäure entsteht in ihm ein Niederschlag, der kein Eiweiss, sondern ein Harz darstellt und sich in Aether löst. Mit der Steigerung der Dosen verstärken sich die örtlichen und allgemeinen Nebenwirkungen. Bei 14 g beobachtete man allgemeines Unwohlsein, Kopfweh, Ermüdungsgefühl und Prostration. Von Bedeutung ist, dass zu hohe Dosen des Mittels, oder dessen Anwendung in acuten oder fieberhaften Erkrankungen der Luftwege die bestehenden Krankheitssymptome verschlimmern können. Der Husten wird stärker und häufiger, die schleimig-eitrige Secretion wird reichlicher, ja bei Phthisikern entstehen ev. dadurch beunruhigende Blutungen[1]).

Kreosot.

Das aus Buchenholztheer dargestellte flüssige, aus Kreosol ($C_8H_{10}O_2$) und Guajacol ($C_7H_8O_2$) bestehende Gemisch hat in den ca. fünfzig Jahren seines Bekanntseins eine wechselvolle therapeutische Verwendung gefunden. Die nach dem Gebrauche desselben zu beobachtenden Nebenwirkungen sind nicht zum geringsten Theile Ursache des zeitweiligen jähen Wechsels in seiner Anwendung gewesen. Die Neuzeit hat demselben wieder grössere Beachtung geschenkt und Indicationen für dasselbe aufgestellt, die sich mit den früher gegebenen decken. Die vielfach bei Lungentuberkulose etc. erzielten Erfolge sind so hervorragend gewesen, dass die Werthigkeit des Mittels für manche Fälle seine Nebenwirkungen gering erscheinen lässt. Bei der Verwendung desselben ist besonders auf Reinheit zu sehen. Im Handel kommt ein Kreosot vor, das aus Fichtenholztheer dargestellt wird und Carbolsäure neben anderen fremdartigen Beimengungen enthält. Dass auch anderweitige unreine, aus Steinkohlentheer dargestellte, sehr viel billigere Präparate als Kreosot verkauft werden, ist sicher. Aber auch das aus Buchenholztheer gewonnene Präparat besitzt bei ungenügender Reinigung, wie schon Reichenbach besonders betonte, ein Product, das in geringfügiger Menge nur auf die Zunge gebracht, Erbrechen hervorruft.

Die Toleranz für das Mittel scheint von der Individualität abzuhängen, insofern vereinzelt selbst Dosen von 40 Tropfen keine, und andererseits bisweilen 1—2 Tropfen schon unangenehme Nebenwirkungen hervorrufen. Einzeldosen von 0,05 g und Tagesdosen von 0,5 g wurden relativ lange vertragen; Einzeldosen von 0,01 g riefen dagegen bei Anderen Symptome seitens des Magens und Darmes hervor, die zum Aus-

---

[1] Linarix, De l'emploi du Myrtol. Paris 1878. p. 24 u. 32.

setzen des Mittels nöthigten. Aehnliches gilt von dem längeren Gebrauch des Kreosots. Eine an Bronchitis leidende Frau soll durch 18, in drei Dosen genommene Tropfen nach einigen Tagen gestorben sein. Wenn der Tod hier wirklich dem Kreosot zur Last zu legen wäre, so würde dies der einzige Fall in der ganzen Literatur sein. Manche Kranken gewöhnen sich nicht nur sehr schnell an den Geschmack, sondern auch an allmählich aufsteigende grössere Dosen derart, dass ihnen etwas fehlt, wenn diese Medication ausgesetzt wird und dieselbe mit oder ohne Pausen $1/4$—1 Jahr lang fortgesetzt werden konnte, während auch Fälle berichtet werden, in denen der etwas längere Gebrauch nicht nur Verschlimmerung bestehender Leiden, sondern auch unangenehme Zufälle brachte. Die Arzneiform scheint wenig Einfluss auf das Erscheinen der letzteren zu haben. Man beobachtete sie nach Einnehmen des Mittels in Kapseln mit Balsam. Tolutanum, oder in Dragées, in Leberthran oder in Alkohol und Wasser gelöst. Für wichtig halte ich es, das Kreosot nur nach den Mahlzeiten zu geben. Als Zustände, die einen Gebrauch desselben contraindiciren, werden genannt: acute Fälle von Phthisis, Gefässerethismus, Zeichen von Plethora,[1]) Neigung zu Diarrhoen. Während der Menstruation soll dasselbe nicht gereicht werden. Bezüglich der Häufigkeit von Heilerfolgen ist anzugeben, dass solche unter 400—500 Fällen 16—20 Mal eintreten.

Die localen Wirkungen des Kreosots hängen wesentlich von seiner Eiweiss fällenden Eigenschaft ab. Nach der Anwendung desselben in reinem Zustand bei Caries der Zähne kann, wenn bei nicht ganz vorsichtigem Vorgehen Zahnfleisch und Zunge damit berührt werden, eine schmerzhafte Stomatitis ulcerosa sowie Schwellung und Entzündung der Zunge eintreten. Ja in einem Falle soll sogar Gangrän der Mundschleimhaut und schliesslich der Tod durch Septicämie erfolgt sein. Kreosotwasser, das zu Mundspülungen benutzt wird, erzeugt neben Speichelfluss und brennendem Schmerze bisweilen Bläschen an der Mundschleimhaut. Auch auf Wundflächen treten die subjectiven und objectiven Erscheinungen der Aetzung in Gestalt von heftigem Brennen, $1/4$—$1/2$ Stunde anhaltenden Schmerzen, Entzündung und Vergrösserung bestehender Geschwüre hervor. Einspritzungen von Kreosotwasser (1 pCt.) in die Vagina brachten Nebenwirkungen an der Harnblase hervor, durch welche der Weitergebrauch verhindert wurde.

Die auch durch das Thierexperiment bestätigte Erfahrung, dass äusserliche reichliche Verwendung des Kreosots secundär Allgemeinerscheinungen bodingen kann, ist bei Menschen vielfach gemacht worden. Man beobachtete nach Verbänden und Umschlägen von Wunden, sowie nach Ausspülungen des Mundes wegen fauliger Geschwüre mit Kreosot: Schlaflosigkeit, leichtes Fieber, Schwindel und ein Gefühl der Berauschung,[2]) Zittern, Würgen und Herzpalpitationen.

Eigenthümlicherweise sind bei den vorgenommenen Kreosotinjectionen in erkrankte Lungen trotz einer Concentration bis zu 5 Kreosot auf 100 Mandelöl kaum nennenswerthe locale und keine allgemeinen Symptome beobachtet worden. Nur einmal entstand bei einem zu Hämoptoë geneigten Kranken eine leichte blutige Tinction des Auswurfs

---

1) Verbeek, Revue médic. chirurg. Juin 1852. p. 349.
2) Meisinger, Med. Jahrbücher d. k. k. österr. Staates. 1834. Bd. XV. p. 553.

nach einer ambilateralen Injection in den zweiten Intercostalraum, die aber schon nach einigen Stunden schwand. Die Injectionen verursachen nur geringen Schmerz; die am wenigsten schmerzhaften sind die in der Fossa supraspinata vorgenommenen. Eine zu flach gemachte Injection kann Seitenstechen durch Pleurairritation verursachen. Dasselbe schwindet jedoch bald wieder.[1])

Nach der innerlichen Anwendung ruft das Kreosot, bald mehr bald minder combinirt, folgende Erscheinungen in den ersten Wegen hervor: Trockenheit im Munde, Dysphagie bis zur Unmöglichkeit selbst Flüssigkeit aufzunehmen auch schon nach 0,9 g, die in drei Dosen in Milch genommen wurden, und nebenher weisse, von einem rothen Hof umgebene Plaques im Munde erzeugt hatten, ferner volle Lähmung des Gaumensegels, bei einzelnen Menschen Brennen und Kratzen vom Schlunde herab bis zum Magen,[2]) bei längerem Gebrauche auch einen weissen, membranartigen Belag der Zunge, von Einigen gering geachtetes, aber doch lästiges Aufstossen mit Kreosotgeschmack, das sich bei manchen Kranken erst nach 4—6 wöchentlichem Gebrauche des Mittels einstellt und zum zeitweiligen Aussetzen desselben nöthigt, Magendrücken und Magenschmerzen, Appetitlosigkeit, Würgen und Erbrechen, das hartnäckig werden kann und schliesslich Durchfälle, die plötzlich auftreten, bisweilen einen ruhrartigen Charakter annehmen, von Kolikschmerzen begleitet sein[3]) und auch Blut zu Tage fördern können. Diese Nebenwirkungen kommen nach Verabfolgung in Kapseln oder in anderer Form vor. Den im Kreosot enthaltenen Kresolen schreibt man dieselben mit Unrecht zu. Auch Guajacol kann derartiges erzeugen. Nach subcutanen Einspritzungen hoher Gaben von Kreosotöl (4—12 g einer 20—30 pCt. Lösung, oder 30—220 g einer 7 pCt. Lösung) giebt sich die Ausscheidung von Kreosot in den Mund dadurch zu erkennen, dass $1/4$—1 Stunde nach der Injection Kreosotgeschmack von mehrstündiger Dauer auftritt. Nur einmal gab ein Kranker, der mehrere Tage hindurch ca. 2 g Kreosot auf diesem Wege erhalten hatte, an, dass er Erbrechen mit Kreosotgeschmack gehabt habe. Dass Kreosot hier wirklich die Ursache war, kann meiner Ansicht nach keinem Zweifel unterliegen, da das Kreosot nach subcutaner Beibringung auf die freie Fläche des Magens ausgeschieden wird. Dass diese Injectionen auch andere Nebenwirkungen im Gefolge haben, geht aus Versuchen hervor, in denen nach einem primären Abfall der Eigenwärme ein Schüttelfrost und ein Hinaufschnellen der Körpertemperatur auf einen, den alten Standpunkt überschreitenden Grad beobachtet wurde. Dieses Kreosotfieber ist gar nicht selten.

Die Luftwege werden manchmal, vielleicht durch Fortleitung eines im Munde erzeugten entzündlichen Processes, vielleicht aber secundär durch Ausscheidung des Kreosots auf diese Theile entzündlich gereizt. Im Verlaufe eines solchen Processes soll es sogar, besonders wenn das Kreosot in Lösung gegeben wird, zu einer ulcerativen Laryngitis kommen.[4]) Weiterhin wurde, neben einer Vermehrung der Pulsfrequenz, seitens der Respirationsorgane beob-

---

1) Rosenbusch, Wiener med. Presse. 1888. No. 24. p. 866.
2) Czarnecki, Allgem. med. Centralzeitung. 1880. No. 44.
3) de la Harpe, Schweiz. Zeitschr. f. Natur- u. Heilk. Bd. III. p. 406 u. A.
4) Reuss, Journ. de Thérapeut. 1879. 16. p. 601.

achtet: Athembeschwerden bei missbräuchlich reichlicher Anwendung des Mittels aber auch ohne eine solche, Verschlimmerung bestehender Dyspnoe, Vermehrung des Hustens[1]) und mehrfach das Auftreten von Blutstreifen im Auswurf und stärkere Hämoptoë. Bei Kaninchen und Meerschweinchen sollen durch längeren Kreosotgebrauch ebenfalls in der Lunge entzündliche Processe und Neigung zu Blutungen zu erzeugen sein. Collaps mit Sinken der Körperwärme kann bei jeder Anwendungsart vorkommen, ist aber ebenso selten wie ein allgemeines Schwächegefühl. Ob die angeblich durch dieses Mittel veranlasste Neigung zu hydropischen Ansammlungen wirklich demselben zuzuschreiben ist, lasse ich dahingestellt sein.

Die Menstrualblutung wird während des Kreosotgebrauches reichlicher. In einigen Fällen zeigt sich Harndrang oder Strangurie. Die Harnmenge ist nach innerer Anwendung selten vermehrt, fast immer vermindert — nach subcutaner Anwendung kommt häufig Vermehrung vor. Der Harn erscheint vereinzelt, wahrscheinlich wenn ein carbolhaltiges Kreosot genommen wurde, dunkel gefärbt und soll auch manchmal nach Kreosot riechen. Nach subcutaner Anwendung kommt bei manchen Menschen nach 6—48 Stunden, besonders dann, wenn die Kranken sich ruhig verhalten oder liegen, weniger bei vieler Bewegung, dieser schwarze Harn. Bei einem Kranken sah man ihn, ohne dass inzwischen Kreosot gegeben war, drei Tage lang bestehen. Der Harn giebt auf Zusatz von Bromwasser einen Niederschlag und fault ebenso leicht wie ein normaler. Er kann auch Eiweiss und Cylinder enthalten. In dem erwähnten tödtlich verlaufenen Falle wurde u. a. eine parenchymatöse Nephritis gefunden.

Seitens der Haut wurde eine stärkere Schweisssecretion und auch das Auftreten eines Exanthems beschrieben. Bei einer Dame entstand, gleichgültig in welcher Form das Mittel verordnet wurde, unter lebhaftem Jucken ein Ausschlag, der sich als Urticaria charakterisirte. Derselbe schwand nach dem Aussetzen des Medicamentes, um bei Wiederdarreichung von Neuem zu erscheinen.[2]) Auch von dem Auftreten einer Acne wird Mittheilung gemacht.

Am seltensten scheinen Störungen im Sensorium durch Kreosot zu entstehen. Vereinzelt wird von Mattigkeit, Abgeschlagenheit, auch wohl von Schwindel, Ohnmachten nach zu grossen und häufigen Dosen, anhaltenden Kopfschmerzen, Eingenommensein des Kopfes, Doppeltsehen und anderen Sehstörungen, sowie Gliederzittern berichtet. Nach subcutanen Dosen bis 140 g Kreosotöl (1 : 15) pro die können Symptome auftreten, die denen der tuberkulösen Meningitis ähneln: heftige Erregungszustände und Delirien, abwechselnd mit comatösen Zuständen, Pupillenerweiterung, Fieber, Hyperästhesie und Leib- und Kopfschmerzen[3]), wie sie auch der Thierversuch erkennen lässt.

Die Therapie der gastrischen Nebenwirkungen hat neben dem Aussetzen des Mittels sich auf Verabfolgung demulgirender Getränke und, wenn nothwendig, antemetischer Mittel (Opium, Radix Colombo, kohlensäurehaltige

---

1) Franze, Heidelberger med. Annal. Bd. VII. 1841. p. 319.
2) Bernard, Gazette des hôpitaux. 1879. p. 170.
3) Faisans, Gazette des hôpitaux. 1896. p. 198.

Getränke) zu richten. Die localen Veränderungen im Munde weichen bald spontan oder einer antiphlogistischen resp. adstringirenden Behandlung.

Creosotal. Das Kreosotcarbonat hat Verdauungsstörungen veranlasst und kann auch noch andere Nebenwirkungen hervorrufen.

Guajacol.

An Stelle des Kreosots ist das Guajacol[1]) oder Brenzcatechin-Methyläther ($C_6H_4 . OCH_3 . OH$), einer seiner Bestandtheile, innerlich empfohlen worden. Das Mittel ist jedoch keineswegs als ein harmloses anzusehen, da Brenzcatechin sich aus ihm abspaltet und dieses von den drei Dihydroxylbenzolen das local und allgemein am stärksten einwirkende darstellt. Es können 5 g davon tödtlich wirken. Aeusserlich zur Einpinselung gegen Fieber sind 2 g als maximale Dosis anzusehen. Schon danach sah man bei einem Tuberkulösen, nachdem die Körperwärme bis auf 34,7° C. gefallen war, nach 18 Stunden den Tod im Coma eintreten. Auch die subcutane Injection grösserer Mengen kann das letztere und Herzlähmung erzeugen. Bei schwachen und herabgekommenen Individuen, und namentlich solchen mit gestörter Herzthätigkeit ist die äusserliche Guajacol-Anwendung zu unterlassen. Die Resorption erfolgt schnell, die Ausscheidung fast ganz in 24 Stunden, zum Theil durch die Lungen, zum Theil durch den Harn als Aetherschwefelsäure oder als gepaarte Glycuronsäure. Am 3. Tage finden sich nur noch Spuren im Harn. In welcher Form Guajacol im Blute kreist, ob vielleicht in Bindung mit Eiweiss ist bisher nicht erwiesen.

Die Einspritzung in das Unterhautzellgewebe in einmaligen Tagesmengen von 0,5–1,0 g verursacht meistens einen Augenblick anhaltendes Brennen unter der Haut. Mehrmals entstand eine beschränkte Gangrän der Haut um den Stichkanal. In einzelnen Fällen bleiben Härten zurück, die nach Tagen schwinden. Aus diesen Angaben schon ist ersichtlich, dass sich diese Methode nicht einbürgern wird. Die localen Wirkungen hängen eben nicht von einer Unreinheit des Präparates, sondern von dem Guajacol als solchem ab.

Die äusserliche Anwendung lässt fast regelmässig profuse Schweisse mit oder ohne Hyperämie des Gesichtes erscheinen. An den bepinselten Stellen können bei besonderer Empfindlichkeit der Haut Eczem oder Blasen entstehen, die meiner Ansicht nach dem Guajacol als solchem und nicht einer Verunreinigung mit Kreosot zuzuschreiben sind.

Die Körperwärme sinkt bisweilen nach Aufbringen des Guajacols auf die Haut so jäh, dass die dadurch bedingten Störungen des Allgemeinbefindens ev. den Tod veranlassen können, und der Wiederanstieg der Körperwärme vollzieht sich unter Kälteschauern oder Schüttelfrost mit beträchtlicher Steigerung der Pulszahl oder Schwäche des Pulses und ev. mit Cyanose der Hände, Nägel etc. Selbst wenn keine weiteren bedrohlichen Symptome auftreten, so wirken Schweisse und Frost oft so schwächend auf den Kranken, dass unter allen Umständen von einem längeren Gebrauch des Mittels in epidermaler Anwendungsart Abstand genommen werden muss. Es kommt aber auch in manchen Fällen, zumal wenn mehr als 4 ccm aufgepinselt wurden, für sich allein oder im Anschluss an Schweisse und Frost zu Collaps.

Bei jeder Art der Anwendung können seitens des Centralnervensystems entstehen: Ohrensausen, Betäubung, Eingenommensein des Kopfes, Schwäche, Apathie, Pupillenverengerung, Sehstörungen und nach Vergiftung

---

1) Hasenfeld, Pest. med.-chir. Presse. 1894. No. 40. — Linossier et Lannois, Soc. de Thérapeut. 1894. — Stolzenberg, Berl. klin. Wochenschr. 1894. — Wyss, D. med. Wochenschr. 1894. p. 296. No. 5. — Schramkow, Therap. Wochenschr. 1896. No. 31. — Eschle, Zeitschr. f. klin. Medicin. 1896.

(5 g) auch Delirien, und seitens anderer Organe: Magendrücken, Brennen im Magen, Uebelkeit, Erbrechen und Durchfall. Ein Theil des auf die Haut gepinselten Mittels wird auf die freie Fläche des Mundes und Magens ausgeschieden. Die Kranken haben den Guajacol-Geschmack. Grössere, in den Blutkreislauf eingetretene Mengen von Guajacol schädigen auch die Nieren. Der Harn wird dunkel und kann Blut, Albumin, Pepton, Gallenfarbstoff und Cylinder enthalten. Nach Verbrauch von 0.72 g Guajacol in 8 Tagen abortirte eine im 3. Monat schwangere Frau.

Guajacolcarbonat ($[C_6H_4OCH_3]_2CO_3$) soll sich erst im Darm in Guajacol und Kohlensäure spalten und deswegen sollen Magenstörungen nicht auftreten. Dieselben würden aber doch eintreten können, da das Guajacol nach der Resorption in den Magen ausgeschieden wird. Zu 22—26 pCt. wird das Guajacol aus dieser Verbindung als Aetherschwefelsäure eliminirt und ist nach 5—6 Stunden im Harn nachweisbar. Mit dem Koth geht unter Umständen $1/3$ der eingeführten Menge fort, daher die relative Ungiftigkeit. Wird genügend resorbirt, so treten Guajacol-Nebenwirkungen auf.

Benzosol. Das Guajacolbenzoat (54 pCt. Guajacol) sollte selbst bis zu 10 g täglich gut vertragen werden. Doch starb eine an Diabetes leidende Frau, die davon 21.5 g in 9 Tagen erhalten hatte, nachdem Magenschmerzen, Diarrhoe, Icterus, Leucocyturie, Herzschwäche etc. vorangegangen waren[1]).

Guajacetin. Die Brenzcatechinmonoacetsäure hat bei Phthisikern zu 0.5 g und mehr Magen- und Darmstörungen, vereinzelt Kopfschmerzen, Schwindel und ein auffälliges Schwächegefühl während der ganzen Zeit der Verabfolgung erzeugt.

Guaethol. Das Aethyl-Guajacol wie alle anderen Substitutionsproducte des Guajacols können Nebenwirkungen erzeugen, angeblich um so weniger je mehr Kohlenstoff das substituirte Radikal hat.

Naphtalin.

Dem Naphtalin kommen im Ganzen nur unwesentliche Nebenwirkungen zu. Die nach Einführung in den Magen beobachteten sollen nur nach Gebrauch eines schlechten, graugefärbten Präparates, oder bei nichtgehöriger Dosirung und schlechter oder fehlender Individualisirung zu Stande kommen. Keratinirte Naphtalinpillen sollen keine Nebenwirkungen hervorrufen; es ist dies nur dann wahr, wenn sie unverändert mit dem Koth fortgehen. Die Individualität scheint auch an den nach äusserlicher Anwendung dieses Stoffes beobachteten unbeabsichtigten Wirkungen Schuld zu sein. Denn während die ersten Empfehler dasselbe als frei von solchen bezeichneten, wurde später angegeben, dass bisweilen Röthung der Haut in der Umgebung der Wunde und hin und wieder Eczem auftritt. Die Fälle, in denen sich geringe Reizerscheinungen zeigen, bilden die Mehrzahl. Auch von Reizung der Wunden selbst, mit Neigung der Granulationen zur Blutung, vermehrter Secretion[2]), Brennen, oder bis zu zwei Tage anhaltenden, vereinzelt unter dem Verbande auftretenden Schmerzen wird berichtet. Die letzteren werden auch häufig als so excessiv geschildert, dass die Kranken das Mittel absolut nicht vertragen und einige sich deswegen sogar der Behandlung entzogen hätten. Auch bei einem Lupuskranken traten dieselben auf.

---

1) v. Jaksch, Berliner klin. Wochenschr. 1893. p. 201.
2) Hoeftmann, Centralbl. f. Chir. 1882. p. 700. — Hager, ibid. No. 50.

Die zu starke Wundreizung sollte auch möglicherweise Schuld an der verhältnissmässig grossen Zahl von unter Naphtalinbehandlung beobachteten accidentellen Wundkrankheiten, wie Lymphangitis und Erysipel sein. Bei der Behandlung syphilitischer Geschwüre mit Naphtalin wurden ebenfalls mitunter Reizerscheinungen mit Röthung und Schwellung der Geschwürsumgebung sowie Anschwellung der benachbarten Drüsen, und nach Einreibung einer 10 pCt. Naphtalinsalbe gegen Scabies starke Reizeczeme beobachtet.

Der Geruch des Mittels ist vielen Kranken unangenehm und ruft Kopfschmerzen hervor. Nebenwirkungen an entfernteren Organen durch Resorption von Wundflächen aus sind selten. So wurde Brennen beim Harnlassen[1]) und durch Einstreuen in Wunden in verschiedenartiger Gruppirung: Schüttelfrost, hohes Fieber, Appetitlosigkeit, Durst, Schwäche, Albuminurie mit Ausstossung von Cylindern, Aufregung, die an Manie grenzte, Trübung des Sensoriums, unwillkürlicher Abgang von Harn und Koth wahrgenommen. Schnell schwindende Albuminurie ohne Hämoglobin- oder Cylinderausscheidung wurde unter 60 Fällen auch ein Mal nach Einreibung des Naphtalin gegen Krätze gesehen[2]). Vereinzelt wird von einer angeblichen Verschlimmerung des Allgemeinbefindens und einer blassgelblichen Verfärbung der Haut bei Kindern nach innerlichem Naphtalingebrauch berichtet[3]). Nach Einathmung von viel Naphtalin beobachtete man neben anderen Symptomen allgemeines Hautjucken oder ein Exanthem, das auf den Innenflächen der Unterschenkel und an den Fussrücken entstand.

Seitens des Intestinaltractus bewirkte Naphtalin Aufstossen mit Naphtalingeruch, in übergrossen Dosen (10 g täglich) Uebelkeit und Erbrechen, zu 2—3 g: Leibschmerzen, Durchfall und Tenesmus. Am constantesten scheint ein Reiz in den Harnwegen zu Stande zu kommen. Es zeigt sich meist nur ein leichteres, schon nach kurzer Zeit wieder vorübergehendes Brennen in der Harnröhre und beim Harnlassen, vereinzelt stechende Schmerzen. Seltener sind: Urindrang[4]), der auch in der Nacht quälend auftreten kann, schnell oder erst nach 24 Stunden vorübergehende Schmerzen in der Blase, Harnleiter und Nierengegend[5]) und Strangurie. Letztere entsteht bei unvorsichtiger Anwendung des Mittels. Nach einem fünftägigen Gebrauch von Naphtalin wurde eine acute Nephritis beobachtet, die tödtlich endete. Als Begleiter des Brennens in der Harnröhre kam vereinzelt Schwellung des Präputiums, nachdem Röthung und Schwellung am Orificium externum urethrae vorangegangen waren, zur Beobachtung. Bei Mädchen wurden einige Male an der inneren Seite der grossen und der kleinen Labien oberflächliche kleine Erosionen beobachtet, die sich zugleich mit dem Auftreten der Verfärbung des Harns dunkelbraun färbten, jedoch nach dem Aussetzen des Mittels alsbald verschwanden[6]).

---

1) Bonning, Ueber die Wundbehandlung mit Naphthalin. 1882. p. 38.
2) Fürbringer, Berliner klin. Wochenschr. 1882. No. 10.
3) Pauli, Berliner klin. Wochenschr. 1885. No. 10.
4) Schwarz, Archiv f. klin. Med. 1884. No. 50. p. 793.
5) Lehmann, Berliner klin. Wochenschr. 1885. No. 8.
6) Widowitz, Jahrbuch f. Kinderheilkunde. 1887. Bd. 26. p. 382.

Die Farbe des nach Naphtalingebrauch gelassenen **Harnes** schwankt zwischen der normalen, einer dunkelrothen, dunkelgrünen und fast schwärzlichen. Die Dunkelfärbung beginnt gewöhnlich 5 Stunden nach der Verabreichung des Mittels und hält dann so lange an, als man z. B. bei Ileotyphus oder anderen Krankheiten das Mittel giebt. Zuweilen wird ein an der Oberfläche beginnendes und sich dann in die Tiefe fortsetzendes beträchtliches Nachdunkeln des normal gefärbten Harnes bei längerem Stehen beobachtet. Ist der Urin dunkel, so fällt eine spurenhafte, bläulich-röthliche Färbung des Schaumes auf. Wovon es abhängt, dass von demselben Kranken der Harn zuweilen hell, zuweilen dunkel entleert wird, konnte nicht ermittelt werden[1]. Lässt man in ein Probirglas, das wenige Tropfen des auf Naphtalin zu untersuchenden hellen und dunklen Harnes enthält, etwas concentrirte Schwefelsäure einfliessen, so wird anfangs der obenauf schwimmende Harn, später die ganze Flüssigkeit dunkelgrün gefärbt. Darauf hin geführte Untersuchungen machten es sehr wahrscheinlich, dass nach Naphtalingebrauch im Harn α- und β-Naphtachinon auftreten. Naphtalin selbst konnte im Harn nicht aufgefunden werden. Als Geruchscorrigens für Naphtalin ist der Zusatz einiger Tropfen Ol. Bergamottae auf 100 g empfohlen worden.

Ein, bis jetzt vielleicht nur theoretisches Interesse bieten die an Thieren nach Naphtalinanwendung beobachteten **Veränderungen an der Linse**. Führt man 1,5—2 g täglich einige Zeit hindurch ein, so entsteht eine Catarakt[2]. Angeblich beginnen die Augenstörungen mit Blutungen in die Chorioidea. Die Ablösung der Netzhaut und die Störungen im Glaskörper sind Folgen dieser Blutung. An der Retina findet man Kriställchen, die für Naphtalin, aber auch für Kalkphosphat gehalten werden. Die Trübung der Linse, die man ebenfalls findet, wird als eine Folgeerscheinung der Störungen der Gefässhaut, der Retina und des Glaskörpers angesprochen. Diese Cataracta entwickelt sich als eine ganz weiche, wie beim Diabetes. Im Beginn derselben erscheint unregelmässiger Astigmatismus, wahrscheinlich durch Anhäufung des Liquor Morgagni. Trotz des Aussetzens des Naphtalins fährt die Linse fort sich zu trüben, und trotz der mit der Zeit erfolgenden Resorption kehrt sie doch niemals zu ihrer vollen Transparenz zurück. Ebensowenig schwinden die Störungen des Glaskörpers und die übrigen. Es sei auch darauf hingewiesen, dass Thiere, die längere Zeit das Mittel bekommen, in ihrer allgemeinen Ernährung schwer geschädigt werden.

Aseptol. Das syrupöse **Sulfocarbol**, Acidum orthoxyphenylsulfurosum, $[C_6H_4(OH)(SO_2OH)]$ fällt in concentrirten Lösungen Eiweiss. Diese Einwirkung scheint sich aber auch schon bei dünneren Lösungen bemerkbar zu machen. Zunge und Lippen empfinden nach Berühren mit der reinen Substanz Stechen und einen sehr ausgesprochenen zusammenziehenden Geschmack; die Schleimhaut wird blass und am anderen Tage löst sich die oberflächliche Schicht derselben in grösseren oder kleineren Lamellen ab.

Thioresorcin. Dieser pulverförmige Stoff wurde als angeblich unschädliches Ersatzmittel des Jodoforms empfohlen. Nachdem derselbe bei einem Manne auf ein varicöses Geschwür des Beins längere Zeit aufgestreut worden war, empfand der Kranke Jucken am ganzen Körper. Danach entstand ein masernartiger Ausschlag im Gesicht mit Oedem der Lider ohne Röthe und ohne locale Wärmeerhöhung. Am nächsten Tage erschien **Fieber**. Nach Fortlassen des Mittels schwanden die genannten Symptome in 3 Tagen, kehrten aber auf erneute Anwendung wieder[3].

Thiophendijodid macht an Wunden Brennen und kann resorptive Jodwirkungen erzeugen.

---

1) Penzoldt, Archiv f. experim. Path. u. Pharmak. Bd. XXI. Heft 1. p. 34.
2) Bouchard et Charrin, Compt. rend. de la Soc. de Biol. 1886. T. III. p. 614.
3) Amon, Münchener med. Wochenschr. 1889. p. 546.

Pyoktanin.

Von den **Anilinfarbstoffen** sollten namentlich die violetten antibacteriell wirken. Die unter dem Namen Pyoktanin in den Handel kommenden Präparate sind Gemische verschiedener Körper, violettfärbende Derivate des Rosanilins, die unter der Bezeichnung Methylviolett verkauft werden.
Man bezeichnete Pyoktanin als unzuverlässiges Mittel, dessen antiseptischer Werth für die ärztliche Praxis kaum nennenswerth sei. Wende man concentrirte Lösungen an, dann werde dadurch vielleicht mehr Erfolg, aber bedeutender Schaden gestiftet[1]). Bei Augenkranken sah man vielfach nicht sonderlich Gutes. Weder catarrhalische oder croupöse Bindehaut- noch Hornhauterkrankungen, Hornhautgeschwüre, Iritis, Chorioiditis, Lideczem liessen sich vom Methylviolett beeinflussen. Dagegen liegt sogar der Verdacht vor, dass in einem Falle von Ulcus serpens und kleinem Hypopion, die angewandte Methylviolettlösung einen ungünstigen Ausgang bewirkte[2]). Nachdem 4 Tage lang das Geschwür mit Methylviolett tingirt worden war, nahm der Process eine für diese Affection ungewöhnliche Wendung. Während der oberflächliche Infiltrationsrand sich zurückgebildet und die eitrige Farbe verloren hatte, trat eine strahlenförmig von eben dieser Stelle aus in die Tiefe und zugleich nach der Hornhautperipherie hinziehende, interlamelläre Infiltration auf, nach sechs Tagen bildete sich ein Ringabscess und dann schmolz die Cornea ein. Solche Verschlimmerungen bestehender Augenkrankheiten und Hervorrufung von unangenehmen Nebenwirkungen kamen mehrfach vor. Es erwiesen sich entzündliche Zustände der Bindehaut, besonders solche mit reichlicher Secretion als ungeeignet für die Behandlung.
Als **lokale Nebenwirkungen** des Pyoktanin entsteht häufig leichtes Brennen in den Augen, das in wenigen Augenblicken verschwindet, bis zu heftigen Schmerzen, die selbst durch Cocain sich nur wenig dämpfen lassen. Ein Tropfen einer 1 pm Lösung oder einmaliges Bestreichen mit dem Stift erzeugt häufig eine starke Ciliarinjection, die zum Aussetzen des Mittels nöthigt. Auch die Bindehaut der Lider reagirt darauf bisweilen mit tiefer Röthung und Schwellung. In Fällen von parenchymatöser Keratitis mit gesunden Conjunctiven trat Schwellung der Unterlider auf, und weiterhin entwickelte sich eine Conjunctivitis mit croupartigen Belägen. Aehnliche Auflagerungen auf der Bindehaut zeigten sich auch bei einigen Fällen von Trachom, sowie bei Schwellungscatarrh mit Phlyctänen. Diese Nebenwirkungen schwanden bald nach dem Aussetzen des Mittels.
Mehrere Patienten bekamen nach Auraninanwendung Xanthopsie, die oft bis zu einer halben Stunde anhielt.
Nach Einspritzung einer 1 pm Lösung des Methylvioletts in die Urethra gegen Gonorrhoe beobachtete man bisweilen Abnahme, gewöhnlich eine merkliche Zunahme des Ausflusses und schon nach der zweiten Einspritzung einen bedeutenden Schmerz, starkes Brennen mit Verhärtung und Empfindlichkeit des Corpus cavernosum. Noch in einer Verdünnung von 1 : 2000 wurde Schmerz hervorgerufen.
Nach parenchymatösen Einspritzungen (1 : 300 Wasser) in bösartige Geschwülste, die jeden zweiten bis fünften Tag wiederholt wurden und deren Dosis nicht 0,1 g überstieg, fand man als **resorptive Nebenwirkungen**, die auch nach innerlichem Gebrauche dieses Stoffes auftreten können: Nausea, Erbrechen, schwachen, langsamen Puls, Kopfschmerzen, Steigerung der Körperwärme und allgemeines Unwohlsein. Die örtlichen **Folgen** sind: 1. Schmerzen, die bei krebsiger Infiltration am stärksten sein sollen. 2. Acutes, mit Röthe und Schmerzen auf Druck einhergehendes, oder subacut auftretendes Oedem.

---

1) Roswell Park, New York med. Journ. 1891. 15. August.
2) Carl, Fortschritte der Medicin. No. 10. 1890.

Das Fieber, das damit verbunden sein kann, wird als „aseptisches" oder auch als Resorptionsfieber angesprochen. 3. Necrotisirung des mit dem Mittel versehenen Gewebes mit Perforation der Haut, die beim Gebrauche concentrirterer Lösungen schneller vor sich geht. Die Fisteln, welche durch die Gewebsnecrose entstehen, lassen eine tiefblaue Flüssigkeit, aus gefärbter, zerstörter Geschwulstmasse bestehend, ausfliessen. 4. Necrotisirung des injicirten Gewebes mit folgender Resorption. Kleine harte Knötchen in der Haut, wie sie beim disseminirten Krebs vorkommen, verschwinden, vielleicht auch nur scheinbar, wenn das Oedem stark ist. Nach wenigen Wochen erscheinen aber vielleicht noch mehr wieder[1]). Die durch dieses Mittel an der Haut hervorgerufenen Flecke lassen sich durch Salzsäure beseitigen.

Chlor.

Die Intensität der Einwirkung des Chlorgases auf die Haut hängt von dessen Concentration ab. Mit Luft oder Wasserdampf verdünnt, erzeugt es Stechen, Brennen, Jucken, Schweiss und ein Gefühl von Hitze. In der Mehrzahl der Fälle zeigt sich auch bald ein aus sehr kleinen Knötchen oder Bläschen bestehender Hautausschlag, der unter kleienförmiger Abschuppung verschwindet, oder wenn das Gas in etwas concentrirterem Zustande einwirkte, mehrere Wochen persistirende rothe Flecke zurücklässt. Die Einwirkung des reinen Chlors auf die Haut ist hiervon nur graduell verschieden. Jucken und Brennen gehen bald in Schmerz über, der dem durch Cantharidin erzeugten ähnlich ist, die Haut röthet sich, schwillt an und erhält ein erysipelatöses Aussehen. Heilung erfolgt unter Abschuppung. Letztere tritt bisweilen auch auf, ohne dass ein Ausschlag erschienen war. Bei länger als $1/2$ Stunde dauernder Einwirkung des Gases können die entzündeten Theile in Eiterung übergehen. Nach häufiger Wiederholung solcher localen Chlorgasbäder wurden vereinzelt neben einem Gefühl von Wundsein der Mundhöhle und einem sauren Geschmack, kleine Geschwüre im Munde und Schlunde beobachtet. Ich glaube nicht, dass diese Wirkungen als resorptive anzusehen sind, sondern dass sie durch eine directe locale Wirkung des beim Gebrauche in den Mund gelangten Gases, vielleicht auch durch eine Umwandlung desselben in Salzsäure entstehen. Diese Wandlung des Chlors in Salzsäure auf eiternden Wunden und wahrscheinlich auch auf Schleimhäuten alsbald vor sich. Vielleicht kommt für die locale Wirkung des Chlorwassers auch die Chlorsäure in Frage, die sich im Chlorwasser unter dem Einflusse des Lichtes neben Salzsäure und Sauerstoff bildet.

Nicht selten sieht man nach innerlichem Gebrauche einer schlechten Aqua Chlori, die also zum Theil in Salzsäure übergegangen ist, analoge Einwirkungen im Munde, und als Ausdruck der Reizung der Magen- resp. Darmschleimhaut, Erbrechen und Durchfall auftreten. Letztere Symptome zeigen sich auch nach Aufnahme noch guten Chlorwassers dann, wenn von demselben zu viel oder in zu häufiger Aufeinanderfolge eingeführt wird. Zufuhr von Milch, verdünnter Eiweisslösung oder Gummischleim heben diese Irritationserscheinungen bald auf.

Werden grössere Mengen von Chlor eingeathmet, so treten Reizerscheinungen der Luftwege auf, die zu Schnupfen, Kratzen im Halse, Husten, Athembeschwerden, bronchitischen Erscheinungen und in manchen Fällen auch zu Blutauswurf oder croupöser Erkrankung führen können. Bei Personen, die an Erkrankungen der Respirationsorgane leiden, sind aus diesem Grunde, wenn überhaupt, Chlorräucherungen vorsichtig und nur mit dem sehr verdünnten Gase vorzunehmen.

---

1) W. Meyer, Deutsche Medicinalzeitung. 1891. p. 670.

Brom.

Gelangt concentrirter Bromdampf an die intacte Haut, so tritt Gelbfärbung der Epidermis und unter juckender Empfindung eine, je nach der Vulnerabilität der Haut schwächere oder stärkere, diffuse, unter Abschilferung verschwindende Entzündung oder ein leichtes bald vorübergehendes Erythem ein. Reines Brom ruft bei längerer Berührung mit der Haut ziemlich tief gehende Aetzung und Gewebszerstörung hervor. Diese local stark irritirenden Wirkungen des Broms veranlassen auf zugänglichen Schleimhäuten, z. B. des Mundes, des Kehlkopfs, auch unangenehme subjective Empfindungen. Bromdämpfe und Pinselungen der Mund- oder Rachenschleimhaut mit 0.5—1 pCt. Bromlösungen rufen Salivation, verstärkte Secretion von Thränen und Nasenschleim, Oppressionsgefühl auf der Brust, Husten, Benommensein, Kopfweh und bisweilen auch Durchfälle hervor. Durch Inhalation zerstäubten Bromwassers ist ausserdem die Gefahr einer Bronchitis besonders bei Kindern näher gerückt.

Auch die innerliche Verabfolgung einer Lösung von Brom in Wasser oder Alkohol lässt Nebenwirkungen auftreten, deren Intensität nicht nur von der Concentration der Bromlösung, sondern auch ganz besonders von der Individualität abhängig ist. Kratzendes Gefühl im Rachen, vermehrte Speichelsecretion, Brechneigung, Druck in der Magengegend, Magenschmerzen, breiige oder diarrhoische, oft unter Kolikschmerzen erfolgende Stuhlentleerungen, Jucken, Ameisenlaufen in Händen und Füssen wurden schon nach mittelgrossen Tagesdosen (1—5 Tropfen in 60 g Gummilösung) gesehen; nach steigenden, länger fortgesetzten Dosen gesellen sich hierzu: Brennen im Oesophagus, vermehrte Harnsecretion, convulsivische Zuckungen im Gesicht und den Extremitäten, eigenthümliche lancinirende Schmerzen in einzelnen Gelenken und ähnliche abnorme Sensationen in den Augenhöhlen und Fingern, Schwäche, sowie eine gewisse geistige Apathie. Sehr langer Gebrauch des Broms soll Drüsenschwund veranlassen können. Der Appetit wurde in manchen Fällen nicht gestört. Die angeführten Nebenwirkungen schwinden bald nach dem Aussetzen des Mittels, oft schon nach 5 Minuten.

Acidum sulfurosum.

Eine wässrige Lösung der schwefligen Säure verliert an Wirkungswerth, wenn sie nicht sorgfältig vor Luftzutritt geschützt wird. Sie geht dann in Schwefelsäure über. Wird das an und für sich irrespirable Gas z. B. bei der Desinfection von Wohnräumen, eingeathmet, so erscheinen, abhängig von der Concentration desselben und von der Empfindlichkeit des Individuums in geringerer oder grösserer Intensität: Rauhigkeit und Kitzeln im Halse, trockner oft convulsivischer Husten, Reizung der Conjunctivae und Kopfweh. Gastrische Störungen sollen sich nach wiederholter Aufnahme des Gases herausbilden. Dem gegenüber wird angegeben[1]), dass die Furcht vor der irritirenden Wirkung der schwefligen Säure übertrieben sei, ja dass selbst an Pneumonie und Bronchitis leidende Personen häufig nicht nur Schwefelräucherungen vertragen, sondern auch dadurch bei suffocativen Anfällen Erleichterung bekommen. Es beweist diese Angabe eben nur, dass manche Individuen nicht so unangenehm auf den Reiz des Gases reagiren wie andere.

Gelangt das Gas an die Haut, so kann diese in einen hyperämischen Zustand versetzt werden. Bei Scharlachkranken, die mit Gasbädern von schwefliger Säure behandelt wurden, beobachtete man während des Abheilens des Ausschlags die Entwicklung zahlreicher Frieselbläschen, wahrscheinlich als Ausdruck der vorhergegangenen localen Reizung dnrch das Gas.

---

1) Fergus, The Practitioner. 1887. Vol. XVIII. p. 341.

Solche Irritation wird auch durch Lösungen der schwefligen Säure, welche mit Schleimhäuten oder Wundflächen in Berührung gebracht werden, erzeugt. So rief bei Gonorrhoe die Einspritzung von verdünnter schwefliger Säure ($1^1/_2$ g gesättigter Lösung : 100 Wasser) nach wenigen Stunden eine schmerzhafte Anschwellung des Gliedes hervor. In Fällen von Uterincatarrh, wo eine Mischung von $^1/_2$ g der gesättigten Lösung mit 100 g Wasser in die Scheide gespritzt wurde, trat 10 resp. 24 Stunden nach der Injection Blutung auf. Es ist wohl möglich, dass die Schwefelsäure, die in solchen Lösungen vorhanden ist, oder sich aus ihnen auf Schleimhäuten bildet, an der beschriebenen corrosiven Wirkung betheiligt ist, indessen ist doch der Einfluss der unveränderten schwefligen Säure in dieser Beziehung als bedeutender anzusehen. Bei der Verwendung einer concentrirteren Lösung des Gases (25 g der gesättigten Lösung auf 100 Wasser) im Gesicht, z. B. bei Sycosis, ist während des Einreibens der Lösung, etwa 2—3 Minuten, die Nase durch Comprimiren mit den Fingern zu schliessen und nur durch den Mund zu athmen, wobei kein Hustenreiz erfolgen soll.

Nach innerlicher Verabfolgung mässig concentrirter wässriger Lösungen der schwefligen Säure werden nicht selten unangenehme Nebenwirkungen beobachtet, während manche Individuen das Mittel gut vertragen. Es zeigten sich Störungen in der Verdauung, und Aufstossen, Magendrücken, Erbrechen, profuse, diarrhoische, oft einer Therapie nicht zugängliche Stuhlentleerungen. Es ist nicht gerathen, die Säure längere Zeit hindurch auch in sehr kleinen Mengen zu geben, da die aus ihr entstehende Schwefelsäure in diesem Falle die Digestion beeinträchtigt.

Natrium sulfurosum. Natrium hyposulfurosum.

Selbst wenn man bei dem Gebrauche der unterschwefligsauren Salze darauf achtet, dass keine Säuren oder säuerliche diätetische Mittel genommen werden, um nicht die Präparate in schweflige Säure und Schwefel zerfallen zu lassen, selbst bei vollkommener Reinheit der Präparate und beim Fehlen jedes weiteren erkennbaren Grundes, erzeugen sowohl diese als auch die schwefligsauren Verbindungen bei dem überwiegenden Theile der damit Behandelten Nebenwirkungen, die meist auf das dringendste Verlangen der Kranken bald zum Aussetzen des Mittels nöthigen. Demgegenüber ist aber auch hervorzuheben, dass manche Kranke nicht nur ohne unangenehme Erscheinungen diese Stoffe aufnehmen, sondern sogar für das eine oder andere derselben eine Vorliebe zeigen.

Im Wesentlichen ist der Charakter der Nebenwirkungen aller dieser Verbindungen der gleiche. Es entstehen Reizwirkungen im Verdauungskanale. Nach dem Gebrauche der neutralen Salze zeigen sich, oft schon nach der ersten bis zweiten Gabe des zu 1—2 g genommenen Mittels vorwiegend Uebelkeit und Erbrechen, während nach Anwendung der sauren schwefligsauren Salze hauptsächlich Durchfälle erfolgen. Wöchnerinnen scheinen von diesen Mitteln um so heftiger ergriffen zu werden, je höher der Grad des Fiebers ist. Nicht fieberende und anderswie Erkrankte vertragen die schwefligsauren Salze in grösserer Menge und besser als fieberde Wöchnerinnen. Es wurden folgende Symptome in weiterer oder engerer Combination beobachtet: Unangenehmer, pappiger Geschmack, Brennen im Schlunde und Halse, Uebelkeit, Aufstossen, Ekelgefühl, Brechneigung und Erbrechen. Letzteres riefen auch die unterschwefligsauren Salze hervor. In zwei Fällen blieb ein Magencatarrh als Folge der Anwendung zurück. Profuse, anhaltende Durchfälle traten 28 Mal unter 57 Fällen auf, vereinzelt auch Kopfschmerzen nach Gebrauch von unterschwefligsaurem Natron und Collaps bei Diarrhoe nach Natriumsulfit. Für den Gebrauch des unterschwefligsauren Natrons sind als Contraindicationen anzusehen: Neigung zu Blutungen sowie Phthisis mit ausgedehnter Cavernenbildung.

Acidum hydrofluoricum.

Die Berührung concentrirter Lösungen der Flusssäure oder des Gases selbst mit der gesunden Haut schafft anfangs Prickeln, dann klopfende, reissende, weit irradiirende Schmerzen und Entzündung der getroffenen Stelle mit Blasenbildung. Mehrfach sah man gleichzeitig mit diesen örtlichen auch allgemeine Wirkungen, wie Fieberfrost und Schlaflosigkeit erscheinen. Die Erfahrung, dass phthisische Arbeiter in Glasfabriken, in denen Fluorwasserstoffsäure verwandt wird, sich gut befinden, führte dazu, das Mittel als ein Antituberkulosum in Form der Inhalation zu benutzen (z. B. Lösungen von 15—30 pCt. Flusssäure auf 100 Theile Wasser).

Nebenwirkungen erscheinen nur oder hauptsächlich in der ersten Zeit des Gebrauches. Allmählich tritt Gewöhnung an die Reizwirkung ein. Frauen scheinen diese Behandlungsart schlechter zu vertragen als Männer. Bei manchen Kranken werden Nebenwirkungen, wie behauptet wird, gänzlich vermisst. Demgegenüber ist darauf hinzuweisen, dass die von der Pariser Akademie eingesetzte Kommission keine Dosis aufzufinden vermochte, die von den Kranken ertragen wurde. Die Zähne werden stumpf. Die zugänglichen Schleimhäute werden gereizt und es treten an ihnen brennende und stechende Schmerzen auf[1]. Die Conjunctiven röthen sich und es erfolgt starker Thränenfluss. In der Nase brennt und juckt es[2], und es entsteht ein mehrere Tage lang anhaltender Schnupfen. Husten kommt vielfach, hält auch bei manchen Kranken ziemlich lange an, während andere ihn nach einigen Sitzungen verlieren. Vereinzelt wird darüber geklagt, dass der Husten etwa 1 Stunde nach der Inhalation stärker wie zuvor auftrete. Man beobachtet ferner Brennen in der Brust und mitunter Blutstreifen im Auswurf. Letzteres Symptom erfordert ein Aussetzen des Mittels. Auch kamen wiederholte Nasenblutungen bei einzelnen Individuen, und bei einigen anderen kleine Lungenblutungen (in ca. 10 pCt.) zur Beobachtung. Selten sind Kopfschmerzen während der Inhalation.

Wird auf diesem Wege ein Uebermaass der Säure aufgenommen, so kann es zu unangenehmen, einen Tag und länger anhaltenden allgemeinen Symptomen kommen, wie: Uebelkeit und Erbrechen, Kopfschmerzen, Schwindel, allgemeiner Schwäche, Ohrensausen, Sehstörungen, Brennen vom Munde bis zum Magen, Koliken und Durchfällen. Aehnliches kann nach innerlicher Aufnahme des Mittels eintreten.

Fluorammonium. Fluornatrium. Es erscheint nothwendig das Fluorammonium gegen Milzhypertrophie nach der Mahlzeit nehmen zu lassen, weil sonst mancherlei Magen- und Darmbeschwerden beobachtet werden[3]. So tritt meist zuerst Uebelkeit ein. Dieses Symptom fehlt, wenn erst eine gewisse Gewöhnung eingetreten ist. Darmreizung, Diarrhoe, oft auch, wie behauptet wird, ein stechender Schmerz in der Milz machen sich bemerkbar, während der Puls verlangsamt erscheint. Auch das Fluornatrium erzeugt locale und entferntere unangenehme Nebenwirkungen, wenn die Dose von 0,015 g überschritten wird. Es folgt dann Erbrechen. Nach 0,25 g, die in Lösung in den Magen gebracht wurden, entstanden Magenschmerzen, Nausea, Salivation und Pruritus am ganzen Körper mit Ausnahme von Kopf und Hals.

Acidum boricum.

Den früheren Beobachtungen nach sollte die Borsäure in ein- oder mehrmaligen Gaben ein für den menschlichen Organismus indifferentes

---

1) Polyák, Pester med.-chirurg. Presse. 1889. No. 5.
2) Gager, Deutsche med. Wochenschr. 1888. p. 596.
3) Lucas, The Practitioner. 1887. I. p. 421.

Mittel sein. Wir wissen jetzt, dass nach jeder Art ihrer Anwendung, besonders aber nach Einspritzung in Körperhöhlen schwere und selbst tödtliche resorptive Nebenwirkungen vorkommen können, leichtere auch dann, wenn Nahrungsmittel, denen zum Zwecke der Conservirung kleine Mengen Borsäure zugesetzt sind, längere Zeit hindurch genossen werden. So wurden z. B. Krankheitserscheinungen nach dem häufigeren Genusse von mit Borsäure versetzter Milch beobachtet.

Oertliche Nebenwirkungen.

Vor der Borsäurebehandlung in Fällen mit enger und hochgelegener Perforation des Trommelfelles, sowie bei acuten Mittelohreiterungen wurde gewarnt, weil dadurch die Retention des Eiters begünstigt und secundäre Periostitis am Warzenfortsatz und heftige Entzündung veranlasst würde. Obschon dies auch bestritten worden ist, so steht doch fest, dass es allerdings seltene Ausnahmefälle giebt, in denen die Borsäure nicht vertragen wird. Wo die Paukenhöhle weit offen vorliegt, sieht man bei einzelnen Menschen der Insufflation jedesmal eine starke, seröse Secretion folgen; auch ziemlich heftige und andauernde Schmerzen sind in einigen Fällen regelmässig darauf eingetreten, mehrfach bei ausgedehnter Necrose der Paukenhöhlenwandungen, ausnahmsweise aber auch bei einfacher chronischer Mittelohreiterung mit ausgedehntem Trommelfelldefect. Es ist ferner mit Recht darauf hingewiesen worden, dass die Aufblasung der Borsäure auf alte abgelagerte Secrete ungünstige Folgen haben kann[1]).

Noch unangenehmer ist die Reaction der Haut des äusseren Gehörganges, welche bei einzelnen Kranken zu beobachten ist. Nach ein- oder mehrmaliger Einblasung entsteht Schwellung und seröse Exsudation von den Gehörgangswänden. Manchmal erscheinen einzelne runde, weisse Plaques, die sich unter dem Mikroskop aus junger aufgelockerter Epidermis zu erkennen geben. Diese Dermatitis kann weiter greifen und in Form eines acuten Eczems mit starker Schwellung allmählich die ganze Gesichtshälfte einnehmen. Meist tritt diese Unverträglichkeit schon nach kurz dauernder Behandlung zu Tage, manchmal aber auch erst, nachdem das Medicament jahrelang ohne üble Erscheinungen vertragen wurde. Dass hier eine directe Abhängigkeit der Hautaffection von der Borsäure besteht, davon kann man sich dadurch sicher überzeugen, dass das Eczem oder mindestens die entzündlichen Erscheinungen im Gehörgange in solchen Fällen jedesmal von Neuem auftreten, so oft man wieder zur Borsäurebehandlung zurückkehrt. Es sind individuelle, nicht von der Krankheit abhängige Verhältnisse, welche diese eigenthümliche Reaction der Haut bedingen. Auch in der Umgebung von Wunden, die mit pulverförmiger Borsäure behandelt wurden, kann ein Eczem entstehen und sich von dort weiter verbreiten. Nach Einbringung von pulverförmiger Borsäure in die Vagina entstanden hier neben schweren resorptiven Symptomen brennende Schmerzen; es floss eine corrodirende, die Vulva entzündende Flüssigkeit aus ihr aus, und in einem Falle kam es zur Abstossung necrotischer Theile der Vaginalschleimhaut.

---

1) Hartmann, Die Krankheiten des Ohres. 1892. p. 198.

Resorptive Nebenwirkungen.

Am häufigsten gab bisher die äusserliche Anwendung der gelösten Borsäure zu antiseptischen Einspritzungen in Körperhöhlen oder der Bor-Pulververband zu resorptiven Nebenwirkungen Anlass. Der Grund liegt in den relativ hohen Dosen, die hierbei gebraucht werden. Noch immer sind vielen Aerzten die Gesetze der Resorption unbekannt, und so kann die Vorstellung Platz greifen, dass auf Schleim- und seröse Häute jede beliebige Menge eines solchen Mittels aufgebracht werden kann, während gerade Lösungen auf endosmotischem Wege von den genannten Stellen aus unbegrenzt in das Blut übertreten und das Auspacken mit Borsäurepulver Wunden schafft, welche die Resorption in jeder Weise begünstigen.

Nach Einnehmen von 2—4 g zeigt sich bisweilen öfteres Drängen zum Urinlassen und vermehrte Harnausscheidung. Nach 8 g Borsäure, die in zwei Malen innerhalb einer Stunde eingenommen wurden, erfolgte $^3/_4$ Stunden nach der zweiten Dosis Nausea und Erbrechen. Für mehrere Stunden blieb noch Druck und ein Gefühl der Völle im Magen zurück. Die Assimilirung der aufgenommenen Nahrungsstoffe wird dadurch beeinträchtigt und wahrscheinlich auch eine vermehrte Abstossung von Darmepithelien oder verstärkte Abscheidung von Darmschleim veranlasst, die selbst dann noch fortdauert, wenn das Mittel nicht mehr verabfolgt wird[1]). Aus diesem Grunde scheint mir die prophylactische, länger dauernde Verabreichung der fäulnisswidrig wirkenden Borsäure bei Epidemien nicht nur unnütz, sondern sogar schädlich, insofern dadurch ein, wenn auch leichter pathologischer Zustand im Intestinaltractus geschaffen wird, welcher pathogenen Organismen zu einer Wirkung verhelfen kann.

Die äusserliche Anwendung der Borsäure für antiseptische Ausspülungen hat Nebenwirkungen, ja selbst den Tod herbeigeführt. Die Individualität scheint hier eine Rolle zu spielen, insofern sie sich auf eine langsamere oder schnellere Ausscheidung des Mittels bezieht. Von der Borsäure ist nachgewiesen worden, dass sie an und für sich langsam den Körper durch den Speichel und den Harn verlässt. Besteht nun irgend eine, wenn auch noch so leichte Behinderung der Elimination in normaler Zeit und für die genügende Menge, so wird die Anhäufung der Borsäure im Körper zu unerwünschten Wirkungen Anlass geben können. Solche wurden beobachtet nach Aufbringen undosirter Mengen auf operirte Carbunkel oder andere Wunden, nach Ausspülungen der Blase mit ca. 1 Liter einer 4 pCt., des Magens mit 300 ccm einer 2,5 pCt., der Pleurahöhle[2]) und des Rectums[3]) mit 4—5 pCt. Borsäurelösungen. Selbst bei Berücksichtigung des Umstandes, dass in solchen Fällen ein Theil der Injectionsmasse wieder abfliesst, liegen die hier gebrauchten Dosen in unzulässigen Grenzen.

Von Seiten der ersten Wege zeigten sich nach einer derartigen Resorption: Reizung der Schleimhaut der Nase und des Pharynx, Coryza[4]), belegte Zunge, Trockenheit im Munde, Schlingbeschwerden,

---

1) J. Forster, Archiv f. Hygiene. Bd. II.
2) Molodenkow, Petersburger med. Wochenschr. No. 42. 1881.
3) Bruzelius, Schmidt's Jahrbücher. Bd. 197. 1883. p. 17.
4) Spencer, Monatshefte f. prakt. Dermat. 1888. p. 500.

Schmerzen im Epigastrium und Unterleib, Erbrechen in einem Falle schon ½ Stunde nach beendigter Ausspülung, meistens mit viel Galle, Empfindlichkeit des Leibes und Durchfall. Die Symptome sprechen für eine Ausscheidung der Borsäure auf die freie Schleimhautfläche der ersten Wege. Das ebenfalls beobachtete unfreiwillige Harn- und Kothlassen hängt mit den gleichzeitig dabei beobachteten Gehirnstörungen zusammen. Als locale Reizwirkungen des unverändert ausgeschiedenen Mittels sind auch Blutharnen sowie der Tenesmus vesicalis anzusehen.

Nebenher können Störungen des Allgemeinbefindens sowie cerebrale Störungen wie: Schlaflosigkeit, Hinfälligkeit, Muskelschwäche, Gefühl von Frost und Hitze, Fieber in Verbindung mit einem Arzneiexanthem, und Kopfschmerzen auftreten. Nach Verbänden mit pulverförmiger Borsäure oder Ausspülungen von Körperhöhlen zeigte sich neben anderweitigen Nebenwirkungen Somnolenz, oder auch Kopfweh, ein zweitägiges Delirium, mit Hallucinationen des Gesichts und Gefühls, nächtlichem Aufschrecken u. s. w.[1]) Das Sehvermögen leidet; die Sehschärfe sinkt um die Hälfte, und es besteht Doppeltsehen. Der Kranke kann anfangs noch einen Theil seines Bewusstseins besitzen, später seine Umgebung nicht mehr erkennen. Die Sprache wird unzusammenhängend, erschwert. Dieser Zustand hielt bei einem Kranken eine Woche lang an.

War die resorbirte Menge sehr gross, so ist Collaps als Nebenwirkung drohend. Er erschien z. B. nach wiederholter Ausfüllung des oberen Drittels der Vagina mit 40—50 g Borsäure[2]). Die Augen sanken ein, der Puls wurde schlecht, die Haut kühl, die Harnsecretion spärlich. Dabei bestand psychische Depression. Vereinzelt zeigten sich auch Athembeschwerden, Bronchitis, Singultus und Temperaturerhöhung, öfter eine erhöhte Pulsfrequenz, oder ohne diese: ausgesprochene Herzschwäche und allgemeine Prostration. In dieser kann der Tod selbst noch am 7. Tage nach der Aufbringung des Mittels auf Wunden, und selbst nach ergiebigster Reinigung derselben von Borsäure zu Stande kommen[3]). In manchen tödtlich verlaufenden Fällen erscheinen vor dem Ende Singultus und unwillkürlicher Abgang von Harn und Koth.

Häufig bilden sich, bald im frühen, bald nach längerem Gebrauch mit oder ohne Schwellung der befallenen Theile resorptive Hautausschläge. Sie bleiben ca. 4—6 Tage lang bestehen, und stellen sich als Erythem, Urticaria, Purpura, Dermatitis und Eczem[4]) dar. Diese Formen können für sich allein bestehen, oder einander ablösen. Es kommt auch vor, dass die Ausschlagsform bei mehrmaliger Verabfolgung wechselt, so dass z. B. zum ersten Male ein Erythem, später eine leichte Purpura entsteht.

Das Erythem kann im Gesicht zuerst erscheinen und sich von hier auf den Stamm und die Extremitäten fortsetzen, oder anfangs rubeolaartig am Rumpf, oder in der Inguinalgegend, oder auch an verschiedenen Körperstellen gleichzeitig auftreten. Es wechselt in der Intensität der Röthe, in der Ausdehnung und Configuration. Während z. B. in einem Falle der Ausschlag am Gesicht, am Halse, der Achselhöhle confluirend,

---

1) Lemoine, Gazette médic. de Paris. 1890. 3. Mai. p. 205.
2) Welch, New York Medical Record. 1888. 3. Nov.
3) Branthomme, La France méd. 1896. Févr.
4) Fére et Lamy, N. Iconogr. de la Salpetrière. 1889. II. 305.

an Brust, Armen, Bauch, Rücken, Gesäss und Beinen mehr disseminirt erschien, fehlte er ganz an den Volarseiten der Hände, sowie an den Füssen. Die Haut der behaarten Theile war von normaler Beschaffenheit. Während das Erythem, das vereinzelt auch als papulös beschrieben wird, noch theilweise besteht, können sich local z. B. an den Unterschenkeln stecknadelknopfgrosse Petechien herausbilden und ausserdem kurz darauf eine Urticaria die Haut befallen. Aber die Urticaria kann auch ebenso wie eine Purpura als einzige Hautaffection auftreten und das Erythem sich nur mit einer Purpura vergesellschaften. Die Dauer des Erythems betrug in einem Falle 12 Tage. Mit oder ohne Abschuppung kann dasselbe schwinden.

Natrium biboracicum.

Die Handelspräparate des Borax sind meist nicht chemisch rein, sondern enthalten Thonerdeverbindungen, Blei oder Soda. Die Unschädlichkeit des chemisch reinen Borax ist mehrfach behauptet worden. Auch sollte die mit Borax bewerkstelligte Fleischconservirung niemals schädliche Wirkungen haben, ja es sollte sogar die Assimilation des Fleisches durch den Boraxzusatz erleichtert werden. Beides ist unrichtig.

Die Nebenwirkungen, die bei der internen Anwendung beobachtet wurden, bestehen wesentlich in Hautveränderungen. Nach Aufnahme grösserer Mengen von Borax während einiger Zeit werden die Haut und die Schleimhäute trocken; die erstere verliert ihre Fettigkeit; die Haare werden ebenfalls trocken und fallen aus. Diese Alopecie kann sich über den ganzen Körper ausdehnen. Die Nägel können streifig werden und Entzündung des Nagelbettes entstehen. Wird der Borax ausgesetzt, so wachsen auch die Haare oft reichlicher wie früher und bisweilen auch wellig.

Von eigentlichen Ausschlägen kamen bei dazu disponirten Menschen, besonders Epileptikern, vor: 1. Erythem. Dasselbe ähnelt bald der Rubeola, bald dem Scharlachausschlag. 2. Papeln in verschieden grosser Verbreitung über den Körper; sie jucken und heilen mit kleinen Schuppen oder grossen Fetzen. 3. Impetiginöser Hautausschlag (Impetigo figurata). Er eschien zuerst am Oberschenkel, griff immer weiter in grösseren Flächen um sich und bedeckte sich mit Krusten, die sich schuppenweise ablösten. Zwei Monate lang blieb der Ausschlag an einem Oberschenkel allein bestehen, dann zog er sich auf den Unterschenkel desselben Beines herab und zuletzt auch noch auf den anderen Unterschenkel herüber, wo die Pusteln noch 6 Monate seit dem ersten Ausbruche, mit dicken Krusten zum Theil bedeckt und in ihrem Umkreis schmerzhaft entzündet standen, während am Oberschenkel der Process unter Zurücklassung dunkelrother Flecke abgelaufen war. Erst 8 Monate nach dem ersten Ausbruche war die Affection abgeheilt. Diese Ausschlagsform ist wahrscheinlich identisch mit der auch als Eczem bezeichneten, meist zuerst am Rumpf auftretenden und von dort aus weiter vorrückenden Hautaffection. 4. Psoriasis. Dieselbe trat in zwei Fällen nach achtmonatlichem resp. zweijährigem Gebrauche von anfangs 2,7 g Borax gegen Epilepsie auf[1]). Das Gesicht blieb von dem Ausschlag verschont. Vor-

---

1) R. Gowers, The Lancet. 1881. II. 24. Sept. p. 546.

zugsweise wurden die Arme auf der Extensions- und Flexionsseite befallen, in geringerem Grade die Beine und der Rumpf. Die Flecken hatten einen Durchmesser bis ca. 3,7 cm. Die Uebereinstimmung derselben mit gewöhnlichen Psoriasisplaques war sehr gross, nur die Schuppen hatten ein anderes Aussehen wie bei Psoriasis. Der Gebrauch von Arsen beseitigt den Ausschlag schnell, ja man soll sogar im Stande sein, bei gleichzeitigem Arsengebrauche den Borax weiter fortbrauchen lassen zu können. 5. Furunculosis. Dieselbe vereinigt sich besonders mit allgemeinen Ernährungsstörungen.

Gelegentlich erscheinen auch Myositis des M. sternocleidomastoideus sowie Oedeme ohne Störungen in den Nieren. Die Zunge wird roth, von Epithel entblösst, die Lippen werden trocken und rissig, und die Conjunctivae röthen sich.

Mit oder ohne Ausschläge können gewisse cachectische Zustände nach langem Boraxgebrauch auftreten, die bedenklich sind, z. B. Abmagerung, Oedem der Glieder, wachsbleiche Hautfarbe, Blässe der Schleimhäute, Appetitlosigkeit, Albuminurie mit Oedemen. Dieselben halten noch lange nach dem Aussetzen des Mittels an.

Natrium tetraboricum. Dieses für Ohrerkrankungen benutzte Mittel kann im äusseren Gehörgang Excoriationen und Sugillationen, angeblich nur durch die mechanische Wirkung der harten, spitzigen Kristalle der Substanz, erzeugen, und dadurch ev. zum Auftreten von Erysipelas Anlass geben[1]).

Kalium permanganicum.

Die Einspritzung einer starken Lösung von übermangansaurem Kalium (0,7 g : 200 Wasser) gegen Gonorrhoe erzeugt heftige Schmerzen und Verstärkung des eitrigen, serösen Ausflusses mit Beimengung von Blut. Die Schmerzen können 14 Tage, und die Blutungen noch einige Wochen anhalten. Die Eigenschaft leicht Blutungen zu erzeugen ist nach Gebrauch von 2 pCt. Lösungen auch auf anderen Schleimhäuten und Wunden beobachtet worden. Die Vernarbung der letzteren wird dadurch gehindert[2]). Auf impetiginös erkrankten Hautstellen rufen concentrirte Permanganatlösungen ein brennend klopfendes Gefühl hervor, und die geätzten Stellen bedecken sich mit einem schwarzen Schorfe.

Wegen Entzündungsgefahr ist die innerliche Verordnung von Kalium permanganicum mit Extr. Millefolii oder Ferrum reductum zu unterlassen. Die innerliche Verwendung von Lösungen dieses Salzes ist deswegen unzweckmässig, weil beim Contact mit der Schleimhaut der ersten Wege, den Secreten und dem Mageninhalte eine mehr oder minder grosse Zerstörung desselben durch Reduction eintritt. Das Gleiche findet zum Theil schon in einer aus Pflanzentheilen bestehenden Pillenmasse statt, die mit übermangansaurem Kalium angestossen wird. Mann müsste deswegen die Pillengrundlage aus Vaselin (2 Th.), Paraffin (1 Th.), Kaolin (3 Th.) darstellen, welcher dann in geeigneter Weise die berechnete Menge von Kaliumpermanganat hinzugefügt wird. Aber wenn auch solche Pillen im Allgemeinen besser vertragen werden als Lösungen, so treten doch nach deren Gebrauche in manchen Fällen Nebenwirkungen auf.

---

1) Max, Intern. klin. Rundschau. 1892. p. 53.
2) Blache, Bullet. de l'Acad. impér. de Médec. T. XXVIII. 1862. p. 823.

Lösungen werden ungern genommen. Die Zunge erhält davon nach einiger Zeit einen braunen Belag. Oft treten Ekel, Uebelkeit und Erbrechen ein. Es kann keinem Zweifel unterliegen, dass die Individualität des Kranken hierbei von Bedeutung ist, insofern einige Individuen 0,2 g und mehr ohne Nebenwirkungen nehmen können.

Nach dem Pilleneinnehmen klagen die Kranken häufig über einen heftigen anhaltenden Schmerz über dem oberen Theil des Sternums, als ob sich dort etwas befände, was nicht heruntergleiten könnte. Aber der Schmerz wird nicht durch die Pille als solche hervorgerufen, da die gleiche Klage auch bisweilen nach Verschlucken von Lösungen des Kaliumpermanganats gehört wird. Der Schmerz wird als brennend bezeichnet, und war in einem Falle so stark, dass die betreffende Patientin sich jedesmal zu Bett legen musste. In einigen Fällen strahlte er in unerträglicher Weise vom Schlunde bis zum Magen aus, nachdem nur 0,12, ja auch nur 0,06 g des Mittels in Lösung eingeführt waren. Hierbei kam es auch zu Vermehrung und Schwäche des Pulses und ausgesprochenen anderweitigen Collapserscheinungen.[1]) Nach der antidotarischen subcutanen Anwendung des Permanganats (4 : 30 Wasser) gegen Morphinvergiftung erschienen nach 25 Minuten Cyanose, Collaps, Aufhören der Athmung und des Pulses und röthlich gefärbter Schaum vor dem Munde[2]). Von besonderem Interesse ist die mehrfache Beobachtung, dass nach Kaliumpermanganatgebrauch Abort erfolgte, in einem Falle nach mehreren Dosen von 0,12 g, die in Kapseln genommen waren und anfangs Erbrechen hervorriefen, in einem anderen[3]) nach Einnehmen von je 0,12 g drei Mal täglich und Fortsetzen dieser Medication über einige Tage. In beiden Fällen handelte es sich um ein- resp. zweimonatliche Schwangerschaft, von der die Frauen nichts wussten.

Formaldehydum solutum.

Eine ca. 40 proc. Lösung des Formaldehyd CH_2O (Formalin) ruft eine Art von Lederbildung auf thierischer Haut hervor. Es entstehen Ausschläge, Nekrose ohne Eiterung und ev. Schmerzen. Die Pinselung des weichen Schankers mit Formalin erzeugt die letzteren für Stunden, so dass es für Viele gerathener erschien, das Mittel für diese Zwecke nicht zu gebrauchen. Als man noch von der Sterilisation mit Formalin befeuchtete Instrumente in die Urethra einführte, entstand für 24 Stunden acute Urethritis mit starker Schwellung des Penis. Gurgelungen oder Pinselungen mit Verdünnungen über 0,6 pCt. veranlassen einen unangenehmen Geschmack und Brennen im Halse, und viel stärkere Lösungen rufen Glottiskrampf hervor. Gut vertragen scheinen nur Lösungen von 0,06 pCt. zu werden, deren Wirkung aber nicht zufriedenstellt.

Auch in Dampfform reizt das Mittel alle erreichbaren Schleimhäute und erzeugt deswegen Niesen, starke Absonderung der Nasenschleimhaut, Augenthränen und Bronchitis.

Dass dem Formaldehyd auch allgemeine Giftwirkungen, die bedeutender als die der Carbolsäure sind, zukommen, ist erwiesen, und es ist sehr leicht möglich, dass sich dieselben beim Einathmen grösserer Mengen seines Dampfes, z. B. in Zimmern, die damit desinficirt wurden, ausbilden können. Bei Thieren entsteht u. A. Parese der Beine. Der unangenehme Geruch des Mittels kann durch Entwicklung von Ammoniakdämpfen beseitigt werden.

---

1) Bidwell, Boston medical and surgic. Journ. Vol. CXV. 1886. II. p. 147.
2) Körner, Deutsche med. Wochenschr. 1896. No. 14.
3) Mann, The Therapeutic Gazette. 1887. p. 356.

Hydrogenium peroxydatum.

Wasserstoffsuperoxyd stellt in concentrirter Lösung eine syrupartige Flüssigkeit dar, welche die Fähigkeit besitzt, die Haut zu verätzen. Es entstehen weisse Aetzplaques. Einbringung concentrirter Lösungen derselben in die Nase in zerstäubter Form kann leicht Blutungen erzeugen.

Die fäulnisswidrige, schlechte Wunden zur Granulation anregende Eigenschaft des Wasserstoffsuperoxyds hat zu dessen vereinzelter Anwendung für chirurgische Zwecke geführt. Der Gehalt des im Handel vorräthigen, gelösten Präparates an reinem Wasserstoffsuperoxyd schwankt von 2—10 pCt. Die unangenehmen localen und allgemeinen Wirkungen, die nach subcutaner Beibringung bei Thieren entstehen können, sind zahlreich. Bei Hunden ist unter Anderem danach Glycosurie beobachtet worden. Bei Menschen kam durch Anwendung von Wasserstoffsuperoxyd zu subcutanen Injectionen der Tod zu Stande[1]). Um eine nach Rippenresection zurückgebliebene Fistel schneller heilen zu lassen, wurden, da diese Behandlung in ähnlichen Fällen gute Resultate geliefert hatte, 6 subcutane Injectionen von je 8 ccm einer 3 pCt. Lösung von Wasserstoffsuperoxyd verabfolgt. Nach der 7. Injection klagte der Kranke über Schmerzen und Schwächegefühl; der Puls setzte aus, die Respiration wurde mühsam, Tenesmus und Cyanose traten auf und nach 10 Minuten erfolgte der Tod. Wasserstoffsuperoxyd, das in Berührung mit thierischem Gewebe sich in Wasser und freien Sauerstoff spaltet, erzeugt im Unterhautzellgewebe ein Sauerstoffemphysem, und erleidet, wenn es in die Gefässbahn eingeführt wird, zu einem grossen Theile die analoge Zersetzung. Die Anschauung, dass gar kein Wasserstoffsuperoxyd innerhalb der lebenden Gefässwand zersetzt wird, ist nicht richtig. Im vorliegenden Falle ist der Tod sicherlich indirect durch Einführung des Mittels in den Blutstrom, direct durch Entwickelung von Sauerstoff und dadurch bewirkte Embolie zu Stande gekommen. Dafür spricht die Plötzlichkeit der Erscheinungen und die Art der Symptome. Dass bei der erst nach 48 Stunden vorgenommenen Section keine Luftblasen im Herzen und nur in der Vena hepatica wahrgenommen wurden, beweist nichts gegen diese Annahme.

Kohle.

Der äusserliche Gebrauch des Kohlenpulvers als Zahnreinigungsmittel ruft nach längerer Zeit nicht selten einen schwarzen Saum am Zahnfleische hervor, der seine Entstehung dem Eindringen kleiner Kohlenpartikel in dasselbe verdankt. Die mikrochemische Untersuchung an einem herausgezupften Stückchen des Saumes lässt diesen von dem ähnlich aussehenden Bleisaum unterscheiden, insofern die Kohlenpartikelchen in concentrirter Salpetersäure unlöslich sind, das Schwefelblei des Bleisaumes sich löst.

Bei der innerlichen Verabfolgung der Kohle als Pulver oder als Holzkohle-Bisquit sind einige unerwünschte Wirkungen beobachtet worden. Einer älteren Angabe nach macht die Kohle Fettleibigkeit und Verfettung der Leber. Letzteres ist indess auch nicht einmal bei Thieren nachgewiesen worden. Dagegen scheint dies Mittel in menschlichen Cadavern, die damit behandelt wurden, die Umwandlung von Muskeln in Adipocire herbeizuführen oder zu befördern. In Versuchen an Gesunden liess die Thierkohle Appetitmangel und Verdauungsbeschwerden als Wirkung erkennen, und ähnliches wird auch von der therapeutischen Anwendung in kleinen Dosen (0.2 g) bei Kranken berichtet, wo sich alle Zeichen des Gastricismus einstellten. Es ist wahrscheinlich, dass hierbei die Fähigkeit der Kohle, auch das Pepsin zu absorbiren und eine wirksame Verdauungsflüssigkeit unwirksam zu machen, in Thätigkeit trat. Auch Durchfälle kommen dadurch zu Stande.

---

1) Laache, The Lancet. 1886. Vol. II. 9. Octob.

Bei Schwangeren soll das Mittel wegen einer starken Einwirkung auf den Uterus mit Vorsicht gegeben werden. Die Milchabsonderung stellte sich in einem Falle nach dem Abstillen unter Verabfolgung der Kohle wieder her. Eigenthümlich ist die Angabe, dass mehrfach bei Gesunden und Kranken durch Kohlegebrauch schmerzhafte Knoten in den Brüsten, Verhärtung und Anschwellung der Ohren- und Kieferdrüsen — Veränderungen, die mit dem Aussetzen des Mittels wieder von selbst verschwanden — entstanden seien. Wenn auch experimentell nachgewiesen wurde, dass verfütterter, in Wasser suspendirter Kohlenstaub bis in das Blut der Mesenterialvenen, der Vena portae, der rechten Herzhälfte, der Leber und Milz gelangen kann, so ist doch — besonders noch in Anbetracht des baldigen Wiederverschwindens der angeführten Drüsenschwellungen — nicht an ein massiges Hineingelangen von Kohle in diese Theile als ausschliesslicher Erkrankungsursache zu denken. Ausserdem wird noch über einen „kupfrigen" Ausschlag berichtet, der im Gesicht erschien und sich in einem Falle mit kleinen, erbsengrossen Furunkeln vergesellschaftete.

Calciumcarbid (CaC_2) liefert bei Berührung mit Wasser **Acetylen** (C_2H_2). Um eine Desodorirung und Blutstillung von Uteruscarcinomen durch das letztere herbeizuführen, brachte man Calciumcarbid an oder auf die Geschwulst. Die Gasentwicklung wird in eigenthümlicher Weise empfunden, zugleich aber auch dadurch erzeugtes Brennen, lange anhaltende Schmerzen und Durchfall.

Saccharin.

Das Benzoësäuresulfinid ($C_7H_5NSO_3$) enthält oft einen hohen Procentgehalt an Parasulfaminbenzoësäure und Orthosulfobenzoësäure, jedenfalls aber kaum zur Hälfte wirklich reines Saccharin[1]). Die Parasulfaminbenzoësäure durchläuft den Thierkörper ohne eine Zersetzung zu erleiden und erscheint im Harn. Saccharin erscheint bereits nach $1/2$ Stunde im Harn, nach $2^1/_2$ Stunden nur noch in geringen Mengen, und nach 24 Stunden ist es ganz geschwunden. Experimentell wurde dargethan[2]), dass die Umwandlung der Stärke durch das Ptyalin bei Gegenwart von Saccharinpulver gehemmt wird. Neutralisirt man das Saccharin oder verwendet dessen Natronsalz, dann geht die Zuckerbildung normal vor sich. Ebenso hindert das Saccharinpulver die künstliche Pepsinverdauung, angeblich weil das Pepsin in Folge seiner Eigenschaft an feinen Niederschlägen zu haften, durch das schwer lösliche, specifisch ziemlich leichte und sich daher nur langsam senkende Saccharinpulver mitgerissen wird, und erst in dem Grade, als letzteres zur Lösung kommt, seine Wirkung zur Geltung bringen kann.

In entsprechender Weise wurde auch eine Behinderung der Stärke-Umwandlung und Eiweissverdauung bei Menschen nach 0,5—1 g Saccharin beobachtet, so dass nach 6 Stunden die Verdauung noch nicht beendet war. Die für diese unangenehme Nebenwirkung gegebene Erklärung kann nicht die allgemein zutreffende sein, weil sonst die Verdauungsstörungen nach Zufuhr unlöslicher, pulverförmiger Medicamente viel häufiger beobachtet worden wären, als es thatsächlich der Fall ist. Vielmehr sehe ich den Grund dieser Verdauungshemmung in einer cellularen Einwirkung des Saccharins auf den Magen. Ich glaube, dass jeder Stoff, der pilzliche Lebewesen tödtet oder in ihrem Wachsthum oder ihrer Entwicklung schädigt, bei gewisser Dosirung auch einen Schädiger für gewisse menschliche Körperzellen darstellen kann. Dass das Natronsalz des Saccharin scheinbar nicht schädlich ist, liegt in dessen schneller Resorption, während das Saccharin selbst durch langsame Lösung Zeit hat, ev. Schädigung in genügender Breite hervorzurufen. Saccharin ist

---

1) Salkowski, Archiv f. pathol. Anatomie. Bd. CX. H. 3; CXX. H. 2.
2) Petschek u. Zerner, Centralbl. f. die ges. Therapie. 1889. VI.

kein Gewürz, sondern ein Medicament, wenn man schon eine solche Trennung vornehmen will. Es sollte nicht nur für Getränke und Fruchtsäfte, sondern auch für Backwaren verboten werden.

Bei Diabetikern wurde das Saccharin als Zuckerersatz zu 0,25—1,0 g verabfolgt. Bei einzelnen dieser Kranken wurden: nicht angenehmer Nachgeschmack, Schmerzen im Magen und im rechten Hypochondrium, Appetitverlust, Diarrhoe, stärkere Fettausscheidung und Abmagerung nach langem Gebrauche beobachtet[1]). Ein Diabetiker bekam nach 12—15 Dosen Saccharin am fünften Tage eine so starke Uebelkeit, dass er den Gebrauch des Mittels aussetzen musste. Alles, was er zu sich nahm, schmeckte ihm, auch wenn kein Saccharin darin enthalten war, süss, selbst seine Pfeife[2]). Die Empfehlung gegen Cystitis ist dann werthlos, wenn der Harn alkalisch ist. Diese Alkalescenz hebt die antiseptische Wirkung des Saccharin auf[3]).

Dulcin. Das Phenetolcarbamid erzeugt bei Thieren Störungen des Allgemeinbefindens und Icterus. Deshalb sollte das Mittel gar nicht oder mit Vorsicht bei Menschen gebraucht werden.

Creolin. Unter diesem Namen kommt eine braune, Kresole enthaltende Flüssigkeit in den Handel. Nachahmer dieses werthvollen Abfallpräparates scheinen ebenfalls noch dabei zu reüssiren. Eine geschäftige, auch ärztliche Reclame posaunte nicht nur besondere Tugenden des Präparates in die Welt, sondern behauptete auch, dass ihm unangenehme Wirkungen ganz fehlten. Beides ist falsch. Das Mittel ist in dem Zustande, in dem es verkauft wird, eines der schlechtesten, mit Nebenwirkungen reichlich versehenen Antiseptica. Es genügt anzugeben, dass nach Anwendung desselben gesehen wurden: Schwindel, Kopfschmerzen, klonische Krämpfe, tiefer Collaps, Uebelkeit, Würgen, Erbrechen mit dem Geruche nach Creolin, wodurch eine Ausscheidung in den Magen, z. B. nach Einspritzung in den Uterus erwiesen ist, Diarrhoe, Appetitlosigkeit, Eczem und scarlatinöse Ausschläge mit Jucken und Brennen der Haut auch wohl mit Fieber, Beschleunigung und Kleinheit des Pulses, Blasenkrämpfe[4]), Verfärbung des Harns wie nach Carbolgebrauch, Albuminurie, Cylindrurie und Pyurie.

Lysol. Diese ebenfalls Kresole enthaltende und unbegreiflicher Weise auch auf Kliniken gebrauchte Flüssigkeit hat sehr oft Nebenwirkungen und vereinzelt den Tod veranlasst. Schon Pferde, die mit einer 2 pCt. Lösung gegen Läuse gewaschen werden, erkranken mit Krämpfen oder verenden auch durch eine Pneumonie, um wieviel eher Menschen oder gar Kinder. Ein zehn Monate altes Kind, dem eine Brandwunde mit Lysol verbunden worden war, starb nach 2 Stunden. An der Haut z. B. des Penis, können Blasen auf ödematöser Grundlage, oder auch in der Umgebung der damit behandelten Stellen ein Erythem entstehen, selbst nach Gebrauch einer 2 pCt. Lösung. Unverdünntes Lysol hat mehrfach Verätzung der Haut, die erst in Wochen heilte, veranlasst. Die wirksamen Bestandtheile auch dünner Lösungen werden von der Haut aus resorbirt, und können Bewusstlosigkeit und Krämpfe, Albuminurie etc. erzeugen.

Oxychinaseptol (Diaphterin) ruft an Wunden bei manchen Menschen Brennen hervor. Ich glaube, dass eine weitere Anwendung auch phenolähnliche, resorptive Nebenwirkungen schaffen wird.

---

1) Constatin Paul, La Semaine médicale. 1888. p. 273. — Hogarth, Brit. med. Journ. 1897. I. p. 715.
2) Hedley, Brit. med. Journ. 1888. I. p. 296.
3) Dougall, Glasgow medical Journal. 1888. p. 292.
4) Münstermann, Ueber das Creolin (Pearson). 1895. p. 38.

V. Diuretica. Cardiaca.

Digitalis purpurea. Digitalin. Digitoxin.

Der rothe Fingerhut gehört seit dem Ende des 18. Jahrhunderts zu dem festesten, nothwendigsten Bestande der Arzneimittel und ist unentbehrlich. Unserem Jahrhundert war es vorbehalten die Wirkung bei gewissen Herzkrankheiten sowie deren Mechanismus aufzuklären. Eine Fülle von einzelnen Thatsachen über die Eigenschaften dieser Pflanze und ihrer wirksamen Bestandtheile sind zu berücksichtigen, falls man sie arzneilich gebrauchen will. Unkenntniss derselben rächt sich! Die folgenden Zeilen sollen das Wesentliche kennen lehren.

Der rothe Fingerhut, eine zweijährige Pflanze, kommt kultivirt und wildwachsend vor. Die Blätter des ersteren sind im Gegensatz zu dem letzteren nicht behaart und werden nicht benutzt. Im Juni und Juli blüht die Pflanze und erreicht in dieser Zeit, besonders wenn sie einen sonnigen Standplatz hatte, in ihren Blättern den Höhepunkt ihrer Wirksamkeit. Dies gilt aber nur vom zweiten Vegetationsjahr. Blätter des ersten Vegetationsjahres sind, wenn auch nicht ganz unbrauchbar, so doch minderwerthig und deshalb auszuschliessen. Auszüge solcher Blätter gelatiniren stark, während die des zweiten Vegetationsjahres einen geringen Gehalt an Pectinstoffen haben und deswegen nicht gelatiniren. Nicht vollkommen wohl ausgebildete Blätter sind zu verwerfen. Früher liessen einige sehr sorgfältige Darsteller sogar die Mittelrippe des Blattes entfernen. Sie sollen vor Licht und Feuchtigkeit geschützt in ganzem Zustande, und nicht gepulvert vorräthig gehalten werden. Soviel soll nur gepulvert werden, als jedesmal gebraucht wird. Aufgüsse dürfen nicht aus dem ganzen Blatte, sondern nur aus dem Pulver bereitet werden. Blätter, die auch sehr sorgfältig aufbewahrt wurden, sind nach einem Jahre zu vernichten, da ihre Wirksamkeit dann geschwunden ist. Es scheint, als wenn in sehr heissen Sommern die Digitalis weniger wirkungsvoll werde.

Auszüge eines guten Präparates schmecken widerlich bitter und besitzen einen eigenartigen, charakteristischen Geruch. Fehlt dieser Geruch oder ist er nicht deutlich ausgesprochen, so ist auf Verwendung einer untauglichen Droge zu schliessen. Statt eines Infuses wird vielfach eine Maceration verordnet. Von den Bestandtheilen steht Digotonin dem Saponin nahe und besitzt keine, dagegen Digitaleïn und Digitalin ausgesprochene Digitaliswirkung und Digitoxin, der wirksamste Antheil, kann schon zu 0,002 g beim Menschen sehr intensive Zufälle erzeugen. Digitoxin findet sich neben Digitalin und Digitaleïn in Tinct. alcoholica,

Pulv. fol. Digital., Pilul. Digital. und Acetum Digitalis und vorzugsweise im Digitalinc Nativelle. Dagegen gehen Digitalin und Digitaleïn über in ein Infus. Digitalis, Extr. Digital. aquos. und fast nur Digitaleïn in eine Maceratio fol. Digitalis. Da das lösliche Digitaleïn durch Gerbsäure gefällt wird, so sind diese, sowie Pflanzenstoffe, welche die letztere enthalten, bei der Verordnung zu vermeiden. Unzweckmässig ist es, Morphin zugleich mit Digitalis zu verordnen. Der Anwendung von Klystieren in Fällen der Intoleranz bei Einführung in den Magen steht nichts im Wege. Der Gebrauch der reinen Bestandtheile der Digitalis hat sich bisher in Deutschland noch nicht sehr einzubürgern vermocht, weil ihre Wirkungen nicht zuverlässig sind. Die käuflichen Digitaline stellen nicht immer einheitliche Stoffe dar. Wahrscheinlich sind sogar die Präparate derselben Fabrik nicht immer gleich. Man kann daher auch keine gleichmässig starke Wirkung von ihnen erwarten. Gegenüber der Ansicht, dass amorphe Digitaline zu verwerfen sind, weil sie z. B. nicht diuretisch wirken, und nur kristallinische Präparate so gut wie ein Digitalis-Infus oder eine Digitalis-Maceration sind, wird behauptet, dass auch ein amorphes Präparat gebrauchsfähig sei, wenn es ganz in Chloroform löslich ist.

Wirkungsart, Wirkungsbreite und Contraindicationen.

Die Digitalis kann Unheil in der Hand des Unerfahrenen, Segen in der des Kundigen schaffen. Sie kann das wild schlagende Herz beruhigen und die vorhandene Unruhe in's Ungemessene steigern, Asystolie hervorrufen und beseitigen. Ausschliesslich wird als arzneiliche Wirkung ihr sogenanntes erstes Stadium gewünscht, das wesentlich in einer Verminderung der Pulszahl und in einer Verstärkung der Spannung und Grösse der Einzelpulse besteht. Selbstverständlich soll sie bei Herzklappenfehlern nur im Stadium der Compensationsstörung gereicht werden, wenn die Herzthätigkeit beschleunigt, unregelmässig wird, die Spannung der Radialarterie sinkt, die Diurese stockt und Dyspnoë erscheint. Durch die verlangsamte Herzthätigkeit überwindet das Herz leichter die Hinderung im Kreislauf. Die Lungenvenen werden bei Mitralfehlern vom Blut entlastet und dadurch eine bessere Respiration und Abnahme der Cyanose und des secundären Bronchialcatarrhs herbeigeführt. Die von einer Verengerung des Arterienlumens wahrscheinlich unabhängige, neuerdings aber wieder behauptete Steigerung des Blutdruckes vermehrt die Harnabsonderung. Hat der erstere eine normale Höhe, so bewirkt die Digitalis gewöhnlich keine Aenderung in der Grösse der Diurese.

Die Wirkung der Digitalis auf das Herz tritt, wie schon die älteren Aerzte wussten, erst nach 12—24 Stunden, sehr häufig erst nach 36 bis 48 Stunden und bisweilen sogar erst am dritten Tage nach der Verordnung voll ein. Auch nach Einnahme von Digitalin erscheint das Maximum der Wirkung 4—6 Stunden später, hält aber den ganzen Tag über an. Bei längerem Gebrauche fällt das Maximum der Wirkung auf den 10.—14. Tag und kann nach dem Aufhören der Arzneieinnahme sich noch stark vermehren. Die Erniedrigung der Körperwärme erscheint 36—60 Stunden nach Beginn der Anwendung des Mittels[1]). Es findet

---

1) Traube, Beiträge zur Pathol. u. Physiologie. Bd. 2. Abth. 1. p. 204.

eine besonders langsame Resorption, und wahrscheinlich auch eine ebenso verlangsamte Ausscheidung statt. Dadurch ist aber die Möglichkeit für eine cumulative Wirkung gegeben. Nicht ausgeschlossen ist es, dass an letzterer auch die langsam entstehende und langsam wieder schwindende chemische Veränderung der von der Digitalis getroffenen Organe Schuld ist oder Theil hat. Zahlreiche Beobachtungen am Krankenbette lehrten, dass bisweilen nach der Anwendung kleiner Dosen dieses Mittels Erscheinungen auftreten, welche so heftig sind, dass man den Eindruck erhält, als ob auf einmal eine viel grössere Dosis wie die angewandte zur Wirkung gekommen wäre. Der Puls zeigt nach wiederholten kleinen Dosen auf einmal eine stärkere Verlangsamung, als man von der gegebenen Dosis erwarten würde, oder ist unregelmässig, klein und beschleunigt, oder es treten Schwindel, Uebelkeit, Erbrechen, Krämpfe, Schlaflosigkeit, die eine heftige Affection des centralen Nervensystems bekunden, auf. Die Thatsachen, welche auf eine cumulative Wirkung hinweisen, sind folgende: Der letale Effect sehr kleiner, gleichbleibender Dosen einige Mal hintereinander angewendet. Der letale Effect einer sonst nicht tödtlichen Dosis, wenn vorher während längerer Zeit kleinere Dosen angewendet sind. Das Auftreten einer Nachwirkung. Das Auftreten der stärksten Wirkung auf das Herz erst nach der Darreichung mehrerer gleich grosser Dosen in grösseren oder kleineren Zwischenräumen. Das Auftreten von unangenehmen Erscheinungen nach lange fortgesetzter Darreichung einer Dosis, welche beim normalen Thier sich als vollkommen unschädlich erweist.

Andererseits kann fraglos auch eine Gewöhnung, aber hauptsächlich nur seitens des Nervensystems an dieses Mittel stattfinden. So theilten schon ältere Beobachter mit, dass Benommensein, Schwindel, Schwere des Kopfes und Verdunkelung des Gesichts sich bald von selbst verlieren, auch wenn die Dosen fortgesetzt, ja selbst gesteigert werden, und führten dies auf eine Angewöhnung zurück. In anderen Fällen beobachtete man nervöse Symptome, liess diese vorübergehen und verabfolgte wieder Digitalis, ohne dass das Gleiche wiederkehrte. Auch an Thieren lässt sich ein solcher Einfluss darthun. In viel geringerem Umfange findet man eine Gewöhnung des Herzens an Digitalis.

Es geht aus diesen Auseinandersetzungen mit Bezug auf die arzneiliche Anwendung der Digitalis hervor, dass es rathsamer ist, das Mittel in grösseren Zwischenräumen und in kleinen Dosen als umgekehrt zu verabfolgen. Auch der Rath ist empfehlenswerth, dasselbe nur 3—4 Tage lang in ansteigender Dosis zu reichen[1]). Zeigt sich in den ersten 2 Tagen des Gebrauchs nicht deutlich die erwartete Wirkung am Herzen, so ist besondere Vorsicht in Bezug auf die weitere Anwendung geboten. Die Anschauungen über die Höhe der Einzeldosis resp. die in einem Turnus zu verabfolgenden Mengen sind sehr getheilt. Das Zweckmässigste scheint zu sein, täglich nur kurze Zeit hindurch etwa 0,15—0,4 g, und nicht grosse Dosen schnell hintereinander zu verabfolgen, und dann einzuhalten; denn es ist wohl möglich, dass trotz des Aufhörens dann sehr unangenehme, wenn auch nicht lebensgefährliche Nebenwirkungen auftreten. Dass alle bisherigen klinischen und experimentellen Erhebungen gegen eine Therapie sprechen, bei der, wie

---

1) Huchard, Quand et comment doit-on préscire la Digitale? Paris 1888.

man sie gegen Pneumonie empfahl, 4—8, ja selbst 6—12 g Digitalis in 24 Stunden verbraucht werden, soll nach dem Gesagten nicht nochmals erörtert werden. Selbst, wenn die Erfolge bei der Lungenentzündung dadurch glänzend wären, lassen Theorie und Erfahrung eine solche Methode nicht wünschenswerth erscheinen. Es ist zwar richtig, dass bei kräftigen Individuen auf der Höhe der Entzündung, z. B. bei der Pneumonie, eine grössere Quantität der Digitalis erforderlich ist, um überhaupt eine Wirkung zu erlangen, aber man sah auch nach Gebrauch von 6—7 g in 48—60 Stunden keine Vermehrung der Diurese und einen oft stark ausgesprochenen Collaps auftreten. Gegen das Ende fieberhafter Krankheiten reichen übrigens kleine Mengen für die Pulserniedrigung aus. Im Uebrigen sah man nach Verbrauch von 3—4 g Digitalis täglich bei Pneumonie Zunahme der Hinfälligkeit, Pulsarhythmie etc. ohne Einwirkung auf die Krankheit[1]).

Bisweilen versagt die Digitalis ganz oder theilweis, oder schafft sogar Verschlimmerung. Sehr selten ist ein solches refractäres Verhalten angeboren, kommt aber vor. Meist sind es bestimmte Krankheitszustände, die derartiges eintreten lassen. Broussais gab schon an, dass, wenn die gastrische Reizung durch Digitalis sehr stark ist, dann eine beruhigende Wirkung auf das Herz nicht oder doch nur in geringem Umfange zu Stande kommt. Andere versicherten, dass, wenn eigenthümliche Schmerzempfindungen an den Augen, Leibschmerzen u. a. m. auftreten, keine Pulsverlangsamung eintritt. Bei sehr bedeutender Gefässspannung und consecutiver Hypertrophie des linken Ventrikels, wie sie in gewissen Fällen von Arteriosclerose gefunden werden, macht die Digitalis Verschlimmerung der Beschwerden. Für Sclerose der Coronararterien kommt die Digitalis nur dann in Frage, wenn eine merkliche Dilatation des Herzens vorliegt. Bei solchen Kranken, bei denen die Pulsbeschleunigung nicht ausgeprägt ist, oder bei denen sogar starke Arhythmie herrscht, entstehen nur ungünstige Wirkungen. Digitoxin soll nicht bei hochgradigen Magen-Darmstörungen und bei Kindern nur mit grosser Vorsicht gereicht werden.

Keine Wirkung erzielt man mit Digitalis bei Palpitationen reflectorischer Natur, bei Uterusleiden, Dyspepsie, Nicotinismus, Alkoholismus, bei nervösen Tachycardien, sowie in denen bei Vagusparese, die als Folge der Compression des Vagus durch Drüsenpakete, bei Keuchhusten, chronischer Bronchitis etc. auftreten. Bei Erkrankung des rechten Herzens, Hypertrophie und Dilatation des rechten Ventrikels, abhängig von Lungenkrankheiten ist die Wirkung der Droge unsicher. Digitoxin versagte bei Myocarditis und Fettherz[2]). Ein Hinderniss für die Digitaliswirkung stellen hochgradiger Hydrops der Körperhöhlen oder starke Anasarca der Extremitäten dar. Daher soll zuvor durch Punction, Scarification, Blutentziehung oder Purgantia eine Entlastung des Körpers herbeigeführt werden. Bei Hypersystolie, wie sie namentlich bei Insufficienz der Aorta eintritt, kann Digitalis Verschlimmerung erzeugen. Ist bei Angina pectoris mit diesem Medicament ein Nutzen erzielt worden, so darf es nicht viel länger verabfolgt werden, weil wegen der Blutdrucksteigerung leicht eine Wiederkehr der Anfälle erzielt wird.

---

1) Loewenthal, Centralbl. f. die ges. Therapie. 1891. No. XI. p. 643, 644.
2) v. Stark, Münchener med. Wochenschr. 1897. No. 4.

Bei Herzmuskeldegeneration ist Schädigung von der Digitalis zu erwarten. Bei Bronchitis mit heftigen Congestionen sah man danach Beängstigungen und erschwertes Athmen auftreten [1]). Nutzlos, ja meist sogar schädlich ist sie bei acut verlaufender Lungentuberkulose. Digitalin wirkt vom Magen aus wenig oder gar nicht, vielleicht weil es durch die Magenverdauung chemisch verändert wird [2]). Aus individuellen Gründen versagte auch Digitoxin in etwa 14 pCt. bei verschiedenen Kranken, und in etwa 33 pCt. vermisste man einen Einfluss auf die Nierensecretion.

Bei der Lungenentzündung kann durch Digitalis eine Minderung der Körperwärme und eine stärkere Füllung der Arterien erwartet, und in Folge der letzteren Wirkung vielleicht eine Begünstigung des Lungenkreislaufs erzielt werden [3]). Die Erfahrung lehrte, dass mit dem Auftreten des antipyretischen Einflusses auch häufig unangenehme Wirkungen zu Stande kommen. Bei Kranken mit noch kräftiger Herzthätigkeit schaffen diese keine grossen Nachtheile, besonders wenn Erbrechen eintritt. Dagegen ist die grösste Vorsicht bei der Anwendung in solchen Fällen geboten, bei welchen bereits ein gewisser Grad von Herzschwäche besteht. Um so weniger ist das Mittel als Antipyreticum indicirt, je höher die Pulszahl ist. Die drohende Herzparalyse wird durch dasselbe bei der Pneumonie nicht verhütet, sondern scheint eher dadurch befördert zu werden [4]). Die Insufficienz der Niere gebietet Vorsicht für den Gebrauch der Digitalis.

Als Nebenwirkungen entstehen durch die Digitalis am häufigsten Magenstörungen. Es giebt Individuen, die eine auffallende Intoleranz für dieselbe zeigen. In solchen Fällen ist es rathsam, nicht durch Beharrlichkeit einen Nutzen erzwingen zu wollen, der, wenn überhaupt erhältlich, sehr theuer erkauft werden kann.

Einzelne, unerwartet eintretende Todesfälle im Verlaufe der Behandlung von Entzündungskrankheiten mit starken Digitalisaufgüssen werden mit Recht den letzteren zur Last gelegt. Aehnliches kommt sicherlich auch bei anderen Krankheiten z. B. bei Myocarditis vor. Bei einem an Herzhypertrophie Leidenden, der eine Zeit lang Digitalis genommen hatte, waren die Krankheitssymptome gewichen, als er plötzlich beim Verlassen des Zimmers todt umfiel. Aehnlich erging es einem Phthisiker, der, nachdem das Medicament bereits ausgesetzt war, wie vom Blitz getroffen, todt niederstürzte. Einen langsameren Verlauf bis zum schliesslichen Tode nahm jener Fall, in dem wegen Sehnervenatrophie drei Mal täglich 10 Tropfen ätherische Digitalistinctur zu nehmen verordnet wurden „bis Gelb- und Grünsehen" erfolgte. Der Kranke starb schon vorher, nachdem auch der letzte Rest von Sehvermögen geschwunden war [5]): Dass der jahrelange Gebrauch der Digitalis das Allgemeinbefinden tief stören kann, beweist das Vorkommen von Stoffwechselstörungen, Abmagerung, Schwindelzuständen, Störungen der Potenz u. a. m.

---

1) Schroeder van der Kolk, Observat. anat. path. Amstel. 1826. Fasc. I. p. 148.
2) Deucher, Archiv f. klin. Med. Bd. 57. 1896. p. 1.
3) Schmiedeberg, Grundriss der Arzneimittellehre. 1895. p. 172.
4) Liebermeister, Handbuch d. Pathol. u. Therapie d. Fiebers. 1875. p. 642.
5) Hauber, Münchener med. Wochenschr. 1890. 21. Oct. p. 727.

Nebenwirkungen an der Haut.

Digitalin von Homolle auf eine Vesicatorwunde gebracht, ruft eine starke Entzündung mit nachfolgendem Sphacelus der obersten Berührungszone hervor. Die subcutane Einspritzung von Digitalin macht nach Stunden oder Tagen bei einigen Kranken Schwellung, Abscesse, bei anderen Entzündung und Phlegmone, die lange Zeit zum Verheilen in Anspruch nehmen. Bisweilen treten nur spontan Schmerzen oder mehrtägige Druckschmerzen auf. Vom Digitoxin rufen sehr kleine Mengen, selbst noch $1/20$ mg, an dem Anwendungsorte heftige, brennende Schmerzen für $1/2$—4 Stunden, Röthung und ev. Oedem der ganzen injicirten Extremität oder phlegmonöse Entzündung mit darauf folgender Vereiterung hervor. Diese Eiterung kommt bei völliger Abwesenheit von Microorganismen zu Stande[1]). Schweisse entstehen bisweilen nach innerlichem Digitalisgebrauche. Die Haut fühlt sich bei Einzelnen auch wohl brennend heiss an. Sehr selten kommen Hautausschläge nach Digitalis vor. Wegen ihrer Seltenheit sind sie früher wahrscheinlich übersehen worden. Aus dem Jahre 1851 wird dieses Exanthems als „erythematöser Plaques" zuerst Erwähnung gethan. Später wurden genauere Beschreibungen geliefert. Es handelt sich entweder um ein Erythem oder eine Dermatitis, ein papulöses Exanthem oder eine Urticaria. Auch Mischformen kommen vor.

1. Erythem. Es entsteht diffuse oder fleckweise Röthung an einzelnen Körpertheilen, meist ohne Jucken, und gewöhnlich erst dann, wenn eine gewisse Menge von Digitalis in den Körper eingeführt worden ist.

2. Dermatitis erysipelatoidea. Ein Kranker, der vom vierten bis zum sechsten Krankheitstage 3,75 g Digitalis im Infus erhalten hatte, wies vier Tage nach der letzten Digitalismedication bei normaler Körperwärme eine erysipelatoide Gesichtsaffection auf, die nach weiteren fünf Tagen zu einer starken, fetzenartigen Desquamation führte.

3. Papeln. Ein bereits fieberfreier Pneumatiker, der in fünf Tagen 4,08 g Digitalis als Infus verbraucht hatte, bekam vier Tage nach der letzten Digitalisdose eine neue Fieberexacerbation und am fünften erschien am Rumpfe, an den Supinationsflächen der Vorderarme und am Rücken der Hände ein papulöses Exanthem, bestehend in ziemlich stark prominirenden, carmoisinrothen, wegdrückbaren, rundlichen Flecken, die meist zu grösseren, über dem Niveau der Haut confluirenden Plaques sich vereinigten. Am folgenden Tage begann im Gesicht die Abschuppung in ziemlich grossen Fetzen, während auf den Oberarmen und dem Halse neue Eruptionen zu beobachten waren. Nach weiteren vier Tagen war das Exanthem fast vollständig verschwunden und erst später im Verlaufe einer neu aufgetretenen typhoiden Affection ging eine Abschuppung der Haut auch am Rumpfe und den Extremitäten in grösseren Fetzen vor sich[2]). Ein analoges, über den ganzen Körper verbreitetes Exanthem fand sich auch bei einem jungen Manne, welcher gegen Endocarditis längere Zeit Digitalis genommen hatte. Als derselbe Kranke nach einem Jahre wieder das Mittel gebrauchte, trat das gleiche

---

1) Kaufmann, Archiv f. exper. Pathol. u. Pharmakol. 1889. Bd. 25. p. 397.
2) Traube, Beiträge z. Pathol. u. Physiol. Bd. II. 1. Abth. p. 130, 156, 164.

Exanthem in gleicher Intensität auf. Auch eine Mischform von Flecken und Papeln kommt vor.

4. Urticaria. In einem Falle, in welchem ein Digitalisinfus mit Kaliumacetat genommen war, entstanden erst scharlachartige Flecke, dann eine Urticaria in breiten prominenten Plaques, die stark juckten und mit Fieber, Oedem des Gesichts und der Lider einherging, in 2 bis 3 Tagen schwand, aber eine langdauernde Schuppung in grossen Fetzen hinterliess. Es folgte ferner Alopecie des Hauptes und Abstossung der Finger- und Zehennägel[1]).

5. Oedem. Schwellungen kommen auch ohne Ausschläge an den Lippen und der Zunge vor.

Es ist für das Verständniss des Zustandekommens dieser Affection nicht unwesentlich darauf hinzuweisen, dass eine aus dem Extract oder den Blättern bereitete Digitalissalbe auf die intacte Haut mehrmals eingerieben, leichtere Entzündung und Eruption eines papulösen Exanthems hervorrufen kann. Auf der von der Epidermis befreiten Haut werden jedoch stärkere Entzündungen veranlasst. Hiernach wäre es denkbar, dass beim Vorhandensein einer gewissen individuellen Disposition die Ansammlung einer grösseren Menge der wirksamen Digitalisprincipe in der Blutbahn die gleiche irritative Einwirkung auf die Haut, wie die äussere Application des Mittels hervorzubringen vermag. Es spricht hierfür der Umstand, dass meist nach beendeter Digitalisverabfolgung das Exanthem ausbrach, entsprechend dem langen Verharren der Digitalisbestandtheile im Körper nach langsamer Aufnahme.

Nach Einspritzung von Digitalin in das Unterhautzellgewebe entsteht bei Thieren und Menschen Fieber, das vielleicht nur als Folge der örtlichen Entzündung, die nach einer derartigen Beibringung kommt, anzusehen ist. Die Auffassung, dass dasselbe eine, freilich seltene Allgemeinwirkung der Digitalis darstelle, könnte sich auf die ältere Angabe stützen, nach welcher der innerliche Gebrauch des Mittels ein sogenanntes Entzündungsfieber hervorrufe.

Störungen seitens des Magens, Darms und der Nieren.

Der Geschmack von Aufgüssen der Digitalis ist immer unangenehm. Corrigentien für denselben giebt es nicht. Am allerwenigsten leistet aber in dieser Beziehung der noch immer so häufig gedankenlos verordnete Syrup. Im Allgemeinen werden die Aufgüsse am schlechtesten vertragen. Man beobachtete als Nebenwirkungen: lebhaften Durst, Trockenheit im Munde und Belegtsein der Zunge, anhaltend bittern Geschmack, sehr selten Schwellung von Zunge und Lippen. In etwa 2 pCt. der Fälle kommt ein lang anhaltender Speichelfluss vor, der einen zähen, dickflüssigen Speichel liefert. Epigastrischer Schmerz oder Schwere, lebhaftes Wärmegefühl im Magen und meist nicht bald weichende Nausea sind häufig. Die letztere kam bei 49 pCt. der Kranken vor und bei 22 pCt. derselben folgte Erbrechen grünlicher Massen. Bei einem Kranken erschien dasselbe 12 Mal in 24 Stunden. In manchen Fällen tritt es überhaupt erst nach längerer Zeit, z. B. nach 20—30 Stunden ein. Früher schrieb man diesem Erbrechen heilsame Wirkungen zu. Manche

---

1) Morrow, Drug Eruptions. p. 119.

Beobachter gaben dagegen an, dass die Digitaliswirkung mit ihm zugleich schwände. Vielleicht wird mit dem Erbrochenen oft der grössere Theil der Digitalis entleert und deshalb eine scheinbare Wirkungslosigkeit hervorgerufen. Einer älteren Angabe nach sollen Ekel und Erbrechen bei Individuen, die sich zerstreuen und viel Bewegung machen, sehr selten auftreten. Häufig verursacht die Digitalis Appetitstörungen. Die Einführung des Digitoxins per os zu $1/4$ mg in Tabletten veranlasst sehr heftige gastrische Reizerscheinungen, und die subcutane Digitoxin-Einspritzung schafft am 3.—4. Tage, nachdem der Kranke wenigstens 2 Tage hindurch je 2 mg erhalten hat, durch ein secundäres Hineingelangen in den Magen: Appetitlosigkeit, Brechreiz, Erbrechen und Schmerzen im Epigastrium[1]).

Als Begleiter der Störungen im Magen kommen auch solche im Darm vor. Boerhave leitete dieselben von einer Entzündung ab. In einer Beobachtungsreihe kamen Kolik in ca. 14 pCt., Durchfall in ca. 10 pCt. und Verstopfung in ca. 3 pCt. der Fälle vor. Auch nach subcutaner Digitalinanwendung entstanden Durchfälle, die sehr für eine Ausscheidung des Glycosids auf die Darmfläche sprechen. Clysmata von Digitoxin können ebenfalls Diarrhoen veranlassen. In der Harnabsonderung erscheinen gelegentlich Störungen, z. B. Drang zum Harnlassen, oder auch eine vielstündige Harnverhaltung und darauf eine schmerzvolle Harnentleerung, oder endlich unwillkürlicher Harnabgang. Mehrfache Beobachtungen sprechen dafür, dass die Geschlechtsthätigkeit durch Digitalis in einzelnen Fällen abnimmt. Man hat sogar darauf einen therapeutischen Gebrauch als Antaphrodisiacum basiren wollen. Die Dosen müssten hierzu so hoch gegriffen werden, dass Störungen seitens des Herzens unausbleiblich wären. Angeblich sollen bei energischer, diuretischer Wirkung Erectionen bei Einzelnen zu Stande kommen. Auch auf den Foetus kann die Digitalis wirken. Ist eine solche Wirkung einmal eingeleitet, dann birgt sie wegen ihrer langen Dauer auch genügend Gefahren für das Angriffsobject.

Nebenwirkungen am Herzen, der Athmung und den Sinnesorganen.

Am Herzen kann ein unzweckmässiger Gebrauch der Digitalis ein systolisches Blasegeräusch an der Spitze hervorrufen. Bei dem Unregelmässigwerden des Pulses ist das Medicament fortzulassen. Gelegentlich erscheint Hemisystolie. Neben der Arhythmie kann sich der Puls als klein, fadenförmig und beschleunigt darstellen. Bisweilen beobachtet man einen Pulsus bigeminus. Gelegentlich kommen Herzpalpitationen und quälende Präcordialangst vor. Bei der Lungenentzündung wird durch dieses Mittel die drohende Herzlähmung gefördert. Ohnmacht erscheint in etwa 3 pCt. der Fälle, wenn grössere Dosen verabfolgt werden. Seltener kommen Collaps mit Singultus, Pupillenerweiterung und Stupor vor. Angstzustände und Collaps begleiten bisweilen das Erbrechen. Nach Anwendung von Digitalin (Kiliani) sah man Congestionen und Cyanose in Fällen auftreten, in denen ein Infus. Digitalis gut vertragen wurde[2]). Nachdem eine Kranke in drei Tagen 8 mal $1/4$ mg Digitoxin in Tabletten

---
1) Hoffmann v. Wellenhof, Wiener klin. Wochenschr. 1896. No. 42.
2) Pick, Prager med. Wochenschr. 1896. p. 447.

verbraucht hatte, entstanden: Hustenanfälle, Pulsarhythmie, Erbrechen, Flimmern vor den Augen, Ohnmacht und leichte Delirien[1]). Gelegentlich stellen sich Aphonie und Athmungsstörungen, und ausnahmsweise auch wohl einmal Hämoptoë ein.

An der Bindehaut der Augen beobachtete man vereinzelt eine icterische Verfärbung. Die Pupillenweite ist nicht constant. Erweiterung, Verengerung und Ungleichheit entstehen danach. Letztere beobachtete man, freilich bei einem mit Sehnervenatrophie behafteten Menschen, der zuviel Digitalis erhalten hatte. Druck und Flimmern vor den Augen und Doppeltsehen kommen ebenfalls vor. Eine eingehendere Untersuchung haben bisher die Sehstörungen nach Digitalis nicht gefunden. Es wäre wichtig, zu erfahren, ob es sich hier um neuritische Veränderungen oder eine Ischämie des Augenhintergrundes handelt. Schon zu Anfang dieses Jahrhunderts berichtete man über Verdunkelung des Gesichtes, die nach sehr grossen Dosen so stark wurde, dass Objecte überhaupt nicht mehr erkannt werden konnten. Andere Kranke klagen über Nebligsehen, oder über Flecken vor den Augen. Sehr selten scheint Digitalis-Amaurose vorzukommen. Bei einem scharlachkranken Knaben hielt dieselbe nur 10 Minuten an. Schnelles Schwinden des Sehvermögens kam bei einem mit Sehnervenatrophie behafteten, aber auf einem Auge noch leidlich sehenden Menschen, der zu viel Digitalis erhalten hatte, vor.

Vielleicht ist an solchen Störungen des Sehvermögens das Digitoxin der Digitalis Schuld. Nach Einnehmen von 2 mg dieses Stoffes entstand bei einem Gesunden neben anderen schweren Symptomen eine auffallende Schwachsichtigkeit, so dass die Gesichtszüge von Menschen verschwommen und undeutlich erschienen und der Erkrankte, um die Personen zu erkennen, sich nur an die Stimme halten konnte. Alle Gegenstände schienen ohne Begrenzung ineinander überzugehen, so dass nur aus den bald dunkleren, bald helleren, grösseren oder kleineren Feldern im Gesichtskreise die bekannten Dinge erschlossen werden konnten. Diese Sehstörung hielt über 5 Tage an.

Was mich in der Annahme, dass das Digitoxin an dem Zustandekommen der Augenaffectionen wesentlich betheiligt sei, bestärkt, ist ein Begleitsymptom in dem letzteren Fall, das ebenfalls schon vor sehr langer Zeit gefunden wurde, nämlich Gelbsehen. Es zeigten sich einer Kranken alle Gegenstände verschleiert mit gelbem Farbenton. Ebenso sah ein an Herzhypertrophie Leidender, der Digitalis in normaler Dosis aufgenommen hatte, alle Gegenstände gelb und hatte ausserdem die Empfindung, als lägen ihm immer Haare vor den Augen. Nach Digitoxineinführung waren dem Betreffenden mehrere Tage lang, correspondirend mit der Schwachsichtigkeit, die ganze Aussenwelt, namentlich die helleren Objecte in schwach gelblichem Lichte erschienen. Ganz vereinzelt kommt es auch vor, dass ein Kranker nach Digitalis Alles wie mit Schnee bedeckt sieht. In keinem dieser Fälle handelte es sich um Collapswirkungen.

Nebenwirkungen seitens des Centralnervensystems.

Schwindelgefühl sowie Schwere des Kopfes und Kopfschmerzen sind verhältnissmässig häufig. Manche Kranke haben eine eigenthümliche

---

1) Stark, Münchener med. Wochenschr. 1897. No. 4.

Empfindung im Kopfe, als würden die Augen nach innen gezogen. Auch kommen Benommenheit sowie in weiterer Entwickelung dieses Zustandes, trotz Fortlassen des Mittels, Lethargie, Bewusstlosigkeit, und Verlust der Thätigkeit der Sinnesorgane vor. In anderen Fällen ist der Grundzug dieser Störungen die Erregung neben Veränderungen der Intelligenz. Ein Knabe, der nach Digitalis Krämpfe bekommen hatte, sass am anderen Morgen mit verstörtem Gesichte, weit geöffneten Augen, stierem Blicke und stark erweiterten Pupillen im Bett, antwortete auf an ihn gerichtete Fragen ganz unpassend, sprach häufig, grösstentheils eine und dieselbe Sache oftmals wiederholend, sehr hastig und mit schwacher Stimme. Daran schlossen sich zuckende Bewegungen der Glieder und der Gesichtsmuskeln. Hallucinationen sah man bei ca. 7 pCt. der Kranken auftreten. Meistens sind es Hallucinationen des Gesichts, gelegentlich auch des Gehörs. Verlust des Gedächtnisses kommt bei längerem Digitalisgebrauche vor. Dasselbe kehrt bald nach dem Aussetzen wieder und schwindet bei erneuter Verabfolgung. Gelegentlich entstehen auch Delirien, die direct auf den Digitalisgebrauch als Ursache zurückgeführt werden können. Man fand sie z. B. bei einem Pneumoniker, ohne dass die Entzündungserscheinungen gesteigert waren. Aussetzen des Mittels liess sie alsbald schwinden. Auch nächtliches Verlassen des Bettes bei Bewusstseinsstörung und Phantasiren kommen vor.

Zu anderen Nebenwirkungen können sich Störungen in der Empfindung hinzugesellen. Man beobachtet Stechen und contusive Schmerzen in den Gliedern, Supraorbitalneuralgie, oder spannende Schmerzen in anderen Gebieten des Trigeminus. Bei einem Kranken, der für kurze Zeit amaurotisch wurde, stellten sich auch Störungen in der Bewegung ein: convulsivische Zuckungen an verschiedenen Körpertheilen, die an Intensität zusehends wuchsen und nach einiger Zeit in allgemeine tonische und klonische Krämpfe übergingen.

Ueber Nebenwirkungen der Digitalis ist bereits das Nothwendige gesagt worden. Noch lange nach dem Aussetzen können gastrische oder cardiale Wirkungen sich bemerkbar machen. Das Thierexperiment liefert in dieser Beziehung die gleichen Resultate, wie der Arzneigebrauch beim Menschen. Vor Allem ist eine unzweckmässige Dosirung als Grund anzusprechen. Deswegen sollen auch alle jene Eintagserfahrungen historisch ungebildeter Publicisten unberücksichtigt bleiben, die versuchen an feststehenden Normen in dieser Beziehung etwas zu ändern. Nicht immer widersteht der menschliche Körper solchen Eingriffen, für die ein Kurpfuscher hart bestraft wird und für die der Arzt, vorerst nur die moralische, sicherlich aber, wenn Unheil gestiftet wird, auch die strafrechtliche Verantwortung zu tragen hat.

Eine eigentliche Therapie der Digitalis-Nebenwirkung giebt es nicht. Gegen den Ekel wurde der Zusatz von vegetabilischen Säuren als von Nutzen empfohlen. Um das Erbrechen nach Digitalis zu verhüten, soll der Kranke nach dem Einnehmen sich für einige Minuten hinlegen oder einen kalten Umschlag auf die Magengegend legen. Für das Beste halte ich für den gleichen Zweck das Einnehmen einiger Tropfen Tinct. Eriodictyonis mit dem Digitalis-Infus. Gegen die örtlichen Wirkungen an den Injectionsstellen von Digitalin oder Digitoxin sind sofort kalte Umschläge zu machen. Uebermässige Digitaliswirkung auf das Herz soll durch die Serpentaria virginica bekämpft werden können. Es wäre diese alte Angabe wohl der Prüfung werth.

Strophantus.

Die Samen von Strophantus hispidus und Kombé, die in den Handel kommen, besitzen nicht einen gleichmässigen Gehalt an wirksamen Bestandtheilen. Es sollen solche mit 2—50 pCt. Strophantin vorkommen. Dass auch schon Fälscherkunststücke an dieser Droge vorgenommen werden, kann nicht verwundern. Es ist dies ja leider eine der schlimmsten Krankheiten, an der wir in der Therapie leiden. Man zieht die Samen mit Alkohol zuvor aus, so dass sie fast werthlos werden.

Strophantus erhöht ähnlich wie Digitalis die Energie der Herzsystole, steigert aber angeblich weniger den Blutdruck. Immerhin kann dadurch eine Mehrung der Harnabsonderung und Minderung von pathologischen Wasseransammlungen im Körper herbeigeführt werden. Bezüglich der Beeinflussung von Krankheiten sind die Meinungen indess getheilt. Meistens hilft Digitalis noch da, wo Strophantus versagt. In Fällen vorgeschrittener Degeneration des Herzens ist die letztere unwirksam. Mässig oder auch ganz fehlt die Wirkung bei Klappenfehlern. Unter 12 solchen, meist das Ostium venosum sinistrum und Insufficienz der Aortenklappen betreffenden Fällen waren 8 auf Strophantus reactionslos. Bei hochgradiger Stenose des venösen oder arteriellen Ostiums erfolgte keine Besserung der quälenden Symptome[1]). Ein Einfluss auf Arteriosclerose und chronische Nephritis mit Asthma cardiale wurde bei einigen solcher Kranken ebenfalls vermisst, ja bei ersterer eher eine Verschlimmerung wahrgenommen. Bei rein renalem Hydrops, beziehungsweise bei echtem Morbus Brightii ist die Wirkung des Strophantus fast Null[2]). Es scheint als zutreffender Grundsatz aufgestellt werden zu können, dass da, wo keine Wirkung auf die Diurese eintritt, auch keine Besserung der Athembeschwerden Herzkranker erfolgt. Im Allgemeinen sprechen kritische Beobachtungen für keine sonderlich bedeutende und sichere Wirkung des Mittels in den hierhergehörigen Krankheiten. Unter 120 solcher Fälle waren es nur etwa 30, in denen das Medicament in unzweideutiger Weise gewirkt hat. Die Resultate schwanken meist so, dass eine bestimmte Indicationsstellung sich nicht ermöglichen lässt. Herzklappenfehler, Myocarditis, Fettherz, Schrumpfniere etc. trotzen und gehorchen in scheinbar gesetzlosem Hin- und Herschwanken dem Mittel. In einer Reihe von Fällen, in denen die Tinctura Strophanti eine deutliche Wirkung auf Blutdruck und Diurese äusserte, machte sich, namentlich bei Klappenfehlern, trotz Fortgebrauch des Mittels allmählich ein Nachlass dieser Wirkung bemerkbar, was auf eine schliessliche Abstumpfung der Empfänglicheit des Organismus gegen das Medicament schliessen lässt. Andere bekommen, ohne oder nach voraufgegangener Wirkung eine auch wohl hochgradige Verschlimmerung ihrer Leiden. Es kann diese nicht ohne Zwang auf eine Cumulation bezogen werden, da sie bei zwei Kranken nach Einnehmen von 10 Tropfen einer dünnen Tinctur (1:20) vorkam. Der allgemeinen Annahme nach kommt der Strophantus keine cumulative Wirkung zu. Freilich ist nicht als Beweis dafür anzusehen, wenn ein Mensch ca. 20 g Tinctur in 20 Tagen ohne Nachtheil verbraucht, da einzelne Menschen, denen man es zumuthet, noch sehr viel grössere Dosen sogar von Digitalis und anderen heroischen Mitteln vertragen.

Die Nebenwirkungen, die bisher berichtet wurden, stellen meiner Ansicht nach nur einen Theil der bei einer ausgedehnten Anwendung überhaupt möglichen dar. Anfangs wurden solche ganz in Abrede gestellt. Sie scheinen nur bei einem mässigen Bruchtheil der Kranken aufzutreten. Die Kranken sind nach Strophantuseinführung nicht weniger zu überwachen als bei der Digitalis-Therapie. Unter 120 Kranken sind drei plötzlich auftretende Todesfälle beobachtet worden, ohne dass die Section Anhaltspunkte für die

---

1) Haas, Deutsches Archiv f. klin. Medicin. 1888. Bd. 43. p. 353.
2) Fürbringer, Verhandl. d. Vereins f. inn. Medicin. 1888. p. 297.

Ursache gab. Darunter waren zwei Menschen mit Mitralstenose und der dritte mit Myocarditis behaftet. Plötzliche Herzstillstände sollen leicht durch Strophantus zu Stande kommen können, weil dieselbe eine besonders starke Wirkung auf den Herzmuskel äussert.

Werden 1—2 mg Strophantin in das Unterhautzellgewebe gebracht, so entsteht alsbald brennender Schmerz am Injectionsorte, der 4 bis 8 Stunden anhält. Dazu gesellt sich Röthung und ziemlich starke Schwellung der die Stelle umgebenden Haut in grosser Ausdehnung[1]). An diese örtlichen Symptome können sich noch entferntere, wie Kopfschmerzen, Ohrensausen, Brechreiz und Erbrechen anschliessen. Tropft man Strophantin auf die Hornhaut, so entstehen Reizung und Schmerzen. Wässerige Auszüge des alkoholischen und ätherischen Extracts der Samen bewirken Thränen, Ciliarinjection und Interferenzerscheinungen. Die Kerzenflamme zeigt regenbogenfarbige Ringe, und auf der Cornea entsteht ein zarter Hauch[2]). Gelegentlich findet man nach Einnehmen der sehr bitter schmeckenden und durch Tinct. Eriodictyonis vollkommen in dieser Beziehung corrigirten Tinctura Strophanti eine leichte Röthung des Gesichts, sowie Pulsiren der Gefässe an den Schläfen.

Am häufigsten wird der Magen-Darmkanal von dem Mittel unangenehm betroffen. Eine Ausscheidung in den Magen scheint auch nach subcutaner Einspritzung vorzukommen. Man beobachtet bei sehr leicht oder wenig reizbaren Menschen, mehr bei Frauen als bei Männern: Ekel, Uebelkeit, Würgen, Erbrechen, dyspeptische Beschwerden und Diarrhoe mit oder ohne Kolikschmerzen, bei Alkoholikern bisweilen unter Hitzegefühl und profuser Schweissabsonderung. Magen- und Darmstörungen, wie sie in vorgerückten Stadien der Klappenfehler oft zu beobachten sind, können bei dieser Therapie eine Verschlimmerung erfahren[3]). Die Möglichkeit von Darmblutungen bei vorhandenen geschwürigen Darmveränderungen liegt vor. Die Harnabsonderung soll ansteigen. Es wurde bereits erwähnt, dass diese Wirkung bisweilen ausbleibt. Nach Anwendung von Strophantin wird überhaupt eine geringere Menge von Harn geliefert als nach Tinct. Strophanti. Ob bei schweren Nierenerkrankungen durch die letztere gelegentlich Blutharn erzeugt werden kann, lässt sich nach den vorhandenen Angaben nicht bestimmt behaupten. Von Interesse ist es aber, dass bisweilen die Diurese noch lange nach dem Aussetzen des Mittels als Nachwirkung bedeutend vermehrt ist.

Collaps und asphyctische Symptome wurden vereinzelt beobachtet. Ohrensausen und Kopfschmerzen sah man nach innerlicher und subcutaner Einführung von Strophantin und Tinct. Strophanti. Sehr grosse Dosen können auch Krämpfe erzeugen.

Scilla.

Der Meerzwiebel, dem Typhonsauge, zu Ehren, soll im Alterthum in Pelusium ein Tempel errichtet worden sein — so hoch schätzte man ihre Wirkung. Einige Pharmakopoeen lassen die Zwiebelschaalen der rothen Varietät nicht zu, andere bevorzugen diese und noch andere lassen zwischen der weissen und rothen die Wahl. Die rothe Abart wirkt stärker als die weisse, die äusseren Schaalen wahrscheinlich mehr wie die inneren, die im Sommer gesammelte Droge mehr als die im Herbst erhaltene. Das ätherische Oel der frischen Meerzwiebel geht beim Trocknen verloren. Das Scillain (Scillitoxin) und Scillipikrin bleiben, das erstere jedoch keinesfalls unbegrenzt lange. Nur dieses besitzt der Digitalis ähnliche Wirkungen. Vorzugsweise macht sich die diuretische Wirkung bemerkbar. Dieselbe soll älteren Angaben

---

1) Rosenbusch, Berliner klin. Wochenschr. 1888. No. 7. p. 128.
2) Steinach, Wiener klin. Wochenschr. 1888. No. 21 u. 22. p. 431 u. 461.
3) Terray, Wiener med. Presse. 1888. p. 1739.

nach auch zu Stande kommen, wenn man eine Salbe aus etwa 4 g Bulbus Scillae in die Regio lumbaris einreiben lässt. Die Resorption geht auch von Wundflächen aus vor sich. Eine Ausscheidung scheint bei dieser Art der Aufnahme in den Magen und Darm stattzufinden. Die diuretische Wirkung bleibt aus, wenn Ekel und Erbrechen eintreten. Sie erschöpft sich durch Gewöhnung des Organismus nach einiger Zeit. Einzelne Todesfälle sollen durch Scillapräparate vorgekommen sein. Dieselben halten nicht immer die Kritik aus. Dies gilt auch vielleicht von der Angabe, wonach von 4 Kindern, die eine Hustenmixtur aus Syr. Scillae, Vinum Ipecacuanhae und Syr. Violarum erhalten hatten, 2 starben[1]. Aeltere Aerzte gebrauchten die Scilla nicht bei inneren entzündlichen Zuständen.

Die Scilla erzeugt auf der Haut Röthung. Als sie noch endermatisch gebraucht wurde, sah man danach meistens Schmerzen entstehen. Bei den soeben erwähnten Kindern, die das angegebene Gemisch erhalten hatten, traten Schmerzen in den Beinen, Lähmungssymptome und auch Convulsionen ein. Die gewöhnlichen Nebenwirkungen sind anderer Art. Man beobachtet Kratzen und Brennen im Halse, Ekel, Uebelkeit, Erbrechen, Magenschmerzen, auch wässerige Stuhlentleerungen mit kolikartigen Leibschmerzen. Bei einer Frau, die Scilla in Substanz gegen Helminthen genommen hatte, ging der Harn mit Schmerzen tropfenweis und blutig ab. Aussetzen des Mittels liess diese Symptome schwinden. Wahrscheinlich bestanden in diesem Falle schon vorher Nierenveränderungen. Auch Unregelmässigkeit des Pulses, Abnahme der Pulszahl, Cyanose und Erschwerung der Athmung sind ganz vereinzelt beobachtet worden.

Theobromin. Das Dimethylxanthin erzeugt bisweilen nach Tagesgaben von 2—5 g heftige Kopfschmerzen, die an einer Schläfe beginnend, sich zur anderen Seite und bis zum Hinterhaupt ausdehnen und sich dort fixiren, sodann auch anderweitige Reizerscheinungen des Gehirns und Uebelkeit. Eine vorhandene Albuminurie wird bisweilen dadurch gesteigert. Es giebt jedoch Menschen, die auch nach Tagesdosen von 7 g frei von Nebenwirkungen bleiben[2].

Theobrominum natrio-salicylicum.

Das Diuretin ($C_7H_7N_4O_2Na . C_6H_4OHCOONa$), die Doppelverbindung des Theobrominnatrium mit Natriumsalicylat, enthält ca. 50 pCt. Theobromin. Es ist ein bitter schmeckendes Pulver. Die käuflichen Präparate scheinen sowohl nach ihrem Theobromingehalt wie ihrer Löslichkeit nicht gleichwerthig zu sein. Die Wirkung erstreckt sich nur auf das Nierenepithel. Das Mittel geht in den Harn über[3]. Bei bestehenden Nierenerkrankungen ist die diuretische Wirkung unsicher und jedenfalls nicht besser als eine Petersiliensuppe, und bei Kranken mit ausgesprochenen, vorgeschrittenen organischen Herzfehlern ist das Mittel bedenklich. In einer Untersuchungsreihe fand sich z. B. in der Mehrzahl der Fälle keine Aenderung der Harnmenge[4]. Das gerühmte Freisein von Nebenwirkungen hat sich nicht bewahrheitet. Man beobachtete bei manchen Kranken Widerwillen vor dem Geschmacke, Uebelkeit, die lange anhalten kann, Appetitverlust, Durst, Magenschmerzen, Erbrechen, Durchfall, ein masernartiges Exanthem, eine mehr als 4 Wochen anhaltende Hämaturie bei chronischer und acuter Nephritis, Ohrensausen, heftige Kopfschmerzen, auch nach kleinen Dosen z. B. dem Gesammtverbrauch von 2.5 g mit oder

---

1) Trumann, The Lancet. 1886. II. p. 390, 437.
2) Huchard, Bullet. génér. de Thérap. 1896. p. 45.
3) Hoffmann, Archiv f. experim. Pathologie. 1890. Bd. 28. p. 5.
4) Drozdovsky, Deutsche Medicinalzeitung. 1891. p. 1182. — Siefart, Ueber die therapeut. Wirkung des Diuretin. Berlin 1891. p. 20.

ohne Angstgefühl und Aufregungszustände, Mattigkeit, Somnolenz, Schwindel und Collaps, der bei drei Kranken zum Tode führte[1]).

Colchicum autumnale.

Die Samen der Herbstzeitlose sollen nicht über ein Jahr alt sein, weil sie sonst ihre Wirkung ganz oder theilweise einbüssen. Die wirksamen Principe, die Colchicine, gehen in weingeistige Auszüge über. Die Wirkung eines reinen Colchicins ist qualitativ identisch mit derjenigen des im Handel befindlichen Gemenges von Colchicumbestandtheilen, quantitativ aber minderwerthig gefunden worden. Vielleicht wird es sich, wenn einmal die reinen Bestandtheile arzneilich gebraucht werden sollten, mit ihnen bezüglich der Nebenwirkungen ähnlich verhalten. Bei Hydrops, und vor Allem bei Gicht kann ein gutes Colchicumpräparat bedeutenden Nutzen leisten.

Manche Menschen besitzen eine bemerkenswerthe Toleranz für Colchicum. Bisweilen mag hierbei freilich ein schlechtes Präparat in Frage kommen. In einem Falle äusserten anfangs 60 g, dann auch 120 und 180 g Vinum seminum Colchici weder Wirkung noch Nebenwirkungen. Erst 240 g riefen einige dünne Stühle hervor. Cumulative Wirkungen lassen sich bisweilen erkennen. So erschienen bei einer Frau erst am 4. Tage des reichlichen Colchicumgebrauches Nebenwirkungen als Ausdruck der Cumulation. Nichtbeachtung dieser Erfahrung kann sehr unangenehme Folgen haben, besonders, wenn die Dosen gesteigert werden. Ein Todesfall, der auf diese Weise zu Stande kam, ist gewiss nicht der überhaupt einzige. Begünstigt wird eine solche Cumulation, wenn die Nieren nicht normal secretorisch arbeiten. Das Extr. Colchici tödtete einen Menschen zu 0,66 g, die in drei Dosen genommen waren, und schwere Symptome erschienen nach 0,045 g des Handelscolchicins.

Die früher bei Gelenkrheumatismus vorgenommene, subcutane Einspritzung von unreinem Colchicin schafft an der Injectionsstelle lebhaftes, gewöhnlich nur $1/2$ Stunde, manchmal aber auch länger anhaltendes Brennen und Jucken. In einem Drittheil aller Fälle einer Beobachtungsreihe entstand eine locale Hautentzündung mit mässiger Geschwulst und Empfindlichkeit gegen Druck. Es ist deswegen gerathen, solche Einspritzungen nicht an entzündeten Stellen vorzunehmen[2]).

Seitens des Verdauungskanals kommen als Nebenwirkungen nach kurzem oder erst mehrtägigem Gebrauche vor: selten Speichelfluss, oder eine lähmungsartige Erstarrung oder Schwellung der Zunge mit Entzündung der Papillen, häufiger Kratzen und Brennen im Halse, grosser Durst, Aufstossen, Brennen und Druck im Magen, Magenkrampf, Uebelkeit und Erbrechen. Letzteres kann in schweren Fällen 1—4 Tage anhalten und sich mit Prostration verbinden. Beachtet man die flüchtige Nausea oder das Erbrechen nicht und reicht das Medicament weiter,

---

[1] Pfeffer, Centralbl. f. die ges. Therap. 1891. p. 451. — Höhn, Wiener med. Wochenschr. 1893. No. 34. — Schmieden, Centralbl. f. klin. Med. 1891. No. 30. p. 569. — Nickstädt, Ueber den klin. Werth d. Diuret. 1891. — Askanazy, Deutsches Archiv f. klin. Medicin. Bd. 56. H. 3 u. 4.

[2] Heyfelder, Berliner klin. Wochenschr. 1877. No. 15. p. 197.

dann folgen verhängnissvolle Allgemeinstörungen. Durchfälle bilden sich, ebenso wie die Nebenwirkungen im Magen, leicht durch örtliche Reizung des Darmes aus. Die Stühle können sehr zahlreich sein und mit Leibschmerzen oder auch quälendem Tenesmus einhergehen. Die **Harnabsonderung** leidet ebenfalls nicht selten. Bisweilen entstehen: Schwierigkeit in der Harnentleerung, Harnverhaltung und Brennen im Harnlassen. Da auch nach subcutaner Beibringung von Colchicin derartiges beobachtet wurde, so erschliesse ich daraus eine Ausscheidung des Mittels durch die Nieren. Besonders zu fürchten ist der **Collaps**, der nach **Colchicin** auftreten kann. Die Kranken klagen über einen beängstigenden Druck in der Magengrube, der Puls wird klein, arhythmisch, auch stark gespannt, die Stimme schwach, das Gesicht bleich, die Augen fallen ein, abwechselnd tritt das Gefühl von Leere im Kopfe, auch von Frost und Hitze ein und Athembeschwerden sowie Ohnmacht mit oder ohne Störung des Bewusstseins können sich dazu gesellen. In einem tödtlich abgelaufenen Falle waren Eingenommensein des Kopfes, Kopfschmerzen, Schwindel, Schlaflosigkeit und Delirien vorhanden. Als **Nachwirkung** nach dem arzneilichen Gebrauch fand man in einem Falle noch längere Zeit anhaltend: Ekel, Erbrechen und Durchfälle.

Convallaria majalis.

Das in den Maiglöckchen vorkommende, der Digitalis ähnlich wirkende Glycosid Convallamarin, ist leicht zersetzlich. Vielleicht ist hierin die Ursache der sich durchaus widersprechenden Urtheile über den arzneilichen Werth der Droge zu suchen. Denn den Lobpreisungen stehen absolut negative Ergebnisse gegenüber. Die letzteren erschienen unter 21 Kranken 17 Mal. So ausserordentlich grosse Verschiedenheiten können nicht nur durch die Individualität der Kranken bedingt sein, und andererseits sind die beobachteten Erfolge von zuverlässigen Aerzten erhalten worden. Deshalb ist die Beschaffenheit der Droge in erster Reihe für Misserfolge verantwortlich zu machen. So wurden z. B. häufig die Blüthen mit Stengeln benutzt. Da diese aber $2/3$ des Gewichts mancher käuflicher Präparate ausmachen, ist von einer normalen Dosis nicht diejenige Wirkung zu erwarten, die stengellose Blüthen ausüben. Es ist ferner sehr wohl möglich, dass die Herkunft der Droge auf ihre Wirkung von Einfluss sein kann. Es ist aber auch wahrscheinlich, dass die Convallaria an sich gegenüber der Digitalis minderwerthig ist, obschon die Wirkungsrichtung die gleiche ist. Aufgüsse von 10 : 200 Wasser sollen die Diurese steigern, die gestörte Herzthätigkeit regeln, aber keine cumulative Wirkung äussern. Als Contraindicationen werden Magen-, Darmkatarrh, acute Leber-, Nieren-, Milzerkrankung und fettige Degeneration des Herzmuskels bezeichnet[1]). Der Gebrauch soll nicht länger als 8—10 Tage fortgesetzt werden, weil die Herzkraft dann nicht mehr gesteigert wird, sondern im Gegentheil Herzschwäche eintritt.

Als **Nebenwirkungen** fand man nach Einnehmen der Tinctur Uebelkeit, und bisweilen auch nach anderen Präparaten Flatulenz und Durchfälle. Nach 5 Tropfen einer Tctr. Convallariae wurde bei einem Manne mit unregelmässiger Herzthätigkeit fast unmittelbar nach dem jedesmaligen Einnehmen der Puls an der Radialis beinahe unfühlbar. Der Kranke klagte über ein Gefühl von Druck über dem Sternum, Uebelkeit, Kälte der unteren Gliedmassen, Schwindel und hochgradiges Schwächegefühl. Diese Symptome hielten jedesmal fast 2 Stunden an. Nach innerlicher oder subcutaner Beibringung von

---

1) Desplats, Journ. des sciences médic. de Lille. 1882. 20. Oct.

Convallamarin sah man den vorher noch ziemlich regelmässigen Puls vollständig irregulär werden. Bei Kranken fand man nach Einführung von 0.006 bis 0.03 g Convallamarin: Salivation, Nausea, Gastralgie, Erbrechen und Diarrhoe.

Adonis vernalis. Infuse des Krautes von Adonis vernalis und aestivalis schmecken bitter. Herzkrankheiten, Insufficienz der Aorta und Mitralis u. a. m. sollen durch dieselben im Sinne der Digitalis beeinflusst werden. Versagen kommt innerhalb des Bereiches der eben angedeuteten Indicationen oft vor. Die Gründe liegen zum Theil in dem individuellen Krankheitszustande, zum Theil in der oft unzulänglichen Wirkung des Mittels, dessen langsamer Resorption und dessen Zubereitungen. Es sollten nur gute alkoholische Tincturen resp. Fluidextracte und keine Aufgüsse gebraucht werden, da in diese nur sehr wenig von dem wirksamen Princip, dem Glycosid Adonidin, geht. Als Contraindication gilt unter anderem Herzhypertrophie. Die Nebenwirkungen machen sich besonders seitens des Verdauungskanals bemerkbar. Das Ueberschreiten von 0.02—0.03 g des Adonidin veranlasst reichliches Erbrechen und Diarrhoe. Die Kranken klagen über scharfen Geschmack, einen nauseosen Zustand, der noch 12 Stunden nach dem Erbrechen anhält[1]), sowie über Erbrechen und Magenbeschwerden. Auch der Gebrauch von Infusen schafft Uebelkeit, Erbrechen und Durchfall, häufiger vielleicht noch, als dies bei der Digitalis der Fall ist. Seltener ist die Verdauung gestört.

Spartium scoparium. Der harntreibende, blutdrucksteigernde und die Herzthätigkeit verstärkende und verlangsamende Erfolg des Besenginsters resp. seines Alkaloides Spartein wird ziemlich oft vermisst. Auch die subjectiven Beschwerden Herzkranker erfahren oft keine Besserung. In anderen Fällen erscheint eine Wirkung schon nach $^3/_4$—1 Stunde und dauert oft über 24 Stunden. Cumulative Wirkungen kommen dem Mittel angeblich nicht zu. Als Nebenwirkungen kommen vor: Verminderung des Appetits, Uebelkeit[2]), Erbrechen und nach grossen Dosen von Spartium scoparium, Durchfall. Schon in alter Zeit gab man an: „Spartii flores et semina purgant per superioria vehementer". Gelegentlich erscheinen Herzklopfen oder auch narkotische Nebenwirkungen, wie Schlummer, Schwindel und Kopfschmerzen.

Helleborus. In der Wurzel von Helleborus niger findet sich ein Glycosid Helleboreïn, das ein im Sinne der Digitalis wirkendes Herzmittel darstellt. Dem Mittel kommt, wie der Digitalis, eine cumulative Wirkung zu. Alles, was ich in dieser Beziehung dort auseinandersetzte, hat auch für Helleboreïn Geltung. Als Nebenwirkungen beobachtete man bisher Appetitlosigkeit und Durchfälle, welche ein Aussetzen erforderlich machten[3]). Es ist mit Bestimmtheit anzunehmen, dass ein häufigerer Gebrauch noch andere, zumal seitens des Herzens, erscheinen lassen wird.

Apocynum cannabinum. Als Begleiterscheinung der harntreibenden Wirkung des amerikanischen Hanfes, resp. seines digitalisartig wirkenden Bestandtheils Apocyneïn beobachtete man bisher Ekel, auch Erbrechen und stärkere Schweissabsonderung.

Coronillin. In den Samen von Coronilla scorpiodes u. a. m. findet sich das sehr bitter schmeckende, nicht cumulativ wirkende Glycosid Coronillin, ein für Thiere im Sinne der Digitalis wirkendes Herzgift. Bei Menschen scheint danach eine diuretische Wirkung häufiger als die Herzwirkung einzu-

---

1) Durand, Bullet. génér. de Thérapeut. 1886. T. CX. p. 63.
2) Voigt, Wiener med. Blätter. 1886. No. 25—27.
3) Falkenheim, Deutsches Arch. f. klin. Medicin. Bd. 36. p. 94.

treten. Einige Kranke reagiren nicht darauf, andere vertragen das Mittel überhaupt nicht, weil Uebelkeit, Erbrechen, reichliche Durchfälle, Kopfschmerzen, und nach subcutaner Anwendung Oedeme erscheinen.

Genista tinctoria. Bei dem Gebrauche des Färberginsters gegen Hundswuth sah man Nebenwirkungen auftreten. Ein Knabe, der das Mittel 7 Tage lang im Decoct genommen hatte, bekam, nachdem Fieber vorangegangen war, einen Ausschlag, welcher von den Füssen bis zum Knie und von den Händen bis zum Ellenbogen in scharfer Abgrenzung reichte. Derselbe bestand aus rundlichen, dunkelrothen, kaum über die Haut erhabenen, zusammenfliessenden Flecken, juckte sehr, behielt anfangs Scharlachröthe, blich dann aus und schwand in 24 Stunden.

Sambucus nigra. Die Beeren, die Bastrinde, die Blüthen und ein Extract (Roob Sambuci) des früher gegen Wassersuchten gebrauchten Hollunders rufen leicht Ekel, Uebelkeit, Erbrechen und Durchfall hervor. Der Harn, der danach gelassen wird, ist manchmal schwärzlich.

Asparagus. Der auch als Diureticum benutzte Spargel soll einer alten Angabe nach, wenn Missbrauch mit ihm getrieben wird, Diabetes mellitus sowie Blutharn erzeugen können. Nach Genuss eines Spargels, der an einem feuchten Orte aufbewahrt war, trat eine Purpura auf. Nach Vermeidung der Schädlichkeit verschwand die Krankheit, um sofort wiederzukehren, nachdem wiederum von dem Spargel etwas aufgenommen worden war. Manche Menschen sind so empfindlich gegen Spargel, dass sie schon bei dem Berühren der rohen Pflanze Nebenwirkungen bekommen. Nach seiner Aufnahme findet sich im Harn Methylmercaptan.

Ononis spinosa. Grössere Mengen der holzigen Wurzel der gegen Hydropsien gebrauchten Hauhechel schaffen Appetitverlust. Schon aus älterer Zeit wird als Nebenwirkung der in Wein gekochten Wurzel Incontinentia urinae berichtet. Unaufhörlich ergoss sich in einem Falle der Harnstrom. Dabei war der Leib aufgetrieben und es bestanden Schmerzen im Hypogastrium. Auch Diarrhoe kann dadurch gelegentlich hervorgerufen werden.

Folia Bucco. Aufgüsse dieser von Barosmaarten herstammenden Blätter erzeugen bisweilen Wärmegefühl oder auch leichte Schmerzen in der Nierengegend und Schweisse. Der Diosmacampfer ist wohl daran Schuld. Der Harn riecht nach Bucco.

Juniperus communis. Die viel gebrauchten Wachholderbeeren enthalten in kleinen Mengen ein ätherisches Oel, das leicht unter dem Einflusse der Luft verharzt und sehr häufig, wie so manches andere ätherische Oel, von Fälschern mit Terpentinöl verfälscht wird. Nach Gebrauch der Droge beachtete man Harndrang und wenn die Dosen zu hoch gegriffen wurden auch Blutharnen mit Schmerzen in der Nierengegend. Während der Menstruation dürfen Wachholderbeeren wegen Erregung zu profuser Blutungen nicht genommen werden. Das Oel soll auch Krämpfe hervorrufen können.

Arbutus Uva Ursi.

Die Blätter der Bärentraube werden häufig mit den ähnlich aussehenden Preisselbeerblättern verfälscht. Die letzteren sind leicht an den braunen Punkten auf ihrer Unterseite zu erkennen. Sie enthalten als wirksamsten Bestandtheil das bittere Glycosid Arbutin, das zum Theil als solches durch den Harn ausgeschieden wird und diesem Linksdrehung verleiht[1]), zum Theil im Körper, wahrscheinlich in Leber, Niere, Lunge

---

1) L. Lewin, Arch. f. pathol. Anatomie. 1883. Bd. XCII. H. 3.

säuren wieder. Diese hindern die Fäulniss des Harns. Wahrscheinlich üben sie auch noch eine directe adstringirende Wirkung auf die Schleimhaut der Blase und der Harnröhre aus. Der harzreiche, dickflüssige Maracaibo-Balsam wirkt energischer als der dünnflüssige von Para ein. Auch in die Milch gehen Bestandtheile des Balsams.

Wie die Wirkungen, so hängen theilweise auch die Nebenwirkungen von der Beschaffenheit des Präparates, zum Theil aber auch von dem zeitlichen Zustande oder angeborenen Eigenthümlichkeiten des Individuums ab. Es giebt eine selten vorkommende Idiosynkrasie für diesen Stoff, die den Kranken für mehrere Tage auf das Lager werfen kann. Ein Mann bekam nach einem Clystier mit Copaiva-Balsam Tenesmus, Schmerzen im Leibe, Koliken, Brechneigung und Erbrechen, Blässe des Gesichts und Athmungsstörungen. In der folgenden Nacht machten sich ein Angstzustand, eine eigenthümliche Dyspnoe und in den nächsten Tagen kurze anfallsweise Krampfanfälle bemerkbar. Bald waren es fibrilläre Mukelzuckungen, bald convulsivische Contracturen der Handmuskeln, theils in Flexion, theils in Extension. Manchmal verlor er auch das Bewusstsein, die Glieder erschlafften, der Puls wurde fast unfühlbar, die Pupillen erweitert, Schaum stand vor dem Munde und die Kiefer waren krampfartig auf einander gepresst. Erst nach vielen Tagen trat Besserung ein. Dagegen vertragen manche Menschen grosse Dosen des Mittels. So wird von einem Mann berichtet, der an 12 Abenden je 30 g Balsam als Klystier ohne Nachtheil nahm.

Hautausschläge.

Nach dem Gebrauche des Balsams treten meist schon nach dem ersten Tage, selten nach dem achten, gewöhnlich plötzlich, aber nur bei gewissen Personen Hautveränderungen auf. Dieselben stellen gewissermaassen den Typus der sogen. balsamischen Eruptionen dar. Früher schrieb man ihnen eine teleologische Bedeutung zu. Mit ihrem Auftreten sah man häufig Gonorrhoe schwinden, mit ihrem Fortgehen wieder kommen. Sie erscheinen häufiger bei Frauen als bei Männern. Nicht immer erkrankt Jemand, der einen solchen Ausschlag acquirirte, wiederum daran, wenn er nach dem Verschwinden von Neuem Copaivbalsam gebrauchte. Indess sind doch auch Fälle mitgetheilt, in denen bei häufigerer Wiederholung immer sogar dieselbe Form des Ausschlages wiederkehrte. Ueber die letzte Ursache dieses Exanthems ist ebensowenig wie über andere Genaueres bekannt. Ich vertrete die Anschauung, dass es sich hier um eine örtliche Wirkung der in die Haut gelangten flüchtigen Terpene des Copaivbalsams handelt. Die Haut bildet für solche flüchtigen Terpene bei geeigneter Disposition des Kranken eine Ausgangspforte, und dadurch können die Drüsen und andere Gebilde in ihr eine Entwicklungsstätte für entzündliche Vorgänge abgeben. Sehr häufig riecht die Haut nach Copaivgebrauch eigenthümlich. Diese riechenden Producte sind es, die vielleicht nicht immer, aber doch meistens Hautausschläge hervorrufen. Mit Vorliebe erscheinen die letzteren auf der inneren Fläche der Ober- und Unterextremitäten, besonders den Handrücken, den Handgelenken, Knieen und um die Malleolen herum, ferner auf dem Bauch, der Brust, seltener dem Gesicht und der Stirn, aber auch universell. In 6—12 Stunden ist ihre Entwicklung meist beendet. Jucken und

Brennen begleitet dieselbe. Fieber und Oedeme können vorhanden sein, aber auch fehlen. Nicht selten findet man Schwellung der Augenlider, des Gesichts, der Arme und Hände. Wird das Medicament nach dem Auftreten des Hautausschlages ausgesetzt, so kann dieser in 1—2 Tagen ohne Abschuppung oder mit nur kleienförmiger Schilferung verschwinden. In einzelnen Fällen dauert die Rückbildung 1—3 Wochen, und bei einem Kranken soll dieselbe angeblich erst nach 2 Jahren zu Stande gekommen sein. Bisweilen entsteht da, wo Röthung war, nach dem Abheilen eine braungelbe Farbe wie bei Leberflecken. Noch nach 4 Wochen war dieselbe bei einem Kranken besonders in der Kälte sichtbar. Lässt man den Balsam trotz Ausschlages fortgebrauchen, so schwindet der letztere in sehr seltenen Fällen. Gewöhnlich findet jedoch dann eine grössere Ausbreitung in die Fläche und Tiefe statt.

1. Erythem. Diese Ausschlagsform sieht meist wie eine Roseola oder wie Masern, selten scharlachartig aus. Sie hat ihren Sitz vorzugsweise an der Streckseite der Gelenke. Die Flecke sind linsen- bis bohnengross, blassroth, blassblauroth oder dunkler rosenroth, unregelmässig, aber scharf umschrieben, sehr selten verwischt, bisweilen in der Mitte leicht erhaben. Zwischen ihnen findet sich noch gesunde Haut. Oft fliessen sie traubenartig zusammen und geben der Haut dadurch ein getigertes Aussehen. Sie sind wegdrückbar, erscheinen aber nach dem Fortlassen des Druckes wieder. Ist die Form scharlachartig, dann nimmt gewöhnlich die ganze Hautdecke an der Erkrankung Theil, und Fieber begleitet den Zustand. Die Untersuchung eines Hautstückes, das erythematös erkrankt war, ergab ein normales Stratum papillare, dagegen eine kleinzellige Infiltration in der Umgebung der Blutgefässe, Talgdrüsen, Haarfollikel und Schweissdrüsen.[1]

2. Papulöser Ausschlag. Häufig entsteht anfangs nur ein fleckiger Ausschlag, der beim Fortgebrauch papulös wird. Es kommen aber auch Mischformen von Flecken und Knötchen und letztere allein vor. Mitunter bietet die Erkrankung das Bild eines papulösen Syphilids dar, unterscheidet sich aber von diesem durch das plötzliche Entstehen, das Jucken, ferner durch das Auftreten an den genannten Prädilectionsstellen, durch einen eigenthümlichen Geruch der Haut und besonders durch das Verschwinden nach dem Aussetzen des Mittels.

3. Urticaria. Es giebt Fälle, in denen neben Flecken noch Quaddeln an der Haut des ganzen Körpers oder nur einzelner Theile, zumal der Brust und des Bauches sichtbar werden. Sowohl der Balsam als auch nur das Copaivöl können derartiges hervorrufen. Bei einem Kranken vergesellschafteten sich die auch im Gesicht erschienenen grossen rothen Quaddeln mit Fieber, schwanden nach jedesmaligem Aussetzen und stellten sich bei Wiedergebrauch wieder ein.[2] In einem anderen Falle schwand die Urticaria indess trotz Fortgebrauches des Mittels.

4. Erythema multiforme. Wenig begründet ist die Annahme, dass Copaivbalsam auch diese Hautveränderung erzeugen kann. Hier scheint eine Verwechslung vorzuliegen.

5. Vesiculärer Ausschlag. Eczemartig gestaltet sich bisweilen bei Kranken nach Copaiv- und Cubebengebrauch der Hautausschlag. Es

---

[1] Neumann, Deutsche med. Wochenschr. 1888. 7. Juni. p. 471.
[2] Römhild, Med. Zeit. d. Vereins f. Heilkunde. 1836. 5. Jahrg. p. 181.

schiessen auf mehr oder minder getötheter heisser, auch geschwollener Haut, vorzugsweise an den Gelenken zahllose, stecknadelkopfgrosse, mit durchsichtiger Flüssigkeit gefüllte Bläschen auf.

6. **Bullöser Ausschlag.** Mehrfach entstanden pemphigusartige Blasen. Die Blasen können vereinzelt stehen, aber auch zusammenfliessen. Die Heilung erfolgt unter Desquamation und kann mehrere Wochen in Anspruch nehmen.

7. **Petechien.** Mit oder ohne Erythem treten, was schon vor mehr als 60 Jahren berichtet wurde, bisweilen Blutflecke auf.

Nebenwirkungen seitens der inneren Organe.

Der üble Geschmack, den der Balsam besitzt, macht sich auch nach Anwendung von Emulsionen desselben als Clysma bemerkbar. Zuweilen schwellen und schmerzen der Mund und die Lippen; sehr selten ist Glossitis. Bei vorhandenem Erythem können Gaumensegel, Mandeln, Zäpfchen und die vorderen Gaumenbögen durch ein Enanthem geröthet und ödematös geschwollen sein. Man sah auch an ihnen kleine, rothe, spitze, miliare Erhebungen. Menschen mit schwacher Verdauung und solche, die schon öfter Copaivbalsam gebraucht haben, scheinen leichter wie Andere lästiges Aufstossen, Magendrücken, Uebelkeit, Erbrechen und Koliken zu bekommen.. Die letzteren, sowie Durchfall können auch nach Anwendung in Klystierform auftreten. Tenesmus ist selten. Dagegen entsteht leicht eine Anschwellung von Hämorrhoidalknoten, sowie unerträgliches Brennen, wenn bei Anwendung solcher Klystiere etwas davon an den Sphincter kommt. Der Widerwille gegen den Balsam soll durch Zusatz von Spirit. aetheris nitros. und Aqua Menthae bekämpft werden können. Dem Copaivaharze ist eine stärkere Einwirkung auf Intestinaltractus und Niere als dem Oele zuzuschreiben.

Seitens des Harnapparates beobachtet man nach Einführung des Balsams, des Harzes und Oeles gelegentlich Harndrang und Schmerzen beim Harnlassen, selten Harnverhaltung und Brennen und Druck in der Gegend der Prostata. Vielleicht entsteht aus dieser Ursache auch wohl einmal Prostatitis. Manche Kranke fühlen in der Fossa navicularis für mehrere Stunden Brennen, Kitzeln und Jucken. Der Harn liefert gewöhnlich auf Zusatz von Salpetersäure eine Trübung oder einen weissen Niederschlag, die sich beide beim Erhitzen wieder lösen. Auch Alkohol und Aether lösen die Abscheidung auf. Ausser dieser, dem Harzgehalt des Harns entstammenden Veränderung findet sich bisweilen auch noch Eiweiss im Harn. Ebenso kann Aufnahme des Copaivharzes Albuminurie machen, die einige Tage anhält. Nimmt ein Kranker Copaivöl innerlich auf, so färbt sich der danach gelassene Harn nach Hinzufügen von Salzsäure, besonders wenn er erwärmt wird, rosenroth resp. purpurroth, Spektroskopisch nimmt man in dieser Farbstofflösung drei Absorptionsstreifen wahr, nämlich einen schmalen verwaschenen im Orange, einen breiteren im Grün, und einen breiten verwaschenen im Blau. Durch Amylalkohol oder Alkohol und Chloroform lässt sich der rothe Farbstoff ausziehen. Er tritt nicht nach Einnehmen von Copaivharz, wohl aber nach Copaivbalsam auf[1]). Die Ursache der Färbung ist das Terpen

---

1) Quincke, Archiv f. exper. Path. u. Pharmak. 1883. Bd. 17. p. 273.

$C_{20}H_{32}$, da man schon vor langer Zeit durch Einwirkung von Salzsäure auf dieses Terpen dieselbe Farbenveränderung erzielte. Der Harn kann auch blutig werden. Das Blut kommt wohl aus der Niere. Langer Gebrauch und hohe Dosen können diese Nebenwirkung erzeugen und auch nach beendeter Kur eine, mehrere Wochen noch anhaltende Schwäche in den Geschlechtstheilen und Mangel an Geschlechtslust als **Nachwirkung** zurücklassen.

Das Fieber als Begleiter eines Ausschlages habe ich bereits erwähnt. Nach Aufnahme des Harzes beobachtete man Schüttelfrost, auch ohne Exanthem, aber in Begleitung anderer Störungen seitens des Digestionstractus und der Nieren. Gelegentlich röthen sich auch die Conjunctivae. Grosse Dosen des Balsams rufen bisweilen Lähmung mit Convulsionen und tetanischen Erscheinungen hervor, wie ich sie oben schilderte. In leichteren Fällen entsteht Zittern, Schwäche der Arme und der Gesichtsmuskeln, Verminderung des Gemeingefühls, häufig auch Kopfschmerzen, seltner Schlaflosigkeit.

Balsamum Gurjun. Dieser von verschiedenen Bäumen aus der Familie der Dipterocarpeen gelieferte Balsam wurde als Ersatz des Copaivbalsams empfohlen, hat sich hierfür wenig Eingang zu verschaffen gewusst, dient aber in weitem Umfange als Verfälschungsmittel desselben. Er erzeugte: Druck im Epigastrium[1]), Appetitverlust, Brechneigung und Erbrechen, Koliken und Diarrhoeen. Frauen sind auch bei zweckmässiger Aufnahme des Balsams solchen Störungen leichter als Männer ausgesetzt. Bei einigen Leprakranken entstand juckendes Gefühl in der Fossa navicularis der Urethra beim Gebrauche dieses Mittels und Frauen bekamen eine schmerzhaftere und stärkere Menstruation. Der Harn, der danach gelassen wird, enthält Harze, die auf Salpetersäurezusatz ausfallen, aber in Alkohol und Aether löslich sind.

Cubebae.

Die gestielten Früchte von Cubeba officinalis enthalten ein ätherisches Oel (Cubebén) und Cubebensäure. Die Stiele der Cubeben sind werthlos, werden aber oft genug mit den Cubeben zu Pulver vermahlen. Die Ursachen der beobachteten Nebenwirkungen liegen zum Theil in der Individualität der Kranken, sehr oft aber auch in unzweckmässiger Dosirung.

Störungen an der Haut und Schleimhäuten.

Mit oder ohne Ausschlag vermag nach dem Gebrauch der Cubeben gegen Cystitis, Gonorrhoe etc. Schwellung der Haut einzutreten. Dieselbe kann z. B. am Gesicht und an den Händen so stark werden, dass die Züge des ersteren nicht zu erkennen sind, und die Finger nicht gebogen werden können. Bei einer Dame, die wegen Aphonie wenige Stücke des im Handel als „Bronchialpastillen" vertriebenen Mittels eingenommen hatte, erschien eine so starke Schwellung der Zunge, dass Schlucken unmöglich wurde. Die Zunge fühlte sich bretthart an. Die Ausschläge wurden, wie viele andere Arzneiexantheme früher für kritisch gehalten. Sie zeigen sich nur in verhältnissmässig wenigen verschiedenen Formen, kommen aber häufig bei demselben Individuum polymorph vor. Dem Ausbruche kann anhaltendes hohes Fieber vorangehen und dieses,

---

1) Deval, Étude sur le Baume Gurjun. Paris 1877. p. 44.

sowie Nebenwirkungen seitens des Sensoriums den Zustand begleiten. Bei einem an Gonorrhoe leidenden Manne zeigten sich z. B. durch „Cumulativdosen" von 15, 19 und 27 g Symptome, die den bei Variola beobachteten bis zur beginnenden Rückbildung des Ausschlages zum Verwechseln ähnlich waren. Es bestanden Kopf-, Kreuz- und Gliederschmerzen, der Kranke war leicht benommen, klagte über Druckgefühl im Magen, hatte Erbrechen und wurde von einem Schüttelfrost befallen, dem Hitze folgte. Die Körperwärme betrug am Abend 39,9⁰ C. Die morgendlichen Remissionen des Fiebers waren nur gering. Als der Ausschlag begann, sank dasselbe steil ab.[1]) Fieber kann aber auch ohne Exanthem, und das letztere ohne das erstere bestehen. Individuell verschieden ist der Zeitpunkt des Auftretens des Exanthems. Bei Manchen schafft dasselbe schon ein ein- oder zweimaliger Gebrauch, bei anderen erst ein mehrtägiger. Es können alle Körpertheile davon befallen werden: Hals, Rumpf, innere Fläche der Oberschenkel, Vorderarme, Handrücken u. a. m. Bisweilen ist der Bauch am stärksten heimgesucht. Auch die Mund- und Rachenschleimhaut kann exanthematisch erkranken. Meistens entsteht bei den individuell hierzu veranlagten Menschen jedesmal nach Cubebengebrauch diejenige Ausschlagsform, die sich zuerst zeigte. Jucken begleitet den Zustand gewöhnlich. Nach 3—4 Tagen verschwindet derselbe. Das Exanthem verblasst in der Reihenfolge seines Entstehens.

1. **Fleckenausschläge.** Dieselben sehen meist der Rubeola ähnlich und brechen unter Fieber hervor. Nach Einnehmen von Copaivbalsam und Cubeben entstanden in einem Falle nach 6 Tagen unter Jucken und Brennen am Kopfe und im Halse zahlreiche, weinfarbene Flecke ohne Fieber aber mit mehreren Nachschüben, nachdem die ersten Ausschlagsgruppen bereits abgeheilt waren.

2. **Papulöser Ausschlag.** Die Knötchen sind hirsekorn- bis stecknadelkopfgross, vereinigen sich aber auch wohl an manchen Körperstellen, um grössere Erhebungen über die Haut zu bilden. Sie erscheinen gewöhnlich ohne Fieber, sind tiefroth gefärbt, derb und stehen bald ganz vereinzelt, bald in dicht gedrängten Gruppen am Kopf, Stamm und Gliedmaassen. Sie verschwinden in 2—5 Tagen unter kleienförmiger Abschuppung. Seltener ist es, dass nach dem Knötchenausschlag noch ein fleckiger entsteht. In einem solchen Falle war der letztere masernartig und hatte zuletzt durch Confluiren ein scharlachähnliches Aussehen.

3. **Urticaria.** Eine reine Urticaria erscheint nur ganz ausnahmsweise. Meist entstehen Mischformen, z. B. von Quaddeln und Knötchen. Eine Frau, die zwei Mal täglich einen kleinen Theelöffel voll Cubeben nahm, bekam bald Fieber mit Stechen und Brennen im ganzen Körper, ziehende Empfindungen in den Augen und Taubsein in Händen und Füssen. Am dritten Tage, nachdem 5 Dosen im Ganzen genommen waren, röthete sich die Haut des ganzen Körpers und am vierten erschien ein Ausschlag, der an einigen Stellen einer Urticaria, an andern mehr einem Lichen in seinem papulösen Stadium glich, nur war die Umgegend der Basis der Knötchen viel mehr entzündet. Schwellung an

---

1) Weiss, Wiener med. Presse. 1884. No. 23.

verschiedenen Körpertheilen begleitete diesen Zustand. Erst nach fünfzehn Tagen war wieder der normale Zustand eingetreten.

4. **Vesiculöser Ausschlag.** Diese Hautveränderung ist nur vereinzelt beobachtet worden.

Nebenwirkungen seitens innerer Organe.

Man beobachtet häufig in wechselnder Combination: Brennen im Schlund, Anschwellung und bei Fieber auch Trockenheit der Zunge, Aufstossen, Brennen und Drücken in der Magengegend oder um den Nabel herum, Verdauungsstörungen, Ekel, Uebelkeit, selten Erbrechen, dünnflüssige Stuhlgänge mit oder ohne Tenesmus, welche direct nöthigen das Mittel auszusetzen. Nur ausnahmsweise kommt Verstopfung vor. Diese Zufälle scheinen aber im Ganzen seltener als beim Copaivbalsam aufzutreten. Eine bereits bestehende Nierenentzündung wird leicht durch Cubeben gesteigert. Die Harnmenge nimmt nach mässigen Mengen in Folge örtlicher Nierenreizung zu. Der Harn wird dunkler. Bisweilen entsteht Brennen und Jucken in der Eichel wie am After. Angeblich haben Menschen, die mit grösseren Dosen von Cubeben behandelt wurden, eine Zeit lang nach der Cur eine gewisse Schwäche im Sexualsystem.

Catarrhalische Erkrankung der Nasenschleimhaut und der Conjunctiva gehört, besonders wenn die Haut erkrankt ist, nicht zu den Seltenheiten. Vereinzelt sah man auch eine beschleunigte und mühsame Respiration, sowie Schwäche des Pulses.

Zu einer bedrohlichen Höhe können die Nebenwirkungen seitens des Centralnervensystems anwachsen. Nicht nur Kopfschmerzen, Schwindel, Angstzustände, sondern sogar Delirien können, wenn Fieber vorhanden ist, sich einstellen. Ein Mann, der 15 g Cubeben gegen Gonorrhoe genommen hatte, wurde 12 Stunden später bewusstlos, hatte ein rothes, geschwollenes Gesicht, dunkelrothe Lippen, eine trockene braune Zunge und Schaum vor dem Munde. Die Augen waren geröthet, die Pupillen verengt, die Haut feucht, warm, die Füsse kalt. Der Kranke konnte aufgerüttelt werden, versank aber alsbald wieder in Coma. Mannigfacher Eingriffe bedurfte es, um Restitution zu schaffen. In der Bewusstlosigkeit können auch Krampfbewegungen bei partieller Lähmung auftreten. Häufig klagen Kranke über Kreuz- und Gliederschmerzen, Stechen in einzelnen Körpertheilen oder im ganzen Körper.

Oleum Santali.

Das aus dem Holze von Santalum album gewonnene Oel wird sehr viel verfälscht, zumal mit Cedernöl, Copaivbalsam u. A. m. In Dosen von 1—2 g täglich, die am zweckmässigsten in Emulsion und nicht auf leeren Magen zu reichen sind, kommt diesem Mittel, wie vielen anderen Balsamen und ätherischen Oelen die Fähigkeit zu, den Blaseninhalt vor Zersetzung zu bewahren, vielleicht auch die gonorrhoisch erkrankte Urethralschleimhaut im Kampfe gegen die pilzliche Schädlichkeit durch einen stärkeren Antrieb zur Neubildung functionsfähiger Zellgruppen zu stärken.

Als Nebenwirkung treten bei manchen Kranken auf Grund einer individuellen Disposition Hautausschläge auf. Man beobachtete eine Roseola. In einem der betreffenden Fälle waren aber auch einige Tropfen Terpentinöl gegeben worden[1]). Häufiger scheint ein Erythema urticatum zu sein, das seinen Sitz an Händen, Armen, Rücken, Brust und auch am ganzen Körper haben kann. Dasselbe geht mit starkem, besonders in der frischen Luft wie Nadelstiche schmerzendem Jucken einher. Es besteht nach dem Aussetzen etwa 1—2 Tage und schwindet unter Schweiss und Schälung der Haut. Das gleiche Exanthem fand sich auch an der Schleimhaut der Zunge, des Pharynx und der Conjunctiva[2]).

Seitens des Magendarmkanals kommen vor: Starkes Durstgefühl, Ructus[3]), Druck und Brennen im Magen, Dyspepsie und Durchfall. Nach Tagesgaben von 6--8 g beobachtete man Schmerzen in der Lendengegend bald nach dem Einnehmen. Dieselben können so anwachsen, dass das Mittel ausgesetzt werden muss. In einem solchen Falle war das Präparat mit Cedernöl verfälscht. Es ist zweifellos, dass auch reines Oel derartiges veranlassen kann. Das Harnlassen kann schmerzhaft werden, und selbst Hämaturie entstehen. Der Harn enthält stets einen harzartigen Körper, welcher sich wie eine schwache Säure verhält und durch Natriumphosphat in Lösung gehalten wird. Dieser Stoff kann dem Harn durch Ausschütteln mit Aether entzogen werden, nach dessen Verdunsten er als brauner Rückstand bleibt. Dieser giebt mit concentrirter Schwefelsäure die gleiche, von Gelb in Braun und Roth übergehende Farbenreihe wie Sandelöl. Auch die Conjunctiva kann exanthematisch erkranken. Nach Verschwinden des Ausschlages stellen sich Augenthränen und stechender Schmerz in derselben ein.

Tartarus boraxatus.

Der als Diureticum viel verordnete Boraxweinstein spaltet wahrscheinlich im Körper Borax ab, nachdem sein anderer Component die Umwandlung in das entsprechende kohlensaure Salz erlitten hat.

Nebenwirkungen des Borax auch seitens der Haut sind, wie in dem entsprechenden Artikel mitgetheilt wurde, öfter beobachtet worden. Vom Boraxweinstein liegt nur ein Bericht vor[4]). Ein mit pleuritischem Exsudat behafteter Mann erhielt von einer Lösung des Tartarus boraxatus 25 : 150, zweistündlich 1 Esslöffel. Während des Gebrauches entstand ein stark juckender Ausschlag am Körper mit Ausnahme von Hals und Gesicht. Er bestand aus kleinen Knötchen, die durch dazwischenliegende gesunde Haut von einander getrennt waren. In den nächsten Tagen nahm das Exanthem an Ausdehnung zu. Die Knötchen wurden dunkler roth. Weiterhin schwollen alle Finger an, so dass Beugung unmöglich wurde. Nach 5 Tagen trat, nachdem die Knötchen an Vorderarmen und Waden zusammengeflossen waren, eine tiefdunkle Röthung auf, welche dem Fingerdruck nur theilweise wich und stellenweise hämorrhagischen Charakter trug. Am 6. Tage waren allerorten die Papeln zusammengeflossen. Die Röthe an den Unterschenkeln und Füssen war noch intensiver und hatte eine grössere Ausdehnung; am Halse zeigte sich das Exanthem hämorrhagisch. Das Gesicht blieb noch frei. Die Haut der Hohlhand wurde eigenthümlich gelb, trocken, spröde. Druck und Bewegung waren schmerzhaft, die Fussrücken dunkelroth, ödematös. Am 7. Tage erschien leichtes Fieber, und im Gesicht zeigten sich einzelne Flecke. Nach Aussetzen des Mittels ging die Heilung der Hauterkrankung unter grossfetziger Abhäutung an den Fingern und den sonstigen befallenen Theilen vor sich. Vom linken Fusse fiel die Epidermis ganz wie ein Pantoffel ab. Noch mehrere Wochen dauerte die Abschuppung. Nur an den Augenlidern bestand Nässen.

---

1) Linhart, Wiener med. Presse. 1887. p. 1071.
2) Jullien, Traité prat. des maladies vénér. 1886. Paris. p. 68.
3) Letzel, Allgem. med. Centralzeitung. 1886. No. 76 u. 78.
4) Alexander, Vierteljahrschr. f. Dermat. u. Syphilis. 1884. Bd. XVI. p. 110.

Kalium aceticum. Dieses schwach alkalisch reagirende Salz ruft gelegentlich, besonders wenn die Dosen hoch und das Mittel nicht genügend verdünnt genommen wird, Magenstörung und Nierenreizung bis zur Hämaturie hervor.

Kalium nitricum. Sowohl der Kali- wie der Natronsalpeter haben einen nur eng begrenzten Werth als Diuretica. Der Mechanismus ihrer diuretischen Wirkung ist bis jetzt noch nicht klargelegt. Angeblich sollen sie das Blut durch ihre Einwirkung auf die rothen Blutkörperchen verflüssigen, den Kreislauf beschleunigen und vielleicht osmotische Processe begünstigen. Ein Theil der salpetersauren Verbindung geht im menschlichen Körper in die entsprechende salpetrigsaure über. Die Einwirkung dieser auf das Blut habe ich bereits erwähnt. Der arzneiliche Gebrauch schafft bisweilen bei jeder Art von Anwendung, auch wenn die Klystierform gewählt worden war, als Störungen im Magen- und Darmkanal: Verdauungsstörungen, auch Magenkrampf, schmerzhaftes Erbrechen, reissende Darmschmerzen und wässrige Durchfälle. Zu solchen Symptomen gesellten sich in einem Falle, in dem ein Klystier aus Kamillenthee und 8 g Salpeter gereicht worden war, noch Kleinheit und Schwäche des Pulses, sowie Kälte der Glieder hinzu und der Kranke starb nach 18 Stunden.

Nitroglycerin.

Der flüssige Salpetersäureäther des Glycerins ($C_3H_5[NO_3]^3$), der u. A. gegen Herzkrankheiten, Angina pectoris und Schrumpfniere gereicht wird, geht sicher im menschlichen Körper in eine salpetrigsaure Verbindung über. Die meisten Nebenwirkungen sind aus dieser Umwandlung zu erklären. Die Individualität des Kranken spielt freilich auch hierbei eine wesentliche Rolle. Die Empfindlichkeit für das Mittel schwankt bedeutend. Andererseits scheint auch bei manchen Krankheiten, wie z. B. bei chronisch-parenchymatöser Nephritis, schnell Toleranz für das Mittel erworben zu werden, so dass nach wenigen Monaten auch gewagte Dosen ohne schädlichen Einfluss vertragen werden können, wenn mit sehr wenig begonnen wird. Ein Kranker, der mit 0,05 g einer 1 pCt. Lösung angefangen hatte, konnte nach wenigen Monaten bereits ca. 0,1 g reinen Nitroglycerins in 24 Stunden ohne mehr Wirkung wie nach der Anfangsdosis und ohne Nebenwirkungen vertragen. Selbst 4—7 g täglich und 0,48 g pro dosi sollen bei manchen Kranken (Asthmatikern) schliesslich durch allmähliche Steigerung genommen werden können[1]. Bei Anderen zeigen sich Nebenwirkungen trotz mehrtägigen Gebrauchs. Je enger die Radialarterie ist, um so schneller erweitert sie sich, und um so weniger Nebenwirkungen treten ein. Je weicher die Arterie bei schwachem Puls ist, um so grösser sind die Nebenwirkungen und um so leichter werden übermässige Allgemeinwirkungen im Organismus hervorgerufen[2].

Es findet häufig starker Blutandrang nach dem Kopfe statt. Die Temporalarterien klopfen, die sichtbaren Blutgefässe erweitern sich, das Gesicht wird roth, turgescent und die Augen glänzen. Darauf folgt Blässe der bisher gerötheten Theile. Diese Hyperämie kann aber auch fehlen und nach einigen Dosen Ohnmacht mit Collaps eintreten. Eine asthmatische Frau, die mehrere Tage lang grössere Mengen von Nitroglycerin genommen und danach Nebenwirkungen bekommen hatte, auf die sie vorher nicht hingewiesen worden war, liess schliesslich eine starke Prostration erkennen. Das Gesicht war bleich, die Haut klammig mit kaltem Schweiss bedeckt. Die Athmung ging langsam vor sich und war beengt, der Puls langsam, gespannt, unregelmässig aussetzend, und zwar anfangs jeden 3., dann jeden 20. bis 50. Schlag. Der

---

1) Armstrong, Medical News. 1896. 31. Octob. p. 490.
2) Trussewitsch, Petersburger med. Wochenschr. 1887. p. 2.

Herzschlag setzte für 1—2 Secunden ganz aus, um hierauf seine Thätigkeit wie zuvor fortzusetzen. Am Herzen hörte man ein lautes, blasendes mit der Ventrikelsystole synchronisches und den zweiten Herzton verdeckendes Geräusch. Die Kranke klagte über Herzschmerzen. Die Pupillen waren erweitert. Der Harn war knapp, dunkel, bluthaltig und wurde anscheinend mit Schmerzen und Tenesmus des Blasenhalses entleert.

Hierzu können sich als häufigste Nebenwirkung manchmal bald nach dem Einnehmen oder erst nach 2—3 Stunden Kopfschmerzen gesellen, die gewöhnlich Stirnkopfschmerzen sind. Manche Kranke klagen über eine bandartige Constriction in der Stirn und Benommensein. Das Kopfweh ist bei Trinkern stärker und andauernder als bei Anderen. Es vergeht schneller, wenn der Kranke ruhig auf einem Stuhle sitzt. Alles, was Blutandrang nach dem Kopfe verursacht, steigert sie. Angeblich soll man trotz vorhandener Kopfschmerzen ohne Nachtheil die Dosis erhöhen können. Auch, Schwindelgefühl stellt sich nicht selten ein. Dasselbe kann so stark werden, dass der Kranke dadurch genöthigt wird, sich hinzulegen. Nur ausnahmsweise macht sich die Neigung zu Delirien, sowie besonders auffällige Schwäche in den Gliedern bemerkbar.

Einige Kranke bekommen erweiterte Pupillen, Lichtscheu[1]), und vereinzelt auch Gesichtsverlust[2]) sowie Ohrensausen. Mit manchem der vorgenannten Symptome kann sich Appetitlosigkeit, Nausea und Erbrechen verbinden.

Natriumnitrit. Salpetrigsaures Kalium und Natrium kommen oft verunreinigt in den Handel. Im Wesentlichen resultiren ihre Nebenwirkungen aus der Eigenschaft der Nitrite den Blutfarbstoff zu verändern. Leicht bildet sich unter diesem Einflusse, in ähnlicher Weise wie ich dies bei dem Acetanilid darstellte, Methämoglobinämie. Mit der Grösse der specifischen Energie, unter der dies vor sich geht, wachsen auch die Begleitsymptome und finden dadurch verschiedene Gestaltung. Es ist nicht sicher erwiesen, ob hierbei eine Oxydation des salpetrigsauren Salzes zu Stande kommt. Kalt- und Warmblüter reagiren in gleich starker Weise auf diese Mittel. Der grössere Theil der Kranken nimmt sie ungern, oder weigert sich dieselben nach den ersten Dosen fortzugebrauchen. Trotz schwerer Symptome erfolgte bei einem Kranken, der in 4 Tagen 11,5 g verbraucht hatte, Wiederherstellung.

Man beobachtet danach häufig: allgemeines Unbehagen, leichte Röthe des Gesichts begleitet von angenehmem Wärmegefühl und Gefühl des Vollseins im Kopfe, Pulsiren der Temporalarterien, Klopfen und Schlagen im ganzen Körper und Druck auf den Scheitel. Vereinzelt entsteht ein masernartiger Ausschlag[3]). Auch Herzbeklemmung, Unregelmässigkeit, Flattrigkeit und vermehrte Schnelligkeit der Herzschläge, Verlangsamung der Athmung, Aufstossen, Uebelkeit, Erbrechen und Diarrhoe kommen vor. Die Harnmenge ist meistens vermehrt. Die Methämoglobinbildung giebt sich durch jene, von der respiratorischen oder circulatorischen Cyanose sehr leicht zu unterscheidende Blaufärbung des Gesichts, der Lippen, der Mundschleimhaut, der Zunge, Hände etc. zu erkennen. Dazu können sich Somnolenz, Schwindel und Kopfschmerzen gesellen. Eine Frau bekam 10 Minuten nach der ersten Dosis Zittern und fiel um. Dann erschien reichlicher Schweiss. Ihr Gesicht und ihr Kopf schienen ihr geschwollen zu sein. Eine andere hatte die Empfindung, als sollte ihr Kopf auseinandergehen.

Spiritus Aetheris nitrosi. Die aldehydführende Lösung von Salpetrigsäure-Aethyläther kann in Dosen, die weit über den arzneilichen (ca. 20 bis 30 Tropfen mehrmals täglich) liegen, tödtlich wirken. Ausser Erbrechen und Durchfall erscheinen Athmungsstörungen. Nach ca. 4 g entstanden bei einem

---

1) Korczynski, Wiener med. Wochenschr. 1882. No. 6.
2) Farquhar, The Therapeutic Gazette. 1882. p. 288.
3) Colischonn, Deutsche med. Wochenschr. 1889. p. 844.

Knaben Würgen, Erbrechen und mehrstündige Kolikschmerzen. Das Einathmen der Dämpfe ruft Kopfweh und Betäubung, Schwindel und Cyanose hervor.

Fuchsin. Das als Antihydropium gebrauchte arsenfreie Anilinroth hat Erfolge und Misserfolge aufzuweisen. Vorzugsweise macht sich bei längerem Gebrauche eine Färbung der Schleimhäute des Verdauungskanals, der Lippen- und Mundschleimhaut bemerkbar. Das Blutplasma färbt sich ebenso wie die Nierenepithelien und der Harn. Letzterer wird rosenroth. Um so leichter soll diese Färbung zu Stande kommen, je weniger vorgerückt die Nierenstörungen sind. In einzelnen Fällen soll das Zahnfleisch anschwellen.

Meloë majalis und proscarabaeus. Der Maiwurm enthält wahrscheinlich Cantharidin oder sicherlich einen diesem sehr nahestehenden Stoff. Die Nebenwirkungen, die danach beobachtet wurden, bestanden in: Erbrechen, Schneiden im Unterleib, Diarrhoe, Strangurie mit Blutharnen. Die Harnmenge nimmt anfangs zu, um später zu sinken. Bisweilen entstehen Anurie, sowie Schmerzen in der Harnblase, Schneiden und Brennen in der Harnröhre[1]). Nach Genuss eines halben Meloe proscarabaeus klagte ein Knabe, neben heftigem Trieb zum Harnlassen über einen so grossen Schmerz, dass er fast ohnmächtig wurde.

Blatta orientalis. Die gepulverte Küchenschabe äussert die harntreibende Wirkung durch ihren Cantharidingehalt. Häufig beobachtet man nach der Resorption desselben reichlichen Schweiss, gelegentlich auch Störungen in den Magenfunctionen. Bestehende Durchfälle werden verstärkt.

Piperazin. Das Diäthylendiamin $C_2H_4(NH)_2C_2H_4$, ruft nach subcutaner Injection von 0,1 g und mehr, Schmerzen, Hyperämie, eine örtliche Urticaria, Oedem und phlegmonöse Abscesse hervor. Nach innerlicher Beibringung von ca. 1 g in Wasser gelöst, entstanden bei einem Kranken: ein semicomatöser Zustand mit Cyanose der Finger und Lippen, Pupillenverengerung, Sinken des Pulses und der Körperwärme und Bewegungsunfähigkeit der unteren Gliedmaassen. Angeblich soll auch danach gelegentlich Eiweiss im Harn vorkommen. Die Beobachtung scheint aber wegen der als Eiweissreagens benutzten Pikrinsäure nicht sicher.

Urotropin. Hexamethylentetramin $(CH_2)_6N_4$ geht schnell in den Harn. Ein Theil desselben spaltet Formaldehyd ab. Grosse Dosen desselben (4 bis 6 g täglich) können Störungen im Harnapparat: vermehrten Harndrang, Brennen in der Blasengegend, Blutharnen etc. veranlassen.

Harnstoff. Der seit vielen Jahren als Diureticum gekannte Harnstoff zeigt selbst nach Tagesdosen von 10—20 g mitunter Fehlerfolge, z. B. bei Ergüssen in seröse Höhlen und Lebercirrhose mit Ascites. Vielleicht ist es wichtig, darauf hinzuweisen, dass so grosse Mengen Abort bei Schwangeren veranlassen können.

---

1) Slaughter, Medical News. 1896. p. 294.

VI. Diaphoretica.

Pilocarpin.

Die Blätter von Pilocarpus pennatifolius (Folia Jaborandi) besitzen unter Anderem das Alkaloid Pilocarpin, das einzige der bisher benutzten wirksamen Principe der Pflanze. Viele Handelspräparate enthalten das amorphe, dem Atropin ähnlich wirkende, wahrscheinlich schon in der Rohdroge vorkommende Jaborin. Aus den Blättern wird am besten eine Maceration hergestellt, weil in einem Infus durch die Wärme Pilocarpin in Jaborin und Pilocarpidin gespalten sein können. Beim Stehen in der Luft scheinen Pilocarpinlösungen ihre typische Wirkung zu verlieren. Der Schweiss erscheint gewöhnlich erst auf der Bauch- und Brusthaut, später im Gesicht, dann an den Gliedmassen und hält ca. 2—4 Stunden an. Ebenso lange dauert die Absonderung eines fadenziehenden Speichels. Der Gewichtsverlust nach dem Schweisse kann 750 g bis über 2 kg betragen[1]). Versagen der Wirkung kommt auch hier wie bei anderen wirkungsvollen Arzneimitteln vor. Die Empfänglichkeit der einzelnen Individuen für das Mittel ist sehr verschieden und scheint selbst zeitlich bei ein und demselben Menschen zu wechseln. Sehr häufig fehlt die Schweissabsonderung, besonders bei Scharlachnephritis und Urämie. Dafür tritt dann Collaps ein[2]). Dasselbe Vorkommniss beobachtet man bisweilen bei Morbus Brightii und anderen Krankheiten. Die subcutane Anwendung des Pilocarpins wird bevorzugt. Bei jeder Art der Einführung soll jedoch darauf gesehen werden, dass der Magen nicht leer ist. Mehrfach hat bei normaler Dosirung Pilocarpin Menschen getödtet. Besonders da, wo die durch das Mittel veranlasste starke Absonderung von Schleim in den Luftwegen nicht durch Expectoration beseitigt werden kann, wie bei Eclampsie, Pleuritis und Diphtheritis der Kinder, ist ein Tod durch Lungenödem drohend. Dyspnoe, Cyanose, Kräfteverfall leiten denselben ein.

Nebenwirkungen kommen vor, wenn Speichel- und Schweissabsonderung vermehrt sind, oder sich in normalen Grenzen halten. Vorsicht ist in der Anwendung des Mittels da geboten, wo die Herzthätigkeit irgendwie unangenehm beeinflusst ist. Leicht stellt sich hier eine Arhythmie oder eine Hemmung derselben ein. Flüssigkeitsansammlung

---

1) Riegel, Berliner klin. Wochenschr. 1875. No. 46.
2) v. Jaksch, Real-Encyclopädie der ges. Heilkunde. 2. Aufl. Bd. XXII. p. 95.

in der Lunge ist ebenfalls eine Contraindication. Dasselbe gilt von einer bestehenden Neigung zu Schwächezuständen. So sind z. B. alle zum Kräfteverfall neigenden Kinder von dieser Therapie auszuschliessen. Nicht immer wird durch die Anwendung bei Eclampsie Schaden, bisweilen sogar Nutzen gestiftet. Am besten nimmt man dann vom Pilocarpin Abstand, wenn eine grosse Zahl von Anfällen Schlag auf Schlag erfolgt, oder kurz vorher erfolgt sind, die Nervencentra schon allzusehr erschöpft sind, das Bewusstsein seit Stunden geschwunden ist und Cyanose besteht. Schwangeren soll Pilocarpin aus später zu erörternden Gründen nicht gereicht werden. Als Contraindication gelten auch Magengeschwüre, sowie Ileotyphus, weil durch die starke Erweiterung, welche die Gefässe unter Pilocarpinanwendung erleiden, Blutungen herbeigeführt werden können. Bisweilen kommt es vor, dass nach Verringern mittlerer medicinaler Dosen die anfänglich erschienenen Nebenwirkungen ausbleiben. Die Nebenwirkungen an der Haut sind nicht sehr mannigfaltig. Nach einem ca. 16 Monate lang fortgesetzten Gebrauch von mehrmals täglich 1 g des Fluidextraktes von Jaborandi bei einer alten Frau mit weissem Haar wurden anfangs die Augenbrauen, dann das Haar stellenweise dunkler. Bei einer anderen Frau gingen nach längerem subcutanem Gebrauche des Mittels die hellblonden Haare allmählich in Kastanienbraun, später fast in Schwarz über[1]). Die Schweissabsonderung ist bei einigen Kranken mässig, Andere sind dadurch wie in Schweiss gebadet. Bei Gelähmten findet sich mehr Schweiss auf der gelähmten als gesunden Seite. Selten kommen hiervon Ausnahmen vor. Eine eigenthümliche Nebenwirkung besteht in der allgemeinen Entzündung der Schweissdrüsen nach lange fortgesetztem innerlichem Gebrauch des Alkaloids. Die Drüsen liessen sich in einem solchen Falle als kleine cystenartige Körperchen in der Haut fühlen. Die Schweissabsonderung war anhaltend gesteigert. In einem ausgeschnittenen Knötchen fanden sich zahlreiche Ausführungsgänge von Schweissdrüsen. Nach dem Aussetzen des Mittels schwanden die Veränderungen schnell. Bisweilen ist die Schweissabsonderung von ausgesprochener Congestion der Haut begleitet. Das Gesicht und die Ohren röthen sich vorzugsweise. Die Röthung kann sich aber auch über den ganzen Körper ausdehnen. Selten nimmt der Zustand das Aussehen einer Dermatitis diffusa an.

Unangenehmer sind die Störungen seitens des Herzens und der Athmung. Der Puls wird meistens kurze Zeit nach dem Einnehmen voller, frequenter und weicher, später tritt nicht selten Kleinheit desselben bei verminderter Herzkraft unter Gesichtsblässe und subjectivem Kältegefühl und Frösteln ein. Mit der Abnahme des systolischen Impulses erscheint eine Zunahme der Herzpulsationen, in manchen Fällen um 30—40 Schläge in der Minute und auch wohl Arhythmie. So stieg die Pulszahl z. B. bei einem Augenkranken nach 0,01 g Pilocarpinhydrochlorat bis auf 130[2]). Der Blutdruck kann sinken. Bisweilen ist die lähmende Einwirkung auf die Herzthätigkeit so beträchtlich, dass man eine Herzlähmung befürchten muss. Bei Kindern mit Scharlach und Diphtheritis nimmt nach grösseren, über 2—3 Wochen fortgesetzten Dosen die Energie der Herzthätigkeit ab; das Herz arbeitet unregelmässig und

---

1) Prentiss, Verhandl. d. X. internat. Congr. Bd. IV. Abth. 13. p. 24.
2) Wicherkiewicz, Wiener med. Presse. 1889. p. 302.

zieht sich flattrig zusammen, die Eigenwärme sinkt und es stellt sich Collaps mit vorübergehendem Verlust des Bewusstseins ein. Auch endocarditische Symptome können eintreten. Nach Einspritzung von 2 Spritzen von je 0,01 g bei einem Augenleidenden erschienen eine am Gesicht beginnende und sich dann über den ganzen Körper ausdehnende Röthung, und im Anschluss daran plötzlich Herzbeklemmung, Druck in der Herzgegend für etwa 2 Stunden mit bedeutenden Athembeschwerden, so dass der Kranke nur unter tiefem Athemholen sprechen konnte. Er hatte das Gefühl, als wenn die Brust mit Flüssigkeit gefüllt wäre. Darauf folgten Magenkrämpfe und Collaps mit vermehrter Pulszahl[1]). Dieser Collaps wird sowohl während als nach dem Stadium vermehrter Drüsenthätigkeit und auch bei kräftigen Menschen beobachtet. Ihm ist bei der Pilocarpinanwendung die grösste Aufmerksamkeit zu zollen, da er plötzlich eintreten und zum Tode führen kann. Er wird bisweilen von Cyanose begleitet. Doch entsteht diese auch ohne Collaps in Begleitung von Krämpfen und anderweitigen Störungen. Man glaubte den Collaps durch allmähliches Steigern der Dosen verhindern zu können. Diese Meinung ist irrig. Vielleicht tritt er durch diese Vorsicht seltener ein. Sicher vermeiden lässt er sich nicht.

Vereinzelt kommt es zu Gähnanfällen, die von Schluchzen begleitet werden. Unter 40 Fällen, die mit Jaborandi-Aufgüssen behandelt wurden, kam ein solcher Singultus 6 Mal vor[2]). Die Schleimhaut des Respirationsapparates sondert mehr als sonst ab. Bei Bronchitis fand man ebenfalls eine Vermehrung der Schleimabsonderung, aber zugleich Steigerung von Husten und Athemnoth. Bei einem mit Scharlach und Diphtheritis erkrankten Kinde, das 0,005 g Pilocarpin erhalten hatte, kamen heftige Hustenanfälle zu Stande, durch die blutige Sputa herausbefördert wurden. Bronchitis und catarrhalische Pneumonie wurden bei einem scharlachkranken Kinde als directe Folge des Pilocarpingebrauches bezeichnet.

Dass acutes Lungenödem hierdurch mehrfach, besonders bei Kindern und bei Eclamptischen hervorgerufen wurde, habe ich bereits erwähnt. Die mangelnde Expectoration der durch das Alkaloid hervorgerufenen Schleimmassen und deren Aufspeicherung in den Lungen sind als Ursache anzusprechen. Die Expectoration kann nicht vor sich gehen, weil in Folge der Eclampsie Bewusstlosigkeit und Verlust der Reflexthätigkeit bestehen. Begünstigt wird das Lungenödem durch die schwache Herzthätigkeit und die zurückgesunkene, den Kehlkopf verschliessende Zunge. Die Erstickungssymptome sind gewöhnlich sehr heftig. Die Athmung erfolgt bei starker Cyanose stossweise; an der vorderen Thoraxhälfte werden Rasselgeräusche und fortgeleitetes Trachealrasseln wahrgenommen. Grosse Mengen schaumiger Sputa können sich entleeren. Solche Fälle gestatten noch eine günstige Prognose. Besteht keine Expectoration, so ist die Lebensgefahr drohend. Durch 0,0006 g Atropin wurde bei einer solchen Eclamptischen das Leben erhalten. Ich zweifle daran, dass dieser Erfolg zuversichtlich erwartet werden kann, wenn schon viel Flüssigkeit in der Lunge ist.

Nach subcutaner Einspritzung von Pilocarpin beobachtete man bei

---

1) Fuhrmann, Wiener med. Wochenschr. 1890. No. 34.
2) Sakowski, Wiener med. Presse. 1875. p. 1074.

einem Urämischen nach vorgängiger Diaphorese am folgenden Morgen faustdicke **Anschwellung** der Submaxillardrüsen, desgleichen Schwellung der Parotiden und Tonsillen bei Abwesenheit von Fieber. Unter Atropinbehandlung verloren sich diese Symptome im Laufe eines Tages. Die Menge des abgesonderten **Speichels** schwankt je nach der Individualität des Kranken. Der Speichel ist zäh, fadenziehend und oft so dick wie Eiereiweiss. Bei nicht an Albuminurie Leidenden soll er einen besonders hohen Eiweissgehalt aufweisen. Während der Pilocarpinwirkung fehlt der **Appetit**. Nach Einnehmen von Jaborandi-Aufgüssen beobachtete man auch Aufstossen und manchmal mehrstündigen Magendruck oder Magenschmerz. Mit letzterem vereint oder ohne ihn entsteht ziemlich häufig Uebelkeit oder Erbrechen unmittelbar oder $1/2$ bis 1 Stunde nach jeder Art des Pilocarpingebrauches. Dem letzteren geht meistens Uebelkeit voraus. Es ist äusserst quälend und anstrengend für den Kranken, hält lange an und kann leicht zu Collaps führen. Das Häufigkeitsverhältniss des Erbrechens stellt sich bei Weibern auf 1 : 5, bei Männern nur auf 1 : 10. Ueberhaupt erscheint dasselbe etwa in 10 pCt. der Fälle[1]). Bisweilen ist es von Collaps gefolgt. Man leitete die Nausea und das Erbrechen davon ab, dass von dem sich immer wieder erneuernden Speichel kleine Quantitäten verschluckt und es dadurch zu einer Reizung der Schleimhaut des Gaumens, des Rachens etc. kommt. Indessen entstehen diese Nebenwirkungen auch da, wo der Speichel ausgeworfen wird. Bei einem Augenkranken erschienen, nachdem sich die bereits oben erwähnten Herzstörungen eingestellt hatten, schmerzhafte Magenkrämpfe. Der Kranke hatte das Gefühl als würde ihm der Magen umgewendet. Daran schloss sich Erbrechen. Bisweilen stellen sich auch Koliken und Durchfälle, Tenesmus und selbst Incontinentia ani ein. Das **Allgemeinbefinden** leidet bei manchen Kranken bedeutend bei dieser Behandlung, und es kann selbst da, wo es sich nur um Augenkrankheiten handelt, leicht Verfall der Kräfte eintreten. Schon dies allein sollte davon abhalten, Pilocarpin als **milchtreibendes Mittel** zu reichen, zumal ihm diese Eigenschaft auf Grund von Versuchen an Ziegen abgesprochen wird[2]). In etwa 40 pCt. der Fälle erscheint als Nebenwirkung **Harndrang**. Derselbe tritt so plötzlich und heftig auf, dass die Kranken ihm nicht widerstehen können. So bildet sich manchmal eine Incontinentia urinae neben einer solchen des Anus. Der Harndrang kann auch mit einem brennenden Gefühl in der Harnröhre, resp. in der Eichel verbunden sein. Gelegentlich kommen Dysurie und ein eigenthümlicher Schmerz in der Lendengegend vor, der die Kranken zu lauten Schmerzensäusserungen nöthigt. Ein eigenthümliches Gefühl, als ob die Blase gefüllt und die Harnentleerung gehemmt sei, das sich während der Schweiss- und Speichelabsonderung einstellt, verliert sich bei häufigerer Anwendung des Mittels. Nicht wenige Kranke bekommen nach Pilocarpineinspritzungen Albuminurie.

Wichtig ist die Beantwortung der Frage, ob Pilocarpin ein **wehenerzeugendes Mittel** ist. Unabsichtlich ist zweifellos mehrfach Frühgeburt bei Hydropischen dadurch erzeugt worden, ohne dass etwa eine zu grosse Dosis für dieses Ereigniss angeschuldigt werden könnte. In

---

[1]) Saenger, Archiv f. Gynäkologie. Bd. XIV. p. 412.
[2]) Hammerbacher, Archiv f. Physiologie. Bd. 33. p. 228.

der Absicht gebraucht, die Wehen vorzeitig anzuregen, hat es sehr oft, selbst in übermässig grossen Dosen vollkommen versagt. Dies ereignet sich ja aber auch bei Mitteln, die als Ecbolica arzneilich gut beleumundet sind und viel gebraucht werden. Der Uterus verschiedener Frauen ist sehr verschieden erregbar und aus diesem Verhalten erklären sich gerade bei einem an sich nur schwach wehenerregenden Mittel die schwankenden Ergebnisse. Gerade deswegen liegt aber auch die Nothwendigkeit vor, das Mittel bei Schwangeren nicht zu verwenden. Gelegentlich klagen die Kranken über Schmerzen in den Geschlechtstheilen.

Die Pupillen verengen sich und reagiren im manchen Fällen sehr träge auf Lichtreiz. Es entsteht Augenstarre. Auch über Augenflimmern und Thränen wird berichtet. Die Kranken geben an, schlechter zu sehen, weil es ihnen wie ein Schleier oder Nebel vor den Augen läge. Diese Sehstörung ist bei manchen Menschen, ohne dass die Thränenmenge vermehrt ist, bei vollkommen normaler Sehweite und Sehschärfe so stark, dass sie grosse Druckschrift, $1/2$ Fuss vom Auge entfernt nicht zu lesen vermögen. Bei einem mit Bleikolik behafteten Mann entstand Dunkelsehen. Vielleicht ist hieran das Blei wesentlicher als das Pilocarpin betheiligt gewesen. Auch Verkleinerung der Sehweite entsteht. An den Augenmedien kamen ebenfalls Veränderungen vor. In 4 Fällen von Netzhautablösung und einem von Chorioiditis mit consecutiver Netzhautablösung zeigte sich unter den entsprechenden subjectiven Symptomen kürzere oder längere Zeit nach beendeter Kur Trübung der bis dahin völlig intacten Linsen, die, rasch fortschreitend, zur Cataract führte. Experimentell liess sich der gleiche Erfolg an einem augenkranken Pferde erzielen[1]. Ich glaube, dass die gewaltige Verschiebung der Wasservertheilung in den Geweben, die durch Pilocarpin hervorgerufen wird, als Ursache dieser Nebenwirkung anzusprechen ist, und ich halte diese Catarakte nicht für Folgen der in diesen Fällen vorhanden gewesenen Augenleiden. Seitens des Ohres kommt Sausen und Summen, sowie Empfindung des Druckes vor.

Manche Kranke klagen über Spannung und Druck in Stirn und Schläfe oder allgemeine Kopfschmerzen, Schwindel und lassen auch eine Art von Betäubung, nervöse Verstimmung und Reizbarkeit erkennen. Vereinzelt wird von urämischen Symptomen berichtet. Bei einem scharlachkranken Kinde beobachtete man plötzliches Benommensein und Convulsionen von 24 stündiger Dauer. In einem Falle entstanden Nackenmuskelkrämpfe, die sich alle 10 Minuten wiederholten. Auch Zittern kommt vor.

Arzneilich können manche Nebenwirkungen durch Atropin oder Homatropin beeinflusst werden. Beide werden am besten subcutan (0,01 : 10 Wasser) verwandt und vom ersteren allmählich ein Theilstrich der 10 theiligen Spritze nach dem anderen bis zur ersten sichtbaren Wirkung, von letzterem $1/4$—1 Spritze voll injicirt. Dem Collaps wird man vielleicht durch vorgängiges Darreichen von Excitantien (Cognak und anderen) vorbeugen können, eingetretenen in derselben Weise bekämpfen müssen.

Rhododendron chrysanthum. Nach dem Gebrauch von Aufgüssen dieser Pflanze zur Schweissanregung entsteht Jucken in der Haut. Grössere Dosen erzeugen fast immer Ekel, häufig Erbrechen und Durchfall. Einige Kranke klagten über Kopfschmerzen.

---

[1] Landesberg, Klin. Monatsbl. f. Augenheilk. 1882. Bd. 20. p. 48.

VII. Expectorantia.

Ammonium chloratum.

Für den als Expectorans, gegen Prostatitis und manche andere Krankheiten beliebten **Salmiak** besteht meistens Toleranz, auch wenn grössere Dosen verabreicht werden. Indessen kommen doch auch Nebenwirkungen vor. Die Zunge belegt sich und nach längerem Gebrauche sollen sich auch scorbutähnliche Veränderungen am Zahnfleische bilden. Die Verdauung leidet und im Magen entsteht ein lästiges, brennendes Gefühl. Häufig findet sich Stuhlverstopfung wegen Atonie des Darms, aber bisweilen auch das Gegentheil: Kolik und Durchfälle neben Ekel und Erbrechen. Lang anhaltender Gebrauch kann Abmagerung erzeugen. Vereinzelt wird von einer starken Schweissvermehrung berichtet. Der Schweiss roch urinös.

Liquor Ammonii anisatus. Die anisölhaltige Ammoniakflüssigkeit wurde als Excitans zu Einspritzungen in das Unterhautzellgewebe benutzt. Dabei sah man bisweilen kleine Abscesse sich bilden, die wohl wesentlich dem Ammoniakgehalt (ca. 10 pCt.) des Mittels ihr Entstehen verdanken. Grössere, oder nicht mit Gummi eingehüllte Mengen rufen im Munde und Magen Reizwirkungen hervor.

Chlornatrium. In der Volksmedicin wird vom Kochsalz vielfach zur Stillung von Lungenblutungen Gebrauch gemacht. Da die Dosen meist hoch gegriffen und 1—2 Esslöffel davon eingeführt werden, so entsteht gewöhnlich starke gastrische Reizung wahrscheinlich durch Wasserentziehung, ein Gefühl der Trockenheit im Schlunde, Magendrücken, Erbrechen mit Röthung und Schwellung der Magenschleimhaut und Durchfall. Bei Thieren fand man nach grossen Dosen krankhafte Nierenveränderungen. Durch Missbrauch des Salzes soll sich eine dem Scorbut ähnliche Dyskrasie herausbilden. Subcutane Kochsalz-Injectionen erzeugen gelegentlich Abscesse und an der Haut können Erytheme oder Bläschen entstehen. Bei Tuberkulösen und Nichttuberkulösen zeigten sich bisweilen nach dieser Anwendungsart Fieber, Angstgefühl, Unruhe, Delirien und Erbrechen. Der Missbrauch der Salzlösungen in der Behandlung der Rhinitis lässt die Schleimhaut stark schwellen und schafft dadurch mancherlei subjective unangenehme Symptome.

Kalium chloricum.

Das chlorsaure Kalium ($KClO_3$) galt in der ersten Zeit seines Gebrauches als harmloses Mittel. Man führte 10 ja selbst bis 40 g täglich ohne wesentliche Benachtheiligung des Kranken ein. Höchstens verstärkte Diurese, sowie Druck und Schmerz in der Nierengegend kamen zur Beobachtung. Später fand man, dass das Mittel nach Art der Kalisalze bei Thieren schaden könne. Auch bei Menschen wurde schon vor mehr als 30 Jahren die eventuell tödtende Wirkung des chlorsauren Kaliums erkannt, als ein Mensch statt Magnesium sulfuricum, Kalium chloricum eingenommen hatte. Aus der practischen Erfahrung heraus wurde nunmehr dringender auf die Gefahren hingewiesen, die durch Verabfolgung zu grosser Dosen dieses Salzes entstehen könnten. Es häuften sich bald, zumal Thierversuche darthaten, dass das chlorsaure Kalium ein Blutgift darstelle, Mittheilungen über unangenehme Nebenwirkungen, ja selbst tödtliche Ausgänge nach Gebrauch dieses Mittels. Nicht alle diese Berichte halten hinsichtlich des Zutreffens der Diagnose eine Kritik aus, insofern dem Mittel bisweilen zugesprochen wurde, was der Diphtheritis, gegen die es gebraucht wurde, zugehörte. Man stellte die Forderung auf, das chlorsaure Kalium aus der Therapie, besonders des Kindes ganz zu bannen. Es ist mit Recht dem nicht Folge geleistet worden; denn ginge man mit allen Mitteln, die entweder in unzweckmässigen Mengen angewandt, schädliche Wirkungen äussern, oder in den gebräuchlichen Dosen verordnet, ab und an unangenehme Nebenwirkungen entstehen lassen, in der gleichen Weise vor, so würde der Arzneimittelschatz wohl bald mehr als uns lieb wäre, zusammenschrumpfen. An die Stelle dieser leichten Abschaffungsmethode ist eine zweckmässige Feststellung der geeigneten Dosen für die verschiedenen Altersstufen und eine möglichst genaue Feststellung der körperlichen Verhältnisse, die vielleicht eine Prädisposition für das Zustandekommen unliebsamer Wirkungen abgeben, zu setzen.

Das Salz wird zum weitaus grössten Theile unverändert und schnell wesentlich durch die Nieren und die Speicheldrüsen, weniger durch Milch, Thränen und Nasenschleim ausgeschieden. Schon 5 Minuten nach der Einnahme ist es im Speichel, nach 10 Minuten im Harn zu finden. Die Elimination hält 36 Stunden an. Im Blute bildet es aus Oxyhämoglobin Methämoglobin. Ausserhalb des Körpers wies ich oft nach, dass nach 24stündiger Berührung des Mittels mit Blut auch Hämatin entsteht. Da experimentell festgestellt wurde, dass aus Methämoglobin Hämatin werden kann, so ist dieses Hämatin als ein secundäres Bildungsproduct anzusehen. So fand ich auch[1]) in einem Falle von Selbstvergiftung durch chlorsaures Kalium im Blute Methämoglobin, im Harn Hämatin. Bei einem Menschen zeigten sich während des Lebens $1/4$—$1/5$ der rothen Blutkörperchen im Haupttheil des Stromas vollständig entfärbt, und die Reste des farbigen Inhaltes in Form kleiner, meist rundlicher, hämoglobingefärbter Kügelchen und Körnchen im Stroma und im Serum. Die weissen Blutkörperchen waren vermehrt[2]). Durch Gegenwart von viel Kohlensäure, sowie saurer Phosphate und durch Abnahme der Alkalescenz des Blutes wird die Blutzersetzung beschleunigt[3]). Diese, bedingt durch die Abgabe von Sauerstoff seitens des Salzes an das Blut, wird als Ursache der unangenehmen Wirkungen angesehen, aber auch mit Unrecht geleugnet.

Bei der Anwendung als Heilmittel kommen folgende Erfahrungsthat-

---

1) L. Lewin u. Posner, Centralbl. f. die med. Wissensch. 1887. p. 354.
2) Riess, Berliner klin. Wochenschr. 1882. p. 786.
3) v. Mering, Das chlorsaure Kalium. Berlin 1885.

sachen in Betracht, die für das Zustandekommen von Nebenwirkungen Bedeutung haben: Kinder werden mehr und leichter wie Erwachsene ergriffen. Nach kleinen Dosen fehlen Nebenwirkungen fast immer, und selbst grössere bis 3 g für Kinder und bis 8 g täglich für Erwachsene, werden gut vertragen, wenn nicht eine unbekannte, zeitliche, körperliche Disposition vorhanden ist, die Schädigung veranlasst. Als eine solche Disposition sehe ich den zeitigen Zustand der Nieren an. Da das chlorsaure Kalium nur relativ langsam ausgeschieden wird, so kann, wenn die Nieren nicht normal in Thätigkeit sind, eine cumulative Wirkung durch das zurückgehaltene Mittel zu Stande kommen. Leere des Magens schafft ein sehr schnelles Uebertreten des Mittels in das Blut, so dass unangenehme Wirkungen durch dieses übermässige Eindringen viel leichter bedingt werden, als wenn immer nur kleine Mengen aufgenommen werden. Diesem Umstande ungefähr gleichwerthig ist die schnelle Aufeinanderfolge einzelner stärkerer Gaben des Salzes[1]).

Meinen Blutversuchen mit chlorsaurem Kalium entnehme ich den Schluss, dass eine höhere Bluttemperatur viel leichter das Oxyhämoglobin unter dem Einflusse dieses Salzes sich umwandeln lässt, als ein normal warmes Blut. Es ist schliesslich auch darauf hinzuweisen, dass vielleicht eine grössere Wasserarmuth des Blutes die Veränderung des letzteren durch chlorsaures Kalium leichter zu Stande kommen lässt. Als Anhaltspunkt für diese Annahme ist das Verhalten der Kaninchen gegen dieses Mittel heranzuziehen. Für gewöhnlich gelingt es nicht, bei diesen die Blutvergiftung zu erzeugen. Dickt man aber ihr Blut durch wasserentziehende Stoffe ein, und erhöht so den Salz-, Eiweiss- und Globulingehalt, oder begünstigt man auch durch geeignete Eingriffe den Uebertritt von Gallenbestandtheilen in das Blut, so erlangt man das leicht, was früher schwer oder gar nicht hervorzurufen war[2]).

Unangenehme Wirkungen des chlorsauren Kalis können sich einige Stunden nach dem Einnehmen, aber auch nach Gurgeln ohne Verschlucken des Mittels bemerkbar machen, erscheinen aber meist erst nach längerem Gebrauch, wenn eine gewisse Sättigung des Körpers damit erfolgt ist. Den Tod sah man nach Ueberdosen, aber auch z. B. nach mehrtägigen Dosen von je 5 g schon nach 6 bis 8 Stunden oder 2—7 Tagen eintreten.

Häufig wird der Magen und Darm in Mitleidenschaft gezogen. Durst, Magenschmerzen, sowie Würgen und anhaltendes, galliges oder blutiges Erbrechen, Foetor ex ore, Leibschmerzen, Meteorismus, Diarrhoe, Darmblutung zeigen sich. Statt der Diarrhoe kann Obstipation bestehen. Selten erscheint Nasenbluten. Dagegen sind Schmerzen in der Nieren- und Blasengegend häufiger. Zu ihnen kommt als ein pathognostisches Symptom Abnahme der Harnmenge bis zur Anurie, die 1—2 Tage anhalten kann. Auch Harndrang, ohne dass es gelang, auch nur einen Tropfen Harn herauszupressen, wurde beobachtet. Vereinzelt soll auch Polyurie vorgekommen sein. Für möglich halte ich diese nur in einem sehr leichten Falle, in dem keine Blutveränderung vorhanden ist, weil, wenn diese einmal entstanden ist, die Nieren bald unwegsam werden. In den meisten Fällen enthält der Harn Eiweiss, Cylinder, Blut, Met-

---

[1] Bohn, Deutsche med. Wochenschr. 1883. No. 33. p. 485.
[2] A. Falck, Archiv f. die ges. Physiologie. Bd. XLV.

hämoglobin, resp. Hämatin. In einem Falle, in welchem selbst Collapserscheinungen, Leber- und Milzschwellung vorhanden waren[1]), erschien er normal. Bei der Section von Individuen, die dem Kaliumchlorat erlagen, findet sich selten blutiger Blaseninhalt; meistens sind die geraden und gewundenen Harnkanälchen mit intensiv rothbraunen, aus Fragmenten der rothen Blutkörperchen sich zusammensetzenden Massen erfüllt. Quälende Erectionen erschienen nur einmal als Nebenwirkung.

Icterische Hautfärbung folgt meistens einem leichenhaft blassen Aussehen. Die Haut ist kühl. Auch blaugraue Methämoglobinfärbung von Nägeln, Lippen, Mund, Rachen kann erscheinen. Die Kranken bieten das Bild eines von asphyktischer Cholera Befallenen. Die Stimme ist klanglos, die Athmung ohne subjective Beängstigung schwer, die Exspiration wohl auch stöhnend. Als ein Zeichen von böser Vorbedeutung ist hierbei eintretender Singultus anzusehen. Allgemeine Mattigkeit, Apathie, Kopfweh, Schwindel, Schlaflosigkeit, Unruhe, abwechselnde Empfindung von Frost und Hitze ohne nachweisbares Fieber, ein kleiner schneller Puls, vereinen sich mit einem oder dem anderen der vorgenannten Symptome. In sehr schweren Fällen erscheinen Sopor, selten Trismus, Zuckungen, Delirien. Der Tod erfogt im Coma. Hautveränderungen können durch chlorsaures Kalium nicht nur bei gleichzeitig bestehender, schwerer Allgemeinerkrankung, sondern auch als wesentlich einziges Symptom auftreten. Man beobachtete:

1. Erythem. Bei einem später durch das Mittel zu Grunde gegangenen Manne entstanden 7 Tage nach dem ersten Einnehmen übergrosser Dosen linsengrosse, nicht erhabene Flecke, die auf Fingerdruck etwas blasser wurden, anfangs nur auf den Armen und der Stirn, später über den ganzen Körper, besonders auf dem Rücken und an den Nates ausgebreitet waren und eine kupferrothe Farbe annahmen. Nach viertägigem Bestehen confluirten die Flecke an einigen Stellen, z. B. an den Nates. Einzelne von ihnen zeigten ein hämorrhagisches Centrum.

2. Erythema exsudativum. Ein Syphilitiker nahm mehrtägig mehrmals 0,3 g chlorsaures Kalium. Nach 4 Tagen erschien an Hals und Rumpf ein feurigrother, erythemato-papulöser Hautausschlag, der nach dem Aussetzen in zwei Tagen verblich. Als 6 Wochen später wieder chlorsaures Kalium eingenommen wurde, entstanden an Hals und Rumpf und auch an den Beinen leicht erhabene erythematöse Flecke, die nach 48 Stunden wieder schwanden. Jedesmal war das Einnehmen des Mittels von einem solchen Ausschlag gefolgt[2]).

3. Purpura. Bei einem Knaben, der bereits icterische Hautausschläge als Wirkung des chlorsauren Kaliums aufwies, erschienen namentlich an den Extremitäten linsengrosse Blutextravasate in Form von Flecken und Knoten. Es erfolgte später der Tod. Unter den von stellenweisem Oedem begleiteten Hämorrhagieen fanden sich in einem anderen Falle solche bis zu Handtellergrösse.

Durch eine unzweckmässige Verordnung kann das chlorsaure Kalium ebenfalls unerwünschte Nebenwirkungen veranlassen. So soll ein Kind zu Grunde gegangen sein, dem chlorsaures Kalium und Jodeisen

---

[1] Leichtenstern, Deutsche med. Wochenschr. 1884. No. 20. p. 305.
[2] Stellwagon, The Medical Record. 1883. II. p. 65.

zusammen verabfolgt wurde. Hierbei bildete sich freies Jod[1]). Dass behufs Vermeidung von Explosionen das chlorsaure Kalium nicht mit organischen Massen in Verreibung oder zu Einreibungen (Zahnpulver) verordnet wird, braucht kaum hervorgehoben zu werden. Untersagt werden Mischungen mit Holzkohle, Tannin, Catechu, Ferrum lacticum und unterphosphorigsaurem Kalk, Ferrum sesquichloratum und Glycerin.

Wiederherstellung ist selbst bei sehr gefahrdrohenden Symptomen möglich. Gegen das Erbrechen sind Eisstückchen, Senfteige in die Magengrube, kleine Mengen von Opiaten, Kreosot, oder Pulv. rad. Colombo (0,3 bis 0,5 g) zu verabfolgen. Diuretica (Liquor Kalii acetici, Tartarus boraxatus) sollen die Nieren wegsam halten und das Kaliumchlorat schneller ausscheiden helfen. Auch die Speichelsecretion kann durch kleine Dosen von Pilocarpin angeregt werden. Ist die Blutveränderung eingetreten, so scheue man sich nicht, reichlich Blut durch Venäsection zu entleeren und eine 0,6 proc. Kochsalzlösung zu infundiren, eine Therapie, die, nachdem sie in diesem Werke empfohlen wurde, vielfach nacherfunden worden ist. In die Nierengegend sind Schröpfköpfe zu setzen, und als Excitans Moschustinctur zur subcutanen Einspritzung zu gebrauchen.

Sulfur auratum. Der Goldschwefel wird, da er in Wasser und verdünnten Säuren unlöslich ist, vom Magen aus nicht resorbirt. Vielmehr gelangt er durch die alkalischen Darmsäfte zur Lösung[2]) und vermag, wie die praktische Erfahrung lehrte, alsdann auch wohl eine weitergehende Antimonwirkung, Erbrechen und Diarrhoe hervorzurufen. Die Intensität dieser Nebenwirkung hängt von der Menge des im Darme gelösten Mittels ab. Die letztere schwankt aber je nach der Füllung des Magens, insofern bei gefülltem Magen der lockere Goldschwefel mit Mageninhalt in den Darm und von hier mit den Fäces fortgeführt werden kann. Demnach werden die Nebenwirkungen am stärksten bei wenig gefülltem Magen eintreten. Daher kommt bisweilen auch nach 0,3—0,6 g kein Erbrechen zu Stande. Die Verabfolgung als „Schüttelmixtur", der schlechtesten aller Arzneiformen, ist unerlaubt, da dadurch gefährlich hohe Dosen einverleibt werden können.

Antimonsaures Kalium. Nach Einnehmen des weissen Spiessglanzoxyds in Tagesdosen bis zu 5 g entstanden bei zwei Kranken Delirien, die auf Verringern der Dosen schwanden.

Stibium sulfuratum rubeum. Das rothbraune, zum grössten Theil aus Antimontrisulfid und 6—8 pCt. Antimontrioxyd bestehende Karthäuser-Pulver (Kermes minerale) ruft leicht Uebelkeit und Erbrechen hervor. Das letztere sah man als ein kritisches Symptom an. Auch Koliken und Durchfälle können entstehen. Nach Anwendung eines Saftes mit Kermes bei Pneumonie fanden sich auf der Zunge und im Rachen Pusteln.

Schwefelwasserstoff.

Erkrankungen der Luftwege, Bronchitis, Emphysem, Quecksilber- und Bleivergiftung, Hautleiden u. a. m. stellen Indicationen für den Gebrauch dieses Gases dar. Für die Syphilis ist es weder ein Palliativ- noch ein Heilmittel, vermag vielmehr nur einen Theil des während oder vor der Schwefelkur aufgenommenen Quecksilbers zu binden. Diese Auffassung theilen jetzt auch Andere, nachdem sie hier zuerst ausgesprochen wurde. Die unerwünschten Wirkungen dieses Gases zu kennen hat in mancherlei Beziehung einen Werth. Man braucht nicht so weit zu gehen alle nervösen

---

1) Bulletin général de Thérapeutique. 1888. T. CXV. p. 372.
2) L. Lewin, Arch. f. pathol. Anatomie. Bd. 74.

Symptome der Hypochonder und Neurastheniker von dem aus dem Darm resorbirten Schwefelwasserstoff abzuleiten. Man entfernt sich aber nicht viel von der Wahrheit, wenn man Symptome, wie Kopfschmerzen, Benommensein u. a. m., von denen sonst gesunde Menschen gelegentlich von Unregelmässigkeiten in der Darmentleerung befallen werden, hauptsächlich von resorbirtem Schwefelwasserstoff ableitet. Eine Contraindication für Schwefelbäder stellen fieberhafte und entzündliche Krankheiten dar. Zu Congestionen neigende Menschen und solche mit ausgedehnten pleuritischen Exsudaten oder Hydrops sollen dieselben gleichfalls nicht gebrauchen. Fluor albus scrophulöser oder chlorotischer Personen wird dadurch häufig verschlimmert. Die Gasklystiere bei Lungentuberkulose liefern anfangs eine auffallende Besserung subjectiver Symptome, aber nicht mehr nach 8—10 Tagen. Die Einbringung in das Rectum hat sehr vorsichtig zu geschehen. Nur wenig von dem Gas darf in sehr verdünntem Zustande eingeführt werden, weil grössere Mengen leicht Schaden stiften können, gegen den Hülfe schwer zu bringen ist[1]). Wohl giebt es, besonders durch Angewöhnung in Folge häufigen Gebrauches dieses Gases, eine gewisse enge Toleranz dafür. Aber unter allen Umständen ist die Möglichkeit des Entstehens von unangenehmen Nebenwirkungen auch von der Mastdarmschleimhaut aus gegeben.

An der Haut beobachtet man nach Trinkkuren von Schwefelwasserstoffwasser Exantheme. Häufiger kommt dies nach Bädern in warmen Schwefelquellen z. B. in Nenndorf, Schinznach, seltener in Weilbach vor. Man beobachtet dunkelrothe Flecke oder eine diffuse, scharlachartige Röthe am Unterleib, der Brust, den Schenkeln und zuletzt an den Gliedmassen. Am häufigsten sind papulöse Ausschläge. Einen frieselähnlichen sah man bei einer Dame mit sehr feiner empfindlicher Haut. Setzt man solche Bäder $1/2$—1 Stunde lang fort, so schwindet die entstandene Röthe nicht. Es treten vielmehr hier und da Bläschen unter leichten Fieberbewegungen, Mattigkeit und Appetitlosigkeit ein. Die Finger- und Zehennägel, besonders unebene, gefurchte und verdickte, sowie verdickte Epidermisstellen werden bräunlich verfärbt.

Gasinhalationen rufen im Munde und Schlunde Trockenheit und einen eigenthümlichen Metallgeschmack hervor. Schwefelquellen, die reich an schwefelsaurem Kalk sind, manchmal auch andere, verursachen Drücken im Magen und häufiger Aufstossen. Appetitlosigkeit sieht man z. B. nach dem Trinken des Wassers von Cauterets, aber auch nach anderen Quellwässern entstehen. Bringt man das Gas in den Mastdarm, so entsteht nicht selten trotz langsamer Zufuhr Erbrechen. Auch Koliken und Durchfälle[2]) kommen nach dieser Art der Anwendung vor. Während der Trinkkuren mit Schwefelwässern werden die Stühle grün bis dunkelolivgrün oder fast schwarz. Mehrfach beobachtet man danach Hämorrhoidalblutungen, wo sie vorher nicht bestanden hatten. Die Herzthätigkeit wird nach Trinken von kaltem Schwefelwasser verlangsamt. Bei Chlorotischen verursacht das Wasser von Weilbach Herzklopfen.

Die Gasinhalationen erregen Kitzeln und Kratzen in der Nase. Schwefelwässer erzeugen Verlangsamung der Athmung, bei Chlorotischen bisweilen Athemnoth. Die Wässer von Eaux Bonnes und Cauterets stehen in dem Rufe, bei Lungenkranken Hämoptoe zu machen. Bei Lungentuberkulose mit erethischem Charakter und starker Fieberbewegung scheint die Gefahr besonders drohend zu sein. Bei Chlorotischen soll das Wasser von Weilbach die Neigung zu solcher Blutung steigern. Der bestehende Husten verschlimmert sich meistens.

Nach Gasinhalationen brennen und thränen die Augen. Auch Benom-

---

1) Peyron, Comptes rend. et Mém. de la Soc. de Biologie. 1886. T. III. p. 515.
2) Féréol, Bulletin de la Soc. de Thérap. 1886. p. 213.

mensein, Kopfschmerzen, auffällige Schlafneigungen und selbst schwerere cerebrale Symptome kommen zumal nach Aufnahme grösserer Mengen des Gases vor. Chlorotische werden schaflos.

Radix Senegae. Diese leider viel verfälschte Droge enthält zur Saponingruppe gehörige Körper (Saponin, Sapotoxin und Quillajasäure). Diese Stoffe besitzen die Eigenschaft, lebende Zellen zu tödten, werden aber angeblich vom Magen-Darmkanal nicht in das Blut aufgenommen[1]).

Vereinzelte Angaben über die nach dem Gebrauche der Pflanze auftretenden Nebenwirkungen liegen vor. Dosen von 1—1,5 g rufen Brennen und Kratzen im Munde und Halse, Räuspern und vermehrten Speichelfluss hervor. In einem Falle entstand nach dem Einnehmen eines Decoctes von 30 g : 240 Wasser eine Veränderung an der Mund- und Rachenschleimhaut, als wären sie verbrannt. Kaum 14 Tage reichten hin, um den normalen Zustand herzustellen. Auch Magendrücken, Ekel, Erbrechen, Durchfall, kolikartige Schmerzen und gelegentlich auch vermehrte Harnabsonderung, sowie die Empfindung von Brennen und Wärme in der Urethra und bisweilen wirkliche Ischurie kommen vor. Eine besondere Idiosynkasie schafft auch wohl gelegentlich Lidschwellung.

Cortex Quillajae. Die Quillajasäure ist ein Protoplasmagift. Ein wässriges Decoct schäumt stark. Nebenwirkungen können in demselben Umfange wie nach der Senega auftreten. Das Pulver reizt alle zugänglichen Schleimhäute. Niesen, Husten, Augenthränen entstehen bei Berührung der entsprechenden Schleimhäute. Gegen Rhinitis catarrhalis empfahl man die gepulverte Rinde staubförmig in die Nase einzubringen. Dabei findet anfangs eine sehr vermehrte Absonderung statt. Leicht kann die Reizwirkung zu weit gehen. Gelegentlich entsteht auch Erbrechen und Durchfall. In einem Falle erzeugte ein Quillajainfus: Frostschauer, kalten Schweiss, Zittern, Kleinheit des Pulses, Präcordialangst, Ohnmacht, Harndrang. In drei Tagen erfolgte Wiederherstellung.

Monnina polystachia. Die Rinde schäumt wie Seifenwurzel. Gekaut entsteht eine übermässige Absonderung von Speichel und Nasenschleim.

Camphersäure. Nach dem Einnehmen auch kleiner Mengen der Tetrahydroäthylbenzoldicarbonsäure bleibt ein unangenehmer Geschmack zurück. Die Ausscheidung des Mittels aus dem Körper geht ziemlich schnell vor sich. Es giebt bei manchen Menschen dafür eine ausserordentliche Toleranz, so dass z. B. in 4 Wochen 50 g vertragen wurden[2]). Als Nebenwirkungen beobachtete man Reizung der Magenschleimhaut, Erbrechen und ferner Schmerzen in der Nierengegend bei an Pyelitis oder Cystitis Leidenden. Bald nach dem Aussetzen schwinden dieselben. Bei zwei mit Cystitis behafteten Kranken stellte sich nach der Blasenausspülung mit Camphersäure leichte Schwellung der Glans penis ein. Dieselbe verging, nachdem das Mittel einige Tage fortgelassen war[3]).

Myrrha. Der an der Luft erhärtende Saft von Balsamea Myrrha kommt in verschieden guten Stücken in den Handel. Das Präparat wird verfälscht und besonders zu Tincturen oft minderwerthige Waaren benutzt. Vorsicht ist bei dem längeren innerlichen Gebrauche des Mittels nothwendig. Die wirksamen Bestandtheile werden zum Theil durch die Nieren ausgeschieden und können hier auf Grund individueller, besonderer Reizbarkeit, vielleicht auch, weil die Droge unrein ist, unangenehme Symptome hervorrufen. So nahm ein Mann, in der Meinung, die Krätze durch innerlichen Gebrauch des Mittels vertreiben zu können, acht Tage lang dasselbe und bekam dadurch Dysurie

---

[1] Vergl. p. 232.
[2] Niesel, Deutsche med. Wochenschr. 1888. p. 818.
[3] Hartleib, Wiener med. Presse. 1890. p. 286.

und Blutharnen. Nach dem Aussetzen trat Besserung ein. Auch Durchfälle können dadurch hervorgerufen werden. Bei der äusserlichen Verwendung der Myrrhentinctur gegen Stomatitis entsteht bisweilen statt einer Heilwirkung starke Reizung des Zahnfleisches, wenn fremde Harze zur Bereitung der Tinctur verwandt wurden.

Benzoë. Wenn Siam-Benzoë verbrennt, enthalten die Dämpfe Benzoësäure, welche die zugänglichen Schleimhäute intensiv reizt. Besonders macht sich ein heftiger Husten bemerkbar. Gelegentlich beobachtete man nach solchen Einathmungen Petechien.

Gummi Ammoniacum. Der aus den Stengeln von Dorema Ammoniacum ausgeflossene, eingetrocknete Milchsaft wurde früher als Expectorans nicht gebraucht bei vorhandener Neigung zu Hämoptoe, Fieber, sowie Magenkrankheiten. Mehrfach wurden nach seiner Anwendung Sehstörungen beobachtet, z. B. eine Trübung und Verdunkelung des Sehens, die beinahe bis zur Blindheit ging. Andere Kranke hatten glaucomatöse Zufälle, sahen Strahlen und Funken, und ein brennendes Licht von glänzenden Farbenringen umgeben, oder nahmen die Gegenstände wie durch einen dichten Nebel, oder wie durch einen dichten Staub wahr.

Galbanum, das Harz persischer Ferulaarten, rief nach Anwendung von 0,3—0,5 g ähnliche Nebenwirkungen wie Ammoniak-Gummi hervor.

Eugenia Chekan. Ein Extractum fluidum der Blätter, das zu 4—12 g mehrmals täglich bei Husten und anderweitigen Kehlkopf- und Bronchialaffectionen verabfolgt wurde, rief als Nebenwirkungen hervor: Verschlimmerung des Hustens, Magenweh, Erbrechen[1], Nausea, Verstopfung.

Inula Helenium. Die Wurzel des Alant oder der in ihr enthaltene Kampher haben vereinzelt einen eitrigen Hautausschlag erzeugt. Grosse Dosen rufen Leibschmerzen, Uebelkeit, Erbrechen und Durchfall hervor.

Cochlearia officinalis. Beim Trocknen verliert das hanfartig riechende, Butyl-Isosulfocyanat enthaltende Kraut des Löffelkrautes Geruch, Geschmack und Wirkung. Bei dem Gebrauche des Krautes sah man Hautausschläge entstehen.

Pyridin. Diese flüssige Base riecht unangenehm und verändert sich gewöhnlich nach einiger Zeit am Lichte. Bei Kranken mit Herzschwäche, Asthma cardiale, kleinem unregelmässigem Pulse und stärkeren Stauungserscheinungen soll nach praktischen Erfahrungen das Mittel mit Vorsicht gereicht werden. An Nebenwirkungen fand man bisher: lästiges Druckgefühl im Magen und der Brust, Uebelkeit und Erbrechen, auch Durchfall, Kopfschmerzen, andauernden Schwindel, Müdigkeit nach der Resorption, und vereinzelt Zittern der Glieder sowie lähmungsartige Schwäche.

Lobelia inflata.

Arzneilich gebraucht wird das getrocknete, und meist in Ziegelsteinform gepresste Kraut und eine daraus bereitete Tinctur. Die Pflanze wirkt verschieden stark, je nach dem Boden, auf dem sie wächst. Die grösste Wirksamkeit erlangt sie auf feuchtem, thonigen Boden. Dieselbe ist durch das dickflüssige, an Lobeliasäure gebundene Alkaloid Lobelin bedingt. Es ist dieses nicht mit dem gleichnamigen Resinoid, das amerikanische Eklektiker gebrauchen, zu verwechseln. Asthma und Keuchhusten sind die hauptsächlichen Indicationen für den Gebrauch der Pflanze und ihrer Auszüge. Experimente ergaben, dass das salzsaure

---

[1] Gottheil, The Therapeutic Gazette. 1883. p. 497.

Salz der Base Erregung des Athmungs- und Brechcentrums veranlasst, die Herzthätigkeit verlangsamt, aber die Leistungsfähigkeit der Athemmuskeln deutlich steigert[1]). Nach Gebrauch der Tinctura Lobeliae an Kranken sah man als Nebenwirkungen Prickeln in allen möglichen Körpertheilen, Trockenheit im Schlunde, Ekel und heftiges Erbrechen mit vermehrter Schweissabsonderung auftreten. Auch Präparate der Lobelia delessa riefen stärkere Schweissabsonderung hervor. Zuweilen entstehen Kolikschmerzen und Durchfall. Nach Gebrauch der Lobelia syphilitica waren in älteren Versuchen gerade die beiden letztgenannten Symptome zu bemerken. Es ist ferner die Angabe hervorzuheben, dass die Lobelia Uteruscontractionen, wie Secale cornutum hervorrufen könne. Ist Erbrechen erfolgt, so stellen sich gelegentlich auch Schwindel, Kopfschmerzen und Gliederzittern ein.

Aspidosperma Quebracho. Die Rinde dieser Pflanze (Quebracho blanco) enthält mehrere Alkaloide, von denen das Aspidospermin und Quebrachin näher bekannt geworden sind. Die Alkaloide sind arzneilich nicht für die Zwecke zu gebrauchen, für welche pharmaceutische Zurichtungen von Aspidosperma Quebracho verwerthet werden. Respiratorische Dyspnoe sollte durch eine wässrige Lösung des alkoholischen Rindenauszuges behoben, Asthma bronchiale, die Athemnoth der Emphysematiker etc. günstig beeinflusst werden. Aber auch innerhalb dieser Breite und bei Anwendung guter Präparate ist die Zahl der Fehlerfolge bisher so gross gewesen, dass das Mittel kaum noch Verwendung findet. In manchen Fällen besteht nach mehrmaligem Einnehmen des Medicamentes, vielleicht zum Theil wegen des bitteren Geschmackes ein solcher Widerwille gegen dasselbe[2]), dass der weitere Gebrauch eingestellt werden muss[3]). Auch der bisweilen eintretende, copiöse Speichelfluss macht den Fortgebrauch unmöglich. Störungen in der Magenthätigkeit kommen nach Gebrauch der obengenannten Alkaloide und des alkoholisch-wässrigen Extractes vor. Man beobachtete Uebelkeit und Erbrechen. Berichtet wird auch von Gesichtsröthe, Kopfschmerzen, Hitzegefühl im Kopf, Schweiss auf der Stirn, Schwindel und leichtem Benommensein, Umneblung des Sensoriums und Neigung zur Schläfrigkeit.

Grindelia robusta. Die meistens gegen asthmatische Anfälle und Herzarhythmie verwandten Fluidextracte werden nicht selten schlecht vertragen. Schon nach Dosen von 15—20 Tropfen entsteht Brennen im Magen und oft Durchfall. Nicht unwahrscheinlich ist es, dass die Beschaffenheit des Präparates diese Nebenwirkungen bedingt. Bei einer Prüfung von zehn, den verschiedensten Quellen entnommenen Präparaten ergab sich eine Verschiedenheit derselben untereinander und gegenüber dem amerikanischen Fluidextracte, nicht nur in der Zusammensetzung, sondern auch in der Wirkung. Die letztere ist bei dem amerikanischen Präparat die beste.

Euphorbia pilulifera. Wie alle Wolfsmilchspecies reizt auch diese den Magendarmkanal und ruft gewöhnlich dadurch die entsprechenden Symptome hervor.

Eupatorium perfoliatum. Der „durchwachsene Wasserhanf" ruft bei seinem Gebrauche gegen Influenza schon nach einigen Dosen Nausea und bisweilen auch Erbrechen hervor. Nach etwa 6—7 Stunden entstehen flüssige Stuhlentleerungen sowie reichliche Schweissabsonderung.

---

1) Dreser, Archiv f. exper. Pathol. u. Pharmak. 1889. Bd. 26. p. 237.
2) Laquer, Breslauer ärztl. Zeitschr. 1879. No. 24. p. 245.
3) McCreery, The Therapeutic Gazette. 1881. p. 473.

VIII. Emetica.

Aus der Art, wie die Brechmittel ihre Wirkung entfalten und verlaufen lassen, ergeben sich nothwendig die folgenden **Contraindicationen für ihren Gebrauch:** 1. Alle krankhaften Zustände, in welchen die Gefässe nicht ihre normale Weite und Elasticität besitzen (Aneurysmen, Arteriosclerose). Es kann hierbei leicht zu Gefässzerreissungen kommen. 2. Die Gravidität, weil die Wirkung der Bauchpresse Abortus veranlassen kann. 3. Durch Krankheiten oder schlechte Ernährung geschwächte Personen. Es ruft bei solchen das Erbrechen schnell Collaps hervor, der seinerseits einen letalen Ausgang herbeizuführen vermag. 4. Entzündungen derjenigen Organe, welche durch die Contractionen des Zwerchfells, respective der Bauchmuskulatur direct oder indirect getroffen werden (Peritoneum, Magen, Därme, Leber, Nieren). Mit Vorsicht anzuwenden sind ferner die Brechmittel bei bestehenden Hernien, sowie bei Menschen mit „apoplectischem Habitus". Ausserdem muss bei der Verordnung von Brechmitteln auf die den einzelnen von ihnen noch speciell zukommenden localen Wirkungen Bedacht genommen werden.

Sehr häufig ist in früherer Zeit, als man auch mit diesen Mitteln Missbrauch trieb, vor den schlechten Folgen gewarnt worden. Man hatte hierbei hauptsächlich die Antimonverbindungen im Auge. Für diese besteht die Warnung auch jetzt noch zu Recht. Die gefürchtete Syncope und ihre Folgen ereignen sich danach auch heute nicht selten. Eine nicht ungewöhnliche Nebenwirkung stellt der Durchfall dar. Verstopfung wird nur ausnahmsweise dadurch erzeugt.

Apomorphinum hydrochloricum.

In neutralen Lösungen erfolgt, in sauren unterbleibt eine Grünfärbung und später Blauschwarzfärbung des Apomorphinhydrochlorats. Dispensirung in gefärbten Gläsern ändert an diesen Verhältnissen nichts. Ein Präparat des salzsauren Salzes, das mit 100 Theilen Wasser eine smaragdgrüne Lösung giebt, ist zu verwerfen. Die Lösung des Mittels in überschüssiger Natronlauge färbt sich an der Luft bald purpurroth und allmählich schwarz. Die Wirksamkeit der hellgrün gefärbten Lösungen besteht noch, ist aber geringer als die einer ungefärbten. Zum Theil ist diese Veränderung des Präparates wohl daran Schuld, dass das Mittel nicht in dem Umfange benutzt wird, wie man es nach seinem Werthe thun sollte. Es giebt aber zur Beseitigung dieses Uebelstandes einen zuverlässigen Ausweg, nämlich die Selbstdispensirung, soweit es sich um die Benutzung als Brechmittel handelt. Gute, comprimirte Tabletten können allermeist an ihrer Oberfläche grün werden, bleiben aber im Uebrigen sehr lange unverändert. Man nahm früher an, dass dem Apomorphin keine Nebenwirkungen zukämen. Weder diese noch die neuere Behauptung, dass dasselbe ein gefährliches Mittel darstelle, ist richtig. Es erzeugt bisweilen Nebenwirkungen, aber sicherlich viel seltener als dies bei anderen Alkaloiden vorkommt. Urtheilt man ohne jede Kritik und schreibt den Tod einer Frau, die 150 g Campherliniment getrunken und dann ca. 0,004 g Apomorphin erhalten hatte, dem Apomorphin zu[1]), dann könnte man auch für jeden anderen Vergiftungstod, der trotz Amorphinanwendung zu Stande kam, dieses Mittel als Ursache anschuldigen. Bei allen Thieren, die erbrechen können, und bei Menschen ist die **individuelle Empfänglichkeit für die brechen- erregende Wirkung** verschieden. Ich habe es oft beobachtet, dass manche Katzen, obschon ihnen bis 0,4 g nacheinander gegeben wurde, doch nicht erbrachen, und sich trotz leichter krampfartiger Zuckungen wieder ganz erholten. Aehnliche Erfahrungen macht man mit Tauben, bei denen die Initialerscheinungen der Brechwirkung nie fehlen, die endliche Kropfentleerung aber auf Grund einer individuellen Eigenthüm- lichkeit fehlen kann, selbst wenn man den Kropf vorher mit Erbsen gut gefüllt und ein gutes Präparat angewandt hat. Aehnliches findet man gelegentlich auch bei Menschen, gleichgültig, ob das Mittel in das Unter- hautgewebe oder den Magen eingebracht worden ist. In jedem Alter kommt eine solche Widerstandsfähigkeit gegen dasselbe vor. Säuglinge können sie wie grössere Kinder oder Erwachsene besitzen. Es ist weise, in solchen Fällen eine Wirkung nicht erzwingen zu wollen, weil leicht als Ersatz der Brechwirkung unangenehmere nervöse Symptome auf- treten. Es kommt aber auch Toleranz für das Mittel vor, obschon die Brechwirkung erfolgt. Ein Arzt gewann am Tage nach einem Krankenbesuch die Ueberzeugung, dass er seinem Kranken durch einen Schreibfehler 0,2 g Apomorphin statt 0,02 g verordnet hatte. Er ging nicht wieder hin, erfuhr aber nach 1½ Jahren von dem Kranken, den er wegen seines sonstigen Leidens längst für todt gehalten hatte, dass er wohl unangenehme Symptome nach dem Mittel bekommen, sie aber gut überstanden habe. Eine Vorstellung von dem Umfange dieser gelegent- lichen Toleranz kann man durch die Thatsache gewinnen, dass andrerseits ein Pferd nach subcutaner Beibringung von 0,25 g jäh unter Krämpfen ver- endete, und Rinder nach 0,2 g ohne Besserung tobsüchtig wurden.

Hauptsächlich erscheinen Störungen am Respirations- und Circula- tionsapparat. Manche Kranke bekommen schon nach Dosen von 0,01 g Uebelkeit, und während das Erbrechen ausbleibt, wird die Athmung un- regelmässig oder sistirt ganz. Dabei besteht unaussprechliche Angst. Als in einem solchen Falle noch eine zweite Dosis des Mittels verab- folgt wurde, stellte sich ein Collaps von 30—35 Minuten Dauer ein. Während dieser Zeit wurde die Athmung selten, stertorös, das Gesicht

---

1) British medical Journ. 1889. I. p. 168.

livid, der Puls unregelmässig und schwach[1]). Sinapismen und subcutane Aethereinspritzungen brachten den Kranken wieder zu sich. Die Prostration kann auch, selbst wenn nur zweimal je 0,006 g verabfolgt worden waren, mit Bewusstlosigkeit einhergehen und ca. 24 Stunden anhalten.

Bei dem Kranken, der 0,2 g erhalten hatte, folgte eine Ohnmacht der anderen. Dazu gesellten sich Athmungsbeschwerden bis zum Erstickungsgefühl. Im höchsten Stadium der Beklemmung erfolgte eine reichliche Expectoration und damit Genesung. Auch nach mässigen Gaben entstehen bisweilen Athmungsstörungen und Pupillenerweiterung neben Schwindelgefühl, Schwäche und Intermittenz des Pulses. Bisweilen macht sich eine gewisse Somnolenz sowie eine depressive Beeinflussung des Nervensystems bemerkbar, die vom Brechen unabhängig ist. Ja sie tritt mit Vorliebe dann ein, wenn das Erbrechen ausbleibt und kann vereinzelt für etwa 5 Minuten von tetanischen Krämpfen z. B. der Kiefer und der Extremitäten, Opisthotonus und Herzschwäche ev. mit erniedrigter Körperwärme verbunden sein.

Apomorphinlösungen (2 pCt.) erzeugen in das Auge geträufelt Anästhesie der Conjunctiva und Cornea. Die Einbringung verursacht Schmerzen und Conjunctivalreizung. Die Pupille erweitert sich und fast gleichzeitig tritt leichtes Unwohlsein und Uebelkeit auf. Die Conjunctiva, besonders des unteren Lides wird durch Verminderung der Secretion xerotisch. Auch nach subcutaner Anwendung kommt Pupillenerweiterung neben Schwindel vor.

Cuprum sulfuricum.

Das schwefelsaure Kupfer besitzt die Fähigkeit, mit flüssigem Eiweiss einen Niederschlag von Kupferalbuminat zu bilden, das in verdünnten Säuren und Alkalien löslich ist. Seine adstringirende und brechenerregende Eigenschaft beruht wesentlich hierauf. Es geht in den Speichel und die Milch über. Die Resorption desselben vollzieht sich auch von Wunden oder Schleimhäuten. Es ist möglich, dass auf diese Weise auch nicht beabsichtigte Wirkungen entstehen.

Die unvorsichtige Touchirung der Augenbindehaut mit dem Mittel kann leicht eine zu tief gehende Zerstörung und damit auch die Möglichkeit unangenehmer Narbenbildung und deren Folgen schaffen. Nach Touchirung der Conjunctiva sah man vereinzelt Erbrechen auftreten. Die länger dauernde Infusion von 1 proc. Lösungen bei chronisch eitriger Entzündung der Paukenhöhle ruft Schmerzen und subacute Entzündung mit Verschwellung des Gehörganges hervor. Das Gleiche erzeugen solche Lösungen von Cuprum sulfo-carbolicum[2]). Nach intrauteriner Injection einer 5 proc. Lösung post partum erfolgte der Tod einer Wöchnerin. Es ist dies wohl als ein embolischer Tod anzusehen, der durch Fortschwemmung von im Uterus erzeugten Gerinnseln von Kupferalbuminat erzeugt ist.

Die hypodermatische Beibringung von schwefelsaurem Kupfer bedingt Schwellung und heftige örtliche Entzündung und Eiterung. Bei

---

1) Prévost, Gaz. hebdom. 1875. No. 2. p. 20.
2) Schwartze, Die chirurg. Krankheiten des Ohres. 1885. p. 197.

dem innerlichen Gebrauche des Mittels folgt dem Erbrechen nicht selten Diarrhoe und ziemlich häufig Kolik.

Zincum sulfuricum. Die Nebenwirkungen, die bisher nach dem Gebrauche des in Wasser leicht löslichen Zinksulfats gesehen wurden, stimmen im Grossen und Ganzen mit denen des Kupfersulfats überein. Eiweiss wird dadurch gefällt. Der Niederschlag ist in verdünnten Säuren und Alkalien löslich. Unzweckmässige Anwendung an der Conjunctiva kann eine böse Aetzung und deren Folgen zu Wege bringen. Grosse Dosen reizen oder ätzen den Magen. Bisweilen wird durch solche überhaupt kein Erbrechen, wohl aber Durchfall, Kolikschmerzen und Collaps hervorgerufen.

Radix Ipecacuanhae.

Die Brech- oder Ruhrwurzel enthält als wirksamen Bestandtheil das zu 0,005—0,01 g Erbrechen erzeugende Alkaloid Emetin. Verfälschungen mit anderen Wurzeln, die ebenfalls als Ipecacuanha bezeichnet werden, aber wie z. B. Jonidium Ipecacuanha kein Emetin enthalten, kommen leider sehr häufig vor. Das Emetin brennt auf den Lippen und der Zunge. Diese Empfindung kann mehrere Stunden anhalten. Sie hat ihren Grund in der Eigenschaft des Alkaloids, die Gewebe, besonders Schleimhäute und Wunden, in verschieden starkem Masse zu reizen. Manche Personen bedürfen selbst von einer guten Ipecacuanha zur Erzielung einer Brechwirkung grosser Dosen, andere nur kleiner. Selbst nach 2,4 g sah man den Erfolg ausbleiben. Es ist dies ganz von der Individualität der Kranken abhängig. Indessen kann auch die variable Beschaffenheit der Ipecacuanha selbst Unterschiede in der Dosirung nothwendig machen, insofern frischere Wurzeln wirksamer sind als ältere, und auch der Ursprung der Pflanze hierbei von wesentlicher Bedeutung ist. Ein Ausbleiben der Brechwirkung beobachtete man auch nach sehr grossen Dosen des Mittels bei Pneumonie. Es giebt ferner eine ausgesprochene Idiosynkrasie gegen Ipecacuanha. Die geringsten Mengen des Staubes der gepulverten Wurzel, ja selbst der Geruch von Infusen der Droge wird von gewissen Menschen nicht vertragen. Es giebt z. B. Pharmaceuten, die durch die geringsten Mengen von Ipecacuanha Schwellung des Gesichts etc. bekommen.

Eine Emetinsalbe, auf die Haut eingerieben, ruft nach einiger Zeit brennende und juckende Pusteln hervor, die bald, ohne zu eitern oder Narben zu hinterlassen, verheilen. Diese entzündungserregende Eigenschaft macht sich auch an Geweben bemerkbar, die nicht primär mit dem Mittel in Berührung kommen, sondern nach der Resorption desselben davon getroffen werden. In analoger Weise wie das wenig angewandte Emetin wirkt das Ipecacuanhapulver. Mit Fett zu einer Salbe verrieben und auf die äussere Haut gebracht, entsteht anfangs Hyperämie und bei weiterer Einwirkung Papelbildung. Es zeigt sich zuerst unter Brennen eine diffuse Röthe, auf der sich kleine Erhabenheiten bilden. Zahl und Grösse der letzteren nehmen unter heftigem Jucken zu, während die Haut zwischen ihnen ein normales Aussehen wiedergewinnen kann. Sie sind zuletzt ziemlich gross, geröthet, stehen von einander getrennt und sind durch Fingerdruck zum Verschwinden zu bringen. Nach Aufhören der Einreibung bedarf die Eruption einiger Zeit, um sich ohne Abschuppung und ohne Narbenbildung zurückzubilden. Das Jucken hält bis zum vollständigen Verschwinden an. Es kann aber eine Ipecacuanhasalbe auch, wie Brechweinstein, unter Jucken und Schmerzen mit einer Delle versehene Pusteln erzeugen, die ohne Narbenbildung verheilen. Dass bei solchen Hautveränderungen auch eine Resorption stattfindet, wird durch die hierbei nicht selten zu Stande kommende Nausea und die Veränderung der Pulsfrequenz bewiesen.

Die Reizwirkung der Ipecacuanha macht sich besonders dann in unangenehmer Weise bemerkbar, wenn dieselbe als feines Pulver oder Staub auf die zugänglichen Schleimhäute gelangt. Die Conjunctiva wird hyperämisch und schwillt an. An der Cornea kam es in einem Falle zur Bildung breiter Geschwüre[1]). Ja, es kann sogar ohne so schwere örtliche Veränderungen eine vorübergehende Störung im Sehvermögen hierdurch bedingt werden. Auch die Schleimhaut der Respirationsorgane wird durch den eingeathmeten Ipecacuanhastaub in Entzündung versetzt. Bei einigen besonders reizempfänglichen Individuen entstehen dadurch asthmatische Erscheinungen, vielleicht bedingt durch eine schnell sich ausbildende Bronchitis. Die Respiration wird mühsam, es tritt ein Gefühl von Oppression in der Brust und von Zusammengeschnürtsein im Schlunde, sowie convulsivischer Husten ein, und nach einiger Zeit können merkliche dyspnoëtische, resp. suffocatorische Anfälle mit livider Verfärbung des Gesichtes etc. erscheinen. Die letztgenannten Symptome treten besonders dann ein, wenn in der Schleimhaut der Respirationsorgane bereits pathologische Veränderungen vor der Einathmung des Staubes bestanden haben. In leichteren Fällen macht sich nur die Localwirkung des Medicamentes durch Speichelfluss, Brennen im Schlunde, ein Gefühl von Schwere und Enge in der Brust und Husten, und die resorptive Allgemeinwirkung als Uebelkeit, allgemeines Frösteln u. s. w. bemerkbar. Die Gelegenheit für das Zustandekommen der genannten Erscheinungen bietet sich ziemlich häufig bei den Personen, welche Ipecacuanha pulvern oder dispensiren.

Je schneller das Erbrechen eintritt, umsoweniger werden Allgemeinerscheinungen beobachtet. Dieselben bestehen für gewöhnlich nur in einem Gefühle von Unbehagen in den Präcordien, Gähnen, Frösteln, Speichelfluss, Schweiss und ab und zu auch in Kopfschmerz und Schwindel. Durchfälle treten sehr selten gleichzeitig mit dem Erbrechen ein. Bleibt jedoch das Erbrechen, vielleicht wegen individueller Ursachen aus, so beobachtet man ab und zu unangenehmere Nebenwirkungen, vorzüglich Darmentleerungen, die unter Tenesmus erfolgen. Die entleerten Massen sind meistens schleimig oder galligschleimig und öfters mit Blut vermischt. Die häufigere, innerliche Verabfolgung kleiner Dosen von Ipecacuanha erzeugt auch leicht, in Folge der localen Einwirkung auf die Magenschleimhaut, Appetitverlust. Die Section ergab als Folge des Gebrauches dieses Medicamentes bisweilen Erosionen im Magen und Darm. Grosse, bei Pneumonie gereichte Dosen können Husten und Dyspnoe entstehen lassen.

Tartarus stibiatus.

Die jetzt noch gebräuchlichen Antimonialien haben, sobald sie im Körper in den gelösten Zustand überzugehen vermögen, fast die gleiche Einwirkung

---

1) Piedallu, Lyon médical. 1891. 29. Mars.

auf denselben, insbesondere das Erregen von Uebelkeit und Erbrechen, Symptome, die in früheren Jahrhunderten als unliebsame Nebenwirkung aufgefasst wurden. Das kristallinische weinsaure Antimonylkalium kann als Prototyp für die übrigen Antimonialien gelten. Die Resorption des Brechweinsteins erfolgt von allen Körperstellen, mitunter selbst von der unverletzten Epidermis aus. Ueber die Form, in welcher das Mittel im Körper seine Wirkung entfaltet, wissen wir nichts Genaues. Die Ausscheidung geht durch den Harn, die Galle, den Koth und auch durch die Milch vor sich. Selbst nach seiner subcutanen, intravenösen oder epidermatischen Anwendung findet eine Ausscheidung desselben in den Magen und wahrscheinlich auch in den Darm statt. Es ist bei der genannten Anwendungsweise fast die ganze Menge des eingeführten Antimons im Erbrochenen nachgewiesen worden. Von elementaren Einwirkungen des Brechweinsteins ist nur seine die Muskelerregbarkeit langsam vernichtende Eigenschaft bekannt. Dieselbe ist nicht auf das Kalium, sondern auf das Antimon zurückzuführen. Eiweiss wird durch Tartarus stibiatus nur gefällt, wenn er freie Säure enthält.

Die folgenden Mittheilungen werden darthun, dass der Brechweinstein das schlechteste aller Brechmittel ist. Auch die grosse Rolle, die er einst bei Entzündungskrankheiten, besonders bei der Lungenentzündung nach zuvor ausgeführtem Aderlass spielte, ist längst ausgespielt, und die neueren Versuche, ihn für diese Krankheit wieder, wenn auch in infinitesimalen Dosen zu verwenden, sind ohne weitere Folge geblieben. Man hatte behauptet, dass Pneumoniker eine besondere Toleranz für das Mittel besässen. Eine solche ist aber nicht erwiesen. Wo sie beobachtet wurde, da war es nicht der Krankheitszustand des Individuums, sondern eine angeborene Eigenthümlichkeit des letzteren, die grosse Dosen ohne augenblicklich erkennbaren, vielleicht aber auch überhaupt ohne jeden Schaden vertragen liess. Solcher Thatsachen sind ja viele in diesem Werke verzeichnet.

Andererseits sind individuelle Eigenthümlichkeiten auch bestimmend für den Umfang der Nebenwirkungen. Diese können leicht sein, oder lebensgefährlich werden. Es bedarf zu ihrem Entstehen nicht, wie man früher annahm, einer Sättigung des Körpers, da schon sehr wenige Dosen sie hervorzurufen vermögen. In manchen Fällen entstehen sie erst nach längerem Gebrauche. So sah man z. B. Ausschläge nach 14 Tagen sich bilden. Nicht sehr selten sind Todesfälle durch den Brechweinstein veranlasst worden. Schon die ältere Medicin liefert hierfür Berichte[1]). Man behauptete früher, dass das Mittel besonders nach Gemüthsaufregungen als Brechmittel gereicht, leicht tödtlich wirke. Die Gefahr liegt einerseits darin, dass die Entleerungen ἄνω καὶ κάτω zu Stande kommen und besonders die Hypercatharsis Collaps hervorrufen kann, andererseits leidet der Herzmuskel leicht und Herzlähmung ist das Endglied dieser Einwirkung. Kinder und Erwachsene sah man auf diese Weise zu Grunde gehen. Als hauptsächliche Contraindicationen für den Gebrauch sind hohes Alter, Plethora, Lungentuberkulose und, soweit der Brechweinstein als Brechmittel in Frage kommt, alle jene Umstände anzusprechen, die überhaupt Brechmittel contraindiciren. Die Therapie verlöre nichts, wenn man dieses Mittel überhaupt für den innerlichen Gebrauch verbannte. Jede seiner Wirkungen liesse sich gleich gut und gefahrloser durch andere Stoffe ersetzen.

Nebenwirkungen an Haut und Schleimhäuten.

Die bisweilen in gefahrdrohenden Zuständen vorgenommene subcutane Einspritzung des Brechweinsteins ruft heftige Schmerzen hervor, welche eine nachfolgende Morphiumeinführung nothwendig machen. Die örtlichen Veränderungen decken sich mit den weiter unten anzuführenden. Reibt

---

1) Hellwigii, Observ. physico-medic., ed. Schroeck. 1680. p. 413.

man Brechweinstein in Lösung oder Salbenform auf die unversehrte Haut ein, so entsteht eine pustulöse Entzündung mit folgender Vereiterung der Hautfollikel. Es treten zuerst an der Einreibungsstelle unter reissenden Schmerzen, meist auch von Fieber und Oedem begleitet, den Mündungen der Follikel entsprechend, kleine Knötchen auf, die sich bald vergrössern, Bläschen werden und einen eitrigen Inhalt, sowie einen Entzündungshof erhalten. Bei weiterer Einwirkung des Mittels auf diese, den Variolapusteln gleichenden Efflorescenzen (Ecthyma antimoniale) kommt es zu tiefen, kraterförmigen Geschwüren, die leicht gangränesciren, häufig mit Knochen-Exfoliationen einhergehen und dann grosse Defecte darstellen. Dieselben verheilen jedoch nach dem Aussetzen des Reizmittels bald unter lebhafter Granulationsbildung und hinterlassen weisse Narben, während von den kleineren Pusteln nur dunkelroth gefärbte Flecke übrig bleiben. Die Gewebszerstörungen können sehr umfangreich sein. Nach Einreibung von Unguentum Tartari stibiati über den Scheitel perforirten bei einigen Kranken, denen man wegen ihrer Geistesstörung diese Therapie angedeihen liess, beide Lamellen der Scheitelknochen in Folge bald auftretender Necrose. Bei einem 2jährigen scrophulösen Kinde, das an Augenentzündung litt, wurde die Pockensalbe auf den Kopf eingerieben. Es traten keine Pusteln auf, dafür aber eine Geschwulst über dem ganzen Hinterhaupt, welche bei fortgesetzter Einreibung sehr schmerzhaft wurde und sich hart anfühlte. An der Grenze dieser Geschwulst bildete sich an einzelnen Stellen ein eiternder Rand, während die übrige, das ganze Hinterhaupt bedeckende Geschwulst in trockenen Brand überging, der bis auf den Knochen reichte. Nach einiger Zeit fiel die brandige Kopfschwarte ab. Von der Oberhaut bis auf den Knochen waren die Weichtheile in eine schwärzliche, übelriechende Masse verwandelt, welche auf der obersten Knochenplatte sehr fest aufsass und deren oberste Lamelle zur Ablösung brachte. In ähnlicher Weise sah man Caries des Brustbeins, der Dornfortsätze der Rückenwirbel und der Schienbeine und im Anschlusse daran, besonders bei Kindern, den Tod eintreten.

Eine eigenthümliche Folge der Einreibung dieses Mittels auf die Brust gegen Bronchialcatarrh wird ebenfalls aus älterer Zeit berichtet. Man setzte diese Therapie fort, nachdem bereits Pusteln erschienen waren. Es entstand ein knorpelartiges Gebilde, das in Ausdehnung und Form der ausgestreckten Hand eines Mannes glich, und von der Mitte des Brustbeins seitwärts bis zu den Rippenknorpeln ging, mit welchen es fest verwachsen zu sein schien. Die Oberfläche hatte einen glänzenden Schein. Kleine Gefässe waren durch die oberflächliche Decke hindurch sichtbar. Das Gebilde war dicht, fest, knorpelartig. Es konnte gedrückt und gerieben werden, ohne Schmerzen zu erregen, juckte aber sehr bei Erhitzung. Wie solche Wirkungen des Brechweinsteins, die auch anderen löslichen Antimonverbindungen zukommen, entstehen, ist bis auf das Antimonchlorür, das wahrscheinlich durch Wasserentziehung wirkt, nicht erklärlich, da die Antimonialien in dieser Beziehung weder mit den, Eiweiss coagulirenden, Mineralsäuren noch mit anderen Eiweiss verändernden Aetzsubstanzen in eine Reihe gestellt werden können. Nichtsdestoweniger glaube ich, dass auch hier die Eiweisszerstörung als ein Product chemischer Wechselwirkung mit dem Antimon anzusehen ist, und die beobachteten entzündlichen Veränderungen an den Gefässen wohl primär entstehen, aber denselben Grund haben.

Ausser den beschriebenen, directen giebt es noch resorptive Hautveränderungen nach äusserlicher Anwendung des Brechweinsteins, die durch eine im Blute circulirende Antimonverbindung hervorgerufen werden. Sie entstehen an Stellen, die primär gar nicht mit dem Mittel in Berührung gekommen waren. Diejenigen, die annehmen, dass in solchen Fällen stets eine Verschleppung von der ursprünglichen Einreibungsstelle stattgefunden hat, sind im Irrthum. Wohl kann es auch diese Ursache bisweilen sein, aber auch ebenso oft die Resorption von der Einreibungsstelle aus gewirkt haben. So ist es durch vielfältige Beobachtungen festgestellt worden, dass nicht selten nach der Einreibung an der Brust, oder zwischen den Schulterblättern Pusteln, besonders an den Genitalien, am Mons veneris, den äusseren Flächen der grossen Labien, Hoden, Eichel, Penis, Weichen, und den inneren Schenkelflächen entstehen können. Nach der Einreibung an der Wirbelsäule fand man Pusteln am Anus. Am beweisendsten ist der Versuch, den man früher einmal bei einem Geisteskranken anstellte. Am Kopfe wurde ihm Pockensalbe eingerieben und die Weiterverbreitung durch die Hände durch Anlegung einer Zwangsjacke verhindert. Dennoch entstanden an den Genitalien Pusteln. Bisweilen bilden sich die letzteren erst, wenn die primär an der Einreibungsstelle entstandenen vollkommen verheilt sind.

Ein weiterer Beweis für die Möglichkeit der Entstehung solcher Pusteln durch Resorption liegt in der Thatsache, dass auch nach innerlichem Gebrauche von Tartarus stibiatus erythematöse, vesiculöse resp. pustulöse Ausschläge gleichfalls mit Vorliebe an den ebengenannten Körperstellen, aber auch an anderen entstehen. Nach Verbrauch von 2 Mal je 0,3 g bildete sich in einem Falle ein vom Kopfe bis zu den Füssen reichender, der Rubeola ähnlicher Ausschlag unter leichtem Jucken. Die Zwischenräume zwischen den Flecken, die leicht hervorsprangen, waren rosig. Im Halse bestand Kratzen. Nach 48 Stunden schwand Alles[1]).

Häufiger sind pustulöse Ausschläge. Ein Pneumoniker, der in 36 Stunden 0,6 g Brechweinstein verbraucht hatte, bekam ca. 24 Stunden nach der letzten Dosis einen Ausschlag, als wären die ergriffenen Stellen mit Autenrieth'scher Salbe eingerieben worden. Es entstanden erst an der inneren Fläche des rechten Unterarms, dann auf dem ganzen Rücken Knötchen und Bläschen, welche sich rasch vergrösserten, sich nach 2 Tagen reichlich mit Eiter füllten und Ecthymapusteln ähnlich sahen, an der Peripherie stark geröthet waren und sehr schmerzten. Nach Ablauf weniger Tage bildeten sich trockene Krusten.

Nebenwirkungen seitens des Allgemeinbefindens und des Magen-Darmkanals.

Als Allgemeinwirkungen erzeugt der Brechweinstein beim Menschen: In grösseren Dosen ein Gefühl der Unbehaglichkeit, Aufgetriebensein der Magen-, besonders aber der Lebergegend, Zusammenlaufen des Speichels im Munde, Gesichtsblässe, Flimmern vor den Augen, Müdigkeit, allgemeines Frösteln, worauf dann Erbrechen folgt. Als Zeichen der Saturation des Körpers mit Antimon werden angegeben: Im Munde, auf der Zunge und im Schlunde ein Gefühl von schmerzhafter Spannung, die mit einem sehr deutlich wahrnehmbaren metallischen Geschmack verbunden ist. Der letztere ist mit dem nach Quecksilber vorkommenden verglichen worden. Aber auch schon nach wenigen Dosen kann die Mundhöhle Veränderungen erleiden, deren Eintritt keiner „Saturation" des Körpers mit dem Mittel, sondern einer besonderen Empfindlichkeit gegen dasselbe ihren Ursprung verdankt. An den Zähnen nimmt man das Gefühl von Stumpfsein wahr, die Lippen schwellen an und sind excoriirt, ebenso der weiche Gaumen, und die so veränderten Gebilde schmerzen. Es besteht Speichelfluss. Dazu kann sich eine aphthöse Entzündung an den Lippen und im Munde bilden. Hier sowie im Schlunde, dem Oesophagus, dem Kehlkopf entstehen Bläschen und Pusteln, besonders, wenn das Mittel in Lösung genommen war. Schlucken und Athmen ist behindert. Die Bläschen platzen bald und hinterlassen kleine Geschwüre. Der Kranke fiebert. Auch nächtliches Irrereden ist in Folge dieses Zustandes beobachtet worden. Laennec fasste diese Symptome als secundäre auf, Andere betonten das rein locale Zustandekommen dieser Affection durch den in flüssiger Form eingeführten Brechweinstein, da bei Verordnung desselben in Pillenform dieselbe

---

1) Danis, Bullet. génér. de Thérap. 1867. T. LXXIII. p. 35.

nicht beobachtet werde. Ich halte die erstere Erklärung für die meisten derartigen Fälle für zutreffender, schon mit Rücksicht darauf, dass auch resorptive Hautausschläge ähnlicher Natur zu Stande kommen. Gelegentlich erzeugt das Mittel auch Blutbrechen und Hyperemesis.

Seine Verwendung beim Menschen, die irgend welche Veränderungen im Magen-Darmkanal besitzen, ist zu unterlassen, da sowohl nach äusserlicher wie innerlicher Anwendung desselben stets eine entzündliche Reizung, ja unter begünstigenden Umständen selbst tiefere Schleimhautverletzungen im Magen und Darm zu Stande kommen. Das Gleiche kann sich nach seiner äusserlichen Anwendung ereignen, da nach der Resorption eine Ausscheidung des Metalls in den Magen und Darm sich nachweisen lässt. Das Erbrochene enthält bei jeder Art der Einführung Brechweinstein. Mit dem Erbrechen können schon gallig-schleimige Stuhlentleerungen unter kolikartigen Schmerzen einhergehen oder später folgen. Nach 0,01—0,02 g sah man die Symptome einer Antimon-Cholera auftreten.

Viele Sectionen haben die im Magen und Darm hierbei enstandenen Veränderungen klargelegt. Bei einem Pneumoniker, der grosse Gaben Brechweinstein erhalten hatte und gestorben war, fanden sich vom Munde, bis zur Cardia grosse, in der Mitte vertiefte Pusteln. Bei einem anderen, ebenso erkrankten Manne waren um die Mündung des Oesophagus herum, an der Magenschleimhaut nebst vielen kleineren, 5—6 grössere (höchstens bohnengrosse), scharf ausgeschnittene, mit einem breiigen Exsudat bedeckte Substanzverluste und ebenso wieder am Anfang des Duodenum. Ein älterer Bericht giebt schon Kunde von einem „Sphacelus", der sich im Magen danach gefunden habe. Drei Kranke, denen eine sehr starke Brechweinsteinsalbe auf den Unterleib eingerieben war, wiesen bei der Section an der inneren Fläche des Peritoneum kleine, pockenartige Pusteln auf. Die Follikel des unteren Ileums sind nicht selten bis zur Hirsekorngrösse angeschwollen, und hier und da sammt der darunter liegenden Schleimhaut zu einer blassen, trockenen, breiigen Masse zerfallen. Ein ähnlicher Gewebszerfall findet sich auch an den Falten. Geschwüre erscheinen vorzugsweise im Ileum; sie entwickeln sich in den solitären Follikeln und Peyer'schen Plaques zahlreich, in Gruppen zusammengedrängt, ohne zusammenzufliessen, linsengross und sind seicht. Es sind Schleimhautgeschwüre, deren Ränder nicht geschwollen, scharf, nur mit einem gelblichen dünnen Schorfe eingesäumt sind. Die Basis ist glatt, ohne Eiter.

Die allgemeinen Ernährungsstörungen, die nach dem Gebrauche von resorbirbaren Antimonialien eintreten, sind als directe Folge des Appetitverlustes und der dadurch verringerten Nahrungsaufnahme anzusprechen.

Auf das Verhalten der Nieren resp. des Harns ist bisher wenig geachtet worden. Ich bin überzeugt, dass bei genauer Untersuchung sich auch hier Veränderungen werden finden lassen, die einer Nierenreizung ihren Ursprung verdanken.

Anderweitige Nebenwirkungen.

Gefährlicher als die bisher berichteten sind die Symptome seitens des Herzens. Als leichteste sind Herzklopfen und Präcordialangst anzusehen. Die Individualität spielt unter den ursächlichen Momenten eine Rolle. Es werden drei Fälle berichtet, in denen nach 1—3maligen kleinen Dosen des Brechweinsteins neben Erbrechen und Delirien eine derartige Prostration der Kräfte eintrat, dass nur durch energische Anwendung von Stimulantien das Leben gerettet werden konnte[1]. Andere Kranke bekommen einen sehr kleinen Puls und allgemeine Cyanose[2]. Das Gesicht verfällt und unter Zunahme der Prostration und Kälte der Extremitäten erfolgt der Tod. Der Eintritt des letz-

---

1) Falot, L'Union médicale. 1852. p. 245.
2) Beau, Bulletin génér. de Thérap. 1856. Sept.

teren kann sich auch mit Asphyxie verbinden. Ferner entsteht bisweilen Brennen in der Brust, trockener Husten, Rauhigkeit der Stimme, dauernde Aphonie und Hämoptysis. Schwindel, Zuckungen, Krämpfe kommen bei Collaps, und mit Dyspnoe vereint auch Sprachlosigkeit[1]) vor. Aus alter Zeit wird berichtet, dass ein Mann nach einem Brechmittel aus Tartarus stibiatus blind geworden sei. Auch Taubheit soll auf diese Weise enstanden sein.

Als Nachwirkung beobachtete man noch am nächsten Tage allgemeine Mattigkeit und selbst Schwäche des Pulses.

Therapie der Nebenwirkungen.

Prophylactisch soll nach jedem Einnehmen von Brechweinstein der Mund mit lauwarmem Wasser ausgespült werden. Die leichteren Formen des Antimonexanthems bedürfen keines Eingriffes. Umfangreichere Ulcerationen werden nach den allgemeinen Regeln der Wundbehandlung verbunden. Die gastrischen Störungen erfordern, besonders wenn Druck und Schmerz in der Magengegend vorhanden sind, und zwischen dem Auftreten dieser Erscheinungen und der Verabfolgung des Antimons nur kurze Zeit liegt, eine Behandlung. Man kann zu diesem Zwecke Ausspülungen des Magens vornehmen und der Spülflüssigkeit Opiate oder andere narkotische Substanzen in geringen Mengen zusetzen. Ist Hyperemesis vorhanden, so sind vegetabilische Adstringentien, Tannin, Chinadecoct etc. zu reichen, da dann ein Vorhandensein von Antimon im Magen wahrscheinlich ist und dieses mit den genannten Mitteln schwer resp. unlösliche Verbindungen eingeht. Bei Kindern sollen Antimonverbindungen, wenn überhaupt, nur zugleich mit Herzexcitantien gegeben werden.

Calotropis gigantea. Die Wurzel dieser als „Mudar" bezeichneten Pflanze wirkt brechenerregend. Der Milchsaft ruft diese Wirkung hervor. Derselbe kann in grossen Mengen — man hat ihn zum Kindermord in Indien benutzt — den Tod veranlassen. Langer Gebrauch macht Magenentzündung.

Cerium oxalicum. Das oxalsaure Cerium rief bei seiner Anwendung gegen das Erbrechen der Schwangeren sowie gegen chronischen Husten als Nebenwirkung bisher nur übermässige Trockenheit des Mundes hervor. Ausgedehntere Anwendung würde sicherlich noch andere Reizwirkungen seitens des Magen-Darmkanals und des Urogenitalapparates kennen lehren. Auch das Entstehen nervöser Symptome ist möglich.

---

1) Lambert, Casper's Wochenschr. 1841. No. 13.

IX. Abortiva. Emmenagoga.

Secale cornutum.

Die bisher als wirksame Bestandtheile des Schlauchpilzes, Claviceps purpurea, angesprochenen: Sclerotinsäure, Ergotin, Ecbolin, Cornutin, Sphacelinsäure, Sphacelotoxin, auch viele andere namenbelegte Stoffe kommen gutem, frischem Mutterkorn in seiner arzneilichen Wirkung nicht nahe. Derselbe Vorwurf trifft viele galenische Präparate, die aus Mutterkorn hergestellt werden. Selbst Fluidextracte verlieren nach einiger Zeit an Wirksamkeit. Die letztere ist bei frischer Droge fast immer, bis auf den Einfluss, den der individuelle Zustand des Kranken ausübt, gleich. Auch beim Stehen in ungepulvertem Zustande zersetzt sich das Präparat. Die Forderung, die eigenthümlicher Weise nicht von der deutschen Pharmacopoe gestellt wurde, die Droge jährlich zu erneuern, muss erfüllt werden. Eine andere, die man schon vor ca. 50 Jahren stellte, Secale cornutum nicht gepulvert vorräthig zu halten, ist jetzt erst obligatorisch geworden. Dasselbe muss für jeden Bedarf erst zerkleinert und nur in grobgepulvertem Zustande abgegeben werden. Schädliche und nützliche Wirkungen dieses Productes sind seit Jahrhunderten bekannt. Zeitweilig wurde der Gebrauch desselben von Regierungen, wie z. B. 1724 von der französischen, 1778 in Hannover verboten, weil es auch in Fällen benutzt wurde, in denen es, wie bei Querlagen, nur Unheil stiften konnte. In Frankreich wurde es erst 1824 wieder zugelassen. Auch heute gehen noch die Ansichten über die Indicationen und Contraindicationen, besonders für geburtshülfliche Zwecke auseinander. Während die Einen das Mittel sogar subcutan immer verabfolgen, wenn grosse Wehenschwäche in der Austreibungsperiode herrscht, der Muttermund vollständig verstrichen ist, und der Kopf tief steht, geben Andere es innerlich zur Wehenerzeugung auch in der ersten Hälfte der Geburt, selbstverständlich wenn keinerlei Geburtshinderniss besteht, und noch Andere nehmen überhaupt vom Mutterkorn wegen zu unsicheren Nutzens und zu grosser Gefahren während des Geburtsactes, hauptsächlich wegen der Möglichkeit des Entstehens von Krampfwehen oder Tetanus uteri, Abstand und lassen dasselbe erst nach Ausstossung der Placenta zu. Unsicher ist der therapeutische Erfolg bei der allgemeinen Paralyse, bei Tabes dorsualis, wo es, wie bei Abdominaltyphus, geradezu unheilvoll werden kann, bei Myelitis und Landry'scher Paralyse, sowie als Ersatzmittel der Digitalis. Ein

Versagen der wehenerregenden Wirkung kommt auch vor. Während sich meistens die Zahl der Wehen bei normalem Charakter und geringerer Kraft beträchtlich vermehrt, gelingt es in manchen Fällen nicht, dies zu erreichen[1]). Die Schuld kann an dem Individuum, dem Präparat und der Dosis liegen. Es ist zweifellos, dass die Erregbarkeit der Wehencentren bei dem einen Weibe grösser als bei dem anderen ist, so dass die gleiche Reizgrösse hier eine Wehe auslöst und dort versagt. Die Präparate waren bisher aber auch überwiegend unzuverlässig. Es ist möglich, dass die Verwendung sorgfältig hergestellter Fluidextracte oder der frischgepulverten Droge hieran bessern wird. Die Dosis darf nicht zu klein gegriffen werden. Allgemeine Normen liessen sich in Bezug hierauf bisher bei der Inconstanz der Präparate nicht aufstellen.

Nebenwirkungen können alle pharmaceutischen Herstellungen aus der Droge veranlassen. Man sah sie auch nach jener Lösung der Tinct. Secalis cornuti und Natrium phosphoricum in Wasser (Mixtura exhilarans) auftreten. Doch macht die Art der Anwendung bei manchen Personen in dieser Beziehung Unterschiede. Bei einer Dame, die an Blutungen aus dem Uterus litt, entstanden sie z. B. nach subcutaner Einspritzung, aber nicht nach Gebrauch von Suppositorien und Pillen. Sie erscheinen meistens bald nach der begonnenen Resorption, oft erst nach längerem Gebrauche und in manchen Fällen als Nachwirkung erst Wochen, ja selbst noch 1—2 Monate nach dem Aussetzen des Mittels, so dass man vom Mutterkorn sagte: „Lente Secale cornutum suam saevitiam exercet." Zeitige Herzschwäche oder bestehende Herzkrankheiten sollten den Gebrauch der Droge contraindiciren.

Oertliche und resorptive Nebenwirkungen an der Haut.

Spritzt man wässrige oder alkoholische Lösungen des Mutterkornextractes unter die Haut, so bildet sich häufig eine schmerzhafte, knotige Infiltration oder eine phlegmonöse Entzündung an der Einstichstelle und deren Umgebung. Die Hautknoten können viele Wochen bestehen bleiben und noch nach Monaten Residuen erkennen lassen. Auch tiefes Einstechen der Nadel, sowie gründliches Verstreichen der eingespritzten Flüssigkeit verhinderte diese Nebenwirkung nicht. Abscesse können in 78 pCt. der Fälle eintreten. Die Gründe sind bisher nicht sicher erkannt worden, weswegen gerade hierbei so häufig die Haut verändert wird. Die pilzliche Unreinheit des verwandten Präparates ist „vorwiegend" angeschuldigt worden. Man behauptete[2]): Ergotin, unvermischt in pilzfreiem Glase dispensirt, zersetzt sich selbst bei längerem Aufbewahren nicht; mit nicht sterilisirtem Wasser verdünnt, erfolgt eine durch das Aussehen nicht erkennbare, durch Fäulnissbacterien bedingte Zersetzung. Solche Ergotinlösungen rufen, unter die Haut gespritzt, Entzündung hervor. Antiseptische Zusätze vermögen höchstens die Zersetzung in geringem Grade zu verzögern. Glas, Spritze und Wasser müssen also bacterienfrei sein. Selbst wenn diese Sätze richtig wären, was bestritten wird, so sieht man die Schwierigkeit ein, solche Lösungen im Hinblick auf die Ubiquität der zersetzenden Mikroorganismen trotz

---

1) Graefe, Centralbl. f. Gynäkologie. 1886. p. 530.
2) Engelmann, Deutsche med. Wochenschr. 1886. No. 39.

mehrfachen Oeffnens der Flasche längere Zeit in gutem Zustande zu erhalten. Ein häufigeres Aufkochen würde sicherlich einen Wirkungsverlust bedingen. Es wurde auch vorgeschlagen, die Einspritzungen tief in die Glutäalmuskeln vorzunehmen, das Mutterkornextract aber mit Soda zu neutralisiren, zu filtriren und mit Wasser so zu verdünnen, dass nur eine 5—10 pCt. Lösung resultirt[1]). Die angeschuldigte Verletzung von sensiblen Nervenästchen durch die Nadel oder gar die Einspritzung in die Cutis[2]) können freilich Schmerzen und Knoten veranlassen; die letztere stellt aber doch eigentlich einen technischen Kunstfehler dar, der wahrscheinlich nur in einem kleinen Bruchtheil der Fälle, die mit örtlichen Veränderungen einhergingen, gemacht worden ist. Ob die unbequeme und doch nur für relativ wenige Fälle passende Methode der Einspritzung in die Muttermundslippen harmlos und schmerzlos ist, müsste noch durch weitere Versuche erhärtet werden. Zugegeben muss werden, dass das stark entwickelte Lymphgefässsystem des Uterus ein Medicament leicht aufzunehmen und fortzuleiten vermag.

Als resorptive Veränderungen sind die nach grossen Dosen beobachteten Schwellungen an der Haut der Gliedmassen, des Rumpfes, am Gesicht und den Augenlidern anzusprechen. In einem solchen Falle bestand gerade die Menstruation; vielleicht gab sie eine Disposition für diese Nebenwirkung ab. Ein Erythem sah man nach innerlichem Gebrauche des Fluidextractes von Secale cornutum eintreten. Sehr selten entstehen Petechien.

Die unangenehmste Hautveränderung ist der nach jeder Art der Beibringung des Mutterkorns mögliche Brand einzelner Körpertheile. Es besteht die Annahme, dass sich derselbe durch eine Gefässverengerung, eventuell durch eine hyaline Thrombose bildet. Thrombose kann auch ohne Brand z. B. an der Bronchialarterie, der Vena basilica und Vena brachialis nach Einspritzung am Vorderarm sich bilden[3]). Eigenthümlich ist in manchen Fällen die Dauer der Gefässcontraction, wie man sie sonst nicht zu sehen gewohnt ist. Ich halte es nicht für ausgeschlossen, dass der Brand durch Eiweisszerfallproducte des menschlichen Leibes direct veranlasst wird, zu deren Entstehung das Mutterkorn den Antrieb giebt. Die Möglichkeit der Gangränescenz ist auch noch lange nach dem Aussetzen des Mittels gegeben. Gliedmassen, Rumpf, sowie innere Organe, z. B. die Lungen, sind bisher davon betroffen worden. Bei Einigen war die verbrauchte Menge des Mutterkorns nur klein, bei Anderen beträchtlich, ehe sich der Brand einstellte. Eine Frau bekam ihn an den Fingerspitzen, nachdem sie einige Gramme Ergotin eingenommen hatte. Eine andere hatte 80—100 Einspritzungen des Extractes erhalten, als sich nach ca. 7 Monaten und 1½ Monate nach dem Fortlassen des Mittels Eingeschlafensein und ein vesiculöser Ausschlag an dem kleinen Finger der rechten Hand einstellte. Allmählich nahm die erkrankte Fläche das Bild einer Verbrennung an und Schmerzen stellten sich ein. Nach und nach erfolgte erst Heilung[4]).

Bisweilen verläuft dieser Brand unter dem Bilde multipler

---

1) Bumm, Centralbl. f. Gynäkologie. 1887. No. 8. p. 441.
2) Lilienfeld, Centralbl. f. Gynäkologie. 1887. No. 48. p. 775.
3) Heller, Ueber medic. Mutterkornvergiftung. Erlangen 1896.
4) Gönner, Correspondenzblatt f. schweiz. Aerzte. 1886. p. 332.

Abscessbildung. An Fingern und Zehen sah man eine solche bei einer Dame nach Ergotineinspritzungen entstehen und erst nach Abstossung von zwei Nägeln enden[1]). Nicht immer findet Begrenzung der Erkrankung statt. Nachdem eine Frau zur Wehenanregung ca. 0,8 g Mutterkornpulver erhalten hatte, bekam sie Kopfschmerzen, Fieber und brennende Hitze in dem rechten Bein. Wenige Tage später zeigte sich an der rechten grossen Zehe ein rother Fleck, der bald brandig wurde. Die Gangrän setzte sich auf den Fuss, dann auch auf den Unterschenkel fort und führte den Tod der Kranken herbei. Ein Knabe, der wegen Incontinentia urinae täglich 0,2 g Secale cornutum 2 Monate lang erhalten hatte, bekam nach dem Aussetzen des Mittels Fieber und fötiden Auswurf. Die Section ergab Lungenbrand. Angeblich soll in einem Falle unter Ergotingebrauch sogar eine Uterusgeschwulst brandig geworden sein.

Störungen am Magen-Darmkanal und dem Genitalapparat.

Vereinzelt kommen Schwellung der Lippen neben einer solchen des Schlundes und der Augenlider vor, häufiger Parästhesieen an den Mundorganen, z. B. das Gefühl des Holzigseins an Lippen, Zunge und Wangenschleimhaut, oder bis zum Oesophagus ausstrahlende Schmerzen und Brennen an der Zunge sowie Kratzen im Halse. Solche Empfindungen können sich mit heftigen Schlingbeschwerden vergesellschaften, so dass selbst das Essen unmöglich wird. Speichelfluss kann Monate lang anhalten und selbst dem Atropin trotzen. Manche Kranke klagen über ein Gefühl von Trockenheit im Munde. Es kommen ferner vor: Belegtsein der Zunge, Ekel, Aufstossen, Appetitlosigkeit, Uebelkeit, Erbrechen sowie Diarrhoe und Leibschmerzen.

Die Milchabsonderung wird im Puerperium gehemmt oder sie versiegt, wenn während desselben Mutterkorn gereicht wird[2]). Manche Frauen klagen 2—3 Stunden nach der Anwendung des Ergotin über intermittirende ziehende Schmerzen im Unterleibe und Kreuze. Krampfzustände der Gebärmutter mit langdauernder Einschliessung des Kindes können durch diese Therapie veranlasst werden. Einmal kam nach sehr starken Dosen des Mutterkorns, die bei einem Abort verabfolgt worden waren, eine Ausstülpung eines grossen Theiles des Uterus durch das Orificium uteri externum nach aussen zu Stande. Zerreissung des Uterus ereignete sich häufiger. So wurde z. B. einer Erstgebärenden, die 8 Stunden lang Wehen hatte, und bei der der Muttermund fast ganz verstrichen und die Blase gesprungen war, 1 g Secale cornutum gegeben. Die Uteruscontractionen verdoppelten sich, aber der schon vorliegende Kopf ging zurück, die Wehen hörten dann plötzlich auf und ein allgemeines Krankheitsgefühl, Schwäche, Brechneigung, Kleinheit des Pulses, Empfindlichkeit des Leibes stellten sich ein. Rechts und links fühlte man in letzterem Geschwülste. Links war die Zerreissung erfolgt. Nur noch 3 Tage nach der Extraction des Kindes lebte die Mutter[3]).

---

1) Burckhard, Centralblatt f. Gynäkologie. 1886. p. 564.
2) Pinzoni, Bolletino delle scienze med. di Bologna. 1889. Ser. 6. Vol. 20.
3) Delmas, Bull. gén. de Thér. 1842. T. XXII. p. 323. — Bong, Deutsche med. Wochenschr. 1898. p. 336.

Die Frage, ob dem Kinde durch den Gebrauch dieses Mittels Schaden erwachsen könne, ist bisher sehr verschieden beantwortet worden. Während heute vielfach angenommen wird, dass dies nicht der Fall sei, und wo Todtgeburt oder Scheintod mit der Verabfolgung von Mutterkorn zusammenfallen, diese Ereignisse auf andere Ursachen zurückzuführen seien, so lässt sich doch die zu Stande gekommene Schädigung des Kindes in utero durch Mutterkorn sicher erweisen. Bisweilen scheint die Höhe der Dosis von Einfluss zu sein. So sah man nach Verabfolgung von 1,5 g nach $\frac{1}{2}$ Stunde Tetanus uteri eintreten und die Kinder todt geboren werden, während kleinere Dosen gut vertragen wurden. Ebenso spielt hierbei die individuelle Reizempfänglichkeit des Uterus eine Rolle. Die Häufigkeit unglücklicher Zufälle ist freilich bisher auch nicht annähernd zu schätzen gewesen, da der Negirung Uebertreibungen gegenüber stehen. So wurde vor einem halben Jahrhundert behauptet, dass unter den angegebenen Verhältnissen 1 von 5 Kindern durch Compression der Nabelschnur in Folge der andauernden Contraction des Uterus stürbe, während ein Theil der geborenen Kinder bleich oder livid aussähe, eine schwache Nabelschnurpulsation und einen fast unmerklichen Herzschlag sowie beschwerliches Athmen besässe. Andere Beobachter geben die Zahl der durch den Einfluss des Mutterkorns verstorbenen Kinder auf 9—33 pCt., und die der scheintodt geborenen auf 10 pCt. an. Die geborenen Kinder sollen bald abmagern, eine welke Haut bekommen und dann unter Convulsionen sterben. Die Wahrheit ist, dass die Möglichkeit eines unangenehmen Zwischenfalles stets vorhanden ist, aber ganz besonders wächst, wenn das Mutterkorn unrichtig gebraucht wird.

Anderweitige Nebenwirkungen.

Häufig wurde ein Ansteigen der Pulszahl beobachtet, während der Puls selbst klein oder auch unregelmässig[1]) befunden wurde. Tritt Collaps ein, so sinkt die Pulszahl, der Puls wird kaum fühlbar oder schwindet zeitweilig ganz, die Pupillen erweitern sich, die Haut wird kühl, cyanotisch, und bedeckt sich mit kaltem Schweiss, das Bewusstsein schwindet und die Körperwärme sinkt beträchtlich. Ohne Collaps wurde gelegentlich Erhöhung der Körperwärme, oder ein fieberloser Schüttelfrost bei congestionirtem, leicht bläulichem Gesicht und Präcordialangst mit retrosternalem Schmerz festgestellt. Ist Durchfall eingetreten, so fehlt der Schweissausbruch. Bei einem Typhuskranken schloss sich an den Mutterkorngebrauch Nasenbluten. Es kommen ferner, meist in Begleitung von anderweitigen Symptomen, vor: anhaltendes Gähnen, quälender Singultus, zeitweiliger Verlust der Sprache, Brustbeklemmung, Präcordialangst, Luftmangel, Herzklopfen und Dyspnoe besonders bei Bewegungen, sowie bohrende Schmerzen in der Brust.

Seitens des Sehapparates stellen sich bei manchen Menschen ein: Schwellung der Lider, Pupillenerweiterung, Flimmern vor den Augen und Funkensehen, sowie Herabsetzung des Sehvermögens. Die letztere scheint auch ohne Collaps, wobei eine Verdunkelung des Gesichtes ja etwas nicht Ungewöhnliches ist, vorzukommen und würde somit den

---

1) Hulme, Medical News. 1887. 5. Nov. p. 539.

medicamentösen Amblyopieen zuzurechnen sein. Unwahrscheinlich ist es dagegen, dass der arzneiliche Gebrauch des Mutterkorns Cataract erzeugen kann.

Das Centralnervensystem dient nicht selten als Angriffspunkt für unerwünschte Wirkungen. Kopfschmerzen, localisirt oder im ganzen Kopf, Benommensein, Schwindel und auch wohl Gesichtstäuschungen stellen sich ein. Eine Dame, die wegen Uterinblutungen täglich 0,3 g Mutterkornextract subcutan erhielt, bekam jedesmal ca. 30—40 Minuten nach der Einspritzung und für 1—2 Stunden Gähnen, Brechbewegungen, Luftmangel, Kleinheit des Pulses und sprach irre. Vielleicht ist in diesem Falle das Irrereden als Collapswirkung aufzufassen. Es ist aber auch ohne Collaps beobachtet worden. In mannigfacher Weise leidet die Empfindung. Nach jeder Art der Anwendung beobachtete man bei manchen Kranken Kribbeln, schmerzhaftes Ameisenkriechen, Eingeschlafensein oder Jucken an Gliedern und Rumpf. Bisweilen beschränken sich diese Zustände nur auf einzelne Körpertheile, ergreifen aber auch den ganzen Körper. Vereinzelt entsteht allgemeine Hautanästhesie. Vielfältig können die Bewegungsstörungen sein. Allgemeine Abgeschlagenheit, unsicherer, taumelnder Gang, und selbst vollständiger Verlust der willkürlichen Bewegung und der Sprache kommen vor. Ein an Ataxie und Oculomotoriuslähmung leidender Mann bekam in allmählicher Steigerung schliesslich 1 g des Mittels täglich. Die letzte Dosis war nur zwei Tage genommen worden, als vollständige Lähmung aller vier Gliedmassen und Verlust der Stimme eintrat. Die Sensibilität hatte abgenommen. Durch Aussetzen des Mittels erfolgte allmählich Besserung, aber die ursprüngliche Tabes hatte sich verschlimmert[1]). Nach Einspritzung des Extracts beobachtete man auch krampfhafte Contractionen an den Beugern der oberen und unteren Gliedmassen. Dieselben können mit Bewusstlosigkeit, Rollen der Augäpfel und Verschwinden des Pulses verbunden sein, epileptiformen Anfällen ähneln und von Contraction der Flexoren, krallenartiger Zusammenziehung der Finger, Contractionen in den Beinen und in der Thoraxmuskulatur gefolgt sein. Es ist zweifelhaft, ob Nitroglycerin bei den Nebenwirkungen durch Mutterkorn wesentliches leistet. Immerhin kann es versucht werden.

Ergotinin. Das leicht zersetzbare Alkaloid Ergotinin, das sich bis zu 0,1 pCt. im Mutterkorn findet, wurde auf Grund von Thierversuchen als ein werthloses Präparat[2]), von seinem Entdecker aber als ein reines Cornutin angesprochen. Setzt man eine angesäuerte Ergotininlösung der Einwirkung der atmosphärischen Luft aus, so verfärbt sie sich mit der Zeit, besonders in der Wärme und liefert die für Cornutin angegebene Reaction. Die oft bei Blutungen etc. erfolgreiche Einspritzung verursacht in seltenen Fällen eine ausgedehntere Röthung und anhaltendere brennende Empfindung an der Einstichstelle. Von entfernteren Nebenwirkungen sah man bisher: Nausea, Erbrechen und schmerzhafte Koliken. Nach Einführung in das Unterhautgewebe der Brust gegen Hämoptoe entstand bei einer Frau alsbald Syncope. Sie sah wie eine Todte aus und der Radialpuls wurde unfühlbar. Nachdem dieser Zufall vorübergegangen war, blieb die Blutung aus.

Cornutin. Diese nicht chemisch rein dargestellte Base des Secale cornutum sollte, in der zweiten Geburtsperiode angewandt, ohne Gefahren wehen-

---

1) Grasset, Le Progrès médical. 1883. 17. Mars. p. 201.
2) Kobert, Archiv f. exper. Pathol. u. Pharmak. Bd. 18. p. 376.

erregende Wirkungen äussern. Unter 46 Geburten war ein entschiedener Erfolg in 34,7 pCt., wahrscheinlicher Erfolg in 28,2 pCt., zweifelhafter Erfolg in 17,3 pCt. und kein Erfolg in 19,5 pCt. In einigen Fällen wurden die Wehen als äusserst schmerzhaft bezeichnet, in anderen nahmen sie einen vollständig krampfartigen Charakter an. Weniger harmlos gestaltet sich aber diese Substanz für die Kinder. Während sonst in der betreffenden Geburtsanstalt unter 335 Geburten nur 8 Kinder scheintodt geboren wurden, von denen nur eins nicht wieder zum Leben gebracht werden konnte, wurde in den erwähnten 46 Fällen 6 Mal Scheintod und darunter 2 Mal Tod beobachtet. Es ist zweifellos, dass diese traurigen Ausgänge dem Cornutin zuzuschreiben sind[1]). Vor dem Mittel wird gewarnt[2]).

Sclerotinsäure. Dieser aus dem Mutterkorn abgeschiedene Körper zersetzt sich in Lösungen schnell. Er wurde früher für das wehenbefördernde Princip gehalten, und als solcher oder als Natronsalz verwandt. An Nebenwirkungen ragen über alle anderen die örtlichen Reizerscheinungen hervor, die besonders stark nach concentrirten Lösungen auftreten. Bei fast der Hälfte der damit behandelten Kranken entstand Brennen an der Einstichstelle, bei vielen anderen, besonders geschwächten Kranken, Röthung und Entzündung und in 10 pCt. Abscedirung. Diese letzteren Veränderungen können mit Schüttelfrost und Erhöhung der Körperwärme einhergehen.

Hamamelis virginica. Als Contraindication für den Gebrauch von Blättern der „Hexen-Hasel" und galenischen Präparaten daraus wurden angegeben: tiefe Anämie, Chlorose, Aortenfehler und alle sonstigen Zustände, welche einen langsamen oder intermittirenden Puls bedingen[3]). Die blutstillende Wirkung war in manchen Fällen sehr ausgesprochen.

Nach grösseren Dosen, z. B. 24 Tropfen täglich einer Tinctur von 1:20 Alkohol können entstehen: Anfängliche Congestionen nach dem Kopfe, mit Purpurfarbe des Gesichtes, dann allgemeines Kältegefühl. Das letztere erstreckt sich in einzelnen Fällen vorzugsweise auf bestimmte Körpertheile, z. B. einen Arm oder die Beine. Dabei kann sich die Neigung zur Syncope bemerkbar machen. Der Puls wird klein, langsam, unregelmässig, aussetzend, aber auch bisweilen beschleunigt. Die Kranken klagen über Herzklopfen und allgemeine Schwäche, oder so grosse, auch nach dem Aussetzen in einem Falle noch anhaltende Schwäche in den Beinen, dass die Fortbewegung dadurch erschwert wurde. Insensibilität oder Ameisenlaufen können sich hinzugesellen. Mehrfach fand sich Schwindel. Die Gegenstände schienen zu tanzen. Auch anhaltendes Gähnen und vermehrte Secretion der Nasenschleimhaut sowie der Conjunctiva kommen vor. In fast allen diesen Fällen entstanden Sehstörungen. Entweder verloren die Kranken plötzlich für 20 Minuten das Sehvermögen, oder die Gegenstände bezogen sich mit einem Schleier, oder der Kranke musste sich anstrengen, um die Dinge an ihrem Platze wahrzunehmen. Vereinen können sich die Störungen des Gesichts mit einer Art geistiger Stumpfheit. Negerinnen sollen die Droge zum künstlichen Abort gebrauchen.

Hydrastis canadensis.

Die Wurzel der Hydrastis canadensis (canadisches Wasserkraut) wird mit Cypripedium, Senega, Collinsonia, Jeffersonia, Serpentaria so verfälscht, dass diese fremden Zumischungen die Hälfte des Gewichts der Droge ausmachen können. Besonders zu achten ist auf die Wurzel von Stylophorum diphyllum, die im frischen Zustande einen goldgelben Saft besitzt. Sie wird als „Extra

---

1) Erhard, Centralblatt f. Gynäkologie. 1886. p. 309.
2) Graefe, Centralblatt f. Gynäkologie. 1886. p. 529.
3) Campardon, Bull. de la Soc. de Thér. 1884. p. 173. et du 14. Oct. 1885.

large golden Seal" im Handel angetroffen. Als wirksame Bestandtheile finden sich in der Hydrastis: 1. Das Alkaloid **Hydrastin**. Dasselbe ist nicht mit einer resinösen, ebenfalls mit dem Namen Hydrastin belegten unreinen Substanz zu verwechseln. Ein Oxydationsproduct des Hydrastins ist das **Hydrastinin**. 2. Das **Berberin**. In grossen Dosen macht dies Alkaloid Durchfall. Steht ein Fluidextract von Hydrastis canadensis lange, so scheiden sich die beiden Alkaloide in Krusten ab und das Präparat kann dadurch unwirksam werden. Der Gebrauch des Mittels beruht auf seiner Eigenschaft, Contractionen der Gefässe aller Unterleibsorgane also auch der Gebärmutter zu erzeugen. Auch bei Thieren entstehen dadurch Contractionen des Uterus. Bei Menschen sollen ein Mal dadurch Wehen erzeugt worden sein. Ein Versagen der blutstillenden Wirkung kommt vor. Man beobachtet auch, dass im Beginn des Gebrauches vollkommener Stillstand oder beträchtliche Abnahme der Blutung für eine kurze Dauer eintritt, dann aber dieselbe vermehrt wird. In Fällen von häufig auftretenden Menorrhagieen können die Menses durch das Mittel auf 10—12 Tage hin verschoben werden, der Grad der Blutung bei der darauf folgenden Menstruation ist aber gewöhnlich viel stärker wie früher. Nebenwirkungen treten besonders bei grossen Dosen auf. Sie sollen denen des Chinins ähnlich werden können. Man beobachtet bisweilen: Magendrücken und Abnahme des Appetits, während gewöhnlich die Dyspepsie, welche die Uterusleiden begleitet, abnimmt oder dadurch gehoben wird. Bei Schwangeren soll das Mittel angeblich ohne die Gefahr vorzeitiger Wehenerregung gereicht werden. Die gegentheilige Beobachtung, die hierüber vorliegt, muss aber bemerkt werden, da sie auf Grund einer besonderen individuellen Reizempfänglichkeit der Gebärmutter sich vielleicht öfter noch ereignen kann. Bei einer Kranken stellte sich nach längerem Gebrauche Aufregung ein. Zwei andere fühlten sich deprimirt und hatten Hallucinationen bei schwachem und häufigem Pulse. Ja, in einem dieser Fälle erschienen für kurze Zeit sogar Delirien mit Bewusstlosigkeit[1]).

Hydrastinin. Als Beweis dafür, dass auch dieses Product, dem keine Nebenwirkungen zukommen sollten, solche hervorrufen kann, ist Folgendes anzuführen. Eine Frau, die wegen starker Uterusblutung in 43 Tagen 17 Injectionen von je 0,1 g Hydrastinin erhalten hatte, bekam in den letzten Tagen an der hinteren Rachenwand umschriebene Plaques, ausstrahlende Schmerzen, und Schlingbeschwerden bis zum Schluckunvermögen. Nach dem Verschwinden dieser Symptome rief eine Einspritzung von 0,7 g wieder das Gleiche hervor[2]).

Viburnum prunifolium (Black Haw). Die als ein Tonisirungsmittel für den Uterus benutzte Wurzelrinde oder ihr Fluidextract, das z. B. gegen Blutungen lange gebraucht wird, kann gelegentlich Schwindel, Sprach-, Bewegungs- und Bewusstseinsstörungen, Dyspnoe und Trockenheit im Munde erzeugen.

Crocus. Der Gebrauch der getrockneten Narben des Safrans soll Harn und Koth gelb färben. Nach Einführung von Polychroit, dem gelben Farbstoff des Safrans war der Harn nicht gelb. Bisweilen entstehen nach Crocus congestive Zustände des Uterus, Blutungen aus diesem Organe, die angeblich sogar tödtlich verlaufen können, und Abort. Bestritten wurde die alte Mittheilung, dass eine Schwangere, die sehr lange Crocus genommen hatte, zwei gelb gefärbte Kinder geboren habe, und dass experimentell sich ähnliches von einer trächtigen Hündin habe erweisen lassen. So unwahrscheinlich die Angabe auch klingt, so kann sie richtig sein, da andere Farbstoffe ähnliches veranlassen. Nach grösseren Dosen der Droge erschien in einem Falle

---

1) Mendes de Leon, Arch. f. Gynäkologie. 1885. Heft 1.
2) v. Wild, Deutsche med. Wochenschr. 1893. No. 13.

Blindheit und ausser dieser: Blässe, Kopfweh, sowie heitere Delirien. Die letzteren sind mehrfach in der Gestalt krampfhaften, anhaltenden Lachens gesehen, aber auch von neueren Autoren als Fabeln angesprochen worden. Das gelegentliche Auftreten eines eigenthümlichen Orgasmus ist sichergestellt.

Summitates Sabinae. Die Zweigspitzen von Juniperus Sabina sollen nur in frischem Zustande, so lange sie gepulvert dunkelgrün erscheinen, gebraucht werden. Altes, braunes Sadebaumpulver enthält wenig oder gar kein ätherisches Oel mehr, von dem die Wirkung abhängt. Es ist deswegen erforderlich, dass der Vorrath an dieser Droge jährlich erneuert und sie selbst sorgfältig aufbewahrt wird. Die äussere Anwendung des Sadebaumpulvers zur Wegätzung von Condylomen und Geschwülsten, wie z. B. Carcinom, bewirkt ab und zu so unerträgliche Schmerzen, dass das Mittel in Folge dessen ausgesetzt werden muss. Noch intensiver wirkt das Sabinaöl, das auf der Haut neben subjectiven Schmerzempfindungen Blasen hervorrufen kann. Nach dem inneren Gebrauche von Sabina (0,3—0,8 g) als Emmenagogum beobachtet man nicht selten Störungen in der Verdauung, mitunter auch Erbrechen und Durchfall, Drang zum Harnlassen, Entleerung blutigen Harns und reichlicheren Blutabgang zur Zeit der Menstruation. Bei schwangeren Frauen können zu grosse, oder längere Zeit fortgebrauchte kleinere Dosen Abort veranlassen.

Thuja occidentalis. Der Lebensbaum wirkt wesentlich durch ein in seinen grünen Theilen enthaltenes ätherisches Oel. Grosse Mengen des wässrigen Aufgusses werden zum Abort gebraucht und können bei Schwangeren Gastroenteritis und ev. den Tod erzeugen. Die Umgebung von Condylomen, die mit Thuja-Tinctur behandelt werden, erfährt bisweilen eine starke Reizung, so dass man das Mittel aussetzen muss. Man beobachtet starke Röthe, Anschwellung und Excoriation. Schmerzen begleiten diesen Zustand.

Ruta graveolens. Die Raute enthält als einen wesentlichen Bestandtheil das im Handel meist verfälscht vorkommende ätherische Rautenöl. Im Alterthum hielt man die wildwachsende für besser als die Gartenraute. Das frische Kraut erregt auf der Haut Brennen, Röthe, Schwellung, Entzündung und selbst Blasenbildung. Grössere, innerlich gereichte Dosen lassen die den Schlund, den Magen und Darm örtlich reizenden, und auf das Centralnervensystem gerichteten Wirkungen des Rautenöls deutlich hervortreten. Man beobachtet narkotische Symptome, wie Schwindel, Schläfrigkeit und selbst Stupor. Die Pupille verengt sich und das Sehvermögen nimmt ab. Auch Blutharnen wurde beobachtet. Die Raute sollte auch Störungen im Zeugungsvermögen veranlassen. Seit Alters her steht die Pflanze in dem Rufe Abort hervorzurufen. „κινεῖ δὲ καταμήνια τὰ δὲ ἐμβρυα φθείρει." Für diesen Zweck wird sie gelegentlich auch heute noch vom Volke benutzt, meist mit dem Erfolge, dass auch die Mutter schwer, wenn nicht gar tödtlich getroffen wird.

Senecio Jacobaea und S. vulgaris, die als Emmenagoga gegeben werden, können vielleicht bei langem Gebrauch Abort erzeugen.

Oleum Pulegii. Das Flohkraut, Mentha Pulegium, hat im frischen Zustande einen beissend gewürzhaften, bitterlichen Geschmack. Ihr wirksamer Bestandtheil ist ein ätherisches Oel, das gegen Menstruationsstörungen Verwendung gefunden hat. Dabei kam ein Mal ein ziemlich schwerer Collaps zur Beobachtung.

Kalium sulfuricum. Das Kaliumsulfat wird gegen Menstruationsstörungen, hier und da auch zur Hervorrufung von Abort benutzt. Als unangenehme Folgen grösserer Mengen des Salzes sind neben schmerzhaftem Brennen im Schlunde, Erbrechen und Diarrhoeen, Collaps mit Kleinheit des Pulses, lähmungsartige Schwäche der Beine und Convulsionen beobachtet worden.

X. Anthelmintica.

Flores Cinae. Santonin.

Die Zittwerblüthen enthalten neben dem widerlich riechenden ätherischen Oel das in fetten Oelen und Alkohol lösliche Santonin. Die Resorption des Santonins geht theilweis schon im Magen vor sich. Die einzig rationelle Verwendung ist deshalb die ölige Lösung des Mittels, wodurch die Aufnahme im Magen verhindert wird[1]. Die von mir betonte Möglichkeit, dass ein Theil des vom Magen und Darm aus resorbirten Santonins nicht durch die Nieren, sondern wieder in den Darm ausgeschieden wird, ist auch später experimentell erwiesen worden[2]. Das Schicksal dieses Stoffes im Körper ist bisher nicht mit Sicherheit erkannt. Wahrscheinlich findet eine moleculare Umwandlung im Körper statt. Das Umwandlungsproduct wird von Mialhe für ein Oxydationsproduct mit den Eigenschaften einer schwachen Säure gehalten. Es wird jetzt als Santogenin bezeichnet. Die Ausscheidung desselben kann selbst nach Dosen von 0,2—0,4 g 2—3 Tage lang nach dem Einnehmen im Harn nachgewiesen werden. Die Empfindlichkeit der Menschen für Santonin ist sehr verschieden. Es giebt solche, die bis auf ganz unbedeutende Nebenwirkungen grosse, weit über die maximale Grenze reichende Dosen vertragen und andere, die nach kleinen Mengen schwere Störungen aufweisen. Im Allgemeinen sind diese extremen Verhältnisse selten. Es mag bisweilen nur eine ungenaue Dosirung sein, die sich vorzugsweise in den Pastillen findet, wodurch die Annahme einer Idiosynkrasie oder Toleranz veranlasst wird. Schon nach 0,06 g Santonin sah man bei Kindern, nach 0,24 g bei Erwachsenen sehr unangenehme Nebenwirkungen und angeblich nach 0,12 g, in zwei Malen genommen, den Tod eintreten. Flores Cinae zu noch nicht 10 g genommen, tödteten ein Kind nach 2 Tagen. Die Nebenwirkungen erscheinen meist nicht lange, selten 5—10 Stunden nach der Einführung und können wegen der langsamen Ausscheidung 2—3 Tage anhalten. Häufigere Einführung bedingt deswegen leicht cumulative Wirkungen und damit Gefahr. Der tödtliche Ausgang kann in 12—24 Stunden erfolgen. Bisweilen lassen die bedrohlichen Symptome ganz nach, so dass

---

1) L. Lewin u. D. Caspari, Berliner klin. Wochenschr. 1883. No. 12.
2) Neumann, Der forensisch-chemische Nachweis d. Santonins. Dorpat 1883.

man Grund hat, die Gefahr für beseitigt zu halten. Plötzliche Rückfälle rufen dieselbe dann wieder hervor.

Schwellung und Oedem der Haut, z. B. des Gesichts und der Lippen[1]) kommt vor und kann sich mit einem Exanthem verbinden. Scharlachartig erschien ein solches in Verbindung mit Nasenbluten und Fieber. Ein Kind, das wegen Helminthiasis 0,18 g Santonin erhielt, erbrach sich kurze Zeit nach dem Einnehmen, und hierauf entstand über den ganzen Körper eine kurzdauernde Urticaria. Als wiederum 0,18 g verabfolgt wurden, trat abermals allgemeine Urticaria ein, und die Haut, besonders an den Augen, der Nase, den Lippen, schwoll dermassen ödematös an, dass das Gesicht unkenntlich wurde. Hierbei bestand Speichelfluss. Nach einem warmen Bade verschwanden sämmtliche Symptome innerhalb einer Stunde. Bei mehreren Kranken entstanden auch an Rumpf und Gliedern stecknadelkopfgrosse, nicht confluirende Bläschen, die allmählich einschrumpften und unter leichter Exfoliation schwanden.

Hallucinationen des Geschmacks sind selten. Bei einem Kinde zeigten sich, nachdem schlimmere Nebenwirkungen bereits abgelaufen waren, neben allgemeiner Schwäche und Gelbfärbung, Speichelfluss, und kleine Ulcerationen am Zahnfleisch, den Lippen und der Zunge. Chlorsaures Kalium schaffte Besserung. Vielleicht lag in diesem Falle eine Verunreinigung des Mittels vor. Man beobachtete ferner: Magenschmerzen, Aufstossen, Uebelkeit und Erbrechen. Hierzu können sich Kollern im Leibe, Auftreibung und Empfindlichkeit des letzteren, Koliken und mehrtägige wässrige, bisweilen rothe Stuhlentleerungen[2]) gesellen. Unwillkürliche Stuhlentleerung kommt bei Krämpfen vor. Sehr häufiger Gebrauch von Santonin kann allgemeine Körperschwäche herbeiführen. Mannigfache Beschwerden begleiten die Harnentleerung: Schwierigkeit beim Harnlassen, trotz starken Harndranges, auch absolute Harnverhaltung[3]), Blasenkrampf und Jucken und Schmerzen in der Urethra.

Nach Einnahme des Santonins in irgend einer Form und in kleinen Dosen, 0,2 g und mehr, erscheint nach 2—3 Stunden der gelassene Harn gelb. Weisses Papier oder Leinwand in denselben getaucht, zeigen nach dem Trocknen gelbe Flecke. Der zuverlässigste Nachweis von Santoninharn beruht auf dessen, von mir nachgewiesenen Eigenschaft, die Polarisationsebene nach links abzulenken, was ein nach Rhabarber gelassener Harn nicht thut. Fügt man zu solchem Harne Alkalien hinzu, so färbt er sich kirschroth. Fault Santoninharn, so bedingt das hierbei auftretende kohlensaure Ammoniak eine Rothfärbung, die unter Umständen, z. B. beim Vorhandensein von Blasenkatarrh, Verwechslungen mit Blutharn hervorrufen kann. Die Entleerung rothen Harns ist beobachtet worden.

Die Unterscheidung des gelben Santonin- vom Rhabarberharn, der ebenfalls auf Zusatz von Natronlage roth wird, kann auch noch so geschehen, dass man den Harn mit der Hälfte seines Volumens Aether schüttelt. Die Chrysophansäure des Rhabarberharns geht in den Aether über, der Santoninfarbstoff nicht. Die Chrysophansäure lässt sich in dem Aetherauszug leicht

---

1) Duclaux, Journ. de Thérap. 1878. T. V. p. 850.
2) O. Blinn, Therapeutic Gazette. 1887. p. 497.
3) Laure, Journal de Médecine de Paris. 1887. 21. Août.

mit Natronlauge nachweisen. Die rothe Farbe des alkalischen Santoninharns soll nach 30—36 Stunden verschwinden, die des alkalisirten Rhabarberharns beständig sein und ferner die erstere durch reducirende Mittel (Zinkstaub, Natriumamalgam) nicht verändert werden, die letztere verschwinden[1]). Der rothe Farbstoff des Santoninharns lässt sich mit Amylalkohol ausschütteln, aber nicht der des Rhabarberharns. Der erstere zeigt in wässriger oder amylalkoholischer Lösung einen breiten Absorptionsstreifen bei E, der des Rhabarberharns nicht[2]).

Santonin kann auch Hämoglobinurie, Hämaturie oder Albuminurie veranlassen. Fast so constant wie die Veränderungen des Harns treten schon nach kleinen Mengen von Santonin oder Zittwerblüthen Störungen des Gesichtssinnes auf, die sich hauptsächlich als Gelbsehen darstellen und mehrere Stunden anhalten können. Vor dem eigentlichen Gelbsehen bei grösseren Santoningaben erscheint eine violette Färbung des Gesichtsfeldes, die um so intensiver ist, je dunkler die angesehenen Gegenstände sind. Wirklich gelb erscheinen alle helleren oder grell beleuchteten Gegenstände, Fenster, Papier u. s. w. Roth und Blau erscheinen oft in den Complementärfarben Orange und Grün, so dass carmoisinrothe Zeuge fahl, krapprothe bronzefarben und der Himmel und blau gefärbte Stoffe grün aussehen. Indessen ist dies nicht immer der Fall, und man beobachtet auch, dass nach Santoningenuss Roth als Violett erscheint, oder helle und dunkle Gegenstände von einer Person für Orange, von der anderen für Grün gehalten werden[3]). Bei manchen Menschen hat die Höhe der Santonindosis Einfluss auf die Qualität des Sehens. Das Phänomen stammt nicht von einer Färbung der Augenmedien durch das Umwandlungsproduct des Santonins her, wie man früher nach Analogie der Wirkung des Gallenfarbstoffes bei Icterus annahm.

Reines Santonin wird durch Sonnenlicht gelb. In Organen, wo es dem letzteren nicht ausgesetzt ist, sollte es weiss bleiben, im Auge aber gelb werden. Gelbgewordenes Santonin sollte weder das Sehen noch den Harn beeinflussen, unverändertes dies bewirken. Diese Annahme ist durchaus irrthümlich. Das Gleiche gilt von der Hypothese, dass die Macula lutea eine Vermehrung ihres gelben Pigmentes durch Santonin erfahre und dadurch Gelbsehen eintrete. Mit grösster Wahrscheinlichkeit rührt dieses Symptom von einer Einwirkung des Mittels auf die Netzhaut her. Dieselbe könnte direct durch sehr kleine, nicht nachweisbare Mengen des an die lichtempfindlichen Organe herangelangenden Santonins veranlasst werden. Als Begleiterscheinungen kommen vor: vermehrter Thränenfluss, Brennen und Druckgefühl im Auge, Flimmern und sehr häufig Pupillenerweiterung. Die letztere kann ungleich und so ausgesprochen sein, dass die Iris kaum noch erkennbar ist. Die Reaction der Pupillen auf directes Licht war bei gleichzeitigem Bestehen von Krämpfen in einem Falle aufgehoben[4]). Ausnahmsweise zeigt sich Myosis. Früher leugnete man das Vorkommen von Accommodationsstörungen und Amblyopie. Diese, sowie Amaurose kommen

---

1) Munk, Archiv f. pathol. Anatomie. 1878. p. 136.
2) G. Hoppe-Seyler, Berliner klin. Wochenschr. 1886. p. 436.
3) Rose, Archiv f. pathol. Anatomie. Bd. XVI. p. 233 u. Bd. XVIII. p. 15.
4) Lohrmann, Württemb. med. Correspondenzbl. 1860. Bd. 30. p. 20.

aber sicher vor. Die letztere entstand bei einem 6 Monate alten Kinde nach 0,3 g Santonin, und blieb 2½ Monate lang. Nach Santoninkrämpfen zeigte sie sich auch, hielt aber nur einige Tage an. Bei einer Erwachsenen verschwand sie wieder, nachdem eine energische Darmentleerung herbeigeführt worden war. Doch noch eine Woche lang sah die Kranke alle Gegenstände tiefgrün.

Der Puls wurde im tiefen Santonin-Coma sehr schnell und unregelmässig, in einem anderen Falle aber verlangsamt befunden. Manche Kranke sehen blass oder leicht icterisch, oder an Lippen und Ohren blau[1] aus, klagen über Frösteln und haben einen kalten, auch wohl mit kaltem Schweisse bedeckten Körper. Die Eigenwärme ist bisweilen gesunken. Wie der Puls, so kann auch die Athmung beschleunigt, beschwerlich, keuchend, abgesetzt, stertorös, rasselnd oder krampfhaft werden. Einmal wurde Zittern der Stimme beobachtet. Ein an Lungentuberkulose leidendes Mädchen nahm 0,05 g Santonin ein. Nach drei Stunden konnte sie auf alle Fragen, deren Sinn sie wohl verstand, nur das Wort „mais" erwiedern, während das Vermögen, irgend ein anderes Wort auszusprechen, verloren gegangen war. Allmählich schwand diese mit Gelbsehen vergesellschaftete Aphasie[2].

Recht häufig erscheinen Störungen seitens des Centralnervensystems, voran solche der Bewegung. Krämpfe können in allen Stärkegraden von leichtem, convulsivischem Zucken der Gesichtsmuskeln und Finger, krampfhaftem Verdrehen und Rollen der Augen bis zu schweren paroxysmenweis auftretenden, klonischen und tonischen Krämpfen der Gesichts- und besonders der Kiefermuskeln, sowie der Muskeln des Rumpfes und der Gliedmassen vorhanden sein, indem sie allmählich an Ausdehnung zunehmen oder jäh grosse Muskelgruppen ergreifen. Sie sind gewöhnlich mit tiefer Bewusstlosigkeit verbunden und halten mehrere Stunden an, um dann langsam zu schwinden und tiefem Schlafe Platz zu machen. Eine Vorstellung von der Heftigkeit, die dieselben erlangen können, giebt folgende Schilderung. Ein 2½ Jahr alter Knabe hatte einen Theelöffel voll Flores Cinae erhalten. Nach 10 Minuten stellte sich Erbrechen nebst allgemeinen Krämpfen ein. Sie bestanden in Verdrehungen der Glieder nach allen Richtungen, wobei nur Zehen und Finger frei blieben. Kopf und Rumpf wurden bald rückwärts, bald vor-, bald seitswärts geworfen; von Zeit zu Zeit kamen Erschütterungen durch den ganzen Körper, mit Stampfen der Füsse und Stossen mit dem Kopfe nach hinten und oben; vorzugsweise wurden die Stösse in der Oberbauchgegend und Brust von der aufgelegten Hand gefühlt. Die Augäpfel waren bald convulsivisch nach oben gewandt, bald starr nach aussen gerichtet, die Pupillen weit und reizlos. Die Zunge war zuweilen cylindrisch zusammengezogen, krampfhaft zwischen den Lippen hindurchgedrängt[3]. In anderen Fällen bestand Trismus mit Schaum vor dem Munde, Tetanus und Opisthotonus. Congestionen nach dem Kopfe können bei den Krämpfen vorhanden sein. Bei manchen Individuen bewirkt das Santonin eine allgemeine Unruhe. In einem solchen Falle lief die Kranke in grosser Erregung im Zimmer

---

[1] Spengler, Deutsche Klinik. 1850. No. 46. p. 507.
[2] Dunoyer, Gazette hebdom. de Médecine. 1884. p. 645.
[3] Noack, Jahrb. f. d. ges. Medicin. Bd. 38. p. 19.

umher, gab an, dass das Bett mit ihr tanze, erzählte Scherze, und lachte laut. Dazu können sich gesellen oder auch allein bestehen: Hallucinationen des Geruchs, seltner des Geschmacks und Gefühls, Schwindel und Kopfschmerzen. Auch ausgesprochene Delirien kommen vor. In einem Falle nahm man ein eigenthümliches Rückwärtslaufen wahr. Statt der Erregung oder auf diese folgend beobachtete man auch Prostration oder tiefes Coma. Oppressionsgefühl kann dieselben einleiten. Die Kranken können nicht Hände und Füsse bewegen, haben aber für eine gewisse Zeit noch einen Bruchtheil ihres Bewusstseins behalten, so dass sie, aufgerüttelt, Fragen richtig beantworten. Der Puls wird klein oder unfühlbar, die feuchtkalte Haut nimmt die bereits angegebenen Farbenveränderungen an, bisweilen wird sie sogar gegen Stiche unempfindlich, die Augen sinken ein und das Bewusstsein schwindet ganz.

Entleerende, besonders Essigklystiere, allein oder in Verbindung mit Baldrian, haben sich in solchen Fällen hülfreich erwiesen. Will man Brechmittel anwenden, so ist das Apomorphin angezeigt, weil es auch bei Trismus zur Resorption und zur Wirkung gebracht werden kann. Für die Wegsamkeit der Niere muss durch starke Kaffeeaufgüsse oder diuretisch wirkende pflanzensaure Alkalien (Kalium aceticum, Tartarus boraxatus und andere) gesorgt werden.

Santoninoxim kann schwächere, aber ähnliche Nebenwirkungen wie Santonin hervorrufen.

Artemisia Absinthium. Der Wermuth enthält neben dem ätherischen Oel noch den Bitterstoff Absynthiin. Grössere Gaben der Herba Absinthii im Aufguss oder in Pulverform vermehren Harn und Schweiss, können aber auch Magenschmerzen, Uebelkeit und Erbrechen hervorrufen. Selten, besonders bei Missbrauch entstehen Congestionen, Kopfschmerzen, Schwindel, Ideenverwirrung und Betäubung. Nach Einnehmen eines concentrirten Aufgusses gesellte sich iu einem Falle zu Schwindel, Zittern und Schwäche noch ein ziehender Schmerz im Hypogastrium, Harndrang und eine brennende Empfindung an der Glans penis hinzu. Die narkotischen Symptome können mehrere Tage anhalten und gefährlich werden. Säugenden soll kein Wermuth gegeben werden, da der Bitterstoff und wahrscheinlich auch das Oel in die Milch übergehen und den Säugling schädigen können. Zweifelhaft ist es, ob der Missbrauch des Mittels Augenentzündungen zeitigen kann. Nicht mehr strittig ist die Frage, ob die schädlichen Wirkungen des Absynthliqueurs, besonders der epileptische Alkoholismus, dem Gehalt an Absynthöl zuzuschreiben sind. Es ist so.

Das Absinthiin soll Schwindel und Betäubung erregen können. Grössere Dosen bringen reichlichere Darmentleerungen ohne diarrhoischen Charakter zu Stande.

Helmintochortos officinalis. Wurmmoos oder besser Wurmtang (Mousse de Corse) enthält vorzugsweise diese kleine Meeresalge. Nach 7 bis 12 tägigem Gebrauche der Abkochung (2—10 g) sah man die Harnmenge zunehmen und wenn die Darmentleerungen sich nicht vermehrten, Ekel, Leibschmerzen, Schwindel entstehen. Die Stühle sollen nach einiger Zeit eigenthümlich schwarz werden, oder zähe, dicke, schleimige Massen mit grünen Flecken bilden. Vielleicht ist es gerade dieses Gelatinöswerden des Darminhaltes, wodurch Spulwürmer mit fortgerissen werden.

Spigelia anthelmintica. Von der wurmtreibenden Spiegelie wird die Wurzel und das Kraut gebraucht. Es wird behauptet, dass es am besten sei, das Mittel Abends beim Zubettgehen einnehmen zu lassen und das Licht aus dem Zimmer zu entfernen. Unterliesse man dies, so erschienen zwei Nebenwirkungen: 1. Oedem des Gesichts und 2. eine Art von soporösem Zustand, welcher mehrtägige oder kürzer dauernde amblyopische oder amaurotische Sehstörungen mit sich bringe. Sind die Dosen zu hoch gegriffen, dann können auch convulsivische Symptome, Athembeschwerden und Störungen in der Herzthätigkeit auftreten.

Filix mas.

Man benutzt von Aspidium Filix mas, dem Farnkraut, den ungeschälten Stamm sammt Blattresten, befreit von Wurzeln und Spreuschuppen. Die Pflanze scheint je nach dem Standorte verschieden stark zu wirken. In der Gegend von Cherbourg in der Normandie gesammelte Exemplare wirkten z. B. sehr viel schwächer als solche aus den Vogesen oder dem Jura. Die Einsammlung muss im Mai und October stattfinden. Zu diesen Zeiten ist die Wirksamkeit am grössten. Die Droge, die im Bruch nicht mehr grünlich sondern braun oder zimmtfarben ist, oder ein bräunliches Wurzelpulver sind zu verwerfen. Die Aufbewahrung hat in gut verschlossenen Gefässen, Erneuerung jedes Jahr zu geschehen. Der wirksamste Bestandtheil ist die Filixsäure, die der Fäulniss wenig widersteht und im Körper zersetzt wird. Sie ist im Harn nicht aufzufinden. In reinem Zustande erwies sich dieselbe bei Thieren als wirkungslos, während die rohe Säure, d. h. das Präparat, welches dem alkalischen Wurzelextract durch Fällung mit Säuren entzogen wurde, wie gutes Farnkrautextract wirkt. Es giebt also eine wirksame und eine unwirksame Modification der Säure[1]. Schon früher wurde ähnliches dargethan[2]. In praktischer Beziehung hat dies aber keine Bedeutung. Das flüchtige Oel der Farnwurzel ist an der anthelmintischen Wirkung betheiligt.

Vielleicht sind der Grund des häufigeren Vorkommens unangenehmer Nebenwirkungen die jetzt beliebten höheren Dosen des ätherischen Extractes. Kritik im Gebrauche der grösseren Mengen dieses Medicamentes wäre angebracht, ist aber leider nicht immer geübt worden. Wenn man Kindern von 2 oder 5 Jahren 8 resp. 10 g des Extractes verabfolgt, so hat man die Verantwortung für die Folgen einer solchen Therapie zu tragen. Ich glaube nicht, dass als Entlastung angegeben werden kann, dass man auch einmal einem Erwachsenen selbst 32 g davon gegeben, ohne dass er erkrankte. Wahrscheinlich war das damals verabfolgte Extract so schlecht, dass sich weniger als 8 g wirksamen Präparates in diesen 32 g fanden oder der Betreffende hat durch eine besonders glückliche Fügung das schädliche Uebermaass mit dem Kothe ausgeschieden. Verabfolgen des Farnwurzelextractes mit Ricinusöl soll die Möglichkeit von Nebenwirkungen des ersteren erhöhen, ebenso cachectische Zustände.

Mehrfache Todesfälle ereigneten sich in den letzten Jahren durch Anwendung dieses Mittels auch nach relativ kleinen Mengen bei Kindern und Erwachsenen. Unter 43 von Nebenwirkungen befallenen Kranken starben fünf. Einer der letzteren fiel einem Druckfehler zum Opfer. Sein Arzt hatte einen, wahrscheinlich in seinem Taschencompendium

---

1) Poulson, Archiv f. experim. Pathol. u. Pharmakol. Bd. 29. 1891. p. 1.
2) Rulle, Ein Beitrag zur Kenntniss einiger Bandwurmmittel. Dorpat 1867.

befindlichen, Druckfehler nicht erkannt und zwei Mal ca. 22 g des Extractes verabfolgt. Sowohl in diesem als einem anderen Falle trat der Tod unter choleraartigen Symptomen ein. Ein anderer Kranker erlag, nachdem er 15 g Extract nach dem Frühstück und 12 g 2 Stunden später genommen hatte, unter Trismus und Tetanus[1]). Doch haben auch schon 4,5 g des Extractes getödtet, und 0,8 g in 2 Portionen einen vier Tage lang anhaltenden comatösen Zustand mit Pulsstörungen und Erbrechen erzeugt[2]). Ob es Krankeitszustände giebt, die eine besondere Disposition für eine unerwartete resp. tödtliche Wirkung der Farnwurzel abgeben, lässt sich nicht mit Sicherheit beantworten. Man nahm eine solche an, als ein an Tuberkulose Leidender nach dem Einnehmen von 7,5 g des Extractes gestorben war. Allgemeine Schwächezustände und vorangegangene eingreifende Quecksilberkuren sollten das Mittel nicht oder nur mit der grössten Vorsicht gebrauchen lassen. Schwangeren dies Mittel zu geben, halte ich für durchaus contraindicirt. Ich glaube, dass dadurch Abort herbeigeführt werden kann.

Von Störungen des Allgemeinbefindens ist die Steigerung der Eigenwärme anzuführen. Bis zu 39,9° C. sah man dieselbe sich erheben[3]). Das Gesicht kann den Ausdruck des Verfallenseins annehmen, aber auch wirklich icterisch aussehen. Mehrfach beobachtete man Schweisse und, auch erst nach 2—3 Tagen Collaps. Der Puls wird unfühlbar und die Athmung oberflächlich und selten. Die Kranken machen den Eindruck von Sterbenden, und reagiren nicht mehr auf Reize. Quälender ist das, unter Umständen 48 Stunden lang ununterbrochen anhaltende Schluchzen und Aufstossen, das mit Erstickungsangst in Folge beständiger, krampfhafter Zwerchfellbewegungen einhergehen kann. Sie klagen über ein Gefühl als wenn ihnen ein Körper die Luftröhre zusammendrücke. Auch Dyspnoe wurde bei anderen Nebenwirkungen beobachtet.

Ein besonderes Interesse erregen die auch bei diesem Mittel auftretenden Sehstörungen, an denen selbstverständlich der Aether des Extr. Filicis aethereum deswegen unbetheiligt sein muss, weil er gar nicht darin enthalten ist. In 12 Jahren wurden von 43 von Nebenwirkungen durch Farnpräparate heimgesuchten Kranken 14 blind. Die Sehstörungen sind öfters auch bei Thieren experimentell erzeugt worden. Es handelt sich wesentlich um amblyopische oder amaurotische Zustände, die wenige Stunden oder 1—2 Tage nach dem Einnehmen einseitig oder doppelseitig erscheinen, 3—17 Tage anhalten oder nicht mehr verschwinden. Schon 4,5 g des Extracts, häufiger 8—10 resp. 17 g haben diese Nebenwirkung erzeugt, die von anderen, wie z. B. Sopor, Ohnmachten, gastrischen Symptomen, begleitet sein kann.

Die Pupillen sind dabei mittelweit oder sehr erweitert, und reagiren nicht auf Lichteinfall. Die Cornea kann so anästhetisch sein, dass ihre Berührung keinen Lichtreflex auslöst, und die Augäpfel können, ohne dass Sopor besteht, beständig, langsam in der Horizontalebene hin und her bewegt werden. Die Kranken klagen zuerst über Finsterwerden vor den Augen und nun dauert es meistens nicht mehr lange bis zur

---

1) Eich, Deutsche med. Wochenschr. 1891. No. 32.
2) Zabel, Berliner klin. Wochenschr. 1897. p. 595.
3) Schlier, Münchener med. Wochenschr. 1890. p. 553.

Ausbildung einer Amaurose. Ist nur ein Auge von derselben befallen, so wird man gewöhnlich bei exacter Prüfung an dem unbetheiligten doch eine, wenn auch nur geringfügige Herabsetzung der Sehschärfe bei normaler Pupillenreaction wahrnehmen können. Erfolgt Heilung, so wird zuerst wieder Licht und Schatten unterschieden, die Pupillenstarre weicht, Finger werden in der Nähe gezählt, bis allmählich auch der normale Zustand eintritt. Bisweilen bleibt ein Lichtnebel zurück, bisweilen auch bleibt der Kranke blind durch eine erkennbare Sehnervenatrophie. Meistens wird der Augenhintergrund normal, und nur vereinzelt anämisch befunden[1]).

Kopfschmerzen, Schwindel, der mehrere Tage anhalten kann, Zittern und Benommensein werden ebenfalls beobachtet, letzteres in allen Abstufungen bis zur vollen Unbesinnlichkeit. Die Somnolenz kann 20 bis 30 Stunden anhalten, mit Erbrechen verbunden und so tief sein, dass nur die energischsten, lange fortgesetzten künstlichen Wiederbelebungsversuche Besserung zu verschaffen vermögen, ja, auch diese Bemühungen können sogar nutzlos sein. In der Somnolenz erschien plötzlich Trismus und dieser ging in den Tod über[2]). So oft bis jetzt über allgemeine, oder auf einzelne Körpertheile beschränkte Krämpfe in Folge dieser Medication berichtet wurde, erschienen sie bis auf einen Fall in Begleitung von Syncope resp. Somnolenz. Bisweilen machten sie den Eindruck eines epileptischen Anfalles, mit Starre der Augen, Schaum vor dem Munde und Verlust des Bewusstseins. Tetanus und Trismus mit tödtlichem Ausgange stellte sich mehrfach, bei einem Kranken nach Verbrauch von 27 g des Extracts ein.

Recht häufig sind die Störungen seitens des Magen-Darmkanals. Heftiges, lang anhaltendes Aufstossen und Schluchzen, Durst, Uebelkeit, Erbrechen, Magenschmerzen, Koliken und Durchfälle auch blutiger Massen kommen vor. Es können diese Symptome in Verbindung mit Collaps einen choleraartigen Zustand vortäuschen[3]). Der ab und zu beobachtete Icterus ist ein Stauungs-Icterus, hervorgerufen durch katarrhalische Schwellung der Duodenalschleimhaut. Blutveränderungen in der Leber nach einer solchen Bandwurmkur sind irrthümlich angenommen worden. Die Section solcher Fälle ergab: Hyperämie des Magens, in seinen hinteren Theilen blutige Imbibition ohne Blutaustritte, aber auch Ecchymosen unter der Schleimhaut und auf ihr kleine Extravasate. Aehnliche Befunde lieferte der Darm, der besonders in seinem unteren Theile eine hyperämische, stark gelockerte Schleimhaut aufwies. Gelegentlich erscheint auch unwillkürliche Entleerung von Harn. Den letzteren fand man mehrfach eiweisshaltig, in einem Falle aber frei von Formelementen. Nach einer unzulässig hohen Dosis kommen indess auch cylindrische Abgüsse der Nierenkanälchen zum Vorschein. Diese Veränderung, sowie die Albuminurie hielten 12 Stunden an. Vereinzelt erschien auch ein Exanthem an den Augen.

Prophylaktisch sind während der vorbereitenden Kur sowie bei der eigentlichen Behandlung fette Substanzen wegen der starken Lösung der Filix-

---

1) Bayer, Prager med. Wochenschr. 1880. p. 440. — Paltauf, ibid. 1892. No. 5 u. 6. — Maj, Gazetta med. Ital.-Lombard. 1881. Ser. VIII. T. III. No. 37. p. 361.

2) Hofmann, Wiener klin. Wochenschr. 1890. No. 26. p. 493.

3) Dardel, Revue médic. de la Suisse romande. 1886. T. VI. p. 449.

säure zu vermeiden, und als Abführmittel sind statt des Ricinusöls Glaubersalz, Bittersalz oder Calomel zu reichen. Die Kur soll nie zwei oder drei Tage hindurch fortgesetzt und von dem Extract nicht mehr als 5—6 g gereicht werden.

Cortex Granati.

„Radix decocta succum remittit, qui tineas necat" giebt schon Plinius an. Wir gebrauchen jetzt die Stammrinde von Punica Granatum zu 50 bis 60 g, meist als Macerationsdecoct. Um eine sichere Wirkung zu erzielen und Erbrechen zu verhindern, hat man geglaubt, Dosen von 300—400 g in der gleichen Weise zurichten, und die erhaltene Flüssigkeit den Bandwurmkranken mittelst Sonde in den Magen bringen zu müssen. Ich betrachte die Anwendung dieser, glücklicherweise kaum noch verwandten Methode als einen Kunstfehler, insofern die, durch die besonders stark gerbsäurehaltige Flüssigkeit hervorgerufene, auch experimentell nachweisbare[1]), Gerbung des Magens und deren Folgen einen schwer gut zu machenden Schaden darstellt, und die erwünschten Ziele damit doch nicht erreicht werden, selbst wenn man vorher oder gleichzeitig den Magen cocainisirt. Ich kenne drei Todesfälle, die durch diese Manipulation zu Stande kamen.

Die gute Wirkung der Granatrinde hängt von dem Alter des Präparates ab. Nur die frische Wurzel enthält genügend Pelletierin und bringt einen Heilerfolg. Bei Anwendung einer guten Droge sind die erforderlichen Dosen geringer, und da die Wirkung schnell erfolgt, auch die Nebenwirkungen seltener und von kurzer Dauer. Die Pharmacopoen, in denen weder auf die Nothwendigkeit des Frischseins der Rinde noch auf Erneuerung nach einem gegewissen Zeitraum hingewiesen ist, sind medicinisch schlecht berathen worden.

Als Nebenwirkungen der Granatrinde findet man, besonders wenn das Mittel in zu kurzen Zwischenräumen eingenommen wird, am häufigsten Uebelkeit und Erbrechen. Vereinzelt kommt auch Blutbrechen vor[2]). Zu den Magenstörungen gesellen sich bisweilen Leibschmerzen und Durchfälle. In Folge des erregten übermässigen Erbrechens, seltener ohne dieses, entsteht auch Collaps. Dieser kann einen gefahrdrohenden Charakter annehmen, wenn die Hyperemesis lange andauert. Man beobachtete ferner: Schwindel, Betäubung, ein Gefühl von Mattigkeit oder zeitweiliges Zittern und gelegentlich auch einen kurzdauernden, rauschähnlichen Zustand.

Pelletierin.

Die Granatrinde enthält vier Alkaloide, von denen nur das Pelletierin gebraucht wird. Zuverlässig in der Wirkung sind die Pelletierinsalze nicht. Zum Theil mag dies an deren schlechter Beschaffenheit liegen. Man hat behauptet, dass manche Handelspräparate die nicht bandwurmtreibenden Pseudo- resp. Methylpelletierin besitzen. Der wesentliche Grund der Unzuverlässigkeit liegt wohl in der Individualität der Kranken. Unter 20 Fällen erhielt man 7 ganze Erfolge, 7 wahrscheinliche, 4 zweifelhafte und 2 negative. Das Pelletierintannat soll bessere Resultate liefern. Die Präparate rufen häufig, 10 Minuten bis 1/2 Stunde nach dem Einnehmen, Nebenwirkungen hervor und lassen sie mehrere Stunden, aber auch mehrere Tage bestehen. Oertliche Veränderungen nach der Einspritzung des Pelletierinsulfats wurden bisher nicht beobachtet. Als resorptive Nebenwirkung fand man beträchtliche Schweissabsonderung.

Seitens des Magen-Darmkanals kommen vor: Brennen, Reissen und ein Gefühl von Aufblähung in der Magengegend oder Schmerzen zwischen den

---

1) Kamnitzer, Ueber die Wirkung der Granatwurzelrinde. Berlin 1883.
2) Forget, Bulletin génér. de Thérapeut. 1838. T. XIV. p. 269.

Schultern, Uebelkeit, Erbrechen, letzteres besonders bei Frauen[1]). Liegen mit geschlossenen Augen soll dasselbe verhindern. Gesellen sich zu dem Erbrechen noch Koliken, Borborygmen, anhaltende, selbst mehrtägige Diarrhoen und Herzschwäche, so kann das Bild ein choleraartiges werden. Nicht selten erscheint auch nach Pelletierintannat eine allgemeine Prostration[2]) mit Kälte der Haut und kalten Schweissen auf Kopf und Gesicht. Der Puls kann beinahe unfühlbar werden. Bisweilen vermindert er sich um 30 Schläge in der Minute[3]), nimmt aber bei manchen Menschen gleichzeitig mit der Erhöhung der Eigenwärme zu. Die Athmung wird schnell und flach, die Harnmenge geringer. Der Harn soll einen eigenthümlichen, unangenehmen Geruch erhalten.

Zu den häufigsten Nebenwirkungen gehören die am **Auge** in einigen Stunden ablaufenden. Abgesehen von einer mehr oder minder starken Injection der Augen, Gefühl von Schwere in den Augenlidern, Verengerung, seltner Erweiterung der Pupillen, Photophobie und Diplopie tritt Schwächung des Sehvermögens auf. Die Kranken klagen, dass sich ihnen Nebelstreifen oder vollständiger Nebel vor die Augen lagere. Die Gegenstände verschwimmen in einander, so dass ein Unterscheiden zur Unmöglichkeit wird. Auf 20 cm Entfernung konnte ein solcher Kranker nicht lesen und nach wiederholter Beibringung des Mittels wurde er fast blind. Ein Anderer sah auf weisser Wand rothe Strahlen. Auch **Schwindelgefühl** erscheint nicht selten. Alles tanzt und dreht sich mit den Kranken, so dass sie aus Angst niederstürzen und sich nicht zu erheben wagen. Dazu kommt Schwere des Kopfes, frontaler oder universeller Kopfschmerz, mehrstündige Betäubung oder Somnolenz. In den Fingern, Zehen oder am ganzen Körper besteht Ameisenlaufen und bisweilen machen sich auch Schmerzen in den Waden, Gelenken und sonst im Körper bemerkbar. Es kommen ferner bei manchen Kranken vor: theilweises oder allgemeines Zittern des Körpers, Zähneklappern, seltner Krämpfe einzelner Muskelgruppen. Hervorzuheben ist noch eine selbst mehrtägige Schwäche oder ausgesprochene Parese resp. Paralyse der unteren Gliedmassen. Dieselbe kann so stark werden, dass die Kranken sich kaum bewegen können.

Flores Koso.

Aus den weiblichen Blüthen der Hagenia abessinica sind vor dem Gebrauche die Stiele zu entfernen. Mit ihnen ist die Droge minderwerthig. Der wirksame Bestandtheil ist das kristallinische Kosin. Die Thatsache, dass die Droge im Lichte verdirbt, Geruch und Wirkung fortgehen, die Farbe der Blüthen braun wird, erheischt die sorgfältigste Aufbewahrung, die gesetzlich angeordnet werden muss. Es giebt Menschen, die Kosoblüthen schlecht vertragen. Die Bitterkeit und der eigenthümliche Geschmack der Droge bleiben im Munde, wenngleich man eine Stunde und länger gurgelt. Es entstehen Speichelfluss, gelegentlich auch Magendrücken und wenn der Magen nicht in Ordnung ist, lebhafte Schmerzen, Uebelkeit mit leichtem Schaudern und ziemlich häufig Erbrechen. In manchen Fällen wird das letztere durch Citronensäure vermieden. Zu den genannten Störungen können sich hinzugesellen, aber auch allein auftreten: Kolikschmerzen und Borborygmen, Stuhldrang und Diarrhoe. In Abessinien beobachtete man nach häufigerem, unvorsichtigem Gebrauch Prolapsus ani. Angeblich soll auch Collaps, sogar mit tödtlichem Ausgange dadurch bewirkt werden können. Neigung zu Ohnmachten, Kopfschmerzen, welche den ganzen Tag und oft noch den folgenden und zweitfolgenden andauerten, sowie schmerzhafte Steifheit und allgemeine Abgeschlagenheit kommen bisweilen nach solchen Bandwurmkuren vor.

---

1) Bétancés, Bulletin génér. de Thérapeut. 1880. T. IC. p. 464.
2) Landis, University Medic. Magazin. Philad. 1888—1889. I. p. 639.
3) Rochemure, Étude sur les sels de Pelletiérine. 1879. p. 76.

Kamala. Der von den Früchten von Mallotus philippensis abgeriebene Ueberzug besteht aus kugeligen Drüsen. Das Pulver hat eine rothe Farbe. Wenn dieselbe mit Grau gemischt ist, dann ist die Kamala unrein, d. h. sie enthält Büschelhaare. Kamala soll nach dem Einäschern nur 6 pCt. Rückstand hinterlassen. Blätter und Stengel soll die Droge nicht besitzen. Ich erwähne die letztere hier weniger ihrer Nebenwirkungen wegen, da bisher nur Durchfälle als solche angegeben wurden, als vielmehr der vielfältigen Verfälschungen wegen, denen sie ausgesetzt ist. Sie wird absichtlich mit Sand und Eisenoxyd versetzt. Man findet sie mit 20—30, ja selbst 40 und 48,9 pCt. Aschenrückstand, und nach der Reinigung weist sie immer noch einen Gehalt von 12 pCt. auf und kommt mit diesem in den Handel. Statt der echten Kamala wird unter diesem Namen eine ähnliche Droge „Wors", oder „Worrus" oder „Warras" geführt, die in Ostindien als Farbe und Schminke benutzt wird, und die Blattdrüsen von Flemingia congesta oder rhodocarpa darstellt.

Tanacetum vulgare. Der Rainfarn besitzt ein an der Luft bald braun werdendes ätherisches Oel, das aus einem Terpen $C_{10}H_{16}$ und dem Tanacetylhydrür einer isomeren Modification des Kamphers zusammengesetzt ist. Das Oel wird zu verbrecherischem Abort verwandt. Grössere Gaben der Pflanze können Uebelkeit, Erbrechen und Diarrhoe veranlassen. Die Harnmenge wird beträchtlich vermehrt. Zu grosse Dosen des Oeles rufen Krämpfe und Bewusstlosigkeit hervor. Auch einen pustulösen Ausschlag sah man entstehen.

Pikrinsäure.

Ausser mancher anderen Krankheit wurden ohne sonderlichen Erfolg Wechselfieber und Wurmkrankheiten mit Pikrinsäure oder deren Salzen behandelt. Die Resorption findet von Schleimhäuten, Wunden und der intacten Haut aus statt, die bei längerer Berührung mit dem Mittel entzündet wird. Nach dem Verbinden von Brandwunden mit einem 1—2 pCt. Pikrinsäure-Vaselin können demnach ebenfalls Nebenwirkungen resp. schwere Vergiftungserscheinungen neben Schmerzen eintreten. Die Ausscheidung geht hauptsächlich durch den Harn vor sich. Ein Theil der Pikrinsäure scheint sich im Körper zu verändern. Die Menge der gepaarten Schwefelsäure im Harne ist danach etwas vermehrt. Bei Kindern und schwächlichen Personen, besonders aber bei Nierenleidenden ist das Mittel nur mit grösster Vorsicht zu gebrauchen. Pikrinsäure pulverförmig auf Brandwunden aufzustreuen, ist ein Kunstfehler.

Von resorptiven Nebenwirkungen auch nach Anwendung an Wunden beobachtet man an der Haut: Jucken, ein an einzelnen Körpertheilen oder über den ganzen Körper verbreitetes Erythem[1], ferner nach pikrinsaurem Ammoniak eine persistirende Urticaria, auch Eczem[2] und einen pustulösen Ausschlag. Nicht lange nach der Aufnahme klagen viele Kranke über Brennen und Schmerzen in der Regio epigastrica, Appetitlosigkeit neben grosser Mattigkeit, Erbrechen und Durchfall.

Die constanteste Nebenwirkung ist der durch Pikrinsäure erzeugte künstliche Icterus. Nach jeder Art der Verabfolgung, auch der Einspritzung in den Mastdarm und der Auftragung auf eine Wundfläche kann derselbe entstehen. Dosen von 0,3—1 g rufen ihn innerhalb 24 Stunden hervor. Er bleibt in manchen Fällen 7 Tage und vereinzelt auch wohl noch länger. Die Haut und die Conjunctiva sind gelb gefärbt. Der Harn nimmt eine Orange- oder Rothfärbung an. In ihm lassen sich selbst Spuren von Pikrinsäure dadurch nachweisen, dass man weisses Wollengarn in dem mit

---

1) Chéron, Journal de Thérapeut. 1880. p. 132.
2) Grange, Des érupt. eczémat. par l'acide picrique. Paris 1877.

Schwefelsäure leicht angesäuerten Harne liegen lässt. Nach 24 Stunden besitzt dasselbe eine goldgelbe Farbe. Die Harnentleerung ist meist mit Beschwerden verknüpft. Dieselben können so anwachsen, dass deshalb das Mittel ausgesetzt werden muss. Man beobachtete: Schmerzen oder Druck in der Nierengegend, Dysurie, Strangurie, aber auch Harnverminderung bis zur Anurie. Selten und nur nach langem Gebrauche sehr grosser Mengen entsteht Albuminurie. Gelegentlich erscheinen auch Pulsbeschleunigung, Fieberbewegung, Kopfschmerzen und lang anhaltende Somnolenz.

Oleum Chaberti. Das durch Destillation einer Mischung von 12 Theilen Oleum Terebinthinae und 4 Theilen Oleum animale foetidum erhaltene, übelriechende Product wurde früher als Bandwurmmittel benutzt. Uebelkeit und Durchfälle wurden dadurch häufig veranlasst. Ebenso beobachtete man gelegentlich lästiges Harnbrennen sowie Schwindel.

Melia Azedarach. Alle Theile dieses Baumes schmecken bitter. Vögel, Kühe, Hunde fressen das Fleisch der Früchte ohne Nachtheil. Die innere Wurzelrinde (Cortex Azedarach) sowie die Früchte wirken gut wurmtreibend. Grössere Mengen der getrockneten Steinfrüchte können Ekel, Erbrechen, Durchfall, Schwindel, Sopor, Athembeschwerden und Zuckungen mit Zähneknirschen erregen.

Areca Catechu. Die Betelnüsse wirken bei Menschen zu ca. 4—5 g bandwurmtreibend. Grössere Mengen derselben können Kratzen und Brennen an den Tonsillen und der hinteren Rachenwand[1]), Magen- und Darmstörungen, auch wohl einen catarrhalischen Icterus, und wenn sie sehr frisch sind: Schwindel und einen eigenartigen Rausch erzeugen. Die Individualität ist auch hier für das Erscheinen solcher Nebenwirkungen wesentlich, selbst bei Hunden, von denen einige Erbrechen und hochgradige Erregung bekommen. Eine der in der Nuss wirksamen Basen, das Arecolin, reizt die Schleimhäute des Auges, veranlasst Thränenträufeln und Lidkrampf, Krampf der Iris und verengert die Pupille, vermehrt die Speichel- und Bronchialabsonderung und lässt die Herzthätigkeit sinken.

Balsamum Peruvianum.

Der durch Anschwelen der Rinde von Toluifera Pereirae gewonnene, scharf, kratzend, bitterlich schmeckende Harzsaft enthält als wirksamsten Bestandtheil Zimmtsäure-Benzylester (Cinnameïn). Er ist ein beliebtes Fälschungsobject, wird auch in einer Seestadt Nord-Deutschlands künstlich hergestellt und von dort aus abgesetzt. Ja, es wird sogar vom Continent aus gefälschter Perubalsam nach London gesandt und dort zur Auction gebracht. Vielleicht ist man sicher, unverfälschte Waare zu erhalten, wenn die Quelle im Inlande, von welcher der Balsam bezogen wurde, ganz zuverlässig ist und der Händler ihn unter Garantie in London gekauft hat. Gurjunbalsam, Colophonium, Terpentin, Ricinusöl, ungekannte saure Harze und andere Stoffe dienen zur Verfälschung. Es ist begreiflich, dass ein verfälschter oder gar künstlich hergestellter Perubalsam, nicht wie ein reiner wirken kann. Nach Resorption von Bestandtheilen des Balsams tritt im Harn Hippursäure auf. Gleichzeitig erscheint in demselben bei Thieren ein harzartiger Körper, der auf Zusatz von Säuren ausfällt. Lässt man, wie ich feststellte, Thiere, denen Perubalsam in das Unterhautzellgewebe eingespritzt wurde,

---

1) L. Lewin, Ueber Areca Catechu. Stuttgart 1889. p. 74.

durch Müller'sche Ventile athmen, so nimmt man in der Exspirationsflasche den Geruch nach Perubalsam wahr.

Die örtlichen Nebenwirkungen dieses Stoffes sind gut gekannt. Man strich ihn früher gegen scrophulöse Augenentzündung mit Blepharospasmen in den äusseren Augenwinkel ein. Sogleich entstehen heftige, beissende Schmerzen, Thränenträufeln und Unvermögen die Augen zu öffnen. Dieser Zustand kann je nach der individuellen Empfindlichkeit $1/4$—2 Stunden anhalten, um einem brennenden Gefühl im Knochen oberhalb des oberen Lides Platz zu machen.

Die Einspritzung des Balsams gegen Tuberkulose der Lungen, Knochen u. s. w. bedingt meistens örtliche, schmerzhafte Schwellung um die Injectionsstelle. Noch lange, nachdem durch Umschläge die Schwellung beseitigt ist, bleibt die betreffende Stelle druckempfindlich. Die Injection einer Emulsion aus dem Balsam in erkrankte Drüsen bedingte in einem Falle Abscedirung derselben. Bisweilen entstehen bei der epidermatischen Anwendung des Mittels Veränderungen, die entweder auf eine besondere, individuelle Empfindlichkeit für dasselbe oder auf Verfälschungen zurückzuführen sind. Den ersteren Umstand kann ich anschuldigen, soweit es die Beobachtung an einem meiner Kinder betrifft. Dieses erhielt, als einige Tage nach der Geburt der Nabelrest nicht normal verheilen wollte, zwei Mal ein wenig reinen Perubalsams auf die Wundstelle gestrichen. Danach entstand unter leichter Fieberbewegung Schwellung der nächsten und weiteren Umgebung und auf der rothen, geschwollenen Basis erhoben sich sehr viele wasserhelle Bläschen, die nach ca. 2 Tagen eintrockneten, nur an einigen wenigen Stellen platzten und den Inhalt auf der Haut zu Krusten eintrocknen liessen. Als Beweis für die individuelle Idiosynkrasie in diesem Falle kann ich anführen, dass nur dieses meiner Kinder auch auf jedes Fett, Pflaster und jede Pomade, die an seine Haut gebracht werden, in ähnlicher Weise reagirt. Wenig umfangreiche, eczematöse Veränderungen kommen aber auch in Folge des Gehaltes des Balsams an fremden, sauren Harzen, z. B. nach der Einreibung gegen Krätze vor. Es kann dies Veranlassung geben, eine Krätze für noch vorhanden anzusehen, nachdem die Krätzmilben längst getödtet sind. Oedem ohne Ausschlag wurde am Gesicht und an den Gliedmassen, auch nach Einreibung an den letzteren gegen Krätze beobachtet.

Eine Urticaria sah man nach einer einmaligen Einreibung von 8 g Balsam an Armen, Schultern und Brust wegen Scabies entstehen. Es stellten sich Hitze und Unbehaglichkeit, sowie ein von einem Hustenanfalle gefolgtes, brennendes Gefühl in den Lungen ein. Am anderen Morgen waren Hautstellen am inneren Umfange des Kniegelenks und an den Schultern geröthet und juckten stark. Im Laufe des Tages verschwand das Jucken, kehrte dagegen Abends wieder. Es ging von dicht gedrängt stehenden Quaddeln aus, welche an den Oberschenkeln, den Bauchseiten, Oberarmen und Schultern ihren Sitz hatten. Gleichzeitig bestanden Frieren und Uebelkeit ohne Fieber. Erst nach weiteren zwei Tagen, nachdem Fetteinreibungen zeitweilig mit Erfolg gegen die localen und allgemeinen Erscheinungen angewandt wurden, und nachdem die Urticaria stossweise auch Gesicht, Hals, Rücken, Vorderarme, Unterschenkel und Fussrücken befallen hatte, befreite sich der Betreffende durch ein Bad, sowie Ablegen des in den vier Tagen beibehaltenen wollenen Unterhemdes von derselben[1]). Die erwähnte Congestion zur Lunge kann entweder durch Aufnahme des Mittels in dieselbe eingetreten sein oder ist, da der Kranke lange an Bronchitis und Hämoptoë litt, als der Ausdruck einer schädlichen Einwirkung auf einen „locus minoris resistentiae" anzusehen.

Das erste Zeichen dafür, dass Perubalsam in grösserer Menge in den Blutkreislauf gelangt ist, wird in einer bräunlichen Verfärbung des Harns erblickt. Ich erwähnte bereits, dass ein solcher Harn im Thierexperiment auf Zusatz von Säuren, auch ohne dass Eiweiss vorhanden ist, einen Niederschlag liefert. Bei Menschen wurde indessen auch mehrfach Eiweiss nach Gebrauch von Perubalsam gefunden. Bei einem Manne, der ihn wegen Krätze einrieb, entstand Oedem des Gesichtes und der Gliedmassen und im Harn erschienen Blut, Eiweiss, granulirte Cylinder sowie zahlreiche verfettete Nierenepithelien. Nach dem Aussetzen des Mittels schwanden diese Symptome bald, um noch zwei Male nach probeweiser Anwendung des Mittels wieder aufzutreten. Diese desquamative Nephritis wird nicht mit Unrecht in diesem Falle als eine Folge individueller, unangenehmer Disposition angesprochen[2]). Auch nach Gebrauch von Perubalsam-Gaze gegen Localtuberkulose fand sich 4 Mal unter 28 Kranken Eiweiss im Harn, während in zwei anderen Fällen Cystitis und Pyelitis sich einstellten. Der Harn enthielt Eiweiss und Epithelien aus der Blase und dem Nierenbecken[3]). Dadurch ist unter allen Umständen das Vorkommen von Reizung der Harnwege nach Gebrauch dieses Mittels erwiesen, und die Nothwendigkeit einer Ueberwachung des Harns bei solchen Kuren vorhanden. Dass von anderen Kranken auch bis zu 53 oder 80 g des Balsams in 11 resp. 24 Tagen verbraucht werden können, ohne dass der Harn verändert ist, schliesst das eben auseinandergesetzte selbstverständlich nicht aus. Doch will ich gern zugeben, dass ein verfälschter Balsam leichter in dieser Beziehung Schaden stiften kann als ein guter. Ein Säugling, der an eine mit Perubalsam beschmiert gewesene Brustwarze angelegt wurde, bekam danach: Unruhe, Stöhnen, Cyanose der Lippen, fliegenden Puls, enge Pupillen, Krämpfe und starb in diesen[4]).

Styrax. Die als Styrax bezeichnete Masse enthält Zimmtsäureverbindungen als wirksame Componenten. Bei Krätzkranken, die mit Styraxsalben behandelt wurden, beobachtete man bisweilen (7,1 pCt.) Albuminurie. Eine verhältnissmässig grosse Menge Eiweiss trat hierbei schnell auf, um auch schnell wieder zu verschwinden. Man nahm an, dass die durch die Haut zur Resorption gelangenden Mengen balsamischer Stoffe Ursache dieser Albuminurie seien. Der Durchgang von Stoffen mit höherem Atomgewichte durch die Capillarwandungen der Niere solle dieselbe für verschieden lange Zeit auch für Eiweiss passirbar machen. Da zweifellos nach der Resorption von Styrax im Harn ein durch Säuren fällbares Harz erscheint, so würden die obigen Beobachtungen in Bezug auf die Qualität des erhaltenen Niederschlages als Eiweiss einer genauen Nachprüfung bedürfen. Nach dem innerlichen Gebrauche des Styrax

---

1) Mögling, Berliner klin. Wochenschr. 1880. p. 557.
2) Litten, Charité-Annalen. 1882. Bd. VII. p. 187.
3) Vamossy, Wiener med. Presse. 1889. No. 17. p. 734.
4) Lohaus, Berliner klin. Wochenschr. 1892. No. 6. p. 130.

gegen Leucorrhoe und Blennorrhoe in Syrup- oder Pillenform sah man bei einigen Individuen Verstopfung, bei anderen Durchfälle auftreten.

Zimmtsäure. Die Zimmtsäure und ihr Natronsalz haben bisher bei ihrer Anwendung gegen Tuberkulose nur wenig Nebenwirkungen erzeugt. Gelangt bei der glutäalen Injection einer Zimmtsäure-Aufschwemmung ein Theil der Flüssigkeit in das Unterhautzellgewebe, so entsteht ein stechender Schmerz, der sich unter Umständen über das ganze Bein erstreckt und mit einer Ischias grosse Aehnlichkeit hat. Zuweilen zeigt sich auch eine schmerzhafte Schwellung der Haut und des Unterhautzellgewebes um die Stichstelle herum und dadurch Fieber. Auch die Einspritzung in den Fungus ist mitunter von Fieber gefolgt. Als Resorptivwirkungen traten bei Tuberkulösen auf: Schwindelanfälle und erhöhte Nervosität[1]). Dass die intravenöse Injection bei einer häufigen Anwendung noch weitere allgemeine Nebenwirkungen auch seitens des Magens wird erkennen lassen, ist zweifellos.

Grössere Mengen von Zimmt, die vielfach zu abortiven Zwecken genommen werden, können grobe Methämoglobinämie und Hämatinämie erzeugen. Es entsteht dadurch eine Nephritis. Einbringung von verdünntem Zimmtöl in die Urethra bei Gonorrhoe ruft starke Schmerzen hervor.

Oleum Petrae. Gewöhnliches Petroleum siedet bei 90° C. Seine äusserliche Anwendung gegen Epizoen kann in ganz kurzer Zeit eine Entzündung der Haut bedingen. Die Individualität hat auf die Stärke und Ausdehnung derselben einen Einfluss. Doch ist, wie ich nachweisen konnte[2]), die Zusammensetzung des Präparates ebenfalls bedeutungsvoll. Je höher siedende Kohlenwasserstoffe das Petroleum enthält, um so leichter kann durch sie Hautreizung veranlasst werden. So zeigen gerade jene Arbeiter, die in den Petroleum-Raffinerien mit den hoch siedenden schmierigen Rückständen zu thun haben, am ausgedehntesten acne- und andersartige Hautveränderungen.

Nach der arzneilichen Anwendung beobachtete man mehrfach am Unterleibe, den Schenkeln und theilweise auch an den Beinen einen Ausbruch von gruppenweis zusammenstehenden Bläschen, die sich auf entzündeter Basis befanden und frei von Induration waren. Trotz Aussetzen des Mittels entstanden acht Tage lang täglich neue Nachschübe von Bläschen. Am neunten Tage folgte einer erneuten Einreibung kein weiterer Ausbruch mehr, so dass die Annahme einer erfolgten Gewöhnung Berechtigung hat. Eine solche wird ja auch bei anderen Hautreizmitteln beobachtet. Bei manchen Personen treten nach Petroleumeinreibungen mehr Allgemeinerscheinungen in den Vordergrund, während die örtlichen sich meist auf Jucken beschränken. Man beobachtet: Schwindelgefühl, Stirnkopfschmerz, Erscheinungen leichter Trunkenheit, Uebelkeit und Erbrechen. Diese Symptome sind auf die aus dem Petroleum resorbirten leicht flüchtigen Kohlenwasserstoffe zurückzuführen. Einspritzung von Petroleum in die Harnröhre eines Tripperkranken erzeugte Blasenreizung und Blutharnen.

---

1) Heusser, Therap. Monatsh. 1897. No. 9.
2) L. Lewin, Archiv f. pathologische Anatomie. 1888. Bd. CXII.

XI. Cathartica.

Die früher im Uebermaass verordneten Abführmittel liessen die mannigfaltigen Nachtheile, die sich aus einem solchen Missbrauche ergeben mussten, klar erkennen. Ein stattliches Register stellen z. B. die schon von Mesuë angeführten dar. Er handelt in 5 Capiteln ab. I. De febribus quae accidunt post purgationes; II. De dolore capitis qui accidit post purgationes; III. De vertigine quae accidit post purgationes; IV. De debilitate visus post purgationes; V. De debilitate stomachi post purgationes. Es ist zweifellos, dass gewohnheitsmässig vorgenommene Abführkuren solche Symptome hervorzurufen im Stande sind, und man begreift es, dass schon frühzeitig auch von Caelius Aurelianus und Anderen Warnungen in dieser Beziehung laut wurden. Reiht doch sogar Fr. Hoffmann diese Kuren etwas zu drastisch unter die „Mordmittel" ein! Bei dem, gegenüber früher, mässigen Gebrauch, den man jetzt von Abführmitteln macht, können sich acut folgende Nebenwirkungen in wechselnder Combination einstellen: Störungen der Magenfunctionen, Hypercatharsis, die in früherer Zeit nicht selten zum Tode geführt haben soll, und Collaps in allen seinen Abstufungen. Die chronische tägliche Aufnahme von Abführmitteln, die leider bei vielen Menschen, wie sie meinen, eine Nothwendigkeit geworden ist, kann, wenn gewisse Drastica, wie Aloë, genommen werden, Hämorrhoidalzustände herbeiführen. Chronischer Icterus, Jucken, Röthung und Schwellung an den Genitalien bei Frauen und in Folge des Drängens bei Stuhlverstopfung auch wohl Senkung der Gebärmutter werden ebenfalls als Nachtheile angegeben[1]). Dass der unaufhörliche Gebrauch solcher Mittel geeignet ist, Frauen und Mädchen hochgradig nervös zu machen, leuchtet ebenfalls ein. Giebt es doch Frauen, die 30—40 Jahre lang den Gebrauch von Abführmitteln fortsetzen und dadurch schliesslich an allgemeiner Verstimmtheit, häufiger Uebelkeit und Erbrechen leiden[2]).

Angeblich sollen Drastica auch eine secundäre Spinalparalyse zu Wege bringen können. Erfahrungsgemäss findet an fast alle Abführmittel Gewöhnung statt. Es giebt aber Menschen, bei denen selbst Drastica wirkungslos bleiben, und solche, bei denen die am leichtesten einwirkenden Abführmittel schwere, nur aus einer eigenthümlichen Dispo-

---
1) Gehrmann, Berliner med. Gesellschaft. Sitzung vom 20. Oct. 1886.
2) Lomer, Centralblatt f. Gynäkologie. 1891. No. 46.

sition erklärbare Nebenwirkungen entstehen lassen. So wurde z. B. von einem Manne berichtet, der nach einem Esslöffel voll Honig jedesmal anschwoll. Contraindicationen für die Darreichung der Abführmittel bilden leicht blutende Hämorrhoidalknoten, allgemeine Körperschwäche, acute Entzündung des Darmes, Peritonitis, Menstruation und, soweit stärker wirkende Stoffe in Frage kommen, auch die Gravidität. Im letzteren Falle sollen Klystiere die medicamentösen Abführmittel ersetzen. Die Heilung der Angewöhnung kann nur durch volle Entziehung aller Laxantien erfolgen. Es kann selbst 10 und mehr Tage dauern, ehe der Darm seine selbstständige Function wieder aufnimmt.

Manna. Manna kommt in verschiedener Güte in den Handel. Der am Stamm von Fraxinus Ornus oder an Fremdkörpern, die man in die Baumwunde gesteckt hat, eingetrocknete Saft wird als Manna cannulata, der von der Erde aufgelesene, verunreinigte, zersetzte, fast an Werthlosigkeit grenzende, als Manna Calabrina bezeichnet. Dieses schlechte Präparat war bisher in den Apotheken zu führen erlaubt. Nach dem neuen Arzneibuche nicht mehr. Wo werden die Vorräthe davon bleiben? Von ganz werthlosen anderweitigen Producten, die auch noch im Handel vorkommen, kann ich hier absehen. Bisweilen beobachtet man, dass durch Manna Blähungen erzeugt werden, welche die Kinder zum Schreien veranlassen. Auch Leibschmerzen und Kollern im Leibe kommen danach vor. Ob die Abführwirkung so stark werden kann, dass durch Hypercatharsis der Tod bei einem Erwachsenen herbeigeführt wird, lässt sich nur nach einem dies bejahenden älteren Falle beantworten.

Pulpa Tamarindorum macht bei manchen Menschen Leibweh.

Tartarus depuratus. Der Weinstein (Cremor tartari) verursacht einen alkalischen Harn. Chronischer Gebrauch kann Appetitlosigkeit, Verdauungsbeschwerden, Magenschmerzen und Koliken herbeiführen. Ausnahmsweise beobachtete man danach Präcordialangst. Der Gebrauch des Mittels als Zahnpulver greift die Zähne nach einiger Zeit an und ist deshalb zu verwerfen. Schlechter als Tartarus depuratus schmeckt das seltener gebrauchte **Kalium tartaricum.** Es zersetzt sich dies leicht mit Säuren.

Magnesium sulfuricum. Natrium sulfuricum. Sowohl Bitter- als Glaubersalz haben einen unangenehmen Geschmack. Zur Correction des ersteren sollen etwa 30 g Wasser und 10 g Kaffee einige Minuten gekocht werden. Das Glaubersalz schmeckt etwas besser, wenn man seine Lösungen mit verdünnter Schwefelsäure versetzt. Beide Salze, vorzugsweise aber das Glaubersalz rufen nicht selten Uebelkeit, Ekel, auch wohl Erbrechen, Kollern im Leib und bei längerer Verabreichung Verdauungsstörungen hervor.

Radix Rhei.

Die Rhabarberwurzel soll die geschälten Wurzelstöcke von Rheumarten Hochasiens, vorzüglich von Rheum palmatum, darstellen. Die bisher angestellten Culturversuche in anderen Ländern haben, wenn man von einem in England ausgeführten mit Rheum officinale, der angeblich gelungen sein soll, absieht, zu keinem Resultat geführt. Mährischer Rhabarber wird nach Russland exportirt, um von dort als chinesischer Rhabarber in europäische Staaten und vielleicht in seine Heimath zurückzuwandern. Alle diese Sorten sind bedeutend minderwerthig oder werthlos, wandern aber leider auch in die Leiber der Menschen! Sind sie gepulvert, so ist ein Erkennen ihrer Beschaffenheit kaum möglich. Der Rhabarber enthält das saure Glycosid Cathartinsäure oder einen diesem ähnlichen Stoff, der die Abführwirkung bedingt, ferner die kristallinische Chrysophansäure, welcher die Gelbfärbung von Harn und Koth zuzuschreiben ist, und die Rhabarbergerbsäure, die den Appetit anregt, die Verdauung hebt und diarrhoische Darmentleerungen beseitigt, wenn Rhabarber in kleinen Mengen gereicht wird.

Hysterische Frauen vertragen häufig den Rhabarber schlecht. An diese Droge kann Gewöhnung eintreten. Man kennt diese Verhältnisse genauer, weil es Rhabarberesser giebt. Es müssen nicht nur immer grössere Dosen zur Hervorrufung einer Abführwirkung gebraucht werden, sondern es bildet sich auch eine Neigung zu Verstopfung, eine Atonie des Darmes. Fieberhafte Zustände sollen den Gebrauch des Rhabarbers contraindiciren. Der wirksame Bestandtheil desselben geht in die Milch über, so dass Säuglinge purgiren, wenn die Nährende Rhabarber genommen hat. Die Milch färbt sich gelb. Auch der Schweiss wurde von einem älteren Beobachter gelblich befunden. Im Harne ist diese Gelbfärbung ausgesprochen. Auf Zusatz von Natronlauge wird er kirschroth. Die Unterscheidung dieses Harns von dem nach Santonin gelassenen ist bereits bei dem letzteren Stoff erörtert worden. Längerer Gebrauch des Rhabarbers soll bisweilen Schwindel erzeugen können.

Auch Hautausschläge kommen danach vor. Ein gegen dieses Mittel mit Idiosynkrasie behafteter Mensch bekam jedesmal auch nach kleinen Mengen, nachdem ein Schüttelfrost vorangegangen war, einen Ausschlag, der aus einer Mischung eines grossen, fleckigen Exanthems mit einem schweren Pemphigus bestand und sich besonders an den Ellenbeugen, den Händen und Füssen, sowie am Hoden und Penis fand. Derselbe gab zu starken Blutungen des Penis Anlass. Das Epithel der Mundschleimhaut, Zunge und Lippe löste sich ebenfalls ab [1]).

Aus alter Zeit wird berichtet, dass das Extractum panchymagogum (Extr. Rhei compositum) gelegentlich Priapismus hervorgerufen habe. Angeblich reducirt der nach Rhabarber gelassene Harn wie ein zuckerhaltiger. Versetzt man einen Rhabarberharn mit Salzsäure, schüttelt mit Chloroform, hebt die obere Schicht ab und fügt Kalilauge hinzu, so entsteht an der Berührungsstelle eine violette Zone, eine rothe dagegen wenn statt des Chloroforms Xylol genommen wird. (Vid. auch Santonin.)

Oleum Ricini.

Das Oel besitzt ein höheres specifisches Gewicht als irgend ein anderes fettes Oel. Es besteht aus den Glyceriden der Ricinol- und Ricinisolsäure. In den Ricinussamen findet sich auch ein zu der Gruppe der ungeformten Fermente gehörender Eiweisskörper, der eigenthümliche Wirkung auf das Blut ausüben soll. Die Magen- und Darmschleimhaut ist nach Aufnahme derselben bei Thieren blutroth verfärbt, die Darmcapillaren verstopft. So erklären sich vielleicht jene unangenehmen Einwirkungen, die mehrfach nach Aufnahme der Ricinussamen zu Abführzwecken beobachtet wurden. Bei manchen Personen besteht ein unüberwindlicher Widerwille gegen das Ricinusöl, und wenn es trotzdem eingenommen wird, tritt häufig Ekel und Erbrechen besonders dann

---

1) Litten, Deutsche Medicinalzeitung. 1889. p. 157. — Goldenberg, New York med. Journ. 1889. p. 652.

ein, wenn das Oel nicht mehr frisch ist und sich in demselben schon freie Fettsäuren gebildet haben. Um den schlechten, eigenthümlich fettigen Geschmack des Ricinusöls zu verdecken und so dasselbe leichter einnehmbar zu machen, sind zahlreiche Vehikel, wie Wein, Weissbier, Milch, Kaffee angegeben worden. Man empfahl auch, das Ricinusöl durch Aufstreuen von Zucker oder Pulv. Liquiritiae compos. in einen knetbaren Teig zu bringen.

Nach Eingeben der Ricinolsäure wurde mehr Ekel und Aufstossen als nach Ricinusöl beobachtet. Grössere Dosen, ca. 9 g, riefen constant Ekel und Erbrechen hervor[1]).

Selten bilden sich Veränderungen an der Haut nach Ricinusöl. Nach wiederholtem Gebrauch entstand in einem Falle ein juckender, mit Röthe an Händen und der Kniebeuge einhergehender Ausschlag. Häufigere Anwendung schafft auch wohl Appetitverlust, Verdauungsschwäche, Pulsverlangsamung und angeblich, wenngleich selten, leichtes Fieber. Auf Grund einer besonderen Empfindlichkeit kann Collaps entstehen. Nach Einnehmen von 3 Theelöffeln voll eines Gemisches von Ricinus- und Olivenöl entstand eine auffällige Lipurie. Das Fett konnte durch Aether aus dem Harn ausgeschüttelt werden.

Folia Sennae.

Die alexandrinische Senna ist gewöhnlich mit Blättern von Solenostemma Arghel, und Stielen sowie Schoten von Cassia acutifolia verunreinigt. Dieselbe sollte, obschon die Pharmacopoe dies nicht verlangt, gereinigt werden. Die indische Senna aus Tinnevelly ist meist frei von fremden Beimengungen. Die Folia Sennae parva, ein direct nicht verbotenes Präparat, bestehen zum Theil aus undefinirbaren Pflanzentheilen.

Die Senna ist contraindicirt bei acutem Magencatarrh, entzündlichen Zuständen des Darmkanals und Neigung zu Uterinblutungen. Infuse der indischen Senna schmecken wegen ihrer schleimigen Beschaffenheit schlechter als solche der alexandrinischen. An Nebenwirkungen beobachtet man bisweilen Ekel, Erbrechen und Kolikschmerzen, auch wohl Frösteln. Ist die Abführwirkung gegen Abend beendet, dann ist meist der Schlaf unruhig. Der Harn wird nach Senna-Aufnahme wie der Rhabarberharn gelb.

Glycerin.

Seit vielen Jahren ist Glycerin für die verschiedenartigsten Zwecke arzneilich gebraucht worden. Was hierbei an Nebenwirkungen zur Beobachtung kam, ist entweder auf die Unreinheit des Präparates oder auf dessen Eigenschaft, bei hoher Concentration Schleimhäute und Wundflächen zu reizen, zurückzuführen. Ich glaube nicht, dass als Ursache dieser Reizwirkung die wasserentziehende Fähigkeit des Glycerins anzusprechen ist, da ähnlich wirkende Stoffe derartiges nicht erzeugen. Reines Glycerin verursacht auf Wunden, Schleimhäuten und im Unterhautzellgewebe mehr oder minder starkes Brennen. Bei starker Concentration soll Entzündung entstehen können. In Frankreich, wo die

---

1) Gram, Archiv f. exper. Pathol. u. Pharmakol. 1890. Bd. 28. p. 151.

Untersuchungen über die Vortheile der Anwendung des Glycerins als Verbandmaterial für Wunden u. s. w. ihren Ausgang nahmen, vermochte dasselbe hierfür wegen der eben angegebenen localen Reizwirkungen keinen festen Fuss zu fassen. Es ergab sich, dass der Glycerinverband Stechen und Jucken, Brennen, heftige Irritation und schliesslich Schmerzen hervorruft, welche die Kranken diese Verbandart verweigern lässt. Auch die Vernarbung, die anfangs gut vor sich geht, lässt später zu wünschen übrig. Es wurde als Grund die Unreinheit des benutzten Glycerins angeschuldigt. Diese durch Glycerin hervortretenden örtlichen Reizerscheinungen kommen fast nie vor, wenn Glycerin in kleinen Mengen zu Salben hinzugefügt wird. Die gegentheilige Behauptung pecuniär interessirter Salbenfabrikanten und ihrer Beschützer ist unwahr.

Einspritzungen von Glycerin oder, dessen höher concentrirten Lösungen in die Vagina vermehren die Secretion derselben. Die äusserliche Anwendung des Mittels nahm in der Neuzeit dadurch zu, dass es zur Einleitung der künstlichen Frühgeburt benutzt wurde, und man sich dessen, nachdem das als Geheimmittel verkaufte „Oidtmann'sche Purgativ" sich als wesentlich aus Glycerin bestehend erwiesen hatte, in Klystieren und Suppositorien zur schnellen Darmentleerung bediente. Die Methode wurde schon vor mehr als 30 Jahren gegen die Verstopfung gebraucht, welche sich nach Dysenterie einstellt, und später wurde allgemein Glycerin, mit Wasser verdünnt, zu entleerenden Klystieren benutzt. Ich bin der Ansicht, dass diese Abführwirkung durch eine directe Reizung der nervösen Darmgebilde zu Stande kommt, insofern Glycerin sehr schnell die oberflächlichen Schichten imbibirt, in denen diese Elemente sich finden. Dieses Penetrationsvermögen des Glycerins ist gross und findet sein Analogon nur in den Aetzalkalien. Dass auch ein Versagen der Abführwirkung, meist bei habitueller Verstopfung vorkommt, kann mit Rücksicht auf die mannigfaltigen individuellen Verhältnisse, die hierbei obwalten, nicht Wunder nehmen. Ein Beobachter sah Fehlerfolge in 16 pCt. der Fälle, ein anderer[1]) in mehr als 30 pCt. bei Dickdarmatonie. Es kann dies in manchen Fällen auch daran liegen, dass sich keine Kothmassen im Rectum vorfinden. Zu bemerken ist, dass Glycerinzäpfchen nicht so gut wie reines Glycerin wirken.

Von Nebenwirkungen nach Einspritzungen in Körperhöhlen ist das Brennen zu erwähnen, das sich im Mastdarm in verschieden starker Weise bald nach der Beibringung des Mittels, oder nach erfolgter Stuhlentleerung bemerkbar macht[2]). Vereinzelt kommen auch Kollern oder ziehende Schmerzen im Leibe vor. Bei Hämorrhoidariern erhöht das in den Mastdarm gebrachte Glycerin oft in unangenehmer Weise die Turgescenz der inneren Hämorrhoiden. Ulceröse Processe im Mastdarm und acute Processe in seiner Umgebung (Prostatitis, Parametritis, Cystitis) lassen seine Anwendung nicht räthlich erscheinen.

Als resorptive Nebenwirkungen entstanden bei Schwangeren 10 Minuten bis 1 Stunde nach der unzulässigen Einspritzung von ca. 100 ccm conc. Glycerins zwischen die Eihäute und der Uteruswand: Er-

---

1) Niesel, Deutsche med. Wochenschr. 1889. p. 407.
2) Reisinger, Prager med. Wochenschr. 1888. p. 209.

brechen, Schüttelfrost, Fieber von 40,5°C., einen Puls von 156, einmal auch Pulsverlangsamung, Dyspnoe, leichte Benommenheit, Cyanose, Hämoglobinurie, Methämoglobinurie, Albuminurie und Cylindrurie[1]). Die Hämoglobinurie bestand über 10 Minuten.

Auch bei Thieren ist dieselbe sowie Glomerulonephritis und ev. interstitielle Nephritis durch subcutane Einspritzung von Glycerin zu erzielen. Es ist kein Zweifel, dass dieses nicht nur die Mutter, sondern auch den Fötus zu schädigen resp. zu tödten vermag.

Mannigfache Wandlungen hat der innerliche Gebrauch des Glycerins bisher erfahren. Die Anschauung, dass dasselbe bei Diabetikern, auch zur Bekämpfung der Acetonurie, nützlich sei, wurde aufgegeben. Bei zuckerfreien Diabetikern erregt Glycerin von Neuem Glycosurie. Die Zuckermenge stieg bei einem solchen Kranken nach 100 bis 150 g des Mittels auf 46 g täglich. Abgesehen von dem Unwerthe desselben in dieser und anderen Stoffwechselkrankheiten, erzeugt es hierbei nicht selten unangenehme Nebenwirkungen, die auch im Thierexperiment theilweise hervorzurufen sind[2]). Bei einem Diabetiker, der grosse Mengen davon per os und per anum genommen hatte, stellte sich nach 14 tägigem Gebrauche ein der Cholera nostras ähnlicher Zustand ein: Verfallensein, Erbrechen, schmerzhafte Durchfälle und Schmerzen in den Waden. Nach Aufhören des Gebrauches besserte sich der Zustand[3]). Man braucht nicht anzunehmen, dass solche Symptome durch das oft im Handelsglycerin enthaltene Arsenik zu Stande kommen. Concentrirtes Glycerin ist für sich allein im Stande solche Krankheitserscheinungen hervorzurufen. Bei der Anwendung von 40—60 g täglich gegen Tuberkulose, beobachtete man alkoholartige Wirkungen, Aufregung, Schwatzhaftigkeit, Schlaflosigkeit und Fieber, und die Einführung von 100 g Glycerin veranlasste: Kälte der Glieder, Cyanose, Benommensein, Kopfschmerzen, Schmerzen in der Nierengegend und Fieber. An den Nebenwirkungen, die nach Einspritzung von Jodoformglycerin auftreten (Fieber, Nephritis, Hämoglobinurie etc.)[4]), ist das Jodoform wesentlich betheiligt. Vorhandene Nierenerkrankungen sollen den Gebrauch des Glycerins contraindiciren, und die Verwendung desselben für Nahrungs- und Genussmittel ist zu untersagen.

Sulfur.

Arzneilich verwendbar sind nur der durch Waschen mit ammoniakalischem Wasser gereinigte (Sulfur depuratum) und der durch Fällen aus Schwefelalkali gewonnene (Lac sulfuris) Schwefel. Die Flores sulfuris wirken bei gleicher Gabe nicht so stark wie die Schwefelmilch, sind aber gerade wegen der Milde ihrer Wirkung der letzteren vorzuziehen.

---

1) Müller, Münchener med. Wochenschr. 1894. p. 63. — Pfannenstiel, Centralbl. f. Gynäkologie. 1894. p. 81.

2) Luchsinger, Arch. f. die ges. Physiol. Bd. XII. p. 501. — Eckhard, Centralbl. f. med. Wissensch. 1876. p. 273. — Filehne, Virch. Archiv. Bd. CXVII. p. 413. — L. Lewin, Zeitschr. f. Biologie. 1879. Bd. XV. p. 249.

3) Jaroschi, Wiener med. Presse. 1889. p. 33.

4) Schellenberg, Arch. f. klin. Chir. 1894. Bd. 49. p. 386.—Antichievich, Archiv f. Kinderheilkunde. 1896. p. 91.

Im Darm wird aus dem Schwefel, Schwefelalkali. Dieses kann den Darm reizen und wird durch die immer vorhandene Kohlensäure in Schwefelwasserstoff und kohlensaures Salz zerlegt. Das Gas wird zum Theil durch Ructus nach oben, zum Theil per anum und zu weiteren Theilen durch die Lungen und die Haut entleert. Die Haut und die ausgeathmete Luft riechen nach Schwefelwasserstoff. Die Nebenwirkungen, welche durch diese beiden Körper gelegentlich erzeugt werden, müssen somit auch dem Schwefel zukommen. Als Contraindicationen für den innerlichen Gebrauch des Mittels sind unter Anderem Schwangerschaft und Menstruation anzusehen.

An der Haut kommen nach dem Einnehmen von Schwefel gelegentlich eine Acne oder ein Miliaria ähnlicher Ausschlag, sehr selten Geschwüre und carbunkelähnliche Bildungen vor. Ja sogar ein Gurgelwasser mit Schwefel (!) soll nach jedesmaligem Gebrauch einen scharlachartigen Rash über den ganzen Körper, besonders Brust und Hals haben entstehen lassen. Auch von einer Dunkelfärbung der Haut wird berichtet. Diese ist jedoch wohl auf andere Gründe zurückzuführen. Alkalische Schwefelsalben oder Schwefelseifen erregen nicht selten an besonders reizbarer Haut ein Eczem, das bald nach dem Aussetzen des Mittels wieder schwindet. Nicht so häufig sind grössere Blasen, die von einem Entzündungshof umgeben sind und Schmerzen erzeugen. Belästigend ist auch der Geruch solcher Salben nach Schwefelwasserstoff. Syphilitiker, die ev. einige Jahre nach einer Quecksilberkur z. B. wegen Scabies Schwefelsalben gebrauchen und Schwefelbäder nehmen, können Braunfärbung an Händen und Armen bekommen, die angeblich durch Wasserstoffsuperoxyd beseitigt wird.

Verdauungsbeschwerden werden selten durch das Mittel veranlasst. Dagegen erscheinen nach grossen, lange gebrauchten Dosen bisweilen blutige Stuhlgänge, und auch Dysurie. Bei manchen Individuen entsteht nach äusserlichem Schwefelgebrauch Reizung der Augen. Störungen im Centralnervensystem sind als Schwefelwasserstoffwirkung (vid. pag. 593) aufzufassen. Sie können sich auch nach langer, äusserlicher Anwendung von Schwefel bilden. Man beobachtet: Kopfschmerzen, Schwindelanfälle und krampfartige Symptome. In einem Falle entstand ein Gefühl von Spannung im Nacken, das zeitweilig so stark war, dass der Kopf förmlich nach hinten gezogen wurde. Auch Ohnmacht ähnliche Zustände können hervorgerufen werden. Als man noch gegen Krätze innerlich Schwefel in grossen Dosen gab, beobachtete man bisweilen neben Fieber Delirien.

Rhamnus Frangula. Die Faulbaumrinde (Rhabarbarum proletariorum) wirkt durch die in ihr enthaltene Frangulasäure. Nur eine abgelagerte, etwa 2 Jahre alte Rinde ist arzneilich verwerthbar. In frischem Zustande erregt sie Uebelkeit, Erbrechen, Kollern im Leibe, Kolikschmerzen und selbst blutige Stuhlgänge, während die alte Rinde nur gelegentlich Erbrechen hervorruft. Die Harnmenge wird durch Abkochungen der Rinde vermehrt.

Rhamnus cathartica. Die Kreuzdornbeeren enthalten als abführendes Princip das Rhamnocathartin. Manche Menschen verhalten sich dem Mittel gegenüber refractär. Andere weisen als Nebenwirkungen auf: Trockenheit des Mundes und Schlundes, anhaltenden Durst, bisweilen auch Uebelkeit. Die Harnmenge ist meist danach vermehrt.

Rhamnus Purshiana. Ein daraus bereitetes Fluidextract versagt oft bei hartnäckiger Obstipation. Die Droge wird gelegentlich mit Aloe verfälscht. Manche Menschen zeigen für sie Intoleranz. Es scheint die Rinde dieses Rhamnus mit Rhamnus Frangula die Eigenschaft zu theilen, in frischem Zustande weit mehr Nebenwirkungen zu äussern, als wenn sie abgelagert ist. Von letzteren sind anzuführen: Uebelkeit, Erbrechen, Leibweh, das sich bisweilen als brennende Schmerzen darstellt, und choleraartige, auch mit Blut vermischte Stühle.

Baptisin, das Resinoid aus der Wurzel von Baptisia tinctoria, durch Fällen des alkoholischen Auszuges mit Wasser gewonnen, führt zu 0,1—0,3 g ab, macht aber nicht selten Koliken. Es ist dieses Resinoid nicht mit dem Glycosid Baptisin zu verwechseln, das sich bei Thieren als unwirksam erwiesen hat. Das Glycosid Baptin führt schwach ab.

Evonymin. Das aus Rinde und Zweigen von Evonymus atropurpureus dargestellte Resinoid führt zu 0,1—0,4 g ab, macht aber nicht selten Nausea, Kratzen im Halse und ziemlich heftige Leibschmerzen.

Juglans cinerea hat in der Rinde ein abführendes Princip. Was unter dem Namen **Juglandin** in den Handel kommt, ist aber ein Resinoid. Man verabfolgte dasselbe zu 0,1—0,3 g. Die dadurch erzeugte Darmreizung kann über das gewünschte Maass hinausgehen und dann Koliken und selbst mit Blut gemischte Stühle herbeiführen.

Phytolacca decandra. Die gemeine Kermesbeere enthält in ihrem Kraut und den Beeren einen, Würgen und Brechdurchfall erregenden Stoff. In der Wurzel findet sich ein in Wasser lösliches Alkaloid Phytolaccin. Früher wurde ein stickstofffreies Phytolaccin dargestellt. Das von Amerika aus importirte Phytolaccin ist keines der beiden letztgenannten Stoffe, sondern ein Resinoid. Es führt zu 0,1—0,2 g ab. Höhere Dosen können Erbrechen und daran sich anschliessend, allgemeine Depression, seltner Convulsionen erzeugen.

Jatropha Curcas. Die Samen dieser Euphorbiacee (Semina Ricini majoris) liefern ein farbloses Oel (Oleum infernale), das zu 15 Tropfen purgirend wirkt. Die Samen können Ekel, Uebelkeit, Brennen im Schlund und Magen, Erbrechen und Durchfall erzeugen.

Euphorbia Lathyris liefert die Springkörner (Semina Cataputiae minoris), die ausser ihrer Abführwirkung nicht selten noch Erbrechen, sowie Ohnmachten erzeugen. Waren die Dosen zu hoch gegriffen, so kann ein choleraartiges Stadium algidum der Gastroenteritis mit kalten Schweissen, Ohnmacht, kleinem, arhythmischem Puls entstehen, und darauf ein Stadium der Excitation mit Schwindel, Delirien und Zuckungen folgen.

Herba Gratiolae, das früher viel als Abführmittel verwandte Gottesgnadenkraut, bewirkt schon nach 0,5—1 g als Pulver oder im Decoct statt der Abführwirkung Ekel und Erbrechen oder neben demselben noch Speichelfluss, Brennen in den Harnwegen, Appetitverlust und, wie man bei Frauen beobachtete, in Clystierform angewandt, nymphomanische Zufälle. Wahrscheinlich hat das Alter der Droge und ihr Gehalt an Gratiosolin, dem wirksamen Principe der Gratiola, auf das Zustandekommen der genannten Erscheinungen Einfluss. Die Milch säugender Frauen erhält dadurch abführende Wirkung.

Scammonium. Der wirksame Bestandtheil dieses Milchsaftes aus Convolvulus Scammonia ist das Glycosid Jalapin. Dasselbe ruft zu 0,1—0,2 g in wenigen Stunden flüssige Entleerungen hervor. Französisches Scammonium ist der eingedickte Milchsaft von Cynanchum monspeliacum. Als Nebenwirkungen erscheinen nach 0,3—1 g Scammonium in refracta dosi gewöhnlich Leibschneiden, nicht selten auch Erbrechen. Jalapin geht in die Milch über. Ein dreimonatlicher Säugling erkrankte plötzlich an Brechdurchfall. Das Gesicht wurde greisenhaft, die Haut kalt, der Leib schmerzhaft, der Puls häufig und fadenförmig. Zwei Tage später trat der Tod ein. Bei der Mutter war auf das wahrscheinlich in grösserer Dosis eingenommene Scammonium kein Stuhlgang erfolgt.

Jalape.

Die Wuzelknollen von Ipomoea Purga enthalten ein kratzend schmeckendes Harz (Resina Jalapae), welches das Glycosid Convolvulin besitzt. Betrügerischerweise kommen im Handel Knollen vor, denen ein Theil oder das gesammte Harz entzogen ist. Für den arzneilichen Gebrauch gelten Entzündungen des Magens und Darms als Contraindicationen. Die gepulverte Jalapenwurzel soll vermöge der feineren Vertheilung des darin enthaltenen Harzes grössere Wirkungen erzeugen als die der verabreichten Dosis entsprechende Menge chemisch reinen Convolvulins.

Als Ausdruck der Reizwirkung der Jalape und des Harzes zeigt sich ab und zu Nausea und Erbrechen. Grosse, öfters gereichte Dosen vermögen catarrhalische Entzündung der Magen-Darmschleimhaut zu Wege zu bringen. Leibschmerzen und Kollern sowie Blähungen begleiten oft die Abführwirkung. Schon im vergangenen Jahrhundert gab man an: „Resina quae elicitur ex gialappa, convulsivae colicae et paresis non infrequens est productrix."

Elaterium. Dieser Milchsaft der Früchte von Ecbalium elaterium hat einen, je nach der Jahreszeit, in der die Droge gesammelt ist, schwankenden Gehalt an Elaterin. Dieses Verhalten erklärt die scheinbaren Widersprüche der Beobachter über die Höhe der wirksamen Elateriumdosen. Der Tod eines Menschen soll eintreten können, wenn 0,6 g des frischen Saftes überschritten werden. Vom Elaterin wird angegeben, dass 0,01 g den Tod einer Frau zu Wege gebracht haben. Vom Elaterium genügen 0,02—0,05 g um wässrige, durch directe Darmreizung entstehende Stuhlgänge zu erzeugen. Auch auf anderen Schleimhäuten, ja selbst auf der intacten Haut kann das Elaterium bei directer Berührung entzündungserregend wirken. So ist bekannt, dass bei der Bereitung desselben die Arbeiter oft von Hautentzündungen befallen werden, und dass bei zufälliger Berührung des Saftes mit einer der zugänglichen Schleimhäute Entzündungen derselben entstehen können. Nach Anwendung medicinaler Dosen sind: anhaltende Nausea, Erbrechen, Magenschmerzen, kolikartige Schmerzen, Kollern im Leibe, sowie Kopfschmerzen und ein fieberhafter Puls beobachtet worden. Während aber ein Theil der Beobachter diese Nebenwirkungen entweder auf die schlechte Beschaffenheit des Präparates oder auf nicht individualisirte, zu grosse Dosen zurückführt, schreibt ein anderer Theil dem Mittel als solchem die angegebenen Begleitsymptome zu.

Aloë.

Sehr zahlreich und verschieden bewerthet sind die Handelspräparate dieses eingekochten Blattsaftes. Auch die schlechten finden ein Unterkommen. Aus verschiedenen Angaben geht hervor, dass die Droge schon im römischen Alterthum verfälscht wurde. Der wirksame Bestandtheil ist das krystallinische Aloin. Als Contraindicationen für den Gebrauch der Aloë gelten Entzündungen der unteren Darmabschnitte. Früher contraindicirte auch Fieber. Auf die Menge und die Zahl der Entleerungen hat die Constitution grösseren Einfluss als die Höhe der Dosis. Bisweilen sieht man nach 0,03 g Aloë 6 Entleerungen mit Tenesmus, während bei anderen Menschen diese Wirkung auch nicht durch 1 g erzielt wird. Angeblich soll eine grössere Gallenmenge die Wirkung verstärken.

An Nebenwirkungen kommen vor: Trockenheit im Munde und Durst, Wärme und Druck in der Magengegend sowie häufiges Aufstossen, Druck und Spannung im rechten Hypochondrium, Kneifen oder mässige Leibschmerzen. Letztere will man auch nach Resorption von Aloïn von der Bauchhaut aus beobachtet haben. Wenn wiederholte Entleerungen erfolgt sind, dann kommt auch Stuhlzwang vor. Experimentell wurden bei Thieren durch Aloïn im Magen zerstreute Ecchymosen und im unteren Mastdarm auf der Höhe der Falten Exulcerationen hervorgerufen[1]).

Der nach Aloë entleerte Koth hat einen specifisch fauligen Gestank. Nur nach übermässigen Dosen ist er bluthaltig. Werden Aloëpräparate lange Zeit gebraucht, so entstehen in Folge des anhaltenden Congestionszustandes im Colon descendens und Rectum Erweiterungen der Hämorrhoidalvenen, die sich mit der Zeit zu Hämorrhoidalknoten ausbilden können und zu Blutungen Anlass geben. „Aperit aloë ora venarum ani et vulvae." Ob dies jedoch in dem Umfange stattfindet, wie Fallopia angiebt, dass nämlich von 100 Menschen, die sich andauernd der Aloë als Purgans bedienen, 90 von Hämorrhoiden ergriffen werden, ist wegen der mannigfaltigen anderen zum Theil uncontrolirbaren Verhältnisse, die zur Entstehung dieses Leidens beitragen, zu bezweifeln. Hervorzuheben ist jedoch, dass viele andere Beobachter die Meinung des Fallopia theilten. Eine gewisse Prädisposition für das Zustandekommen der genannten Wirkungen zeigen alte, schwache und jugendliche Individuen.

Die Harnabsonderung wird durch Aloë vermehrt. Es ist eine alte Regel, dass wer Anlage zum Schwerharnen hat, Aloë meiden muss, weil die Harnbeschwerden dadurch sehr anwachsen können. In einem Falle entstand durch häufigen Aloëgebrauch Hämaturie, die nach dem Fortlassen des Mittels schwand. Auf experimentellem Wege kann man durch Aloin Blutungen in der Niere, verschiedengradige Reizzustände und auch Verkalkung erzeugen[2]). Gelegentlich entstehen auch durch Aloë Congestivzustände anderer Unterleibsorgane, z. B. des Uterus. Schon vorhandene Blutungen dieses Organs können in bedrohlicher Weise gesteigert werden. Grössere Gaben der Aloë sollen auch Abort herbeiführen können. Die Frauen klagen unter diesen Umständen über Schmerzen in der Nierengegend und dem Uterus und über ein Gefühl von Schwere im Becken.

Podophyllin.

Das aus dem alkoholischen Extracte der Wurzel von Podophyllum peltatum mit Wasser abgeschiedene Podophyllin stellt ein Gemenge ver-

---

1) Kohn, Berliner klin. Wochenschr. 1882. No. 5. p. 68.
2) Neuburger, Archiv f. exper. Pathol. u. Pharmak. 1890. Bd. 27. p. 39.

schiedener Stoffe dar. Es wirkt in ihm das Podophyllotoxin. Podophyllin soll, um nicht unwirksam zu werden, nicht mit Seife in Pillenform gegeben werden. Die abführende Dosis für Erwachsene beträgt 0,05—0,1 g. Dadurch erfolgt nach 8—10 Stunden Entleerung. Nach 0,3 g sah man den Tod einer Frau eintreten. Dieselbe hatte die schlimmste Einwirkung dieses Stoffes bereits überstanden, war wieder aufgestanden und erlag dann nach 2 Stunden einem Rückfalle.

Das auf die zugänglichen Schleimhäute gelangte, pulverförmige Podophyllin ruft Entzündung hervor. So können die Augen sich röthen, die Umgebung derselben sich gelblich roth ohne sonderliche Schwellung verfärben, und auch in allmählichem Fortschreiten der übrige Körper an dieser Veränderung theilnehmen. Dazu gesellen sich Schmerzen. Die Conjunctiva ist geröthet. Es besteht Lichtscheu. Der Kranke wird schlaflos. Kalte Umschläge sowie Einträuflungen von Atropinlösung können Besserung schaffen.

Nach innerlichem Gebrauche sah man an Nebenwirkungen auftreten: Speichelvermehrung, Nausea, Erbrechen, Leibschmerzen und übermässigen, kaum zu stillenden Durchfall. Im Harn können sich Eiweiss und Blutkörperchen finden. Unangenehmer als die bisher genannten Nebenwirkungen ist der mehrfach beobachtete Collaps. Bisweilen entsteht anfangs Congestion des Gesichts und Kopfes, während danach der Körper kalt wird, sich mit Schweiss bedeckt, Frösteln neben allgemeiner Erschöpfung erscheint, der Puls klein und an Zahl vermehrt ist und Palpitationen sich dazugesellen. Die Respiration wurde in dem tödtlich verlaufenden Falle stöhnend. Man beobachtete ferner: Kopfschmerzen, Schwindel, grosse Mattigkeit (bei Kindern, die erbrochen hatten) sowie Schlafsucht.

Fructus Colocynthidis.

Als Nebenwirkungen kommen vor: Trockenheit und Brennen im Schlunde und unlöschbarer Durst. Der Appetit leidet nach häufigerer Verabfolgung. Auch Magenschmerzen stellen sich bisweilen ein, und illustriren das Wort des Dioscorides „Colocynthis inimica stomacho admodum." Die Entleerungen erfolgen, besonders bei bestehenden Reizzuständen des Darmes unter reissenden Schmerzen und Tenesmus. Der Leib kann dabei aufgetrieben sein. Zu grosse Dosen sind geeignet eine tödtliche Dysenterie zu veranlassen. Dem Stuhlgang kann Blut zugemischt sein. Solche Darmblutungen werden schon in den ältesten Schriften erwähnt und noch im vergangenen Jahrhundert durch Hoffmann bestätigt: „Colocynthiaca vasa aperiendo sanguinem sive per alvum, sive etiam per alias vias praesertim si importunius data fuerint, effundunt." Ja, selbst die Einreibung von 1 Theil der Coloquinthentinctur mit 3 Theilen Ricinusöl auf den Unterleib rief heftige Leibschmerzen und blutig schäumenden Durchfall hervor. Die Harnabsonderung ist anfangs vermehrt. Waren die Dosen gross, so folgt auf die Vermehrung eine Verminderung derselben bis zur Anurie. Den Puls fand man nach grossen Gaben klein, beschleunigt, gespannt. Wenn Collaps erfolgt, so geht er mit Aussetzen des Pulses, Kälte der Extremitäten, Gesichtsverdunkelung, Schwerhörigkeit, Schwindel und selbst Irrereden einher.

Gutti. Bei manchen Personen rufen 0,1—0,2 g dieses Gummiharzes Erbrechen, Leibschmerzen und Hypercatharsis hervor. Die Harnmenge wird vermehrt. An der Hornhaut erzeugt Gutti eine heftige Keratitis.

Morison's Pillen. Diese, unter Anderem Coloquinthen und Gummigutt enthaltenden Pillen riefen in einem Falle eine plötzliche Abnahme des Sehvermögens hervor, welche in 2 Tagen so überhand nahm, dass der Kranke selbst den grossen Druck auf dem Titelblatt eines Buches nicht zu erkennen vermochte. Man nahm eine geringe Pupillenerweiterung und Trägheit der Iris wahr. Es ist bemerkenswerth, dass der Kranke, der schon häufiger die Pillen ohne Schaden benutzt hatte, diese Nebenwirkung bekam, als dieselben keine Abführwirkung äusserten.

Oleum Crotonis.

Es giebt Individuen, die 4—6 Tropfen dieses Oeles ohne Wirkung nehmen können, während Andere schon nach 1 Tropfen heftigen Durchfall bekommen. Meistens klagen die ersteren dann über ein Gefühl von Schwere in der Oberbauchgegend oder Spannen in der Magengegend. Das Crotonöl bedingt neben seiner drastischen Abführwirkung sehr häufig, aber bei verschiedenen Individuen ungleichmässig stark, einen kratzenden, brennenden Geschmack im Munde, auch wohl starken Speichelfluss, Brennen und Trockenheit des Schlundes, die oft bis zu mehreren Stunden anhalten können, Aufstossen, Uebelkeit, Würgen, Erbrechen und kolikartige Schmerzen in den verschiedenen Theilen des Unterleibes und an den Bauchdecken, Schmerzen im Rücken, der Lendengegend, an den Schultern, im Kreuz, den Beinen und der Brust. Nicht unwahrscheinlich ist es, dass auch die Nieren dadurch verändert werden und als sichtbarer Ausdruck dieser Veränderung Albuminurie eintritt. Die Athmung kann beengt und schmerzhaft werden und Husten mit Auswurf, und selbst leichte Hämoptoë und Fieber sich dazu gesellen. Mehrfach beobachtete man Herzklopfen neben den Athmungsstörungen, besonders wenn die drastische Wirkung ausblieb. Manche Kranke klagen über Schwindel und Kopfschmerzen. Bei sehr schwerer Einwirkung kommt es auch wohl zu allgemeinem Kräfteverfall. Bemerkenswerth ist es, dass nach innerlicher Aufnahme des Mittels ein **scharlachähnlicher Ausschlag** entstehen kann.

Die örtliche Einwirkung des Oeles lässt dessen Entzündung erregende Fähigkeiten allenthalben erkennen. So veranlasst die Einathmung der Dämpfe Heiserkeit. An den Lippen und den Augenlidern entsteht Schwellung und selbst Bläschenbildung. Als derivirendes Mittel auf die äussere Haut gebracht, zeigt sich nach einiger Zeit unter Jucken und Brennen sowie leichtem Fieber ein Erythem, und auf dieser entzündeten, bisweilen auch geschwollenen Basis, bald alleinstehend, bald confluirend zahlreiche, hart anzufühlende weisse oder dunkelrothe Bläschen mit serösem Inhalte, der nach 1—2 Tagen eitrig wird, oder es entsteht sofort eine grosse Zahl von eitrigen, mit einer nicht typischen, aber doch erkennbaren leichten Delle versehenen Pusteln, die nach 24 Stunden schon Krusten oder ausnahmsweis Geschwüre bilden. Bisweilen sieht die Veränderung an Gesicht, Nacken und Brust einem Erysipelas bullosum ähnlich. Die Entzündung beschränkt sich nicht auf die eingeriebene Stelle, sondern geht mehr oder weniger weit über sie hinaus. Sie charakterisirt sich durch eine hellere Röthe und sehr lebhaftes, selbst schmerzendes Jucken. Bisweilen ist Fieber vorhanden. Auch eine **keloidartige Eruption** wurde nach einer solchen Einreibung einmal gesehen.

Nicht selten treten auch **weit von der Einreibungsstelle entfernt Hautveränderungen** auf, die vielleicht einer zufälligen Uebertragung ihre Entstehung verdanken, wahrscheinlicher aber als resorptives Leiden aufzufassen sind. Man sah solche am häufigsten am **Hoden** und am **Gesicht** erscheinen, gleichgültig wo die Einreibung geschah. Nach Anwendung an den Schenkeln erkrankte die Haut der **Arme**, oder auch des ganzen **Körpers**. Die Rückbildung der genannten Hautaffectionen geht nach dem Aussetzen des Mittels in 3—8 Tagen unter leichter Abschuppung vor sich. Es bleibt nur eine schwache Gelbfärbung der betreffenden Hautstellen zurück. Manchmal sind indessen die dauernden Spuren auch auffälliger. Man sollte deshalb, soweit sichtbare Theile in Frage kommen, mit dem Mittel bei Frauen vorsichtig sein.

Gelangt etwas Crotonöl **an die Conjunctiva**, so entstehen Schmerzen, Entzündung des Auges und der betreffenden Antlitzseite, Ohrensausen und Schwindel. Die **endermatische Beibringung** des Oeles bedingt Phlegmone und Eiterung.

XII. Amara. Alkalina.

Das Feststehendste in Bezug auf die verdauungsbefördernden Bittermittel, die zumeist die Gruppe der „Stomachica" bilden, ist nicht der Entscheid über die Frage, ob sie die von ihnen verlangte Wirkung bei Kranken haben oder nicht, sondern die Thatsache, dass ein übermässiger, also auch übermässig langer Gebrauch derselben die Verdauung stört. Man hat behauptet, dass ein mehrwöchentlicher Gebrauch von bitteren Infusen keine Functionsveränderungen weder im gesunden noch kranken Magen erzeugt. Dem stelle ich die gegentheiligen, besser begründeten Erfahrungen vieler Aerzte gegenüber, soweit es sich um einen Missbrauch solcher Stoffe handelt. Schon Werlhof weist, vielleicht etwas zu schwarz malend, hierauf hin: „Sed et nimio amaricantium horum usu fermentum stomachi adeo debilitatum esse memini ut nonnulli appetitum amiserint, cibos non concoxerint, mortem hinc potius quam sanitatem accelerarint, malique et infausti remedii saevas dederint poenas."

Manche dieser Stoffe könnten, da sie meist nicht gut dem Kranken geliefert werden, aus den Pharmacopoeen fortbleiben. Die pepsinhaltigen Alkoholpräparate sind unnütz und vielleicht auch schlecht[1]). Die alte Regel ist bei der Verordnung der Bittermittel zu befolgen, dieselben kurz, d. h. etwa $1/4$ Stunde vor oder mit der Mahlzeit nehmen zu lassen.

Quassia amara.

Seltener als Quassiaholz hat der darin zu 0,2 pCt. befindliche Bitterstoff, Quassiin, Verwendung gefunden. Zu 0,005—0,01 g regt er die Thätigkeit der Speicheldrüsen und Nieren stark an. Reicht man mehr als 0,012 g, so können Brennen im Schlunde, Uebelkeit und Erbrechen, sowie Kopfschmerzen auftreten. Doch giebt es auch Menschen, die das Dreifache der genannten Dosis ohne jede Benachtheiligung ertragen.

Abkochungen von Quassia (5—10 : 150 Wasser) rufen leicht Magendrücken, Uebelkeit und Brechneigung hervor. Der Harn reducirt die Fehling'sche Lösung nach Einnehmen von Quassiin. Vereinzelt beobachtete man danach heftige, wehenartige Schmerzen im Uterus[2]). Behauptet und sehr bestritten wurde auch das Vorkommen von Amblyopie

---

1) Gluzinski, Archiv f. klin. Medicin. 1886. Bd. 39. p. 405.
2) Sousa Refoios, Compt. rend. de la Société de Biologie. 1884. p. 3.

und Amaurose in Folge des längeren Gebrauches dieser Droge. Bei Kindern und schwächlichen Personen kommen Kopfweh, Schwindel und Betäubung vor. Bei reizbaren Frauen beobachtet man gelegentlich unwillkürliche Muskelbewegungen.

Cnicus benedictus. Der in den Blättern und blühenden Zweigen der Spinnendistel befindliche Bitterstoff Cnicin ruft in kleinen Mengen (0,1—0,3 g) Hitze und Brennen im Schlunde und Oesophagus, Erbrechen, Kolik, Durchfall und manchmal einen 2—3 Stunden dauernden febrilen Zustand hervor. Grössere Dosen von Aufgüssen der Pflanze bewirken bisweilen ebenfalls Erbrechen und Durchfall.

Radix Colombo. Die Wurzel von Jateorrhiza Calumba wird nicht selten mit sogenannter amerikanischer Colombo, die von Frasera carolinensis stammt, verfälscht. Nach Einnehmen von Abkochungen der Colombo (10 bis 15 : 150) können sich Uebelkeit, Erbrechen und Schmerzen im Epigastrium einstellen. Grössere Dosen sollen gelegentlich auch Bewusstlosigkeit hervorrufen.

Cortex Cascarillae stammt von der Euphorbiacee Croton Eluteria. An der Wirkung betheiligt ist neben dem Bitterstoff Cascarillin das Cascarillöl. Manche Personen bekommen auch nach kleinen Mengen des Pulvers Uebelkeit und Erbrechen. Bei Anderen tritt höchst lästige Beunruhigung, zeitweilige Schlaflosigkeit oder doch durch schreckhafte Träume gestörter Schlaf, Muskelzittern und Zucken auf.

Achillea Millefolium. In dem blühenden Kraut der Schafgarbe wirken, so lange es frisch ist, der Bitterstoff Achilleïn und ein ätherisches Oel. Nach Gebrauch von Infusen wurden einige Male Ausschläge beobachtet. Dieselben erstreckten sich über den ganzen Körper und stellten unerträglich juckende, kleine, bis erbsengrosse, bald eitrig werdende Bläschen dar, die nach einigen Tagen eintrockneten. Grosse Gaben der Droge können Schwindel und Betäubung entstehen lassen.

Nux moschata. In den Muskatnüssen, den Samenkernen von Myristica fragrans, ist als wirksamer Bestandtheil ein ätherisches Oel, das Muskatnussöl enthalten. Das aus den Samenmänteln bereitete Oleum Macidis steht ihm auch in der Wirkung nahe. Das Macisöl wird sehr häufig verfälscht. Manche der unangenehmen Nebenwirkungen, die bisher nach dem Gebrauche dieser Stoffe als Stomachica gesehen wurden, ist wohl solchen Fälschungen oder Substitutionen zuzuschreiben.

Manche Menschen haben eine besondere Idiosynkrasie gegen die Muskatpräparate, so dass auch kleine Mengen Schaden stiften können. Auf einer solchen beruht, wenn die Beobachtung richtig war, das Auftreten von blutigem Schweiss bei einer Frau, die auch nach anderen aromatischen Substanzen dieses Leiden bekam. Uebermässige Schweissabsonderung, sowie Röthung und Schwellung des Gesichtes wurden nach grösseren Mengen der Muskatnuss beobachtet[1]), nach kleineren auch Magenreizung, Leibschmerzen, Harndrang, Herzklopfen, Niesen und Ohnmachtsanwandlungen.

Häufiger als die genannten sind die Nebenwirkungen seitens des Centralnervensystems. So sah man nach Einnehmen von Macispulver Sopor mit Bewegungs- und Gefühlsverlust auftreten. Die Muskatnuss erzeugte nicht selten: Kopfschmerzen, Schwindel, Stupor, Geistesstörung und ein dem alkoholischen ähnliches Delirium. Das Sensorium kann aber frei sein, und doch eigenthümliche Krämpfe, z. B. Vorwärtsbeugen des Körpers und beissende Bewegungen nach den umstehenden Personen eintreten. Gleich-

---

[1]) Gillespie, Philadelphia Medic. Times. 1887. 6. Aug.

zeitig mit cerebralen Symptomen entstand in einem Falle Verlust des Sehvermögens und der Sprache für 2 Tage.

Cardamomum. Die Samen von Elettaria Cardamomum enthalten ein ätherisches Oel. Dieses ist wohl die Ursache sehr vereinzelt vorkommender Nebenwirkungen. Nur eine individuelle Eigenthümlichkeit kann solche entstehen lassen, da die Menge des mit dem Samen aufgenommenen Oeles an sich zu gering ist um Störungen zu veranlassen. Eine Frau bekam danach Uebelkeit, Erbrechen und krampfhafte Zusammenschnürung der Harnblase. Eine andere zeigte Geistesverwirrung, die mit lauten Phantasieen unter fieberhafter Bewegung und Ohnmacht einherging und einige Stunden anhielt.

Lupulin. In den Drüsen des Fruchtstandes vom Hopfen findet sich ein an der Wirkung und den Nebenwirkungen wesentlich betheiligtes ätherisches Oel und die stickstofffreie Hopfenbittersäure. Lupulin soll nicht älter als 1 Jahr sein. Den Käsegeruch alten Lupulins leitet man von der aus Valerol entstehenden Baldriansäure her. Die individuelle Empfänglichkeit der Menschen für diese Droge ist sehr verschieden. Manche vertragen sehr hohe Dosen ohne jede Nebenwirkung, andere bekommen schon nach 1—2 g Schwere des Kopfes und der Glieder, Müdigkeit oder Brennen im Epigastrium, Appetitmangel, Uebelkeit, Erbrechen und Sinken der Pulsfrequenz. Nicht selten mag die schlechte Beschaffenheit der Droge an diesen Nebenwirkungen Schuld sein. Grosse Mengen sollen Abort erzeugen können.

Orexin. Das die zugänglichen Schleimhäute heftig reizende salzsaure Salz des Phenyldihydrochinazolin ist als Stomachicum in Pillen mit viel Flüssigkeit zu nehmen, empfohlen worden. Angeblich soll es das Erscheinen freier Salzsäure im Magen beschleunigen. Die Erfolge, die mit diesem Mittel erzielt wurden, sind viel geringer als die mit anderen Stomachicis erhaltenen, die Nebenwirkungen viel grösser. In sehr vielen Fällen, und besonders bei Phthisikern, Herzkranken, Marastischen und bei Parametritis wurde eine stomachale Wirkung vermisst. Doch sind auch vorübergehende, gute Resultate erhalten worden, für deren Erklärung die gerade bei dieser Gruppe von Medicamenten sehr in Frage kommende Suggestion in's Feld geführt worden ist.

Als sehr unangenehm müssen die dem basischen Orexin und dessen salzsauren Salz zukommenden Nebenwirkungen bezeichnet werden. Obenan steht das heftige, stundenlang dauernde Brennen, ev. die Schmerzen im Munde. Auch im Oesophagus und Magen wird das Brennen und ein Aetzgefühl wahrgenommen; oft entstehen heftige Magenschmerzen und statt der Esslust, als einziger Erfolg, Erbrechen, das zum Aussetzen nöthigt. Zu diesen Symptomen kann sich noch Durchfall hinzugesellen. Wie die Mundschleimhaut, so erfährt auch die Nasenschleimhaut und die Conjunctiva eine Reizung. Vereinzelt beobachtete man Gesichtsröthe, Ohrensausen, relativ häufig Schwindel[1]), bisweilen erst einige Stunden nach dem Einnehmen.

Natrium bicarbonicum. Kalium carbonicum.

Die gewohnheitsmässige Aufnahme des Bullrichsalzes führt in Folge der stetigen Neutralisation eines Theiles des Magensaftes sehr häufig nach einer gewissen Zeit zu Verdauungsstörungen. Der Appetit nimmt ab, die Betreffenden werden hinfällig und muskelschwach und bei Diabetikern, die mit sehr grossen Tagesdosen des doppeltkohlensauren Natrons behandelt werden, können sich Herzpalpitationen einstellen.

---

1) Podgorski, Deutsche Medicinalzeitung. 1890. p. 681.

Auch scorbutähnliche Zustände sollen sich entwickeln können. Es ist ferner nicht unwahrscheinlich, dass die häufige Entwickelung von Kohlensäure im Magen zu einer wahrnehmbaren Dilatation desselben führen kann. Durchfälle entstehen dadurch häufig. Der Harn wird alkalisch. Diese Reaction kann bei alten Leuten lange vorhalten. Bisweilen erscheinen bei älteren Kranken nach dieser Medication Dysurie und Blasenreizung mit Schmerzanfällen, Hämaturie, häufigem Harndrang und leichtem Brennen beim Entleeren des letzten Harns. Das hierbei mitentleerte Blut sowie die Schmerzen hören nach dem Aussetzen des Mittels auf. Da die Alkalien einen unbezweifelten Einfluss auf die Blutbeschaffenheit ausüben, insofern das Blut dünner und blasser wird, so können dementsprechend als subjective Nebenwirkungen auftreten: Blässe, Gedunsensein, Abmagerung und allgemeine Schwäche. Diese Alkali-Cachexie schwindet nach kurzem Bestand schnell, sehr lange fortgesetzter Alkaligebrauch kann sie aber chronisch werden lassen. So wie Natriumbicarbonat kann auch der chronische Gebrauch alkalischer Quellwässer wirken.

Langer Gebrauch der Pottasche schafft Störungen im Magen und Darmkanal, die auf eine behinderte oder verminderte Assimilation hindeuten. Man nahm früher an, dass diese einen besonderen Charakter trügen, was nicht der Fall ist. Es ist eine „alkalische Dyspepsie" wie man sie nach zu langer Einführung aller Alkalien findet, und wie sie sich zu der vorgenannten „Alkali-Cachexie" hinzugesellen kann.

Magnesium carbonicum. Magnesium ustum. Calcium carbonicum. Lithium carbonicum.

Das kohlensaure Magnesium und die gebrannte Magnesia werden als säuretilgende und antidotarisch wirkende Mittel gebraucht. Der Harn wird oft danach alkalisch gefunden, wenn kleine, nicht abführend wirkende Dosen gereicht werden. Häufiger ist die Beobachtung gemacht worden, dass nach längerem Gebrauche dieser Verbindungen Concremente im Darm entstanden. So sah man steinharte Klumpen sich nach Aufnahme von kohlensaurem Magnesium bilden[1]. Eine Dame, die in mehreren Jahren 9—10 Pfund Magnesia usta verbraucht hatte, fühlte Schmerzen in der linken Seite über den Schamtheilen, die mit einer bemerkbaren Geschwulst zusammenzuhängen schienen. Sie war verstopft, hatte oft krampfhafte Schmerzen in den Eingeweiden und grosse Empfindlichkeit des Magens. Sie entleerte schliesslich mit den Stuhlgängen unter Schmerzen in der Geschwulst eine grosse Menge sandiger Massen, die sich als Magnesia erwiesen. Nach längerer Zufuhr von Magnesia mit Eisen bildete sich bei einem Kranken ein sehr grosses Concrement im Rectum. Aehnliches wurde auch nach langem Gebrauch des aus Vichywasser hergestellten Salzgemisches (doppelt kohlensaures Natron, doppelt kohlensaure Magnesia u. A. m.) beobachtet. Eine Frau liess bei der Untersuchung in ihrem Becken scybalöse Massen erkennen. Sie hatte in 5 Jahren für 250 Frcs. von dem Vichysalze in Lösung verbraucht. Die Defäcation war sehr schmerzhaft. Durch Ein-

---

[1] Stewart, Philadelphia med. Times. 1889. 15. Mai.

gehen mit einer stumpfen Cürette in den Darm gelang es, ein apfelsinengrosses, sehr hartes Concrement hervorzuziehen, das aussen eine Lage trockener Fäcalien mit Salzen gemischt, innen eine weisse steinige Salzmasse enthielt[1]). Das Vichywasser, im Uebermaas gebraucht, soll gleichfalls Anlass zur Concrementbildung, z.B. von Nieren-Phosphatsteinen geben.

Nach jedesmaliger Aufnahme von kohlensaurem Kalk in der Form der Krebssteine sah man bei einer Frau Gebärmutterblutung entstehen. Zu reichliche Aufnahme des Salzes besonders von Kindern soll Nieren- und Blasenreizung oder sogar auch Blutharnen wie Natriumbicarbonat veranlassen.

Grössere Mengen von Lithium carbonicum rufen leicht Magencatarrh hervor.

Aqua Calcariae. Diese stark alkalisch reagirende Flüssigkeit kann, wenn sie in concentrirter Form zu Gurgelungen bei Angina benutzt wird, Epithelablösungen im Munde, Wundsein der Zunge und des Pharynx erzeugen. Die Einspritzung in die Urethra bei Blenorrhagieen ruft bisweilen einen mehr oder minder lebhaften Schmerz hervor, der durch Einspritzungen von kaltem Wasser besänftigt werden muss. Der fortgesetzte innerliche Gebrauch des Kalkwassers führt nicht selten wegen der andauernden Neutralisation der Magensäure zu Verdauungsstörungen und Appetitverlust; auch Erbrechen ist danach beobachtet worden. Die Harnsecretion erfährt durch dieses Mittel eine Steigerung, der Stuhlgang wird meistens verlangsamt, in seltenen Fällen entsteht Diarrhoe. Auch ein Hautausschlag ist nach Kalkwasser beobachtet worden. Unter Jucken entstanden grosse, mit rothem Rande versehene Flecke.

Calcium saccharatum. Die Verbindung des Rohrzuckers mit Kalk wird z. B. gegen chronische Durchfälle, sowie gegen Carbolvergiftung gereicht. Der Zuckerkalk darf nicht auf nüchternen Magen gegeben werden, da er sonst Nausea erregt. Seltener entsteht danach Durchfall.

---

[1] Loviot, Brit. med. Journ. 1890. 21. June. p. 1439.

XIII. Adstringentia.

Acida.

Die verdünnten anorganischen Säuren, wie Schwefelsäure, Salzsäure, Phosphorsäure, Salpetersäure und die Fruchtsäuren, wie Citronensäure, Weinsäure etc. bewirken nicht selten, wenn sie eine Zeit lang fortgegeben werden, durch Einwirkung auf die Stoffwechselvorgänge, durch die Entziehung von Alkali, sowie auch durch directe Beeinflussung der Magenschleimhaut, Störungen in der Verdauung. Der Appetit nimmt ab, die Zunge wird belegt, die Zähne leiden, und es entsteht Magendrücken, Aufstossen und ab und zu stellt sich auch Speichelfluss sowie Durchfall ein. Beim anhaltenden Gebrauche der verdünnten Salpetersäure sollen häufig auch Gaumen und Zunge wund werden, das Zahnfleisch leicht bluten und die Zähne sich lockern — Erscheinungen, die als locale Wirkung aufzufassen sind.

Acidum aceticum.

Die längerdauernde Aufnahme von Essigsäure enthaltenden Flüssigkeiten, wie sie noch immer hin und wieder z. B. zur Beseitigung von Fettleibigkeit geübt wird, ruft Magenschmerzen, Sodbrennen, Kolikschmerzen, Durchfall, Schädigung der Herzthätigkeit, Anämie und allgemeine Schwäche hervor. Auf Grund einer besonderen Empfindlichkeit entstehen in sehr seltenen Fällen nach Gebrauch von Essig Blutungen.

Zur Zerstörung von Neubildungen, Einbringung in cariöse Knochen, hat man Essigsäure, früher auch mehrfach die Villat'sche Flüssigkeit verwandt. Dadurch können schlimme Nebenwirkungen, selbst mit tödtlichem Verlaufe, entstehen. Bald nach der Einspritzung machen sich Schmerzen bemerkbar. Das Gesicht wird blass oder cyanotisch und unter Frostschauern sinkt die Körperwärme, selbst bis auf 34° C. Der Puls wird klein und beschleunigt. Es können sich ferner Uebelkeit, Erbrechen, Durchfall und Somnolenz hinzugesellen. Ja selbst die Verwendung conc. Essigsäure in Mischung mit Gummi arabicum als Paste bei Krebs kann unangenehme Folgen haben. In einem Falle zeigten sich 8 Stunden nach dem Auflegen einer solchen Paste Unruhe, Angst, Nervenzufälle und daran schloss sich der Tod.

Acidum pyrolignosum, der Holzessig, kann in zu concentrirter Lösung auf Schleimhäuten, z. B. der Vagina und des Uterus, energische Reizwirkungen hervorrufen. Bei der Behandlung des Grindes damit können neben **Schmerzen** eine Dermatitis und Abscesse entstehen[1]).

Acidum citricum. Die Citronensäure ruft bisweilen auf Grund einer besonderen Empfindlichkeit Erbrechen hervor, dem längerdauerndes Kopfweh folgt.

Acidum hydrochloricum. Verdünnte Salzsäure (0,1 pCt.) ist mehrfach zu Einspritzungen in Carcinome, z. B. der Brustdrüse verwandt worden. Sechs Tage nach einer solcher Einwirkung entstand bei einer Frau Fieber, das drei Monate anhielt, Morgens remittirte und Abends exacerbirte. Dasselbe wurde als ein Resorptionsfieber aufgefasst, zu dem die in der Geschwulst entstandenen Zerfallsmassen Anlass gegeben haben sollten. Zwei Wochen nach der dritten Einspritzung (2—5 Spritzen einer 0,1 proc. Lösung) stellten sich die Menses, die mehrere Monate fortgeblieben waren, wieder reichlich ein[2]).

Der früher geübte, übermässige Gebrauch der Säure bei Fieber rief nach dem Verschwinden des letzteren Verdauungsbeschwerden, hartnäckige Unterleibsbeschwerden, Kopfschmerzen und Gehörsstörungen hervor.

Acidum phosphoricum. Die Phosphorsäure kann ausser den allen Säuren beim längeren Gebrauch zukommenden und bereits erörterten Nebenwirkungen gelegentlich auch Magenkrampf hervorrufen. In einem Falle entstand während ihres Gebrauches ein pemphigusartiger Hautausschlag. Fortlassen derselben liess ihn aufhören, Wiedergebrauch wieder erscheinen.

Acidum nitricum.

Der nur seltene innerliche Gebrauch der Salpetersäure kann die bei der allgemeinen Besprechung der Säuren aufgezählten unangenehmen Folgen haben. Bei der längerdauernden Verwendung von $1/2$—1 stündigen Fussbädern mit Königswasser (3 Th. Salzsäure, 1 Th. Salpetersäure) gegen Icterus und Leberentzündung sah man ausser Röthung und nachfolgender Abschuppung, ebenso wie nach langem innerlichem Gebrauche Speichelfluss und Kolikschmerzen entstehen. Häufiger sind Nebenwirkungen nach der äusserlichen Anwendung concentrirter, oder rauchender Salpetersäure als Aetzmittel. Bei nicht gehörigem Schutze der gesunden Umgebung wird diese ebenfalls in den Bereich der Gewebszerstörung hineingezogen. Unter Umständen kann die letztere bis zur Gangrän führen. Bei einem 10 jährigen Kinde wurde zur Beseitigung einer Warze am Finger die Spitze dieses mit einer in Salpetersäure getauchten Compresse umgeben. Die Schmerzen wurden bald unerträglich. Der Finger wurde nach einer Stunde gelb, schwärzlich, unempfindlich, eine Demarkationslinie zeigte sich, der entsprechend die Fingerspitze sich nach einigen Wochen ablöste.

Der nach Aetzung von Schleimhäuten, z. B. der Uterusschleimhaut, entstehende Schorf stösst sich zwischen dem 6. und 9. Tage ab und hinterlässt eine reine, lange zur Heilung brauchende Wunde. Manche Frauen nehmen gar keinen Schmerz wahr. Die Mehrzahl derselben empfindet im Augenblicke der Berührung des Mittels ein schwaches Brennen, und nur einzelne einen starken, wenige Minuten anhaltenden Schmerz. Eigentliche Uterinkoliken, wie sie nach Gebrauch anderer Aetzmittel nicht selten sind, kommen nicht vor. In einigen wenigen

---

1) Cadet de Gassicourt, Bullet. et Mém. de la Soc. de Thérap. 1885. p. 162.
2) Heine, Archiv f. Chirurgie. Bd. 15. p. 85.

Fällen besteht eine, mehrere Tage lang anhaltende, Druckempfindlichkeit des Uterus und seiner Nachbarschaft oder eine mässige Menorrhagie. Als Contraindication für die Vornahme solcher Aetzungen ist die nahe bevorstehende Menstruation und ein entzündeter Zustand der Sexualorgane anzusehen. Es sind auch Fälle mitgetheilt, in denen nach solchen Aetzungen Aetzverschluss des Uterus auftrat, welcher stumpfe oder blutige Trennung erforderte. Der Annahme, dass die Folgen der geschilderten Einwirkung Sterilität erzeugen können, wird widersprochen.

Nach mehrmaliger Einreibung einer verdünnten Salpetersäure zeigte die Haut eine diffuse Röthe, auf welcher anfangs vereinzelte Erhebungen aufschossen, die den bei der Gänsehaut vorkommenden ähnlich waren. Bei weiterer Einreibung gingen dieselben in Pusteln über, und nach kurzem Bestehen bildeten sich aus diesen oberflächliche, runde Geschwüre. Im bräunlichen Mittelpunkt eines jeden stand ein Haar. Um diese braune Zone fand sich eine weisse, pseudomembranös aussehende, und auf diese folgte eine rothe, entzündete Aureola. Die Affection schwand bald unter Abschuppung.

Acidum tannicum.

Das Tannin des Handels variirt sehr in seiner Beschaffenheit. Es sollen Präparate vorkommen, deren Gehalt an reiner Gerbsäure zwischen 54 und 89 pCt. schwankt, und die sich auch bezüglich ihrer Löslichkeit, des specifischen Gewichtes und der Feuchtigkeitsmenge wesentlich von einander unterscheiden. In einigen guten Handelssorten konnte ich 3,5 pCt. Zucker nachweisen[1]). Es ist begreiflich, dass auch die therapeutische Wirkung des Tannins sich entsprechend verschieden gestalten wird.

Wird dasselbe in den Mund in Substanz eingeführt, so tritt reichliche Speichelsecretion ein, während nach Einführung concentrirter Lösungen (2 : 120) die Mundschleimhaut vorwiegend stärker zu secerniren scheint. Die localen Störungen in der Mundhöhle können bei besonderer Disposition in mehr als Zusammenziehen und Brennen bestehen. Bei einem Kranken trat unmittelbar nach dem Einpinseln einer Tanninlösung 1 : 15 in die Rachenwand eine Schwellung der Schleimhäute und Oedem des weichen Gaumens und der Uvula auf. Einspritzung einer 1 pCt. Lösung in die Nase veranlasste Hypersecretion sowie reichliches Augenthränen. Zu den Seltenheiten gehört es aber, dass, wie es in einigen Fällen geschah, an die localen sich allgemeine Symptome anschliessen. Athemnoth und Benommensein begleiteten ein unter Jucken auftretendes, über den ganzen Körper verbreitetes, besonders an den Armen hervortretendes Urticariaexanthem. Nach 24 Stunden waren alle Erscheinungen geschwunden[2]). Einspritzungen von 3 pCt. Gerbsäurelösungen in die Nase veranlassten bei einem Kranken Kopfschmerzen und eine Urticaria[3]). Auch Erytheme kommen vor.

In einem Falle von besonderer Idiosynkrasie gegen Tannin[4]), die

---

1) L. Lewin, Virchow's Archiv. Bd. 81. 1880.
2) Lange, Deutsche med. Wochenschr. 1890. p. 11.
3) Schramm, D. med. Wochenschr. 1890. p. 250. — Krüger, ibid. 1894. No. 18.
4) Williamson, The Practitioner. Vol. XXXVII. 1886. p. 37.

bei jeder Art der Einverleibung (Klystier, Einathmung, Salbe) sich bemerkbar machte, bestanden die Symptome vorwiegend in **beschwerlichem, bis zu schwerer Dyspnoe gesteigertem Athmen**, das gewöhnlich durch Uebelkeit und Erbrechen eingeleitet wurde und bisweilen mit einem erythematösen Ausschlag auf dem Gesicht und Nacken verbunden war. Während eines solchen, meist vier Stunden dauernden Anfalles war auch das Sensorium getrübt, so dass die betreffende Frau später nicht die Erinnerung an die Einzelheiten des Anfalles besass. Die Idiosynkrasie erstreckte sich nicht nur auf reines Tannin, sondern auf alle gerbstoffhaltigen Materialien einschliesslich der Theeaufgüsse. Dagegen rief Gallussäure dieselbe nicht hervor. Aehnlich reagirte ein Kranker auf die Insufflation von Gerbsäure und die Pinselung des Rachens mit einer 10 pCt. Tanninlösung. Sofort stellten sich Würgebewegungen, Husten und vermehrte Secretabsonderung ein. Es fand sich hochgradiges Oedem der Uvula und des weichen Gaumens, eine dunkelrothe Schwellung des Rachens und der Kehlkopfschleimhaut; daneben bestanden Schluckbeschwerden und mässige Dyspnoe. Eispillen und Eisumschläge brachten die Erscheinungen schnell zum Schwinden. Erneute Tanninverabfolgung hatte dieselben unangenehmen Folgen[1]. Die Athemnoth kann auch von Ohrensausen und Kopfschmerzen begleitet sein.

Die seitens des Nahrungskanals auftretenden Nebenwirkungen beruhen im Wesentlichen auf der Eigenschaft dieser sowie anderer Gerbsäuren Eiweiss zu fällen. Ist der Magen leer, so wird seine Schleimhaut in diesem Sinne verschieden stark je nach der eingeführten Menge in Mitleidenschaft gezogen werden. Schleimhautveränderungen können ebenfalls nach Einführung grosser Tanninmengen bei vollem Magen entstehen. Aber auch hierbei spielt die Individualität eine Rolle, insofern bei dem Einen nach mehrtägiger Aufnahme von 0,6 g nur geringfügige Nausea und Appetitlosigkeit, bei dem Andern nach 0,3 g Schneiden in den Dünndärmen, Drang zum Stuhlgang ohne Befriedigung und nach 0,7 g Steigerung der habituellen Hämorrhoidalcongestionen sich bemerkbar macht. Steigen die Dosen noch mehr an, so können Magendrücken, auch Magenschmerzen, vermehrter Durst, anhaltendes Erbrechen, Leibschmerzen, hartnäckige Verstopfung, die nicht auf einer Hemmung der Peristaltik beruht und sich bis zu den Symptomen des Ileus zu steigern vermag, bei fehlender oder geringfügiger Auftreibung des Unterleibes die Folgen darstellen. Kommt später Stuhlgang zu Stande, so können die entleerten Massen Blut und Eiter enthalten; diese rühren von der Abstossung des durch das Tannin nekrotisirten Darmepithels und der darauf entstehenden reactiven Entzündung her. Diesen Zustand sah man mit allgemeiner Mattigkeit und Fieber einhergehen. Die Verstopfung kann bei einigen Individuen auch durch kleine Dosen erfolgen und bis zu 8 Tagen anhalten.

Nach häufigen Einspritzungen von Tanninlösungen in die **Vagina** sollen sich hier, wenn nicht Ausspülungen zur Fortbringung des sich bildenden Tanninalbuminats gemacht werden, förmliche feste Schichten an der Schleimhaut bilden, die Brennen und andere Symptome hervorrufen, und eine Verstopfung durch wurstförmige Concretionen veranlassen. Dieselben können angeblich eine Hernia vaginalis vortäuschen. Bisweilen zeigen sich bei Frauen in der Uteringegend nach kurzdauerndem

---

1) Jürgensmeyer, Deutsche med. Wochenschr. 1890. No. 34. p. 779.

Tanningebrauch eine Empfindung von Brennen und ein Druck in der Blasengegend, die nicht länger als zwei Tage anhalten. Bei einer Kranken mit Menorrhagie traten nach einer grösseren Tannindosis in gelöster Form heftige wehenartige und kolikähnliche Schmerzen auf.

In dem oft etwas verminderten, beim Stehen an der Luft dunkelnden Harn findet sich Tannin in kleinen Mengen[1] neben Gallussäure.

Um die Toleranz für Gerbsäure auch bei längerem Gebrauche, besonders seitens des Magens herbeizuführen, wurde empfohlen, dieselbe als Alkalitannat oder Tanninalbuminat oder gelöstes Tanninalbuminat, also Formen, durch welche die Magenschleimhaut nicht mehr angegriffen werden kann, zu reichen (Acid. tannici 1—3,0 Aq. dest. 150, Natr. bicarb. q. s. ad react. alcalin. oder: Acid. tannici 1—3,0 Aq. dest. 150, Album. ovi. M. D. S.). Diese Formen werden im Vergleiche zur reinen Gerbsäure gut vertragen und die Verdauung wird auch bei längerem Gebrauche auf diese Weise nicht gestört. Doch sollen auch Individuen vorkommen, die nach dem Gebrauche des Alkalitannats Magen- resp. Darmstörungen aufweisen[2]. Andere Gerbsäure-Eiweissverbindungen (Tannalbin etc.) können selbstverständlich bei vorhandener Idiosynkrasie resorptive Gerbsäure-Nebenwirkungen auftreten lassen.

Coto. Paracoto. Die Abkunft dieser Drogen ist nicht genau bekannt. Die Cotorinde enthält das kristallinische Glycosid Cotoin. Der Staub desselben verursacht Niesen und Husten. Das kristallinische Paracotoin wird in alkoholischer Lösung nicht durch Eisenchlorid gefärbt. Das Cotoin ist contraindicirt bei hyperämischen Zuständen des Darmes und Neigung zu Darmblutungen[3]. Man beobachtet bei der Verabfolgung gegen Diarrhoeen als Nebenwirkungen: Erbrechen, Schwindel, Kopfschmerzen, allgemeine Schwäche, Blässe des Gesichts und Schweisse.

Radix Ratanhiae. Sowohl nach dem Gebrauche des Extractes als der Tinctur aus der Wurzel von Krameria triandria entsteht bei gewissen Individuen, selbst wenn mit der letzteren nur das Zahnfleisch bepinselt wird, Uebelkeit und Erbrechen, die nach jedesmaligem Gebrauche wiederkehren. Manche Kranke haben deswegen einen unüberwindlichen Widerwillen gegen das Mittel.

Folia Salviae. Die Salbeiblätter können, wenn sie sehr frisch sind, also vorzugsweise viel Salbeiöl enthalten, unangenehme Erscheinungen hervorrufen. Man beobachtete, nachdem ein Infus davon kalt aufgenommen war, reichlichen, mehrere Stunden anhaltenden Schweiss, bitteren Geschmack, ein Gefühl von Trockenheit im Munde und Schlunde, anhaltende Obstipation und vermehrte Pulsfrequenz. Diese Erscheinungen stellen eine combinirte Wirkung des Tannin- und ätherischen Oelgehaltes der Pflanze dar.

Urtica urens. Decocte der Blätter der Brennnessel oder der filtrirte Saft derselben riefen bei der Verabfolgung zur Blutstillung nicht selten Magenreizung mit schmerzhaftem Gefühl hervor. Bei einer Frau, die ein Decoct von ca. 60 g : 2 Tassen Wasser nahm, entstand bald Brennen und Jucken der Haut des Gesichts, der Arme, Schultern und der Brust. Lippen, Nase, Ohren und Augenlider waren angeschwollen, die letzteren so stark, dass sie nicht geöffnet werden konnten. Die ödematöse Schwellung setzte sich bis zum Nabel fort. Die geschwollenen Theile waren mit kleinen, einen serösen Inhalt besitzenden Bläschen bedeckt. Die Sprache war erschwert. Die Harnabsonderung blieb mehrere Tage aus. Erst nach 6 Tagen endete die Hautaffection durch Abschuppung.

---

1) L. Lewin, Deutsche med. Wochenschr. 1882. No. 6 und l. c.
2) Briese, Archiv f. klin. Med. Bd. 33. Heft 2. p. 220.
3) Albertoni, Archiv f. experim. Pathol. u. Pharmakol. Bd. 17. p. 301.

Canella alba. Tincturen des weissen Zimmts fanden bei Metrorrhagieen und Menorrhagieen Verwendung. Dabei beobachtete man nach 2 g Wärme im Epigastrium und eine vorübergehende, allgemeine, nicht unangenehme Aufregung. Zu 2—10 g ruft die Tinctur lebhafte Hitze im Epigastrium, stärkere, nervöse Aufregung, Verringerung der Harnmenge und Schweisse hervor.

Argentum nitricum.

Das arzneiliche Ansehen des salpetersauren Silberoxyds wechselte sehr. Das Wort des Boerhaave: „Si intra corpus datur, venenum est escharoticum praestantissimum, ideoque nunquam interne datum" hat ihm viel geschadet. Nichts destoweniger wurde und wird es noch fast überreichlich innerlich und äusserlich gebraucht. Viele der beobachteten Nebenwirkungen des Höllensteins entstehen nur bei gewissen Personen, andere ereignen sich immer und liegen in den Eigenschaften des Stoffes selbst, resp. in seiner unvernünftigen Anwendung.

Oertliche Nebenwirkungen.

Die äusserliche Anwendung des Silbernitrats an der Haut und den Schleimhäuten beruht wesentlich auf seiner Fähigkeit, Eiweiss zu fällen. Das sich bildende Silberalbuminat ist in Chloralkalien löslich. Diese Veränderung läuft am lebenden Gewebe, z. B. wenn das Silbernitrat lange auf die äussere Haut einwirkt, anfangs unter Wärmeempfindung, später, wenn unter der Epidermis gelegene Theile in der angegebenen Weise chemisch verändert werden, unter Schmerzen ab. Es bildet sich ein Schorf oder eine Blase. Das freigelegte Corium schmerzt. Unter dem Schorfe entsteht eine neue Epidermis. Die Narbe ist gewöhnlich glatt und eben. Wird eine Höllensteinsalbe (4—12 g : 30 g Fett) auf ein an Tumor albus erkranktes Gelenk gebracht, so entstehen unter Schmerzen 12—15 Stunden nach der ersten, meist aber erst nach der zweiten Einreibung, kleine, zugespitzte, in der Mitte einen schwarzen Fleck tragende, einen kleinen rothen Hof besitzende, und bald eitrigen Inhalt bekommende Bläschen. Schneller spielen sich die ersten örtlichen Wirkungen ab, wenn z. B. zur Bekämpfung von Neuralgien eine feuchte Aetzung vorgenommen wird. Nach 12 Stunden ist der Papillarkörper stark geschwollen und geröthet.

Entsprechend heftiger gestalten sich die Symptome an Schleimhäuten. Die Aetzung der Augenbindehaut bedingt fast immer starken, ca. 1 Stunde anhaltenden Schmerz, bedeutende Thränenabsonderung und Lichtscheu. Die ebenso thörichte als grausame Einspritzung von 2—5 pCt. Lösungen in die Urethra behufs sogenannter abortiver Behandlung der Gonorrhoe ruft weniger schmerzhafte Empfindung während und bald nach der Vornahme derselben als später hervor. Jede, besonders aber die erste Harnentleerung nach der Aetzung ist von unerträglichen Schmerzensqualen begleitet. Der entleerte Harn enthält gewöhnlich Blut, das aus den angeätzten Schleimhautgefässen stammt. Wohl 60 pCt. aller so behandelten Kranken erlangen durch diese Methode als Nachkrankheit eine Strictur.

Die Harnblase verträgt auch kleine Mengen, selbst einer nur 0,5 pCt. Höllensteinlösung meist schlecht. Es tritt heftiges, mehrstündiges Brennen und Harndrang ein. Bei Cystitis tuberculosa sah man durch solche Einspritzungen Blutungen entstehen. Die **intrathoracale** Einbringung von Silbernitrat in Lungencavernen bedingt mehrstündige starke Schmerzen. Das gleiche tritt ein, wenn nach Einspritzung solcher Lösungen (1 : 30—1 : 10) in das Ohr bei veralteten Eiterungen der Paukenschleimhaut nicht alsbald Kochsalzlösung zur Bindung überschüssigen Silbers nachfolgt. Auch wenn der Höllenstein durch die Tube in den Schlund gedrungen ist, muss Salzwasser durch die Nase gespritzt werden, um das brennende Gefühl im Nasenrachenraum zu beseitigen[1]).

Die **subcutane Einspritzung** z. B. gegen Ischias (0,1 : 1 Wasser) hinter dem Trochanter rief anfangs heftiges Brennen, dann nach 2 bis 4 Tagen Entwickelung von Abscessen hervor. Auch eine verdünntere Lösung (1 : 30 Wasser), an der Schulter gegen Neuralgie eingespritzt, bewirkte einen bis in die Fingerspitzen ausstrahlenden, mehrstündigen Schmerz, zweitägiges Fieber und einen umschriebenen Abscess, der am 7. Tage aufbrach.

Die dem Lichte ausgesetzten, mit Höllenstein behandelten Gewebe färben sich schwarz oder braun. Diese Flecke lassen sich, was aber wegen der grossen Gefahr einer Vergiftung zu verwerfen ist, durch sofortiges Waschen mit Kaliumcyanid beseitigen. Es empfiehlt sich als besser hierfür, entweder das Waschen mit folgender Mischung: Jod 2, Jodkalium 10, Wasser 100, Ammoniak 1, oder das Betupfen mit einer Kupferchloridlösung und Abwaschen des Silberchlorids mit Natriumhyposulfit. Schleimhäute, wie z. B. die Conjunctiva, färben sich nach häufigen Touchirungen mit Höllenstein ebenfalls bläulich oder beinahe schwarz. Bei Photographen sah man mehrfach Argyrie der Conjunctiva, welche sich auf die Carunkeln und die halbmondförmige Falte beschränkte. Nach einer, ein Jahr hindurch fortgesetzten Einspritzung gegen Gonorrhoe (0,1 : 120) erschien die Urethra fast schwarz. Gegen das äussere Ende der Harnröhre zu nahm die Färbung zu, während an einer Stelle weissliche Narben erkennbar waren[2]).

Eine örtliche Schwarzfärbung der Haut kann auch erfolgen, wenn Silbernitrat als Cosmeticum und dann Schwefelbäder gebraucht werden. Es entsteht in der Haut Schwefelsilber.

Die resorptive Argyrie.

Durch resorbirtes Silbernitrat können sich nach einiger Zeit die Haut sowie Schleimhäute und innere Organe des Kranken theilweise oder in ihrer ganzen Ausdehnung durch Ablagerung von Silber dunkel färben. Solche Menschen können ein negerartiges Aussehen bekommen, und durch die Verzweiflung darüber in den Tod getrieben werden. Seit Ende des vergangenen Jahrhunderts kennt man diesen Zustand.

Ein Prediger war von einem Arzte lange mit Silbernitrat innerlich behandelt worden, bis er so schwarz wurde, dass sich die damalige Königin von Schweden, die den Sachverhalt nicht kannte, beim Anblicke dieses Mannes wunderte, dass man einen Neger habe zum Feldprediger machen können. Das Zustandekommen dieser Affection wird auch noch

---

1) Schwartze, Die chirurgischen Krankheiten des Ohres. 1885. p. 199.
2) Grünfeld, Sitzung der Gesellschaft der Wiener Aerzte. 1887. 11. Nov.

heute beobachtet, da der Höllenstein in der Behandlung der Epilepsie, der Tabes dorsualis und ähnlicher chronischer Krankheiten in langen Zeiträumen dem Organismus einverleibt wird. Wären die dadurch erzielten Erfolge sehr gross, so würde man keinen Grund haben, sich von dieser Behandlungsweise zu trennen. Man würde es dem Glücke des Kranken überlassen, ob er von diesem unangenehmen Zufall betroffen oder verschont bliebe, und würde sich vielleicht nur nach jener Angabe richten, dass als durchschnittliche Gesammtmenge, nach welcher die Argyrie beobachtet wurde, 30 g anzusehen seien. Die Voraussetzung ist aber nicht zutreffend. Die Erfolge sind gering und die Gefahr des Schwarzwerdens, auch wenn man weit unter einem Gesammtverbrauch von 30 g bleibt, gross. Schon nach etwas über 4 g, die in $1/2$ Jahre verbraucht worden waren, trat die universelle Argyrie auf. Obschon der Arzt optima fide diese Therapie einschlägt, ist er doch aus den angegebenen Gründen, soweit eine langdauernde Einführung grosser Silbermengen in Frage kommt, für die Folgen verantwortlich. Während bei anderen Nebenwirkungen sehr häufig ein baldiger Ausgleich erfolgt, so bleibt diese bis zum Tode bestehen trotz Gebrauchs von Jodsalzen oder heisser Bäder, und beeinträchtigt die Lebensfreudigkeit der davon Befallenen in hohem Grade. Die Verfärbung kann die ganze Hautdecke gleichmässig befallen oder auch an einzelnen, dem Licht am meisten ausgesetzten Stellen, z. B. dem Gesicht, besonders vorherrschen, oder überhaupt nur einen Körpertheil, z. B. die Nackenhaut befallen[1]). Selbst Nägel und Haare erleiden mitunter Farbenveränderungen[2]). Man sah Lippen, Zahnfleisch, Ober- und Unterfläche der Zunge, weichen Gaumen, Tonsillen, Sclera, Conjunctiva und sogar eine vom inneren Augenwinkel bis zur Cornea verlaufende Pinguecula, ferner den Nasenrachenraum, den Kehlkopf, die Membrana tympani, und die Schleimhaut der Nymphen und des Scheideneinganges als resorptive Nebenwirkung schwarz werden. Auf der Innenfläche der Cornea hatte sich in einem Falle ein glitzernder zackiger Kranz, dessen Ausdehnung von der Corneal-Scleralgrenze gerechnet 2—3 mm betrug, gebildet[3]). Narben der Wange, der Nase, des Arms, auch Schleimhautnarben z. B. der Urethra fand man hierbei unverändert. Das Silber gelangt nicht in die Epidermis, sondern nur in die Hautdrüsen. Doch wird vereinzelt auch von dem Gegentheil berichtet. Nicht zutreffend ist aber die Behauptung, dass Narben, die vor dem Höllensteingebrauch vorhanden waren, pigmentirt würden, in der Argyrie erworbene aber frei blieben.

Gelegentlich gehen, was Unwissende leugnen, der Argyrie Oedeme z. B. der unteren Gliedmassen und allgemeine Symptome, die weiter unten noch besprochen werden, voraus. Die Haut nimmt vor dem eigentlichen Bläulichwerden meist ein eigenthümliches cachektisches Aussehen an. Die Färbung kann schiefergrau, stahlgrau, leicht braun oder blauschwarz sein. Man beobachtete auch an einem Menschen ein schwarzgeflecktes Gesicht, stahlgraue Haut, während die übrigen Körpertheile

---

1) Kraus, Allgem. Wiener med. Zeit. 1896. No. 7.
2) In der Real-Encyclopädie der ges. Heilkunde, 3. Aufl., Bd. II, p. 151, wird diese meine Angabe entstellt wiedergegeben, und dann bezweifelt. Dies beweist nur Mängel in der Auffassung und im Wissen.
3) Eichhorst, Correspondenzbl. f. schweiz. Aerzte. 1894. No. 5.

schiefrig aussahen[1]). An Hautstellen mit dünner Hornschicht ist die Färbung gewöhnlich dunkler, heller im entgegengesetzten Falle. In der Kälte wird die Farbe dunkler als in der Wärme.

Die mannigfaltigen Resorptionsorte können dem Silber in genügender Menge Einlass geben, um eine Argyrie zu erzeugen. Man sah derartiges nach jahrelanger Touchirung der Papillae circumvallatae eintreten, die der Betreffende, ein Laie, für Condylome hielt. Als Aetzmittel für den Schlund lange gebraucht, entstand in einem Falle eine Verfärbung des Gesichts, des Halses, der oberen Bauchhälfte sowie eine blaugraue Färbung des Schlundes. Ein anderer Kranker, der ebenfalls solche Touchirungen an sich selbst 8 Jahre lang vornahm, wurde am ganzen Körper blau. Nach Touchirung des Kehlkopfes und Inhalation von 10 pCt. Höllensteinlösung entstand an Gesicht, Händen, Unterarm, Lippen, sichtbaren Schleimhäuten, Nägeln und Stimmbändern Blaufärbung. Auch von der intacten äusseren Haut aus kann derartiges zu Stande kommen. Eine Frau, die, um ihr Haar dunkel zu färben, dasselbe $2^{1}/_{2}$ Jahre lang alle 14 Tage mit einer „Höllenstein enthaltenden Pomade" eingerieben hatte, bekam Argyrie. Ein Anderer gebrauchte, um seinen Bart zu färben, eine starke Höllensteinlösung. Die Wangen färbten sich dadurch graublau bis schwärzlich, ebenso die Schleimhaut der Nase und des Rachens, und der ganze Zustand war von allgemeinen Krankheitssymptomen begleitet[2]). Ja, schon das Verbinden ausgedehnter Brandwunden mit einer 1 pCt. Höllensteinlösung rief diese Nebenwirkung hervor.

Die Gewebsveränderungen sind vielfach einer mikroskopischen Untersuchung unterworfen worden. Die Conjunctiva eines Mannes, der vier Monate lang eine Höllensteinlösung zu Umschlägen gebraucht hatte, war in Folge dessen intensiv bläulich, fast schwarz geworden. Es war eine Aufnahme des Silbers in die Substanz erfolgt, „so zwar, dass an der Oberfläche das Bindegewebe eine leicht gelbbraune Farbe besass, in der Tiefe aber nur in den feinen elastischen Fasern oder Körperchen des Bindegewebes die Ablagerung stattgefunden hatte[3]). Die eigentliche Grund- oder Intercellularsubstanz war frei geblieben.

Bei der Untersuchung der Haut zeigte sich das Silber am dichtesten im Corpus papillare angehäuft. Einzelne Körner waren auch in den übrigen Lagen der Cutis, dichter an der Aussenwandung der Haarbälge und Talgdrüsen, namentlich an der Wandung der Schweissfollikel. Der Panniculus adiposus zeigte reichlichen Silbergehalt. Die Epithelialelemente — Rete Malpighi — und die Auskleidungen der Wurzelscheiden waren frei.

Bei einem Manne, der wegen Epilepsie Argentum nitricum in grösseren Dosen erhalten hatte, constatirte man[4]) bei der Section zwischen Pylorus und Cardia ein Geschwür. Das Duodenum und Jejunum waren mit zahlreichen kleinen schwarzen Körperchen wie übersät, welche entlang den Furchen der Falten am dichtesten neben einander gedrängt, sich als dunkle, streifige Pigmentirung der Schleimhaut markirten. Im Duodenum bildeten sie runde, etwa groschengrosse Flecke, die in der Mitte am dunkelsten, zur Peripherie hin heller wurden. Die Darmzotten enthielten Gruppen von tiefschwarzen Körpern, die sich in Cyankalium leicht lösten. Angeblich lösen sich aber auch gewisse Pigmente des Darms in Cyankalium. Bei einem Tabiker, der in einem Jahre

---

1) Vvedensky, London medic. Recorder. 1888. p. 122.
2) Bresgen, Berliner klin. Wochenschr. 1872. p. 72.
3) Virchow, Cellularpathologie. 1871. p. 250.
4) Frommann, Archiv f. pathol. Anatomie. Bd. XVII.

5672 Pillen mit 34,032 g Argentum nitricum genommen hatte, war die Nierenoberfläche grau mit zahlreichen, den Malpighi'schen Körperchen entsprechenden, dunklen Flecken und die Schleimhaut des Nierenbeckens stellenweise graublau. In einem anderen Präparate zeigte sich an den Malpighi'schen Knäueln, wo die Transsudation der Flüssigkeit geschieht, eine schwarzblaue Färbung der ganzen Gefässhaut, welche sich auf diesen Punkt beschränkte und in ähnlicher, obwohl schwächerer Weise nur wieder in der Zwischensubstanz der Markkanälchen auftrat. In der ganzen Niere waren also ausser denjenigen Theilen, welche den eigentlichen Ort der Absonderung ausmachen, nur diejenigen verändert, welche der letzten Capillarauflösung in der Marksubstanz entsprechen. Eine andere Untersuchung von solchen geschwärzten Glomeruli einer argyrotischen Niere ergab, dass hier das Silber sich innerhalb der die Malpighi'schen Schleifen umhüllenden Endothelzellen befindet und nicht als Wandauskleidung der Gefässschlingen wie angenommen wurde[1]. In manchen anderen Geweben, z. B. den Gehirnhäuten, der Leber, dem Mesenterium mit Drüsen, den Darmzotten, den Gefässwänden, dem Herzen, den weissen Blutkörperchen, ist noch eine Einlagerung von Silber gefunden worden. Am meisten soll sich im Knochenmark finden[2].

Ich führe das Entstehen der Argyrie auf eine Aufnahme gelöster Silbersalze im Magendarmkanal oder von anderen resorbirenden Flächen zurück und theile daher die Anschauung, dass die Argyrie auf chemischem Wege durch Reduction des Silbernitrats an den betreffenden Stellen entsteht. Für die Nieren wurde nachgewiesen, dass weder Vas afferens noch deferens der Glomeruli reducirtes Silber enthielten, somit letzteres in Form einer gelösten Verbindung eingedrungen und erst in jenen Zellen reducirt sein musste.

Die Unterscheidung der Argyrie von der Bronzekrankheit kann bei Unkenntniss der Ursache Schwierigkeiten bereiten. Bei der Bronzekrankheit schwankt die Färbung zwischen Bronze und Schwarz, während sie bei der Argyrie meist schiefergrau, mit einem Stich ins Röthliche ist. Wäscht man die Haut bei der letzteren Krankheit mit einer Jodlösung, so zeigt sich angeblich im Gegensatze zu dem Morbus Addisonii eine deutliche Farbenveränderung. Ich lege auf diese Angaben wenig Werth. Sobald die Zweifel nicht anders gelöst werden können, muss das Pigment mikroskopisch und mikrochemisch untersucht werden.

In einem Falle entstand nach längerem innerlichem Gebrauche des Silbernitrats ein papulöses Exanthem der äusseren Haut.

Anderweitige Nebenwirkungen.

Nach längerem Gebrauche des Höllenstein entsteht nicht selten eine Stomatitis ohne Speichelfluss. Das Zahnfleisch ist dunkelroth, geschwollen und zeigt am Zahnrande einen violetten Saum. Die Schneidezähne sind schiefrig verfärbt und die Mundschleimhaut besonders für Wärme empfindlich. Als Begleiter resp. Vorläufer der Argyrie zeigen sich in einigen Fällen Gastritis und Darmcatarrh. Nach gewöhnlicher, arzneilicher Einführung des Silbernitrats beobachtet man bisweilen Druck oder Schmerzen im Magen, Appetitverminderung, nach grösseren Dosen Erbrechen und selten Diarrhoen und Koliken oder gar

---

1) Loew, Archiv f. die ges. Physiologie. Bd. 34. p. 602.
2) Krysinski, Bulletin génér. de Thérapeut. 1886. T. CXI. p. 281.

Darmblutungen. Zu häufige oder zu starke Aetzung des Uterus kann Aetzverschluss desselben zur Folge haben, welcher blutige oder stumpfe Trennung nothwendig macht.

Mehrfach wurde nach innerlichem Silbergebrauch Herzklopfen, Irregularität des Herzens, Dyspnoe und Albuminurie[1]) beobachtet. Bei Menschen, die partielle Argyrie bekamen, zeigten sich Durchfälle, Abgeschlagenheit, Eingenommensein des Kopfes mit Gedächtnissschwäche, Schmerzen im Hinterkopfe, Schwindelanfälle, Convulsionen, Gesichtsschwäche, Ohrensausen und leichte Schwerhörigkeit. Die Gehörsstörungen neben Benommensein sind mehrfach auch ohne Argyrie bei Männern und Frauen beobachtet worden, die Höllenstein zu cosmetischen Zwecken benutzten. Mit dem Aussetzen des Mittels schwanden diese Nebenwirkungen, um beim Wiedergebrauche von Neuem zu erscheinen.

Plumbum aceticum. Liquor Plumbi subacetici. Lithargyrum.

Bei der unter Umständen verderblichen Wirkung des essigsauren Bleioxyds, sowie der meisten anderen Bleiverbindungen, und bei der ausgedehnten inneren und äusseren Anwendung derselben in relativ grossen Dosen ist es auffallend, dass nicht häufiger, als es wirklich der Fall ist, schädliche Nebenwirkungen danach beobachtet werden. Es ist jedoch darauf aufmerksam zu machen, dass in den Fällen von Saturnismus, die in Folge von technischem Gebrauche oder durch Einführung von Nahrungs- und Genussmitteln zu Stande kommen, die Bleieinfuhr meistens unverhältnissmässig länger vor sich geht, als es selbst bei der häufigsten Anwendung des Mittels zu therapeutischen Zwecken geschieht, und dass die grösste Zahl der functionellen Störungen in der Bleikrankheit durch allmähliche Ablagerung kleinster Bleimengen in den Organen und deren spätere cumulative Wirkung hervorgerufen wird. Nichtsdestoweniger ist das Blei ein insidiöses Metall, vor dessen zu ausgedehnter therapeutischer Anwendung sehr häufig gewarnt worden ist. Reicht man essigsaures Blei, wie es geschehen ist, zu 7,8 g in 14 Tagen und nach einem Monate noch einmal in dem gleichen Zeitraum ca. 9 g, so dass der Kranke Saturnismus bekommt und zu Grunde geht, so muss der betreffende Arzt die volle strafrechtliche Verantwortung hierfür tragen.

Die Aufnahme von Bleiverbindungen in den menschlichen Organismus geht von den einzelnen Resorptionsflächen verschieden schnell und vollständig vor sich. Die in Wasser löslichen Verbindungen werden von allen Schleimhäuten aus resorbirt und in das Blut übergeführt. Im Intestinaltractus gelangen auch metallisches Blei sowie einige in Wasser unlösliche Salze desselben, wenn auch in geringerer Menge zur Lösung. Lösliche oder bereits gelöste Bleisalze unterliegen auch der Resorption von der Haut aus in ziemlich beträchtlichem Maasse, aber es gehören hierzu, entsprechend der untergeordneten Stellung, welche die äussere Haut unten allen Resorptionsorganen einnimmt, concentrirte, lange Zeit angewandte Bleilösungen oder Bleisalben, die mit Borstenpinsel einge-

---

1) Lionville, Gazette médic. de Paris. T. XXXIX. p. 563.

rieben werden, um diesen Erfolg bei Thieren hervorzurufen[1]). Nichtsdestoweniger ist es möglich, dass auch bei dem längeren arzneilichen oder kosmetischen Gebrauch löslicher, oder an der Haut durch Fette oder Schweisssäuren löslich werdender Bleiverbindungen resp. des metallischen Bleies, die die Hautdecke, wenn auch leicht chemisch verändern, ein Eindringen in die Haut ev. ein Uebergang des Metalles in die Blutbahn zu Stande kommt. Die Ausscheidung des Bleies aus dem Körper findet durch Harn, Koth, Milch, und bei häufiger Zufuhr auch durch die Haut statt. Nach Anwendung auf Wunden wird im Munde ein süsslich styptischer Geschmack wahrgenommen, wahrscheinlich durch dorthin ausgeschiedenes Blei. Eiweiss oder eiweissartige Substanzen werden durch lösliche Bleisalze in Bleialbuminate umgewandelt, die sich in verdünnten Säuren, sowie in einem Ueberschusse von Eiweiss lösen.

Jede Anwendung von Bleisalzen kann örtliche und allgemeine Störungen hervorrufen. Von den örtlichen ist die Verfärbung der Haut durch Bleipräparate zu erwähnen. Eine Dame, die auf ärztliche Anordnung Bleiwasser als Augenwasser, und entsprechend der Verordnung eines anderen Arztes Schwefelbäder gegen Rheumatismus gebrauchte, bekam eine Schwarzfärbung der Augenränder, die sich bis über die Backenknochen fortsetzte und erst nach 6 Tagen durch Waschungen mit aromatischen Pflanzenwässern gehoben wurde. In einem anderen Falle schwand die Schwarzfärbung trotz Anwendung aller erdenklichen sauren, alkalischen und alkoholischen Waschmittel erst nach 30 Monaten. Bisweilen entsteht ein vesiculäres Eczem nach Verwendung von Bleiwasser zu Umschlägen, z. B. in der Inguinalgegend.

Nach innerlicher Einführung von Bleicarbonat sah man Petechien und nach Bleiacetat in sehr seltenen Fällen ein Erythem entstehen. Schwellung der Gelenke wurden bei einem Kranken beobachtet, den man innerlich mit Bleiacetat gegen Diarrhoe behandelt hatte[2]). Nach dreitägiger Anwendung von Bleiwasserumschlägen bei Entzündung der Brust traten bei einer Frau brennende Schmerzen und Hartwerden der Brust, bald nachher Druck unter dem Brustbein, Trockenheit des Mundes, Fieber und Anschwellung der Halsdrüsen ein.

Nach Umschlägen mit Bleiwasser oder Verbänden mit Hebra'scher Salbe bei Eczem oder innerlichem Gebrauche von Bleisalzen erschien mit anderen Symptomen ein Bleisaum am Zahnfleisch. Auch Stomatitis mit Speichelfluss ev. Parotitis kann der Bleigebrauch hervorrufen.

Ein Mann, der wegen Hämaturie 4 Tage lang Morgens und Abends 0,06 g Plumbum aceticum nahm, bekam Appetitlosigkeit, Schmerzen im Magen und Verstopfung und ein anderer nach dreitägigem Gebrauche von je 0,24 g mehrmonatliche Kolikanfälle. Bei Phthisikern, die mit Bleiacetat behandelt werden, stellen sich schnell Leibschmerzen ein, selbst wenn dem Medicament Opium hinzugefügt wird. Ja, manche dieser Kranken sind so empfindlich für dieses Mittel, dass sie nach einer einzigen Dosis einen Bleisaum, Constipation und Koliken bekommen[3]). Dieselben Nebenwirkungen können sich auch nach äusser-

---

1) L. Lewin u. O. Rosenthal, Deutsche Medicinalzeitung. 1883. No. 12.
2) Brunton, La Semaine médic. 1888. p. 178.
3) van Hove, Annal. et Bull. de la Soc. de Médec. de Gand. 1889. Mai. p. 152.

lichem Gebrauche von Bleiverbindungen bilden, sei es, dass Bleiwasserumschläge oder Verwendung von Goulard'schem Wasser gegen Contusionen gemacht oder Bleipflaster auf entzündliche Körperstellen aufgelegt werden oder dass Bleiweiss auf Schweissfüsse, Wunden oder einen Schanker gestreut oder in Salben aufgebracht wird. Im letzteren Falle erschien die Kolik neben nervösen Symptomen nach 40 Stunden. Leichtere oder schwerere Nephritis saturnina kann aus denselben Gründen entstehen. Eine besondere Empfindlichkeit veranlasste sogar bei einem mit Hebra'scher Salbe behandelten eczematösen Kinde ausser Stomatitis eine hämorrhagische Nephritis mit anfänglich sehr verminderter Harnabscheidung, Anasarca und urämischen Symptomen, die nach Beseitigung des Bleies schwanden[1]). Bei einem Kranken, der Bleizucker eingenommen hatte, schwollen unter Schmerzen die Hoden an. Die geschlechtliche Potenz ging für einige Zeit gänzlich verloren. Die alten Aerzte rühmten die Eigenschaft dieser Substanz, den Geschlechtstrieb herunterzusetzen. Nach Bleiwasserumschlägen sah man bei einem jungen Mädchen neben nervösen Symptomen die gerade vorhandene Menstruation fortbleiben und erst nach Fortlassen des Mittels wiederkehren. Vaginismus entstand nach Gebrauch bleihaltiger Schminke in einem Falle neben anderen Symptomen.

Auch an den Augen können Nebenwirkungen entstehen. Nach dem Gebrauche eines bleihaltigen Haarfärbemittels zeigte sich eine Ophthalmie an einem Auge mit Lichtscheu, Schmerzen, Thränenfluss, Funkensehen und zuletzt entstand ein Hornhautgeschwür. Viel häufiger sind die durch Bleiwasserumschläge am Auge hervorgerufenen Veränderungen. Man weiss seit 50 Jahren, dass das gelöste basisch essigsaure Bleioxyd, welches das Bleiwasser liefert, oder die Aqua Goulardi auf gesunder, mehr aber noch auf kranker, geschwüriger Hornhaut grauweisse Bleialbuminatniederschläge erzeugt, welche mitunter breite, milchartig, körnig und rauh aussehende Bänder darstellen, ziemlich fest haften und eine undurchsichtige Trübung bilden. Dieselben lösen sich meist nach langer Zeit unter Zurücklassung von hartnäckigen Hornhautgeschwüren, die das Sehvermögen sehr beeinträchtigen. Werden sie durch Abschaben entfernt, so kann darauf eine sehr starke Reaction folgen. Einträuflungen mit Natrium aceticum (0,3 : 100) sollen den Zustand bessern. Solche Auflagerungen oder Incrustationen kommen auch nach Anwendung von Bleiwasser an den Palpebralrändern bei ulceröser Blepharitis vor. Es ist geboten, bei Verordnungen von Bleiwasser an die hier geschilderte Möglichkeit zu denken, dieselben auf einen kurzen Zeitraum zu beschränken oder besser bei Hornhautgeschwüren ganz zu unterlassen.

Eine Amaurosis saturnina ist bisher nach arzneilichem Gebrauche von Bleiverbindungen nicht beobachtet worden. Die Möglichkeit des Entstehens ist aber bei einer geeigneten Individualität durchaus vorhanden. Es sei darauf hingewiesen, dass eine solche, bei chronischem Saturnismus wohl entstehende Amaurosis ohne und mit Veränderungen im Auge einhergehen kann. Man beobachtet: 1. Fälle mit entweder ganz oder nahezu normalem Spiegelbefund, 2. chronische Amblyopien mit den ausgesprochenen Symptomen der retrobulbären Neuritis, 3. Amblyopien mit dem Befunde hochgradiger Papillitis, 4. Fälle, in denen die Sehstörung mit einer Retinitis albuminurica

---

1) Pässler, Münchener med. Wochenschr. 1894. p. 84.

einhergeht[1]). Die acute, doppelseitige Erblindung tritt gewöhnlich gegen Ende eines Anfalles von Bleikolik oder nach einem epileptischen Anfalle auf. Während die Erscheinungen der letzten schwinden, stellt sich binnen wenigen Stunden ein rascher Verfall des Sehvermögens, eventuell bis zum Mangel quantitativer Lichtempfindung ein. Die Pupillen sind dabei weit und reactionslos. Das Bewusstsein kann ungetrübt oder gestört sein. Dabei kann ferner Lähmung der äusseren Augenmuskeln, Asthenopie, Accommodationsbeschränkung, Einengung der Farbengrenzen und Herabsetzung des Lichtsinnes bestehen. In einem Falle von Amblyopia saturnina mit Papillitis fand man hyaline Degeneration der Opticus-, Retinal- und Chorioidealgefässe. Die Papillitis giebt eine ungünstige Prognose, doch kamen auch hier Heilungen vor. Bei schnellem Eintritt der Sehstörung ist die Prognose relativ günstig, bei langsamer Entwicklung sehr ungünstig. Saturnine Hemianopsie sah man bestehen bleiben. In 2 Fällen, die auf die angegebene Weise entstanden waren, wurde mit dem Augenspiegel weisse Atrophie des Sehnerven und Verengerung der Gefässe nachgewiesen.

Nach Einspritzung des Bleiessigs (1 : 20 Wasser) in das Ohr bei chronisch eitriger Entzündung der Paukenhöhle können weisse Niederschläge von Bleialbuminat entstehen, welche Reizung der Gewebe, Retention des Secrets[2]) und sogar fest mit dem gelockerten Gewebe verbundene, scheinbar organisirte Membranen darstellen: Es ist ein Irrthum, wenn man glaubt, dass dieses Vorkommniss sich durch Verwendung ganz frischer Bleilösungen vermeiden lässt. Der Niederschlag stellt eben Bleialbuminat dar, das sich auf Grund chemischer Wahlverwandtschaft des Bleies zu Eiweiss bildet. Die aus alten, kohlensaures Blei enthaltenden Lösungen ins Ohr gelangenden Fremdkörper können leicht durch Nachspülen entfernt werden. Sie sind in keine chemische Verbindung eingetreten.

Nach Aufnahme von drei Dosen Plumbum aceticum zu je 0,03 g seitens eines phthisischen Anstreichers beobachtete man mehrmaliges Erbrechen, Collaps mit kalten Schweissen, Kleinheit und erhöhte Frequenz des Pulses, Kälte der Hände und Füsse, Benommensein des Sensoriums, erschwerte Athmung und Druckempfindlichkeit des Epigastriums. Am nächsten Tage hatten die Symptome an Schwere nachgelassen. Dyspnoe bestand fort. Schmerzen und ein Gefühl von Wundsein im Halse erklärten sich durch eine nachweisbare Röthe der Rachen-, Gaumen- und Wangenschleimhaut. An einzelnen Stellen waren diese Organe weisslich gefärbt, gerade so, als ob sie oberflächlich gegerbt worden wären. Es bestand Foetor ex ore. Aehnliche Symptome: Magenschmerzen, Collaps, Cheyne-Stokes'sche Athmung, Benommensein etc. traten später auch nach 2 Dosen Bleiacetat von je 0,03 g Bleizucker ein. Neben den bereits erwähnten Symptomen können bei Phthisikern, die viel Bleiacetat gegen Lungenblutungen gebrauchen, asthmatische Anfälle von $1/2$—1stündiger Dauer entstehen, die sich lange am Tage und in der Nacht wiederholen und auch wohl mit Harndrang einhergehen. Nach äusserlicher Anwendung von Bleiglätte sah man Engbrüstigkeit und Ohnmacht entstehen.

Jedes auf irgend welcher Bahn in den Körper eingedrungene Bleipräparat kann ferner nach kürzerer oder längerer Zeit Nebenwirkungen

---

1) Bergmeister, Wiener med. Blätter. 1886. p. 169.
2) Schwartze, Die chirurg. Krankh. des Ohres. 1885. p. 196.

seitens des Centralnervensystems veranlassen. Die Individualität des Kranken ist sehr an dem Zustandekommen derselben betheiligt. So sah man nach Anwendung von Bleiwasser auf ein Geschwür Steifigkeit des Halses neben süsslich styptischem Geschmack im Munde, und nach äusserlichem Gebrauche von Bleiwasser und nach innerem des Bleizuckers entstehen: allgemeine Schwäche, Schwindel, Ameisenkriechen, Zittern und Schmerzen der Muskeln und Parese oder Lähmung, auch wohl begrenzte oder allgemeine Zuckungen der Gliedmassen oder auch Unvermögen den Kopf und den Mund zu bewegen. Steigerung der Patellarreflexe und Convulsionen mit Ausgang in den Tod entstanden bei einem Kinde, das wegen eines Eczems längere Zeit mit Hebra'scher Salbe behandelt worden war. Die Lähmungen schwinden meistens nach einigen Wochen oder längstens Monaten. Selten ist die Sensibilität in umfangreicher Weise gestört. Mehrfach sah man auch das Allgemeinbefinden nach äusserlicher oder innerlicher Bleianwendung leiden. Nachdem z. B. mehrere Tage lang Umschläge von Bleiwasser gegen Feigwarzen gemacht worden waren, entstand Fieber, Hitze, Beklemmung und Unruhe. Aussetzen des Bleiwassers sowie Abführmittel beseitigten die Symptome.

Für die Therapie der nach Blei auftretenden Nebenwirkungen kommt in erster Reihe die Anregung der Diurese, behufs schnellerer Ausscheidung des Metalls und die Anregung der Darmperistaltik durch grössere Mengen von Glauber- oder Bittersalz in Frage. Durch Einführung von Jodkalium soll das Blei schneller den Körper verlassen. Es scheint aber durch längeren Gebrauch dieses Mittels gelegentlich eine Verschlimmerung des bestehenden Uebels veranlasst werden zu können. Man nannte diesen Zustand Jodoplumbismus. Mehrmals beobachtete man danach: Frostgefühl, Fieber mit hoher Pulszahl, Nausea, Zunahme der Kolikschmerzen, Empfindlichkeit in der Leber- und Milzgegend, Conjunctivitis, Schnupfen, Pustelausschlag auf einer Schulter und im Gesicht und Prostration[1], also z. Th. Jod- z. Th. Bleinebenwirkungen.

Bismutum subnitricum.

Das Mittel kann nach innerlicher oder äusserlicher Anwendung Störungen der Gesundheit hervorrufen. Diese Erkenntniss ist das Resultat sehr langer Erfahrungen, und trotzdem bestritten worden. Man hielt vielfach noch bis in die neuere Zeit hinein das Magisterium Bismuti für eine unschädliche Substanz, die von Wundflächen aus nicht resorbirt würde, und die man auch theelöffelweise ohne jede Unbequemlichkeit für den Kranken einführen könne. Die Verschiedenheit in den Ansichten suchte man dadurch zu überbrücken, dass man für diejenigen Fälle, in denen Nebenwirkungen auftraten, eine Unreinheit des Präparates, speciell dessen Arsen- und Bleigehalt (1—10 pCt.) annahm. Diese Mengen reichen aber nicht aus, um Störungen im Organismus zu bewirken, und ausserdem rufen weder Blei noch Arsen Symptome wie Wismuth hervor. Die Ursachen der Nebenwirkungen liegen theilweise in einer abnormen Empfindlichkeit des Kranken für dieses Mittel, oder in der Eigenart des letzteren, bisweilen auch in einer unrichtigen Anwendung. Das Vorhandensein grösserer Mengen von Säure im Magen kann aus

---

[1] Thomson, Brit. med. Journal. 1871. I. p. 362.

dem basischen Wismuthnitrat das corrodirende, neutrale Salz, resp., wenn sich dieses mit Wasser umsetzt, das saure Salz in grösseren Quantitäten entstehen lassen. Das neutrale und saure Wismuthnitrat sind aber Gastroënteritis hervorrufende Gifte. Der gleiche Vorgang würde sich natürlich abspielen, wenn man das basische Salz zugleich mit sauren Mitteln verabfolgt, oder wenn der Patient saure Substanzen nach dem Einnehmen des Mittels einführt. Dass sich ferner überall da, wo Schwefelwasserstoff auf Wismuth einwirken kann, schwarzes Schwefelwismuth auf und in den Geweben bilden und einlagern kann, ist selbstverständlich. Wismuth wird unter anderem secundär in den Mund ausgeschieden und geht auch in die Milch über.

Meist sind es grössere Dosen, welche Nebenwirkungen hervorrufen, obschon auch solche sehr oft ohne jeden Nachtheil genommen werden. Hat man doch sogar bei Magengeschwüren 10—20 g Bismutum subnitric. auf einmal gegeben, und den Kranken sich im Bett verschieden lagern lassen, um das Wismuth mit den Magenwänden möglichst ausgedehnt in Berührung zu bringen, und wurde ferner mitgetheilt, dass einem Kranken 1600 g des Mittels in 80 Tagen gereicht wurden, ohne dass er starb! Sogar gegen einen solchen ungeheuerlichen Arzneimissbrauch zeigt gelegentlich ein Mensch Widerstandskraft. Andererseits sah man den Tod schon nach dem Wismuth-Pulverband[1]) und nach innerlicher Aufnahme von ca. 7,5 g Wismuthsubnitrat entstehen. Schnell zeigten sich: Brennen im Schlunde, Erbrechen, widerlicher Metallgeschmack und Dysphagie, später Kälte der Haut, Aussetzen des Pulses, am dritten Tage: Singultus und Dyspnoe, Schwellung von Händen und Gesicht, am vierten: Spannung und Auftreibung des Unterleibes, Schwellung der Zunge, am 5. und 6. Tage: Speichelfluss und Delirien und am 9. der Tod.

Diesem ausnahmsweise bösartigen Verlauf stehen Nebenwirkungen gegenüber, von denen eine Rückkehr zur Norm fast immer möglich ist. Der knoblauchartige Geruch, welcher nach dem Einnehmen von Bismutum subnitricum zuweilen auftritt, ist auf eine geringe Verunreinigung des Präparates mit Tellur zurückzuführen. Nach dem Einnehmen von 0,015 g Tellurdioxyd trat sofort der widerliche Athem auf; bald darauf hatten auch der Schweiss und der Urin den Knoblauchgeruch, welcher im Urin 382 Stunden, im Schweiss 452 Stunden, in den Fäces 79 Tage anhielt. Der widerliche Geruch des Athems zeigte sich noch nach 237 Tagen. Es ist dieser Geruch als physiologisches Reagens auf Tellur zu benutzen; denn noch 0,0000005 g rufen denselben hervor. Die Verbindung, welche hier entsteht, ist Methyltellur.

Seit lange kennt man die bisweilen sich zeigende Eigenschaft auch kleiner Mengen dieser Wismuthverbindung, nach jeder Art der Aufnahme in den Körper im Munde folgende Veränderungen zu erzeugen:

1. Bismutosis buccalis[2]). Es entstehen entweder vereinzelte, dunkle, violette Flecke oder Streifen an einzelnen Theilen der Mund- und Rachenhöhle, besonders an den Wangen, oder ein dunkelvioletter Zahnfleischsaum von verschieden grosser Ausdehnung, oder Saum und Flecke zugleich. Auch der Gastrointestinaltractus kann von der Bismutosis befallen sein.

---

1) Gaucher et Balli, Gaz. méd. de Paris. 1895. No. 49. p. 585.
2) Darunter will ich nur die Schwarzfärbung der Gewebe verstanden wissen.

2. **Stomatitis simplex.** Mit der Bismutosis verbinden sich Speichelfluss, Oedem der Lippen, Aufwulstung der inneren Backenfläche, Entzündung und Schwellung des Zahnfleisches, der Zunge und des Rachens, sowie Excoriationen. Der wismuthhaltige Speichel ist in späteren Stadien dick, fadenziehend.

3. **Stomatitis ulcerosa.** Die Mundveränderungen nehmen mitunter ein croupöses oder croupös-diphtheritisches Aussehen an und können von Schlingbeschwerden und Schmerzen längs des Oesophagus eingeleitet werden. Es erscheinen am Gaumensegel, dem Zäpfchen, den Mandeln und weiter auch wohl an den Lippen, meistens auf vorher dunkel gefärbten Stellen, grauweisse, anfangs festsitzende, nach 2—3 Tagen lösbare Pseudomembranen. Sie bedecken oft Geschwüre, die entweder glatte Ränder oder ein fungöses Aussehen haben und leicht bluten. Die Zähne lockern sich, und Erbrechen und Durchfälle, Symptome einer Bismutosis intestinalis, ev. ihrer Weiterentwicklung im Magen und Darm sowie schwerere secundäre Allgemeinstörungen gesellen sich dazu.

4. **Stomatitis gangraenosa.** In seltenen Fällen werden einzelne der erkrankten Mundtheile, Gaumensegel, Mandeln etc., besonders nach langem Bestehen der Bismutosis brandig. Schon vor 70 Jahren deutete man solche, in der Leiche gefundene Schwarzfärbungen auf Brand, und glaubte um so mehr hierzu Anlass zu haben, als auch der Magen und Darm Entzündung und stellenweis Gangrän aufwies. Ist es auch möglich, dass die letztere vielleicht nicht in dem angegebenen Umfange vorhanden war und einzelne der für brandig gehaltenen Schleimhautstellen nur eine starke Bismutosis aufwiesen, so ist es doch zweifellos, dass umschriebener Schleimhautbrand auch durch Arsen- und bleifreies Wismuthsubnitrat vorkommt[1]). Vielleicht ist es der Druck des massenhaft in die Schleimhaut eingelagerten Schwefelwismuths resp. von metallischem Wismuth, der bei einer gewissen Höhe dies veranlasst.

Auch bei Thieren rief man durch Wismutheinführung Ulceration, Schorfbildung, diphtheritische Plaques besonders an Zahnfleisch und Oberlippe, Diarrhoeen, Magenblutung und doppelseitige Hornhauttrübung hervor.

Als fernere Symptome kommen nach dem arzneilichen innerlichen und äusserlichen Gebrauch des Magisterium Bismuti vor: Erythem des ganzen Körpers, Nausea, Erbrechen, Darmcatarrh mit Leibschmerzen und ermattende, auch blutige Durchfälle, seltener Verstopfung. In einem zur Obduction gelangten Falle fand man Schwefelwismuth entlang den Lymphgefässen der Darmwand abgelagert. Anhaltender Gebrauch des Mittels kann solide, concrementartige Massen im Magen und Darm entstehen lassen. Bei einer Frau fand sich ca. $^1/_2$ Kilo Wismuthsubnitrat mit Schleim vermischt neben krebsigen Geschwüren im Magen vor[2]). In anderen Fällen enthielt der Darm grosse, harte, schwarze Massen von Wismuthsubnitrat und Schwefelwismuth, welche ihn blokirten, oder wenn gleichzeitig Zinkoxyd als Klysma gegeben worden war, Concremente, die aus Zinkoxyd, Wismuthsubnitrat und Schwefelwismuth bestanden. Zu den Störungen im Magen-Darmkanal können sich noch Hitzegefühl, Kopfschmerzen, Schwindel und allgemeine Mattigkeit hinzugesellen.

Nach der Resorption des Wismuths von Wundflächen wurde bei einem Kranken auch eine leichte desquamative Nephritis mit Ausscheidung von Eiweiss und körnigen Cylindern im Harn beobachtet. Im dunklen Harn fand sich Wismuth. Die Harnabsonderung kann fast bis

---

1) Dalché, Annal. d'hygiène. publ. 1886. II. p. 358.
2) Papini, Rivista clinica di Bologna. 1881. 2. Ser. T. XI. Mai. p. 287.

zur Anurie vermindert sein, wesentlich wohl deswegen, weil sich auch in den Harnkanälchen Wismuth niederschlägt. Auch Aussetzen des Pulses und Störungen der Athmung kommen, wie oben mitgetheilt wurde, vor.

Nach Einspritzung des Magisterium Bismuti in Schüttelmixtur gegen Gonorrhoe kann bald das Harnlassen mühevoll werden und Schmerzen in der Gegend des Anus auftreten. Sondirt man, so fühlt man in irgend einem Theile der Harnröhre, z. B. der Pars prostatica einen Widerstand. Genauere Untersuchung lässt dann das Vorhandensein von harten Concretionen erkennen.

Alumen.

Die schwefelsaure Kali-Thonerde ruft nach häufigerer innerlicher Anwendung bei einigen Menschen Nebenwirkungen seitens des Magen-Darmkanals hervor. Esslust und Verdauung werden gestört. Ein chronischer Magencatarrh, Abmagerung und Schwäche schliessen sich hieran. Grosse Dosen veranlassen Speichelfluss, Erbrechen sowie Magen- und Leibschmerzen bei Diarrhoe. Diese Wirkung rührt von einer directen Reizung der Magen-Darmschleimhaut durch das Mittel her und ist abhängig von dem Füllungsgrade des Magens. Denn wenn die eingeführten Alaunmengen im Magen nicht genug Eiweiss oder eiweissartige Substanzen finden, die sie fällen können, so wird die Schleimhaut dieses Organs von dem Mittel angegriffen. Es sind aber nur grosse Dosen, welchen die angeführten Nebenwirkungen zukommen. Sie äussern keine adstringirenden, sondern nur reizende Einwirkungen. Diese Thatsache kann auch als Ursache der so häufigen Fehlerfolge in dem äusserlichen Gebrauche des Mittels für Secretionsbeschränkung auf catarrhalisch erkrankten Schleimhäuten angesehen werden. Je höher die verwandten Dosen sind, und je länger der Gebrauch des Alauns fortgesetzt wird, um so sicherer ist der Fehlerfolg. Mehrfach fand man auch, dass der längere Gebrauch desselben bei Personen mit empfindlichen Bronchien Husten hervorrief.

Nicht unmöglich scheint es zu sein, dass grössere Dosen von Alaun Abort erzeugen können. Eine Frau, die aus Versehen statt eines Stückes Zucker ein Stück Alaun genommen hatte, abortirte nach einer Stunde. Der Foetus sah buchstäblich wie gegerbt aus. Vorsicht ist deshalb bei Schwangeren geboten.

Aluminium acetico-tartaricum. Wird diese Verbindung pulverförmig auf die Schleimhaut der Nase oder des Larynx gebracht, so sieht dieselbe bereits nach einer halben Minute weissgrau, wie verätzt aus. Bald entsteht ein intensiver seröser Ausfluss aus der Nase, der mehrere Stunden andauert. Bei einer Wiederholung der Insufflation entwickelt sich binnen 48 Stunden ein Eczem der Oberlippe. Nach dieser Zeit beginnen sich kleine Aetzschorfe abzustossen, bisweilen mit leichten capillären Blutungen. Nach 5 bis 7 Tagen ist die Wirkung des Mittels und die dadurch hervorgerufene Veränderung geschwunden.

XIV. Dermatica.

Pix liquida.

Der Holztheer stellt ein Gemenge aromatischer Substanzen, Benzolen, Phenolen, Kresolen dar. Die Nebenwirkungen sind die Resultate aller dieser Bestandtheile, hängen aber in der Stärke ihres Auftretens von der Individualität des Kranken ab. Sowohl die Haut als die inneren Organe können sich, freilich in nicht sehr weiten Grenzen, an das Mittel gewöhnen, so dass es anfangs schlecht, später besser vertragen wird.

Die Nebenwirkungen an der Haut beruhen auf einer entzündlichen Reizung des intacten, in noch höherem Grade des kranken Gewebes. Es lässt sich nicht mit Bestimmtheit angeben, welchem der Bestandtheile dieses Gemisches dieselben zuzuertheilen sind. In Folge dieser örtlichen Reizung kommt es zu einer Acne, die sich in der Form von rothen, kugligen, in der Mitte durch einen schwarzen Punkt oder ein Haar gekennzeichneten Knoten darstellt, und so lange dauert, als der Einfluss des Theers vorhanden ist. Die einmal entwickelte Theeracne bildet sich im Durchschnitt in einem Zeitraum von 2—4 Wochen zurück, und schwindet ohne Hinterlassung von Narben oder Pigmentflecken. Die Wilkinson'sche Theerschwefelsalbe gegen Krätze bringt gleichfalls entweder durch Verschleppung auf gesunde Theile, oder durch eine vorhandene übergrosse Empfindlichkeit gegen Salben, Eczeme hervor. Diese letztere Form der Hauterkrankung entsteht auch nach Einreibungen mit gewöhnlichem Theer, und bildet sich, wie die Acne nur langsam zurück. Die Haut kann ödematös anschwellen. Meist bewirkt die Theeraufnahme nach 24—48 Stunden eine reichliche Transpiration.

Resorptive Nebenwirkungen können sich nach jeder Art der Theeraufnahme bilden. Ausser der Individualität kommt hierfür noch besonders die Grösse der eingepinselten Fläche, eventuell der irgendwie resorbirten Dosis in Frage. Man beobachtet: Appetitlosigkeit, Uebelkeit, Brechneigung und Erbrechen, Durchfälle mit Leibschmerzen, bisweilen auch Fieber, Kopfschmerzen oder Benommensein, Schwindelgefühl, Harnlassen unter Schmerzen, Ischurie und Strangurie. Ein Mann, der zur Vertreibung eines Eczema squamosum an den Streckseiten sämmtlicher Gliedmassen an drei Tagen je eine Theereinpinselung mittelst Borstenpinsels erhalten hatte, bekam nicht nur viele der bisher genannten Nebenwirkungen, sondern auch wässrige Ergüsse der Haut, Schmerzen in der Nierengegend, Albuminurie, alsdann Anasarca und Lungenödem. Das letztere wurde beseitigt. Doch hielten die übrigen Symptome, die sich in ihrer Gesammtheit als ein mit Magencatarrh complicirter Morbus Brightii darstellten, noch relativ lange an. Die Oedeme und das Eiweiss schwanden erst allmählich[1]). Die Albuminurie ist ein, be-

---

1) Kirchheim, Berliner klin. Wochenschr. 1872. No. 19. p. 224.

sonders bei Kindern, nicht selten vorkommendes Ereigniss, auch wenn der Theer verdünnt wird[1]). Der Harn riecht theerartig und sieht oft dunkelschwarzbraun aus. Hydrochinon oder Carbolsäure, die mit dem Theer eingeführt werden, bewirken diese Veränderung.

Oleum Juniperi empyreumaticum.

Nach dem Aufbringen von Oleum Cadinum auf leidende Haut bemerkte man bei selbst nur mässiger Entzündung Schwellung und Röthung unter lebhaften Schmerzen, bald darauf aber Hervortreten der Haarbälge in Gestalt hanfkorngrosser Knoten über die Haut, eine Affection, die sich also als identisch mit der Theeracne erweist. Bazin beobachtete bei Kranken, die wegen Psoriasis Cadelöl-Einreibungen erhielten, einzelne, oder in Gruppen stehende, wenig confluirende, harte, ziemlich grosse, mit einem Hof versehene Papeln (Sycosis cadique), besonders an den Körperstellen mit gut entwickeltem Haarwuchs. Sie sitzen in der Haut mit einer breiten knotigen Basis und laufen nach oben spitz zu, manchmal in einem Bläschen endigend. An der Spitze befindet sich stets ein schwarzes, von einem Haar herrührendes Pünktchen. Zur Vereiterung dieser Efflorescenzen kommt es fast nie, und selbst beim Kratzen eitert nur die Spitze der Papel. Sitz der Affection sind die Haarbälge.

In manchen Fällen setzen sich Anschwellung und Entzündung von der ursprünglichen Einreibungsstelle aus über grössere Körperbezirke fort, und können dann das Bild einer Dermatitis darbieten; ja, es können selbst die Lymphgefässe und consensuell auch die Lymphdrüsen an dem Entzündungsprocesse theilnehmen. Bei der zuerst geschilderten leichteren Form genügen hydropathische Umschläge und reizmildernde Salben neben dem Aussetzen des Mittels, um die Affection zum Schwinden zu bringen. Zur Linderung der Schmerzen bei der weit ausgedehnten, dermatischen Form empfiehlt es sich, warme Vollbäder mit $1/2$—1 stündigem Aufenthalte in denselben, sowie kleine Mengen von Opiaten zu reichen.

Eine Nebenwirkung von mehr untergeordneter Bedeutung ist die durch das Cadelöl entstehende, schwer zu beseitigende Braunfärbung der Haut. Um dieselbe zu verhindern, kann man das Oel in Seifenform geben (Butyr. Cacao 12,0, Ol. Cadini 9,0, Ol. Lini, Liq. Ammonii caust. ana 4,0).

Ichthyol. Ich würde dieses Reclamepräparat, das manchen bezahlten Lobredner hat, nicht erwähnen, wenn es nicht wäre, um zu zeigen, dass auch danach allerlei Nebenwirkungen vorkommen können. So entstanden bei einer Frau nach Gebrauch einer 50 pCt. Ichthyol-Salbe gegen arthritische Knieschmerzen erst Hautröthe, dann Schwellung und Weiterschreiten der Hautröthe auf andere Körperstellen. An den Beinen war die äussere Fläche des Kniegelenks, sowie des unteren Theiles des Oberschenkels und des oberen Theiles des Unterschenkels von einem ununterbrochenen, 12—15 cm breiten Streifen eines Erythema papulosum eingenommen. Auch die Haut beider Arme und der Brust erkrankte in ähnlicher Weise. An beiden Wangen und Ohren fand sich ein starkes Erythem von fast braunrother Färbung, dasselbe war mit Schwellung verbunden[2]). Die Erytheme gehen meist mit Jucken und Brennen einher. Hyperhidrosis, Miliaria-Ausschläge und Blasenbildung werden oft beobachtet. Bei einem Kinde, das äusserlich mit Ichthyol behandelt worden war, entstand ein stuporöser Zustand.

Anthrakokali. Das Steinkohlenkali (feinstes Steinkohlenpulver mit schmelzendem Kali gemischt) erregte bei Hautkranken beschleunigten, vollen

---

1) Jacubasch, Charité-Annalen. 1881. VI. Jahrg. p. 514.
2) Werner, Württemb. Correspondenzbl. 1888. p. 130.

Puls, nach mehreren Tagen allgemeine Schweisse, Gefühl von Brennen in der Haut und wohl auch juckende Ausschlagsformen: **Urticaria**, erysipelatöse Hautröthe, oder auch ein **pustulöses Exanthem**. Bisweilen entstehen Reizung des Intestinaltractus, sowie Kopfschmerzen.

Sapo Kalinus. Manche Menschen bekommen nach Einreibung der Kaliseife bei Drüsenschwellungen, Peritonitis etc. eine entzündete Haut oder Eczeme, und vertragen das Mittel überhaupt so schlecht, dass die Anwendung nur in grösseren Pausen erfolgen kann[1]). Reizerscheinungen, besonders an kranker Haut, kommen auch nach Gebrauch fester Seife vor, nicht nur, wenn dieselbe freies Alkali hat, sondern auch bei neutraler Beschaffenheit.

Kalium sulfuratum.

Sowohl die Schwefelleber als andere Verbindungen des Schwefels mit Alkalien oder alkalischen Erden üben als solche örtliche Wirkungen, und nach ihrer, durch die Kohlensäure der Gewebe oder anderweitige Säuren des Körpers veranlassten Zersetzung, durch den entstehenden Schwefelwasserstoff auch entferntere Wirkungen aus. Manche Menschen sind gegen dieses Mittel ganz besonders empfindlich. Nach dem Einnehmen von 0,1—0,2 g erscheinen bei Einigen Uebelkeit und Erbrechen, während Andere auch 1 g ohne Nebenwirkungen vertragen. Nachdem einem Kinde mehrere Dosen von 0,36 g Schwefelleber gegen Keuchhusten gereicht worden waren, entstand ein fieberhafter Zustand, brennende Hitze, unstillbarer Durst, peinigende Kopfschmerzen und leises Irrereden. Bei einem anderen Kinde verband sich das Fieber mit Erbrechen.

Die äussere Anwendung der Schwefelalkalien, meistens des Schwefelkaliums, in Form von Salben, Waschungen und Bädern, kann bei einzelnen, besonders dazu disponirten Personen zu Hautreizungen Veranlassung geben, deren Intensität in geradem Verhältnisse zu der Menge des angewandten Salzes steht. Es bilden sich auf götheter Basis unter lebhaften Schmerzen confluirende Bläschen, die sich mit eitrigem oder serösem Inhalte füllen, und von einem, ihren Durchmesser 2—3 mal übertreffenden Hof umgeben sind. Die Affection verschwindet in einigen Tagen. Aber auch ernstere Erscheinungen können sich nach Schwefelkalium-Einreibungen bemerkbar machen. So sah man nach vier bis fünf Einreibungen einer Lösung von 4 g Schwefelkalium auf 30 g Wasser in der Lumbargegend eine Phlegmone mit Pustel- oder Abscessbildung entstehen. Eigenthümlicherweise wurde die Schenkel-, sowie die Gesässhaut, auf die das Mittel in gleicher Weise gelangt war, nur in sehr geringem Grade von der Entzündung betroffen.

Arnica montana.

Die arzneilichen Wirkungen der Blüthe des Wohlverleih bauen sich wesentlich auf dem Gehalt an ätherischem Arnicaöl und dem darin enthaltenen Arnicacampher auf. Alte Blüthen werden missfarbig, geruch- und wirkungslos. Der Widerspruch vieler Aerzte gegen die Anwendung des Mittels hat dasselbe nicht aus der Gunst des Volkes verdrängen können. Man benutzt es äusserlich als ein gutes Mittel für Blutergüsse in die Haut, gegen Quetschungen u. a. m. Bedingung für einen solchen Gebrauch ist, dass die Oberhaut gesund ist. Nur die aus Blüthen bereitete Arnicatinctur, aber nicht die Wurzeltinctur wirkt stark entzündungserregend. Man meinte deshalb, dass gewisse, in den Blüthen sich immer findende Insecten (Atherix maculatus), die mitverarbeitet würden, Ursache der hautverändernden Eigenschaft der Arnica seien. Es ist zweifellos, dass diese Insecten auch entzündungserregend wirken, aber ebenso sicher, dass die Arnicablüthen an sich das Gleiche thun.

---

1) Dornblüth, Deutsche med. Wochenschr. 1884. No. 33. p. 535.

Kleine, in den Kreislauf aufgenommene Mengen der Arnicatinctur verlangsamen, grosse beschleunigen die Herzthätigkeit. Es kommt vor, dass Menschen die Tinctur mehrfach ohne Schaden anwenden, dann aber doch einmal Nebenwirkungen danach bekommen.

Bringt man die Tinctur auf eine empfindliche Haut, so entsteht, je nach der Beschaffenheit des Präparates, Jucken oder Brennen und nach einiger Zeit Röthung und Schwellung besonders im Gesicht, so dass die Augen nicht geöffnet werden können, und Dysphagie durch Schwellung des Halses. Ein Mann wandte bei einer Luxation seines rechten Armes Arnicatinctur unverdünnt an. Bald nach der Einreibung empfand er an der betreffenden Stelle ein schmerzhaftes, brennendes Gefühl, dem Entzündung und Schwellung der Haut folgten. Auch die linke Hand, die Arnica eingerieben hatte, war roth und entzündet. Hierzu gesellte sich Fieber, so dass der Kranke acht Tage das Bett hüten musste. Bei seiner Frau trat nach Einreibung derselben Tinctur keine derartige Reaction ein. Bisweilen schwellen in solchen Fällen auch die Lymphdrüsen an. Manche Menschen bekommen nach Arnica auf einem ödematösen Hauterythem miliare bis linsengrosse, eiterhaltige Bläschen und selbst ausgebildete Bullae. Diese Veränderungen haben entsprechende Allgemeinerscheinungen im Gefolge. Als Beispiel, wie der Verlauf einer solchen Veränderung sich gestaltet, sei Folgendes angeführt: Es machte Jemand zweimal Umschläge mit Arnicatinctur auf eine durch Stoss am Schienbein veranlasste Excoriation. Die bestehende Röthe nahm bald zu; es entstanden Phlyctänen von Fünfmarkstückgrösse, die von kleinen, dunkelrothen Erhabenheiten umgeben waren. Trotzdem wurden die Umschläge noch zweimal wiederholt. Als sich das gesunde Bein mit dem kranken im Bett berührte, erkrankte auch dieses mit einem Ausschlag. Schmerzen raubten dem Kranken den Schlaf. Auch im Gesicht erschienen, vielleicht durch Uebertragung, Bläschen. Die Hände blieben aber frei. Der Ausschlag ähnelte einem Eczema rubrum. Erst nach 14 Tagen war er verschwunden. Ist ein solches Eczem durch Arnica entstanden, dann wird leicht an irgend einer entfernteren Stelle, z. B. dem Gesicht oder Nacken, die dem Druck, einer Reibung oder der Hitze ausgesetzt ist, reflectorisch ebenfalls ein Eczem entstehen. In seltenen Fällen gehen die örtlichen Veränderungen in oberflächlicher Gangrän. Ein Kranker, der mehrfach gegen ein Eczem Arnicatinctur angewandt hatte, sah sehr bald das ursprüngliche, eng begrenzte Leiden sich weiter ausdehnen. Die Haut wurde roth, schmerzhaft, geschwollen und bedeckte sich mit Papeln, Blasen und Pusteln. Nach 10—12 Tagen bestanden diese Veränderungen noch, und dazu hatten sich Stellen mit je einem oberflächlichen, centralen, blauschwarzen, bis bohnengrossen Brandschorf gesellt. Da wo dieselben schwanden, entstanden Ulcerationen[1]).

Arnica-Aufgüsse (0,3—1 : 120 Wasser), die in den Magen eingeführt werden, erzeugen Brennen und Kratzen im Munde und auch wohl Dysphagie. Die letztere erschien in einem Falle sogar nach Aufbringen von Arnicatinctur auf eine Contusion. Man beobachtet ferner bisweilen: Auftreibung des Magens, oder Magenschmerzen, Ekel, Aufstossen, Leibschneiden und ab und zu auch Tenesmus und Diarrhoe. Der Harn kann eine icterische Färbung annehmen. In manchen Fällen zeigen sich: drückender Kopfschmerz, Benommenheit, Schwindel und unruhiger Schlaf. Grosse Dosen lassen neben gastrointestinalen Nebenwirkungen noch Collaps mit fadigem Puls und Kopfweh selbst mehrere Tage anhalten. Auch eine gleichzeitige Erschwerung der Athmung und Schwere im Kopfe kommen vor. Bei einem Manne, der gegen Influenza 0,18 g Pulv. rad. Arnicae genommen hatte, erschienen nach 8 Minuten starkes Herzklopfen, allgemeine Kälte des Körpers, Angst und Schwindelgefühl. Die beiden letztgenannten Symptome sind häufiger beobachtet worden. Ganz vereinzelt wird von Tetanus berichtet.

---

1) Secheyron, Annales d'hyg. publ. 1886. 3. Sér. II. p. 158.

Acidum pyrogallicum.

Das Pyrogallol nimmt in Lösung an der Luft begierig Sauerstoff auf und färbt sich allmählich braun bis braunschwarz. Um die Wäsche vor Färbung zu bewahren wird bei ausgedehnterer Einreibung ein Flanellgewand angezogen. Die caustische Wirkung erstreckt sich nicht nur auf das erkrankte, sondern auch auf gesunde Gewebe.

Die äusserliche Anwendung von Salben, Pflastermull etc. kann resorptive Nebenwirkungen entstehen lassen. Gerathen erscheint es deswegen, nicht mehr als höchstens 5 g täglich verschmieren zu lassen. Sie erscheinen nicht bei jedem Kranken. Wenn sie aber auftreten, so geschieht es stets mehr oder minder plötzlich. Kopfweh macht meistens den Anfang. Für die unter Umständen bösartige Wirkung der Pyrogallussäure ist mit Unrecht oft der folgende Fall angeführt worden: Bei einem mit Psoriasis behafteten Manne wurde zum Vergleiche die rechte obere und untere Extremität und der Rücken mit Unguentum Rhei (Extr. Rhei spirit. als 20 proc. Salbe), die linke Seite und die Brust mit Pyrogallussalbe energisch eingerieben, dann noch einmal mit einer dünnen Schicht Salbe überstrichen, der ganze Körper schliesslich mit Gummipapier bedeckt und letzteres durch Bindentouren befestigt. Einige Stunden nach dieser Operation stellten sich Schüttelfrost, Diarrhoe, Erbrechen ein und hielten drei Tage bis zu dem unter Collaps erfolgenden Tode an. Der Harn zeigte Blutfarbstoffgehalt. Die Section ergab als Todesursache Blutzersetzung, Nephritis haemoglobinica und eine disseminirte Fettentartung des Herzmuskels[1]). Der grösste Theil dieser Symptome kam durch die gehinderte Körperperspiration zu Stande, da der Effect einer so ausgedehnten, unverständlichen und kunstwidrigen Einreibung der Wirkung des Firnissens gleichkommen muss.

Als wirkliche resorptive Nebenwirkungen kommen vor: Gastroënteritische Reizung, Erbrechen, Durchfall[2]) und Strangurie. Der Harn wird schwarz, grünlich schimmernd und kann bei schwerer Einwirkung Blut oder Hämoglobin enthalten. Nach Bestreichen beider Vorderarme mit einer 10 pCt. Pyrogallolsalbe erschien neben Schmerzen und erysipelatöser Schwellung für 14 Tage Albuminurie[3]). Auch Frostschauer, Erhöhung und späteres Sinken der Körperwärme, Verminderung der rothen Blutkörperchen, Kleinheit des Pulses und Erhöhung der Pulszahl, eine eigenthümliche, blassgelbe Verfärbung der Haut, verfallenes Aussehen, allgemeine Schwäche und schnell sich steigernde Prostration sowie Kopfweh wurden beobachtet.

Die Haut wird an der Einreibungsstelle braun resp. schwarz. Gelegentlich vermisst man diese Färbung. Seifenbäder verstärken dieselbe. Erscheint ein Erythem, dann muss das Mittel ausgesetzt werden. Innerhalb eines Tages findet Rückkehr zur Norm unter Schuppung statt. Auch Blasen können sich auf der entzündeten Haut bilden. Bisweilen bleibt nach Abstossung der schwarzen Masse eine geschwürige Fläche zurück. Nach Aufbringung von Pyrogallol-Lösungen (1:10—20 Wasser) auf Schanker entstehen Schmerzen, vereinzelt auch ausgedehntes Erythem oder Phlegmone.

Chrysarobin.

Thierversuche lehrten, dass nach Einführung des Chrysarobins im Harn Chrysophansäure neben unverändertem Chrysarobin erscheinen[4]). Reibt man das Chrysarobin auf psoriatische Stellen ein, so tritt je nach der Vulne-

---

1) Neisser, Zeitschr. f. klin. Medicin. Bd. I. Heft 1.
2) Besnier, Annales de Dermatol. et de Syphiligr. 1882. No. 12.
3) Vollmar, Deutsche med. Wochenschr. 1896. p. 45.
4) L. Lewin u. Rosenthal, Archiv f. path. Anat. 1881. Bd. LXXXV. p. 118.

rabilität der Haut bei einigen Personen früher, bei anderen später Entzündung an dem Orte der Anwendung auf, die sich auch auf die gesunde Haut, häufig unter bedeutender Schwellung, in grosser Ausdehnung fortsetzen kann. Manche Individuen scheinen hierzu besonders disponirt zu sein, und dann nehmen diese Entzündungen an Heftigkeit sowie an örtlicher und zeitlicher Ausdehnung ausserordentlich zu. Eine besondere Reizbarkeit scheinen das Gesicht und die Genitalien für die Chrysarobinsalbe zu besitzen. Schlaf und voller Magen sollen die Wirkung des Chrysarobins modificiren. Bei einigen Menschen äussert es keine unangenehmen Wirkungen. Folgende Ausschlagsformen beobachtete man:

1. Dermatitis diffusa. Bei manchen Personen erscheint die Entzündung als Hof um jeden Psoriasis-Plaque schon nach 4—15 Einpinselungen. Hört man mit dem Einpinseln auf, so endet diese Röthe nach 10 bis 14 Tagen mit Abstossung der Epidermis. Oft jedoch breiten sich Entzündung, Schwellung, Oedeme, besonders im Gesicht, trotz der Sistirung weiter aus und bewirken Schmerzen, Fieber, Schlaflosigkeit, Drüsenanschwellung etc.

2. Knötchen. Dieselben sind stecknadelkopfgross und derb, einzelne von ihnen tragen auch Bläschen und Pusteln. Sie entsprechen den Follikelmündungen. Der Kranke empfindet lästiges Jucken und Brennen.

3. Schmerzhafte Furunkel.

Zur Linderung der Schmerzen und der Entzündung sind Kaltwasserumschläge oder Schwefelbäder empfohlen worden. Prophylaktisch schützt man die Umgebung der kranken Stelle durch Heftpflaster. Andere glauben, durch allmähliche Steigerung mit dem Chrysarobingehalte der Salben diese Nachtheile vermeiden zu können. Im Gesicht und an der behaarten Kopfhaut soll das Chrysarobin gar nicht, und an den Genitalien nur unter sorgfältiger Isolirung der Hautfalte angewendet werden. Man setzt es aus, sobald Höfe um die Psoriasis-Plaques entstehen. Die Mischung des Chrysarobins mit Collodium (1 : 10) macht nicht immer die Verbreitung der Entzündung auf gesunde Theile unmöglich. Auch hierbei treten vereinzelt sogar energische Reizzustände auf. So kann auf diese Weise eine Psoriasis nummularis zu einer diffusen Psoriasis werden. Dagegen soll die Methode, Chrysarobin mit Gelatine zu verwenden, die schädlichen Nebenwirkungen vermeiden lassen, was zu bezweifeln ist.

Als Begleiterscheinung der genannten entzündlichen Nebenwirkung zeigt sich fast immer eine Verfärbung der mit dem Mittel in Berührung kommenden Hautgewebe. Die normale Haut, sowie die Nägel gewinnen ein rothbraunes oder violettbraunes Aussehen und die Haare werden goldgelb, grünlich schillernd verfärbt. Kommt Seife auf die so in ihrer normalen Farbe veränderten Theile, so geht die rothbraune Farbe in Folge der Einwirkung des Kali auf das Chrysarobin in dunkelviolett über. Am stärksten ist diese Farbenumwandlung an dem entzündlichen Hofe, der sich um die Psoriasis-Plaques bildet. Ebenso wie die Haut wird auch die Leibwäsche mehr oder minder purpurbraun oder violett gefleckt, und diese Flecke sind schwer austilgbar.

Erwähnenswerth ist ferner eine nach äusserlicher Anwendung des Chrysarobins oder des Goa-Pulvers beobachtete Conjunctivitis, die sogar zu Stande kam, ohne dass Chrysarobin im Gesicht verwandt wurde. Bei 4—5 pCt. der mit Chrysarobin-Chloroformlösung behandelten Hautkranken fand man [1] meist nach 12 bis 24 Stunden erst auf einem Auge, sodann einige Stunden später auch auf dem anderen eine Entzündung. Der Kranke fühlt anfangs lebhaftes Brennen, Stechen und ein unangenehmes Gefühl der Schwere am Auge, der Schmerz nimmt allmählich zu, es entstehen Blepharospasmus, Thränenfluss,

---

[1] Trousseau, Annales de Dermatol. et Syphil. II. Sér. Tome VII. p. 275. — Linde, D. med. Wochenschr. 1898. p. 539.

bisweilen auch ein leichter Grad von Photophobie, die Conjunctiva bulbi und Conjunctiva palpebrarum, besonders die des unteren Augenlides, ist stark injicirt, die Conjunctiva des oberen Lides kann aber auch ganz intact sein; die Cornea findet sich meistens nicht verändert, doch werden gelegentlich neben einer Conjunctivitis und Myosis Zerfall des Cornealepithels mit Lähmung der Sensibilität der Hornhaut und Cornealgeschwüre beobachtet. Die acute Periode dieser Affection dauert 3—4 Tage; die Injection der Conjunctiva hält länger an. Erst nach 8—10 Tagen sind auch ohne Behandlung die Augen wieder normal. Zu einer Secretion der Conjunctiva kommt es nicht. An dem später ergriffenen Auge sind die Entzündungserscheinungen etwas geringer und von kürzerer Dauer, wie am primär erkrankten. Eine Behandlung ist nicht nothwendig, da die Affection spontan verschwindet.

Diese Conjunctivitis ist als resorptive Wirkung anzusehen, vorwiegend deshalb, weil kleine Mengen der Chrysarobin-Chloroformlösung, die direct in das Auge gebracht werden, schleimig-eitrige Entzündung hervorrufen, dieses aber bei der „Chrysarobinconjunctivitis" nicht der Fall ist, weil man ferner bei den Kranken eine Uebertragung mit den Fingern sicher ausschliessen konnte, weil die Affection bei jeder neuen Application des Chrysarobins auftritt und immer doppelseitig ist, und weil ich die Resorption von der Haut aus nachwies. Gelangt Chrysarobin pulverförmig oder in Salben in den Conjunctivalsack, so erkrankt die Bindehaut catarrhalisch und dazu können sich Chemosis, ja selbst Geschwüre an der Cornea gesellen.

Die innere Anwendung des Chrysarobins hat ebenfalls, auf der entzündungserregenden Eigenschaft dieses Mittels basirende, Nebenwirkungen zur Folge. Man beobachtete seltner nach 0,01—0,03 g, wohl aber nach grösseren Dosen: gastrische Störungen, Appetitlosigkeit, Magenschmerzen, Erbrechen, Durchfälle, Herzklopfen mit Präcordialangst, Schwindel und abwechselnd Frost und Hitze. Erbrechen und Durchfall können 2—3 Tage anhalten. Steigt man mit der Dosis bis etwa 0,18 g, so ist es möglich, dass ausser den bisher erwähnten Symptomen noch Blasenreizung, Urinverhaltung und Hämaturie, sowie starker Tenesmus auftreten. Die reizende Einwirkung auf die Nieren durch das, der Oxydation im Körper entgehende und unverändert ausgeschiedene Chrysarobin, konnte mit Sicherheit an Thieren dargethan werden. Es zeigte sich Blut im Harn nach Einführung von ca. 0,1 g und Albuminurie nach Einreiben des Mittels in die Haut. Dieselben schweren Nierenveränderungen können auch nach äusserlicher Anwendung bei Menschen vorkommen. Die gegentheilige Meinung[1]) ist falsch. In gewissen Grenzen scheint Gewöhnung an das Mittel einzutreten, derart, dass trotz Auftretens gastrischer Erscheinungen beim Fortgebrauche oder Steigen der Tagesdosis die anfänglichen Nebenwirkungen verschwinden. Manche Menschen sollen Dosen von 1 g und mehr vertragen, und besonders kleine Kinder Toleranz für dieses Mittel aufweisen.

Die subcutane Einspritzung von Chrysarobin ruft Schmerzen, Entzündung und Abscesse an der Injectionsstelle hervor.

Naphtol.

Von der Haut aus findet eine Aufnahme des β-Naphthols statt. In den Harn geht es über. Die Wäsche wird dadurch nach einiger Zeit rosaroth gefärbt; diese Flecke sind durch heisses Wasser und Seife auswaschbar. Bei längerer Berührung des Naphtols mit der Haut, die zu eczematöser Eruption geneigt ist, treten rothe Knötchen auf, die nach Beiseitigung des Mittels eintrocknen und abschilfern[2]). Bei anderen entzündlichen Zuständen zeigte sich nach mehrmaliger Einpinselung einer Naphtollösung

---

1) Müller, Münchener med. Wochenschr. 1896. No. 49.
2) Kaposi, Wiener med. Wochenschr. 1881. No. 22. p. 609.

diffuse Röthung der Haut, welche quaddelförmig vorsprang und an der Applicationsstelle begrenzt war. Nach öfterer Anwendung von 10—15 proc. Salbe klagen die Kranken über Brennen, das eine viertel bis eine ganze Stunde anhält. Die alkoholischen Lösungen wirken schon auf die gesunde, und entsprechend stärker auf die kranke Haut ein als ölige.

Neben der schmerzerregenden Wirkung wurde auch die Bildung von Blasen bei einem Psoriasiskranken beobachtet.

Das Mittel ist wie andere ähnliche, local reizende, bei bestehenden Nierenleiden mit Vorsicht anzuwenden. Bei Thieren kommt dadurch eine Hämoglobinurie zu Stande[1]). Eine Anhäufung des Naphtols im Körper in Folge einer bestehenden Nephritis würde diese giftige Wirkung natürlich begünstigen. Gewöhnlich wird der Harn der mit dem Mittel behandelten Kranken nach 12—30 Stunden trüb, olivgrün oder gelb röthlich.

Als unangenehme entferntere Nebenwirkungen wurden bei einem mit Prurigo behafteten Knaben nach Naphtolapplication beobachtet: blutiger Urin, die Symptome eines acuten Morbus Brightii, Ischurie, Erbrechen und Bewusstlosigkeit. Darauf folgten noch mehrere Tage hindurch eklamptische Anfälle mit halbseitigen Zuckungen. Nach der Genesung wurden Einpinselungen mit 5 proc. Naphtollösung vier Wochen lang gemacht, ohne dass Eiweiss im Harn erschien. Nach Verbrauch von 15 g Naphtol gegen Krätze entstanden bei einem Manne ein universelles Eczem und nach 14 Tagen eine acute Nephritis. Das erstere brach unter Frösteln am ganzen Körper mit Ausnahme des Kopfes hervor und erschien der Variola sehr ähnlich. Einzelne der zahlreichen, von rothen Höfen umgebenen Pusteln zeigten Dellenbildung. Der Harn enthielt Eiweiss. In noch anderen Fällen erschienen impetiginöse Hautausschläge auch nach 2 proc. β-Naphtolsalbe, die gegen Krätze gebraucht wurde und neben Schwellung der Schenkel des Scrotums, Schmerzen in der Nierengegend und Albuminurie. Ein so behandeltes Kind starb, nachdem noch bronchopneumonische Symptome hinzugetreten waren[2]).

Naphtolcampher. (1 Theil Naphtol und 2 Th. Campher) ruft auf Wunden leichtes Brennen oder Schmerz und zuweilen auf der gesunden Haut juckende Erytheme hervor. Nach Einspritzung von jedesmal 0,15 g in Lungencavernen klagten einige Kranke über Schmerzen, die längs des Armes empfunden wurden, oder über hartnäckigen Husten, oder es entstand Blutauswurf. Nach Einbringen grosser Mengen von Camphernaphtol (20—50 g) in Abscesshöhlen entstanden: Verlust des Bewusstseins, stundenlange epileptiforme Krämpfe, und bei einem Knaben endete dieser Zustand mit dem Tode[3]).

Asaprol. Das β-Naphtolmonosulfonsaure-Calcium rief bei seiner Verwendung gegen Gelenkrheumatismus folgende Nebenwirkungen bei einigen Kranken hervor: Erbrechen, Durchfall, Schweisse, Verminderung der Pulszahl, Ameisenlaufen in den Fingern und Sinken der Körperwärme unter die Norm[4]).

Betol (Naphthalol). Das β-Naphtolsalicylat kann Erbrechen, Magenschmerzen, Kopfschmerzen und Ohrensausen veranlassen.

Anthrarobin. Die Erfolge dieses Reductionsproductes des Alizarins waren unbefriedigend. Die Leib- und Bettwäsche wird dadurch dunkelviolettroth und dauernd ruinirt. Nägel und Haare färben sich roth. Nach Gebrauch einer 10—20 proc. Salbe, sowie von spirituösen Lösungen am Kopfe, klagten

---

1) Neisser, Centralbl. f. die med. Wissenschaft. 1881. No. 30.
2) Baatz, Centralbl. f. innere Medicin. 1894. p. 857.
3) Calot et Ménard, Soc. de Chirurgie de Paris. 1893. Séance du 5 juillet.
4) Dujardin-Beaumetz et Stackler, Bull. de Thérap. T. CXXV. 1893. p. 49.

manche Kranke über heftiges, oft mehrstündiges Brennen. Bei einem Manne mit Mycosis tonsurans colli stiess sich nach Benutzung einer spirituösen Lösung die Epidermis, wie nach dem Gebrauch eines Vesicans ab. Nach ca. siebentägigem Gebrauche einer 20 proc. Salbe entstand in einem Falle eine diffuse Dermatitis.

Aristol. Das Dithymol-Dijodid, dieser „beste Stoff" leistet nicht das, was wir vom Jodoform an Gutem zu sehen gewöhnt sind. Bei Psoriasis ist die Wirkung viel langsamer als nach Pyrogallol und in schweren Fällen ganz ungenügend. Die Reinigung von Geschwürsflächen tritt nicht ein und der Process geht weiter. Auch bei Intertrigo, Ozaena syphilitica etc. war kein Erfolg wahrnehmbar. Bei acuten Mittelohreiterungen wagte man es nicht anzuwenden, wegen der Gefahr der Concrementbildung mit Verlegung der Perforationsöffnung und Verhalten des Eiters, und bei chronischen Mittelohreiterungen bewährte es sich nicht. Oft klagten die Kranken über heftige Schmerzen im Gehörgang. Nur in 8 von 49 Fällen trat Beseitigung der Eiterung ein, und in 10 Fällen eine erhebliche Steigerung der Eiterung[1]). Subcutane Injectionen von Aristol-Oellösungen bei Tuberkulösen erzeugen lebhafte Schmerzen, Schwellung und Entzündung an der Injectionsstelle. Bisweilen entstanden bei der Anwendung an der Nase Kopfschmerzen. Es braucht kaum hervorgehoben zu werden, dass eine Zerlegung des Aristols im Körper zu Stande kommt. Ist auch das Thymol in Bezug auf Nebenwirkungen nicht zu fürchten, so kann doch das freiwerdende Jod solche erzeugen.

Dermatol. Das gallussaure Wismuth muss die Nachtheile anderer Wismuthverbindungen äussern können. Kaninchen gehen durch subcutan beigebrachtes Dermatol (3 g) an Diarrhoe und Lähmung in 2—3 Wochen zu Grunde, und man findet in Darm und Nieren Wismuthablagerungen. Bis jetzt beobachtete man bei Menschen nach Gebrauch von 20—30 g in 10—12 Tagen an Unterschenkelgeschwüren keinerlei Besserung, dafür aber Schwindelgefühl und Hautjucken, und bei einer anderen Kranken nach Verbrauch von 15 g in 3 Tagen für ein grosses Unterschenkelgeschwür Schmerzhaftigkeit, Erhöhung der Körperwärme auf 39°, Kopfschmerzen, Müdigkeit in allen Gliedern, Appetitlosigkeit und einen über den ganzen Körper verbreiteten Ausschlag. An dem Fusse fanden sich bis ca. $1^1/_2$ cm grosse, mit Serum gefüllte Bläschen oder Blasen. Aussetzen des Mittels schaffte Besserung[2]). Auch eine Dermatitis mit Absonderung von wässriger Flüssigkeit und eine universelle Urticaria kamen vor.

Gallobromol. Die Dibromgallussäure erzeugt schon in $^1/_{10}$ proc. Lösung in die Harnröhre gespritzt, Schmerzen. Ein Kranker bekam danach Dysurie mit tropfenweisem Ausfliessen des Harns. Nach Einführung in den Magen entsteht bisweilen drückender Schmerz und Brechreiz. Das Gallobromol geht zum Theil unzersetzt durch den Körper, zum Theil spaltet sich Brom ab. Deswegen müssen auch noch allgemeine Brom-Nebenwirkungen entstehen.

Hydroxylaminum hydrochloricum. Das salzsaure Hydroxylamin ist ein starkes Reductionsmittel. Es geht im Thierkörper in salpetrige Säure über: $2 (NH_3O) + O_4 = 2 HNO_2 + 2 H_2O$. Seine Resorption könnte unangenehme Folgen haben. Die spectroskopisch erkennbare Einwirkung des Hydroxylamin auf todtes oder circulirendes Blut besteht in der Bildung von Methämoglobin neben Hämatin. Die rothen Blutkörperchen leiden morphologisch. Es entsteht eine zusehends stärker werdende Granulirung ihres Inhalts; der Farbstoff drängt sich bald hier und

---

1) Bürkner, Berliner klin. Wochenschr. 1891. No. 26. p. 648.
2) Weismüller, Berliner klin. Wochenschr. 1891. p. 1201. — Abramowitsch, Eschenedeln., Med. Obosr. 1898.

da in denselben zusammen und nach weiterer Zeit werden zahlreiche rothe Blutzellen farbstofffrei gefunden. Die energischere Wirkung des Hydroxylamins gegenüber derjenigen der salpetrigen Säure ist auf die Abspaltung der letzteren in statu nascendi zurückgeführt worden[1]). Der arzneiliche Gebrauch des Mittels hat fast ganz aufgehört, was im Interesse der Kranken von vornherein zu wünschen war. Dasselbe hat wenige oder keine Erfolge geliefert und oft geschadet, da es in 1—5 proc. Salben langwierige Eczeme, Dermatitis, bei Herpes tonsurans Entzündung und Eiterung der Kopfhaut, bei Psoriasis Schmerzen und Blasen erzeugte. In einem Falle entstand nach Resorption desselben von Psoriasisplaques aus starke Albuminurie, die nach dem Aussetzen des Mittels schwand[2]).

Thiosinamin. Der Allylthioharnstoff rief subcutan injicirt bei Psoriasis für einige Tage locale Anästhesie am Vorderarm hervor[3]). Die Einspritzung alkoholischer Lösungen in Drüsentumoren sollte keine Nebenwirkungen veranlassen. Man sah aber einige Male recht schmerzhafte Infiltrationen in der Nähe der Injectionsstelle eintreten. Bestehende scrophulöse Reizungen der Conjunctiva und Cornea werden dadurch gesteigert[4]). Deswegen soll bei eben abgelaufenen oder bestehenden entzündlichen Processen das Mittel nicht gebraucht werden. Es ist aber auch ferner darauf hinzuweisen, dass nach der innerlichen Verabfolgung von 0,6 g Kopfweh, Schwindel, Mattigkeit, Ohrensausen, Farbensehen, Uebelkeit, Erbrechen, Durchfall und Leibschmerzen entstehen können, und derartiges auch nach einer anderen Anwendungsform möglich ist.

Europhen. Das Isobutylorthokresoljodid spaltet bei Berührung mit feuchten Geweben Jod ab. Wird eine 5—10 proc. Salbe, z. B. bei Ulcus cruris, gebraucht, so entsteht häufig so heftige Reizung der Wundränder, dass eine andere Art der Anwendung stattfinden muss. Die subcutane Einspritzung einer 1,5 proc. öligen Lösung in grösseren Mengen veranlasst Kopf- und Leibschmerzen.

Metol. Methylamidokresol kann bei häufiger Einwirkung auf die Haut Schmerzen, Kältegefühl, Taubsein, bläuliche Verfärbung und Verdickung veranlassen.

Paraphenylendiamin. Dieses als Haarfärbemittel (Juvenin, Nussextract) gebrauchte Mittel hat sehr oft Nebenwirkungen erzeugt, wenn die Lösung direct auf die Haut kam. Unter heftigem Jucken entsteht ein Erythem mit Oedem der Augenlider, der Stirn, der Wangen, des Halses und der Schultern. An der Kopfhaut, den Augenbrauen, selbst auf den Beinen bilden sich auch Bläschen, die ihren Inhalt austreten und sich zu Krusten umwandeln lassen. Nachschübe können noch an irgendwelchen Körpertheilen erscheinen[5]). Ich halte sie für resorptive Symptome, da auch die innerliche Beibringung bei Thieren Lidschwellung hervorruft. Grössere Mengen erzeugen bei den letzteren Krämpfe, Erbrechen, Blutharnen und Tod.

Calcium chloratum kann in grösseren Dosen (über 2 g pro dosi) Urticaria erzeugen.

---

1) L. Lewin, Archiv f. exper. Pathol. u. Pharmak. Bd. 25. 1889.
2) Fabry, Archiv f. Dermatol. u. Syphil. 1889. No. 2. p. 204.
3) Keitel, Charité-Annalen. 1893. p. 639.
4) Békéss, Archiv f. Kinderheilkunde. 1895. p. 439, 446.
5) Cathelineau, Annal. de Dermatol. 1895. T. VI. p. 24.

XV. Epispastica. Caustica.

Unberührt von jenen zahlreichen medicinischen Anschauungen und Systemen, die im Laufe von mehr als zwei Jahrtausenden einander ablösten, blieb die arzneiliche Anwendung hautröthender oder blasenziehender Mittel als eherner Bestand arzneilichen Thuns. Wer humoralpathologisch dachte, brauchte sie wie der solidarpathologisch Denkende. Für die Erklärung dieses Festhaltens ist der häufig beobachtete Nutzen dieser Stoffe heranzuziehen. Selbstverständlich erwuchsen auch ihnen Feinde, entweder durch Nichterfolge der Vesicantien, oder durch den Nachtheil, den sie gelegentlich hervorriefen. Aber giebt es denn absolut Werthvolles in der Therapie? Die rechte Wahl, das Maass und die Art des Gebrauches sind am meisten für die Grösse des relativen Werthes bestimmend. Die derivatorische oder revulsive Heilmethode, wodurch tief oder entfernt gelegene Entzündung abgeleitet, Granulationsbildung oder Suppuration angeregt, schmerzhafte Nervenleiden, Ischias, Intercostalneuralgie gemildert und Wiederbelebung bei Scheintod herbeigeführt werden kann, ist, wenngleich nicht in ihren Leistungen ganz erklärt, so doch physiologisch durch manche bemerkenswerthe Thatsache gestützt. Sowohl die örtliche Hyperämie mit der Aenderung der Blutvertheilung als auch die reflectorische Wirkung auf manche Organe, wie z. B. auf die kleinsten und grösseren Gefässe, auf das Herz, das Athmungscentrum müssen zur Deutung der verschiedenen Einwirkungen herangezogen werden. Viele der Vorwürfe, die den Vesicantien im Allgemeinen gemacht werden, sind von unangenehmen Folgen abgeleitet worden, welche die Canthariden zu Wege brachten. Diesen ist wirklich viel Uebles nachzusagen. Aber nur verschwindend wenig von ihren Untugenden findet sich bei anderen Vesicantien.

Nierenleiden erheischen Vorsicht in dem Gebrauche dieser Mittel, wenn sie gar dieselben nicht ganz ausschliessen. Für frische entzündliche Affectionen mit hohem Fieber, wie Pneumonie, Pleuritis, Bronchitis der Kinder gilt das Gleiche. Auch Gicht, Erysipelas und Phlegmone werden von manchen Beurtheilern hierher gerechnet. Doch ist hervorzuheben, dass der Gebrauch von sogenannten fliegenden Vesicatoren, die gewechselt werden und nicht bis zur vollen Ausbildung einer Blase liegen bleiben, auch bei den vorgenannten Krankheiten von Einigen geübt wird. Man gestattet z. B. im Gegensatz zu den bleibenden Vesicatoren die fliegenden bei Pneumonie, wenn die Entzündung über der Höhe ist, weil dadurch die Resolution der Hepatisation der Lunge begünstigt wird. Es kommt besonders an der Brust vor, dass die durch ein solches Mittel geröthete und blasig veränderte Hautfläche geschwürig wird, dass die Geschwüre keine Neigung zum Verheilen zeigen wollen, Erysipelas hinzutritt oder Brand erscheint. Mehrfach bedingten solche Zufälle den Tod des Individuums. Kinder, Greise und cachektische Menschen scheinen diesem Ausgange am meisten ausgesetzt zu sein. Gelegentlich erscheinen auch Hautausschläge nach Vesicatorien, die sich vom Anwendungsorte aus über den ganzen Körper verbreiten können. Alle jene Fälle sind aber als nicht hierhergehörig auszuscheiden, in denen Medicamente, wie z. B. Morphin, auf die blasigen Stellen gestreut wurden, da hierdurch ebenfalls gelegentlich Arzneiexantheme erzeugt werden.

Sinapis.

Die in den Senfsamen enthaltenen Eiweisskörper Myrosin und Sinigrin liefern mit Wasser Allylsenföl. Dieses Oleum Sinapis soll, soweit es arzneilich gebraucht wird, aus Senfsamen und nicht synthetisch hergestellt werden. Nichtsdestoweniger wird auch das letztere zu Arzneizwecken verkauft. Senfsamen werden durch längeres Aufbewahren feucht und dadurch schlecht.

Bei besonderer Empfindlichkeit entstehen örtlich nach langem Liegen eines Senfteiges eine erysipelatöse Entzündung, auch wohl hartnäckige Geschwüre und ganz ausnahmsweise selbst Brand. Bisweilen kommt dadurch ein universelles Eczem zu Stande, das Monate, ja angeblich sogar Jahre lang anhalten kann, oder auch ein pustulöser Ausschlag. Das ätherische Senföl ruft bald Blasen und weitergehende Veränderungen bis zum Brand hervor, wenn es längere Zeit mit der Haut in Berührung bleibt. Grosse Senfteige bedingen resorptiv bisweilen Albuminurie auf Grund einer durch sie veranlassten Nephritis. Auch Blasenreizung oder Blasenentzündung kommen vor. Der Gebrauch allgemeiner Senfbäder schafft bald nach dem Beginn Kältegefühl und Schauern am Leib, dem Rücken, den Gliedern, dann Zittern, Zähneklappern und ein Gefühl eisiger Kälte. Diese Symptome sind um so ausgesprochener, je mehr die Wärme des Wassers unter 30° sinkt. Grössere, innerlich genommene Dosen von Senf rufen Brennen und Stechen in den ersten Wegen, Erbrechen und Durchfall hervor. Auch das fette Oel der Samen soll das letztere veranlassen.

Capsicum annuum. Wird spanischer Pfeffer oder die daraus bereitete Tinctur auf die Haut gebracht, so ruft der wirksame Bestandtheil, das Capsicol, Röthe und bei längerem Liegen Blasen hervor. Auf Schleimhäuten macht sich neben der Reizung Schmerzempfindung bemerkbar. Grössere, innerlich z. B. gegen Blutungen oder Delirium tremens gereichte Mengen erzeugen Erbrechen, Durchfall, Benommensein und Schwindel. Nach Capsicumpulver wurde Dysurie beobachtet[1]). Auch starke Vermehrung von Schweiss und Harn kommen vor.

Daphne Mezereum. Die Rinde des Seidelbastes wird nur noch selten, in frischem Zustande, oder in Wasser geweicht, als blasenziehendes Mittel benutzt. Nach dem Platzen der Blasen können Geschwüre zurückbleiben. Diese sind schmerzhaft, heilen nur äusserst langsam, und haben an ihrer Peripherie oft noch einen pustulösen Ausschlag. Nach dem Auftreten der entzündlichen Symptome können durch Resorption schwere Fernwirkungen und selbst der Tod eintreten. In einem solchen Falle zeigten sich nach Ein-

---

1) Délioux de Savignac, Bullet. génér. de Thérap. T. XC. p. 222.

reiben an den Wangen, Geschwulst des ganzen Gesichts, sodann ein Erysipelas bullosum, schmerzhaftes Niesen, Delirien, Kopfschmerzen, Trockenheit des Schlundes, Hustenreiz und Fieber. Auch Nierenreizung und Blutharnen soll dadurch entstehen können. Der länger dauernde innerliche Gebrauch kann unerträgliches Jucken über den ganzen Körper und Ausschläge veranlassen. In den ersten Wegen entstehen Reizsymptome.

Die Baccae Coccognidii, die Früchte von Daphne Gnidium rufen in grösseren Dosen gastroënteritische Symptome neben Collaps hervor.

Thapsia Garganica. Die bei äusserlicher Anwendung dieser Droge vorkommenden Nebenwirkungen kannte man schon im Alterthum. Sonst wäre Galen nicht im Stande gewesen, die Simulation jenes Sclaven zu entlarven, der, um von einer Reise mit seinem Herrn entbunden zu werden, durch Auflegen von Thapsia sich eine künstliche Kniegeschwulst verschafft hatte. Nach Gebrauch eines mit Thapsia bereiteten Pflasters auf der Brust bildet sich bei manchen Menschen ein Eczem, das, vielleicht durch Uebertragung des entzündungserregenden Princips mit den Händen, oder durch Verbreitung desselben in den Lymphbahnen der Haut auch an entfernteren Körperstellen, z. B. am Gesicht, sich einstellen kann. In anderen Fällen erscheinen neben Bläschen auch tiefe Eiterungen, welche den Variola-Narben ähnliche Narben hinterlassen. Besonders scrophulöse und „lymphatische" Menschen sollen dazu neigen.

Als resorptive Nebenwirkung sah man bei ganz fieberlosen Menschen gelegentlich Fieber auftreten. Nach Auflegen eines Thapsiaflasters von 10 qcm auf die Brust, entstand bei einer Dame plötzlich 10—15 Stunden später acute Cystitis, dumpfer, nach den Genitalien ausstrahlender Schmerz im Hypogastrium, Jucken, Blasen-Tenesmus, heftiger Schmerz nach Entleerung einiger Harntropfen und Tenesmus des Rectums. Nach Fortlassen des Pflasters schwanden diese Symptome.

Ranunculus acris, bulbosus, sceleratus, flammula.

Diese Hahnenfüsse enthalten ein flüchtiges, leicht zersetzliches, sich in Anemonin und Anemonsäure umwandelndes Oel (Anemonencampher). Je nach der Dauer der Berührung und der Güte der Pflanze kann man 4 Stadien der Einwirkung an der Haut unterscheiden: 1. Röthe mit lebhaftem Jucken, 12—48 Stunden nach der Anwendung beginnend und 3—4 Tage anhaltend. Es folgt leichte Abschuppung. 2. Ausser Röthe erscheint Schwellung in 10—15 Stunden und hält 5—6 Tage an. Auf der entzündeten Basis schiessen Blasen auf, die später zusammenfliessen und eintrocknen. 3. Die Entzündung ist heftiger. Nach 6—8 Stunden findet sich bereits eine grosse Blase mit gelblichem Inhalte. Sie ist von kleinen Phlyctänen und einem rothen Hof umgeben. Die Blase platzt und entleert 3—4 Tage lang reichlich Serum. Bisweilen bilden sich noch im Umkreis der entzündeten Haut sehr schmerzhafte Furunkel. 4. Es erscheinen Phlyctänen und oberflächliche, bei schwachen Individuen auch tief gehende Gewebszerstörung. Dass die einzelnen Stadien in einander relativ schnell übergehen können, beweist folgendes Vorkommniss: Eine Frau, die sich wegen Gliederschmerzen die Unterschenkel mit einer Abkochung von Ranunculus acris Abends gewaschen und diese dann als Umschlag darauf hatte liegen lassen, bekam in der Nacht Schmerzen. Trotzdem der Umschlag entfernt und das Bein abgewaschen wurde, sahen am nächsten Morgen beide Füsse bis zu den Knieen wie verbrannt aus, waren heiss, roth und stellenweise mit Blasen bedeckt. Am dritten Tage wurden mehrere Stellen brandig. Allgemeinerscheinungen können mit diesem Zustande verbunden sein, z. B. Betäubung, Schwindel, Schwere im Kopfe, Ohnmachten beim Aufrichten und kleiner, schneller Puls.

Faba Anacardii.

Die als Elephantenläuse benannten Bohnen enthalten das blasenziehende Cardol, das wegen seiner Eigenschaft, Dermatitis und selbst Erysipelas zu erzeugen, nicht verwendbar ist. Nach der Application desselben findet meist keine begrenzte Wirkung statt, insofern weitgreifende entzündliche Oedeme, sowie Eczeme an entfernteren Körperstellen, z. B. dem Gesichte entstehen können. Die Anacardium-Bohne findet im Volke vielfach Verwendung und giebt in Folge dessen zu typischen Hauterkrankungen Veranlassung.

Bei einer Frau, die sich wegen Zahnschmerzen und Reissen im Gesicht eine halbe Bohne in das Ohr gesteckt hatte, entstand ein Erysipel von enormer Ausdehnung. Das Gesicht war aufgedunsen, die Augenlider beiderseits serös infiltrirt, Ohr, Wange, vordere Halsgegend bis zur Clavicula geschwollen und geröthet. Der äussere Gehörgang, die Ohrmuschel und die angrenzenden Hautpartien zeigten blasige Abhebungen. Die Heilung erfolgte in einigen Tagen. In einem anderen Falle war wegen Brustschmerzen eine Anacardium-Bohne der Länge nach durchbohrt auf einen Faden gezogen und so um den Hals gehängt worden, dass die Bohne dem Manubrium sterni auflag. Zwei Tage darauf hatte sich ein Erysipel entwickelt, das die ganze vordere Brustwand, die Mammae und die Schultergegend bis zum Unterkiefer hinauf einnahm und zahlreiche Blasen aufwies. Es kann sich auch auf diese Weise ein universelles, mehrere Wochen dauerndes Eczem bilden. Der innerliche Gebrauch des Cardol zu 0,1 g erzeugt heftige Koliken.

Euphorbium. Der Milchsaft verschiedener Wolfsmilcharten z. B. von Euphorbia resinifera ruft an der Luft Anätzung und Gewebszerstörung hervor. Das Bestreichen geschlossener Lider mit dem Milchsafte von Euphorbia Esula verursachte heftige Augenentzündung und Verlust des Gesichts. Eine Frau, die wegen einer Warze am äusseren Augenwinkel eine Einreibung mit dem Safte von Euphorbia resinifera vornahm und der etwas davon in das Auge gelangte, empfand nach 2 Stunden reissende, stechende und ausstrahlende Schmerzen in der Warze. Die Lider schwollen an, Kopfschmerzen und innerliche Augenschmerzen gesellten sich hinzu. Nach 18 Stunden schwoll auch die Schläfengegend an und wurde roth und heiss. Die geschwollenen oberen Lider hingen über den unteren Augenhöhlenrand herab und waren unbeweglich. Dabei bestanden Funkensehen, Lichtscheu und mattes Aussehen der Cornea. Nach 5 Tagen trat Wiederherstellung ein. Nach Aufstreichen des gleichen Saftes auf das Gesicht entstand in einem anderen Falle Erysipelas bullosum. Auch Euphorbia marginata kann Dermatitis mit Blasenbildung hervorrufen.

Grössere, innerlich aufgenommene Mengen von Euphorbium können Reizungen in Magen, Darm und Niere hervorrufen. Ziegen, welche giftige Euphorbiaarten fressen, können dadurch eine schädliche, gastroënteritische Symptome erzeugende Milch bekommen.

Rhus Toxicodendron.

Die Blätter des Giftsumach besitzen die Eigenschaft, die Haut entzündlich zu verändern. Auch die Emanationen der lebenden Pflanze rufen Aehnliches, wie man annimmt, heftiger im Sommer wie im Winter hervor. Es scheint indessen die individuelle Empfindlichkeit hierfür in weitesten Grenzen zu wechseln. Es giebt Menschen, die gegen diese Einwirkung unempfindlich sind. Meist besteht bei den Empfindlichen eine Periode der Incubation von Stunden- bis zu Tagedauer, ehe die Hautveränderung kommt. Die Natur des wirksamen Principes ist bisher nicht erkannt worden. Die örtliche Wirkung tritt beim Berühren der Blätter des Giftsumachs am intensivsten auf, doch soll auch ein von der Pflanze, besonders im Dunklen geliefertes Gas (?) Gewebsentzündung hervorrufen können. Der in allen Theilen dieser Pflanze vorhandene Milchsaft, der an der Luft schwarz wird und auch die Haut so echt schwarz färbt, dass nur nach Loslösung der Epidermis die Färbung verschwindet, hat bei Menschen öfter locale Entzündung erzeugt.

Gewöhnlich treten die ersten Entzündungserscheinungen nicht vor 24 Stunden nach der Berührung der Sumachblätter ein, oft erst nach 3 Tagen und noch später. Dieselben beschränken sich nicht auf den Ort der Application des Giftes, sondern erstrecken sich auf weit entferntere Körpertheile, häufig und mit Vorliebe sogar auf das Scrotum. Die Haut wird roth, die Hände, Vorderarme und das Gesicht schwellen an, werden ödematös und heiss und Jucken und Brennen treten hinzu; es erscheinen sodann unter heftigem Jucken miliare Bläschen in grosser Zahl, aus welchen sich der seröse oder eiterige Inhalt entleeren, und als gelbliche Kruste die entzündete Fläche bedecken kann. Fünf bis zehn Tage nach dem Beginn dieser Einwirkung vermindert sich die Geschwulst, die Flüssigkeitsabsonderung hört auf und es erfolgt Desquamation gewöhnlich in grösseren Fetzen. Während dieser Periode ist der erkrankte Theil gegen Berührung ziemlich unempfindlich. Ein solches acutes Eczem kann, wenn es sich auf grössere Hautgebiete erstreckt, mit allgemeinen Störungen z. B. mit Schwäche und Prostration einhergehen[1]). Nach dem Waschen der durch Berühren von Giftsumach entstandenen Pusteln mit Alkohol und Wasser wurde ein Kranker pulslos und fiel besinnungslos nieder, machte dann Brechversuche, hatte Schaum vor dem Munde und besserte sich nur ganz allmählich.

Nach dem innerlichen Gebrauche normaler Dosen der Tinctur von Rhus Toxicodendron können ebenfalls Ausschläge von erysipelatöser, bläschen- oder pustelartiger Beschaffenheit auftreten. Bei Gelähmten sollen Jucken und Prickeln, oder leichte Zuckungen die Rückkehr der Empfindung anzeigen. Auch kleine, öfter verabfolgte Mengen rufen bei empfindlichen Menschen Schmerzen, gastroënteritische Symptome oder grosse Entkräftung, Schwindel, Betäubung, Delirien, Anästhesie und lähmungsartige Zustände hervor.

Cantharides.

Sehr oft sind die spanischen Fliegen und das Cantharidin für weitere Indicationen eine kurze Zeit hindurch benutzt worden, um dann wieder in ihr eigentliches Leistungsgebiet als Vesicans zurückgewiesen zu werden. Die Aufnahme des letzteren in das Blut findet von der Haut aus leicht statt. Ausgeschieden wird es in den Magen, Darm und durch die Nieren. Die Glomeruli und das Epithel der Harnkanälchen betheiligen sich an der Ausscheidung. Die Contraindicationen für den Gebrauch decken sich mit den bei dem Capitel „Vesicantia" besprochenen.

Jede Anwendungsart der Cantharidin und jedes aus ihnen dargestellte Präparat kann Nebenwirkungen erzeugen. Die Dauer und Stärke derselben steht meistens in einem geraden Verhältnisse zur Grösse der Dosis, Grösse des Pflasters und Verweilens desselben auf der Haut. So wird z. B. häufig ein Pflaster von 12×12 cm vertragen, während ein solches von 15×15 Schaden stiftet. Indessen ändert eine besondere individuelle Empfindlichkeit für das Mittel dieses Verhalten bedeutend ab. Leichte Nebenwirkungen schwinden schnell, schwere bestehen lange. Todesfälle, die durch Canthariden-Gebrauch entstanden sind, verzeichnet die Literatur reichlich. Die Wirkungsart des Cantha-

---

[1]) Brown, Brit. med. Journal. 1889. 14. Dec. p. 1333.

ridin, von dem 0,0002 g eine gefährliche Dosis darstellt, macht dies verständlich. Alle mit Blutgefässen versehenen thierischen Gewebe werden dadurch in Entzündung versetzt. An der Gewebsveränderung nehmen auch die Capillarwände theil. Sie erleiden eine Ernährungsstörung und werden für Blut durchgängiger.

Vielfältig sind die örtlichen Nebenwirkungen des Mittels. Einspritzung der Tinctur ruft Schmerzen, Röthung, Schwellung und nach 2—4 Tagen einen Abscess hervor. Aehnliches verursachen in verschiedenen Intensitätsgrenzen die ebenso angewandten cantharidinsauren Salze, die u. A. 24stündige, heftige und nicht einmal durch Cocain zu beseitigende Schmerzen hervorrufen[1]).

Nach Auflegen eines Pflasters mit Canthariden entsteht vermehrtes Wärmegefühl, Brennen, Röthung, Entzündung und Ausschwitzung zwischen Epidermis und Corium in 8—12 Stunden. Es wird angegeben, was auch leicht erklärlich ist, dass bei robusten, vollsaftigen Individuen diese Einwirkung stärker als bei schwächlichen abläuft. Sehr kleine Mengen Cantharidin rufen diese Wirkung in sehr viel kürzerer Zeit — auf der Haut in 2—4 Stunden, auf Schleimhäuten in 15 Minuten — hervor. Gelangen Spuren dieses Stoffes in das Auge, so können an der Conjunctiva Bläschen und weiterhin Verlust des Sehvermögens für einige Tage entstehen.

Es giebt Menschen, bei denen fast jedes Pflaster wie ein Zugpflaster wirkt. Bei solchen erregt Cantharidenpflaster meist sehr ausgebreitetes Erysipel mit Fieber. Man beobachtet ferner: eine weitgreifende Dermatitis bullosa, ferner papulöse Ausschläge oder ein Eczem, das sich von der nächsten Umgebung des Anwendungsortes über den ganzen Körper ausdehnen und jahrelang bestehen kann[2]), seltener Ecthymapusteln, die sich über den Körper verbreiten. Bisweilen entstehen nach Berstung der grossen Blase, zumal bei jungen und alten, geschwächten, auch an Morbus Brightii Leidenden, Geschwüre. Manchmal ist Brand bei dieser Therapie erzeugt worden, z. B. 24 Stunden nach Auflegen eines solchen Pflasters auf die Wade. Man nahm früher an, dass diese Gefahr bei Menschen, die acute Exantheme überstanden haben oder noch an solchen leiden, und bei Greisen, besonders gross sei. Bei Kindern kann dieses Leiden direct den Tod veranlassen. In einem Falle gebrauchte man auf einer durchgelegenen Stelle ein Cantharidenpflaster. Es entstanden: ausgesprochener Wundbrand, Fieber, Delirien und später gangränöse „Aphten" im Munde und Schlunde. Auch nach Einspritzung von cantharidinsaurem Kali kommt es zu Fieber neben örtlichen Veränderungen[3]).

Veränderungen in den ersten Wegen sowie im Urogenitalapparat kann jede Art der Anwendung erzeugen. Man beobachtet neben brennendem Geschmack Durst, Trockenheit, Entzündung und wohl auch Blasenbildung im Munde, gelegentlich Speichelfluss und Schwellung der Speicheldrüsen, brennenden Schmerz im Schlunde und der Speiseröhre, sowie Schlingbeschwerden, Magenkrampf[4]), Uebelkeit und eventuell

---

[1] Coccia, Bollet. d. r. Accad. di Roma. 1894. XIX. p. 697.
[2] Fonssagrives, Gazette hebdomad. de Médecine. 1869. p. 129.
[3] Rosenbach, Deutsche med. Wochenschr. 1891. No. 5.
[4] Bressler, The Therapeutic Gazette. 1890. p. 450.

blutiges Erbrechen. Schmerzhaftigkeit des Leibes, Durchfall mit schleimigen und auch blutigen Entleerungen kommen nach grossen Dosen der Cantharidon vor. Fieber, Abnahme des Körpergewichts, Druck in der Brust und blutige Streifen im Auswurf, auch wirkliche Hämoptoe sah man nach Einspritzung eines cantharidinsauren Salzes entstehen.

Am häufigsten sind die seitens der Nieren auftretenden Veränderungen durchforscht worden. Von leichter Nierencongestion bis zu einer schweren Nephritis diffusa mit Betheiligung aller Nierenelemente kommen alle Stadien mit oder ohne Fieber zur Beobachtung. Die Kranken klagen über unerträgliche, auch einen paroxysmalen Charakter tragende Schmerzen in der Nierengegend. Manchmal ist der Schmerz gleichmässig stark und hat z. B. alle 5 Minuten Exacerbationen. Es entsteht häufig Harndrang, auch Ischurie, die so stark sein kann, dass der Harn mittelst Catheters entleert werden muss. Durchnittlich entstehen die Harnbeschwerden 6—12 Stunden nach der Einführung und halten 12—24 Stunden, aber auch länger an. Nach Einspritzung von cantharidinsaurem Kalium in sehr kleinen Mengen sah man Anurie und Blasentenesmus erscheinen[1]).

Für das Auftreten von Störungen in der Harnblase wird eine besondere Empfindlichkeit der letzteren, für das sie durchströmende Mittel in Anspruch genommen, da manche Menschen grosse Vesicatoren ohne derartige Einwirkung vertragen, andere, besonders neuropathische, schon nach kleinen Cystitis bekommen. Das Wesentliche hierfür ist jedoch eine genügende Resorption von der Haut aus. Die Beschaffenheit des angewandten Mittels ist auch von Bedeutung. Die Häufigkeit der Blasenstörungen ist deshalb als verschieden gross bezeichnet worden. Als starke, zu Klagen Anlass gebende Beschwerden kommen vor: ein fixer Schmerz in der Blase, dumpfer Schmerz und ein Gefühl von Schwere im Mittelfleisch, sowie nach dem Unterleibe ausstrahlende Schmerzen. Bei zwei, mit Cantharniden behandelten Menschen fand man grosse Ecchymosen auf der Blasenschleimhaut sowie zahlreiche Phlyctänen mit Erhebungen des Epithels und Auftreibung des submucösen Zellgewebes. Acute Prostatitis sowie Neuralgie der Prostata, d. h. abnorme Schmerzhaftigkeit ohne nachweisbare Grundlage wurden ebenfalls beobachtet. Häufig kommt ein brennendes Gefühl oder Hitze in der Harnröhre vor. Jucken in der Eichel geht oft dem Harndrang voraus. Angeblich soll auch nach Auflegen eines Fliegenpflasters auf die Brust ein Urethralcatarrh, und nach einer abermaligen Anwendung des Mittels ein stark eitriger Substanzverlust, der sich bis über die Corona glandis erstreckte, entstanden sein. Gelinde oder schmerzhafte und häufige Erectionen oder Kitzel mit wollüstiger Wärme in der Harnröhre, unaufhörlicher Trieb zum Beischlafe sind nach jeder Art des Cantharidengebrauches gesehen worden. Aus alter Zeit wird auch von Brand des Penis berichtet, der dadurch entstanden sein soll.

Albuminurie ist eine häufige Folge dieser Therapie. Sie entsteht ev. auch da, wo Harndrang oder Schmerzen fehlen. Pflaster, die auf Wunden, z. B. nur Schröpfwunden, liegen, lassen in Folge besserer Resorption des Cantharidins diese Nebenwirkung leichter entstehen. Unter

---

1) Guttmann, Deutsche Medicinalzeitung. 1891. p. 320.

35 Kranken war 19 Mal Eiweiss vorhanden. Schmerzen beim Harnlassen hatten von diesen 35 Kranken 15 Männer und nur 8 Albuminurie. Bei den Frauen fielen Schmerzempfindung und Albuminurie stets zusammen. Selbstverständlich ruft das cantharidinsaure Salz das Gleiche hervor. Man beobachtete nach Einspritzung sehr kleiner Mengen neben zahlreichen hyalinen und Fibrincylindern, Epithelien aus den Nierenbecken und der Blase sowie Albuminurie. Hämaturie kommt ebenfalls vor. Bisweilen sieht, auch nach Auflegen von Pflastern, der unter Schmerzen gelassene Harn wie reines Blut aus. Oedeme und urämische Symptome ev. mit fast absoluter Amaurosis und Dyspnoe können die Albuminurie und die Anurie begleiten[1]). Die beste Hülfe für solche Zustände wird die Verabfolgung gummöser und schleimiger Mittel und Anwendung von blutigen Schröpfköpfen in der Lumbalgegend, sowie von Wasserklystieren sein. Campher, auch zu den Pflastern gesetzt, heilt und verhütet nicht diese Zufälle, und ebensowenig das Trinkenlassen alkalischer Wässer, z. B. von Vichy. Hülfreich erwies sich die Anregung der Diurese durch Thees mit Natrium bicarbonicum.

Schwangere Frauen können durch grosse Dosen von Cantharidēn abortiren. In seltenen Fällen veranlassen die letzteren Collaps. Die Stimme wird schwach, zitternd, das Athmen mühsam, die Pulszahl sinkt.

Das Cantharidenpflaster bereitet bisweilen förmliche Schmerzenskrisen an den verschiedensten Körpertheilen. Nach Auflegen von zwei derselben gegen Pleuritis entstanden erst heftige Schmerzen in Brust, Kopf, Leib, alsdann für 9 Stunden leichte convulsivische Zuckungen, Delirien heiterer Natur, Singen und Schreien. Noch eine Woche lang bestanden Abgeschlagensein und geistige Störung. Bei einem Epileptiker sah man nach einigen innerlich genommenen Tropfen der Cantharidentinctur neben Reizerscheinungen im Intestinaltractus klonische und tonische Zuckungen sowie Delirien auftreten. Es wird auch angegeben, dass sich durch Gebrauch der Cantharidēn secundäre Spinallähmung vielleicht von der gereizten Blase oder Niere oder den Geschlechtsorganen aus entwickeln kann. Das Kaliumcantharidat veranlasste, subcutan eingespritzt, Abstumpfung des Denkvermögens und Niedergeschlagensein.

Papain. Dieser, mit verdauenden Eigenschaften für Eiweiss versehene Körper kommt oft in schlechter Beschaffenheit in den Handel. Auch gute Präparate werden schlecht, wenn sie lange stehen. Papainlösungen, die in Geschwülste eingespritzt werden, erzeugen heftige Schmerzen, örtliche Entzündung und Schüttelfrost mit nachfolgendem Fieber, das als Resorptionsfieber aufzufassen ist. Thiere vertragen auch grosse Mengen vom Magen aus, sterben aber durch kleine (0,05—0,1 g), subcutan beigebrachte.

Acidum chromicum.

Die Chromsäure fällt Eiweiss. Ihre Resorption geht von der Haut, Wunden und Schleimhäuten vor sich. Die Ausscheidung geschieht durch die Nieren; vielleicht gelangt auch ein geringer Theil durch die Luftwege zur Absonderung. Jede Art ihrer Anwendung kann, wenn sich dieselbe häufiger wiederholt, unangenehme Wirkungen zeitigen. Das Gleiche gilt auch für den Gebrauch des Mittels gegen Fussschweisse. Man hat gemeint, dass es

---

1) Huchard, Revue de Thérapeut. 1896. p. 196.

unbedenklich sei, und empfahl mit Verbandwatte, die in eine 5—10 pCt. Chromsäurelösung getaucht wird, die schweissigen Stellen zu bestreichen. Ich halte diese Therapie für bedenklich, da sowohl von solchen macerirten Hautstellen als von Wunden aus eine reichliche Aufnahme von Chromsäure in das Blut zu Stande kommen kann und damit die Möglichkeit von Nierenveränderungen gegeben ist. Manche Zustände, wie schwere Formen von Glossitis mit Ulceration, verschlimmern sich durch Chromsäurebehandlung. Todesfälle in Folge des Gebrauches dieses Stoffes sind mehrfach beobachtet worden. So starb eine Frau, bei der zur Beseitigung von papillomatösen Wucherungen der Nymphen im Ganzen 3 g Chromsäure in Lösung verbraucht worden waren, nach 27 Stunden.

Die örtlichen Nebenwirkungen können vielgestaltig sein. Die Anwendung nach Zahnextractionen veranlasst bisweilen lange dauernde Geschwüre. Auch der Gebrauch bei wunden, schweissigen Füssen kann derartiges hervorrufen. Die Aetzung durch Chromsäure ist schwer begrenzbar. In der Nase blieb der Aetzschorf in einem Falle $3\frac{1}{2}$ Monate[1]. Durch die Aetzung in der Nase entstehen bisweilen Congestionen nach dem Auge und Schmerzen[2], und Brennen im Halse nach Aetzung der Mandeln. Häufigere Aetzung der Vagina schuf neben allgemeinem Krankheitsgefühl, Schwäche und Abmagerung und als örtliche Zerstörung, einen mit grauem Belag bedeckten Defect, der von dem Aetzer selbst als krebsig angesehen wurde. Im Krankenhause wurde die Frau, die durch Weiterätzung eine Blasen-Scheidenfistel bekommen hatte, vor weiterem Unfall bewahrt.

Das Kalium bichromicum vermag tiefgehende Geschwüre und auch papulöse, vesiculäre und pustulöse Eruptionen hervorzurufen. Nicht nur dadurch, dass beim Aetzen in der Mund- und Rachenhöhle kleine Mengen in den Magen gelangen, sondern auch auf resorptivem Wege von anderen Körperstellen aus können Durstgefühl, Schmerzen im Epigastrium, Uebelkeit, Erbrechen, Schmerzen im Hypochondrium und Durchfall[3] entstehen. In einem zur Section gekommenen Falle fand sich eine Muskatnussleber. Die Harnabsonderung kann für viele Stunden dadurch unterdrückt werden. Die Nieren leiden vielleicht am stärksten unter diesem Mittel. Bei voller Einwirkung entsteht eine parenchymatöse Entzündung derselben. In den Harnkanälchen finden sich Rundzellen, in den Kapseln der Glomeruli Exsudat. Die Epithelien der gewundenen Harnkanälchen erkranken in entsprechender Weise. Allein, oder in Verbindung mit anderen Nebenwirkungen kann auch Collaps entstehen. Eine ausgesprochene Todesfurcht, Blässe des Gesichts, Kälte der Gliedmassen, Ruhelosigkeit leiten denselben ein. Der Puls wird klein, die Pupillen sind leicht contrahirt, und auch Taubheit kommt bei Collaps vor.

Acidum lacticum.

Wird die Gährungsmilchsäure in concentrirtem Zustande auf fungöse Granulationen etc. gebracht, so verwandelt sie diese in einen schwärzlichen Brei. Das pathologische Zellenlager sammt seinem Stroma und seinen Gefässen wird aufgelöst und zerstört. Gesunde Haut bleibt angeblich von dem Mittel unberührt, wenn auch deren Epidermis erweicht und abstreifbar erscheint, weil die biologische Energie ihrer Formelemente der chemischen Einwirkung mehr Widerstand zu leisten vermag. Ich halte diese Annahme für nicht richtig. Gesundes Gewebe wird gleich krankem bei genügend langer Einwirkung zerstört. Ein Unterschied ist nur in Bezug auf die Zeit zu constatiren, innerhalb deren die Zerstörung vor sich geht. Die Säure

---

1) Neumann, Petersburger med. Wochenschr. 1886. No. 3.
2) Bresgen, Deutsche Medicinalzeitung. 1886. No. 7.
3) Fowler, Brit. med. Journal. 1889. 18. May. p. 113.

dringt in krankes Gewebe leichter als in gesundes ein. Hat sie sich in letzterem einmal den Weg gebahnt, dann zerfällt das Gewebe in gleicher Weise.

Man brachte die Milchsäure in 10—80 proc. Lösung auch in den Kehlkopf, um tuberkulöse Veränderungen zu beseitigen. Bei grossen Infiltrationen erwies sich das Mittel als unwirksam. Von 50 Kranken bekamen 25—30 Rückfälle, und nur 3 blieben 1—2 Jahre davon verschont. Einige Kranke sträuben sich gegen die Einpinselung. Unangenehme subjective Empfindungen entstehen und gehen bald wieder vorüber, wenn 50 proc. Lösungen verwandt werden. Bei einer höheren Concentration sind die Erscheinungen, wie: Glottiskrampf, Gefühl von Brennen und Trockenheit sowie Husten, ziemlich stürmisch. Würgen und Erbrechen kommt ebenfalls hierbei vor.

Zu den störendsten Nebenwirkungen, die nach innerlichem Gebrauche der Milchsäure vorkommen, gehören diejenigen seitens des Digestionstractus: Aufstossen, Kollern im Leibe, Uebelkeit, Erbrechen und Durchfall. Erbrechen stellt sich besonders nach grösseren Dosen ein, aber kleinere rufen die übrigen Symptome hervor und erregen dadurch Abneigung gegen das Mittel. Die Länge des Zeitraums zwischen der letzten Mahlzeit und der Darreichung der Milchsäure kommt hierbei nicht in Betracht. In einzelnen Fällen erschienen eigenthümliche rheumatoide Gelenkschmerzen. Es ist nicht unmöglich, dass nach Einathmung von Milchsäure gegen Croup, sich in Folge localer tieferer Einwirkungen des Mittels eine Pneumonie entwickelt.

Acidum formicicum. Die Ameisensäure ruft bald nach Berührung mit der Haut Schmerzen, Entzündung, bisweilen auch Schorfbildung hervor.

Acidum trichloraceticum. Unmittelbar nach der Berührung der Trichloressigsäure mit der Nasen- oder Mundschleimhaut, entsteht an diesen Geweben ein trockner, elfenbeinweisser, glatter, fest anhaftender Schorf, der sich in 37 Fällen am 2.—4., in 90 Fällen am 4.—6., und nur in 2 Fällen später als am 6. Tage abstiess. In der Umgebung der Aetzung soll keine entzündliche Reaction eintreten. Trotz vorhergegangener Cocainisirung entsteht mässiges Brennen oder einige Zeit nach der Einpinselung Schmerzen. Einige Kranke klagten über Reissen in den Zähnen. Manchmal stellte sich, nach Verätzung der mittleren oder unteren Muschel, Thränen der Augen und Niesen ein[1]. In 2 von 56 Fällen entstanden Kopfschmerzen als Nachwirkung.

Zincum chloratum.

Das Chlorzink ätzt und zerstört die mit ihm in Berührung kommenden weichen Gewebe. Der Aetzschorf ist weich. Subjectiv wird dabei Kriebeln, Brennen, vermehrte Wärme oder auch brennender und stechender, den Schlaf störender Schmerz empfunden. Unruhe, Frost und Hitze halten bisweilen so lange an, bis die Zerstörung des organischen Gebildes erfolgt ist. Nach Anwendung einer Chlorzinkpaste bei Krebsgeschwülsten sah man manchmal Fieber für 2—3 Tage auftreten[2]. Auf Varicen in Salbenform eingerieben (0,6 : 4 Fett), entstand am 3. Tage Hautröthe. Fortsetzung der Einreibung schafft Eiterpusteln. Die Gewebszerstörung geht bisweilen so energisch und über das gewünschte Ziel hinaus, dass schliesslich entstellende, dem unterliegenden

---

1) Ehrmann, Münchener med. Wochenschr. 1890. No. 9. p. 159.
2) Steinthal, Berliner klin. Wochenschr. 1887. p. 759.

Knochen adhärirende Narben auch da zurückbleiben, wo früher gesundes Gewebe war.

Die **subcutane Einspritzung** von mehreren Tropfen einer 10 pCt. Lösung ruft Schmerzen, Schwellung, ein ziemlich hartes Oedem hervor. Die Haut erhält ein eigenthümliches glänzendes Aussehen. Auch kleine rothe Flecke können an ihr erscheinen. Bisweilen werden blutige, subcutane Infiltrationen und selbst grössere Blutergüsse einige Tage nach der Injection sichtbar. Wird die **Einspritzung** bei Gelenktuberculose **in die Gelenke** gemacht, dann entsteht einfache oder eitrige Gelenkentzündung.

Aetzung des Uterus ruft nicht selten Schmerzen hervor. Mehrfach wurde auch durch Section solcher Individuen festgestellt, dass häufige Chlorzinkätzungen z. B. bei mit Metritis versehenen Frauen, den Cervicalkanal zum Verschluss bringen können[1]. Ja, nicht nur Stenose und narbige Atresie des Collum uteri, sondern sogar ein vollkommenes Verschwinden der Gebärmutterhöhle kann auftreten, wenn, wie es vorkam, in zu ergiebiger Weise die Uterusschleimhaut mit dem Chlorzinkstift geätzt wurde[2].

Kali causticum.

Das Aetzkali vernichtet lebendes und todtes eiweissartiges Gewebe durch Colliquation, gleichgültig ob es als geschmolzene Masse oder in concentrirter Lösung mit demselben in Berührung kommt. Um so schneller geht dies vor sich, je höher die Temperatur des Anwendungsortes ist. Die Ausdehnung der Aetzung in die Tiefe wird kaum von einem anderen Aetzmittel erreicht. Sie kann leicht weiter als beabsichtigt gehen und damit Schaden stiften. Es ist dies einer der wichtigeren Unterschiede der basischen Aetzstoffe von anderen. Auch die Umgebung der zu ätzenden Stelle muss sorgfältig durch Heftpflaster oder Charpie geschützt werden. Nicht immer genügt jedoch ein solcher Schutz. Früher wandte man dieses Mittel auch an den weiblichen Geschlechtstheilen an. Es entstanden dadurch unbeabsichtigte Verletzungen der Vagina und theilweiser Verschluss des Cervicalkanals. Solche Vorkommnisse, wie Narbenbildung, Stenosen und Atresieen des Ostium externum und internum uteri und selbst cystöse Entartung in Folge von Verschluss der Drüsenmündung sind auch nach Missbrauch anderer Aetzmittel beobachtet worden. In ungeschickten Händen kann aber gerade durch Aetzalkalien grössere Gefahr heraufbeschworen werden. Die Vernarbung solcher Aetzstellen dauert lange. Sie kann an dem grösseren Theil derselben beendet sein, während kleinere Heerde noch geschwürig sind und stark alkalisch reagiren. Fortkriechend kann sich vom Genitalkanal die Wirkung der Lauge auf den Uterus und weiter erstrecken.

Wiener Aetzpaste. Die Mischung von 4 Th. Aetzkalk mit 5 Th. Aetzkali kann unangenehme Folgen zu Wege bringen. Nach der mehrstelligen Anwendung derselben gegen Geschwüre in der Nacken-, unteren Achsel- und Inguinalgegend, sah man nach 36 Stunden um jeden Aetzschorf eine Entzündung entstehen, die mit Fieber von zweitägiger Dauer einherging. Am 7. Tage nach der Aetzung starb der Kranke an Trismus und Tetanus. Aehnliche Symptome, besonders Fieber, erzeugt auch die Landolfi'sche Aetzpaste.

---

1) Routier, Gazette des hôpit. 1890. p. 1097.
2) Pozzi, Gazette des hôpit. 1890. p. 1097.

XVI. Mechanica.

Collodium. Dieser Stoff ist mehrfach angeschuldigt worden unangenehme Nebenwirkungen hervorgerufen zu haben. Einem an Variola leidenden Manne wurde das Gesicht mit Collodium bestrichen um die Narbenbildung zu vermeiden. Das Eruptionsstadium wurde dadurch wohl verzögert, dafür bildete sich unter dem Collodium eine sehr schmerzhafte Eiterung, wie man sie gewöhnlich nach Verbrennungen antrifft. Man nahm irriger Weise an, dass dies den nach fünf Tagen erfolgenden Tod veranlasst habe. Tritt nach Auftragen von Jodcollodium auf einen kranken Finger Brand ein, so braucht nicht das Collodium diesen durch Constriction veranlasst zu haben, sondern es liegt viel näher, dem Jod eine solche Wirkung bei besonders dafür empfindlichen Individuen zuzuertheilen.

Elemi. Nach Anwendung einer Salbe aus 30 Elemi auf 100 Fett am Kinn entstand bei einem Manne am ganzen Halse, Nacken bis zu den Schultern und durch Verschleppen der Salbe mit den Fingern auch an den Geschlechtstheilen ein Eczem. Die Bläschen liessen reichlich Flüssigkeit aussickern, die zu Krusten eintrocknete. Die ergriffenen Hautgebiete waren geschwollen, der Penis so, dass die Harnabsonderung dadurch erschwert war[1]).

Fette. Oele. Pflaster. Vaselin.

Auch ohne dass die einzelnen hierhergehörigen Stoffe verfälscht oder verdorben sind, erzeugen sie nicht selten nur auf Grund einer besonderen individuellen Empfindlichkeit Nebenwirkungen. Dass viele von ihnen verfälscht werden, oder verdorben in den Handel kommen, ist bekannt genug. Wird doch sogar Schweinefett in umfangreicher Weise mit Baumwollensamenöl verfälscht, so dass von 77 daraufhin untersuchten Proben nur 34 normal waren! Sehr häufig werden aber schlechte, hierhergehörige Stoffe gebraucht, ohne dass eine Nebenwirkung auftritt, so dass die hervorgehobene Schädigung der Haut durch ranzig gewordene Fette wohl für einzelne Fälle und unter bestimmten Verhältnissen Geltung hat, aber nicht ausschliesst, dass die dafür als besser angepriesenen Präparate das Gleiche bei gewissen Menschen hervorrufen. Einige solcher Beispiele sollen in Folgendem angeführt werden.

Nach Einreibung von Mohnöl bei scrophulösen Individuen, sah man fast unmittelbar nach der ersten Einreibung einen den Rötheln ähnlichen Ausschlag entstehen, der einige Stunden anhielt. Fett- oder Wachssalben riefen, gleichgültig, ob dieselben frisch oder alt waren, bei einem Manne ein heftiges Hauterythem mit Papeln hervor. Das Wollfett, das am langsamsten von allen Fetten in die Haut eindringt[2]), erzeugt vermöge seiner Klebrigkeit minimale Hautzerreissungen, wie sie auch Honig, Syrup und ähnliche klebrige Massen bedingen. Dasselbe veranlasste in einigen Fällen von acutem und subacutem Eczem Reizung[3]).

Das Vaselin ruft, obschon es nicht ranzig wird, und auch wenn es ein gutes Präparat darstellt, bisweilen Hautreizung hervor. Es sei auch hierbei hervorgehoben, dass sehr geringwerthige Präparate in den Handel kommen. So sah man nach Einreibung an einem Beingeschwür, am anderen Morgen,

---

1) Cathelineau, Annal. de Dermat. et de Syphil. 1894. 3. Sér. V. p. 467.
2) Aubert, Congrès intern. de Dermat. et de Syphil. 1889. 5.—10. Août.
3) Stelwagon, Journ. of cut. and vener. diseases. 1887. Vol. IV. No. 10.

im Umkreis desselben ein schweres Eczem sich ausbilden, das sich beim Fortgebrauch des Mittels über das ganze Bein fortsetzte. Auch an Gesicht und Händen kommt Aehnliches vor. Excoriation der Eichel, des Präputiums und der Vaginalschleimhaut sah man nach entsprechender Anwendung des Mittels entstehen. Ergänzend füge ich hinzu, dass der innerliche Gebrauch des Vaselin bei 3 Kindern, die je $1/2$ Theelöffel davon mit Zucker gegen Erkältung genommen hatten, Schmerzen in den Knieen, Krämpfe in den unteren Gliedmassen und Erbrechen veranlasste.

Nicht selten rufen Pflaster Hautveränderungen hervor. Eines meiner Kinder, dessen Idiosynkrasie für Perubalsam ich bereits erwähnte, bekam nach Anlegen eines schmalen Streifens von Emplastrum Cerussae an ein Ohr, ein schweres Eczem, mit enormer Schwellung des Ohres, das als eine unförmige Masse vom Kopfe abhing. Schwellung und erysipelatöse Röthe setzten sich bis zum inneren Gehörgange fort. Vier Jahre später bekam dieses Kind plötzlich ein, die Stirn- und Schläfengegend sowie den vorderen Theil der Kopfhaut einnehmendes vesiculäres Eczem auf stark gerötheter Basis. Es ergab sich, dass die vorderen Kopfhaare mit Pomade, behufs Festliegens bestrichen worden waren. Ueberall wo sie die Haut berührt hatte, entstand das Eczem.

Auch nach Anwendung von Emplastr. diachylon compositum kommen Hautveränderungen vor, wie ich dies bei den Bleiverbindungen auseinandersetzte.

Weisse Bläschen oder Pusteln sah man sogar nach längerem äusserlichen Gebrauch von Leinsamen entstehen.

Sach-Register.

Die fettgedruckten Zahlen geben die Ueberschriften der Hauptartikel an. Beim Aufsuchen eines Präparates sind auch die Synonyma zu berücksichtigen.

A.

Abführmittel 632.
Abortiva 608.
Abrin **388**, 17.
Abstinenzsymptome 19.
Absynthiin 621.
Acetal **146**.
Acetanilid 478.
Aceton 81.
Acetum Digitalis 558.
Acetylen 555.
Acetylparamidosalol 455.
Acetylphenylhydrazin 500.
Achillea Millefolium **646**.
Acida 651.
Acidum aceticum **650**.
— arsenicosum **358**.
— benzoicum 504.
— boricum 547.
— chromicum **683**.
— citricum 651.
— formicicum **687**.
— hydrochloricum 651.
— hydrofluoricum **547**.
— hyperosmicum **230**.
— lacticum **686**.
— nitricum 651.
— phosphoricum 651.
— pyrogallicum **672**.
— pyrolignosum **650**.
— sulfurosum **545**.
— tannicum **652**.
— trichloraceticum **687**.
Acokanthera Schimperi 176.
Aconitin **195**, 196.
Aconitinum nitricum 196, 197.
Aconitum Napellus **195**.
Aconitinum oleïnicum 198.

Adonidin 572.
Adonis vernalis **572**, 172.
Adstringentia 650.
Aether **58**.
— bromatus 70.
Aethersucht 67.
Aethoxycoffeïn **175**.
Aethylalkohol 235.
Aethylbromid 70.
Aethylchlorid **234**.
Aethylenchlorid **80**.
Aethyl-Guajacol 540.
Aethylidendiäthylsulfon **125**.
Aethylidenchlorid **79**.
Aethylnitrat 81.
Aethylnitrit **81**, 204.
Aetzkali 688.
Aetzpaste, Landolfi'sche 688.
— Wiener 688.
Affecte 32, 39.
Agaricin 195.
Agathin 501.
Airol 532.
Alaninquecksilber 327.
Alant 596.
Aldehyd 81.
Alkalina 645.
Alkohol **235**, 16, 20, 106.
Alkoholismus 237.
Allotropie 7.
Allylthioharnstoff 677.
Aloë **640**, 22.
Aloin 281, 641.
Alterantia **266**.
Alumen 667.
Aluminium acetico-tartaricum 667.
Amara 645.
Ameisensäure 687.
Amidoacetphenetidin 494.

Ammoniacum **596**.
Ammoniak 249.
Ammonium bromatum 158, 160.
— chloratum **589**.
Ammoniumfluorid 547.
— jodatum 342, 348, 350.
— salicylicum 447.
Amylen 81.
Amylenhydrat **144**.
Amylnitrit **204**.
Amylum jodatum v. Jodstärke.
Anacardiumbohne 681.
Anästhetica 30.
Analgen 457.
Anemone pratensis 175.
— Pulsatilla 175.
Anhalonium Lewinii 149.
— Williamsi 149.
Anhydroglucochloral 142.
Anilin 385.
Anilinfarbstoffe 543.
Anilinroth 583.
Anis 5.
Anthrakokali **669**.
Anthrarobin **675**.
Antiaris toxicaria 22.
Antifebrilia **400**.
Antifebrin **478**.
Antimon 602, 11.
Antimonsaures Kalium 593.
Antinervin **486**.
Antipyrin **458**.
Antiseptica **400**, 40.
Antispasmin **111**.
Antispirochätenserum 699.
Antistreptococcenserum 399.
Antisyphilitisches Serum 399.
Antithermin **502**.

692 Sach-Register.

Antitoxin 18.
Anthelmintica 617.
Apocynum cannabinum 572.
Apolysin 494.
Apomorphinum hydrochloricum 598.
Aqua amygdalarum amararum 176.
Aqua Calcariae 649.
Aqua Chlori 544.
— Goulardi 662.
Arbutus Uva Ursi 573.
Areca Catechu 628.
Arecolin 628.
Argentum nitricum 655, 450.
Aristol 676.
Arnica montana 670.
Arsenicismus 360.
Arsenige Säuren 358, 4.
Arsenjodid 365, 366.
Arsensäure 358.
Arsensalbe Hellmuth's 364.
Artemisia Absinthium 621.
— vulgaris 174.
Arzneiexantheme 4, 27.
Arzneiformen 24.
Arzneiprüfungen an Gesunden 3.
Arzneiwirkung 1, 2.
Asa foetida 174.
Asant 174.
Asaprol 675.
Aseptol 542.
Asparagus 573.
Aspidium Filix mas 622.
Aspidosperma Quebracho 597.
Athmung, künstliche 57.
Atropa Belladonna 177.
Atropin 177, 6, 13, 17, 18, 22, 55.
Atroscin 190.
Auranin 543.
Auripigment 364, 366.
Auro-Natrium chloratum 380, 20.
Aurum chloratum 380.
Ausscheidung von Medicamenten 10.
Autenrieth'sche Salbe 605.

B.

Baccae Coccognidii 680.
Baldriansäure 647.
Balsamum Cannabis indicae 154.
— Copaivae 573.
— Gurjun 577.
— Peruvianum 628, 5.
Baptin 639.
Baptisin 639.
Bärentraube 573.
Barium chloratum 381.
Bariumchlorid 20.

Beifuss 174.
Belladonna 177, 6, 22.
Benzacetin 451.
Benzanilid 488, 19.
Benzoë 596.
Benzoesäure 504, 596.
Benzokoll 495.
Benzol 83.
Benzosol 540.
Benzoyl-Pseudotropin 228.
Benzylmorphin 110.
Berberin 615.
Besenginster 572.
Betelnüsse 628.
Betol 675.
Bewegung, Einfluss von 10, 13.
Bier 238.
Bilsenkraut 186.
Bismutum salicylicum 451.
— subnitricum 664.
Bittermandelwasser 176.
Bittermittel 645.
Bittersalz 633.
Blatta orientalis 583.
Blaugummibaum 507.
Blausäure 176, 324.
Blei 660. vid. auch Plumbum.
Bleiacetat 660.
Bleicarbonat vid. Bleiweiss.
Bleiessig 660, 663.
Bleiglätte vid. Lithargyrum.
Bleipflaster 662.
Bleikolik 14.
Bleiwasser 661, 662, 664.
Bleiweiss 661, 662, 690.
Blutmenge 9.
Blutvertheilung 9, 678.
Borax 551.
Boraxweinstein 580.
Borsäure 547.
Brechmittel 598.
Brechweinstein 602, 1, 2, 15.
Brennnessel 654.
Brenzcatechin 504.
— -Methyläther 539.
Brenzcatechinacetsäure 540.
Brom 545, 4.
Bromammonium 158.
Bromäthyl 70.
Bromäthylen 73.
Bromcampher 174.
Bromgallussäure 676.
Bromismus 168.
Bromkalium 155, 4.
Bromlithium 158.
Bromnatrium 160, 165.
Bromoform 79.
Bromwasser 545.
Bronchialpastillen 577.
Brucin 255.
Brunnenkresse 5.
Buchweizen 5.
Bulbus Scillae 568.

Bullrichsalz 647.
Butylchloralhydrat 144.

C.

Cacao 249.
Cadelöl 669.
Cadmium sulfuricum 382.
Calcium carbonicum 648.
— chloratum 677.
— saccharatum 649.
Calciumcarbid 555.
Calomel 296, 269, 270, 274, 279, 11, 13.
— und Jod 268, 297
Calotropis gigantea 607.
Camphersäure 595.
Camphora 250.
— monobromata 174.
Cancroin 390.
Canella alba 655.
Cannabindon 155.
Cannabinismus 151.
Cannabinon 154.
Cannabinum tannicum 153.
Cannabis indica 149, 22, 106.
Cantharides 682, 678.
Cantharidin 583, 683.
Capsicum annuum 679.
Carbolöl-Kalkwasser 509.
Carbolsäure 507, 9, 14, 669.
Carboneum sulfuratum 148.
Cardamomum 647.
Cardiaca 557.
Cardol 681.
Cathartica 632.
Caustica 678.
Cauteret 594.
Cerium oxalicum 607.
Chabert's Oel 628.
Chelerythrin 383.
Chelidonium majus 383.
Chinarinde 422.
Chinidin 432, 401.
Chinin 400, 3, 10.
Chininäthylcarbonat 432.
Chininismus 430.
Chininsulfat 400, 11.
Chinoidin 435.
Chinolin 456.
Chinosol 457.
Chlor 544.
Chloralformamid 140.
Chloralhydrat 125, 20, 107.
Chloralismus 137.
Chloralose 142.
Chloräthyl 234.
Chlorbarium 381, 20.
Chlorgoldnatrium 20.
Chlorkalium 172, 168.
Chlorkohlenstoff 80.
Chlormethyl 233.
Chlornatrium 589, 11, 17.
Chloroform 35, 2, 16, 30.

Chloroformäthernarkose 55.
Chloroformsucht 51.
Chlorphenole 517.
Chlorsalol 455.
Chlorsaures Kalium 589.
Chlorzink 687.
Cholerische Constitution 8.
Chromsäure 683.
Chrysanilindinitrat 177.
Chrysarobin 672.
Chrysophansäure 672.
Cina 617.
Cinchonidin 434, 401, 433.
Cinchonin 433, 401.
Cinnameïn 628.
Citronensäure 651.
Claviceps purpurea 608.
Cnicin 646.
Cnicus benedictus 646.
Cocain 206, 106.
Cocainismus 222.
Cochlearia officinalis 596.
Codeïn 111, 106, 172.
Coffein 247.
Coffeïnismus 248.
Coffeinsulfosaures Natrium 249.
Colchicin 570.
Colchicum autumnale 570, 22.
Collodium 689.
Colombo 646.
Conchinin 432.
Coniin 201, 20.
Coniinum hydrobromicum 201.
Conium maculatum 201.
Constitution 7, 8.
Convallamarin 571.
Convallaria majalis 571.
Convolvulin 640.
Copaivbalsam 573.
Copaivharz 576.
Cornutin 613.
Coronillin 572.
Cortex Azedcrach 628.
— Cascarillae 646.
— Granati 625.
— Quillajae 595.
Coto 654.
Cotoin 654.
Cremor tartari 633.
Creolin 556.
Cresotal 539.
Crocus 615.
Crotonöl 643.
Cubebae 577.
Cumulative Wirkung 16.
Cuprum sulfuricum 600.
Curare 202, 9, 14, 17, 20.
Cyanquecksilber 324.
Cyanwasserstoffsäure 177.
Cytisus Laburnum 176.

D.

Daphne Gnidium 680.
— Mezereum 679.
Darmsaft 11.
Datura Stramonium 190.
Dermatica 668.
Dermatol 676.
Diaphoretica 584.
Diaphterin 556.
Diäthylacetal 146.
Diäthylendiamin 583.
Digitaleïn 557, 558.
Digitalin 557, 562 u. ff.
Digitaline Homolle 562.
— Nativelle 558.
Digitalis purpurea 557, 16, 22, 450.
Digitonin 557.
Digitoxin 557 u. ff.
Dimethylacetal 80.
Dimethyläthylcarbinol 144.
Dimethylxanthin 569.
Diphtherieheilserum 395.
Disposition, begrenzte 10.
Dithymoljodid 675.
Diuretica 557.
Diuretin 569.
Dower'sches Pulver 87.
Drastica 632, 10.
Duboisin 191.
Düfte 5.
Dulcin 556.
Dyskrasie 11.

E.

Eaux Bonnes 594.
Eierstock 388.
Eisen 11, 373, vid. auch Ferrum.
Eisencitrat 374.
Eisensesquichlorid 375.
Eiweissstoffe 386.
Elaterin 640.
Elaterium 640, 22.
Elemi 689.
Elephantenlaus 681.
Elimination 13.
Emetica 598.
Emetin 601.
Emmenagoga 608.
Emplastr. Belladonnae 179, 180, 182.
— Cantharidum 682.
— Cerussae 690.
— de Vigo 272.
— diachylon comp. 690.
— Hydrargyri 287.
— Plumbi 662.
— Thapsiae 680.
Ephedra vulgaris 193.
Epispastica 678.
Erdbeeren 5.
Ergotinin 613.
Eriodictyon glutinosum 430.
Ernährung 10 u. Giftwirkung 13.
Erstickungsmethode 32.
Erwärmung von Medicamenten 21.
Erythrophläin 229.
Eserinum sulfuricum 263.
Essig 650.
Essigsäure 650.
Essigsaures Kalium 581.
Eucain 228.
Eucalyptol 507.
Eucalyptus globulus 507.
Eucalyptusöl 507.
Euchinin 432.
Eugenia Chekan 596.
Eupatorium perfoliatum 597.
Euphorbia Lathyris 639.
— pilulifera 597.
— resinifera u. A. 681.
Euphorbium 681.
Euphorin 496.
Europhen 677.
Evonymin 639.
Exalgin 486.
Excitantia 235.
Expectorantia 589.
Extractum Aconiti 196, 197.
— Belladonnae 179, 180.
— Cannabis indicae 149.
— Colchici 570.
— Fabae Calabaricae 263.
— Filicis 623.
— Grindeliae 597.
— Hydrastis 615.
— Hyoscyami 23.
— Ratanhiae 654.
— Rhei 634.
— Secalis 609.
— Viburni 615.

F.

Faba Anacardii 681.
— Calabarica 262.
Farnwurzel 622.
Faulbaum 638.
Fermente 1.
Ferratin 377.
Ferrum 373.
— albuminatum 374.
— citricum 374, 377, 378.
— lacticum 374.
— natro-pyrophosphoricum 374.
— nitricum 374.
— peptonatum 374.
— pyrophosphoricum c. Ammonio citrico 375.
— sesquichloratum 375.
— sulfuricum 374, 376.
— tartaricum 374.

Fette **689**.
Fettsalben **689**.
Fieber u. Arzneiwirkungen 15.
Filix mas **622**.
Filixsäure 622.
Fingerhut, rother 557.
Flohkraut 616.
Flores Cinae **617**.
— Koso **626**.
— Sulfuris **637**.
Fluorammonium **547**.
Fluornatrium **547**.
Flusssäure 547.
Folia Belladonnae 179.
— Bucco **573**.
— Jaborandi **584**.
— Salviae **654**.
— Sennae **635**.
— Uvae Ursi **574**.
Forensisches über Nebenwirkungen 25.
Formaldehydum solutum 553.
Formalin 553.
Formamid-Quecksilber 327.
Formanilid **489**.
Friar's Balsam 505.
Fructus Colocynthidis **642**.
— Sabadillae 198.
Fuchsin 583.

G.

Galbanum **596**.
Galle 1.
Gallobromol **676**.
Gamander 384.
Gartenkresse 5.
Gaultheria procumbens 451.
Gefässvertheilung 6, 8.
Gehirn 388.
Gelatina **388**.
Gelseminismus chronicus 194.
Gelseminsulfat **194**.
Gelsemium sempervirens 193.
Gemischte Narkose 33, 55, 73.
Genista tinctoria **573**.
Gerbsäure 652.
Geschlecht 6.
Gewöhnung an Arzneistoffe 16, 18.
Giftsumach 681.
Ginster 572, **573**.
Glaubersalz 633.
Glutinpeptonsublimat **323**.
Glycerin **635**.
Glycocollquecksilber **327**.
Glycyrrhizin 431.
Goapulver 673.
Goldchlorid 380.
Goldregen 176.
Goldschwefel 11, 593.
Gottesgnadenkraut 639.
Goulard'sches Wasser 662.
Granatrinde 625.
Gratiola 639.

Graue Salbe vid. Ung. Hydrargyri.
Grindelia robusta **597**.
Guaethol 540.
Guajacetin 540.
Guajacol **539**, 535.
Guajacolbenzoat 540.
Guajacolcarbonat **540**.
Guajacum 383.
Guarana 248.
Gummi Ammoniacum **596**.
— Gutti 643.
Gurjun-Balsam 577.
Gutti **643**.
Gymnema silvestre 430.

H.

Hahnenfuss 680.
Hamamelis virginica **614**.
Hanf, amerikanischer 572.
— indischer 149, 22.
Harnstoff **583**.
Hauhechel **573**.
Hautausschläge 4.
Hebra'sche Salbe 661, 662, 664.
Heilserum 395.
Helleborus **572**.
Helmintochortos **621**.
Herba Absinthii 621.
— Cannabis ind. 149.
— Conii 201.
— Gratiolae **639**.
— Nicotianae **255**.
— Thymi **532**.
Herbstzeitlose 570.
Heroïn 699.
Herzkrankheiten und Chloroform 38.
Hexamethylentetramin 583.
Hexen-Hasel 614.
Himbeeren 5.
Hoden 387.
Hodensaft 387.
Höllenstein 655.
Hollunder **573**.
Holocainum muriaticum 229.
Holzessig 650.
Homatropinum hydrobr. 192.
Hopfen 647.
Humoralpathologie 7.
Hundeholzbaum 172.
Hydrargyrum vid. auch Quecksilber.
— alalinatum **327**.
— albuminatum 322.
— amidato bichloratum 306.
— benzoicum **327**.
— bichloratum **308**. v. auch Sublimat.
— — carbamidatum 327.
— bijodatum **307**.
— carbolicum **325**.
— chloratum vid. Calomel.

Hydrargyrum cum Creta 286.
— cyanatum 324.
— formamidatum 327.
— glutino-peptonat. 323.
— glycocollat. 327.
— jodatum **307**, 272, 274.
— jodo-haemolicum 328.
— Kaliumhyposulfuros. 328.
— nitricum oxydulatum 308.
— oleïnicum 287.
— oxydatum 274.
— oxydatum flavum 304.
— — rubrum **305**.
— oxydulatum nigrum **306**.
— peptonatum 322.
— salicylicum **325**, 274.
— sozojodolicum 328.
— succinimidatum 327.
— sulfuratum rubrum **308**.
— sulfuricum basicum **306**.
— tannicum oxydulatum 324.
— thymoloaceticum 326.
Hydracetin 500.
Hydrastin 615.
Hydrastinin **615**.
Hydrastis canadensis 614.
Hydrochinon **502**, 574, 669.
Hydrogenium peroxydatum 554.
Hydroxylamin **676**.
Hyoscin 187.
Hyoscyamin **187**.
Hyoscyamus 23.
— niger **186**.
Hypnal **140**.
Hypnon **147**.

I. J.

Jaborandi 584.
Jaborin 584.
Jahreszeit und Arzneiwirkung 19.
Jalape **640**.
Jalapin 640.
Jatropha Curcas **639**.
Ichthyol **669**.
Idiosynkrasie 4, 5, 10, 33.
Jequirity 17, 388.
Immunität 2.
Indigo **175**.
Individualität, Bedeutung der 6.
Inhalationsanästhetica 30.
Inula Helenium **596**.
Jod **328**, 4. 10.
Jodammonium 342, 348, 350.
Jodarsen 365, 366.
Jodcollodium 689.
Joddampf 336.
Jodeisen 377, 378.
Jodjodkalium 329, 333, 335.
Jodismus **338**, 356.

Sach-Register.

Jodkalium 289, 294, 3, 10, 12, 329, 338. vid. auch Kalium jodat.
— und Calomel 12, 297.
Jodmethyl 81.
Jodnatrium 342, 350.
Jodoform 518.
Jodoformglycerin 637.
Jodol 530.
Jodophenin 495.
Jodothyrin 388.
Jodquecksilber 289, 294, 304, 323.
Jodquecksilberhaemol 328.
Jodrubidium 342.
Jodstärke 342.
Jodstrontium 342.
Jodtinctur 329, 332, 335.
Jodtrichlorid 532.
Jodwatte 329.
Ipecacuanha 601.
Isoamylen 82.
Isobutylchlorid 82.
Isobutylnitrit 204.
Isomerie 4, 7.
Juglandin 639.
Juglans cinerea 639.
Juniperus communis 573.
Juniperus Sabina 616.
Juvenin 677.

K.

Kaffee 247, 248.
Kairin 457.
Kali causticum 688.
Kalisalpeter 581.
Kaliseife 670.
Kalium aceticum 581.
— antimoniat 593.
— arsenicosum vid. Sol. Fowleri.
— bichromicum 686.
— bromatum 155.
— cantharid. 682, 683.
— carbonicum 647.
— chloratum 172, 168.
— chloricum 589.
— jodatum 338, 450.
— nitricum 581.
— permanganicum 552.
— -Quecksilberhyposulfit 328.
— sulfuratum 670.
— sulfuricum 616.
— tartaricum 633.
— telluricum 195.
Kamala 627.
Kaputin 482.
Karthäuser-Pulver 593.
Kawa 230.
Kawaharz 230.
Kermes minerale 593.
Kermesbeere 639.

Kerosolen 82.
Kirschlorbeerwasser 176.
Klima und Arzneimittelwirkung 20.
Kochsalz vid. Chlornatrium.
Kohle 554.
Kohlenoxyd 257.
Kohlensäure 233.
Kokkelskörner 265.
Kola 248.
Königswasser 651.
Kosso 626.
Krankheit, Definition 2.
Krebse 5.
Krebsserum 399.
Krebssteine 649.
Kreosol 535.
Kreosot 535.
Kreosotcarbonat 539.
Kresol 507.
Kresole 556.
Kresotinsäure 436.
Kresotinsaures Natron 506.
Kresse 5.
Kreuzdornbeeren 638.
Kryofin 495.
Küchenschelle 175.
Künstliche Athmung 57.
Kupfersulfat 600.

L.

Las sulfuris 637.
Lactophenin 494.
Lactucarium 155.
Lactylphenetidin 494.
Landolfi's Paste 688.
Laudanum 84, 85.
Lauge 688.
Läusesamen 198.
Laxantien 18, 632.
Lebensbaum 616.
Leberthran 384, 3.
Leim 388.
Leinsamen 690.
Lepidium sativum 5.
Limatura Ferri 377.
Linimentum Aconiti 197.
— Belladonnae 180.
Liquor Ammonii anisatus 589.
— Ammonii caustici 249.
— Ferri sesquichlorati 375.
— Hollandicus 80.
— Plumbi subacetici 660.
— van Swieten 272.
Lithargyrum 660, 663.
Lithium bromatum 158.
— carbonicum 648.
— salicylicum 451.
Lithiumbromid 158.
Lobelia delessa 597.
— inflata 596.
— syphilitica 597.

Löffelkraut 596.
Lugol'sche Lösung vid. Jodjodkalium.
Lupulin 647.
Lysol 556.

M.

Macisöl 646.
Magisterium Bismuti 11, 451, 664.
Magnesium carbonicum 648.
— sulfuricum 633.
— ustum 648.
Maiglöckchen 571.
Maiwurm 583.
Malakin 494.
Manna 633.
Mauerpfeffer 507.
Mechanica 689.
Meco-Narceïn 111.
Medulla oblongata wuthkranker Thiere 389.
Meerzwiebel 568.
Melia Azederach 628.
Meloë 583.
Mentha Pulegium 616.
Mercurius solubilis Hahnemannii 306.
Metadioxybenzol 503.
Methacetin 495.
Methylal 144.
Methylchlorid 233.
Methylchloroform 76.
Methylen 74, 76.
Methylenäther 80.
Methylenbichlorid 74, 76.
Methylenblau 506.
Methylenchlorid 80.
Methylendimethyläther 144.
Methylenjodid 81.
Methylglycolsäurephenetidid 495.
Methyljodid 81.
Methylviolett 543.
Metol 677.
Migraenin 477.
Milchsäure 686.
Mixtura exhilarans 609.
Mohnköpfe 84, 88.
Mohnöl 689.
Mohnsyrup 85.
Monnina polystachia 595.
Monobromacetanilid 488.
Monocitrylphenetidin 494.
Morison's Pillen 643.
Morphin 90, 5, 553.
— bei Chloroformirung 55.
Morphinismus 98, 33.
Morphiumcyanid 90.
Morrhuin 384.
Moschus 265.
Mudar 607.
Muskatnuss 646.

Muskatöl 646.
Mutterkorn 608.
Myrrha **595.**
Myrthenöl 535.
Myrthol 535.

N.

Nachwirkungen 16, 34, und bei den Specialartikeln.
Naphtalin **540.**
Naphtol **674.**
Naphtolcampher **675.**
Naphtosulfosaures Calcium 675.
Narceïn 111.
Narceïnnatrium 111.
Narcissus Pseudonarcissus 176.
Narcotin **111,**
Narkosenlähmung 51.
Nasturtium officinale 5.
Natrium arsenicosum 369.
— benzoicum 504.
— biboracicum **551.**
— bicarbonicum **647.**
— bromatum 160.
— dithiosalicylicum **452.**
— hyposulfurosum **546.**
— jodatum 342, 350.
— paracresotinicum 506.
— salicylicum 436.
— sulfuricum **633.**
— sulfurosum **546.**
— tetraboricum **552.**
Natriumfluorid 547.
Natriumnitrit **582.**
Natronsalpeter 581.
Nebennieren 388.
Nebenwirkungen 3.
Nervina excitantia 235.
— narcotica 30.
Neurin 390.
Neurodin 496.
Nicotin 255.
Nicotinismus 256.
Nierenerkrankung u. Arzneiwirkung 14.
Nieswurz 198.
Nitroglycerin **581,** 107.
Nuces Arecae 628.
Nuklein 388.
Nussextract 677.
Nux moschata **646.**

O.

Oele **689.**
Oleum Absinthii 621.
— animale foetidum 628.
— cadinum 669.
— Chaberti **628.**
— Cinae 617.
— cinereum 287.
— Crotonis **643.**

Oleum Eucalypti 507.
— Gaultheriae **451.**
— Hydrargyri **287,** 270.
— Jecoris aselli **384,**
— infernale 639.
— Juniperi empyreumaticum **669.**
— Macidis 646.
— Petrae **631.**
— Pini silvestris **573.**
— Pulegii **616.**
— Pumilionis **573.**
— Ricini **634.**
— Sabinae 616.
— Santali **579.**
— sinapis 679.
— strobilorum Pini **573.**
— Tanaceti 627.
— Terebinthinae **574.**
— Thymi 532.
Ononis spinosa **573.**
Opian 111.
Opiophagie **98.**
Opium 83, 1, 14, 19, 102.
Opiumpflaster 84.
Opiumtinctur 84, 85, 87,102,
Orexin **647.**
Organotherapie 386.
Orthin 502.
Orthoamidosalicylsäure 455.
Orthodioxybenzol 504.
Orthomethylacetanilid 486.
Osmiumsäure 231.
Ouabaïn **176.**
Ovarium 388.
Oxychinaseptol **556.**
Oxypiperidinsäure 228.

P.

Papain **683.**
Paraacetanisidin 495.
Parachlorphenol 517.
Paracoto **654.**
Paradioxybenzol 502.
Paradoxe Arzneiwirkung 3.
Paraldehyd **112.**
Paraphenylendiamin **677.**
Pasta Guarana 248.
Pelletierin **625.**
Pellotin 149.
Pental **82.**
Pepsin 1, 645.
Peptonquecksilber **322.**
Peronin **110.**
Perubalsam 5, **628.**
Petroleum 18, 631.
Petroleumbenzin 83.
Pfeffer 506.
— spanischer 679.
Pferdeserum **395.**
Pflaster **689.**
Phenacetin **489.**

Phenetidin 489.
Phenetolcarbamid 556.
Phenocollum hydrochl. **494.**
Phenol 507.
Phenylhydrazin - Laevulinsäure 502.
Phenylmethylaceton 147.
Phenylurethan 496.
Phlegmatische Constitution 8.
Phosgen 40, 41.
Phosphin 177.
Phosphor **378.**
— amorpher **380.**
Phosphorsäure 651.
Physostigmin **262,** 16.
Physostigminum salicylicum 263.
Phytolacca decandra **639.**
Phytolaccin 639.
Pikrinsänre **627.**
Pikrotoxin **265.**
Pilocarpin 5, **584.**
Pilze in Arzneien 24.
Piper methysticum **230.**
Piperazin **583.**
Piperin **506.**
Piscidia erythrina **172.**
Pix liquida **668.**
Platinum chloratum **381.**
Plumbum aceticum **660.**
— carbonicum 690.
Podophyllin **641.**
Podophyllotoxin 642.
Polychroit 615.
Polyporus officinalis 195.
Pomade 690.
Pomeranzen 5.
Pottasche 648.
Präcipitat, rothes 305.
— weisses 306.
Proteine 386.
Pseudoephedrin **193.**
Pulpa Tamarindorum 633.
Pulv. Doweri 87.
Pyoktanin **543.**
Pyramidon **477.**
Pyridin **596.**
Pyrodin **500.**
Pyrogallol 672.

Q.

Quassia amara **645.**
Quassiin 645.
Quebracho 597.
Quecksilber **266,** 20 u. vid. Hydrargyrum.
— metallisches **285.**
— unlöslich 287.
Quecksilberalbuminat **322,** 268.
Quecksilberbäder 282, 313.
Quecksilberbenzoat 327.

Sach-Register. 697

Quecksilberbijodid - Jodkalium 307, 308.
Quecksilberbromür 158.
Quecksilberchlorid-Chlornatrium 321.
— -Harnstoff 327.
Quecksilbercyanat 324.
Quecksilberdampf 286.
Quecksilber-Formamid 327.
Quecksilberjodid 307.
Quecksilberjodür 307.
Quecksilbernitrat 308.
Quecksilberöl 287.
Quecksilberoxyd, gelbes 304.
— rothes 305.
Quecksilberpeptonat 322.
Quecksilberpflaster 287.
Quecksilberpflastermull 287.
Quecksilberphenolat 325.
Quecksilbersalicylat 325.
Quecksilbersalze, unlösliche 269, 270, 278.
Quecksilberseife 287.
Quecksilbertannat 324.
Quecksilberverbindungen 266.
Quillaja 595.
— Saponaria 232.
— -Säure 232, 15.

R.
Race und Arzneiwirkung 20.
Radix Belladonnae 180.
— Colombo 646.
— Ipecacuanhae 601.
— Ratanhiae 654.
— Rhei 633.
— Sarsaparillae 382 1.
— Senegae 595.
Rainfarn 627.
Ranunculus acris etc. 680.
Rauschpfeffer 230.
Raute 616.
Rautenöl 616.
Ratanhia 654.
Recurrens-Serum 699.
Regulation 13.
Reinheit der Arzneimittel 21.
Resina Jalapae 640.
Resorcin 503.
Resorption und Arzneiwirkung 14.
Rhabarber 618, 633.
Rhamnus cathartica 638.
— Frangula 638.
— Purshiana 639.
Rhododendron chrysanthum 585.
Rhus toxicodendron 681.
Ricinolsäure 635.
Ricinussamen 634.
Roncegno-Wasser 364.
Roob sambuci 573.
Rosanilin 543.

Rubidium 342.
Rückenmark 388.
Rückenmark wuthkranker Thiere 389.
Ruhe und Arzneiwirkung 10, 13.
Ruta graveolens 616.

S.
Sabina 616.
Sacharin 555.
Sadebaum 616.
Safran 615.
Salacetol 455.
Salbei 654.
Salicylamid 455.
Salicyl-Methylphenylhydrazon 501.
Salicylphenetidin 494.
Salicylsäure 435.
Salicylsäuremethylester 451.
Salicylsäurephenyläther 453.
Salicin 452.
Saligenin 453.
Salipyrin 478.
Salmiak 589.
Salmiakgeist 249.
Salol 453.
Salophen 455.
Salpetersäure 651.
— rauchende 651.
— -Aethyläther 582.
— -Amyläther 204.
Salpetrigsaures Kalium und Natrium 582.
Salzhunger 19.
Salzsäure 544, 651.
Sambucus nigra 573.
Sandelöl 579.
Sanguinische Constitution 8.
Santonin 617.
Santoninoxim 621.
Sapo kalinus 670.
Sapo mercurialis 287.
Saponaria officinalis 232.
Saponin 232, 595.
Sapotoxin 232, 15.
Sarsaparille 382, 1.
Sassafras officin. 383.
Säuren 650.
Säure im Magen 11.
Scammonium 639.
Schabe 583.
Schafgarbe 646.
Schafserum 395.
Schierling 201.
Schilddrüse 386.
Schimmelpilze in Arzneilösungen 24.
Schöllkraut 383.
Schwefelalkalien 670, 638.
Schwefelbäder 594, 661.
Schwefelkalium 670, 638.

Schwefelkohlenstoff 148.
Schwefelleber 670.
Schwefelquellen 594.
Schwefelwasserstoff 593, 638.
Schweflige Säure 545.
Schwefligsaures Natron 546.
Scilla 568.
Scillain 568.
Scillipikrin 568.
Sclerotinsäure 614.
Scopolamin 107.
Scopolaminum hydrobromicum 187.
Secale cornutum 608; 450.
Sedum acre 507.
Seidelbast 679.
Seife 670.
Semina Cataputiae 639.
— Lini 690.
Senecio Jacobaea 616.
— vulgaris 616.
Senf 679.
Sennesblätter 635.
Serumtherapie 395, 699.
Siedepunkt der Anästhetica 30.
Silbernitrat 655.
Sinapis 679.
Smilacin 382.
Solanin 193.
Solanum carolinense 193.
— Dulcamara 193.
— tuberosum 193.
Solidarpathologie 7.
Solutio Fowleri 23, 358, 368.
Somnal 148.
Spanische Fliegen 682.
Spargel 5, 573.
Sparteïn 107, 572.
Spartium Scoparium 572.
Spiessglanzoxyd 593.
Spigelia anthelmintica 621.
Spinnendistel 646.
Spiritus Aetheris nitrosi 582.
Springkörner 639.
Stahlwasser 378.
Stannum chloratum 174.
Staphylococcus pyogenes aureus 5.
Stechapfel 190.
Steinkohlenbenzin 83.
Steinkohlenkali 669.
Sterilisirung von Arzneien 24.
Stibium sulfuratum rubrum 593.
Stickstoffoxydul 76.
Stramoniumcigarren 191.
Streptococcen-Toxine 390.
Strontium bromatum 158.
— lacticum 382.
Strontiumbromid 382.
Strophantin 567.
Strophantus 567.
Strychnin 252, 6, 9, 13.

Strychnos nux vomica 252.
Styrax 630.
Sublimat 308, 268, 274, 280, 283, 296, 297, 302, 3.
Sublimatbäder 313.
Sublimatsalbe 316.
Substitutive Arzneiwirkung 4.
Sulfocarbol 542.
Sulfonal 115, 33.
Sulfur 637.
— auratum 593, 11.
Sumach 681.
Summitates Sabinae 616.
Symphorol 249.
Syrupus diacodii 84, 85.
— Scillae 569.
— Papaveris 84, 85.

T.

Tabak 255.
Tabakkauen 257.
Tabakrauchen 257.
Tabakschnupfen 257.
Tageszeit und Arzneiwirkung 19.
Tamarindenmus 633.
Tanacetum vulgare 627.
Tanacetylhydrür 627.
Tannalbin 654.
Tannin 652.
Tanninalbuminat 654.
Tartarus boraxatus 580.
Tartarus depuratus 633.
— stibiatus 602, 1, 2.
Tellur 195.
Tellurdioxyd 665.
Temperamente 4, 7.
Temperatur und Arzneiwirkung 20.
Terpentinöl 574.
Terpinhydrat 573.
Testikel 387.
Tetanusheilserum 398.
Tetrajodpyrrol 531.
Tetronal 125.
Teucrium Scordium 384.
Thallin 106.
Thapsia Garganica 680.
Thee 248.
Theer 668.
Theobroma Cacao 249.
Theobromin 569, 249.
Theobrominum natrio-salicylicum 569.
Thermodin 496.
Thierorgane 386.
Thiophendijodid 542.
Thioresorcin 542.
Thiosinamin 677.
Thymacetin 147.
Thymiankraut 532.
Thymianöl 533.

Thymol 533.
Thymoljodid 676.
Thymolquecksilber 326.
Thymus 387.
Thyraden 387.
Thyreoidea 386.
Thyreoidinum 388.
Thuja occidentalis 616.
Ticunagift 13.
Tinctura Aconiti 196, 197.
— Arnicae 670.
— Belladonnae 6, 177.
— Benzoës 505.
— Canellae 655.
— Capsici 679.
— Chelidonii 383.
— Convallariae 571.
— Digitalis 557.
— Gelsemii 193, 194.
— Hamamelis 614.
— Jodi 329.
— Lobeliae 597.
— Moschi 265.
— Myrrhae 595.
— Opii 87.
— — crocata 84.
— Piscidiae 172.
— Pulsatillae 176.
— Ratanhiae 654.
— Secalis 608.
— Thujae 616.
— Toxicodendri 682.
— Veratri 200.
Toleranz für Medicamente 15.
Tolypyrin 478.
Tolysal 478.
Toluifera Pereirae 628.
Toxidermie 27.
Toxine 390.
Triäthylcarbinol 148.
Trichloressigsäure 687.
Trichlorphenol 517.
Trimethylamin 202.
Trimethyläthylen 82.
Trimethylxanthin 247.
Trinker und Chloroform 37.
Trional 123.
Tropacocain 228.
Tuberkulin 390, 4.
Tuberkulin R. 394, 699.
Tuberkulose-Serum 399.
Turpethum minerale 306.

U.

Uebermangansaures Kalium 552.
Ueberosmiumsäure 231.
Unguentum Aconiti 198.
— Belladonnae 179.
— cinereum vid. Unguent. Hydrargyri.
— Hydrargyri 289, 269, 272, 274, 280.

Unguentum Hydrargyri und Jod 268, 289, 294.
— praecipitati rubr. 305.
— Veratrini 199.
Unterschwefligsaures Natrium 546.
Urethan 143.
Urotropin 583.
Urtica urens 654.

V.

Valeriana officinalis 173.
Vaselin 689.
Verantwortlichkeit für Nebenwirkungen 25, 35.
Veratrin 198.
Veratrum album 198.
Verfälschung von Drogen 23.
Viburnum prunifolium 615.
Vichy 648.
Vierfach-Chlorkohlenstoff 80.
Villat'sche Flüssigkeit 650.
Vinum Colchici 570.

W.

Wachholder 573.
Wachssalben 689.
Wasserkraut, canadisches 614.
Wasserstoffsuperoxyd 554.
Weilbach 594.
Wein 238.
Weinstein 633.
Wermuth 621.
Wiener Aetzpaste 688.
Wiesennarcisse 176.
Wintergrünöl 451.
Wismuth 281, 664.
Wismuthoxyjodogallat 532.
Wismuthsalicylat 451.
Wismuthsubnitrat 11.
Wohlverleih 670.
Wolfsmilch 681.
Wollfett 689.
Wurmtang 621.
Wuthgift 389.

Z.

Zimmt 631, 5.
Zimmt, weisser 655.
Zimmtöl 631.
Zimmtsäure 631.
Zimmtsäureester 628, 630.
Zincum chloratum 687.
— sulfuricum 601.
Zinkacetat 174.
Zinkoxyd 173, 11, 666.
Zinksulfat 601.
Zinnchlorür 174.
Zinnober 308.
Zittwerblüthen 617.

Berichtigungen und Zusätze.

Seite 111. Heroïn. Der Diessigsäureester des Morphins hat bisher bei seiner arzneilichen Anwendung einmal vorübergehenden Schwindel erzeugt. Weitere Nebenwirkungen werden nachkommen.
„ 144. Acetonchloroform. Trichlorpseudobutylalkohol rief zu 1,3 g Kopfschmerzen hervor.
„ 287, Zeile 31 von oben lies: gelbem Quecksilberoxyd in Oelsäure.
„ 333, Zeile 2 von oben lies: Jodjodkaliumlösung.
„ 395 (Tuberkulin R.), Zeile 9 von oben lies: Auswurf aus der Lunge mit Bacillen, Hämoptoë . . .
„ 399 anzufügen: Antispirochäten-Serum. Bei der Serotherapie des Febris recurrens verspürten einige Kranke bald nach der Injection Brennen oder Spannungsgefühl im Unterleib: vereinzelt erschienen Durchfälle, Urticaria und Purpura haemorrhagica (Loeventhal, Deutsche med. Wochenschr. 1898. No. 43. p. 680).

Verlag von **August Hirschwald** in Berlin.
(Durch alle Buchhandlungen zu beziehen.)

Handbuch der Krankenversorgung und Krankenpflege herausgegeben von Dr. Georg Liebe, Dr. Paul Jacobsohn, Dr. George Meyer. gr. 8. Zwei Bände. (Im Erscheinen.)

Head, Henry M. A. M. D., **Die Sensibilitätsstörungen der Haut bei Visceralerkrankungen.** Deutsch herausgegeben von Dr. Wilh. Seiffer. Mit einem Vorwort von Geh.-Rath Prof. Dr. Hitzig. gr. 8. Mit 124 Holzschnitten und 7 Taf. 1898. 9 M.

Henoch, Geh. Med.-Rath Prof. Dr. Ed., **Vorlesungen über Kinderkrankheiten.** Ein Handbuch für Aerzte und Studirende. Neunte Auflage. gr. 8. 1897. 17 M.

Hoppe-Seyler, Prof. Dr. F., **Handbuch der physiologisch- und pathologisch-chemischen Analyse,** für Aerzte und Studirende. Sechste Auflage neu bearbeitet von Prof. Dr. F. Hoppe-Seyler u. Dr. H. Thierfelder. gr. 8. Mit 16 Fig. 1893. 14 M.

Hueppe, Prof. Dr. Ferd., **Handbuch der Hygiene.** gr. 8. Mit 210 Abbildungen. 1898. 13 M.

Israel, Prof. Dr. O., **Practicum der pathologischen Histologie.** Leitfaden für Studirende und Aerzte. Zweite vermehrte Auflage. gr. 8. Mit 158 Abbildg. im Text und 7 Tafeln. 1893. 15 M.

— — **Elemente der pathologisch-anatomischen Diagnose.** Anleitung zur rationellen anatomischen Analyse. Mit 13 Figuren im Text. 8. 1898. 3 M.

Klemperer, Prof. Dr. G., **Grundriss der klinischen Diagnostik.** Siebente verbesserte und vermehrte Auflage. 8. Mit 63 Abbildungen. 1897. 4 M.

Koenig, Geh. Med.-Rath Prof. Dr. Fr., **Lehrbuch der speciellen Chirurgie.** Für Aerzte und Studirende. gr. 8. Siebente Auflage. In drei Bänden. (Im Erscheinen.)

— — **Die specielle Tuberkulose der Knochen und Gelenke** auf Grund von Beobachtungen der Göttinger Klinik. I. **Das Kniegelenk.** gr. 8. Mit 42 Holzschnitten. 1896. 5 M.

Kutner, Dr. Rob., **Die instrumentelle Behandlung der Harnleiden** mit besonderer Berücksichtigung der Technik des Katheterismus. Für praktische Aerzte bearbeitet. gr. 8. Mit 61 Abbildungen. 1898. 8 M.

— — **Technik und praktische Bedeutung der Asepsis bei der Behandlung der Harnleiden.** gr. 8. Mit 8 Abbildungen. 1897. 1 M.

Leo, Prof. Dr. H., **Diagnostik der Krankheiten der Bauchorgane.** Zweite vermehrte Auflage. gr. 8. Mit 45 Abbildungen. 1895. 11 M.

Levy, Prof. Dr. E. und Privat-Docent Dr. F. **Klemperer, Grundriss der klinischen Diagnostik** für Aerzte und Studirende. Zweite vermehrte und verbesserte Auflage. gr. 8. 1898. 10 M.

Lewin, Prof. Dr. L., **Ueber Piper methysticum (Kawa).** gr. 8. M. 1 Taf. 1886. 1 M. 60.

Liebreich, Geh. Med.-Rath Prof. Dr. Oscar, **Phaneroskopie und Glasdruck** für die Diagnose des Lupus vulgaris. gr. 8. Mit 3 lithogr. Bunttafeln. 1894. 4 M.

v. Linstow, Oberstabsarzt Dr. O., **Die Giftthiere und ihre Wirkung auf den Menschen.** Ein Handbuch für Mediciner. 8. Mit 54 Holzschnitten. 1894. 4 M.

v. Mering, Prof. Dr. J., **Das chlorsaure Kali**, seine physiologischen, toxischen und therapeutischen Wirkungen. gr. 8. 1885. 3 M.

Mittheilungen und Verhandlungen der internationalen wissenschaftlichen Lepra-Conferenz zu Berlin im Oktober 1897. gr. 8. In drei Bänden. Mit Abbildungen im Text. Bd. I, 16 M. Bd. II, 6 M. Bd. III, 16 M.

v. Noorden, Prof. Dr. C., **Lehrbuch der Pathologie des Stoffwechsels** für Aerzte und Studirende. gr. 8. 1893. 13 M.

Verlag von **August Hirschwald** in Berlin.
(Durch alle Buchhandlungen zu beziehen.)

v. Noorden, Prof. Dr. C., **Die Zuckerkrankheit** und ihre Behandlung. gr. 8. Zweite Aufl. 1898. 6 M.

— — **Grundriss einer Methodik der Stoffwechsel-Untersuchungen.** gr. 8. 1892. 1 M. 20.

Nothnagel, Prof. Dr. H. und Prof. Dr. J. M. **Rossbach**, **Handbuch der Arzneimittellehre.** Siebente Auflage. gr. 8. 1894. 18 M.

Plehn, Kais. Reg.-Arzt Dr. F., **Die Kamerun-Küste.** Studien zur Klimatologie, Physiologie und Pathologie in den Tropen. gr. 8. Mit 47 Abbildungen im Text und 1 Karte. 1898. 10 M.

Posner, Prof. Dr. C., **Diagnostik der Harnkrankheiten.** Zehn Vorlesungen zur Einführung in die Pathologie der Harnwege. Zweite verbesserte Auflage. 8. Mit 44 Abbildg. und einem symptomatol. Anhang. 1896. 4 M.

— — **Therapie der Harnkrankheiten.** Zehn Vorlesungen für Aerzte und Studirende. Zweite verbesserte Auflage. 1898. 8. Mit 15 Abbildgn. im Text. 4 M.

Puhlmann, Ober-Stabsarzt Dr. O., **Die chemisch-mikroskopische Untersuchung des Harns** auf seine wichtigsten krankhaften Veränderungen. Für praktische Aerzte und Militärlazarethe. Vierte Aufl., neu bearbeitet von Stabsarzt Dr. J. Bornträger. S. 1890. 1 M.

Rosenstein, Prof. Dr. S., **Die Pathologie und Therapie der Nierenkrankheiten.** Klinisch bearbeitet. Vierte verbesserte Auflage. gr. 8. Mit 13 Holzschnitten und 7 colorirten Tafeln 1894. 20 M.

Rosenthal, Dr. Carl, **Die Erkrankungen der Nase, deren Nebenhöhlen und des Nasenrachenraumes.** Ein kurzgefasstes Lehrbuch für Aerzte und Studirende. Zweite vermehrte und verbesserte Auflage. gr. 8. Mit 41 Fig. im Text. 1897. 6 M.

— — **Die Erkrankungen des Kehlkopfes.** Ein kurzgefasstes Lehrbuch für Aerzte und Studirende. gr. 8. Mit 68 Figuren im Text. 1893. 8 M.

Rossbach, Prof. Dr. M. J., **Lehrbuch der physikalischen Heilmethoden** für Aerzte und Studirende. Zweite vermehrte Auflage. gr. 8. Mit 89 Holzschnitten. 1892. 16 M.

Salkowski, Prof. Dr. E., **Practicum der physiologischen und pathologischen Chemie,** nebst einer Anleitung zur anorganischen Analyse für Mediciner. 8. Mit 10 Abb. im Text u. 1 Spectraltafel in Buntdr. 1893. Gebunden. 8 M.

Schimmelbusch, Dr. C., **Anleitung zur aseptischen Wundbehandlung.** Mit einem Vorwort des Herrn Geh. Rath Prof. Dr. E. von Bergmann. 8. Zweite Aufl. Mit 36 Figuren im Text. 1893. 4 M.

Sommerfeld, Dr. P., **Die Methoden der Milchuntersuchung** für Aerzte, Chemiker und Hygieniker. Mit einem Vorwort von Prof. Dr. Ad. Baginsky. gr. 8. 1896. 1 M. 20.

Unna, Dr. P. G., **Die Histopathologie der Hautkrankheiten.** gr. 8. Mit 1 chromolithogr. Tafel. 1894. (Orth's Lehrbuch, Ergänzungsband. II.) 28 M.

Virchow, Geh. Med.-Rath Prof. Dr. Rud., **Die Sections-Technik** im Leichenhause des Charité-Krankenhauses, mit besonderer Rücksicht auf gerichtsärztliche Praxis erörtert. Im Anhange: Das preussische Regulativ für das Verfahren der Gerichtsärzte. Vierte Auflage. gr. 8. Mit 4 Abbildungen im Text. 1893. 3 M.

Weyl, Dr. Th., **Lehrbuch der organischen Chemie für Mediciner.** gr. 8. Mit 11 Holzschnitten. 1891. 13 M.

Wigand, Prof. Dr. J. W. Albert, **Lehrbuch der Pharmakognosie.** Mit besonderer Rücksicht auf die Pharmacopoea Germanica, sowie als Anleitung zur naturhistorischen Untersuchung vegetabilischer Rohstoffe. Vierte vermehrte Auflage. gr. 8. Mit Holzschnitten. 1887. 10 M.

MIX
Papier aus verantwortungsvollen Quellen
Paper from responsible sources
FSC® C105338

If you have any concerns about our products,
you can contact us on
ProductSafety@springernature.com

In case Publisher is established outside the EU,
the EU authorized representative is:
**Springer Nature Customer Service Center GmbH
Europaplatz 3, 69115 Heidelberg, Germany**

Printed by Libri Plureos GmbH
in Hamburg, Germany